AF291793

Elias Metschnikoff

Immunität bei Infektionskrankheiten

Verlag
der
Wissenschaften

Elias Metschnikoff

Immunität bei Infektionskrankheiten

ISBN/EAN: 9783957004574

Auflage: 1

Erscheinungsjahr: 2015

Erscheinungsort: Norderstedt, Deutschland

Hergestellt in Europa, USA, Kanada, Australien, Japan
Verlag der Wissenschaften in Hansebooks GmbH, Norderstedt

IMMUNITÄT

BEI

INFEKTIONSKRANKHEITEN

VON

ELIAS METSCHNIKOFF

PROFESSOR AM INSTITUT PASTEUR ZU PARIS

EINZIG AUTORISIERTE ÜBERSETZUNG

VON

Dr. JULIUS MEYER

ARZT IN CHARLOTTENBURG

MIT 45 FIGUREN IM TEXT

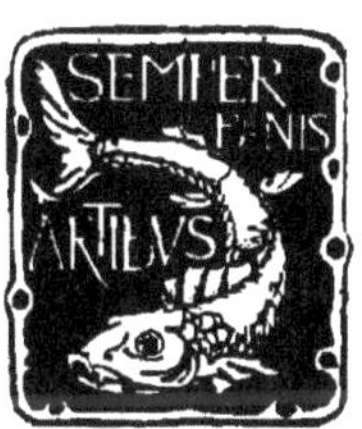

JENA

VERLAG VON GUSTAV FISCHER

1902

Den Herren E. DUCLAUX und E. ROUX

gewidmet.

Meine lieben Freunde!

Gestatten Sie mir, Ihnen dieses Buch zu widmen, welches das Résumé einer fünfundzwanzigjährigen Arbeit darstellt; einen großen Teil dieser Arbeit habe ich gemeinsam mit Ihnen ausgeführt, und Sie haben mir, so viel in Ihren Kräften stand, meine Aufgabe erleichtert.

Als es mir vor nunmehr 14 Jahren gestattet wurde, zusammen mit Ihnen zu arbeiten und zur Seite des verehrten Meisters und Begründers der Anstalt, an welcher wir all' unsere Thätigkeit konzentrierten, da waren Sie weit entfernt, meine Theorieen anzuerkennen; dieselben schienen Ihnen zu vitalistisch zu sein und zu wenig auf den Gesetzen der Physik und Chemie zu beruhen. Mit der Zeit haben Sie sich jedoch von der festen Grundlage meiner Ideeen überzeugt und haben mich seitdem ermuntigt, meine Untersuchungen nach der einmal eingeschlagenen Richtung hin fortzusetzen.

Im Zusammenwirken mit Ihnen konnte ich reichlich in dem Borne Ihres umfangreichen Wissens schöpfen und mich vor den Gefahren hüten, die einem Zoologen drohen, welcher sich in das Gebiet der organischen Chemie und der Medizin verirrt. Von ganzem Herzen danke ich Ihnen dafür und bitte Sie, die Widmung dieses Buches annehmen zu wollen als Zeichen meines herzlichsten Dankes und meiner innigen Freundschaft.

Institut Pasteur, 3. Oktober 1901.

ELIAS METSCHNIKOFF.

Vorwort.

Als ich vor zehn Jahren meine »Vorlesungen über die vergleichende Pathologie der Entzündung« zum Drucke vorbereitete,
hoffte ich, dass die anderen Teile der Phagocyten-Theorie — Immunität,
Atrophie und Heilung — dem ersten Werke auf dem Fuße folgen
würden. Diese Hoffnung hat sich leider nicht verwirklichen lassen, und
es war eine lange Arbeit nötig, bis das vorliegende Werk publiziert
werden konnte.

In dieser langen Zeit habe ich unter der Form von kurzen Abhandlungen zur Immunitätsfrage mehrere kleinere Aufsätze erscheinen lassen,
und zwar habe ich dieselben publiziert in der »Semaine médicale« (1892),
in den »Ergebnissen von Lubarsch und Ostertag« (1896) und in
dem »Handbuch der Hygiene« von Weyl (1897). In diesen Arbeiten
versuchte ich so gut wie möglich einen Überblick über die Erscheinungen
der Immunität bei den Infektionskrankheiten zu geben und wünschte
Kritik und Widerspruch hervorzurufen, um so das Schicksal der Phagocyten-Theorie in ihrer Anwendung auf die Immunitätsfrage zu bestimmen.

Den letzten Versuch nach dieser Richtung machte ich im vergangenen
Jahre auf dem Internationalen Pariser Kongress, indem ich daselbst einen
Vortrag über die Immunität vor einem Auditorium hielt, zu welchem
unter anderen auch meine Hauptgegner gehörten. Der Ausgang dieses
Kongresses hat mich nun bestimmt, endgültig meine Gedanken über die
Immunität in dem vorliegenden Buche zusammenzufassen.

Ich ging von der Überzeugung aus, dass die gegen die Phagocyten-
Theorie der Immunität gemachten Einwände zum großen Teile auf der
nicht ausreichenden Kenntnis dieser Theorie beruhen, und glaubte daher,
durch Herausgabe eines zusammenfassenden Werkes über dieses Gebiet
allen denen dienen zu können, welche sich für die Immunitätsfrage inter-
essieren. Ich weiß zwar nicht, ob ich meine Gegner bekehren werde,
aber ich bin überzeugt, dass die Lektüre meines Buches gewisse Miss-
verständnisse beseitigen wird. Einer der kompetentesten Gelehrten auf
diesem Gebiete gestand neuerdings in einer Publikation ein, dass er
während einer Reihe von Jahren Bordets und meine Untersuchungen
über die Immunisierung gegen den Cholera-Vibrio nicht gekannt habe,

Untersuchungen, die nach der Ansicht jenes Gelehrten geradezu die Basis für das Verständnis der Immunität bilden. Ein Übersehen solcher Arbeiten wird hoffentlich nach dem Erscheinen dieses Werkes nicht mehr so leicht möglich sein.

Sollte es mir nicht gelingen, meine Gegner von der Richtigkeit meiner Sache zu überzeugen, so werde ich wenigstens eine genaue Unterlage für die Kritik gegeben und so die Kritiker in die Lage versetzt haben, nach genauer Kenntnisnahme des Gegenstandes in eine Diskussion über denselben zu treten.

Anfangs beabsichtigte ich, mit der Erklärung der Immunität eine Theorie der Heilungsvorgänge bei den Infektionskrankheiten zu verbinden, aber ich musste diesen Plan bald aufgeben, denn die Ausführung desselben würde die Ausdehnung des Buches, dessen Umfang schon ohnedies ein recht starker ist, noch erweitert haben.

Ich zog es daher vor, den jetzigen Stand der Frage auseinanderzusetzen, ohne mich zu sehr um die historische Entwicklung der einzelnen Entdeckungen zu bekümmern, und habe in einem Schlusskapitel einen geschichtlichen Überblick über unsere Wissenschaft gegeben.

Bevor ich nun den Leser bitte, an die Lektüre des Buches selbst zu gehen, fühle ich mich zu der Mitteilung verpflichtet, dass ich bei der Ausarbeitung desselben von einer Reihe meiner Freunde und Mitarbeiter unterstützt worden bin. Mein aufrichtiger Dank gebührt den Herren Roux, Nocard, Massart, J. Bordet, welche die Güte hatten, teils das ganze Manuskript, teils die gerade ihre Specialgebiete betreffenden Kapitel durchzulesen. So hat mich Herr Nocard durch die Korrektur der auf die Impfungen gegen die parasitären Erkrankungen bezüglichen Paragraphen des Kapitels XV verpflichtet, und Herr Massart hat mir durch seine Mitteilungen über die Immunität der Pflanzen einen großen Dienst erwiesen.

Ganz besondere Anerkennung muss ich Herrn Mesnil für seine Unterstützung bei der so öden Aufgabe des Manuskript- und Korrekturenlesens zollen.

Zum Schlusse bitte ich die Herren E. Rémy und L. Barnéoud, für die Sorgfalt bei der Ausführung der dem Werke beigefügten Figuren meinen Dank entgegenzunehmen.

Paris, Institut Pasteur, 3. Oktober 1901.

ELIAS METSCHNIKOFF.

Der Übersetzung ist ein Index nominum beigefügt.

Niedernau, 8. August 1902.   Julius Meyer.

Inhaltsverzeichnis.

Impfungen gegen:

I. Pocken.	VII. Schweinerotlauf.
II. Schafpocken.	VIII. Lungenseuche der Rinder.
III. Tollwut.	IX. Typhus.
IV. Rinderpest.	X. Pest (des Menschen).
V. Milzbrand.	XI. Tetanus.
VI. Rauschbrand.	XII. Diphtherie.

Einleitung.

Das Problem der Immunität gegen Infektionskrankheiten interessiert
nicht allein die allgemeine Pathologie, sondern steht auch in inniger
Berührung mit allen Zweigen der praktischen Medizin, wie der Hygiene,
der Chirurgie und der Tierheilkunde. Die Vorbeugung der Infektionskrankheiten auf der Basis der Schaffung einer erworbenen Immunität
gewinnt täglich an Bedeutung. Um die Vermehrung und Verbreitung der
Krankheitserreger zu verhindern, sucht man durch künstliche Mittel alle
diejenigen, welche in Berührung mit diesen Keimen gelangen können,
vor ihrer pathogenen Wirkung zu schützen. Rekonvaleszenten nach einer
Operation (und Frauen im Wochenbett) sind leicht post-operativen Erkrankungen (und Wochenbettfieber) ausgesetzt, und man ist daher bestrebt,
diese Personen gegen solche Zufälle zu bewahren, indem man ihnen gegen
dieselben einen künstlichen Schutz verleiht.

Die Immunisierung der für die Menschen nützlichen Tiere ist gleichfalls
eine Frage von so hoher Bedeutung, dass die Gesetzgebung sich mit
derselben beschäftigt.

Aber, abgesehen von ihrer praktischen Seite, hängt die Immunitätsfrage eng mit rein theoretischen Problemen in Zusammenhang. Unstreitig
ist der Pessimismus, welcher im verflossenen Jahrhundert so intensive
Verbreitung gefunden hat, zum großen Teil zurückzuführen auf die
suggestive Wirkung der Furcht vor Krankheiten und vor frühzeitigem
Tode — Geißeln, deren sich die Menschheit noch nicht genügend er-
wehren konnte. Byron und Leopardi, die bedeutendsten pessimistischen
Dichter, waren bekanntlich mit kongenitaler Anomalie und unheilbarer
Krankheit behaftet, und diese ihre Leiden haben ihre melancholische
Poesie beeinflusst. Schopenhauer, der Hauptbegründer der Lehre vom
Pessimismus in der modernen Philosophie, zeichnete sich durch eine über-
triebene Krankheitsfurcht aus.

Während des größten Teiles des neunzehnten Jahrhunderts bestanden
unsere Kenntnisse über die Immunität in einigen, zwar oft wirksamen,
praktischen Maßregeln, welche aber rein empirisch gewonnen waren, so
in der Immunisierung des Menschen gegen die Pocken und des Viehes
gegen die Schafpocken oder die Lungenseuche.

So lange man nicht die Natur der Toxine kannte, war es unmöglich, rein wissenschaftliche Untersuchungen über ihre Wirkungsweise und über die Immunität gegen dieselben anzustellen. Die Erkenntnis der organisierten Natur der infizierenden Gifte hat den Weg zu diesen Untersuchungen geöffnet. Erst, nachdem Pasteur für die organisierte Natur der Fermente den Beweis erbracht hatte, konnte die Bedeutung der lebenden Krankheitserreger für eine große Reihe von Infektionskrankheiten festgestellt werden. Diese Entdeckung ist mit den Namen von Davaine, Obermeier und besonders Robert Koch verknüpft und hat das Studium der Empfänglichkeit und natürlichen Immunität bei gewissen Infektionskrankheiten bedeutend erleichtert.

Einen großen Fortschritt bedeutete die Entdeckung Pasteurs und seiner Mitarbeiter Chamberland und Roux, welche fanden, dass sich bei mehreren Infektionskrankheiten die Immunität durch Mikroorganismen übertragen ließe, deren Virulenz abgeschwächt worden war. Dank dieser Entdeckung konnte sich die Wissenschaft an ein genaues Studium der erworbenen Immunität machen. Das Forschungsgebiet wurde späterhin vergrößert, sowohl durch die Erkenntnis, dass gewisse Produkte aus Kulturen von pathogenen Mikroorganismen immunisierende Eigenschaften besäßen, als auch besonders durch die Entdeckung, dass das Blut von Tieren, welche gegen eine bestimmte Krankheit immunisiert worden waren, im stande war, diese Immunität auf andere für die betreffende Krankheit empfängliche Tiere zu übertragen.

Bevor wir nun auf das Problem der Immunität — soweit es auf Grund der bisherigen Ergebnisse gelöst ist — näher eingehen wollen, ist es unumgänglich notwendig, einen kurzen Überblick zu thun über die Gesamtheit der Infektionskrankheiten und der denselben verwandten Erkrankungen, und auseinanderzusetzen, wie wir dieselben entsprechend dem heutigen Stande der Wissenschaft auffassen.

Es steht endgültig fest, dass eine große Zahl von Infektionskrankheiten der Menschen und Tiere durch das Eindringen kleiner parasitärer Organismen hervorgerufen wird; und zwar sind diese entweder animalen Ursprungs (wie bei der Krätze, der Trichinosis, dem Sumpffieber, dem Texasfieber, der Nagana oder Surra und Dourine) oder sie gehören dem Pflanzenreiche an wie die Schimmelpilze (wie die Aspergillaceen), die Hyphomyceten (Actinomycose, Madura-Fuß, Rotzkrankheit des Rindes), die Hefen (die Daphnidenkrankheit, einige Pseudomyxome und Septikämien, Pseudolupus). Aber die Entstehungsursache des bei weitem größten Teiles der Infektionskrankheiten ist die in dem befallenen Organismus selbst vor sich gehende Entwickelung von Pflanzen niederster Konstitution, nämlich von Bakterien. Gerade diese Mikroorganismen sind es, welche die schwersten, tödlichsten Infektionen hervorrufen, wie die verschiedenen Arten von Tuberkulose, die menschliche Pest, Diphtherie, Cholera, Tetanus, Rotz, Lepra u. s. f. Manche Bakterien sind so winzig, dass man sie trotz stärkster Vergrößerungen nicht als Einzelindividuen, sondern nur in größeren Mengen vereint zu erkennen vermag; so der Erreger der Lungenseuche des Rindviehes. In dieser Kleinheit gewisser Bakterien ist sehr wahrscheinlich der Grund zu suchen, weshalb es bisher nicht gelungen ist, die Erreger einer ziemlich großen Anzahl von Infektionskrankheiten zu finden, z. B. von Scharlach, Röteln, Hundswut, Syphilis, Maul- und Klauenseuche, Pocken u. a. m.

Man wird wahrscheinlich dahin kommen, nicht nur bei den eben genannten, den Charakter virulenter Infektionskrankheiten tragenden Erkrankungen bestimmte Parasiten zu entdecken, sondern auch bei Leiden von ganz andersartigem Typus. Trotzdem der Versuch, den Krankheitserreger der malignen Tumoren nachzuweisen, bisher mehrfach missglückt ist, wird es hoffentlich gelingen, mit dem Fortschreiten der wissenschaftlichen Untersuchungsmethoden denselben unwiderleglich zu entdecken. Bei vielen anderen Affektionen, welche man gegenwärtig für völlig unabhängig von Mikroorganismen hält, wird man wahrscheinlich enge Beziehungen zu denselben feststellen. Dies gilt z. B. von den mit Atrophie einhergehenden Krankheiten und von manchen Ernährungs-Anomalien, bei welchen die Parasiten zwar keine unmittelbare Rolle spielen, aber indirekt durch ihre Produkte oder durch die in dem befallenen Organismus gesetzten Veränderungen wirken. Um sich von dieser Möglichkeit eine Vorstellung zu machen, is es nützlich, die verschiedenartige Wirkungsweise der zahlreichen Krankheitserreger zu betrachten. Sie besitzen als gemeinsamen Charakter die kleinen Dimensionen, infolge deren die Mikroorganismen nur bei mehr oder minder starker Vergrösserung erkannt werden können; andererseits unterscheiden sie sich durch eine grosse Formenverschiedenheit; eine nicht überraschende Thatsache, wenn man bedenkt, dass unter den Krankheitserregern sich sowohl höher organisirte Tiere (wie Krätzmilben) als auch einfachste pflanzliche Gebilde (wie Gonokokken oder verschiedene andere Kokken) finden.

Die Krätzmilben vermögen mit ihren Beinen und den Kieferscheren die Epidermis zu durchbohren; sie graben sich Gänge in der Haut und rufen so die für Krätze typischen Hautveränderungen hervor. Die Trichinenlarven erzeugen ebenfalls beträchtliche Störungen, indem sie mechanisch in die quergestreiften Muskelfasern eindringen und im Muskelgewebe umherwandern. Aber, da bei der Trichinenkrankheit des Menschen das Krankheitsbild komplizierter ist als bei der Krätze, muss man das Auftreten von Fieber und gewissen Allgemeinerscheinungen bei Trichinosis als besondere Wirkungen der Exkrete der Larven auffassen. Bei der Nagana-Krankheit, welche durch die Tse-tse-Fliege übertragen wird, hat man ebenfalls anzunehmen, dass die Hauptbedeutung der mechanischen Wirkung den parasitären Flagellaten zukommt, welche die Gefäße der nervösen Centralorgane verstopfen.

Bei den durch Pilze hervorgerufenen Krankheiten, wie Trichophytie und Aspergilluserkrankung, spielt das rein mechanische Moment ebenfalls die Hauptrolle. Selbst einige bakterielle Infektionen zeigen deutlich diesen Charakter. So ist es unbestreitbar, dass bei der chronischen Meerschweinchen-Tuberkulose der Kochsche Bacillus eine Substitution des normalen Gewebes durch Krankheitsprodukte herbeiführt und zwar in einem so hohen Grade, dass am Ende der Krankheit nur noch Spuren von normalem Leber- und Lungengewebe übrig bleiben. Das Tier stirbt daher infolge des Mangels dieser Organe, welche nicht mehr normal funktionieren können. Beim tuberkulösen Meerschweinchen spielen die Vergiftungserscheinungen eine untergeordnete Rolle; indes giebt es Beispiele von Tuberkulose (so die akute Miliartuberkulose des Menschen oder die nach dem Vorgange von Nocard durch Impfung in die Milchgänge experimentell erzeugte Rindertuberkulose), bei welcher die Intoxikationserscheinungen im Vordergrunde stehen.

Unter den bakteriellen Krankheiten des Menschen kann man die Lepra nennen, bei welcher die Intoxikation an zweiter Stelle steht, während das wichtigste Phänomen in der rein mechanischen Substitution des normalen Gewebes durch das specifische Granulom zu suchen ist. Nur bei den akuten Schüben der Krankheit bemerkt man die Zeichen einer durch die Produkte des Leprabacillus gesetzten Vergiftung.

Aber die aufgezählten Fälle stellen nur eine schwache, ja verschwindende Minorität dar gegenüber der großen Zahl von Infektionskrankheiten, bei welchen die Vergiftungserscheinungen die Situation beherrschen. Selbst beim Milzbrand musste eine genaue Analyse der Symptome den bedeutenden Einfluss des Bakteriengiftes zugestehen. Die meisten Mikroorganismen wirken geradezu als Giftbildner, welche in den Organismus eindringen und dort ihre Toxine secernieren, diese sind nunmehr geeignet, allgemeine Störungen ganz verschiedener Art zu erzeugen. Unter diesem Gesichtspunkt stellen die Infektionskrankheiten eine ganze Stufenfolge verschiedener Variationen dar. So müssen viele Bakterien, welche Septikämie hervorzurufen im stande sind, sich erst im Organismus vermehren und im Blute verbreiten, bevor sie einen allgemeinen Krankheitszustand erzeugen können. Zum Beispiel ist dies der Fall bei den Spirillen der Febris recurrens, welche, ohne dem Patienten das geringste Unbehagen zu bereiten, sich im Körper vermehren und neue Generationen entwickeln; sobald sie ins Blut übertreten, erzeugen sie plötzlich heftiges Fieber und schwere Allgemeinerscheinungen.

Andere Bakterien besitzen wiederum eine viel geringere Vermehrungsfähigkeit, zeichnen sich jedoch durch eine sehr hohe Toxicität aus. Diese Krankheitserreger verbreiten sich nicht im Körper, sondern bleiben an der Stelle, an welcher sie in den Organismus eingedrungen sind, lokalisiert; und von hier aus secernieren sie ihre Gifte, welche meist eine tödliche Intoxikation herbeiführen. Einige dieser Bakterien, wie der Tetanus- und Diphtheriebacillus, dringen mehr minder tief in die lebenden Gewebe des befallenen Organismus ein. Andere können ihre Thätigkeit gewissermaßen als Fernwirkung oder allein durch Berührung mit dem lebenden Gewebe kundgeben. Zu dieser Kategorie gehört die asiatische Cholera. Der Kochsche Choleravibrio, einmal in die Därme gelangt, secerniert dort sein Gift; dies wird von der anscheinend intakten Darmschleimhaut resorbiert und ruft eine foudroyante Erkrankung unter dem Bilde reinster Intoxikation hervor. Bei denjenigen Darmaffektionen, deren Ätiologie noch unbekannt ist, wie bei den Formen von Kindercholera, ist wahrscheinlich die Vergiftung durch Bakterientoxine der Kernpunkt der Erkrankung. Die Bakterien dringen weder ins Blut noch in das lebende Gewebe ein; sie bleiben im Darminhalt und erzielen von hier aus ihre unheilvolle Giftwirkung.

Es giebt sogar Beispiele, in welchen der Krankheitserreger aus dem Organismus verschwindet und darin nur sein Toxin zurücklässt, welches allein nunmehr den Tod herbeiführt. Bei der Spirillenseptikämie der Gänse z. B. sterben dieselben, ohne dass auch nur ein einziges lebendes Spirillum im Körper nachweisbar ist. Die Giftbildner sind zerstört worden, bevor das von ihnen gebildete Toxin sein Werk gethan hat. In anderen Fällen, wie bei dem Typhus der Pferde, verschwindet der specifische Krankheitserreger ebenfalls vor dem Tode des Tieres; aber im Momente der durch das Bakteriengift erzeugten tödlichen Vergiftung wird

der kranke Organismus sekundär von anderen Bakterien überfallen, welche
mit dem eigentlichen Typhus des Pferdes gar nichts gemein haben.

Die große Mannigfaltigkeit in der Wirkungsweise der einzelnen Krankheitserreger wird noch durch die Verschiedenheit der Beziehungen zwischen
Krankheitserreger und befallenem Organismus erhöht. Gewisse Bakterien
vermögen von jeder Eintrittspforte aus in dem betreffenden Körper die
für sie specifische Krankheit zu erregen; aber die Zahl dieser Art von
Bakterien ist beschränkt. Der Tuberkelbacillus gehört zu dieser Minorität.
Mag derselbe unter die Haut, ins Auge, in den Respirations- oder Diges-
tions- oder Urogenitaltractus dringen, er produziert stets typisch tuberkulöse Veränderungen leichteren oder schwereren Charakters, die mehr
minder zur Ausbreitung geneigt sind. Umgekehrt üben eine große Zahl
von Bakterien ihre pathogene Wirkung nur dann aus, wenn sie durch
ganz bestimmte Eintrittspforten in den Organismus gelangen. Der Milzbrand, durch die kleinste Haut- oder Schleimhautverletzung in den
Körper eingedrungen, erzeugt beim Menschen und vielen Säugetieren eine
sehr schwere, meist tödliche Krankheit. Mit der Nahrung aufgenommen,
ist der Milzbrand dagegen fast stets unschädlich. Das Verhalten des
Choleravibrio ist gerade umgekehrt. Selbst in großen Mengen unter
die Haut des Menschen gebracht, verschwindet derselbe schnell und ruft
nur unbedeutende Veränderungen hervor; gelangt er dagegen in den Darm,
so entwickelt er sich und erzeugt die so häufig tödliche asiatische Cholera.

Alle diese, eng mit der Natur der Infektionserreger zusammenhängen-
den Verschiedenheiten und Eigentümlichkeiten besitzen für die Immunitätsfrage große Bedeutung.

In Betreff des schon seit langer Zeit von den Pathologen erörterten
großen Problems, ob nämlich die Krankheiten von außen kämen oder
ob die Krankheitsursachen im Innern des Organismus zu suchen wären,
hatten sich die Gelehrten, welche die Mehrzahl der Krankheitserreger
entdeckt hatten, für die erstere Annahme ausgesprochen. Für die meisten
dieser Gelehrten galt als einzige Ursache der Infektionskrankheiten das
Eindringen des pathogenen Mikroorganismus aus der Außenwelt in das
Innere des Organismus. Diese Theorie stimmte völlig mit den epidemio-
logischen Daten überein, nach welchen die Ansteckungsstoffe der schwersten
Epidemieen, z. B. der asiatischen Cholera, des Gelbfiebers, der Bubonenpest in ein vorher gesundes Land eingeschleppt sein mussten, um in
demselben die Entwickelung von Epidemieen hervorzurufen. Bei dem
Milzbrand und der Trichinosis mussten ebenfalls die Krankheitserreger
stets von außen kommen. Bei der Forschung nach bestimmten Krankheitserregern befolgte man daher stets die Regel, dass der specifische Mikroorganismus in allen Fällen der betreffenden Krankheit gefunden werden
muss und dass er bei gesunden oder an anderen Krankheiten leidenden
Personen niemals gefunden werden darf. So legte K o c h in seinen
denkwürdigen Untersuchungen über die asiatische Cholera[1] besonderes
Gewicht auf den Umstand, dass sich die Choleravibrionen nur in Fällen
von Cholera und niemals bei Gesunden finden. Fast zu derselben Zeit
stellte L ö f f l e r[2], während er die Ätiologie der Diphtherie studierte,
die Anwesenheit eines bestimmten Bacillus fest, aber nicht nur in einer

---

[1] Deutsche medizinische Wochenschrift, 1884, pp. 499, 519.
[2] Mitteilungen aus dem kaiserl. Gesundheitsamte, 1884, Bd. II, p. 481.

großen Zahl von Fällen dieser Krankheit, sondern auch im Rachen eines gesunden Kindes. Diese Thatsache hinderte ihn, den von ihm entdeckten Bacillus als den echten Erreger der Diphtherie anzusehen.

Der Standpunkt, auf welchen sich die beiden hervorragenden Bakteriologen gestellt hatten, kann nicht mehr innegehalten werden. Man kann nicht mehr der Ansicht sein, dass jedesmal, wenn ein Krankheitserreger in einen für die betreffende Krankheit empfänglichen Organismus eindringt, die Gegenwart desselben unausbleiblich die specifische Erkrankung hervorruft. Löfflers Entdeckung der Diphtheriebacillen im Rachen gesunder Kinder ist seitdem häufig bestätigt worden, und dennoch ist es unmöglich, an der ätiologischen Bedeutung dieses Bacillus für die Diphtherie zu zweifeln. Andererseits hat es sich gezeigt, dass der Kochsche Vibrio, obwohl er der wahre Erreger der asiatischen Cholera ist, dennoch im Verdauungstractus gesunder Personen vorkommen kann.

Schon kurz nach seiner Geburt wird der Mensch zur Stätte einer außerordentlich reichhaltigen Bakterienvegetation. Die Haut, die Schleimhäute, der Magendarminhalt bevölkern sich mit einer ganzen Flora von Bakterien, von denen uns bisher nur eine geringe Zahl bekannt ist. Die Mundhöhle, der Magen, die Gedärme, die Genitalorgane ernähren verschiedenartige Bakterien und niedere Pilze. Lange Zeit hindurch glaubte man, dass alle diese Vegetationen nur aus unschädlichen, oft sogar nützlichen Mikroben beständen. Man nahm an, dass bei dem Ausbruche einer Infektionskrankheit zu jenen benignen Mikroorganismen der betreffende pathogene Bacillus besonders hinzukommen musste. Aber exakte bakteriologische Untersuchungen haben zu dem Resultat geführt, dass innerhalb der reichen Bakterienflora, welche der gesunde Mensch beherbergt, sich auch oft die Vertreter der pathogenen Bakterienarten finden. Abgesehen von dem Diphtheriebacillus und dem Choleravibrio, welche ja so häufig vollvirulent bei ganz gesunden Menschen nachgewiesen worden sind, hat es sich gezeigt, dass gewisse pathogene Mikroorganismen, der Pneumococcus, die Staphylokokken, Streptokokken und Colibacillen sich regelmäßig oder fast stets in der Mikrobenflora des gesunden Menschen vorfinden.

Diese Entdeckung hat mit Notwendigkeit zu der Folgerung führen müssen, dass außer dem Krankheitserreger noch eine zweite Ursache für die Infektionskrankheiten besteht, nämlich die Disposition oder der Mangel an Immunität. Ein Individuum, welches eine der genannten pathogenen Bakterienarten beherbergt, bethätigt gegenüber denselben eine dauernde oder vorübergehende Widerstandsfähigkeit. Aber, sobald die Ursache dieser Immunität schwindet, ergreift der Krankheitserreger die Oberhand und ruft die specifische Erkrankung hervor. So entsteht bei Diabetikern die Furunkulose infolge der Entwickelung von Staphylokokken, Eitererregern, welche fast stets in Fülle auf Haut und Schleimhaut des Menschen vorkommen. In diesem Fall ist der Diabetes die Ursache, dass die beim gesunden Menschen gegen Staphylokokken bestehende Immunität nicht existiert.

Personen, welche den Pneumococcus auf ihren Schleimhäuten tragen, können lange Zeit von fibrinöser Pneumonie und anderen durch diesen Bacillus hervorgerufenen Erkrankungen verschont bleiben. Aber im Anschluss an irgend eine besondere Gelegenheitsursache, z. B. an eine Erkältung, weicht die bisherige Widerstandsfähigkeit einer mehr minder hohen Empfänglichkeit für die Pneumonie.

Es erübrigt sich, die Zahl dieser Beispiele zu vermehren, welche ja
aufs deutlichste beweisen, dass neben den aus der Außenwelt kommenden
Krankheitsursachen, welche durch die Mikroorganismen repräsentirt werden,
es noch andere giebt, welche im Organismus selbst gelegen sind. Sind
diese inneren Ursachen ohnmächtig, die Entwickelung der Krankheitserreger zu hemmen, so entsteht eine Krankheit; wenn sie aber dem Eindringen der Bakterien festen Widerstand leisten, so ist der betreffende
Organismus geschützt und erweist sich so als immun.

Die Entwickelung der Krankheiten im allgemeinen und der Infektionskrankheiten im speciellen gehört einer zurückliegenden Epoche der Erde
an. Weit entfernt, eine besondere Eigentümlichkeit des Menschen und
der höheren Tiere und Pflanzen darzustellen, greifen die Krankheiten auch
die niederen Organismen an und sind selbst bei den einzelligen Lebewesen, den Infusorien und Algen sehr verbreitet. Sicherlich spielen dieselben eine große Rolle in der Geschichte aller belebten Dinge auf unserem
Planeten, und es ist sehr wahrscheinlich, dass sie an dem Aussterben gewisser
Arten schuldig sind. Beobachtet man beispielsweise, welche Verwüstungen
die parasitären Pilze unter der jungen Fischzucht hervorrufen, oder wie die
Krebse in manchen Ländern infolge des Überwucherns parasitärer Keime
zerstört werden, so drängt sich zwingend die Annahme auf, dass die pathogenen Mikroorganismen das Schwinden gewisser Tier- und Pflanzenarten
verursacht haben.

In dem von dem Erlöschen der Arten handelnden Kapitel seines
Buches »Die Entstehung der Arten« stützt sich Darwin[1] auf die Autorität
einiger Beobachter, welche behaupten, dass die Insekten so sehr die
Elefanten belästigen, dass diese gewaltigen Säugetiere zu einer ausreichenden Fortpflanzung unfähig werden. Es ist nunmehr der Beweis
erbracht worden, dass sehr viele Insekten pathogene Keime überimpfen
und so tödliche Krankheiten übertragen. Eine der schrecklichsten Erkrankungen, welche durch das zu den Flagellaten gehörige Trypanosoma
Brucei erzeugt wird, wird den großen Säugetieren in Südafrika durch
die sogenannte Tse-tse-Fliege eingeimpft. In einigen Ländern ist diese
Krankheit so verbreitet und so mörderisch, dass die Zucht der Haustiere
daselbst geradezu unmöglich wird.

Die Parasiten üben also eine äußerst vernichtende Wirkung aus und
raffen Menschen, Tiere und Pflanzen in großer Zahl dahin. Und trotz
des Verschwindens so vieler Arten bleibt die Erde dennoch genügend be-
völkert. Diese Thatsache beweist, dass durch besondere Eigenschaften
der Organismen viele lebende Arten sich Jahrhunderte hindurch erhalten
haben ohne irgendwelche Zuhilfenahme des menschlichen Wissens oder
der ärztlichen Kunst. Jedermann kann beobachten, wie die Hunde ihre
Wunden lecken, indem sie dieselben mit dem von Mikroben wimmelnden
Speichel befeuchten. Diese Wunden heilen sehr gut und schnell ohne
Verband, ohne Antisepticum.

In allen diesen Beispielen ist die Widerstandsfähigkeit des Organismus
auf der Immunität begründet, einem Phänomen, welches in der Natur
sehr verbreitet ist. Diese Immunität gegenüber den Infektionskrankheiten
ist äußerst kompliziert, und man konnte sich erst in das genaue Studium
derselben vertiefen, seitdem man einmal umfangreiche Kenntnisse über

---

[1] On the origin of Species. 5. Auflage. Kap. XI.

diese Krankheiten erworben und zweitens hinreichend exakte Untersuchungsmethoden ausgearbeitet hat.

Unter Immunität gegen die Infektionskrankheiten verstehen wir die
Widerstandsfähigkeit des Organismus gegen die specifischen Infektionserreger, es handelt sich hier also um eine organische Eigenschaft der
lebenden Wesen und nicht etwa um das Geschütztsein gegen Krankheiten,
wie es in manchen Ländern und Gegenden besteht. Man wird in diesem
Buch keine Aufklärungen finden über die Ursachen der Immunität Europas
und der Gebirgsgegenden gegen das gelbe Fieber, man wird auch nicht
finden, weshalb die meisten Europäer nicht an Recurrens erkranken. Die
Bewohner unseres Kontinents besitzen organische Immunität ebensowenig
gegen das Gift des gelben Fiebers wie gegen die Obermeiersche Recurrens-
spirille. Im Gegenteil ist der Organismus derselben zur Infektion mit
diesen Krankheiten sehr geneigt. In den meisten Ländern Europas sind
es allein die Lebensbedingungen, welche das Eindringen der specifischen
Stoffe und die Bildung von Epidemieherden verhindern. Unter demselben
Gesichtspunkt muss man auch die Tiere betrachten. Unsere kleinen
Laboratoriumsnagetiere, Mäuse und Meerschweinchen, sind für Milzbrand,
den man ihnen unter die Haut oder in andere Körpergewebe injiziert,
bedeutend empfänglicher als die großen Haussäugetiere, wie das Rind
und das Pferd. Und dennoch sind gerade diese beiden letzteren Tierarten häufig der Erkrankung an Milzbrand unterworfen, während die
erwähnten Nagetiere fast niemals spontan an Milzbrand erkranken. Diese
scheinbare Unempfänglichkeit ist nun keineswegs durch das Bestehen
einer echten Immunität des Organismus bedingt, sondern wird nur durch
die Lebensbedingungen der Mäuse und Meerschweinchen verursacht.

In vorliegendem Werke werden wir nur die Erscheinungen der organischen Immunität bei den lebenden Wesen behandeln, und selbst in
diesen Grenzen zeigt sich das Problem noch recht kompliziert. Um das
Studium desselben so leicht als möglich zu machen, empfiehlt es sich,
mit den Vorgängen der Immunität bei den niedersten Organismen zu
beginnen.

Unter Immunität gegen die Infektionskrankheiten muss man die Gesamtheit der Erscheinungen verstehen, mit Hilfe deren ein Organismus
dem Angriff der specifischen Infektionserreger Widerstand zu leisten vermag. Eine genauere Definition zu geben, ist zur Zeit unmöglich, und
es ist auch zwecklos, darauf etwa Gewicht zu legen. Man glaubte früher,
man müsste unterscheiden zwischen der eigentlichen Immunität, d. h. der
dauernden Unempfänglichkeit einerseits, und andererseits der »Widerstandsfähigkeit«[1]) oder des vorübergehenden Krankheitsschutzes gegen
gewisse Bakterien. Wir können diese Unterscheidung nicht aufrecht erhalten, denn in Wirklichkeit sind die Grenzen zwischen diesen Immunitäts-
arten nicht scharf gezogen.

Die Immunität kann angeboren oder erworben sein. Die erstere ist
immer eine natürliche, d. h. sie ist unabhängig von der unmittelbaren
Einwirkung menschlicher Kunst. Auch die erworbene Immunität ist oft
eine natürliche, denn sie entsteht oft im Anschluss an die spontane Heilung
der Infektionskrankheiten. Aber in einer sehr großen Zahl von Fällen

---

[1]) Orig.: résistance.

kann die erworbene Immunität unmittelbar durch menschliches Eingreifen erzeugt werden, wie z. B. bei der Pockenimpfung.

Lange Zeit hindurch hat man alle Vorgänge der Immunität gegen Infektionskrankheiten unterschiedslos zusammengeworfen. Später hat man auf Grund der am Anfang dieses Abschnittes mitgeteilten Entdeckungen anerkannt, dass man genau zwischen der Immunität gegen pathogene Bakterien selbst und derjenigen gegen die Bakteriengifte unterscheiden müsse. Daher stammt der Begriff der antibakteriellen und der antitoxischen Immunität. Im Laufe dieser Arbeit werden wir uns immer an diese wesentliche Unterscheidung halten müssen.

Kapitel I.

Immunität der einzelligen Lebewesen.

Infektionskrankheiten der einzelligen Organismen. — Intracelluläre Verdauung bei
den Protozoen. — Amöbendiastase. — Bedeutung der Verdauung bei dem Kampf
der Protozoen gegen die Infektionskeime. — Kampf der Paramäcien gegen die
Mikroorganismen. — Bedeutung der Empfindlichkeit für den Kampf der niederen
Organismen.
Immunität der einzelligen Lebewesen gegen die Toxine. — Gewöhnung der Bak-
terien an toxische Substanzen. — Bildung von Schutzmembranen durch die
Bakterien.
Anpassung der Protozoen an Salzlösungen. — Gewöhnung der Hefe an Gifte. —
Gewöhnung der Hefe an Galaktose.
Die Bedeutung der Empfindlichkeit der einzelligen Lebewesen und das psycho-
physische Gesetz von Weber-Fechner.

Die Immunität der einzelligen Organismen gegen Infektionskrankheiten und gegen toxische Substanzen ist bisher nur sehr unvollständig
bekannt. Und dennoch ist es sehr nützlich, das Studium der Immunitätsfrage gerade bei diesen niederen Lebewesen wegen ihrer in jeder Beziehung großen Einfachheit zu beginnen. Man darf wohl behaupten,
dass, wenn man sich bei der Erforschung der Ätiologie der Menschen-
und Tierkrankheiten an die vergleichende Pathologie gehalten hätte,
man viel eher die parasitäre Natur der Infektionskrankheiten festgestellt
hätte. Zu einer Zeit, als Ärzte und Tierärzte sich noch damit begnügten, die Anwesenheit von Bakterien im Blute von Kranken zu
konstatieren, ohne denselben die mindeste ätiologische Bedeutung beizumessen, wussten Botaniker und Zoologen schon genau, dass eine
große Zahl von Pflanzen und niederen Tieren von epidemischen Krankheiten befallen werden, welche unstreitig durch den Parasitismus verschiedener einfacher Organismen hervorgerufen werden. In demselben
Jahre 1855, in welchem Pollender[1] seine ersten Beobachtungen über
das Vorkommen von Bakterien im Blute von milzbrandkranken Tieren
veröffentlichte, ohne eine bestimmte Beziehung zwischen dieser Thatsache und der Ursache des Milzbrandes selbst feststellen zu können,
erschien aus der Feder des berühmten Botanikers Alexander Braun[2]
eine Arbeit über das Genus Chytridium. Er lieferte in diesem Aufsatze den Beweis dafür, dass gewisse Pflanzen und Flagellaten von
einem winzigen, beweglichen Parasiten befallen wurden, welcher sich
auf der Wand ihres Körpers festsetzte, ihren Inhalt aufsaugte, die Wirte
zerstörte und schwere Verheerungen unter ihnen anrichtete. Der Ent-
wickelungscyklus der Chytridien, so wie A. Braun ihn festgestellt hatte,
gestattete keinen Zweifel über die Richtigkeit seiner Auffassung und
ermöglichte selbst die Deutung Steins älterer Beobachtungen über die
angebliche Entwickelung gewisser Infusorien; denn aus Brauns Arbeit

---

[1] Vierteljahrsschrift für gerichtliche und öffentl. Medizin, 1855, p. 102.
[2] Über Chytridium; Monatsberichte der Berliner Akademie, 1855, Juni, Nr. 14.

ging hervor, dass die bei diesen Infusorien beobachteten Veränderungen durch das Eindringen von Chytridien in dieselben verursacht wurden.

Seit dieser Zeit ist man zu der Überzeugung gelangt, dass unter den einzelligen Tieren gewisse Flagellaten und Ciliaten Infektionskrankheiten zugängig sind, welche durch zur Klasse der niederen Pilze gehörige Chytridien hervorgerufen werden. Kleine, bewegliche, farblose Zellen fixieren sich auf der Oberfläche der Protozoen oder dringen in ihr Inneres ein und saugen fast ihren ganzen Inhalt auf. Manchmal vermehren sich diese Parasiten äußerst stark und vernichten eine große Zahl von Infusorien. So hebt Nowakowski[1]), welcher eine detaillierte Beschreibung des Polyphagus Euglenae, des Chytridiums der im Süßwasser so häufigen Euglena viridis, gegeben hat, das fast völlige Verschwinden der Euglenen in seinen Zuchtbassins hervor: »Die Parasiten vermehren sich in so großer Menge, dass sie schließlich an die Stelle der Euglenen treten.«

Unter den Flagellaten, welche der Infektion mit Chytridien ausgesetzt sind, finden sich fast ausschließlich solche Unterarten (Cryptomonas, Chlamydomonas, Haematococcus, Phacus, Volvox u. a. m.), welche sich nach Art der Pflanzen nähren, indem sie nämlich nur die in der umgebenden Flüssigkeit gelösten Substanzen aufsaugen. Es ist sehr bemerkenswert, dass in der Gruppe der Ciliaten das parasitäre Auftreten der Chytridineen ebenso fast immer bei encystierten Formen auftritt, d. h. zu einer Zeit, wo die von einer Hülle umgebenen Tiere keine Nahrung aufnehmen. Das Eindringen der Chytridineen ist für die encystierten Formen der Vorticellen, Oxytrichinen, Nassula etc. festgestellt worden. Diese Thatsachen deuten darauf hin, dass das Fehlen der Verdauung fester Nahrung, wie sie sonst bei fast allen Ciliaten besteht, eine günstige Gelegenheit für die Infektion mit Chytridium abgiebt. Während die Kulturen der Volvocineen, Euglenen und der ihnen verwandten Organismen fast stets durch mörderische parasitäre Epidemien in ihrem Wachstum gestört werden, gedeihen diejenigen der Ciliaten, da sie fähig sind niedere Organismen zu ergreifen und zu verdauen, während sehr langer Zeit. So hat Balbiani[2]) eine seiner Kulturen von Paramaecium aurelia sich während 14 Jahren vermehren und in gutem Zustande leben sehen. Diese Infusorien passen sich dem gewöhnlichen Wasser an. Solches Wasser wimmelt von allen möglichen niederen Lebewesen, so den Chytridineen und einer großen Zahl von Bakterien. Die Paramäcien und Infusorien im allgemeinen nähren sich von diesen Organismen und tragen in großem Maßstabe zur Wasserreinigung bei. Fast der ganze Inhalt der Ciliaten besteht aus verdauendem Protoplasma. Die eingefangenen Bakterien und anderen niederen Organismen werden in dies Protoplasma gebracht, in welchem sich die Nahrungsteilchen mit durchscheinenden Vakuolen umgeben, in denen die aufgenommenen Lebewesen getötet und verdaut werden. Die in den Vakuolen enthaltene Nahrung wird in dem Endoplasma der Infusorien mit Hilfe der Protoplasmaströmungen hin und her bewegt. Die verdauenden Vakuolen füllen sich mit einer Flüssigkeit an, welche deutlich saure Reaktion giebt. Wollte man früher diese Reaktion demonstrieren, so brachte man den Infusorien kleine Körnchen

---

1) Beiträge zur Biologie der Pflanzen, Cohn Bd. II, 1876, p. 210.
2) Archives d'anatomie microscopique, 1898, Bd. II, p. 595.

von blauem Lackmus bei, welche nach kurzer Zeit mehr oder minder rot
wurden. Die Anwendung der Anilinfarben hat das Studium der Verdauungsvorgänge bei den mikroskopischen Organismen bedeutend ver-
einfacht. Wenn man eine Lösung von »Alizarinrot« in eine Infusorien
enthaltende Flüssigkeit bringt, so kann man leicht die für den Eintritt der sauren Reaktion typische gelbe Verfärbung der verdauenden
Vakuolen beobachten. Wenn die Infusorien kleine Klumpen alkalischer
Substanzen, welche durch ein Reagens violett gefärbt sind, aufnehmen, so
färben sich die Vakuolen rot, ebenfalls ein Beweis für die saure Reaktion
ihres Inhalts [1]. Eine andere, von Ehrlich [2] in die mikroskopische Technik
eingeführte Anilinfarbe, das Neutralrot, gestattet es schon nach einigen
Minuten, die saure Reaktion der verdauenden Vakuolen zu erkennen.
So nehmen bei den mit einer wässrigen Lösung dieses Farbstoffes behandelten Paramäcien die verdauenden Vakuolen eine tiefrote Färbung an,
welche für die Säuren charakteristisch ist. Diese Färbung bemerkt man
nur, solange als die Infusorien leben; sofort nach dem Tode werden die Vakuolen bräunlich und entfärben sich schließlich vollkommen. Diese leicht
zu erkennende Reaktion zeigt an, dass die Säure der Vakuolen durch
das alkalisch reagierende Protoplasma und das umgebende Wasser neutralisiert ist.

In einem deutlich sauer reagierenden Medium verdauen die Infusorien
ihre Beute, welche in sehr vielen Fällen aus Bakterien besteht. Diese
Mikroorganismen werden verschlungen und in lebendem Zustande im verdauenden Endoplasma vorwärts bewegt, eine Thatsache, welche durch
die aktiven Bewegungen einer gewissen Zahl derselben deutlich erwiesen
ist. Im Anfange liegen die Bakterien isoliert im Innern der Vakuolen,
später aber lagern sie in mehr oder minder dichten Haufen zusammen.
Diese der Verdauung unterliegenden Bakterienhaufen färben sich mit
Neutralrot tief und behalten ihre Bacillenform bis zuletzt, d. h. bis die
Exkremente ausgestoßen werden. Es findet also nicht die geringste Auflösung statt, und zwar weder der Bakterien selbst noch ihres Inhaltes.
Die Paramäcien, mit Choleravibrionen zusammengebracht, verschlingen
dieselben leicht und in großen Mengen. Sie verhalten sich ihnen gegen-
über in jeder Beziehung, auch im Verdauen, ebenso wie gegen alle anderen
Mikroorganismen. Ich habe niemals körnigen Zerfall der Vibrionen im
Innern der verdauenden Vakuolen beobachtet.

Alle in meinem Laboratorium zu dem Zweck unternommenen Versuche, eine verdauende Flüssigkeit aus den Paramäcien zu extrahieren,
haben stets zu einem negativen Resultat geführt. Sehr große Quantitäten
dieser Infusorien, welche durch Filtration reichlicher Kulturen erhalten
und durch verschiedene Prozeduren maceriert worden sind, haben sich
als inaktiv selbst gegenüber denjenigen Bakterien erwiesen, welche sonst
ihre normale Nahrung bilden.

Die intracelluläre Verdauung geschieht bei den Infusorien zweifelsohne durch ein diastatisches Ferment. Aber abgesehen von der Thatsache, dass dies Ferment seine Wirkung in einem deutlich sauren Medium
ausüben kann, lassen sich seine übrigen Eigenschaften nicht feststellen,
gerade weil es unmöglich ist, seine Wirkung in vitro zu beobachten.

---

[1] Le Dantec, Recherches sur la digestion intracellulaire, Lille 1891, p. 53.
[2] Ehrlich und Lazarus, Die Anämie I, Wien 1898, p. 85.

Bis vor kurzer Zeit war der Verdauungsmodus bei den Rhizopoden noch weniger bekannt als bei den Infusorien. Man wusste schon lange, dass die Amöben, die Actinophrys und die Rhizopoden im allgemeinen in den meisten Fällen eine aus Pflanzen und niederen Tieren bestehende Nahrung zu sich nahmen. Diese Fremdkörper wurden in den Protoplasmaleib aufgenommen mit Hilfe beweglicher Ausläufer, der Pseudopodien oder Lobopodien. Einmal in das Innere der Rhizopoden eingedrungen, werden diese Nahrungsstückchen von einer verdauenden Flüssigkeit umgeben, die deutlich acidophil ist. Ein Tropfen Ehrlichschen Neutralrots den Amöben zugesetzt, die gerade im Begriff sind, die Bakterien zu verdauen, zeigt sofort die Reaktion (Fig. 1). Rhumbler[1]) hat mit großer Genauigkeit und vielen Einzelheiten beschrieben, auf welche Weise sich die Amöben die Filamente von Oscillarien einverleiben, welche viel länger als die Amöben selbst sind. Er hat auch die Verdauung dieser Algen beschrieben; dieselbe ist besonders dann charakteristisch, wenn nur ein Teil der Filamente ins Innere der Amöbe aufgenommen und dem Verdauungsakt unterworfen worden ist. Während der freie Teil seine normalen Eigenschaften behält und sich bläulichgrün gefärbt zeigt, verändert der in den Amöbenleib eingeschlossene Teil progressiv seine. Farbe. Zuerst nimmt er einen dunkelgrünen Farbenton an, der bald hellgelb, dann gelblichrot, braun, schließlich rotbraun wird.

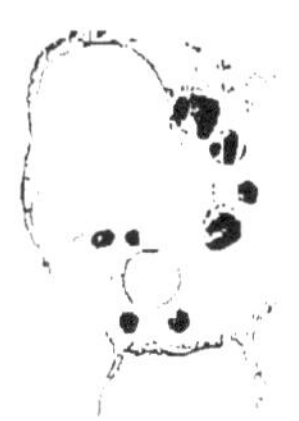

Fig. 1. Eine mit 1%/igem Neutralrot behandelte Amöbe.

Zu gleicher Zeit beginnt die Cellulosewand der Alge zu erweichen, und die Zellen zerfallen in kleine Stückchen, die umgebend ausgestoßen werden. Die Nährstoffe werden fast niemals gänzlich verdaut, es bleiben vielmehr stets reichliche Residuen zurück, die in der Form fester Exkremente ausgeworfen werden.

Es war wohl bekannt, dass die Verdauung bei den Rhizopoden nur in einem deutlich, wenn auch schwach sauren Medium vor sich ging und stets die Anwesenheit eines löslichen Fermentes beanspruchte. Aber es herrschten nur vage Begriffe darüber bis zu den mit großer Sorgfalt im Institut Pasteur ausgeführten Untersuchungen von Mouton[2]). Um genaue Resultate zu erzielen, benutzte er Kulturen von Amöben auf Agar und beschickte diesen Nährboden gleichzeitig mit Colibacillen, welche den Amöben als Futter dienten. Die kleinen Bacillen wurden in großer Zahl verschlungen, sodann mit Vakuolen umhüllt und der Verdauung unterworfen mittels eines Fermentes, welches Mouton in vitro hat darstellen können. Zu diesem Zweck entnahm er eine große Zahl von Amöben, centrifugierte sie mit Wasser und behandelte den Niederschlag mit Glycerin. Mit Alkohol erlangte er nun ein in Wasser leicht lösliches Präcipitat.

Die so erhaltene Flüssigkeit übte eine unbestreitbar verdauende Wirkung auf albuminoide Substanzen aus. Sie verflüssigte leicht die Gelatine und griff selbst, wenn auch nur in geringem Grade, das in der Hitze geronnene Eiweiß an. Die Flocken eines auf 58° erhitzten Fibrins blieben

---

[1]) Archiv für Entwickelungsmechanik, 1898, Bd. VII.

[2]) Comptes rendus de l'Académie des sciences, 1901, Bd. 133, p. 244.

unverändert. Die mit den Amöben bereitete Flüssigkeit enthielt also eine nur schwach wirkende proteolytische Diastase. Dem gegenüber besaß dieser Extrakt weder Invertase (Sacharase), welche Rohrzucker hätte invertieren können, noch Lipase, um die Fette zu verdauen.

Die Amöbendiastase (»Amibodiastase«) von Mouton muss in die Gruppe der Trypsine eingereiht werden. Sie ist in einem deutlich alkalischen Medium sehr wirksam und verdaut auch noch, wenn das Medium leicht sauer wird (entsprechend der Reaktion, welche man bei Amöben beobachtet, die mit geeigneten Farbstoffen behandelt werden). Die Erhitzung der Amöbendiastase auf 58° greift dieselbe schon leicht an; eine Temperatur von 60° zerstört sie völlig.

Die Frage, welche uns nun in dieser Arbeit besonders interessiert, betrifft die Wirkung der Amöbendiastase auf die Bakterien. Die zahlreichen auf diesen Punkt gerichteten und mit Colibacillen angestellten Versuche von Mouton haben negative Resultate ergeben. Aber dieselben Mikroorganismen sind wohl durch das lösliche Ferment der Amöben angegriffen worden, wenn sie vorher durch Hitze oder Chloroform abgetötet worden waren. Trübe Emulsionen toter Colibacillen, unfähig einer Selbstverdauung zu unterliegen, wurden nach kurzer Berührung mit dem Amöben-Extrakt durchscheinend. Die Amöbendiastase verdaut also in vitro nur die toten Bakterien, während sie in den Amöbenleibern die eingehüllten Bakterien selbst in lebendem Zustande angreift. Hieraus geht hervor, dass nur ein kleiner Teil dieser Diastase in die von Mouton dargestellten Extrakte übergeht.

Die intracelluläre Verdauung der Protozoen dient nicht nur ihrer Ernährung, sondern auch ihrem Schutze gegen Infektionserreger. Im allgemeinen verdaut das Protoplasma der Infusorien vermittels seiner Vakuolensekretion alles, was in den Bereich derselben gelangt. Wenn die Organe derselben, wie die Kerne und die beweglichen Vakuolen, diesem Prozess widerstehen, so liegt dies unstreitig daran, dass sie die Eigenschaft besitzen, sich gegen den Angriff der verdauenden Sekrete zu wehren. Auch wird, wie aus den schönen Untersuchungen von Maupas[1]) hervorgeht, der Makronucleus der Paramäcien in einer bestimmten Lebensperiode durch das Protoplasma völlig verdaut, wie irgend ein von außen zugeführtes Nahrungsmittel. Man muss annehmen, dass der Kern aufhört die schützende Substanz zu produzieren, die unter gewöhnlichen Umständen die Verdauung desselben verhindert.

Ein Kampf, ähnlich demjenigen, welchen man zwischen Kern und Verdauungssekret der Protozoen beobachtet, besteht auch zwischen letzteren und den Infektionserregern. Alle Wesen, die auf irgend einem Wege in das Leibesinnere eines Infusorium oder einer Rhizopode gelangen, treten auch mit dem verdauenden Endoplasma dieser Protozoen in Berührung. Werden die Eindringlinge nun durch die verdauenden Sekrete getötet und teilweise verdaut oder wie Exkremente ausgestoßen, so bleibt das Protozoon geschützt und bleibt am Leben. Wir wohnen hier einem Beispiel von natürlicher Immunität auf Grund intracellulärer Verdauung bei. Im entgegengesetzten Falle, d. h. wenn der fremde Organismus dieser verdauenden Wirkung widersteht, setzt er sich endgültig in dem Protozoenkörper fest. Wenn nun der eingedrungene

---

1) Archives de zoologie expérimentale, 1889, Bd. VII, p. 446.

Organismus sich nur in geringem Grade vermehrt, kein Gift absondert und im allgemeinen keine schädliche Wirkung auf seinen Wirt ausübt, so wird er leicht sein Mitesser. Man findet auch nicht selten im Innern von Infusorien und Radiolarien kleine pflanzliche Organismen der Gattungen Zoochlorella und Zooxanthella, welche nicht nur keine Krankheit hervorrufen, sondern sogar durch Assimilation von Kohlensäure ihren Wirten nützlich sein können. Aber in anderen Fällen wirken die Parasiten mehr oder minder schädlich auf die sie beherbergenden Protozoen. Dann kommt es zu einer echten, meist tödlichen Infektion.

Unter den Infektionskrankheiten der Protozoen ist die beststudierte diejenige, welche durch mehrere Vertreter einer besonderen Mikrobengattung hervorgerufen wird. Dieselbe wurde durch Johannes Müller im Jahre 1855 entdeckt und ist der Gegenstand einer Arbeit Haffkines[1] in meinem Laboratorium gewesen. Da ich von dieser Arbeit schon in meinem Werke »Die vergleichende Pathologie der Entzündung«[2] gesprochen habe, kann ich mich hier auf ein kurzes Résumé derselben beschränken. Die Paramäcien werden manchmal von nadel- oder spirillenförmigen Parasiten befallen, welche bald in den Makronucleus, bald in den Mikronucleus eindringen, sich daselbst reichlich vermehren und eine enorme Hypertrophie der befallenen Organe hervorrufen. Trotzdem kann das Infusorium sein Leben fortsetzen und sich vermehren, so dass es oft die Krankheit übersteht. Das Paramäcium andererseits, in dessen Organismus Sporen des Parasiten eingedrungen sind, behandelt diese wie einen beliebigen aufgenommenen Fremdkörper. Da es die Spore wegen des Widerstandes ihrer Membrane nicht verdauen kann, stößt das Paramäcium dieselben wie ein Exkret aus. Ebenso verhält sich das Infusorium gegenüber den Bakteriensporen. Während die Heubacillen, welche in den die Paramäcien enthaltenden Infusen so häufig sich vorfinden, in den Vakuolen der Paramäcien verdaut werden, werden die Sporen dieser Bacillen nach einem mehr minder langen Aufenthalt in den Vakuolen mit den Exkreten ausgestoßen.

Da bei weitem der größte Teil der Protozoenleiber aus dem verdauenden Protoplasma besteht, ist es natürlich, dass Infektionskrankheiten bei diesen Tieren nur sehr selten auftreten. Die Infusorien und Rhizopoden, deren Organismus ganz besonders für die Ernährung mit niederen Algen und Bakterien eingerichtet ist, werden eigentlich niemals von Infektionskrankheiten befallen. Die bei den Protozoen beobachteten Infektionen beruhen meist auf dem Eindringen von niederen Pilzen, wie der Chytridien, Mikrosphären, Saprolegnien oder auf besonderen Organismen, wie wir sie bei den Kernen der Paramäcien erwähnt haben. Und noch dazu begegnet man solchen Erkrankungen am häufigsten bei Protozoen, welche einer richtigen Verdauung unfähig sind oder welche encystiert sind, so dass die ein latentes Leben führenden Infusorien irgend welche Nahrung weder aufnehmen noch verdauen. Als Ausnahmen zu nennen sind die durch die Mikrosphaera[3] hervorgerufene Amöbenepidemie und die Krankheit der Aktinophryen, welche von K. Brandt[4] beobachtet und ge-

---

[1] Annales de l'Institut Pasteur, 1890, Bd. IV, p. 148.

[2] Leçons sur la pathologie comparée de l'inflammation. Paris, 1892, p. 24.

[3] Ibid., p. 21.

[4] Monatsberichte d. Berliner Akad. d. Wissensch., 1881, p. 388.

wissen, der Art Pythium nahe verwandten Pilzen zugeschrieben worden ist. In diesen beiden Fällen handelt es sich um Parasiten, welche innerhalb des aktiven Protoplasma dieser Protozoen leben und sich entwickeln. Gewiss wird ein Teil der Parasiten mit den Exkreten ausgestoßen, ein anderer setzt sich jedoch im Protoplasma fest, vermehrt sich und führt den Tod des Wirtes herbei. In diesen Beispielen muss die verdauende Wirkung des Protoplasma durch Sekrete des Parasiten neutralisiert oder paralysiert werden. Aber mit dieser Seite der Frage hat sich bisher die Forschung noch nicht befasst.

Neben der intracellulären Verdauung und der Ausstoßung der Parasiten durch den Exkretionsmechanismus muss die Widerstandsfähigkeit der Protozoen gegen die Infektionskrankheiten zum Teil ihrer großen Empfindlichkeit zugeschrieben werden. Beobachtet man die Manöver, welche die Amöben oder gewisse Infusorien mitten in einer mikroskopischen Flora und Fauna ausführen, so ist man darüber erstaunt, wie die Protozoen ihre Nahrung auswählen. Oft sieht man Amöben nur Diatomeen suchen und alle anderen Algen ausschlagen, oder aber sie wählen inmitten einer reichhaltigen Flora eine bestimmte Species der Palmelaceen aus. Viele Ciliaten suchen sich fast ausschließlich Bakterien aus; andere, wie die Nassula, haben eine besondere Vorliebe für die Oscillarien. Das frappanteste Beispiel stellt aber eine gefräßige Ciliate, der Amphileptus Claparedei vor: Dieser wählt unter allen Tierchen allein die Vorticellen und verschlingt sie, um sich sodann in eine Cyste zu verwandeln, welche sich auf dem Pedunculus der Vorticellen fixiert. Offenbar muss diese Empfindlichkeit die Protozoen in ihren Beziehungen zu anderen Organismen leiten und es ihnen so ermöglichen, dem Eindringen der Parasiten auszuweichen.

In dieser Gedankenreihe muss ich eine sehr interessante Beobachtung von Salomonsen[1]) erwähnen, welche derselbe auf dem Pariser Ärztekongress im Jahre 1900 mitgeteilt hat. Dieser Gelehrte konnte feststellen, dass fast alle Ciliaten, wenn sie die Nähe von Leichen ihrer Stammverwandten bemerkten, sich schnell von denselben entfernten und so eine deutliche negative Chemotaxis zeigten. Diese Eigenschaft muss sie offenbar häufig gegen eine Ansteckung mit Parasiten schützen, welche in den Leibern der an Infektionskrankheiten verstorbenen Infusorien enthalten sind.

Es besteht also eine ganze Reihe von Thatsachen, welche die natürliche Immunität der Protozoen gegen pathogene Mikroorganismen erklären können. Aber bisher ist noch nichts bekannt über das Bestehen oder die Möglichkeit einer erworbenen Immunität der niederen Tiere bei Infektionskrankheiten. Man ist dagegen besser über die Widerstandsfähigkeit der einzelligen Lebewesen gegen die Wirkung der gelösten Gifte unterrichtet; dieselbe ist im allgemeinen leichter zu studieren als die Immunität gegen die Bakterien selbst.

Da eine sehr große Zahl höherer Tiere gegen die toxische Wirkung von Bakteriengiften außerordentlich empfindlich sind, hat man sich gefragt, ob die Infusorien ebenfalls durch diese Bakterienprodukte vergiftet

---

[1]) Comptes rendus du Congrès international de Médecine, Paris 1900; Section de bactér. et de parasit.

werden können. Zu diesem Zweck hat Gengou[1] den Einfluss des Tetanus- und des Diphtherie-Toxins auf die Ciliaten studiert. Derselbe hat keine besondere Wirkung dieser Gifte auf die Paramäcien feststellen können. Diese Infusorien ertrugen sehr gut dieselben Dosen von Diphtherie- und Tetanus-Bacillenkulturen, — welche in Bouillon gezüchtet und durch Filtration von den Bacillen befreit worden waren — wie gewöhnliche, nicht infizierte Bouillon allein. Hieraus folgerte Gengou die absolute, natürliche Immunität der Paramäcien gegen die beiden genannten Toxine. Wenn man bedenkt, dass diese Toxine bei gewöhnlicher Temperatur nur schwach wirken und für »Kaltblüter« oft unschädlich sind, wird man vielleicht in Versuchung kommen, die Immunität der Infusorien der Temperatur beizumessen, welche in Gengous Zimmer während der Ausführung seiner Experimente herrschte. Von diesem Gedanken ausgehend, hat Frau Metschnikoff untersucht, wie auf die Paramäcien das Blutserum der Aale wirkt, welches bei niederer und mittlerer Temperatur sowohl für warmblütige wie für kaltblütige Vertebraten und Invertebraten stark toxisch ist. Das Aalserum hat nun keine höhere Toxicität besessen als dasjenige irgend welcher anderer Tiere.

Die Bakteriengifte sind nicht nur für die Ciliaten unschädlich, sondern auch für eine Anzahl anderer einzelliger Lebewesen. Es ist eine bekannte Thatsache, dass, wenn man diese Toxine offen an der Luft stehen lässt, sie bald von einer ganzen Flora von Mikroorganismen wimmeln, unter denen die Bakterien und die Hefen die erste Stelle einnehmen. Ich habe feststellen können[2], dass diese Organismen in ihrem normalen Leben durch die Anwesenheit des Diphtherie- und Tetanusgiftes nicht nur nicht geschädigt werden, sondern dass sie sogar eine mehr minder völlige Zerstörung dieser Gifte herbeiführen. Gengou hat ebenfalls konstatiert, dass die Hefen in diesen Bakterientoxinen sehr gut gedeihen. Das Wachstum der Mikroorganismen und die Zerstörung dieser Gifte gehen bei verschiedenen Temperaturen (15—37°) vor sich.

Aber, während die niederen Organismen gegen dieselben Bakterientoxine widerstandsfähig sind, welche in kleinsten Dosen Menschen und große Tiere zu töten vermögen, zeigen eine große Zahl von Mikroben eine besonders hohe Empfindlichkeit gegen gewisse tierische Flüssigkeiten. Mit dieser baktericiden Eigenschaft der Körpersäfte werden wir uns in einem der folgenden Kapitel noch eingehend zu beschäftigen haben. Hier sollen nur einige auf diese Eigenschaft bezügliche Thatsachen mitgeteilt werden, und zwar allein unter dem Gesichtspunkt der Immunität niederer Organismen. Das deutlichste Beispiel für die bactericide Kraft einer tierischen Flüssigkeit giebt sicherlich die Wirkung des Blutserums der Ratte gegen den Milzbrand. Diese Thatsache wurde im Jahre 1888 durch von Behring[3] entdeckt und führte ihn zu dem Schluss, dass das Rattenblut eine organische Basis enthält, welche im stande ist, eine große Zahl von Milzbrandbacillen zu töten und aufzulösen. Mehrere Beobachter haben die Entdeckung von Behrings bestätigen können und dazu noch

---

[1] Über die natürliche Immunität der einzelligen Organismen gegen die Toxine, Ann. de l'Inst. P., Bd. XII, 1898, p. 465.

[2] Ann. de l'Inst. P., Bd. XI, 1897, p. 801.

[3] Über die Ursache der Immunität von Ratten gegen Milzbrand; Centralblatt f. klin. Medicin, 1888, p. 38.

die Thatsache hinzugefügt, dass Milzbrand leicht an die toxische Wirkung
des Rattenserums gewöhnt werden kann. In einer in meinem Laboratorium
ausgeführten Arbeit hat Sawtchenko[1]) durch successive Kultivierung Milzbrandbacillen auf reinem Rattenserum zu züchten vermocht. In diesem
Falle ist also eine echte erworbene Immunität einer niederen Pflanze
gegen ein Toxin tierischen Ursprungs geschaffen worden. Danysz hat
später diese Thatsache bestätigt und zu ihr noch mehrere neue hinzugefügt, um genau den Mechanismus der Gewöhnung eines Bakteriums an
ein Gift festzustellen. In einer im Institut Pasteur ausgeführten Arbeit[2])
hat er gefunden, dass der Milzbrandbacillus sich dadurch gegen die
toxische Wirkung des Serums schützt, dass er sich mit einer dicken,
aus einer Art von Schleim bestehenden Hülle umgiebt, welche das Toxin
des Rattenserums festhält und unschädlich macht. Derselbe Schleim,
aber in geringer Menge, entsteht auch in gewöhnlichen Milzbrand-Bouillon-

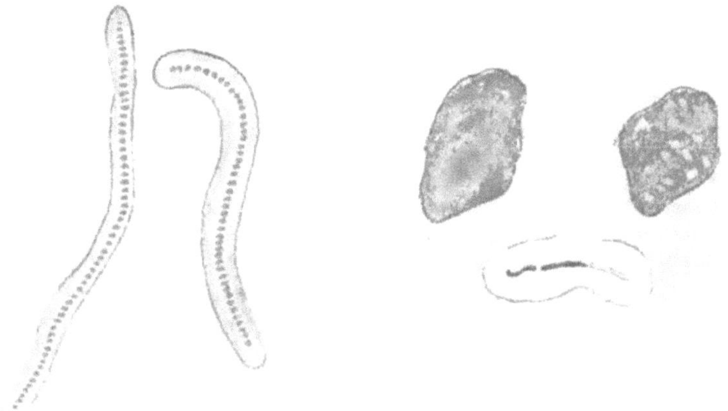

Fig. 2.   Mit einer Schutzhülle
    umgebener Streptococcus.

Fig. 3.   Tuberkelbacillus, mit einer transparenten Hülle umgeben und in eine Riesenzelle von Meriones Shawii eingeschlossen.

kulturen. Befreit man nun, vermittels Filtration durch einen Porzellan-
filter, eine solche Kultur von den in ihr enthaltenen Bacillen und setzt
ein wenig von dieser Flüssigkeit dem Rattenserum zu, so wird dieses
weniger baktericid als die Mischung desselben Serums mit gewöhnlicher
Bouillon. Nach Danysz' Annahme kann man diese Thatsache durch eine
in der abfiltrierten Flüssigkeit enthaltene gewisse Menge der schleimigen
Substanz erklären, welche durch die Bakterien erzeugt ist und ein Teil
des Rattentoxins zu fixieren und zu neutralisieren vermag. Wenn, anstatt
gewöhnlichen gegen obiges Serum sehr empfindlichen Milzbrand zu
züchten, man in Bouillon einen schon vorher an Rattenserum gewöhnten
Milzbrand aussät, so konstatiert man, dass das Filtrat einen größeren Teil
des Toxins neutralisiert. Daraus schließt Danysz, dass die so gewöhnten
Bacillen die Eigenschaft erlangt haben, mehr Schleim zu produzieren,

---

[1]) Annal. de l'Inst. P.. 1897, Bd. XI, p. 872.
[2]) Ibid., 1900, Bd. XIV, p. 641.

als die gewöhnlichen Milzbrandbacillen, und dass daher eine größere
Menge der schützenden Substanz in die Kulturflüssigkeit übergeht.

Die Bildung einer transparenten Hülle ist mehrfach bei den Milzbrandbacillen beobachtet worden, besonders in den Fällen, in denen sich
der Bacillus in einer Art von Verteidigungszustand gegen verschiedene
schädigende Einflüsse befindet. So ist diese Hülle deutlich bei denjenigen Milzbrandbacillen entwickelt, welche in das Blut der Eidechse, eines
im allgemeinen gegen Milzbrand sehr widerstandsfähigen Tieres, injiziert
werden[1]. Der Streptococcus, welcher gewöhnlich keine Schleimhülle produziert, entwickelt unter den dem letzten Beispiel analogen Bedingungen
eine solche Hülle und zwar von ganz außergewöhnlichen Dimensionen.
Das Meerschweinchen ist im allgemeinen sehr widerstandsfähig gegen den
Streptococcus und reagiert deutlich auf denselben. Aber zuweilen reicht
seine Immunität nicht aus, und, wie J. Bordet[2] gezeigt hat, umgiebt sich
dann der Streptococcus, genötigt, den natürlichen Widerstand des Meerschweinchens zu überwinden, mit einer so dichten Hülle, wie man sie
selten im Reiche der Bakterien findet (Fig. 2).

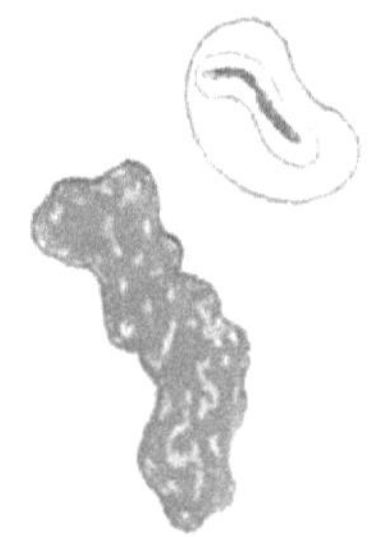

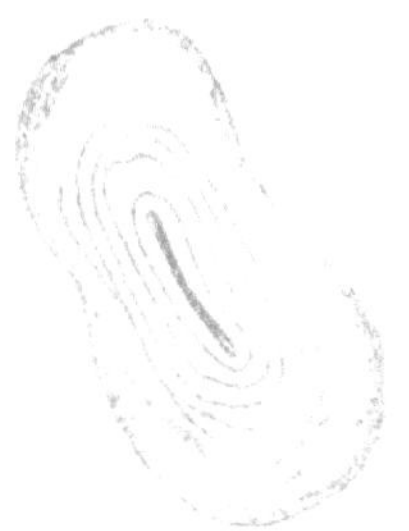

Fig. 4. Ein anderer, von 2 Hüllen
umgebener Tuberkelbacillus.

Fig. 5. Ein von einer ganzen Serie
konzentrischer Schichten umgebener
Tuberkelbacillus.

Ähnliches beobachtet man auch in Fällen, in denen das Bakterium
sich gegen die Wirkung von in tierischen Zellen enthaltenen Substanzen
verteidigen muss. Als Beispiel hierfür kann ich den im Innern von
Riesenzellen der Meriones Shawii befindlichen Tuberkelbacillus anführen. Unter dem Einfluss der schädlichen Substanzen dieser Zellen
umgiebt sich der Tuberkelbacillus (Fig. 3) mit einer transparenten Hülle,
welche derjenigen des Milzbrandbacillus und des Streptococcus ähnlich
ist. Aber, da damit die Wirkung der Riesenzelle nicht nachlässt, so
secerniert der Tuberkelbacillus eine zweite Hülle (Fig. 4) und fährt fort,
sich mit einer ganzen Serie von Hüllen zu umgeben (Fig. 5). Er wird
dann einer von successiven Membranschichten umgebenen Palmellacee
ähnlich oder einer Reihe anderer Pflanzenzellen, deren Hauptverteidigungs-
mittel gegen alle Arten von Schädigungen ja in der Produktion von
schützenden Membranen besteht.

---

[1] Metschnikoff, Virchows Archiv, 1884, Bd. XCVII, p. 510.
[2] Beiträge zum Studium des Antistreptokokkenserums, Annal. de l'Inst. P.,
Bd. XI, 1897, p. 177, Tafel V.

Trommsdorf[1]) hat kürzlich in Buchners Laboratorium in München eine
Versuchsreihe über die Gewöhnung des Choleravibrio und des Typhusbacillus an die baktericide Substanz des Kaninchenblutes angestellt. Er
hat die Ergebnisse seiner Vorgänger bestätigen können und hat durch
variierte Versuche festgestellt, dass die beiden genannten Bakterien thatsächlich im stande sind, sich an das defibrinierte Blut und an das Blutserum des Kaninchens zu gewöhnen, und zwar gewöhnt sich nach seinen
Untersuchungen der Typhusbacillus leichter an diese Flüssigkeiten als
der Choleravibrio.

Die Immunität oder die Gewöhnung der Bakterien an die verschiedenen
Toxine zeigt eine unstreitige Analogie zu den Anpassungserscheinungen dieser
Lebewesen an mineralische oder organische Gifte. Man trifft, wie man
seit langer Zeit weiß, dieselben Protozoenarten im Salz- und Süßwasser
an, und man kann bekanntlich die Infusorien und Amöben daran gewöhnen, Mengen von Seesalz zu ertragen, die für sie anfangs absolut
tödlich waren. Diese Gewöhnung erzielt man nur dann, wenn man nur
langsam die Salzmengen steigert; eine zu plötzliche Veränderung würde
unweigerlich den Tod herbeiführen. Durch diese Vorgangsweise hatte
Cohn[2]) die Süßwasser-Enploten daran gewöhnt, in einem künstlichen
Meerwasser zu leben, welches 4 % Kochsalz enthielt. Bei den Versuchen
von Balbiani[3]) starben die Süßwasser-Monadien (Menoidium incurvum
und Chilomonas paramecium) sehr schnell nach dem Zusatz von
$^1/_2$ % dieses Salzes. Fügte man jedoch das Salz nach und nach in Tages-
dosen von 0,05 % hinzu, so gewöhnten sie sich leicht bis an eine Konzentration von 1 %. Im encystierten Zustand widerstehen die Protozoen noch
besser als in freiem Zustand den verschiedenen Salzen, welche man ihrem
gewöhnlichen Nährmedium zusetzt. Die Wand der Cyste verhindert
wahrscheinlich das Eindringen dieser Substanzen in das Innere der Protozoen. Setzt man etwas Anilinfarbe einer Flüssigkeit hinzu, welche
encystierte Infusorien enthält, so bemerkt man, dass die Cystenmembran
sich sehr intensiv färbt, während der Körper des Infusoriums ungefärbt
bleibt. Die Membran absorbiert eine große Menge des Farbstoffes; ist sie
jedoch gesättigt, so nimmt sie keinen Farbstoff mehr auf und lässt die
Farbe auch nicht in das Innere dringen.

Nachdem er die Wirkung der Chlorsalze auf die Infusorien mit derjenigen der Kalium- und Lithiumsalze auf dieselben verglichen hat,
kommt Balbiani (l. c. p. 580) zu dem Schluss, dass der schädliche Einfluss dieser Substanzen sich nur zum Teil durch Osmose erklären lässt.
Neben derselben muss eine rein chemische Wirkung ebenfalls herangezogen werden. Balbiani stützt seine Meinung auf die Thatsache, dass
die isotonischen Lösungen dieser drei Salze auf Infusorien gleicher Art
und gleichen Ursprungs eine verschiedene Wirkung ausüben. Die Kali-
und Lithiumsalze wirken viel energischer als die Natriumsalze. Nun
können die Protozoen sich aber auch ebenso gut den Schädlichkeiten
physikalischer Natur wie denjenigen chemischer Natur progressiv an-

---

[1]) Archiv für Hygiene, Bd. XXXIX, 1900, p. 31.
[2]) Entwickelungsgeschichte der mikroskopischen Algen und Pilze, Nova Acta
Acad. Cars. L. Carolina, 1854.
[3]) Wirkung der Salze auf die Infusorien, Archives d'anatomie microscopique,
Bd. II. 1898, p. 595.

passen. So kann man Infusorien und Rhizopoden an hohe Temperaturen, an starkes Licht etc. gewöhnen. Andererseits kann man sie selbst an die toxische Einwirkung echter Gifte gewöhnen. Davenport und Neal[1] haben festgestellt, dass die Stentors, wenn sie sich zwei Tage hindurch in einer schwachen Sublimatlösung (0,00005 %) befinden, eine Immunität gegen dies Gift erworben, welche gleich ist der vierfach tödlichen Giftdosis für in gewöhnlichem Wasser befindliche Stentors. Für die toxische Wirkung des Chinins hat man dieselbe Regel festgestellt. Diese Immunität kommt nicht etwa allein einer bestimmten Art von Infusorien zu, welche eine natürliche Widerstandsfähigkeit gegen das Sublimat besitzt. Es handelt sich thatsächlich um eine erworbene Immunität infolge einer unmittelbaren, graduellen Einwirkung auf das Protoplasma der Stentors, welche, einmal an das Gift gewöhnt, eine Dosis vertragen, an welcher ungewöhnte Kontrolltiere zu Grunde gehen.

Die pflanzlichen Mikroorganismen, die sich viel leichter als die Protozoen züchten lassen, zeigen deutlich sehr charakteristische Gewöhnungserscheinungen. Nach dieser Richtung sind die ersten systematischen Untersuchungen von Kossiakoff[2] im Laboratorium von Duclaux ausgeführt worden. Er hat die antiseptische Wirkung des Borax, der Borsäure, des Sublimats auf Milzbrandbacillen und verschiedene andere Bacillen (Bacillus subtilis, Thyrotrix scaber und tenuis) studiert und ist zu dem Ergebnis gelangt, dass alle diese Bakterien gradatim an Dosen gewöhnt werden können, welche auf nicht vorbehandelte Mikroben derselben Art antiseptisch wirken. Thyrotrix tenuis verträgt, wenn sie an Sublimat gewöhnt ist, fast die doppelte Dosis dieses Giftes, als wenn sie nicht daran gewöhnt ist. Der gewöhnliche Milzbrandbacillus entwickelt sich nicht, wenn sein Nährboden mehr als 0,005 Borsäure enthält, während dasselbe Bakterium nach langsamer Gewöhnung in Gegenwart von 0,007 dieses Antisepticums noch wächst. Seitdem sind ähnliche Thatsachen durch mehrere andere Beobachter festgestellt worden, so dass die leichte Gewöhnung der Bakterien an Gifte als allgemeine Regel gilt. Um den Mechanismus dieser Anpassung aufzuklären, hat Danysz (l. c.) die Wirkung der Arsensäure auf Milzbrandbacillen untersucht. Er hat gezeigt, dass dieser Bacillus sich daran gewöhnt, in einer Bouillon zu wachsen, welche eine Dosis Arsensäure enthält, die anfangs jede Entwickelung hemmte. Während dieses Anpassungsphänomens, welches nach einer Reihe von Passagen durch immer stärker arsenhaltige Medien erworben wird, secernieren die Milzbrandbacillen eine aus einer schleimigen Substanz bestehende Hülle, welche die empfindlichen Teile der Bakterienzelle schützen. Es entsteht also hier etwas ähnliches, wie das, was derselbe Verfasser bei an Rattenserum gewöhnten Milzbrandbacillen beobachtet hat. Diese Analogie erstreckt sich sogar auch auf die Abgabe der schützenden Substanz an die Nährflüssigkeit. Impft man gewöhnliche, nicht vorbehandelte Milzbrandbacillen in arsenhaltige Bouillon, welcher man Flüssigkeit zugesetzt hat, die von einer Kultur vorbehandelter Milzbrandbacillen stammt, so entwickeln sie sich deutlich. Impft man aber jene Bacillen in ebensolche arsenhaltige Bouillon und setzt

---

[1] On the acclimatisation of organisms to poisonous chemical substances, Arch. f. Entwickl.-Mechanik der Organismen, Bd. II, 1896, p. 564.

[2] Kossiakoff, Über Gewöhnung an Antiseptica, Annal. de l'Inst. P., Bd. I, 1887.

Filtrierflüssigkeit einer Kultur von nicht vorbehandelten Bacillen hinzu, so entwickelt sich der Milzbrand viel schlechter. Die Differenz erklärt sich dadurch, dass in der Flüssigkeit, in welcher der vorbehandelte Bacillus gewachsen war, eine gewisse Menge schleimiger Substanz vorhanden war, fähig, das Arsen zu fixieren und seine Wirkung auf das Bakterien-protoplasma zu verhindern.

Die Hefearten passen sich auch sehr leicht den Antisepticis an. Diese Eigenschaft hat selbst zu einer praktischen Anwendung geführt. Bekanntlich sind geringe Dosen Fluorwasserstoffsäure im stande, das Wachstum der Bierhefe zu verhindern. Nun hat Effront[1] diese Pflanze gewöhnt in Medien zu leben, welche eine für nicht gewöhnte Hefe absolut antiseptische Menge Fluorwasserstoffsäure enthält. Unter diesen Bedingungen erhalten die gewöhnten Zellen einen Ansporn, welcher die Produktion einer größeren Menge Alkohols herbeiführt. Mit der Gewöhnung an die antiseptischen Dosen (300 mm Fluorwasserstoffsäure auf 100 ccm Biermost) erwirbt die Hefe eine Art von Immunität, welche ihr anfangs fehlte. Diese neue Eigenschaft kann sich durch Vererbung auf neue Generationen fortpflanzen, welche sich in gewöhnlichem Biermost ohne Zusatz jener Säure entwickelt haben. Die stimulierende Wirkung dieser Substanz auf die Gärungsfähigkeit hängt nicht nur von der sauren Reaktion der Fluorwasserstoffsäure ab, denn andere Antiseptica, wie Weinsäure, sind nicht in der Lage, dieselbe auszuüben.

Die gegen Fluorwasserstoffsäure erworbene Immunität ist eine streng specifische; die an diese Substanz gewöhnten Hefen werden sogar gegen andere Gifte noch empfindlicher. Duclaux[2] hat schon auf die Beziehungen zwischen Antisepticis und Nährstoffen hingewiesen. Formaldehyd, welches das Protoplasma intensiv zur Gerinnung bringt und daher antiseptisch wirkt, kann den Mikroorganismen als Nahrung dienen. Die Thyrotrix tenuis, welche in diesem Zusammenhang von Péré[3] studiert worden ist, passt sich der Wirkung dieses Aldehyds an und benutzt es als Nahrung. Hier geht etwas ähnliches vor wie bei den Protozoen, welche Parasiten verdauen.

Es ist jetzt in der Mikrobiologie eine ganz geläufige Auffassung, dass die Bakterien und Hefen, welche im Anfange gewisse Substanzen nicht ausnutzten, sich daran gewöhnen, dieselben als Nahrung zu benutzen. Dienert[4] hat eine Arbeit über die Gewöhnung der Hefen an Galaktose veröffentlicht. Dieser Zucker wird meist von den Hefen, welche Glykose in Gärung versetzen, verweigert; aber es gelingt unschwer dieselben auch an Galaktose zu gewöhnen, welche sie dann angreifen und in Alkohol und Kohlensäure zerlegen.

Die Protozoen können progressiv nicht nur an Gifte, sondern auch an physikalische Agentien gewöhnt werden. So konnte Dallinger die Temperatur des Wassers, in welchem sich Infusorien entwickelten, von 15,5° auf 23° erhöhen, ohne den Tod dieser Tiere herbeizuführen[5]. Indem er den Versuch mehrere Monate hindurch fortsetzte, konnte er die Tiere

---

[1] Moniteur du Dr. Quesneville, 1890, 1891, 1892, 1894.
[2] Traité de Microbiologie, Bd. I, 1898, p. 238.
[3] Annal. de l'Inst. P., Bd. X, 1896, p. 417.
[4] Ibid., Bd. XIV, 1900, p. 139.
[5] Journal of the R. Microscop. Society, 1880, III, p. 1.

daran gewöhnen, noch bei 70° zu leben. Nach der Auffassung von Davenport[1], welchem sich viele andere Beobachter anschließen, würde diese Resistenz gegen hohe Temperaturen von der Wasserverarmung des Protoplasmas abhängen. Dallinger hat auch gesehen, dass bei diesen an heißes Wasser gewöhnten Tieren die Vakuolen immer kleiner wurden und schließlich völlig verschwanden.

Die Anpassung stellt also eine allgemein verbreitete Eigenschaft im Mikrokosmus der einzelligen Lebewesen dar. Sie hängt eng zusammen mit der intracellulären Verdauung der festen Nahrung und mit der Absorption und Transformation der löslichen Stoffe. Diese chemischen Phänomene stehen in Konnex mit der Empfindlichkeit der mikroskopischen Lebewesen, welche eine ihrer fundamentalen Eigenschaften darstellt. Ein für einen Parasit unempfängliches Protozoon verteidigt sich durch die Flucht oder verschluckt und verdaut ihn; ein anderes, im Besitze einer Immunität gegen ein Toxin oder ein anorganisches Gift, absorbiert dasselbe, hält es fest und transformiert es. Bei all diesen Beispielen von Immunität vollzieht sich stets eine Reaktion der lebenden Teile des Organismus als Folge der Empfindlichkeit des Protoplasmas.

Bevor ein Infusorium sich von der Leiche seines Verwandten entfernt oder einen Krankheitserreger ergreift; bevor ein Protozoon um die aufgenommene Beute die verdauende Flüssigkeit absondert; bevor ein Bakterium eine schleimige Lage zu seinem Schutz secerniert etc., müssen bei diesen einzelligen Organismen doch irgendwelche Empfindungen entstehen, welche die ebengenannten Reaktionen zur Folge haben. Dem berühmten Botaniker Pfeffer verdanken wir die wichtigsten Untersuchungen über diese Empfindlichkeit der einzelligen Lebewesen, Untersuchungen, welche zu dem allgemeinen Resultat geführt haben, dass diese Eigenschaft dem psycho-physischen Gesetz von Weber-Fechner unterliegt. Bei der Beobachtung der Bewegungen der Bakterien infolge sich steigernder Reize hat Pfeffer festgestellt, dass gemäß obigem Gesetz, wenn der Reiz in geometrischer Proportion zunimmt, die Empfindlichkeit in arithmetischer Proportion steigt, mit anderen Worten, dass die Reaktion proportional dem Logarithmus des Reizes ist. Damit ein Bacterium termo, welches sich in einer Peptonlösung befindet, eine Änderung des Mediums empfindet, muss es in eine 5 mal so starke Lösung gebracht werden. Schwächere Lösungen, welche z. B. 3- oder 4 mal stärker als die Originalflüssigkeit konzentriert sind, ziehen die Bakterien nicht im geringsten an; folglich befinden sich diese Unterschiede unterhalb der Schwelle ihrer chemotaktischen Empfindlichkeit.

Die verschiedenen Reaktionen, welche bei der Immunität der einzelligen Lebewesen ausgeführt werden und welche von der Empfindlichkeit ihres Protoplasmas abhängen, gehören also unstreitig zur Kategorie der rein cellulären Vorgänge.

---

[1] Davenport and Castle, Archiv für Entwickelungsmechanik, 1896, Bd. II, p. 227.

Kapitel II.

Einiges über die Immunität der Pflanzen.

Infektionskrankheiten der Pflanzen. — Plasmodien der Myxomyceten und ihre Chemotaxis. — Gewöhnung der Plasmodien an Gifte. — Pathogene Einwirkung der Sclerotinia auf die Phanerogamen. — Die Vernarbung der Pflanzen. — Schutz der Pflanzen gegen Bakterien. — Empfindlichkeit der Pflanzenzellen für den osmotischen Druck. — Anpassung der Pflanzen an die Schwankungen desselben. — Abhängigkeit der chemischen Vorgänge von der Empfindlichkeit der Pflanzenzellen. — Das Weber-Fechnersche Gesetz.

Aus verschiedenen Gründen kann die Immunität im Pflanzenreiche hier nicht so eingehend, als es nötig ist, behandelt werden. Man hat die Pflanzenpathologie sehr genau studiert, und die Ätiologie mancher Pflanzenkrankheiten stand schon zu einer Zeit fest, in der über das Wesen der Infektionskrankheiten bei Menschen und höheren Tieren noch tiefes Dunkel herrschte. Aber trotzdem haben die Botaniker das Studium der Immunität etwas zurückgesetzt, und es giebt über diesen Gegenstand keine Specialarbeiten. Die Frage, ob gewisse Pflanzen gegenüber infektiösen oder toxischen Agentien immun bleiben, ist nur vorübergehend berührt worden. Zur Beantwortung dieser Frage wären entweder genaue Untersuchungen notwendig, oder aber es müsste die gesamte Fachlitteratur durchgesehen werden, um über den Stand der Immunitätsfrage im Pflanzenreiche einen Überblick zu geben. Da wir hierzu nicht in der Lage sind, müssen wir uns mit einigen den botanischen Büchern entnommenen Notizen begnügen, welche einige Seiten des Problems beleuchten.

Eine große Reihe von Pflanzen werden von Infektionskrankheiten befallen, welche von niederen Pflanzen, besonders Pilzen, erregt werden. Während im Tierreiche die Bakterien als Infektionserreger meist die erste Rolle spielen, kommen sie bei den Pflanzen nur selten vor, und ihre Bedeutung ist fast stets eine sekundäre. Diesem Unterschied liegt die chemische Zusammensetzung der »Säfte« in Tier- und Pflanzenreich zu Grunde. Der Zellsaft der Pflanzen ist meist sauer. Und Pilze entwickeln sich bei dieser Reaktion meist besser als Bakterien.

Bei den vielzelligen Pflanzen finden wir dieselben Schutzeinrichtungen gegen Infektionskrankheiten wieder, die wir bei den einzelligen Lebewesen beobachtet haben. Aber, während bei den meisten Pflanzen die Zellen durch eine starke Zellhaut (Membran) fixiert sind, haben nur wenige niedere Pflanzen ein membranloses, völlig bewegliches Protoplasma behalten. Besonders die Myxomyceten zeichnen sich durch ein amöboides Stadium und durch die Bildung großer Plasmodien aus, welche Protoplasmafortsätze ausstrecken und eine den Rhizopoden und Sporozoen ähnliche Fortbewegung zeigen.

Die Infektionskrankheiten müssen bei Myxomyceten sehr selten vorkommen, denn bisher sind sie noch nirgends beschrieben worden. Die

Plasmodien entledigen sich wahrscheinlich, ähnlich wie die Protozoen, der Infektionserreger, indem sie die Parasiten entweder ausstoßen oder aber verdauen. Diese Verdauung wird nach Krukenberg[1] in einem deutlich sauren Medium durch ein pepsinähnliches, lösliches Ferment besorgt. Auf dies Thema brauche ich hier nicht näher einzugehen, da ich dasselbe in meinen »Vorlesungen über die vergleichende Pathologie der Entzündung« behandelt habe. Celakowsky jun.[2] hat gezeigt, dass Myxomyceten lebende Organismen in sich aufnehmen können. Er sah sogar Sporen verschiedener Pilze im Innern von Plasmodien sich entwickeln. Während wir aber über die Widerstandsfähigkeit der Plasmodien gegen Mikroorganismen nur auf Grund von Analogieen und Hypothesen Schlüsse zu ziehen vermögen, stützen sich unsere Kenntnisse von der Immunität derselben gegen gelöste Substanzen auf exakte Untersuchungen. Stahl[3] machte die ersten Mitteilungen über den Verteidigungsmodus der Plasmodien gegen die Gifte. Bringt man dieselben nämlich mit Salz-, Zucker- oder Säurelösungen von schädlicher Konzentration zusammen, so suchen die Plasmodien vermittels ihrer amöboiden Bewegung der Flüssigkeit zu entkommen. So zeigen sie eine negative Chemotaxis, ähnlich derjenigen der einzelligen Lebewesen. Die Myxomyceten besitzen also eine auf ihrer Beweglichkeit basierende, natürliche Immunität. Stahl hat jedoch auch eine Art erworbener Immunität bei diesen Pflanzen konstatieren können.

Der Wortlaut dieses wichtigen Passus ist folgender:

»Ersetzt man in einem Gefäße das Wasser durch eine 1—2% Traubenzuckerlösung, so beobachtet man entweder, dass die Plasmodien absterben, wenn der Prozess zu schnell vor sich ging, oder aber, dass sie sich aus der Flüssigkeit entfernen. Anfangs vermeiden sie selbst $1/4$—$1/2$% Lösungen, da dieselben bei etwas brüsker Aktion schon tödlich wirken können. Für gewöhnlich wandern die Plasmodien dann in andere Teile der Flüssigkeit, welche in gewisser Entfernung von der Lösung sich befinden, und kommen erst nach einiger Zeit, manchmal erst nach einigen Tagen zurück. Schließlich schwimmen sie in einer Traubenzuckerlösung wie in einem Loheinfus umher, wenn auch etwas vorsichtiger.«

»Die Myxomyceten gewöhnen sich also langsam an eine konzentriertere Lösung, vielleicht durch einen gewissen Wasserverlust.« Ich habe dieselben Vorgänge bei noch viel höherer Konzentration der Lösungen beobachtet. Ein Plasmodium, welches sich nach mehreren Tagen an eine 2% Traubenzuckerlösung gewöhnt und zahlreiche Fortsätze ausgestreckt hatte, wurde dadurch erheblich geschädigt, dass man die Zuckerlösung durch reines Wasser ersetzte. Die Teilchen, die leben blieben, hatten sich von dem Flüssigkeitsniveau weit entfernt und kehrten erst nach zwei Tagen dorthin zurück. Setzte man nun wieder die alte Flüssigkeit zu, so sah man, wie die Plasmodien zuerst zurückwichen, sodann aber wieder herankamen. Es dauert aber stets eine gewisse Zeit, bis die Plasmodien sich an die Konzentrationsveränderung gewöhnen. Dasselbe Resultat erhält man, wenn man die 2% Lösung, anstatt durch Wasser, durch eine $1/2$—1% Lösung ersetzt.

---

[1] Untersuchungen a. d. physiologischen Institute zu Heidelberg, 1878, Bd. II, p. 273.
[2] Botanische Zeitung, 1884, p. 163.
[3] Flora, 1892, Bd. LXXVI, p. 247.

In seinen »Vorlesungen über Bakterien« [1] hatte de Bary diese Thatsachen schon dahin interpretiert, dass es sich hier um eine erworbene
Immunität der Plasmodien handelte, indem sie sich an Lösungen gewöhnten,
welche ihnen anfangs widerstrebten, und er nahm an, dass die Myxomyceten in ähnlicher Weise sich gegenüber festen Bestandteilen, welche
sie aufnähmen, verhielten.

Da die Beweise von erworbener Immunität bei so niederen und einfach
gebauten Organismen für die Immunitätsfrage von hervorragender Bedeutung sind, so habe ich sie selbst nachgeprüft. Ich konnte Plasmodien
von Physarum an arsenige Säure, gegen die sie anfangs sehr heftig
reagierten, gewöhnen. Diese Gewöhnung erkennt man daran, dass die
Plasmodien sich bewegen, und ihre negative Chemotaxis (Abstoßung) sich
in positive (Anziehung) verwandelt.

Bei dem gegenwärtigen Stande der Wissenschaft sind wir nicht in der
Lage, die Veränderungen genau zu erkennen, welche während der Gewöhnung der Plasmodien vor sich gehen. Stahl nimmt an, dieselbe sei
abhängig von »specifischen Eigenschaften der Plasmodien (wahrscheinlich
von einem mehr oder minder großen Wassergehalte)« und bestehe »nicht
etwa aus einfachen, leicht erklärlichen, sondern aus sehr vielen, äußerst
komplizierten Vorgängen«.

Sicherlich handelt es sich bei diesen Fällen von erworbener Immunität nicht um physikalische oder chemische Veränderungen der angewendeten Lösungen, sondern vielmehr allein um Reaktionen seitens der
lebenden Plasmodien.

Nach einer Periode aktiver Lebensthätigkeit, in welcher die Myxomyceten sich bewegen, sich ernähren, verdauen, die Nahrungsreste aus-
werfen wie die niederen Tiere, kommt ein Stadium, in welchem sie unbeweglich werden und sich in eine Anzahl von Früchten (Sporangien)
verwandeln, welche mit einer großen Menge runder Sporen angefüllt
sind. Bevor die Plasmodien sich nun in echte Pflanzen verwandeln,
treten bei ihnen neue Eigenschaften auf. Sie stoßen jede Nahrung
zurück und nehmen keinen Fremdkörper mehr auf; die Feuchtigkeit,
welche sie früher anzog, fliehen sie und gehen dem Licht nicht mehr aus
dem Wege.

Wenn sie ausgereift sind, stellen die Myxomyceten echte Pflanzen
dar und führen bis zur Entstehung einer neuen Generation ein passives
Dasein, wie die Mehrzahl der Pflanzen. Während dieser Zustand bei
den Myxomyceten aber vorübergehend ist, stellt er bei den übrigen
Pflanzen die permanente Lebensform vor. In diesem Zeitraum werden
die Myxomyceten von Parasiten befallen, gegen die sie sich in jeder
Weise schützen müssen. Die Kenntnis dieser Schutzwaffen ist, wie schon
oben gesagt, noch sehr lückenhaft, und vorläufig ist das Verhalten gegenüber der Sclerotinia Libertiana oder Peziza sclerotiorum, mit
welcher sich de Bary [2] beschäftigt hat, am besten bekannt.

Dieser zur Gruppe der Discomyceten gehörige Pilz befällt viele
Pflanzenarten und zerstört eine große Zahl von Feld- und Gartengewächsen,
wie den Raps, den Hanf, die Petunia, die Dahlia etc. Das Mycel dieser
Sclerotinia entwickelt sich in den Stämmen von Krautpflanzen und er-

---

[1] Vorlesungen über Bakterien, erste Auflage, 1884.
[2] Botanische Zeitung, 1866.

zeugt innerhalb derselben Sclerotien, d. h. Widerstandsformen, welche in diesem Falle schwarz sind und ähnlich aussehen wie Mäusekot.

Die Sporen der Sclerotinia wachsen und entwickeln Staubfäden (des filaments mycéliens) an der Oberfläche der Pflanzen. Um in die Gewebe einzudringen, müssen diese Fäden die Zellmembranen angreifen und secernieren zu diesem Zweck eine Flüssigkeit, welche ein verdauendes Ferment und die für dies Ferment notwendige Oxalsäure enthält.

Das Vorhandensein dieser Art von »Toxin« konnte de Bary in der Maceration des Mycels der Sclerotinia nachweisen. Dieser Saft hat nämlich eine deutliche Wirkung auf die Gewebe vieler Pflanzen (Mohrrübe, Helianthus tuberosus, Cichorie etc.). Unter dem Einfluss desselben kontrahiert sich das Protoplasma derselben, es kommt zu einer echten Plasmolyse, die Zellmembran schwillt an, und ihre Mittellamellen[1]) lösen sich auf. Im Anschluss an diese Verdauungswirkung gerät das Gefüge der Zellen in Unordnung, und das Gewebe wird erweicht.

Erhitzt man den Saft auf 52°, so vermag er die Cellulosemembranen nicht mehr zu verdauen, ist jedoch noch im stande, die Plasmolyse hervorzurufen. Diese Temperaturwirkung bestätigt die Meinung, dass der Saft des Pilzes ein lösliches Ferment enthält. Die Resultate von de Barys Untersuchungen sind durch Laurent[2]) bestätigt und zum Teil vervollständigt worden.

Wie allgemein bekannt, befällt die Sclerotinia Libertiana besonders junge Pflanzen. Diese Pilzerkrankung ist nach Analogie der Masern und des Scharlachs beim Menschen gewissermaßen »eine Kinderkrankheit«. Nach de Barys Annahme beruhte diese Immunität der älteren Pflanzen auf dem größeren Widerstand, welchen ihre Zellmembranen der von den Mycelfäden produzierten Flüssigkeit entgegensetzen. Auf diesen Punkt bezügliche Untersuchungen haben seine Annahme bestätigt. Während nämlich der Saft dieser Pflanze das Gewebe der jungen Pflanzen leicht verdaute, übte er keine Wirkung auf ältere Pflanzen derselben Art aus.

Bei dieser Krankheit handelt es sich um einen Kampf zwischen zwei Pflanzen. Der Parasit secerniert toxische und verdauende Produkte, mit denen er seinen Wirt zu durchtränken versucht. Die angegriffene Pflanze schützt sich wiederum dadurch, dass sie Membranen absondert, welche der Wirkung der Pilzgifte Widerstand zu leisten vermögen. Dieser durch chemische Agentien ausgeführte Kampf wird jedoch durch die aktive Bethätigung der lebenden Zellen beider Pflanzen dirigiert und ist die Folge der Sensibilität ihres Protoplasmas.

Der soeben beschriebene Fall kann als Typus für die Vorgänge bei der Immunität im Pflanzenreiche dienen. Vor allem soll das Eindringen der Parasiten in das Innere der Pflanzen verhütet und zu diesem Zweck die Pflanze mit festen Membranen umgeben werden. Sobald auch nur eine kleine Verletzung geschieht, reagieren auch die Pflanzen durch reichliche Zellproliferation und durch Bildung von Korksubstanz (Suberin) in ihren Wandungen. Die Zellmembran derselben verdickt sich, die Cellulose verwandelt sich in Suberin, und so bildet sich eine Korklage, die für Flüssigkeit und Gase kaum durchgängig ist. Durch die Bildung von

---

[1]) Identisch mit »Außenhaut« nach Wiesner. (Der Übersetzer.)
[2]) Annal. de l'Inst. Pasteur, Bd. XIII, p. 44.

Korksubstanz reagiert die Pflanze sowohl auf gröbere Verletzungen, Beschneidungen oder Verbrennungen als auch auf die von Bakterien erzeugte Fäulnis.

In einer interessanten Arbeit hat Massart[1] alles, was über den Vernarbungsprozess bei Pflanzen bekannt ist, zusammengestellt und gezeigt, dass hier mannigfaltige Vorgänge mitsprechen. Viele Pflanzen erleiden Verletzungen, ohne dass diese zu einer Vernarbung führen. Ein großer Teil von Wasser- und Sumpfpflanzen reagieren auf Verletzungen nur schwach. Ihre Gewebe sterben ab und werden braun, ohne dass die Pflanzen durch Vernarbung reagieren, wahrscheinlich, weil die verlorenen Teile leicht sich wiederbilden. Wenn aber bei denselben Pflanzen lebenswichtige Teile oder zur Überwinterung dienende Organe verletzt werden, so geht die Vernarbung der Wunden schnell vor sich.

Es besteht dabei ein Unterschied zwischen der Reaktion der jüngeren und derjenigen der älteren Pflanzen. Die jungen Blätter der Clisia reagieren, wie Massart beschreibt, prompt auf das Trauma und bilden einen richtigen Callus, der die Heilung der Wunde herbeiführt, die alten Blätter bilden nur eine Korklage unmittelbar nahe der verletzten Stelle.

Der feinere Mechanismus bei der Vernarbung ist noch nicht hinreichend aufgeklärt, immerhin steht fest, dass er in letzter Instanz von der Empfindlichkeit des lebenden Pflanzenprotoplasmas abhängt.

Viele Pflanzen verbinden gewissermaßen ihre Wunden und benutzen hierzu Säfte, die an der Luft erhärten. Bald sind diese Säfte, wie der Milchsaft, in der Pflanze schon vorgebildet; in anderen Fällen werden sie nur bei Verletzungen secerniert. Harz und Gummi, welche in diesen Fällen zum Verkleben der Wunden und zum Schutz der gesunden Teile dienen, bezeichnet man als »Wundsekrete«. De Vries sprach zum ersten Male den Gedanken aus, dass diese an der Luft erhärtenden Säfte einen sehr nützlichen natürlichen Verband und ein Prophylacticum gegen pflanzliche und tierische Angriffe darstellen. Zahlreiche Sekrete enthalten thatsächlich Antiseptica von anerkannter Wirkung[2].

Auftreten von Korksubstanz, Callusbildung, Secernierung verklebender Flüssigkeiten sind, wie leicht begreiflich, Mittel, welche Pflanzen gegen viele Krankheitsursachen einen dauernden Schutz zu verleihen vermögen. Aber die Pflanzen disponieren noch über andere Mittel. Die lebenden Pflanzenteile secernieren im allgemeinen einen sauren Zellsaft, und dieser Umstand spielt bei der Verteidigung der Pflanzen gegen Infektionserreger eine bedeutende Rolle. Laurent[3] hat untersucht, wie es mit der Immunität der Pflanzen gegen Bakterieneinwirkung sich verhält. Eine Art des Colibacillus befällt nach seinen Beobachtungen die Kartoffel und wirkt durch ihre Sekrete ähnlich wie die Sclerotinia, von der oben die Rede war. Der Bacillus erzeugt auch ein lösliches Ferment, welches die Cellulosemembran des Knollens der Kartoffel zerstört, und produziert andererseits einen alkalisch reagierenden Saft, dessen Anwesenheit zum Zustandekommen der Verdauung notwendig ist. Die Erhitzung auf 62° zerstört das lösliche Ferment, so dass die erhitzte Flüssigkeit nicht mehr die Mittellamellen (Außenhaut) der Zellmembran zerstört.

---

[1] La cicatrisation chez les plantes, Brüssel, 1897.
[2] V. Frank, Die Krankheiten der Pflanzen, 2. Auflage, Bd. I, 1895, p. 43.
[3] Experimentelle Untersuchungen über Pflanzenkrankheiten, Ann. de l'Inst. P., Bd. XIII, 1899, p. 1.

Aber trotz dieser Temperatureinwirkung behält sie noch eine oder mehrere Substanzen, welche zur Kontraktion des Protoplasmas führen und dasselbe schließlich abtöten.

Wenn Laurent in die vom Colibacillus erzeugte Flüssigkeit die Knollen hineinwarf, welche von den gegen Bakterien resistentesten Kartoffelarten stammten, und wenn er dann diesen Scheiben den Bacillus selbst einimpfte, so sah er stets, dass die Pflanzenzellen stark angegriffen wurden.

Die Sekrete des von Laurent studierten Bacillus können durch den sauren Saft der Kartoffel neutralisiert werden. Wenn einige Arten von Knollen Immunität gegen Bakterien besitzen, so ist dies nach Laurent durch die genügende Säuresekretion bedingt. · Man hat auch für verschiedene gegen Fäulnis sehr empfindliche Kartoffelarten dadurch eine künstliche Immunität geschaffen, dass man sie für einige Stunden in eine Lösung verschiedener organischer Säuren brachte. Wenn Laurent jedoch die natürlich immunen Kartoffelarten mit Alkalien behandelte, wurden dieselben für die durch obigen Bacillus erzeugte Fäulnis sehr disponiert.

Der Kampf zwischen Kartoffel und Colibacillus besteht also im Grunde auf der chemischen Wirkung der alkalischen Sekrete des Bacillus einerseits und der sauren Säfte der Kartoffel andererseits. Hierdurch erklärt sich nach Laurent die Bedeutung einiger Düngerarten für die Empfänglichkeit oder Unempfänglichkeit der Kartoffel und anderer Pflanzen gegenüber den Infektionskrankheiten.

Der Zusatz von Phosphaten zur Erde erhöht bekanntlich die Immunität einiger Kulturpflanzen. Diese Stoffe werden von den Wurzeln gierig aufgesaugt und regen die Bildung von sauren Salzen an, welche in den Zellsaft übergehen. Die Stickstoff-, Kali- und Kalk-haltigen Düngerarten vermindern dagegen die Widerstandsfähigkeit derselben Pflanzen, wahrscheinlich, weil sie eine Verringerung der Säure des Zellsaftes zur Folge haben.

Aber dieselben Düngerarten können verschiedenartig auf die verschiedenen Pflanzen wirken. Dieselben Phosphate, welche die Kartoffel gegen bakterielle Fäulnis immunisieren, machen den Helianthus tuberosus für die Infektion mit Sclerotinia besonders empfänglich.

Diese Thatsache erklärt Laurent dadurch, dass in verschiedenen Medien die Wirkung der löslichen Fermente der beiden Parasiten eine andere ist. In alkalischem oder schwach saurem Medium verdaut das Ferment des Bacillus die Zellmembran; dagegen findet die Verdauung nicht statt bei Hyperacidität, welche infolge der Absorption der Phosphate entstanden ist, und dann wird die Pflanze gegen den Bacillus immun sein. Für die Sclerotinia liegen die Verhältnisse nach de Bary gerade umgekehrt. Das Ferment derselben verdaut die Zellmembran nur in deutlich saurer Flüssigkeit. Und die durch phosphathaltigen Dünger erzeugte Hyperacidität bringt den Parasit in diesem Fall in sehr günstige Verhältnisse, so dass er den Helianthus tuberosus zerstört.

Neben der Neutralisation der Bakterienprodukte besitzen die im Zellsafte enthaltenen Säuren noch eine andere schädliche Eigenschaft für Bakterien, indem diese sich nur in neutralen oder alkalischen Flüssigkeiten entwickeln; daher kommen bakterielle Erkrankungen bei Pflanzen viel seltener vor als bei Tieren.

Die Zellsaftsekretion bei den Pflanzen ist demnach ein sehr wichtiger Schutzapparat derselben, so dass man verpflichtet ist, die feineren Vorgänge bei der Sekretion derselben genau zu erforschen. Die Pflanzenzellen sind im allgemeinen sehr empfindlich gegen äußere Reize und empfinden die Veränderungen in ihrer Umgebung sehr deutlich. Sie vermögen sowohl die physikalischen wie die chemischen Bedingungen ihres Mediums richtig zu deuten.

Die Pflanzenzellen schätzen den osmotischen Druck der sie umspülenden Flüssigkeiten genau ab. Je nach der Beschaffenheit derselben vermindern oder vermehren sie ihre eigene Gewebsspannung. In einer sehr sorgfältigen Arbeit zeigt van Rysselberghe[1]), dass, wenn man Pflanzenzellen (insbesondere Epidermiszellen gewisser Tradescantia) in eine stärker konzentrierte Lösung bringt als in diejenige, an welche sie gewöhnt sind, dass dann thatsächlich der intracelluläre Druck wächst und dass derselbe bei dem umgekehrt angestellten Versuch abnimmt. Diese Veränderungen des osmotischen Druckes werden durch die Verschiedenheit der Konzentration des Zellsaftes verursacht, und diese ist wiederum die Folge von chemischen Veränderungen. Kommt die Zelle mit einer zu hoch konzentrierten Lösung in Berührung, so secerniert sie Oxalsäure, welche sich im Zellsaft verteilt und infolge der Kleinheit ihres Moleküls stark osmotisch ist.

Um dieses Resultat durch exakte Untersuchungen zu belegen, hat van Rysselberghe[2]) die Zellsaftsäuren der Tradescantia studiert. Im normalen Saft konstatiert er die Anwesenheit von Apfelsäure und in seltenen Fällen Spuren von Oxalsäure. Sodann untersucht er den Säuregehalt derselben Pflanze, nachdem er dieselbe mehrere Tage in ziemlich stark konzentrierte Rohrzuckerlösung gebracht hat. In jeder Analyse war nunmehr Oxalsäure in deutlich wägbaren Mengen nachweisbar. Demnach passt sich die Pflanze der höheren Konzentration ihres Mediums an und produziert Oxalsäure, um den Druck des Zellsaftes zu steigern.

Wie dies Phänomen zu stande kommt, weiß van Rysselberghe nicht genauer anzugeben, hält es jedoch für wahrscheinlich, dass die Säure auf Kosten des Traubenzuckers entsteht.

Da nach den Untersuchungen von Gießler die Oxalsäure sich besonders in der Epidermis und überhaupt in den peripheren Teilen der Pflanzen lokalisiert, so dient sie wahrscheinlich zum Schutze gegen schädliche Einflüsse aller Art. Nach der Ansicht der Botaniker verhindert die Oxalsäure die Pflanzenfresser, besonders Schnecken und Blattläuse, die an dieser Säure reichen Pflanzen zu befallen. Die Säure dient auch dazu, die Feuchtigkeit in den peripheren Zellen zu konservieren. Wahrscheinlich spielt sie ebenfalls eine wichtige Rolle als Trägerin der Immunität der Pflanzen gegen bakterielle Erkrankungen.

Ebenso wie das Pflanzenprotoplasma im stande ist, die Produktion der Säuren zur Erhöhung des osmotischen Druckes zu vermehren, vermag es nötigenfalls auch die Säuremenge zu vermindern.

Bringt man Zellen von Tradescantia aus einer stärker konzentrierten in eine bedeutend verdünntere Lösung, so kann man oft im Zellsaft

---

[1]) Osmotische Reaktion der Pflanzenzellen. Mémoires couronnés de l'Académie r. de Belgique, Brüssel, 1899.

[2]) Ibidem.

Niederschläge von aus oxalsaurem Calcium bestehenden Krystallen beobachten, wodurch eine Verminderung des osmotischen Druckes erfolgt. Ändert man wiederum die Konzentration der Flüssigkeit, indem man die Pflanze in eine stärkere Lösung bringt, so lösen sich die Oxalatkrystalle infolge neuer Säurebildung wieder auf.

Diese für das pflanzliche Leben im allgemeinen und besonders als Bakterienschutz wichtigen chemischen Vorgänge sind von der Empfindlichkeit des Protoplasmas abhängig. In ihre mehr minder dicke Membran eingehüllt, schätzt die lebende Pflanzenzelle mit großer Feinheit alle Veränderungen in der Umgebung ab.

Massart[1] hat festgestellt, dass ein traumatischer Reiz sich oft auf große Entfernungen fortpflanzt, so dass weitab liegende Zellen deutlich reagieren. Schneidet man den Nerven (nervure médiane) eines Blattes von Impatiens Sultani nahe dem Stielgrunde ein, so vernarbt die Wunde nicht, sondern nach einigen Tagen fällt das Blatt vom Stamme ab.

Die Reizerregbarkeit ist eine Fundamentaleigenschaft aller lebenden Wesen. Die Pflanze kann mit schnellen Bewegungen reagieren, so bei der Mimosa pudica, oder auch durch langsam entstehende Veränderungen, so bei den chemischen Vorgängen, z. B. bei der Anpassung an das umgebende Medium. All diese Reaktionen sind die Folge verschiedener streng specifischer Arten von Empfindlichkeit. Diese Eigenschaft ist für den Charakter der Reaktion maßgebend. Der Stamm richtet sich, infolge der specifischen Empfindlichkeit seiner lebenden Elemente, der Sonne entgegen, die Wurzel, durch eine andere Art von Sensibilität getrieben, wächst in die Erde.

Die Sensibilität der Pflanzen ist, wie diejenige der einzelligen Lebewesen, dem psycho-physischen Gesetz von Weber-Fechner unterworfen. Pfeffer[2] hat dies zuerst für die beweglichen Spermatozoiden der Cryptogamen nachgewiesen. Durch geistreiche Untersuchungen über die Lichtempfindlichkeit eines Schimmelpilzes, des Phycomyces nitens, hat Massart[3] nachgewiesen, dass das oben genannte Gesetz auch die Bewegung dieser Pflanze zur Lichtquelle regelt. Diese Lichtempfindlichkeit des Pilzes ist bedeutend höher als die Chemotaxis der Spermatozoiden der Moose, der Farnkräuter und als die der Bakterien.

Aus den Untersuchungen van Rysselberghes schloss Errera, dass die osmotische Reaktion ebenfalls nach dem psycho-physischen Gesetze verläuft. Er beauftragte seinen Schüler mit Untersuchungen über diese Frage, und die Resultate haben den Erwartungen völlig entsprochen. Die osmotische Reaktion der Zellen wächst nach van Rysselberghe[4] in arithmetischer Progression, während der osmotische Reiz in geometrischer Progression ansteigt. Die Reaktion ist also proportional dem Logarithmus des Reizes.

Fassen wir die Ausführungen dieses Kapitels zusammen, so ergiebt sich, dass wie bei den einzelligen Lebewesen, so auch bei den Pflanzen die Anpassungsvorgänge und Immunitätserscheinungen sehr verbreitet

---

[1] La cicatrisation, l. c., p. 61.

[2] Pfeffer, Unters. a. d. botan. Institute in Tübingen, Bd. I, 1884, p. 363.

[3] Untersuchungen über niedere Organismen, Bull. de l'Acad. de Belgique, 2. Serie, Bd. XVI, 12, 1888.

[4] L. c., p. 40.

sind. Die Pflanzen schützen sich durch ihre widerstandsfähigen Membranen und ihre Sekrete, deren physikalische und chemische Eigenschaften sie nach Bedürfnis zu modifizieren im stande sind. Diese Vorgänge werden durch die lebenden Teile der Zelle dank ihrer hohen Sensibilität geregelt. Auf Grund dieser Eigenschaft können sich Pflanzen gradatim an Konzentrationen ihres Mediums und an Gifte gewöhnen, welche sie anfangs schwer schädigten. Die Pflanzen besitzen also auch neben der natürlichen die erworbene Immunität gegen viele Bakterien.

Kapitel III.

Vorbemerkungen über die Immunität im Tierreiche.

Beispiele von natürlicher Immunität bei den Invertebraten. — Immunität gegen
Bakterien und Unempfindlichkeit gegen Bakteriengifte sind zwei verschiedene
Eigenschaften. — Der widerstandsfähige Organismus entledigt sich der Bakterien
nicht durch die Ausscheidungsapparate. — Er zerstört sie durch Resorption. — Das
Schicksal der Fremdkörper im Organismus. — Die Zellresorption. — Die intra-
celluläre Verdauung. — Diese Verdauung kommt durch lösliche Fermente zu stande.
— Verdauung bei den Planarien und Aktinien.' — Die Diastase der Aktinien. —
Übergang von intracellulärer Verdauung zu der durch besondere Sekrete hervorgerufenen Digestion. — Digestion bei den höheren Tieren. - Enterokynase und
ihre Bedeutung für die Verdauung. — Das psychische und nervöse Element bei
der Verdauung. — Anpassung der Pankreassekretion an die eingenommene
Nahrung. — Übergang des Pepsins in das Blut und in den Urin.

Wie wir in den beiden vorigen Kapiteln auseinandergesetzt haben,
zeigen die einzelligen Lebewesen und die Pflanzen zahlreiche Immunitätserscheinungen. Neben der natürlichen Immunität kann man bei ihnen
zweifellos eine Art von Anpassung an Krankheitserreger konstatieren,
welche einen Rückschluss auf die Häufigkeit von erworbener Immunität
bei denselben gestattet. Unter diesen Umständen ist es natürlich, dass
das Tierreich von der allgemeinen Regel keine Ausnahme macht, und
thatsächlich ist bei den Tieren die Immunität gegen Krankheitserreger
außerordentlich verbreitet. Man kann bei denselben Erscheinungen
natürlicher Immunität gegenüber Bakterien, Bakteriengiften und auch
anderen Giften deutlich beobachten; aber ebenso häufig sieht man Fälle
von erworbener Immunität gegenüber diesen Krankheitsursachen.
Die Lehre von der Immunität bei den niederen, zur großen Gruppe
der Wirbellosen gehörenden Tieren ist bisher noch wenig bearbeitet.
Dennoch kann man annehmen, dass auch sie eine gewisse natürliche
Immunität gegenüber den Mikroorganismen und ihren Giften oft besitzen.
Als Beispiel nenne ich die dicken, weißen Larven des Nashornkäfers
(Oryctes nasicornis), die man häufig in der Lohe antrifft; während
dieselben gegenüber dem Choleravibrio außerordentlich empfindlich sind,
— $1/_{8000}$ einer Kultur dieses Bacillus genügt, um tödliche Sepsis hervorzurufen — besitzen sie einen starken Giftschutz gegen den Milzbrand-
und Diphtheriebacillus. Eine Dosis Milzbrandbacillen des zweiten Vaccins,
welche für Meerschweinchen, Mäuse und Kaninchen tödlich ist, vertragen
die Nashornkäferlarven ohne irgend welche Schädigung; ebenso sind sie
unempfänglich gegen hohe Dosen von Diphtheriebacillen, und dennoch
giebt es unter den Insekten eine große Anzahl von Arten, welche gegen

diese Bacillen äußerst empfindlich sind. So sind nach A. Kovalewsky[1]) die Grillen selbst bei niederer Temperatur für Milzbrand außerordentlich empfänglich (22—23°). Andererseits sind diese nach demselben Verfasser gegen den Bacillus der Vogeltuberkulose immun. Bei vielen Wirbellosen, welche man unter diesem Gesichtspunkte studiert hat, findet man ähnliche Erscheinungen.

Bei den Wirbeltieren im allgemeinen, insbesondere beim Menschen, ist die natürliche Immunität gegen viele Infektionskrankheiten und lösliche Gifte sehr verbreitet, und es steht eine große Anzahl von Beispielen als Beleg für diese Thatsache zur Verfügung. Bei einer Reihe von menschlichen Infektionskrankheiten ist das Studium derselben gerade deshalb so schwierig, weil nicht alle Tierarten eine natürliche Immunität gegen dieselben besitzen; so z. B. bei Syphilis, Scharlach, Lepra, Flecktyphus. Andererseits giebt es eine große Zahl von Infektionskrankheiten bei den Tieren, gegen welche der Mensch eine natürliche Immunität besitzt. Rinderpest, Druse, Lungenseuche, Hühnercholera, Pneumoniteritis der Schweine und eine Reihe anderer Infektionskrankheiten haben keine pathogene Wirkung für den Menschen.

Da in einer großen Reihe von Fällen die pathogenen Mikroorganismen nur durch ihre giftigen Produkte wirken, so könnte man glauben (wie es auch thatsächlich häufig geschehen ist), dass die natürliche Immunität gegen Infektionskrankheiten von der Unempfindlichkeit des betreffenden Organismus für die specifischen Gifte abhängig ist.

Diese Hypothese konnte der Kritik nicht standhalten. Unstreitig giebt es Beispiele dafür, dass eine Tierart sowohl für den Mikroorganismus, wie für das von ihm produzierte Gift unempfänglich ist; aber diese Fälle sind selten, und der für die Mikroben nicht oder nur wenig empfängliche Organismus ist gegen deren Gifte höchst empfindlich. Selbst die Bakterien, welche sich in fast stetiger Berührung mit dem menschlichen Organismus befinden, ohne pathogen zu wirken, erzeugen Toxine, welche die Gesundheit schwer schädigen können; als Beispiel sei der Bacillus des blauen Eiters gewählt. Derselbe ist in der Umgebung des Menschen äußerst verbreitet. Nach Schimmelbusch[2]) findet man denselben auf der Haut der Axillar- und der Inguinalgegend bei der Hälfte der Menschen. Von der Haut geht er häufig in die Verbandstoffe über, welche dann die schon seit längerer Zeit bekannte, charakteristische blaue Farbe annehmen. Derselbe Bacillus kommt auch im Darm von gesunden und kranken Menschen vor. Jakowski[3]) stellte den Bacillus bei zwei operierten Frauen in dem aus einer Kotfistel entleerten Kote fest. Und trotz dieser zum Entstehen einer Infektion äußerst günstigen Bedingungen ruft der Bacillus pyocyaneus keine Krankheit hervor. Nur bei Kindern, und auch da sehr selten, ist er im stande, pathogen zu wirken. Im allgemeinen besitzt also der Mensch natürliche Immunität gegen diese Bacillen. Dies beruht jedoch nicht auf der Unempfänglich-

[1]) Experimentelle Studie über die Lymphdrüsen bei Wirbellosen. Mélanges biologiques de l'Academie des Sciences de Saint-Pétersbourg, Bd. XIII, 1894, p. 458.
[2]) Über grünen Eiter, Sammlung klin. Vorträge, Nr. 62, Leipzig, 1893.
[3]) Chemische Prozesse im Darm des Menschen. Archives des sciences biologiques de Saint-Pétersbourg, Bd. I, 1892, p. 539.

keit desselben für das Pyocyaneusgift. Schaffer[1] hat sich $1/2$ cbcm einer sterilisierten Pyocyaneuskultur in die Schulter gespritzt, und es ist danach Fieber und eine erysipelatöse Schwellung aufgetreten. Bouchard und Charrin[2] injizierten Pyocyaneusgift Kranken, welche darauf mit mehr oder minder starkem Fieber und mit anderen toxischen Erscheinungen reagierten. Ein anderer Saprophyt, der Mikrococcus prodigiosus, ruft niemals eine Infektionskrankheit hervor; aber seine Produkte können auf den Menschen häufig toxisch wirken. Der Frosch ist für den Choleravibrio unempfänglich; andererseits wirkt das Gift dieses Vibrio tödlich auf denselben. Das schlagendste Beispiel liefert uns jedoch der Tuberkelbacillus des Menschen und das Tuberkulin. Der Mensch ist einerseits resistenter gegen die pathogene Wirkung des Bacillus als das Meerschweinchen, andererseits ist er bedeutend empfänglicher für das Toxin des Tuberkelbacillus, das Tuberkulin, als jenes Versuchstier. Nach den Untersuchungen von von Behring und Kitashima[3] ist das Schaf das gegen Tuberkulin empfindlichste Säugetier. Das Rindvieh und die Meerschweinchen nehmen bezüglich der Empfindlichkeit einen niedrigeren Rang ein. Demgegenüber ist das Meerschweinchen für den Tuberkelbacillus selbst am empfänglichsten; weniger ist es das Rindvieh, und den größten Widerstand gegen den Bacillus leistet das Schaf. Es erübrigt sich, mehr Beispiele anzuführen. Die Immunität gegen bakterielle Infektion und die Intoxikation sind zwei ganz verschiedene Eigenschaften, so dass es nicht angängig ist, die erste auf eine Empfänglichkeit für die Toxine zurückzuführen. Die beiden Arten von Immunität sind daher gesondert zu studieren, und wir werden uns zuerst mit dem Schutz des menschlichen Organismus gegenüber den lebenden Infektionserregern zu beschäftigen haben.

Widerstandsfähigen Tieren und Menschen kann man große Massen von Bakterien ohne jeden Schaden einimpfen; so hat Opitz[4] 10 Millionen Bakterien in das Blut von Hunden injiziert; 20 Minuten später konnte er nur noch 9000 Bakterien wiederfinden. Die Frage liegt daher nahe, wo diese Bakterien nach ihrem Eindringen in das Innere des widerstandsfähigen Tieres geblieben sein mögen. Man nahm zuerst an, dass der Organismus sich dieser Keime ebenso entledigt wie der gelösten Gifte; einige dieser Substanzen, wie Jod und Alkohol, werden zum größten Teil durch die Nieren ausgeschieden; andere, wie Eisen, durch den Verdauungstractus. Warum sollen die Bacillen nicht auf dieselbe Weise ausgeschieden werden? Flügge[5] hat diesen Gedankengang aufgenommen und in seinem Buche über Fermente und Mikroorganismen ausgeführt. Er regte Wyssokowitsch[6] zu einer größeren Reihe von Versuchen an, welche die Richtigkeit seiner Theorie beweisen sollten. Aber die zahlreichen und sorgfältigen Untersuchungen haben ein der Annahme Flügges entgegengesetztes Resultat ergeben; bei immunen Kaninchen und Hunden wurden

[1] Siehe Schimmelbusch l. c.

[2] Comptes rendus de l'Académie des sciences, Bd. II, 1892, p. 1226.

[3] Berliner klin. Wochenschrift, 1901, pag. 163.

[4] Zeitschrift für Hygiene, Bd. XXIX, 1898, p. 548.

[5] Fermente und Mikroparasiten, aus Ziemssen und Pettenkofer, Handbuch der Hygiene, 1883.

[6] Über die Schicksale der ins Blut injizierten Mikroorganismen, Zeitschrift für Hygiene, Bd. I, 1886, p. 1.

die verschiedenen, in die Blutgefäße eingespritzten Bakterien weder durch die Nieren, noch durch sonst ein Exkretionsorgan eliminiert. Wenn die Bakterien in die Sekrete übergehen, so muss eine mehr oder minder schwere Gewebsverletzung vorangegangen sein.

Dies Resultat ist späterhin häufig bestätigt und nunmehr allgemein anerkannt worden. Die Elimination der Bakterien durch den Urin beweist das Fehlen der Immunität und bedeutet eine Empfänglichkeit des Organismus für die betreffende Bakterienart. Bei vielen septischen Erkrankungen, wie beim Milzbrand, bei Streptokokken- oder anderen Infektionen oder bei mehr lokalisierten Krankheiten wie bei dem Typhus, findet man die Bakterien im Urin, sogar häufig in großen Massen. In diesen Fällen besitzt der Organismus gegen die betreffende Bakterienart keinen genügenden Schutz.

Während der letzten Jahre sind dennoch mehrere Arbeiten publiziert worden in der Absicht, dies anscheinend endgültige Resultat zu widerlegen. Biedl und Kraus[1]) teilten in einer umfangreichen Arbeit mit, dass Bakterien leicht in die unverletzte Niere übergehen können und dass diese gemäß ihrer physiologischen Funktion dieselben aus dem Organismus ausscheidet. Die Bakterien verlassen durch Diapedese die Blutkapillaren und werden dann mit dem Urin eliminiert. Nach denselben Autoren kann auch die Leber in gesundem Zustand zur Ausscheidung der Bakterien beitragen. Dagegen sind Pankreas und Speicheldrüsen dazu nicht im stande. Von Klecki[2]) ist zu ähnlichen Resultaten gelangt; auch er hält die Niere für das wichtigste Ausscheidungsorgan derjenigen Bakterien, welche in einen immunen Organismus eingedrungen sind.

Gegenüber diesen widersprechenden Ansichten hat Opitz[3]) dieselbe Frage im Laboratorium von Flügge in Breslau untersucht. Er unterzieht die Technik der obengenannten Herren einer Kritik und macht eine Reihe neuer Versuche; sodann spricht er sich kategorisch in dem Sinne aus, »dass eine physiologische Exkretion der im Blute cirkulierenden Bakterien durch die Nieren thatsächlich nicht existiert«. »Das häufige Auftreten von Bakterien im Urin von Tieren, denen man kurze Zeit vorher lebende Bakterien ins Blut gespritzt hat, hängt nach Opitz von mechanischen und chemischen Insulten der Gefäßwände und der Nierenepithelien ab.«

Die Frage schien nunmehr im Sinne der ersten Resultate von Wyssokowitsch entschieden, und dennoch haben sich immer wieder einige Autoren für die physiologische Ausscheidung der Bakterien durch die Nieren ausgesprochen. Pawlowsky[4]) hat über diesen Gegenstand kürzlich eine große Arbeit veröffentlicht, in welcher er zu zeigen versucht, dass gewisse Bakterien, selbst wenn man sie Tieren ins Unterhautbindegewebe bringt, nach kurzer Zeit ($^1/_4$ Stunde) in den Harnorganen auftreten und mit dem Urin ausgeschieden werden.

Diese Frage musste endgültig entschieden werden, und Métin[5]) hat im Institut Pasteur besondere Untersuchungen über dieselbe angestellt.

---

[1]) Zeitschrift für Hygiene, Bd. XXVI, 1897, p. 353.
[2]) Archiv für experimentelle Pathologie, Bd. XXXIX, 1897, p. 39.
[3]) Zeitschrift für Hygiene, Bd. XXIX, 1898, p. 528.
[4]) Ibid., Bd. XXXIII, 1900, p. 261.
[5]) Ann. de l'Inst. Pasteur, Bd. XIV, 1900, p. 415.

Seine Versuchsanordnung war einwandsfrei, so dass man ihm nicht die seinen Vorgängern gemachten Vorwürfe ebenfalls vorhalten konnte. Er injizierte mehrere Arten von Bakterien in die Venen von Kaninchen und in das Unterhautbindegewebe von Meerschweinchen. In verschiedenen Zeiträumen laparotomierte er nun seine Versuchstiere, zog die Blase nach außen und entnahm den Urin, ohne dass nur eine Spur von Blut sich demselben beimischen konnte. Das Resultat dieser Versuche war beweiskräftig. Wenn nämlich alle diese Vorsichtsmaßregeln sorgsam durchgeführt wurden, passierten keine Bakterien die Nieren der immunen Tiere und wurden demnach im Urin nicht gefunden.

Untersuchungen Métins über die Passage von Bakterien durch die Leber bei immunen Tieren haben dasselbe Resultat ergeben. Er konnte niemals in der Galle die in das Blut oder unter die Haut gebrachten Bakterien wiederfinden. Métin fasst seine Resultate folgendermaßen zusammen:

»1. Nieren und Leber sind für Bakterien, welche entweder durch das Unterhautbindegewebe oder durch die Venen in den Organismus gebracht worden sind, undurchgängig.

2. Wenn auf den Nährböden Kolonieen des injizierten Bacillus gewachsen sind, so befand sich in der auf den Nährboden gebrachten Flüssigkeit eine gewisse Blutmenge, welche infolge einer Gefäß- oder Epithelverletzung mechanischer oder chemischer Art sich der Flüssigkeit beigemengt hatte.« Wir haben selbst den Untersuchungen von Métin beigewohnt und können für ihre Exaktheit einstehen.

Es ist demnach jeder Zweifel ausgeschlossen. Die Mikroorganismen werden aus immunen Körpern weder durch die Nieren, noch durch die Leber ausgeschieden, wie dies zuerst Wyssokowitsch bewiesen hat. Einige Forscher haben behauptet, dass die Elimination der Bakterien durch die Schweißdrüsen bewirkt wird. So hat Brunner[1] einige Versuche mit Ferkeln und Katzen gemacht, denen er verschiedene, meist pathogene Bakterien eingeimpft hatte. Er rief bei diesen Tieren vermittels Pilocarpins eine starke Schweißabsonderung hervor, verimpfte dann den Schweiß und beobachtete thatsächlich die Entwickelung von Bakterien, welche identisch mit den von ihm ins Blut injizierten waren. Bei einem einzigen mit einem Saprophyten (Coccobacillus prodigiosus) gemachten Versuche gelangte er ebenfalls zu einem positiven Resultat und schloss daraus, dass der immune Organismus die im Blute cirkulierenden Bacillen durch die Schweißdrüsen ausscheidet. Aber aus diesem Versuche ist man um so weniger berechtigt irgend welche Schlüsse zu ziehen, als die Schnauze des Ferkels, welche zugleich Sitz der Transpiration ist, sehr häufig kleinen Gefäßverletzungen ausgesetzt ist, welche dann die später auf Brunners Platten entwickelten Bakterien liefern konnten. Aber selbst, wenn pathogene Bakterien im Blute wimmeln, bleibt der Schweiß meist frei von denselben. Dies hat Krikliwy[2] bei Katzen festgestellt, die er mit Milzbrand infiziert hatte und bei denen trotz des Übergangs vieler Bacillen in den Kreislauf im Schweiße kein Milzbrandbacillus zu finden war.

---

[1] Berliner klin. Wochenschrift, 1891, p. 505.
[2] Vratsch (russisch), 1896, Nr. 8—12.

Die in den immunen Organismus eingedrungenen Bakterien werden durch keines der sonst zur Elimination der löslichen Gifte dienenden Exkretionsorgane ausgeschieden. Zur Erklärung des Verschwindens der Bakterien, welche so häufig und in so verschiedener Weise in einen immunen Körper eindringen, musste man also nach anderen Wegen suchen; denn dass die Bakterien thatsächlich völlig verschwinden, steht sicher fest. Diese Thatsache ist so häufig beobachtet worden, dass ein näherer Beweis derselben sich erübrigt. Vielleicht unterliegen die Bakterien im Körper dem Schicksal der Fremdkörper, welche in den Kreislauf gelangen. Wie man schon lange, besonders durch die Arbeiten von Hoffmann und Recklinghausen[1]), ebenso wie durch eine Arbeit von Ponfick[2]) weiß, werden die Karmin- oder Zinnoberkörnchen, welche man ins Blut injiziert, in verschiedenen Organen deponiert. Man findet sie in der Milz, den Lymphdrüsen und im Knochenmark wieder. Eine gewisse Menge dieser Fremdkörper wird selbst in der Leber und in den Nieren festgehalten; aber, anstatt in die Galle oder in den Urin überzugehen, bleiben sie im interstitiellen Bindegewebe dieser Drüsen liegen. Die soeben genannten Autoren haben festgestellt, dass die Farbkörnchen nur kurze Zeit im Blute und in der Lymphe bleiben und bald in den zelligen Elementen zu finden sind. Hier bleiben diese Körner wochenlang ohne irgend welche wahrnehmbare Veränderung liegen und unterscheiden sich so von den Bacillen, welche häufig nach wenigen Tagen — selbst schon nach einigen Stunden — aus dem immunen Organismus verschwinden. Dies Verschwinden kann gewissermaßen mit der Resorption corpusculärer Elemente verglichen werden, welche zu einer mehr oder minder vollständigen Atrophie derselben führt. Die Resorption von Eiter, von extravasiertem Blut, von der Schleimhaut des Uterus nach der Entbindung etc. kennt man seit längerer Zeit, und diese Erscheinung konnte man in gewisse Analogie zum Verschwinden der Bacillen bringen. Injiziert man verschiedenartige Bacillen immunen oder fast immunen Tieren, so konstatiert man stets eine entzündliche lokale Reaktion, welche mit dem Auftreten von weißen Blutkörperchen verbunden ist. Allmählich verschwinden die Bacillen aus diesem Herde; das Exsudat wird steril und schließlich völlig resorbiert. Zahlreiche Untersuchungen, über welche ausführlich in den nächsten Kapiteln berichtet werden soll, haben thatsächlich die Analogie zwischen dem Verschwinden der Bakterien aus dem immunen Körper einerseits und der Resorption von corpusculären Elementen und tierischen Zellen andererseits bewiesen.

Die Analyse der bei der Resorption auftretenden Phänomene wird uns das Studium der Immunität gegen Bakterien bedeutend erleichtern. Wenn irgendwo im Organismus eine Eiteransammlung, ein Blutaustritt oder eine Organzerreißung entsteht, so tritt nach mehr oder minder längerer Frist Heilung ein; wenn die zelligen Elemente ihre volle Integrität behalten, so gehen sie in die Lymphbahnen und von hier aus in den Blutkreislauf über. Bei Untersuchungen über Bluttransfusionen beobachtete Hayem[3]), dass »das in den Peritonealraum injizierte Blut unverändert resorbiert wird und mit seinen anatomischen Elementen in den allgemeinen Kreis-

<hr>

1) Centralblatt für die medicin. Wissenschaften, 1867, Nr. 31.
2) Virchows Archiv für pathologische Anatomie, Bd. XLVIII, p. 1.
3) Comptes rendus de l'Acad. d. sciences de Paris, Bd. XCVIII. 1884, p. 749.

lauf übergeht«. Er konnte weiterhin feststellen, dass »bei dieser Aufsaugung die Lymphbahnen eine bedeutende Rolle spielen«. Lesage d'Alfort[1]) hat dies Resultat durch Versuche bestätigt; er hat beim Hund nachgewiesen, dass »eine Stunde nach einer reichlichen, experimentell im Peritonealraum erzeugten Blutung die roten Blutkörperchen unverändert und in großer Menge in den Ductus thoracicus überzugehen beginnen«. Ich konnte bei Meerschweinchen, denen rote Blutkörperchen anderer Meerschweinchen eingespritzt worden waren, dasselbe beobachten. Die weißen Blutkörperchen können ebenfalls durch die Lymphgefäße resorbiert werden, ohne irgend welche Änderung zu erfahren. Am Ende einer schwachen entzündlichen Reaktion, welche man bei Kaltblütern, besonders bei Kaulbarschen erzeugt, beobachtete man den unmittelbaren Übergang der Leukocyten aus dem Exsudat in das Lymphgefäßsystem. Aber die eben citierten Beispiele sind Ausnahmefälle. Die der Resorption unterworfenen zelligen Elemente werden meistens durch amöboide Zellen erfasst und verschwinden in deren Innern. Selbst bei der Resorption von roten Blutkörperchen aus dem Peritonealraum derselben Tierspecies geht eine Anzahl dieser Blutkörperchen nicht direkt in den Kreislauf über, sondern wird vorher durch jene amöboiden Zellen aufgenommen. Hierauf macht auch Lesage aufmerksam. Bei entzündlichen Exsudaten werden die Leukocyten ebenfalls von weißen Blutzellen aufgenommen. Und die eingeschlossenen weißen Blutkörperchen können noch längere Zeit im Innern anderer Leukocyten nachgewiesen werden. Aber bald zerfallen sie und verschwinden schließlich völlig.

Bringt man in irgend einen Teil des Organismus nicht etwa isolierte Zellen, wie die Leukocyten, sondern Gewebs- oder Organfragmente, so konstatiert man stets denselben Resorptionsmodus. Die Fragmente werden von amöboiden Zellen eingeschlossen und infiltriert und kommen schließlich im Innern derselben zur Resorption.

Dieser Resorptionsmodus ist allgemein verbreitet; er kommt bei allen Arten von Zellen vor und wird sowohl im normalen Organismus, wie bei pathologischen Zuständen beobachtet. Seit länger als 50 Jahren kennt man »blutkörperchenhaltige Zellen«, welche man in der Milz, den Lymphdrüsen und in vielen pathologischen Produkten antrifft. Man konnte sich aber lange Zeit hindurch nicht erklären, wie die roten Blutkörperchen in das Innere anderer Zellen hineingelangten. Virchow[2]) glaubte, dass dies Eindringen durch mechanischen Druck bewirkt würde. Erst später bestimmten verschiedene Histologen die wahre Natur der blutkörperchenhaltigen Zellen und stellten fest, dass es sich um Leukocyten handelte, welche rote Blutkörperchen aufgenommen hatten. Man hat viel über das Vorhandensein von Leukocyten innerhalb von Riesenzellen in Exsudaten diskutiert; man deutete diesen Befund durch die Annahme, dass hier Mutterzellen eine Serie junger Tochterzellen enthielten; man beschrieb die Verschmelzung zwischen der Riesenzelle und den in derselben enthaltenen Zellen; aber Bizzozero[3]) erkannte zuerst, dass hier eine amöboide Zelle Eiterzellen aufgefressen hatte. Seitdem ist eine große Zahl von

---

[1]) Comptes rendus de la Société de biologie, 1900, p. 553.
[2]) Virchows Archiv, Bd. IV, 1852, p. 536.
[3]) Handbuch der klinischen Mikroskopie, 1887, p. 108; Gazzeta medica lombarda 1871 und 1872; Wien. medic. Jahrbücher, 1872, p. 160.

Fällen beschrieben worden, in welchen sich verschiedene zellige Elemente in Riesenzellen befanden, und es wurde nunmehr allgemein angenommen, dass in diesem Falle ein Verschlingen durch Leukocyten oder ähnliche Zellen vorläge.

Die Veränderungen, welche die von den Leukocyten aufgenommenen Elemente erleiden, müssen mit der intracellulären Verdauung verglichen werden. Studiert man nebeneinander die Veränderungen der von Amöben aufgenommenen Partikelchen und die Modifikationen, welche die aufgefressenen Zellen während der Verdauung erfahren, so sieht man eine frappante Ähnlichkeit zwischen denselben. Um dies näher zu begründen, müssen wir zuerst auf die sogenannte intracelluläre Verdauung näher eingehen, um so mehr, als dieser Vorgang die Basis für die diesem Buche zu Grunde liegende Theorie bildet.

In den beiden ersten Kapiteln haben wir schon Beispiele dieser Art von Verdauung bei den Protozoen (Amöben, Infusorien etc.) und bei den Plasmodien der Myxomyceten gesehen. In diesen Fällen fand die Verdauung innerhalb des Organismus bei saurer Reaktion durch Fermente statt, welche bei den Amöben und Myxomyceten genau festgestellt worden sind, und welche teils mit dem Trypsin, teils mit dem Pepsin zu vergleichen sind.

Die niederen Wirbellosen klären uns am besten über die intracelluläre Verdauung in den Digestionsorganen auf. So die Spongien, alle Cölenteraten (Medusen, Syphonophoren, Ctenophoren etc.); die Mehrzahl der Turbellarien (Planarien, Rhabdocölen) und gewisse Mollusken (niedere Gastropoden). Bei höheren Wirbellosen wird obige Art der Verdauung seltener; manchmal sieht man sie noch gewissermaßen larviert (Phoronis), und sie verschwindet definitiv gegenüber demjenigen Verdauungsmodus, welcher durch in den Darmtractus secernierte Säfte charakterisiert ist.

In seinem Buche über die vergleichende Physiologie der Verdauung hat Krukenberg[1]) 2 Typen aufgestellt: die Protoplasma- oder Zellenverdauung und die sekretorische Verdauung. Die erstere kommt nach Krukenberg durch einen rein vitalen Vorgang zu stande, welcher mit der Produktion löslicher Fermente nichts zu thun hat. Nur die für Wirbeltiere und auch für die höheren Wirbellosen charakteristische sekretorische Digestion ist von Fermenten (diastatischen Fermenten oder Enzymen) abhängig. Viele Gelehrte haben sich demselben angeschlossen und behauptet, dass die intracelluläre Digestion einen rein biologischen Vorgang darstellt. Sie sei völlig verschieden von der chemischen Verdauung, welche auf der Wirkung von Verdauungssäften und ihren Fermenten beruht. Dass diese Theorie völlig falsch ist, werden die folgenden Zeilen hinreichend beweisen.

Wegen ihres kleinen Volumens sind die Protozoen zu genauen Untersuchungen über intracelluläre Digestion nicht geeignet. Von den höheren Tieren stellen die Planarien ein günstiges Untersuchungsobjekt vor. Diese platten Würmer sind in Süß- und Meerwasser sehr verbreitet und lassen sich auch in Gefangenschaft leicht züchten. Als Raubtiere saugen sie gern Menschen- und Tierblut; lässt man sie mehrere Tage ohne Nahrung und giebt ihnen dann einen Tropfen Blut, so sieht man, wie ihr Darmrohr sich mit demselben anfüllt. (Fig. 6.)

---

[1]) Grundzüge einer vergleichenden Physiologie der Verdauung, 1882.

Die weiße Planarie oder Dendrocoelum lacteum eignet sich besonders zu diesen Untersuchungen. Wenn dieser Wurm Blut von irgend einem Wirbeltier gesaugt hat, so kann man die ganze Länge seines Darmes mit den verschiedenen Verzweigungen deutlich erkennen. Einige Zeit hindurch bleibt dies Organ stark rot, nimmt dann einen bräunlichen, schließlich schwach-violetten Farbenton an. Diese Farbenveränderungen erinnern lebhaft an diejenigen, welche man bei Unterhautblutungen des Menschen nach Kontusionen beobachtet. Die mikroskopische Untersuchung solcher Planarien ergiebt, dass die Färbung des Verdauungsorgans von den verschiedenen Stadien der Verdauung der roten Blutkörperchen abhängt. Sowie die Würmer das Blut gesaugt haben, werden alle roten Blutkörperchen von den Epithelzellen des Darmes aufgenommen. Diese Epithelzellen haften vermittels eines dünnen Halses an der Darmwand und stellen große amöboide Zellen dar, deren frei in das Darmrohr ragendes Ende Protoplasmafortsätze ausstreckt, welche die roten Blutkörperchen aufnehmen und sie in ihr Inneres bringen. Dieser Vorgang geht sehr schnell vor sich; denn schon nach kurzer Zeit befinden sich sämtliche rote Blutkörperchen

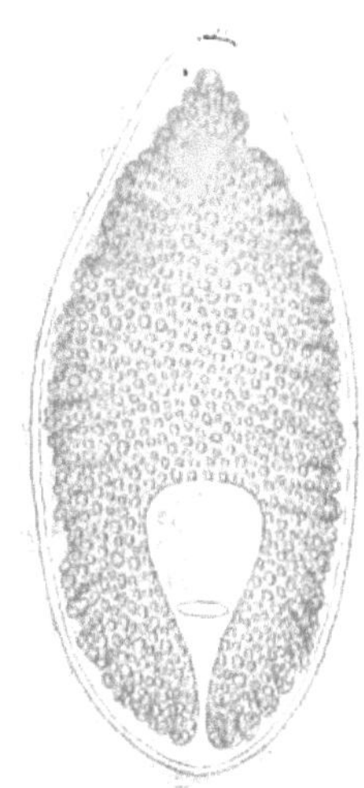

Fig. 6.   Junge Planarie kurz nach der Aufnahme von Gänseblut.

innerhalb dieser Zellen. Infolge der Volumvergrößerung jener Zellen wird das Darmlumen völlig verstrichen.

Einmal im Innern der Darmepithelien, machen die roten Blutkörperchen mikroskopisch leicht erkennbare Veränderungen durch. Am besten füttert man die Planarien mit dem Blute niederer Wirbeltiere, deren Erythrocyten kernhaltig sind; so habe ich immer Gänseblut benutzt. Wenn die roten Blutkörperchen durch die Darmepithelien der Planarien aufgenommen sind, so liegen sie in denselben in dichten Haufen (Fig. 7); nur einige bleiben isoliert. Bald verändert sich das Aussehen der roten Blutkörperchen; sie werden rund, verschmelzen untereinander; aber man kann sie immer noch an ihrem Kern und dem Hämoglobin leicht erkennen. Bald diffundiert der Farbstoff der Blutkörperchen in digestive Vakuolen, welche beginnen die roten Blutkörperchen einzuschließen. Ihr Inhalt wird kleiner, sie enthalten nur noch Kern und Membran, welche stark einschrumpft. Der Kern wird ebenfalls fast völlig verdaut, und es bleibt von ihm nur noch die Membran bestehen. (Fig. 8.)

Noch einige Tage nach Beginn der Blutfütterung kann man deutlich Blutkörperchentrümmer erkennen; nur ist an Stelle der roten Farbe ein undeutlich brauner Ton getreten. Am Ende der Verdauung, wenn die roten Blutkörperchen fast völlig verschwunden sind, füllt sich das Protoplasma der Darmepithelien mit runden, braune Konkretionen enthaltenden Vakuolen an. Diese Konkretionen stellen die Exkrete vor, welche später in das Darmrohr ausgestoßen werden. Die langsame Digestion des eigentlich leicht verdaulichen Blutes geht allein im Innern der Darmepithelien vor sich. Die mikroskopischen Untersuchungen zeigen deutlich,

dass bei der Verdauung der Blutkörperchen im Darmrohr eine extracelluläre Verdauung nicht stattfindet.

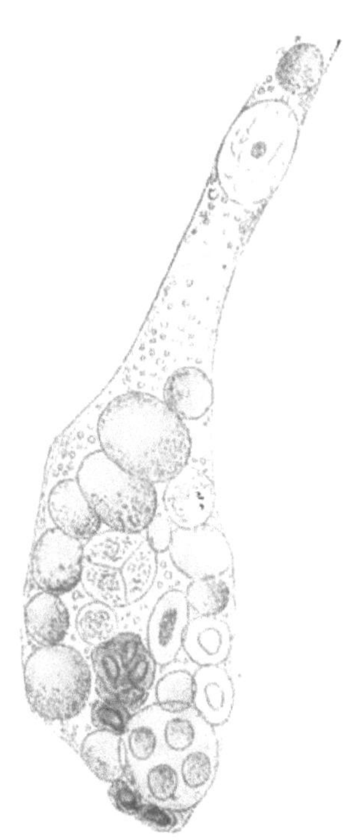

Fig. 7. Darmzelle einer Planarie,
mit Gänseerythrocyten angefüllt,
welche gerade verdaut werden.

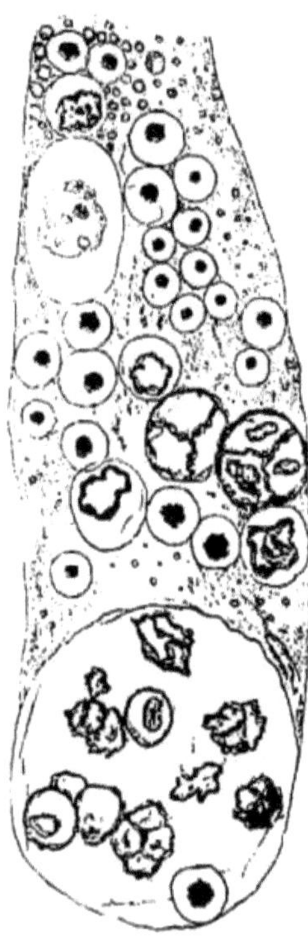

Fig. 8. Verdauung von Gänseerythrocyten innerhalb einer
Darmzelle der Planarie.

Füttert man die Planarien mit Gänseblut, dem man etwas blauen
Lackmus beigemischt hat, so sieht man einige Stunden später diese Farbkörner im Innern der Darmepithelien; aber nur eine kleine Menge des
Farbstoffs ändert seine Farbe und nimmt einen violetten Ton an. Die
meisten Körner behalten ihre Farbe bei. Man sollte demnach annehmen,
dass die intracelluläre Verdauung bei den Planarien in einem neutralen
oder fast neutralen Medium vor sich geht. Behandelt man aber diese
mit Gänseblut gefüllten Epithelien mit einer 1 prozentigen Lösung von
Neutralrot, so sieht man, dass die roten Blutkörperchen und die sie um-
hüllenden Vakuolen sich lebhaft rot färben, und dass sie eine dem
Pikrokarmin ähnliche Farbe annehmen. (Fig. 9.) Nach unseren Untersuchungen über das Neutralrot bedeutet diese Färbung eine saure Reaktion, welche allerdings schwächer ist als bei den Paramäcien und
vielen anderen Protozoen.

Macerationen von Planarien in physiologischer Kochsalzlösung, welchen
man einige Gänseerythrocyten zusetzt, lösen im Reagenzglas diese Blutkörperchen deutlich auf; dieselben werden kreisrund und verlieren das
Hämoglobin, welches in die umgebende
Flüssigkeit übertritt. Am Ende des Versuches bleibt nur noch Kern und Membran
der roten Blutkörperchen übrig.

Aus dem Studium der Planarien geht
hervor, dass die Nahrung dieser Tiere nur
intracellulär in einem schwachsauren Medium vermittels eines löslichen Fermentes
verdaut wird. Demnach ist die typische
intracelluläre Verdauung ein durch Enzyme
bewirkter chemischer Prozess. Von einer
reinen Protoplasmathätigkeit kann hier
nicht die Rede sein. Da das ramifizierte
und mit dem Parenchym eng verbundene
Darmrohr nicht völlig von dem übrigen
Körper der Planarien getrennt werden kann,
ist es unmöglich, im Reagenzglas diese
Verdauung exakt zu studieren, da ihm
eben immer noch andere Gewebsbestandteile anhaften. Zu einem reinen Versuch
muss man größere Tiere benutzen, bei
welchen die Verdauungsorgane leichter isoliert werden können. Die Cölenteraten

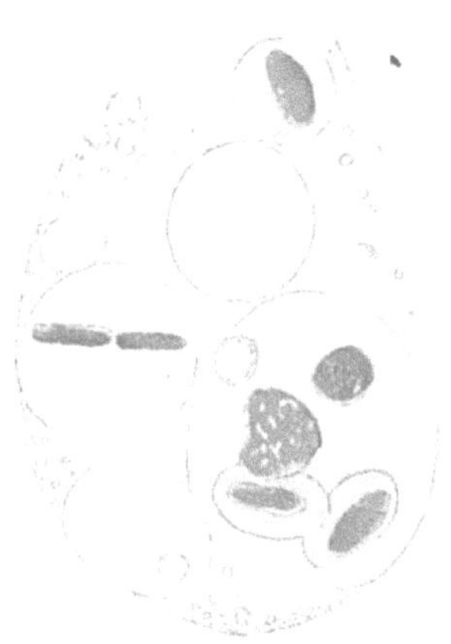

Fig. 9. Teil einer mit 1 %igem
Neutralrot behandelten Intesti-
nalzelle.

haben im allgemeinen intracelluläre Verdauung. Einen großen Teil von
ihnen kann man wegen ihrer Transparenz in vivo untersuchen, und man
kann dabei leicht feststellen, dass die Nahrungsstoffe durch die amöboiden
Fortsätze der Entodermzellen ergriffen werden und zur weiteren Verdauung in ihr Inneres hineingelangen. Aber zu einem systematischen Studium
der Verdauungsvorgänge genügt dieser Versuch beim lebenden Tiere nicht.
Man muss im Reagenzglas experimentieren können. In dieser Beziehung
stellen die Aktinien ein ausgezeichnetes Untersuchungsmaterial dar.
Diese Tiere sind in allen Meeren sehr verbreitet, halten sich leicht und
lange in Aquarien und haben daher zu vielen Versuchen, auch zu diesen
Untersuchungen über Verdauung gedient.

Die Aktinien fressen gierig Fleischteilchen, Krabben, Mollusken und
andere Seetiere und lassen sich leicht in der Gefangenschaft züchten.

Conch und G. Lewes[1]) hatten schon vor längerer Zeit festgestellt,
dass Nahrungsmittel, welche in kleine Stoffsäckchen eingehüllt und von
den Aktinien aufgefressen waren, mit Schleim umgeben, aber unverdaut,
wieder ausgestoßen wurden. Da es diesen Forschern nicht gelungen war,
in der großen Magen- oder Darmhöhle der Aktinien Verdauungssäfte
nachzuweisen, zog Lewes den Schluss, dass die Verdauung bei diesen
Tieren rein mechanisch vollzogen wird. Die starken Muskeln der Aktinien
komprimieren die Nahrung und drücken aus derselben die Flüssigkeit
heraus, welche sodann von den Wandungen der Höhle aufgesaugt wird.
Erst viele Jahre später wurde das Wesen der Verdauung bei den Aktinien

---

[1]) G. Lewes, Sea-Side Studies, Edinburg und London, 1858.

genau festgestellt. Vor etwa 20 Jahren haben wir gezeigt[1]), dass die
Verdauung dieser Polypen intracellulär vor sich geht. Um sich diesen
Vorgang klar zu machen, muss man sich kurz den Bau der Aktinien
ins Gedächtnis zurückrufen. Es sind cylindrische, manchmal faustgroße
Körper, welche mit ihrer Basis an Steinen, Muscheln oder anderen im
Wasser befindlichen Dingen festhaften, und welche an ihrer freien Oberfläche eine oder mehrere Reihen von Tentakeln besitzen. In der Mitte
dieser Oberfläche befindet sich eine längliche Öffnung, der Mund, welcher
in einen weiten Sack, oft als Magen bezeichnet, führt. Dieser sogenannte
Magen ist aber nur eine Art von Speiseröhre, durch welche die Nahrung
erst in die große Darmhöhle gelangt, welche durch Scheidewände in eine
Anzahl von Kammern eingeteilt und mit Entodermepithel ausgekleidet
ist. Auf diesen Scheidewänden stehen eine große Zahl von langen, ge-
wundenen Fäden, welche unter dem Namen von »Mesenterialfilamenten«
bekannt sind (infolge ihrer oberflächlichen Ähnlichkeit mit dem Mesen-
terium höherer Tiere). (Fig. 10.)

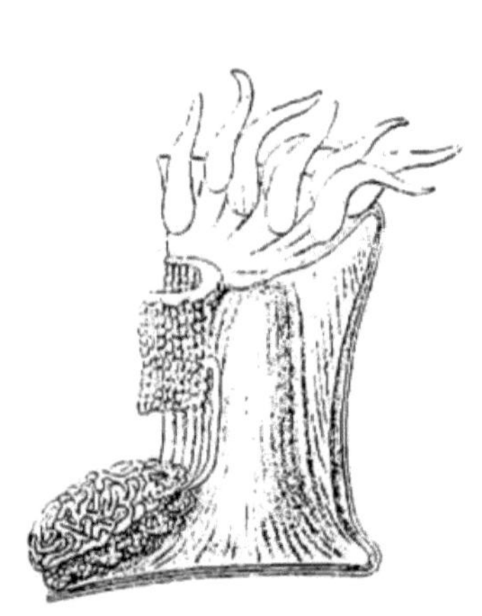

Fig. 10. Längsdurchschnitt
durch eine Aktinie (nach Hollard).

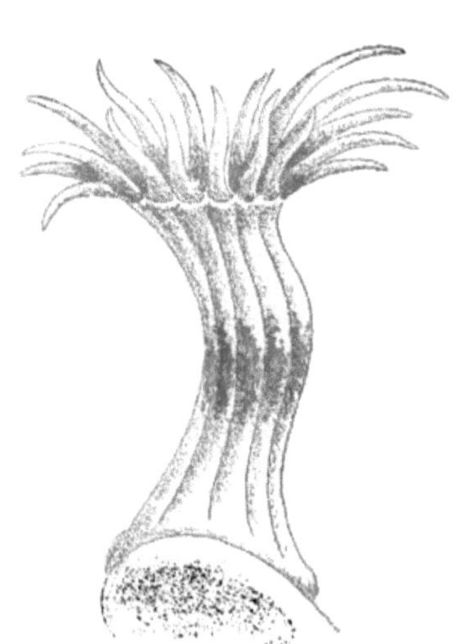

Fig. 11. Aktinie nach Aufnahme von
Karmin, welches in die Mesenterialfilamente übergegangen ist.

Wenn die Aktinie Hunger hat, streckt sie ihre Tentakel aus, um Seetiere einzufangen, und bringt dieselben in ihren Mund. Lippen und Öso-
phagus dienen der Aktinie dazu, sich von der Qualität der Beute eine
Vorstellung zu machen, und wenn dieselbe der Aktinie nicht passt, so
stößt sie sie wieder, in Schleim eingehüllt, aus. Falls die Nahrung
aber passend erscheint, bringt die Aktinie dieselbe in die Körperhöhle,
und die oben genannten Filamente umgeben sie in großer Menge. Sie
dringen in die Beute ein, und da ihr Epithel Protoplasmafortsätze ausstrecken kann, so ergreifen diese Zellen die Partikelchen und nehmen

---

[1]) Zoologischer Anzeiger, 1880, p. 260 und 1882, p. 310.

sie in ihren Protoplasmaleib auf. Dieser Vorgang spielt sich mit solcher Präcision ab, dass die Aktinie von einer verschlungenen Krabbe nur die Schale ausstößt.

Das Epithel der Filamente ist demnach das. Verdauungsorgan der Aktinien. Die Nahrungsbestandteile der Beute gehen in das Innere der amöboiden Epithelzellen über und werden hier intracellulär verdaut. Setzt man Krabbenmuskeln oder anderen Nahrungsarten etwas Karmin oder blaues Lackmuspulver zu, so fressen die Filamente dieselben ebenfalls auf und nehmen die entsprechende Farbe an. Nach Genuss von Karmin färben sie sich deutlich rosa (Fig. 11), während sie nach Aufnahme von blauem Lackmus eine violettrote Farbe annehmen. Die Farbenveränderung im Innern der Zellen lässt auf eine deutliche Säurereaktion schließen[1]). Setzt man den Filamenten während der Verdauung einen Tropfen einer 1 prozentigen Neutralrotlösung zu, so sieht man, wie dieselben sich in verschiedenen Nuancen rot färben. (Fig. 12.)

Dass die Aktinie eine intracelluläre Verdauung besitzt, ist von mehreren Beobachtern, so von Chapeaux[2]) und Bjeloonssoff[3]) bestätigt worden. Man hat jedoch häufig angenommen, dass neben der intracellulären Verdauung bei den Aktinien auch eine Sekretion von Verdauungssäften in die Körperhöhle vorkommt. Ein dem Trypsin ähnliches Ferment ist von Léon Frédéricq und Krukenberg aus Aktinien gewonnen worden; aber in Anbetracht der verschiedenen Widersprüche wusste man nicht, ob dies Ferment in der freien Darmflüssigkeit wirkt, oder ob dasselbe den Hauptfaktor der intracellulären Verdauung darstellt. Um dies so wichtige Problem zu

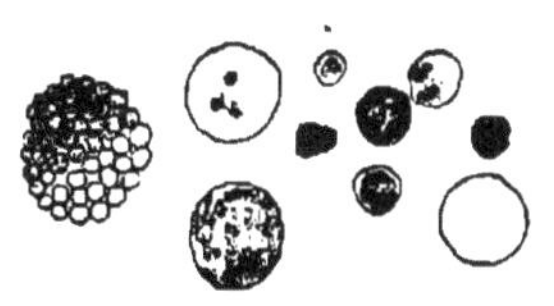

Fig. 12. Teil eines Mesenterialfilaments einer Aktinie (mit 1 %igem Neutralrot gefärbt).

ergründen, hat mein Laboratoriumschef Mesnil eine Reihe neuer Experimente über die Verdauung bei Aktinien angestellt und diesen Vorgang nicht nur bei Aquarientieren, sondern auch bei frei im Meere lebenden Aktinien studiert[4]).

Da die intracelluläre Verdauung besonders im Hinblick auf die Resorption der geformten Elemente in tierischen Geweben und Höhlen von Interesse ist, hat Mesnil der Verdauung der roten Blutkörperchen besondere Aufmerksamkeit geschenkt. Er hat zu diesem Zwecke rote Blutkörperchen verschiedener Wirbeltiere, besonders kernhaltige rote Blutkörperchen benutzt. Letztere sind sehr delikate Zellen, welche schon bis zu einem gewissen Grade durch Meerwasser maceriert werden. Trotzdem werden die roten Blutkörperchen in der Darmhöhle der Aktinien nicht verdaut, sondern durch die Entodermzellen der Filamente aufgenommen und innerhalb derselben total aufgelöst. Mesnil konnte feststellen, dass Fibrin auch nur innerhalb dieser Zellen verdaut wird. Die von Chapeaux zu Gunsten einer innerhalb der Darmflüssigkeit vor sich

[1]) Metchnikoff. Annales de l'Inst. Pasteur, Bd. VII, 1893, p. 348.

[2]) Bulletin de l'Acad. de Belgique, Bd. XXV, 1893, p. 262 und Archives de Zoologie expérim. 1893, p. 147.

[3]) Physiologische Studien über Aktinien, Charkoff, 1895 (russisch).

[4]) Ann. de l'Inst. Past., 1901, p. 352.

gehenden extracellulären Verdauung angeführten Thatsachen sind nicht beweiskräftig und sind nach Mesnil auf eine Verdauung durch das im Blut befindliche Ferment zurückzuführen, welches durch das Fibrin im Moment der Blutgerinnung gebunden wird.

Die Erythrocyten lassen sich noch lange Zeit hindurch innerhalb der Zellen der Filamente erkennen. Sie werden als normale, kernhaltige, ovale, rote Blutkörperchen aufgenommen. Da dieser Aufnahmeakt verschiedene Stunden dauert, kann die in der Darmhöhle enthaltene Flüssigkeit die Blutkörperchen nicht angegriffen haben. Innerhalb des Protoplasmas der Entodermzellen werden die roten Blutkörperchen kreisrund, ihre Wand wird durchlässig, und das Hämoglobin beginnt zu diffundieren. Der Farbstoff geht zuerst in die Vakuolen über und wird dann teilweise in die Darmhöhle ausgestoßen. Das Hämoglobin wird nun in eine grünliche Substanz verwandelt, welche an Gallenfarbstoff erinnert. Die Membran und der Kern der roten Blutkörperchen werden ebenfalls verdaut und verschwinden schließlich vollkommen.

Die Entodermzellen nehmen nicht nur Fibrin oder Blutkörperchen auf, sondern fressen auch Muskelfasern, Karmin und Lackmuskörner. Diese Farbstoffe zeigen — wie schon oben erwähnt — deutlich saure Reaktion. Die Mesentérialfilamente oder besser ihr Entoderm stellen also das Verdauungsorgan der Aktinien dar. Noch andere Gegenden des Entoderms üben zwar ebenfalls diese Funktion aus, aber im Vergleich zu obigen Zellen kommen sie nicht in Frage. Die erwähnten Zellen sind übrigens nicht nur im stande, feste Substanzen aufzunehmen und zu verdauen, sondern sie können auch Flüssigkeiten aufsaugen. Dies hat Mesnil festgestellt, indem er Aktinien gefärbte Flüssigkeiten einflößte (Eosin, Ammoniumkarmin). Diese Flüssigkeiten werden in großen Massen von den Verdauungszellen der Mesenterialfilamente absorbiert, können aber auch durch andere Elemente, z. B. durch Ektodermzellen, aufgenommen werden.

Da die Verdauung der Nahrungsstoffe innerhalb der Entodermzellen vor sich geht, und da diese Organe sich leicht von den übrigen Teilen der Aktinien isolieren lassen, hat Mesnil in einwandsfreier Weise die Vorgänge bei der Verdauung auch außerhalb des Organismus studieren können. Zu diesem Zwecke hat er Extrakt der Filamente in Meerwasser hergestellt und hat ihre Wirkung auf verschiedene Nährsubstanzen untersucht. Dabei konnte er Léon Frédéricqs Entdeckung eines löslichen Fermentes bestätigen und konnte zeigen, dass dasselbe albuminoide Substanzen (Fibrin und geronnenes Eiweiß) in neutralen, schwach alkalischen und schwach sauren Medien zu verdauen vermag. In dieser Beziehung nähert sich die »Aktinodiastase« (ein Name, den Mesuil selbst diesem Ferment gegeben hat) dem Papain; andererseits unterscheidet sie sich von diesem Ferment durch ihre größere Empfindlichkeit gegenüber hohem Säuregehalt und durch ihre größere Einwirkung auf koaguliertes Eiweiß.

Die Aktinodiastase verdaut gut bei 15—20°, aber ihr Temperaturoptimum bezüglich der verdauenden Kraft liegt zwischen 36 und 45°. Höhere Temperaturen schwächen die diastatische Wirkung ab, und bei 55—60° findet keine Verdauung mehr statt. Bei der Verdauung der albuminoiden Stoffe durch die Aktinodiastase konnte Mesnil ebenso wie seine Vorgänger eine ansehnliche Menge Pepton und auch Zerfallsprodukte des Eiweißmoleküls, wie Tyrosin und Proteinchromogen feststellen.

Die Aktinodiastase zeigt auch eine gewisse Ähnlichkeit mit der Amöbendiastase von Mouton.

Da die kernhaltigen roten Blutkörperchen der niederen Wirbeltiere
zur Untersuchung der intracellulären Digestion in den Zellen der Mesenterialfilamente sehr geeignet sind, hat Mesnil den Einfluss der
Aktinodiastase auf dieselben studiert. Die bei dieser Verdauung zu beobachtenden Erscheinungen erinnern an diejenigen innerhalb der Diges-
tionszellen. Die ovalen roten Blutkörperchen des Huhns und der Gans
nehmen auf Grund der membranlösenden Wirkung eine kugelige Form an
und ihr Hämoglobin geht in die Flüssigkeit über. Allein die Membran
und der Kern der Blutkörperchen bleiben intakt und können mikroskopisch
noch erkannt werden. Der Unterschied gegenüber der Verdauung im
Innern der Zellen besteht nur in der schwächeren Digestion des wässerigen
Extraktes. Dies liegt aber offenbar nur an der Zubereitung des Extraktes,
bei welcher nur ein Teil der Aktinodiastase, die im Entoderm der Filamente enthalten war, in den Auszug übergegangen ist.

Mesnil hat dieselben Aktinien wiederholt mit Blut genährt, um festzustellen, ob unter diesen Bedingungen die Zellen eine besondere Tendenz
zur Produktion der Aktinodiastase erwerben. Trotz vieler Versuche konnte
er nicht zu diesem Resultat kommen; die roten Blutkörperchen wurden
genau ebenso schnell durch den Extrakt der Mesenterialfilamente aufgelöst, wenn derselbe von Aktinien stammte, welche mit Blut genährt
werden, wie von solchen, welche keine specielle Nahrung erhalten hatten.
Nach alledem ist die intracelluläre Verdauung zweifellos ein sehr ähnlicher Vorgang wie die Digestion durch die Verdauungssäfte, welche in
den Darmtractus secerniert werden. In beiden Fällen handelt es sich um
die diastatische Wirkung löslicher Fermente, welche durch lebende Elemente produziert werden. Während aber bei der intracellulären Digestion
die Diastasen im Innern der Zellen, speciell in den Vakuolen die Verdauung ausführen, geht bei der extracellulären Digestion dieser Prozess
innerhalb des Darmrohres vor sich.

Unstreitig stellt im Tierreiche die intracelluläre Verdauung einen primitiven Zustand der Nahrungsausnutzung vor. Dies erkennt man schon
daran, dass obiger Digestionsmodus bei den niederen Tieren (Protozoen,
Spongiaten, Cölenteraten und Turbellarien) sehr verbreitet ist. Vom intracellulären Modus ist der Übergang zu einer durch besondere Säfte be-
sorgten Verdauung nur allmählich erfolgt. Die höheren wirbellosen Tiere
geben hiervon einen schlagenden Beweis. So findet man unter den
Gastropoden einige, bei welchen beide Arten von Verdauung zugleich vorkommen. Bei der Phyllirhoë, einer an der Oberfläche des Meeres
schwimmenden Molluske, welche schalenlos und ganz durchsichtig ist,
dringt die Nahrung zuerst in das Digestionsrohr ein. Hier wird sie
durch die abgesonderten Säfte einer vorläufigen Verdauung unterzogen;
so entsteht ein Rückstand von kleinen, festen Körperchen, welche sofort
von dem amöboiden Epithel der Blindsäcke ergriffen werden, von denen
sich zwei auf jeder Seite des Körpers befinden. Die intracelluläre
Verdauung beendet hier den Vorgang und verwandelt die eingeführte
Nahrung in ihren definitiven, löslichen, resorbierbaren Zustand. Setzt
man der Nahrung Karmin zu, so findet man dies zusammen mit
den resorbierbaren Partikelchen im Innern der Epithelzellen jener
Blindsäcke.

Dies Beispiel schlägt gewissermaßen eine Brücke von der primitiven intracellulären Verdauung zu der rein extracellulären. In der Gruppe der Gastropoden kann man die verschiedenen Etappen dieser Entwickelung beobachten, so dass bei den höheren Vertretern der Gruppe, wie den Nacktschnecken und den Weinbergsschnecken, die Verdauung nur noch durch besondere Verdauungssäfte besorgt wird. Aber bei diesen Tieren findet sich schon ein großes drüsiges Organ, die Leber, welche sicherlich ein Abkömmling der Blindsäcke ist, welche wir bei der Phyllirhoë gesehen haben. Unter diesem Gesichtspunkt erscheint die Leber wirklich, wie schon Claude Bernard bemerkt hat, als ein zur Wiederholung der Verdauung dienendes Organ, und eine zu diesem Zwecke unternommene Untersuchung der Leber von Mollusken wird Resultate von großer Tragweite ergeben.

Bei den Vertebraten kommt die intracelluläre Verdauung im Darmrohr kaum mehr vor; sie wird völlig ersetzt durch eine Digestion mit Hilfe von Fermenten, welche in den Verdauungssäften enthalten sind. Wir können natürlich nicht dem Leser eine auch nur annähernd vollständige Übersicht über diese Art von extracellulärer Verdauung bei den höheren Tieren geben. Nichtsdestoweniger müssen wir auf einige Thatsachen aufmerksam machen, welche dank der Fortschritte der letzten Jahre bezüglich der Verdauungssäfte gefunden worden sind.

Zum Studium der intracellulären Digestion eignet sich am besten die Aktinie; die extracelluläre Verdauung studiert man am besten am Hunde. Bei diesem Omnivoren wird die eingeführte Nahrung der Wirkung sehr starker, eine große Reihe von Fermenten enthaltender Verdauungssäfte unterworfen; der Magen secerniert zwei Säfte: das Labferment und das Pepsin. Das Pankreas liefert drei Fermente: das Trypsin, welches Eiweiß in Pepton verwandelt, die »Amylase«, welche Stärke in Zucker umsetzt, und die »Saponase«, welche Fette emulgiert. Der Dünndarm liefert ebenfalls ein besonderes Ferment, welchem Pawloff[1]) den Namen Enterokynase gegeben hat. Jedermann kennt die eiweißverdauende Wirkung des Pepsins und des Trypsins und die Verschiedenheit dieser beiden Fermente. Ich brauche mich auch weder bei der »Amylase« noch bei dem fettverseifenden Ferment aufzuhalten. Aber im Interesse der Immunitätsfrage verdient die Enterokynase besondere Aufmerksamkeit. Pawloff hat seinen Schüler Schepowalnikoff beauftragt, die bis dahin dunkle Bedeutung der Verdauungskraft des Darmsaftes zu studieren. Man wusste schon, dass der Darmsaft geringe Dosen von invertierenden und saccharifizierenden Fermenten enthielt, aber im allgemeinen betrachtete man seine Bedeutung als sehr untergeordnet. Schepowalnikoff[2]) hat nachgewiesen, dass diese Ansicht falsch ist. Die große Bedeutung des Darmsaftes besteht darin, dass sie die Wirkung der drei Pankreasfermente erhöht; die Enterokynase ist im Duodenum des Hundes reichlich vorhanden; vermischt man den Saft dieses Darmes mit Pankreassaft, welcher allein schon Fibrin und Albumin verdaut, so bemerkt man, dass nach Zusatz dieses Saftes die Verdauung viel schneller vor sich geht als ohne denselben. Die Wirkung ist etwa 3—13 mal so stark.

---

[1]) Rede in der russischen Ärztegesellschaft zu Petersburg, Gazette clinique de Botkine, 1900.

[2]) Physiologie des Darmsaftes, Petersburg, 1899 (russisch).

Aber die Wirkung des Darmsaftes tritt noch deutlicher hervor, wenn man denselben mit schwach wirkendem Pankreassaft zusammenbringt, welchen man von frisch operierten Hunden erhalten kann. Pankreassaft, welcher Eiweiß absolut nicht verdaute, wirkte prompt auf dasselbe, wenn man ihm eine gewisse Menge von Dünndarmsaft hinzufügte. Aber selbst wenn man 500 Kubikcentimeter inaktiven Pankreassaftes nimmt, denselben mit der gleichen Menge Wassers oder Sodalösung verdünnt und dazu nur einen Tropfen Darmsaft hinzufügt, so übt die Mischung noch eine deutliche Wirkung auf koaguliertes Eiweiß aus.

Nimmt man anstatt des Pankreassekretes den wässerigen oder Glycerinextrakt des Pankreas, dessen Wirkung auf Eiweiß nur sehr schwach ist, so tritt auf Zusatz von Darmsaft die Verdauung unverzüglich ein. Wenn man, wie verschiedene Physiologen, annimmt, dass die Inaktivität des Pankreas davon abhängt, dass Zymogen anstatt Trypsin in demselben vorhanden ist, so kommt man mit Schepowalnikoff zu dem Schluss, »dass der Darmsaft das Zymogen in Trypsin zu verwandeln vermag, und dass diese Verwandlung unter dem Einfluss des Darmsaftes besser vor sich geht als mit Säuren oder mit dem Sauerstoff der Luft.

Von welcher Stelle des Darmes man den Darmsaft auch nehmen mag, derselbe wirkt stets intensiv auf die Verdauung von Stärke durch das Pankreassekret, die Eiweißverdauung wird weniger stark beeinflusst. Die Bedeutung des Darmsaftes auf die Verseifung der Fette ist noch weniger deutlich ausgesprochen. Aber für diese Funktion spielt die Galle eine große Rolle. Dieselbe erhöht die Aktivität des Pankreassekretes, aber in einem anderen Sinne als der Darmsaft. Die Galle beeinflusst nämlich speciell die Verdauung der Fette.

Die Wirkung der Galle auf die Pankreasverdauung wird durch Erhitzen zur Siedetemperatur nicht vernichtet, dagegen verliert der Darmsaft völlig seine oben geschilderte Kraft. Daher nimmt Pawloff an, dass im Darmsafte ein durch Hitze zerstörbares, lösliches Ferment enthalten ist, dem er den Namen Enterokynase giebt. Dieselbe würde also unmittelbar auf keinen der Nahrungsstoffe wirken und würde gewissermaßen die Rolle eines Ferments für die Pankreasfermente spielen.

Delezenne[1]) hat die Versuche Schepowalnikoffs im Institut Pasteur nachgeprüft; er hat deren Richtigkeit bestätigt und noch einige neue Resultate hinzugefügt, welche nicht nur für die Physiologie der Verdauung, sondern auch für das Studium der Immunität von Bedeutung sind. Die Enterokynase stellt nach den Versuchen von Delezenne ein echtes Ferment vor. Dieselbe giebt einen Niederschlag mit denselben Fällungsmitteln (Kollodium, Alkohol, Calciumphosphat), mit denen man die meisten bekannten verdauenden Fermente erhält. Sie ist gegen hohe Temperaturen empfindlich; eine Erhitzung auf 65° genügt, um ihre Wirkung fast völlig zu zerstören. Noch eine andere Eigenschaft der Enterokynase, welche sie auch mit den übrigen löslichen Fermenten gemein hat, ist für uns von besonderem Interesse, nämlich die Leichtigkeit, mit welcher sie sich mit Fibrin verbindet. Mit einigen Fibrinflöckchen ist man in kurzer Zeit im stande, eine Flüssigkeit von der gesamten, in derselben enthaltenen Enterokynase zu befreien. Diese fixierende Eigenschaft ist

---

[1]) Annales de l'Institut Pasteur, 1901, Bd. XV.

zum Verständnis der Rolle, welche die Enterokynase bei der Verdauung spielt, von hoher Bedeutung. Das Fibrin, mit welchem sie sich verbunden hat, absorbiert gierig Trypsin. Bringt man in eine Trypsinlösung einerseits mit Enterokynase imprägnierte Fibrinflocken und andererseits Fibrinflocken allein, so wird die erstere schnell verdaut, während die reinen Fibrinflocken in keiner Weise verändert werden. Fibrin, welchem man Enterokynase zugesetzt hat, kann eine Flüssigkeit von Trypsin völlig befreien; solches dagegen, welches nicht mit Darmsaft in Berührung gekommen ist, lässt Trypsin fast völlig unverändert.

Welches ist nun der Ursprung der im Darmsafte enthaltenen Enterokynase? Der Darmsaft, so wie er aus einer Fistel fließt, enthält Schleim und viele Trümmer verschiedenartiger Zellen; aber welche Elemente liefern das oben genannte charakteristische Ferment? Auf diese Frage hat Delezenne eine präcise Antwort gegeben; die Enterokynase ist weder im Darmschleim enthalten, noch wird sie von den Darmdrüsen secerniert, sondern sie stammt aus den Organen des lymphatischen Apparates.

Nimmt man Dünndarm eines hungernden Hundes und wäscht ihn sorgfältig mit Wasser ab, so kann man ihn völlig von der darauf befindlichen Enterokynase befreien. Man trägt sodann die Peyerschen Plaques ab und behandelt sie ebenso wie die anderen Teile des Dünndarmes mit Chloroformwasser. Dieses löst ebenso wie die anderen löslichen Fermente auch die Enterokynase auf. Und thatsächlich liefern die Peyerschen Plaques die Enterokynase, während die anderen Teile des Darmes, die Lieberkühnschen Drüsen inklusive, diesen Stoff nicht enthalten.

Bekanntlich sind die Peyerschen Plaques lymphatische Organe, welche eine große Zahl mononukleärer amöboider Zellen enthalten. Diese Elemente sind sogar im stande, Fremdkörper in sich aufzunehmen und zu verdauen. Delezenne hat Enterokynase auch in den Mesenterialdrüsen mehrerer Säugetiere (Hund, Schwein, Kaninchen) gefunden, was nach den obigen Ausführungen nicht wunderbar erscheint. Behandelt man diese Drüsen nach dem eben genannten Schema, so erhält man eine Substanz, welche die Wirkung des Pepsins ebenso erhöht wie der Darmsaft. Nun hat sich Delezenne die Frage vorgelegt: ob die mononukleären weißen Blutkörperchen, die in so inniger Beziehung zu den mononukleären Zellen der lymphatischen Organe stehen, nicht auch Enterokynase enthalten. Zu diesem Zwecke hat er Exsudate, welche reich an mononukleären Leukocyten waren, untersucht und thatsächlich in denselben dasselbe lösliche Ferment gefunden; die aus dem Blut entnommenen Leukocyten waren sogar im stande, die Wirkung des Trypsins bedeutend zu steigern.

Die Resultate der alten Untersuchungen von Schiff und Herzen über die günstige Einwirkung des Milzextraktes auf die Pankreasverdauung müssen zu obigen Untersuchungen in Beziehung gebracht werden. Die mononukleären Zellen der Milz enthalten thatsächlich, ebenso wie diejenigen der Peyerschen Plaques und der Mesenterialdrüsen, eine Substanz, deren Wirkung derjenigen der Enterokynase gleich ist. Hierfür hat Delezenne den Beweis erbracht.

Bei der intracellulären Verdauung ließ sich der chemische Prozess sehr schwer feststellen. Der rein physiologische Vorgang, die Sensibilität der Verdauungszellen, die amöboiden Bewegungen ihrer Protoplasmafortsätze, stehen so sehr im Vordergrund, dass man die intracelluläre Verdauung vielmehr als ein rein biologisches Phänomen hat auffassen wollen.

Umgekehrt bei der durch Verdauungssäfte bewirkten extracellulären Digestion; hier ist gerade auf die chemische Seite der Frage das Hauptgewicht zu legen, während die physiologische mehr oder minder zurücktritt. Aber dank den neuesten Fortschritten, besonders derjenigen der Schule von Pawloff in Petersburg, ist die physiologische Seite der Frage in ein helleres Licht gesetzt worden. Die Sekretion der Verdauungssäfte geht nach bestimmten Gesetzen vor sich, die besonders durch Reflexwirkungen des Nervensystems bedingt werden. Um den Ausdruck von Pawloff zu brauchen, hat das Studium der Speichelabsonderung uns eine gesamte Psychologie der Speicheldrüsen enthüllt. Füllen Sie das Maul eines Hundes mit kleinen Steinen oder mit Schnee, oder gießen Sie eiskaltes Wasser hinein — es wird kein Speichel abgesondert werden; aber zeigen Sie ihm nur von weitem Sand — sofort werden die Speicheldrüsen Speichel absondern. Halten Sie dem Hund Fleisch hin, sofort wird reichlich Speichelsekretion auftreten; oder halten Sie ihm trockenes Brot hin, so wird der Speichel in großer Menge fließen, selbst wenn der Hund keinen großen Hunger hat.

Dieselbe Erscheinung kann man am Magen beobachten. Die mechanische Reizung desselben durch Fremdkörper, wie Steine, ruft keine Sekretion hervor; aber schon bei dem Gedanken an eine Mahlzeit oder beim Anblick von Speisen wird eine reichliche Menge Magensaft secerniert. Quantität und Qualität des Magensaftes werden durch Menge und Art der Nahrung bestimmt. Brot bewirkt beim Hunde Sekretion eines äußerst stark verdauenden Magensaftes. Der Magensaft, den man nach Aufnahme von Milch beim Hunde findet, enthält viermal weniger Pepsin.

Trotzdem die Magensaftsekretion bei verschiedener Nahrung verschieden ist, haben sich Pawloff und seine Schüler niemals von einer dauernden Anpassung der Magenfunktion überzeugen können. Sie waren geradezu frappiert über das übereinstimmende Verhalten der verdauenden Kraft bei einer großen Zahl ihrer Hunde. Samoïloff[1]) hat drei Hunde je einem verschiedenen Ernährungsregime unterzogen; und trotzdem die verschiedene Diät längere Zeit fortgesetzt wurde, blieben die Eigenschaften des Magensaftes bei den 3 Hunden fast völlig die gleichen. Dies Resultat ähnelt sehr demjenigen, welches Mesnil (s. o.) bei mit Blut gefütterten Aktinien gemacht hat. Bei ihnen zeigte der Extrakt der Mesenterialfilamente keinen Unterschied, ob die Tiere mit Blut derselben Species genährt worden waren oder nicht.

Die Pankreassekretion zeigt nach verschiedenen Richtungen bessere Verhältnisse. Dieselbe stellt ja die zum Leben unmittelbar notwendige Verdauungskraft dar. Dank dem Fortschritt der Chirurgie gelang es zuerst beim Hunde, später auch beim Kaninchen, den Magen zu exstirpieren. Schon heute giebt es viele Leute[2]), denen man den Magen reseciert hat, und welche trotzdem weiter leben. Man kann auch Teile des Dünndarmes herausschneiden; aber man muss einen großen Teil desselben intakt lassen, um das Leben des betreffenden Individuums nicht aufs Spiel zu setzen.

[1]) Archives des sciences biologiques, Petersburg, 1893, Bd. II, p. 698.
[2]) Bulletin de l'Académie de médecine de Paris, 1901, p. 17.

Demnach ist die Pankreasverdauung beim Menschen wie beim Tiere eine hervorragende Funktion; dieselbe wird besonders durch die Sensibilität der Dünndarmschleimhaut reguliert. Wie die Organe der Mundhöhle in der specifischen Geschmacksempfindung für die Wahl der Speisen ein vorzügliches Orientierungsmittel besitzen, so besteht für die Dünndarmschleimhaut eine besondere Sensibilität, welche man wohl mit der Chemotaxis der einzelligen Lebewesen und der Zellen der höher entwickelten Organismen vergleichen kann. Schon Hirsch und Mehring hatten festgestellt, dass die Passage des Mageninhalts durch den Pylorus von einem Reflexmechanismus abhängig ist, welcher von den höheren Partieen des Dünndarmes ausgeht. Aber die Pawloffsche Schule hat diese Frage erst völlig klargestellt. Die Mucosa des Duodenums besitzt deutlich chemotaktische Eigenschaften gegenüber den Säuren. Das Eindringen des sauren Mageninhalts in das Duodenum regt diese Chemotaxis an und führt zu einer Sekretion von Alkali, welches die Säuren neutralisiert. Dieser Kampf zwischen Säuren und Alkali erinnert an die analogen Erscheinungen bei den Pflanzen, welche sich durch Säuresekretion gegen die alkalischen Säfte der Parasiten schützen (s. Kap. II). Wie bei den niederen Organismen, so wird dieser in chemischen Prozessen bestehende Kampf durch die lebenden und empfindlichen Elemente des Körpers geführt.

Ist die den Pylorus passierende Masse zu sauer, so wird dieselbe durch den von der Duodenalschleimhaut ausgehenden Reflex zurückgehalten. Es kommt dann zu einer Säureneutralisation infolge der Sekretion von Alkali; sodann öffnet sich der Pylorus wiederum. Auf Grund dieses Mechanismus geht der Übergang des Mageninhalts in den Dünndarm in bestimmten Intervallen vor sich. Die Sensibilität der Darmschleimhaut schätzt nicht nur den Säuregehalt, sondern auch die andern chemischen Eigenschaften der in das Duodenum übergehenden Nahrung ab. Die Chemotaxis ist gewissermaßen der Ausgangspunkt des Reflexes, welcher die Sekretion der drei Pankreasfermente hervorruft. Der Durchgang von Brot durch den Pylorus bewirkt die Sekretion eines an »Amylase« sehr reichen und an »Saponase« sehr armen Saftes. Eindringen von Milch in das Duodenum führt dagegen zu einem Pankreassafte, welcher reicher an Saponase und ärmer an Amylase und Trypsin ist. Auf Fleischgenuss hin wird ein Pankreassaft secerniert, welcher zwar weniger reich an Amylase ist als der auf Brotgenuss abgesonderte Saft, welcher aber andererseits mehr Saponase enthält als dieser. Fett ruft die Sekretion eines Saftes hervor, dessen Reichtum an Saponase noch den auf Brot- und Milchgenuss secernierten übertrifft. Diese Untersuchungen, an denen sich besonders Walter[1] beteiligt hat, zeigen deutlich, dass bei der Funktion des Pankreas eine Anpassung an besondere Eigenschaften der Nahrung feststeht. Diese Anpassung kann sogar chronisch werden; während, wie schon oben bemerkt, der Magen nicht im stande ist, bei einer bestimmten Diät dauernd eine gewisse Zusammensetzung des Magensaftes zu konservieren, kann das Pankreas diese Eigenschaft erlangen.

Ernährt man einen Hund mehrere Wochen hindurch mit Brot und Milch und geht dann zu reiner Fleischdiät über, so bemerkt man, wie der Pankreassaft des Hundes progressiv an Trypsingehalt zunimmt. Während einerseits das Eiweiß verdauende Vermögen zunimmt, verarmt

---

[1] Archives des sciences biologiques, Petersburg, 1899, Bd. VII, p. 1.

der Pankreassaft allmählich an Amylase. Wassilieff[1] hat viele Untersuchungen in diesem Sinne angestellt und hat ein bedeutendes, sogar dauerndes Anpassungsvermögen des Pankreassaftes an die Ernährungsart konstatiert. Ein an Brot- und Milchgenuss gewöhnter Hund passt sich der Nahrungsart an. Sein Pankreassaft enthält allmählich weniger Trypsin, aber sein Gehalt an Amylase nimmt dauernd zu.

Nach Pawloff kommen bei seinen Hunden oft große Variationen in der Zusammensetzung des Pankreassaftes vor, und er begründet diese Eigentümlichkeit mit der Nahrung, welche diesen Tieren vorher gegeben worden ist.

Aber nicht nur die Qualität der Verdauungssäfte wird durch die Eigenart der Verdauung nüanciert; auch ihre Quantität wird je nach der Arbeit, welche die Säfte zu verrichten haben, verändert. So beobachtete Pawloff, dass seine Hunde einen sehr flüssigen und reichlichen Speichel lieferten, wenn man ihnen Säuren, Bitterstoffe oder gar Stoffe gab, welche ihnen zuwider waren. Andererseits bewirkte die Anwesenheit der gewohnten Nahrung im Maul oder schon das Sehen derselben die Sekretion eines dickflüssigen, reichlich schleimhaltigen Speichels. Im ersten Falle diente der Speichel dazu, so viel als möglich die schädlichen Stoffe zu verdünnen; im zweiten Falle sollte er das Herunterschlucken der Nahrung erleichtern.

Im allgemeinen hat der Organismus die Tendenz, mehr Verdauungssaft als nötig zu produzieren; aus diesem Grunde findet man wahrscheinlich noch die Fermente außerhalb des Verdauungstractus; besonders Pepsin und Amylase sind mit Sicherheit im Organismus des Menschen und einiger anderer Säugetiere, besonders des Hundes, gefunden worden. Über Labferment und Trypsin liegen eindeutige Resultate nicht vor; aber da mehrere dieser Fermente, wie Amylase und Trypsin, an verschiedenen Stellen des Organismus entstehen können, ist ihre Ausscheidung durch den Urin für meine These weniger von Bedeutung als der Nachweis von Pepsin im Harn.

Vor nunmehr 40 Jahren hat Brücke Pepsin im Harn nachgewiesen; besonders findet man dasselbe im Morgenharn, während es in dem nach der Hauptmahlzeit entleerten Urin fehlt.

Leo und Senator[2] haben nur Spuren von Pepsin während der langen Fastenzeit des Italieners Cetti gefunden; aber einen Tag, nachdem er wieder angefangen hatte zu essen, konnten sie schon eine große Menge dieses Fermentes in seinem Urin konstatieren.

Delezenne und Froin haben beim Hunde die Totalresektion des Magens vorgenommen, um den Ursprung des im Urin enthaltenen Pepsins festzustellen. Als die Operationswunde völlig geheilt war, wurde der Ernährungszustand des Hundes sehr gut. Die Forscher untersuchten nun diesen Urin zu verschiedenen Tageszeiten; es gelang ihnen aber niemals, auf demselben Wege, auf welchem man bei normalen Hunden die Anwesenheit des Pepsins hat nachweisen können, auch nur eine Spur dieses Fermentes im Urin des operierten Tieres nachzuweisen. Dagegen enthielt

---

[1] Archives des sciences biologiques. Petersburg, 1893, Bd. II, p. 219.

[2] Virchows Archiv. Supplement zu Bd. CXXXI, 1893, p. 142. Über Harnfermente siehe auch Neubauer und Vogel, Analyse des Harns, 10. Auflage. 1898, p. 599.

bei einem anderen Hunde, dessen Magen man einfach aus der Verdauung ausgeschaltet hatte, der Urin deutlich dieselbe Pepsinmenge wie derjenige normaler Hunde. Dieser Versuch bewies unter anderm, dass das Pepsin durch die Magenwand resorbiert wird, bevor es durch die Nieren ausgeschieden wird.

Aus allen diesen Thatsachen ergiebt sich, dass das im Blut vorkommende und von dort in den Organismus übergehende Pepsin aus dem Magen stammt. Da dasselbe für den Organismus keinen Wert mehr hat, sowie es nicht mehr zur Verdauung gebraucht wird, so wird der Rest des Pepsins auf obigem Wege ausgestoßen.

Das Studium des Verdauungsvorganges bei den Tieren unterrichtet uns über eine große Zahl von für das Verständnis der Immunität wichtigen Thatsachen. Die bei den niederen Tieren so verbreitete intracelluläre Digestion hängt eng mit den Erscheinungen zusammen, welche man bei der Zerstörung der Bakterien im Organismus beobachtet. Die extracelluläre Verdauung belehrt uns über Anpassungsvorgänge, welche denjenigen der erworbenen Immunität sehr ähnlich sind.

Übersicht man die bei der intracellulären und extracellulären Verdauung vorkommenden Prozesse in ihrer Gesamtheit, so erkennt man, dass bei beiden Verdauungsarten die chemischen Vorgänge dem Einfluss der lebenden Elemente des Organismus unterworfen sind. Bei den niederen Tieren regelt das Protoplasma der amöboiden Zellen den Chemismus der Verdauung; bei den höheren Tieren wird ein sehr komplizierter Apparat in Thätigkeit gesetzt, und das Nervensystem dirigiert diesen Mechanismus.

Kapitel IV.

Resorption geformter Bestandteile.

Verdauung in den Geweben. — Resorption der Zellen bei den Wirbellosen. — Resorption der roten Blutkörperchen durch die Phagocyten bei den Wirbeltieren. — Phagocyten. — Verschiedene Arten derselben. — Makrophagen und Mikrophagen. — Bedeutung der ersteren für die Resorption geformter Bestandteile. — Verdauende Eigenschaften der Makrophagen. — Auflösung der roten Blutkörperchen durch Blutsera. — Die beiden bei der Hämolyse thätigen Substanzen. — »Makrocytase« und »Fixateur«. — Analogie des letzteren mit der Enterokynase. — Austritt der Makrocytase bei der Phagolyse. — Verhinderung des Auftretens der Phagolyse. — Resorption der Spermatozoen. — Anwesenheit der »Zwischenkörper« im Plasma. — Bildungsstätte der Zwischenkörper.

Wie allgemein angenommen wird, müssen die Nahrungsmittel erst mit den Verdauungssäften im Darmtractus in Berührung kommen, bevor sie dem Organismus als Nahrung dienen können. Diese Anschauung stammt schon aus alter Zeit. Sie wurde durch den bekannten Versuch von Schiff gestützt, welcher mehreren Tieren intravenös eine Lösung von Rohrzucker und Eiereiweiß einspritzte und anderen Tieren auf demselben Wege die gleichen Substanzen, aber in künstlich verdautem Zustande beibrachte. Im ersten Falle gingen die Stoffe in den Urin über, im zweiten traten sie im Harn erst auf, wenn man große Mengen derselben injizierte.

Neuerdings, gelegentlich des internationalen Ärztekongresses in Paris 1900, hat man sich viel mit der Frage der extrabuccalen Ernährung[1] beschäftigt; es wurde dort festgestellt, dass ins Unterhautfettgewebe gebrachtes Fett wenigstens zum Teil vom Organismus absorbiert wird, während die Kohlenwasserstoffe und die eiweißähnlichen Substanzen unverändert liegen bleiben. Vom Standpunkt der Klinik aus mag dies richtig sein, aber prinzipiell muss man annehmen, dass die verschiedenartigsten Nährmittel, auf welchem Wege sie auch in den Organismus gebracht werden, stets durchgreifende Veränderungen erleiden. Injiziert man subcutan oder intraperitoneal Laboratoriumstieren Milch, Blutserum oder Eiereiweiß, mit anderen Worten reichlich eiweißhaltige Stoffe, so bemerkt man, wie dieselben bald verschwinden. Zu gleicher Zeit rufen dieselben im Organismus tiefgreifende Veränderungen hervor.

Tchistowitch[2] injizierte Aalserum Kaninchen und sah im Blute derselben eine Substanz auftreten, welche mit dem Serum von Aalen einen Niederschlag gab. Kurze Zeit darauf stellte Bordet[3] fest, dass

---

[1] Comptes rendus du XIIIᵉ Congrès de Médecine, Paris 1901. Leube, Über extrabuccale Ernährung, Deutsche Klinik am Eingange des XX. Jahrhunderts, Bd. I, p. 64.

[2] Annales de l'Institut Pasteur, 1899, Bd. XIII, p. 406.

[3] Ibid. 1899, Bd. XIII, p. 225.

das Blutserum von Tieren, denen man Kuhmilch eingespritzt hatte, eine neue Eigenschaft erwarb: das Blutserum gab nämlich mit dieser Milch einen Niederschlag, welchen sonst Blutserum mit Milch nicht giebt.

Myers[1]) und Uhlenhuth[2]) spritzten Kaninchen Eiereiweiß ein und beobachteten im Blutserum die gleiche Veränderung. Die Untersuchungen von Uhlenhuth speciell sind für uns besonders interessant; derselbe hat nämlich zuerst festgestellt, dass die Injektion von Eiereiweiß in das Kaninchenperitoneum im Blutserum dieser Tiere das Auftreten einer Substanz zur Folge hat, welche Eiereiweiß in vitro fällt. Uhlenhuth konnte später dieselbe erworbene Eigenschaft bei Kaninchen konstatieren, welche er mit einer großen Menge Hühnereiweiß gefüttert hatte. 24 Tage nach Beginn dieser Diät fällte das Kaninchenblutserum Eiereiweiß im Reagenzglas. Hier sieht man eine große Ähnlichkeit zwischen den Folgen der Verdauung im Darmrohr einerseits und der Resorption aus den Geweben andererseits. Uhlenhuth legt besonderes Gewicht darauf, dass die Kaninchen, welchen er Eiereiweiß ins Peritoneum gespritzt hatte, sich bei dieser Behandlung sehr wohl gefühlt haben.

Eine Anzahl ähnlicher Thatsachen ist schon bekannt. Aus diesen allen geht hervor, dass verschiedene Nährstoffe, subcutan oder intraperitoneal den Tieren beigebracht, daselbst mehr oder minder lange Zeit bleiben und durch den Organismus in bestimmter Art modifiziert werden. Dass diese Substanz nicht unverändert durch die Nieren ausgeschieden wird, ist durch viele Untersuchungen bewiesen. Lindemann[3]) und Nefedieff[4]) haben kürzlich in meinem Laboratorium festgestellt, dass normales Blutserum, Tieren subcutan injiziert, niemals oder nur vorübergehend und in geringem Grade Albuminurie hervorruft.

Der Mechanismus, welchen der Organismus zur Ausnutzung der auf anderm Wege als dem Verdauungstractus eingeführten Nahrungsmittel anwendet, ist bisher noch nicht hinreichend klargelegt. Sicher weiß man nur, dass jeder Injektion von Serum, von Eiereiweiß, von Milch und Fetten, eine im Vergleich zur Menge der eingespritzten Substanzen ziemlich beträchtliche aseptische Entzündung folgt. Hieraus könnte man den Schluss ziehen, dass der Organismus die durch Injektionen eingeführten Mengen vermittels einer entzündlichen Reaktion verdaut. Um die bei dieser Art von Verdauung vor sich gehenden Veränderungen genauer festzustellen, werden wir mit der Betrachtung fester Nahrung, welche man in die Gewebe und die Körperhöhle eingespritzt hat, beginnen.

Bei niederen Tieren, mit welchen wir beginnen wollen, sind die anatomischen und physiologischen Verhältnisse viel einfacher gestaltet als bei den Vertebraten. In meiner »Vergleichenden Pathologie der Entzündung« (Vorlesung 4) habe ich die Verdauung der Spongien beschrieben. Die aus kleinen Organismen bestehende Nahrung erleidet stets dasselbe Schicksal, sei es, dass die Organismen durch die vielen kleinen Öffnungen an der Oberfläche der Tiere oder durch einen Riss in der Körperwand ins Innere derselben gelangt sind. Sie werden durch die vibratilen oder amöboiden Zellen ergriffen, welche die Nahrung erfassen und intracellulär

[1]) Centralblatt für Bakteriologie, 1900, Bd. XXVIII, p. 237.
[2]) Deutsche mediz. Wochenschrift, 1900, p. 734.
[3]) Annales de l'Inst. Pasteur. 1900, Bd. XIV, p. 49.
[4]) Ibid. 1901, Bd. XV, p. 17.

verdauen. Diese beiden Zellarten, welche zu den Phagocyten gehören, besitzen untereinander große Ähnlichkeit, so dass man sagen kann, dass Verdauung und Resorption bei den Spongien sehr ähnliche Vorgänge sind.

Betrachtet man nun etwas höher stehende Wirbellose, wie die Medusen oder andere Cölenteraten, so kann man wiederum eine große Analogie zwischen der eigentlichen Nahrungsverdauung, die innerhalb der Epithelzellen des Entoderms vor sich geht, und der Resorption gewisser extrabuccal in das Körpergewebe eindringender Fremdkörper feststellen. Bei ihnen werden diese Fremdkörper von amöboiden Zellen, welche die Funktion von Phagocyten besitzen, erfasst und verdaut.

Wir brauchen nun nicht die ganze Reihe von Wirbellosen unter dem Gesichtspunkt der Fremdkörperresorption durchzugehen, um so weniger, als wir uns mit diesem Gegenstand schon in den Vorlesungen über die Entzündung beschäftigt haben; wir wollen nur einige bekannte Vertreter derselben herausgreifen und uns einen Augenblick bei den Veränderungen aufhalten, welche im Organismus auftreten, wenn man den Tieren eine kleine Menge kernhaltiger roter Blutkörperchen injiziert hat[1].

Spritzt man einen Tropfen defibrinierten Gänsebluts je einer Weinbergsschnecke und einer Maikäferlarve unter die Haut, so verbreiten sich die roten Blutkörperchen in der Blutflüssigkeit, welche an sich Blutkörperchen zu alterieren nicht im stande ist; schon nach wenigen Stunden haben die Leukocyten der beiden von uns gewählten Versuchstiere die eingespritzten roten Blutkörperchen zum Teil aufgefressen. Am nächsten Tage werden noch einige rote Blutkörperchen frei in der Blutflüssigkeit herumschwimmen, aber die Majorität derselben ist schon von den Leukocyten aufgenommen. (Fig. 13.) Im Innern dieser Leukocyten werden rote Blutkörperchen konstant bedeutenden Veränderungen unterzogen. Bei der Weinbergsschnecke wird ihre Form rund und ihre Membran permeabel. In den Vakuolen, welche die aufgezehrten roten Blutkörperchen wiederum bilden, findet man den gelösten Blutfarbstoff; woraus hervorgeht, dass derselbe ebenfalls verändert ist. (Fig. 14.) Ein Teil des Hämoglobins geht in den Kern der roten Blutkörperchen über, ein Umstand, der beweist, dass auch dieser Kern pathologisch verändert ist. (Fig. 14n.) Viele Kerne verlieren ihren Inhalt und behalten nur noch ihre Hülle; diese, sowie die Membran der roten Blutkörperchen setzen den Leukocyten den größten Widerstand entgegen und können noch lange nach der Aufnahme in den Leukocyt erkannt werden. Manchmal werden die weißen Blutkörperchen der Weinbergsschnecke, nachdem sie eine oder mehrere Erythrocyten verschlungen haben, selbst die Beute anderer Leukocyten der Schnecke.

Bei den Maikäferlarven geht die Resorption der roten Blutkörperchen der Gänse in ähnlicher Weise vor sich; auch hier greift das Blutplasma die roten Blutkörperchen nicht an, dieselben werden vielmehr erst verändert, wenn sie von den Leukocyten aufgenommen sind. Das Hämoglobin diffundiert in den Leukocyt, während Kern und Membran noch längere Zeit bestehen bleiben. (Fig. 15.) Dieselben verlieren ihr gewöhn-

---

[1] Die Resorption roter Blutkörperchen durch Phagocyten von Seesternlarven (Bipinnaria) und durch Phagocyten von Phyllirhoe sind in meiner Abhandlung über die intracelluläre Verdauung bei den Invertebraten beschrieben worden; siehe Arbeiten des zool. Inst. Wien, Bd. V, 1883, p. 141.

liches Aussehen, schrumpfen und werden schließlich zu einer unregel-
mäßigen braunen Pigmentmasse, welche noch wochenlang innerhalb der
Leukocyten liegen bleibt. (Fig. 15 *p*.)

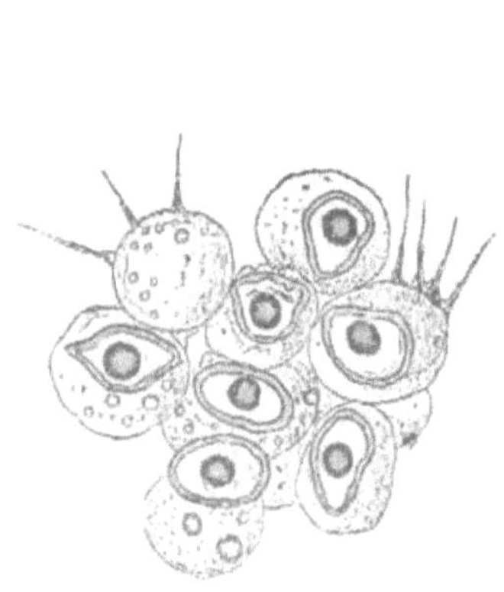

Fig. 13. Leukocyten der Maikäferlarven,   Gänseerythrocyten   enthaltend.

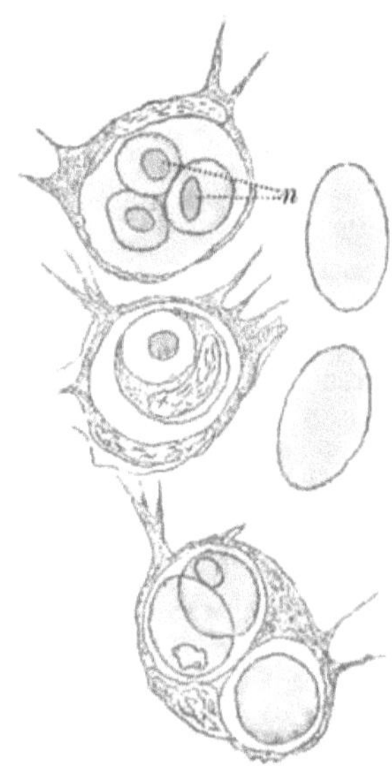

Fig. 14. Gänseerythrocyten, teils
frei, teils von Leukocyten der
Weinbergsschnecke (Helix pomatia) verschlungen; 24 Stunden nach
Einspritzung des Gänseblutes.

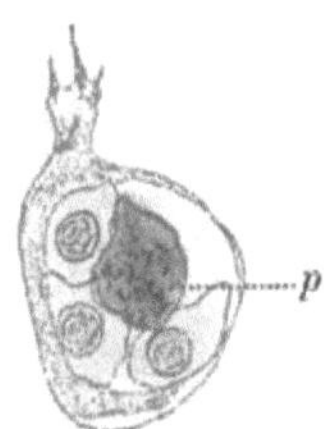

Fig. 15. Leukocyt einer Maikäferlarve, 7 Stunden nach
der letzten Injektion von
Gänseblut.

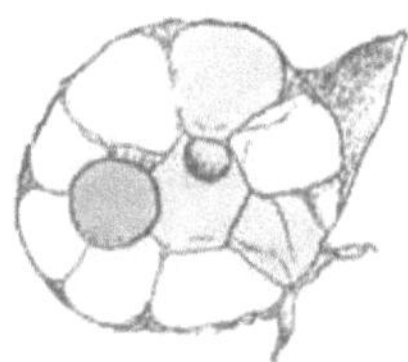

Fig. 16. Ein Leukocyt aus der
Peritonealhöhle eines Goldfisches,
Meerschweinchenerythrocyten
enthaltend.

Hat man schon mehrfach Gänseblut den Weinbergsschnecken und den
Maikäferlarven injiziert und wiederholt diesen Prozess noch mehrfach, so
beobachtet man stets dieselben Vorgänge. Die roten Blutkörperchen
bleiben im Plasma unverändert und werden innerhalb der Leukocyten
stets in der gleichen Weise verändert. Diese Veränderungen sind denen
zu vergleichen, welche wir bei der intracellulären Verdauung der roten
Blutkörperchen durch die Darmzellen der Planarien im vorigen Kapitel

beschrieben haben. In beiden Fällen werden die roten Blutkörperchen von amöboiden Zellen ergriffen und von ihrem Inhalt verdaut. In beiden Fällen diffundiert das Hämoglobin durch die Wand des Erythrocyten, dessen Membran und Kern am widerstandsfähigsten sind. Diese mit Hämoglobin gefüllten Überreste werden bei den Planarien, bei den Maikäferlarven und in geringem Grade bei der Weinbergsschnecke braun. Der Hauptunterschied besteht darin, dass bei den Planarien sich Vakuolen um die Konkretionen herum bilden, während dies bei den Phagocyten der Wirbellosen nicht der Fall ist. Aber diesem Unterschiede darf man um so weniger eine hohe Bedeutung beilegen, als sonst die Vorgänge bei den Aktinien, bei welchen die amöboiden Zellen des Entoderms die roten Blutkörperchen auffressen, in jeder Beziehung mit den bei den Planarien zu beobachtenden Vorgängen vergleichbar sind. Da gerade in den beiden letzten Fällen es sich um echte intracelluläre Verdauung handelt, muss man auch annehmen, dass die Veränderungen innerhalb der weißen Blutkörperchen bei der Weinbergsschnecke und der Maikäferlarve zu derselben Kategorie gerechnet werden müssen.

Um aber die Vorgänge bei der intracellulären Verdauung in den Leukocyten genauer kennen zu lernen, muss man höhere und voluminösere Tiere studieren. Zu diesem Zwecke sei der zur Klasse der niederen kaltblütigen Wirbeltiere gehörige Goldfisch, Cyprinus auratus, gewählt. Injiziert man demselben etwas Meerschweinchenblut (0,25 cbcm), so erleiden die roten Blutkörperchen dieses Säugetieres keine irgendwie sichtbare Veränderung in der Peritonealflüssigkeit, aber die zahlreichen, daselbst befindlichen Leukocyten ergreifen und verzehren die roten Blutkörperchen, ebenso wie wir dies schon die Phagocyten der Invertebraten und der Planaria und Aktinien mit Gänseerythrocyten haben ausführen sehen. Jeder Cyprinusleukocyt verzehrt mehrere rote Blutkörperchen und verdaut sie in seinem Innern. Das Stroma der roten Blutkörperchen wird durchlässig, das Hämoglobin diffundiert in die nutritiven Vakuolen, der ganze Inhalt wird aufgelöst und allmählich entfärbt (Fig. 16). Hier wird nicht, wie bei den Wirbellosen, braunes Pigment produziert; die Erythrocyten werden völlig verdaut. Dies Resultat hängt wahrscheinlich einerseits von der geringen Widerstandsfähigkeit der kernlosen Säugetiererythrocyten, andererseits von der höheren Verdauungskraft der Fischleukocyten ab.

Nach einigen Injektionen von Meerschweinchenblut in das Peritoneum von Cyprinus erwirbt die Peritonealflüssigkeit der letzteren neue Eigenschaften[1]). Entzieht man 14 Tage nach der ersten Injektion einem Goldfisch etwas Peritonealexsudat und entnimmt einen Tropfen des oben schwimmenden Serums, so konstatiert man, dass dasselbe fast sogleich die zugesetzten roten Blutkörperchen von Meerschweinchen energisch agglutiniert. Bald darauf werden sämtliche rote Blutkörperchen in der Flüssigkeit mit großer Geschwindigkeit aufgelöst. Diese neue Eigenschaft, welche ursprünglich bei dem Fisch nicht besteht, findet man ebenfalls in dem Blutserum von mit Meerschweinchenblut vorbehandelten Cyprinus. Der Versuch gelingt am besten bei einer Temperatur von 18—19°. Da die Auflösung der roten Blutkörperchen im Serum der

---

[1]) Ich habe die hämolytische Eigenschaft der Cyprinussera erst nach der dritten Injektion von Meerschweinchenblut konstatieren können.

innerhalb von Leukocyten von Cyprinus vor sich gehenden Resorption
äußerst ähnlich ist, so muss man annehmen, dass in beiden Fällen die
Hämolyse durch dieselbe Substanz bewirkt wird. Und da die hämolytische
oder lösende Kraft des Serums erst im Anschluss an die intracelluläre
Verdauung der roten Blutkörperchen innerhalb der Leukocyten erworben
wird, stellt die hämolytische Substanz wahrscheinlich ein von den Leukocyten stammendes intracelluläres Ferment dar. Dieser Gegenstand ist
von außerordentlich hoher Bedeutung, nicht nur für das Studium der
Resorption, sondern für die gesamte Immunitätsfrage. Wir müssen uns
daher bei der Analyse derselben etwas länger aufhalten. Wir werden
dabei zuerst die Resorptionsvorgänge bei den höheren Tieren betrachten
und die Veränderungen untersuchen, welche injiziertes oder extravasiertes
Blut in den verschiedenen Körpergegenden erleidet. Dies Studium wird
durch die von pathologischen Anatomen gemachten zahlreichen Untersuchungen erleichtert, welche dieselben über das Schicksal der bei Krankheiten so häufigen Blutergüsse gemacht haben. Es ist schon lange bekannt, dass in hämorrhagischen Herden der Haut, des Gehirns etc. oder
in hepatisierten Lungen viele Zellen gefunden werden, welche rote Blutkörperchen einschließen. Diese zelligen Elemente sind nichts anderes
als amöboide Zellen, welche rote Blutkörperchen verschlungen haben.
(Siehe voriges Kapitel.) Besonders Langhaus[1]) hat bei der Taube, dem
Kaninchen und dem Meerschweinchen den im Anschluss an einen künstlichen Blutaustritt ins Unterhautbindegewebe auftretenden Zustand untersucht. In all' seinen Beobachtungen schloss sich an die Hämorrhagie
bald eine exsudative Entzündung an, während welcher Leukocyten in
großer Menge auftraten und die roten Blutkörperchen verschlangen. Die
Erythrocyten werden im Innern der weißen Blutkörperchen verändert;
sie veranlassen eine Pigmentbildung und verschwinden schließlich völlig.
Bei den Säugetieren ist dies Pigment braun oder bräunlich, ebenso wie
bei den Planarien und der Maikäferlarve; bei der Taube ist es grün und
dem der Aktinien ähnlich. Kurz, man sieht eine große Übereinstimmung
zwischen der Resorption der roten Blutkörperchen und der echten intracellulären Verdauung des Erythrocyten durch die Dünndarmzellen der
Wirbellosen.

Aber woher stammen die bei der Resorption des extravasierten Blutes
auftretenden amöboiden Elemente? Zur Zeit, als Langhaus diese Frage
studierte, kannte man die heutige Differenzierungsmethode noch nicht.
Erst seit Ehrlichs klassischen Untersuchungen über die weißen Blutkörperchen hat man die Leukocyten zu unterscheiden begonnen. Infolge
der Anwendung diverser Anilinfarben ist es Ehrlich gelungen, verschiedene bestimmte Gruppen von Leukocyten bei den Vertebraten aufzustellen.

Wir haben diese Frage schon in der 8. Vorlesung der Entzündungs-
lehre behandelt und brauchen sie daher hier nicht vorzutragen. Aber
bevor wir die Analyse der feineren Vorgänge bei der Resorption der
Zellen beginnen, müssen wir eine kurze Übersicht über die verschiedenen
Arten der amöboiden Zellen bei den Vertebraten geben.

Neben den beweglichen amöboiden Zellen, welche durch verschiedene
Arten von weißen Blutkörperchen repräsentiert werden, muss man un-

---

[1]) Virchows Archiv. Bd. XLIX, 1870, p. 66.

bewegliche amöboide Zellen unterscheiden. Diese haften definitiv an bestimmten Körperteilen fest, ein Umstand, der sie jedoch nicht verhindert, amöboide Fortsätze nach verschiedenen Richtungen auszustrecken und Fremdkörper oder gewisse Elemente des eigenen Organismus zu ergreifen. Die Nervenzellen, die großen Zellen der Milzpulpa und der Lymphdrüsen, gewisse Endothelzellen, die Neurogliazellen und vielleicht einige Zellen des Bindegewebes gehören zur Kategorie der fixierten amöboiden Zellen. Alle diese Gewebselemente können unter gewissen Umständen solide Körper festhalten und so die Funktion der Phagocyten ausüben. Außer den Zellen der Nervencentra stammen alle anderen unbeweglichen Phagocyten vom Mesoblast ab. Man streitet jedoch vielfach über die Frage, ob gewisse Ausläufer der Nervenzellen thatsächlich dazu dienen können, Fremdkörper zu ergreifen und in das Innere der Zellen zu bringen. Uns scheint es zweifellos, dass die Nervenzellen manchmal diese Funktion ausüben. Nur durch amöboide Bewegungen können die Zellen der Ganglien und das Rückenmark die Leprabacillen ergreifen[1]). Bei dieser Frage können wir uns nicht aufhalten, denn die Phagocytose nervöser Elemente spielt bei der Zellresorption keine Rolle. Die Neurogliazellen dagegen sind bei dem Resorptionsprozesse sehr thätig, und ihre phagocytäre Funktion ist nunmehr durch eine große Anzahl von Forschern bestätigt[2]).

Lange Zeit hindurch hat man die großen Staubzellen der Respirationswege für Epithelzellen gehalten, welche im stande wären, Ruß, Bakterien und andere Fremdkörper festzuhalten. Seit den Untersuchungen, die N. Tchistowitch vor etwa 12 Jahren in meinem Laboratorium ausgeführt hat, steht es fest, dass jene Zellen weiße Blutkörperchen sind, welche in Alveolen und Bronchien ausgewandert sind.

Wahrscheinlich verhält es sich mit den Sternzellen der Leber, den sogenannten »Kupfferschen Zellen« ebenso. Kupffer hat dieselben zuerst als mit langen Fortsätzen versehene Zellen nervösen Ursprungs beschrieben; später haben andere Beobachter erkannt, dass die Sternzellen dem endothelialen Gewebe der Lebergefäße angehören; Kupffer selbst hat sich dieser Anschauung angeschlossen[3]). In seiner neuerdings publizierten Monographie über die Sternzellen beschreibt er sie als Endothelzellen, welche ihre Unabhängigkeit behalten haben. Untersuchungen über Blutresorption, von denen ich später sprechen werde, haben mich zu der Annahme geführt, dass auch die Kupfferschen Zellen nichts anderes sind als in den Leberkapillaren festgehaltene weiße Blutkörperchen. Auf meine Bitte hat sich mein Laboratoriumschef Mesnil mit dieser Frage beschäftigt; seine Arbeit ist noch nicht abgeschlossen, aber die Feststellung, dass Meerschweinchenembryonen und neugeborene Kaninchen in ihrer Leber keine Kupfferschen Zellen enthalten, sprechen sehr für meine Hypothese.

Man hat sicherlich oft gewisse weiße Blutkörperchen für Epithel- oder Bindegewebszellen gehalten. Aus diesem Umstand darf man nicht schließen, dass diese Zellenart niemals im stande sei, amöboide Fortsätze

---

[1]) Soudakewitsch. Beiträge zur pathologischen Anatomie von Ziegler, Bd. II. p. 129 und Babes Untersuchungen über den Leprabacillus. Berlin 1898. p. 58.

[2]) Marinesco. Comptes rendus de la Société de Biologique 1899, p. 726.

[3]) Archiv für mikrosk. Anatomie, 1899. Bd. LIV, p. 254.

auszustrecken und Fremdkörper aufzunehmen. Es wäre jedoch sehr wesentlich, für diese Behauptung einwandfreie Beweise zu liefern. Aber trotzdem diese Frage noch nicht entschieden ist, steht dennoch fest, dass gewisse fixierte amöboide Zellen, wie die großen Elemente der Milzpulpa, der Lymphdrüsen und des Epiploon eine große Bedeutung für die Zellresorption besitzen. Gerade in diesen findet man häufig Zellen, welche mit zerfallenden weißen Blutkörperchen angefüllt sind.

Ebenso sicher wie es unbewegliche Zellen giebt, welche als echte Phagocyten thätig sind, so giebt es andererseits Leukocyten ohne phagocytäre Eigenschaften. Es ist schon häufig der Gedanke ausgesprochen worden, dass junge Zellenelemente Fremdkörper aufzunehmen im stande sind. Die Untersuchung der weißen Blutkörperchen beweist jedoch gerade das Gegenteil. Die kleinsten weißen Blutkörperchen, die man in großer Menge im Blute und in der Lymphe findet und die gewöhnlich mit dem Namen Lymphocyten bezeichnet werden, sind gerade Leukocyten, welche nur wenig Protoplasma enthalten und niemals die Rolle von Phagocyten spielen. Erst wenn sie älter werden, wenn um ihren chromatinhaltigen Kern sich eine Protoplasmaschicht bildet, erst dann sind die Lymphocyten in der Lage, Fremdkörper zu verschlingen. Manche Autoren — an ihrer Spitze Ehrlich — bezeichnen diese Zellen noch mit dem Namen Lymphocyten; andere bezeichnen dieselben als große mononukleäre Zellen. Dies kann zu einer gewissen Verwirrung führen, um so mehr, als Ehrlich unter der letzteren Bezeichnung (mononukleäre) eine Art von im Menschenblut sehr seltenen weißen Blutkörperchen versteht, welche sich durch das starke Färbungsvermögen ihrer Kerne charakterisieren. Um dies Missverständnis auszuschalten, schlage ich vor, diese großen Lymphocyten als Blut- und Lymphemakrophagen zu bezeichnen (»Hämomakrophagen«, »Lymphomakrophagen«). Diese Bezeichnung ist dem Namen mononukleäre Leukocyten vorzuziehen, um so mehr, als man unter Makrophagen der Exsudate auch solche versteht, welche zwei und mehr deutlich voneinander getrennte Kerne enthalten. Auch die Riesenzellen gehören zu den polynukleären Makrophagen. Die Leukocyten, die man oft als polynukleäre bezeichnet, haben andererseits thatsächlich nur einen Kern. Ehrlich, der diese Nomenklatur eingeführt hat, bezeichnet sie selbst als mangelhaft. Wenn er dieselbe noch beibehält, so liegt das nur an der allgemeinen Verbreitung dieser Namen. Aber in seinem schönen Werk über die Anämie, das er mit Lazarus[1]) zusammen publiziert hat, gesteht er selbst ein, dass der Name »Zellen mit polymorphem Kern« besser sei.

Die Leukocyten dieser Kategorie sind im Blute und vielen Exsudaten sehr reichlich vorhanden und unterscheiden sich von den Makrophagen dadurch, dass ihr Kern mit basischen Anilinfarbstoffen sich stärker färbt, und dass ihr Protoplasma andererseits gern saure Anilinfarben, wie Eosin, annimmt. Die echten Makrophagen enthalten keine Granulationen, während in den Polynukleären sich viele befinden; es handelt sich bald um eosinophile Granulationen oder um kleine pseudo-eosinophile (amphophile) Granulationen, oder aber um neutrophile Granulationen (wie beim Menschen und dem Pferd). Diese beiden Hauptgruppen der Leukocyten sind bei den

---

[1]) Ehrlich und Lazarus, Anämie, in Nothnagel, specielle Pathologie und Therapie, 1898, Bd. VIII, 1. Teil, p. 49.

Wirbeltieren allgemein verbreitet. Man findet sie schon bei einem der niedrigsten Vertebraten, Ammocoete (Neunaugenlarve). Die Makrophagen dieses Fisches zeigen alle Hauptcharaktere ihrer Sonderart (granulationsloses und mit Methylenblau sich leicht färbendes Protoplasma, großen, an Kernsubstanz reichen Kern); ebenso verhält es sich mit den polynukleären Zellen. Bei den letzteren färbt sich das Protoplasma nicht mit Methylenblau, nimmt jedoch einen leicht rosa Farbenton mit Eosin an. Der eine vorhandene Kern ist in mehrere Teile geteilt. Anders bei den höheren Wirbeltieren. So fand Frau Podwyssotzky bei Untersuchungen am Kaiman (Alligator missisippiensis), welche sie in meinem Laboratorium ausführte, im Blut, in der Lymphe und in Exsudaten zwei große Varietäten von Leukocyten. Bei diesem Tiere besitzen die Makrophagen besonders in den Exsudaten zwei oder mehr Kerne, während die kleinen Leukocyten nur einen nicht geteilten Kern enthalten. Trotz dieser Eigenschaft kann man leicht die beiden Gruppen unterscheiden. Die Färbbarkeit der Makrophagen ähnelt sehr derjenigen der entsprechenden Blutkörperchen bei den andern Wirbeltieren, während die kleinen Leukocyten trotz Fehlens des polymorphen Kernes an den eosinophilen Granulationen und an der starken Färbbarkeit mit basischen Anilinfarbstoffen leicht zu erkennen sind. Unter diesen Umständen wäre es geradezu sinnwidrig, die eigentlichen polynukleären — also mehrere Kerne enthaltenden — als mononukleäre zu bezeichnen und den Namen polynukleäre Zellen den kleinen Zellen zu reservieren, welche nur einen ungeteilten Kern enthalten. Es ist deshalb rationeller, diese sogenannten Polynukleären nach meinem Vorschlag Mikrophagen zu nennen. Die Mikrophagen sind thatsächlich eigentliche Phagocyten. Früher glaubte man, dass die eosinophilen Zellen, wie die »Mastzellen« Ehrlichs (»Clasmatocytes« Renviers), niemals Fremdkörper verschlingen. Aber speciell seit der Arbeit von Mesnil[1]) musste man diese Ansicht ändern. Die eigentlichen Eosinophilen sind im stande, Fremdkörper, besonders Bakterien, zu verschlingen und müssen demnach als Phagocyten aus der Art der Mikrophagen angesehen werden.

Ehrlich und seinen Schülern gehört das große Verdienst, nachgewiesen zu haben, dass wenigstens bei den Säugetieren die beiden Hauptgattungen der weißen Blutkörperchen neben anderen Zeichen sich besonders durch ihren verschiedenen Ursprung unterscheiden. Lymphocyten und Mononukleäre entwickeln sich in der Milz und in den Lymphdrüsen, während die polynukleären aus den einkernigen, granulierten Myelocyten des Knochenmarks entstehen. Diese Auffassung ist allgemein angenommen und auf die meisten Fälle anwendbar. Aber bei den Ammocoeten entwickeln sich die beiden Gattungen von Leukocyten in dem gleichen Organe, welches neben dem Darm und um denselben herum verläuft und von den meisten Beobachtern als eine Art von Milz aufgefasst wird. An Schnitten, welche Mesnil von diesem Organ angefertigt hat, beweist er, dass bei der Neunaugenlarve Mikrophagen und Makrophagen denselben Ursprung haben. Die Kaulquappen und die Knorpelfische besitzen ebenfalls Mikrophagen, welche schon deshalb nicht im Knochenmark entstehen können, weil sie gar keins haben; aber selbst für die Säugetiere — wenigstens bei bestimmten pathologischen Zuständen — hat Dominici

---

[1]) Annales de l'Inst. Pasteur, 1895, Bd. IX, p. 301.

in einer sehr fleißigen, mit eleganten Versuchen ausgestatteten Arbeit die
myelogene Transformation der Milz nachgewiesen. So fand er bei älteren
Kaninchen, welche an Typhus-Septikämie litten, amöboide Elemente,
welche normaliter sich im Knochenmark entwickeln, nämlich Megakaryo-
cyten oder große Zellen mit knospentreibendem Kern und neutrophile
(amphophile, basophile und eosinophile) Myelocyten.

Phagocyten des Mesoblasts der Wirbeltiere werden also eingeteilt in
fixierte Phagocyten oder Makrophagen der Milz, der Endothelien, des
Bindegewebes, der Muskelfasern einerseits und andererseits in freie
Phagocyten. Letztere sind entweder Hämo- oder Lymphomakrophagen
oder Mikrophagen. Die fixierten und die freien Makrophagen sind einander
oft so ähnlich, dass eine Differenzierung kaum noch möglich ist. Es
erscheint daher zweckmäßig, wenn man nicht genau den Ursprung eines
großen Phagocyten kennt, ihn einfach als Makrophagen zu bezeichnen.

Die beiden Hauptkategorieen der Phagocyten (erstens fixierte und freie
Makrophagen, zweitens Mikrophagen) unterscheiden sich nicht nur durch
ihre morphologischen Charaktere, sondern zeigen auch noch deutliche
physiologische Differenzen. Alle Phagocyten besitzen amöboide Bewegungen, welche ihnen entweder völlige Bewegungsfreiheit oder nur das
Ausstrecken von Protoplasmafortsätzen gestatten. Diese Bewegungen sind
von einer hohen, bei den beiden Gruppen oft verschiedenen Sensibilität
abhängig. Neben der Bewegungssensibilität besitzen die Phagocyten eine
Art von Geschmack oder Chemotaxis, welche ihnen ermöglicht, die chemische Zusammensetzung der Substanzen, mit welchen sie in Berührung
kommen, zu erkennen. Das Bestehen dieser Chemotaxis hat man geahnt,
seitdem man den amöboiden Zellen eine Bedeutung für das Leben des
Organismus zuzuschreiben begonnen hat. Aber erst Leber[1], Massart
und Charles Bordet[2] haben dieselben durch streng wissenschaftliche
Untersuchungen nachgewiesen. Nach der Methode, die Pfeffer durch
Nachweis der Chemotaxis bei pflanzlichen Spermatozoen und bei Bakterien
angewendet hat, haben die genannten Autoren in den Körper von höheren
(Meerschweinchen, Kaninchen) und niederen (Frosch) Wirbeltieren kleine
Glasröhrchen eingeführt, welche mit verschiedenen Lösungen (Pepton,
Bouillon, Salzen, Bakterienprodukten) gefüllt waren. Von ihrer positiven
Chemotaxis getrieben, drangen die Leukocyten in die Röhren ein und
bildeten in denselben oft umfangreiche Pfropfen; erregte andererseits die
chemische Beschaffenheit der Lösungen negative Chemotaxis, so hielten
sich die Leukocyten von den Röhren entfernt.

Nach dieser Übersicht über die Haupteigenschaften der Phagocyten
können wir uns die Frage vorlegen: Zu welcher Gruppe derselben gehören die amöboiden Zellen, welche nach den Beobachtungen von Lang-
hans und denjenigen anderer Gelehrter die Resorption der roten Blutkörperchen herbeiführen? Diese Aufsaugung geht schneller vor sich und
ist leichter zu beobachten, wenn man, anstatt Blut derselben Tiergattung
zu nehmen, solches von einer andern Wirbeltierart nimmt und dieses defibriniert oder seine roten Blutkörperchen allein einem Tiere injiziert.

<hr>

[1] Fortschritte der Medizin, 1888, Bd. IV, p. 460; und die Entstehung der Entzündung, Leipzig, 1891.

[2] Journal publié par la Société des Sciences médicales et naturelles de Bruxelles, 1890, 3. Febr.

Am besten spritzt man Säugetieren kernhaltige rote Blutkörperchen niederer Wirbeltiere ein, oder aber man injiziert umgekehrt niederen Wirbeltieren kernlose Blutkörperchen von Säugetieren. Stets führt die Injektion von Blut oder Blutkörperchen zu einer aseptischen Eiterung, die mit dem Auftreten einer großen Zahl von freien Phagocyten verbunden ist. In den subcutanen, intraperitonealen und intraocularen Exsudaten, die man so erzeugt, findet man neben einer Reihe von Mikrophagen eine große Zahl von Makrophagen. Während nun erstere die eingespritzten Erythrocyten nur in seltenen Fällen aufnehmen, markiert sich die positive Chemotaxis der Makrophagen in sehr deutlicher Weise. Bei der Resorption der roten Blutkörperchen spielen also die Makrophagen die Hauptrolle. Zum besseren Verständnis der die Resorption begleitenden Vorgänge sei ein Beispiel angeführt. Wenn man defibriniertes Blut von Gänsen Meerschweinchen intraperitoneal injiziert[1]), so findet man einige Stunden nach der Einspritzung die ovalen, kernhaltigen, roten Blutkörperchen unverändert in der Peritonealflüssigkeit. Das Plasma allein ist demnach nicht im stande, zerstörend oder auflösend auf jene roten Blutkörperchen zu wirken.

Bald nach der Injektion ins Peritoneum gehen in der Lymphe dieser Höhle wichtige Veränderungen vor sich. Die sonst reichlich im Peritonealraum vorhandenen weißen Blutkörperchen verschwinden aus demselben fast völlig; es sind zwar noch kleine, anscheinend normale Lymphocyten vorhanden, aber die wenigen Makrophagen und Mikrophagen, welche man noch auffindet, zeigen schwere Veränderungen. Sie verlieren ihre Beweglichkeit, ballen sich zu Klumpen zusammen und sind nicht mehr im stande, Fremdkörper aufzufressen. Die Phagocyten befinden sich während dieses Stadiums in einer Krise, welche wir mit »Phagolyse« bezeichnet haben. Dieser Zustand dauert etwa eine Stunde, manchmal auch länger, je nach den Fällen und besonderen Umständen. Sodann treten in der Peritonealflüssigkeit wiederum neue Leukocyten auf; dieselben gelangen in die Bauchhöhle infolge einer Diapedese aus den hyperämischen Blutgefäßen des Bauchfells; es entsteht eine echte aseptische Eiterung, welche zur Exsudation einer großen Zahl weißer Blutkörperchen führt, und in welcher Mikrophagen und zahlreiche Makrophagen enthalten sind. Letztere zeigen eine deutliche positive Chemotaxis gegenüber den eingespritzten Gänseerythrocyten. Bald nach ihrem Auftreten, etwa 2—3 Stunden nach der Blutinjektion, strecken die Makrophagen kleine Protoplasmafortsätze aus und berühren mit denselben die Wand der roten Blutkörperchen. Die Meerschweinchenmakrophagen verkleben sodann mit den roten Blutkörperchen der Gänse, und es entstehen charakteristische Klumpen, in welchen man beide Zellenarten erkennen kann. Dieses Ergreifen mit kleinsten Pseudopodien ist der Anfang des Auffressens der roten Blutkörperchen (Fig. 17). Das nun durch die Protoplasmafortsätze ergriffene rote Blutkörperchen dringt ins Innere des Makrophagen ein. Dieser begnügt sich nun nicht mit der Aufnahme eines einzelnen Erythrocyten; meist verschlingt er eine größere Zahl derselben, und man kann sehr große Makrophagen finden, die 20 Erythrocyten enthalten.

Wenn die dem Meerschweinchen injizierte Menge von Gänseblut sehr groß ist (5—7 cbcm), so nimmt das Auffressen der roten Blutkörperchen

---

[1]) Annales de l'Inst. Pasteur, 1899, Bd. XIII, p. 742.

eine längere Zeit in Anspruch und kann 3—4 Tage dauern. Während
dieser Zeit liegt eine Anzahl der roten Blutkörperchen frei in der Peritonealflüssigkeit, und trotzdem kommt es zu keiner extracellulären Auflösung derselben.

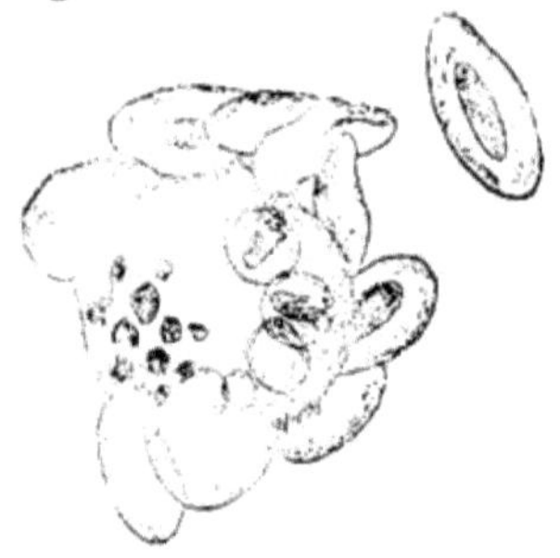

Fig. 17.   Meerschweinchenmakrophag,
im Begriff Gänseerythrocyten zu verschlingen und zu verdauen.

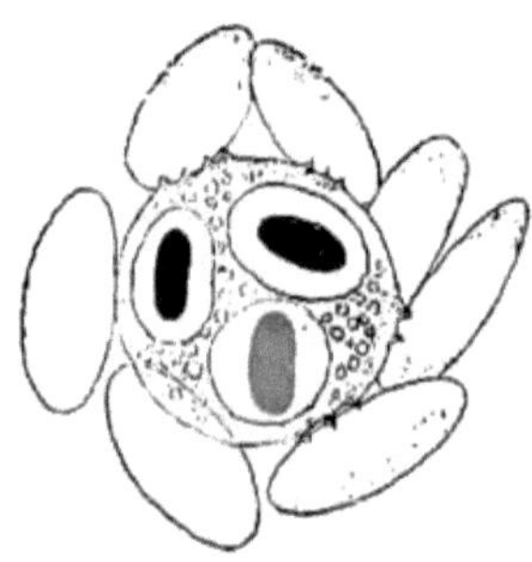

Fig. 18.   Meerschweinchenmakrophag,
im Begriff Gänseerythrocyten aufzunehmen und zu verdauen. Biologische
Färbung mit Neutralrot.

Sind nun die roten Blutkörperchen durch die Protoplasmafortsätze der
Makrophagen fixiert, so bleiben sie erst normal. Einige Zeit darauf wird
die Membran derselben faltig, sie glättet sich aber wieder und zeigt
wiederum normale Gestalt, sobald das rote Blutkörperchen in den Phagocyt eingedrungen ist. Fügt man aber zu dem Tropfen Peritonealexsudat
etwas Neutralrot (Fig. 18) hinzu, so sieht man, dass der Kern und der
Kerninhalt des roten Blutkörperchens sich rot färben, während die noch
außen an der Oberfläche des Makrophagen haftenden roten Blutkörperchen
ihre normale gelbe Färbbarkeit beibehalten. Diese Reaktion beweist, dass
die roten Blutkörperchen im Moment, wo sie von den Makrophagen aufgenommen werden, noch ihre normalen Eigenschaften besitzen, aber, sobald sie einmal in das Innere des Leukocyten gelangt sind, wesentliche
Änderungen erleiden. Allmählich werden die roten Blutkörperchen im Innern der Phagocyten verdaut. Das Hämoglobin diffundiert in das Innere
des Makrophagen, der Kern des verschlungenen roten Blutkörperchens
färbt sich ebenfalls mit Hämoglobin. Ein Teil des Blutfarbstoffes wird
vom Phagocyt ausgestoßen, der Körper des roten Blutkörperchens wird
ziemlich schnell verdaut, aber der rot gefärbte Kern bleibt noch lange
bestehen. Er teilt sich in mehrere an ihrer gelblichen Farbe erkennbare
Fragmente, und manchmal kann man diese Blutkörperchenreste noch
wochenlang innerhalb der Makrophagen beobachten; nur bleiben dieselben
nicht endgültig in der Peritonealflüssigkeit. Diese enthält 3—4 Tage nach
der Injektion nur neu hinzugekommene weiße Blutkörperchen, in denen
weder Erythrocyten, noch Trümmer derselben nachweisbar sind. Man
muss das Meerschweinchen secieren, um jene Makrophagen zu finden,
welche die roten Blutkörperchen aufgefressen haben. Man findet sie
reichlich in den Mesenterialdrüsen, in der Leber und in der Milz. Man
erkennt sie ziemlich leicht, wenn man sich an das charakteristische Aussehen der roten Blutkörperchen hält; wenn die Makrophagen die roten

Blutkörperchen verschlungen haben, so verlassen sie das Peritoneum und beenden ihre Verdauung in den oben genannten Organen. In der Leber findet man sie als große mononukleäre Zellen mit deutlich entwickelten Fortsätzen. In diesem Stadium sind sie den Kupfferschen Sternzellen ähnlich, und gerade diese Ähnlichkeit hat mich zu der Annahme geführt, dass die Kupfferschen Zellen nichts anderes vorstellen als in die Lebergefäße eingewanderte weiße Blutkörperchen.

Verfolgt man das Schicksal der Makrophagen nach der Resorption der roten Blutkörperchen weiter, so findet man sie in den großen Lebergefäßen, in der Vena cava und selbst im Herzblut. Allerdings enthalten sie nun nur noch kaum erkennbare Reste ihrer Beute. So kehren die Phagocyten, welche während der nach Injektion der Erythrocyten aufgetretenen Eiterung aus dem Blut ausgetreten sind, nach Vollendung ihrer Aufgabe, d. h. nach Beendigung der Resorption, ins Blut wieder zurück; ergo muss die Verdauung der roten Blutkörperchen als eine intracelluläre Digestion angesehen werden. Vergleicht man die feineren Vorgänge, welche sich innerhalb der Makrophagen nach Aufnahme der Blutkörperchen abspielen, mit den Prozessen, die wir oben über die Darmphagocyten der Planarien und Aktinien mitgeteilt haben, so tritt die Analogie zwischen beiden Erscheinungen deutlich zu Tage. In beiden Fällen erleiden die roten Blutkörperchen eine deutliche Veränderung, welche zur Diffusion von Hämoglobin führt. Membran und Kern der roten Blutkörperchen bleiben längere Zeit erhalten, werden schließlich aber auch verdaut. Die bei Meerschweinchenmakrophagen beschriebene Ausstoßung des Hämoglobin aus den Phagocyten beobachtet man ebenfalls bei Aktinien, da ihre Darmhöhle einen rosa Farbenton annimmt.

Wie wir gesehen haben, vollzieht sich die intracelluläre Verdauung der Aktinien in stark sauren Medien, während bei den Intestinalzellen der Planarien die Flüssigkeit nur schwach sauer reagiert. Die Resorption der Gänseerythrocyten durch die Meerschweinchenmakrophagen geht in einem noch weniger sauren Medium vor sich. Bei ihnen kann man keine Farbenveränderung erkennen, wenn man ihnen blaue Lackmuskörner beibringt. Die Alizarinsulfosäure zeigt bei ihnen zwar keine Reaktion, was wahrscheinlich in der toxischen Wirkung dieses Stoffes auf das Protoplasma der Makrophagen seinen Grund findet. Nimmt man aber einen Tropfen Peritonealexsudat eines Meerschweinchens, welches mit Gänseerythrocyten gefüllte Makrophagen enthält, und fügt diesem Tropfen dann etwas 1%iges Ehrlichsches Neutralrot hinzu, so sieht man sofort die ziegelrote Farbe innerhalb der Phagocyten auftreten. Diese Färbung ähnelt derjenigen, welche wir schon bei den Bakterien verdauenden Amöben und bei den Darmphagocyten der Planarien beschrieben haben. Man kann also diese Farbenreaktion als ein Zeichen saurer Reaktion ansehen. Sie bleibt mehrere Stunden bestehen, um dann in völlige Entfärbung überzugehen. Diese Schlussveränderung ist, wie in vielen andern Fällen, der Neutralisation der Säure durch das in der Flüssigkeit nach dem Absterben der Makrophagen geschädigte alkalische Protoplasma zuzuschreiben.

Die Zerstörung der roten Blutkörperchen der Gänse kann als ein typisches Beispiel für die Resorption geformter Elemente im allgemeinen betrachtet werden. Injiziert man anstatt jener Erythrocyten Tauben- oder Hühnerblut in das Meerschweinchenperitoneum, so ist die Reaktion dar-

auf im ganzen etwa dieselbe. Stets rufen die roten Blutkörperchen positive Chemotaxis, besonders seitens der Makrophagen, hervor, welche sodann die kernhaltigen Blutkörperchen verschlingen. Es kann allerdings
in einigen Fällen vorkommen, dass, wenn man Hühnerblut mit wenig
widerstandsfähigen roten Blutkörperchen injiziert, zahlreiche rote Blutkörperchen sofort in der Peritonealflüssigkeit aufgelöst werden[1]. Aber
Stroma und Kerne aller Blutkörperchen, sowie eine große Zahl der nicht
durch das Plasma veränderten roten Blutkörperchen unterliegen auch in
diesem Falle der Verdauung innerhalb der Makrophagen.

Injiziert man ins Peritoneum anstatt Blut weiße Blutkörperchen, welche
aus Knochenmark, Milz oder Lymphdrüsen von Tieren stammen, so sieht
man diese Leukocyten innerhalb der Makrophagen völlig verschwinden.
Zu diesen Studien eignen sich am besten Spermatozoen von Menschen
und von verschiedenen Säugetieren: Stier, Kaninchen, Meerschweinchen.
Injiziert man Spermatozoen in das Bauchfell von Meerschweinchen oder
Kaninchen, so tritt sofort nach der Einspritzung eine deutliche Phagolyse
der Leukocyten auf. Im Anschluss an dieselbe kommt es zu einer exsuda-
tiven Entzündung, welche zum Auftreten von zahlreichen Leukocyten
innerhalb des Bauchfelles führt. Die Leukocyten, besonders die Makrophagen und weniger die Mikrophagen, verschlingen die Spermatozoen,
welche in dem Exsudat nicht die allergeringsten Veränderungen erlitten
haben. Die Makrophagen ergreifen die Spermatozoen, welche manchmal
durch die aktiven Bewegungen ihres Schwanzes deutlich ihre Lebenskraft
bekunden; nach einigen Stunden sind alle Spermatozoen in die Phagocyten aufgenommen und werden in denselben völlig zerstört. Der Schwanz
wird zuerst verdaut, sodann verfällt Kopf und Mittelteil demselben
Schicksal. Auch hier giebt Neutralrot nur eine schwach saure Reaktion,
die vielleicht etwas deutlicher ist als bei den roten Blutkörperchen. Das
Resumé der Langhausschen Arbeit, welches ich in diesem Kapitel gegeben habe, deutet schon darauf hin, dass die Resorption im Unterhautbindegewebe sich ebenso verhält, wie im Peritoneum. Das unter die
Haut gebrachte Blut führt thatsächlich zu einer Diapedese von Phagocyten, welche die roten Blutkörperchen verschlingen. Nur in einigen
Fällen kann man schon in der Exsudatflüssigkeit eine teilweise Auflösung
der Erythrocyten feststellen, zum Beispiel bei unter die Haut von Meerschweinchen gespritztem Gänseblut, welches ein flüssiges Exsudat zur Folge
hat, das sich infolge des gelösten Hämoglobins intensiv rot färbt. Der
Blutfarbstoff stammt aus den roten Blutkörperchen, welche durch das im
Exsudat befindliche Blutserum stark beschädigt worden sind. Stroma und
Kerne der Erythrocyten werden jedoch in diesem Exsudat nicht aufgelöst;
sie unterliegen demselben Schicksal wie die unverändert gebliebenen
roten Blutkörperchen, nämlich sie werden durch die Makrophagen aufgenommen, welche in das Unterhautbindegewebe einwandern und schließlich alle diese Zellen verdauen. Dieselben, welche weniger widerstandsfähig sind als gewisse rote Blutkörperchen, werden unter der Haut wie
im Peritoneum allein innerhalb der Phagocyten vernichtet.

---

[1] Krompecher (Centralblatt für Bakteriologie, 1900, Bd. XXVIII, p. 588) hat
ein Serum hergestellt, welches im stande war, die Kerne der roten Blutkörperchen von
Fröschen aufzulösen. Diese Kerne müssen bedeutend geringeren Widerstand leisten
als diejenigen der roten Blutkörper von Vögeln, wie Gänsen, Hühnern und Tauben.

Die Analogie zwischen den Veränderungen der roten Blutkörperchen und anderer Zellen innerhalb der Makrophagen einerseits und den Vorgängen andererseits, die sich in den Darmzellen der Planarien und Aktinien abspielen, weist darauf hin, dass die Resorption der geformten Elemente thatsächlich als eine echt intracelluläre Verdauung angesehen werden muss. Diesen Schluss wollen wir durch beweiskräftige Beispiele belegen. Das Studium der künstlichen Verdauung, welche man im Reagenzglas bei den macerierten Mesenterialfilamenten der Aktinien beobachtet, beweist deutlich die fermentartige Natur der intracellulären Verdauung. Die tierischen Exsudate sind nur schwer zu solchen Untersuchungen zu verwenden. Man erhält dieselben nur nach Injektion gewisser fester oder flüssiger Substanzen, welche direkt von den Phagocyten aufgenommen werden. Entnimmt man aber die Exsudate im Augenblick, wo in denselben noch zahlreiche Phagocyten enthalten sind, so erhält man gleichzeitig noch sehr viele, die Beobachtung störende verdauende Substanzen. Man thut daher am besten, in Organen fixierte Phagocytmassen zu diesem Versuche zu benutzen. Da meist die Makrophagen die Resorption der Zellen besorgen, so wird man zur Feststellung der verdauenden Fermente zweckmäßig die Bildungsstätten der Makrophagen aufsuchen, nämlich die Lymphdrüsen des Mesenteriums, die Drüsen des Netzes und die Milz. Sodann wird man untersuchen, ob der mit physiologischer Kochsalzlösung hergestellte Extrakt dieser Organe verdauende Kraft besitzt.

Demnach haben wir die 3 bekannten Organe beim Meerschweinchen erst macerieren lassen und dann den erhaltenen Extrakten Gänseerythrocyten zugesetzt, welche wir schon zum Studium der Resorptionsvorgänge beim lebenden Organismus benutzt haben; bei fast allen Meerschweinchen wurden solche Erythrocyten durch Extrakt der Lymphdrüsen des Netzes aufgelöst. Ebenso hatte der Extrakt der Mesenterialdrüsen sehr häufig auflösende Wirkung. Dagegen war der Extrakt der Milz nur in einer beschränkteren Zahl von Fällen wirksam. Demnach führten die Extrakte der makrophagenbildenden Organe zur Auflösung des Hämoglobins, ließen aber Membran und Kerne der roten Blutkörperchen intakt. In dieser Beziehung besteht also eine gewisse Differenz gegenüber der Digestion der roten Blutkörperchen durch die Makrophagen der Exsudate, denn in diesen wird die Membran und selbst der Kern schließlich völlig aufgelöst. Aber dieser Unterschied erklärt sich schon dadurch, dass bei der Herstellung des Extraktes mit physiologischer Kochsalzlösung nur ein Teil des löslichen Verdauungsfermentes in denselben übergeht.

Die verdauende Wirkung der Exsudate von makrophagenbildenden Organen muss thatsächlich auf die Gegenwart eines gelösten Fermentes in den Zellen dieser Organe zurückgeführt werden. Da die diastatischen Fermente durch ihre hohe Empfindlichkeit gegen Wärmeeinwirkung charakterisiert sind, haben wir die Wirkungsweise der Exsudate nach vorheriger Erhitzung untersucht und konnten nun feststellen, dass, wenn man $^3/_4$ Stunden lang eine Temperatur von 56^0 auf die Fermente einwirken lässt, eine Auflösung der roten Blutkörperchen von Gänsen durch die Extrakte nicht mehr stattfindet. Das lösliche Ferment der makrophagenbildenden Organe, welches ich »Makrocytase« nennen möchte[1]),

---

[1]) Vor einigen Jahren hat man den Namen »Cytase« für Cellulose verdauende

zeigt in vielen Beziehungen Ähnlichkeit mit der im vorigen Kapitel besprochenen Aktinodiastase. Um Genaueres über die Cytasen zu erfahren, haben wir Tarassewitsch zu einer genauen Studie über diese Frage angeregt, welche er in unserem Laboratorium ausgeführt hat. Er stellte fest, dass die makrophagenbildenden Organe vieler Säugetiere, besonders des Kaninchens und des Hundes (nicht des Meerschweinchens), dieselbe lösende Wirkung auf die roten Blutkörperchen besitzen. Sodann zeigte er, dass diese Wirkung sich nicht nur auf die roten Blutkörperchen von Gänsen, sondern auch auf diejenigen von andern Vögeln und Säugetieren erstreckt. Tarassewitsch konnte den schädigenden Einfluss der Erhitzung auf die Makrocytase bestätigen. Extrakte makrophagenbildender Organe, in denen viel Gewebsbestandteile suspendiert und die für eine Stunde einer Temperatur von 55,5⁰ ausgesetzt worden sind, verlieren unter gewissen Umständen ihre auflösende Wirkung gegen rote Blutkörperchen; manchmal führt diese Temperatur nur zu einer Abschwächung der Makrocytase. Will man die Wirkung derselben nun völlig aufheben, so muss man die Extrakte auf 58,5°—62° eine Stunde hindurch erhitzen. Wenn man aber, anstatt die gesamte Suspension zu erhitzen, durch Löschpapier die Flüssigkeit filtriert, so wird das Filtrat schon nach einer $^3/_4$ stündigen Erhitzung auf 55,5⁰ seiner diastatischen Wirkung beraubt.

Von allen andern Organen, deren Exsudate man bezüglich ihrer Wirkung auf Gänseerythrocyten geprüft hat, zeigt nur das Pankreas eine deutliche digestive Wirkung. Speicheldrüsenextrakt hat eine geringe Menge von roten Blutkörperchen nur schwach aufgelöst. Die andern Organe, wie Leber, Nieren, Gehirn, Rückenmark, Ovarium, Testikel, Nebenniere, lösen rote Blutkörperchen nicht auf. Selbst Knochenmark zeigt sich den Erythrocyten gegenüber völlig inaktiv, wie ich schon vor einigen Jahren habe mitteilen können.

Das Blutserum der Meerschweinchen, welche ich zu meinem Studium benutzt habe, ebenso wie dasjenige der Tiere, welche Tarassewitsch geprüft hat, waren nicht im stande, rote Blutkörperchen von Gänsen aufzulösen, während die makrophagenbildenden Organe dies am leichtesten thaten. Dennoch ist seit längerer Zeit bekannt, dass das Blutserum vieler Tiere rote Blutkörperchen mehrerer Tierarten zerstört. Diese Thatsache hat man konstatiert, als man versuchte, in dem Menschen defibriniertes Blut von Säugetieren, besonders von Hammeln, zu transfundieren. Man hat diese Operation jedoch wieder aufgeben müssen, denn man sah, dass die roten Blutkörperchen des Menschen durch die Transfusion zerstört wurden.

Darenberg [1] und Buchner [2] haben später systematisch die hämolytische Wirkung der Sera studiert. Sie stellten fest, dass diese Wirkung von einer besonderen Substanz abhängt, welche Buchner mit Alexin

---

Fermente vorgeschlagen. Laurent, dessen Arbeit wir im 2. Kapitel analysiert haben, wendet den Namen auf ein Ferment an, welches von Bacillen, die die Pflanzenmembran angreifen, secerniert wird. Nach meiner Ansicht muss das die Cellulose angreifende Ferment mit dem Namen Cellulosase bezeichnet werden, und der Name Cytase müsste für ein die Zellen verdauendes, lösliches Ferment reserviert werden.

[1] Archives de médecine expérimentale, 1891, Bd. III, p. 720.
[2] Verhandlungen des 10. Kongresses für innere Medizin, 1892.

bezeichnet. Die genauere chemische Zusammensetzung dieser sich den Eiweißkörpern nähernden Substanz ist bisher nicht festgestellt worden. Sie wird durch Erhitzen auf 55°—56° zerstört und wirkt nur in Gegenwart von Salzen. Entzieht man durch Dialysieren dem Serum seine Salze, so verliert dasselbe seine hämolytische Wirkung. Giebt man ihm jedoch die nötige Menge Salz wieder zurück, so erscheint die Wirkung wieder. Buchner[1] hat späterhin die Wirkung des Alexins mit der der löslichen Fermente verglichen und hat sie in eine Kategorie mit den verdauenden Diastasen gestellt. Nach seiner Ansicht vermag dasselbe Alexin rote Blutkörperchen verschiedener Wirbeltierarten aufzulösen. Bordet[2] hat sich in einer Serie von Untersuchungen, die er im Institut Pasteur ausgeführt hat, dieser Auffassung angeschlossen. Er ist zu der Überzeugung gelangt, dass die Alexine verschiedener Tierarten untereinander verschieden sind. So ist das Alexin des Kaninchenblutserums verschieden von dem des Meerschweinchen- oder Hundeserums; andererseits ist jedes dieser Alexine im stande, die roten Blutkörperchen verschiedener Tierarten aufzulösen.

Ehrlich und Morgenroth[3] haben in einer Reihe von Arbeiten über die Auflösung der roten Blutkörperchen die Auffassung der Einheit des Alexins in einem und demselben Serum bestritten; sodann nehmen sie an, dass das Alexin, um seine Wirkung ausüben zu können, immer der Mitwirkung einer andern Substanz bedarf. Sie halten demnach die Angelegenheit für viel komplizierter; sie glauben, dass in jedem normalen Serum sich eine Anzahl von verschiedenen Substanzen befinden, deren jede nur bestimmte Arten von roten Blutkörperchen angreift. Sie wiesen weiterhin nach, dass die Auflösung der roten Blutkörperchen durch normales Serum durch die kombinierte Wirkung zweier verschiedener Substanzen bewirkt wird. Sie führen zahlreiche Fälle an, in welchen ein auf 55° erhitztes und demnach seiner hämolytischen Wirkung beraubtes normales Serum die Fähigkeit, Blutkörperchen aufzulösen, wiedergewinnt, wenn man demselben normales Serum einer andern Species hinzufügt, welches selbst keine hämolytische Eigenschaft besitzt. Ehrlich und Morgenroth führen unter anderm folgendes Beispiel an: Normales Serum einer Ziege löst leicht Kaninchen- und Meerschweinchenerythrocyten auf; aber erhitzt man es ½ Stunde hindurch auf 55°, so verliert es diese Eigenschaft. Andererseits ist normales Serum vieler Pferde nicht im stande, rote Blutkörperchen der eben genannten Nagetiere aufzulösen. So haben wir also 2 Sera, die jedes für sich rote Blutkörperchen von Meerschweinchen und Kaninchen nicht auflösen können; mischt man sie aber miteinander und setzt nun Blut eines der beiden genannten Nagetiere hinzu, so vollzieht sich die Hämolyse mit Leichtigkeit. Bei der Erhitzung des Ziegenserums ist also eine gegen die Temperatur von 55° resistente Substanz zurückgeblieben, eine Substanz, die an und für sich die Blutkörperchen intakt lässt, die aber, mit einem zweiten im Pferdeserum enthaltenen Stoffe kombiniert, zur Auflösung der roten Blutkörperchen führt. Ehrlich benennt nun die erste Substanz, d. h. die im erhitzten Ziegenserum enthaltene, mit dem Namen »Zwischenkörper«. Die zweite im

---

[1] Münchener mediz. Wochenschrift, 1900, p. 1193.
[2] Annales de l'Inst. Pasteur, 1899, Bd. XIII, p. 273; ibid. 1901, Bd. XV, p. 312.
[3] Berl. klin. Wochenschrift 1899, pp. 6 und 481.

nicht erhitzten Pferdeserum enthaltene Substanz nennt Ehrlich »Komplement«. Damit das normale Serum die roten Blutkörperchen auflöse, darf es nicht nur eine Substanz, das Buchnersche Alexin, enthalten, es muss vielmehr 2 verschiedene Substanzen besitzen, die sehr oft im normalen Serum zusammen vorkommen. Das nicht erhitzte Ziegenserum hat die roten Blutkörperchen des Kaninchens nur deshalb auflösen können, weil zugleich ein Komplement und ein Zwischenkörper vorhanden waren. Entzieht man (durch Erhitzen auf 55°) dem Blut das Komplement, so gewinnt das Serum seine hämolytische Wirkung erst wieder, wenn man ihm andere Komplemente zusetzt, welche man bei dem normalen Serum einer andern Tierart (Pferd) findet. Ehrlich und Morgenroth haben nach dieser Richtung hin ihre Untersuchungen fortgesetzt, und sie sind zu dem Schluss gelangt, dass das normale Serum einer Tierart mehrere Zwischenkörper enthalten kann, deren jeder auf eine bestimmte Art von roten Blutkörperchen einwirkt, und dass außerdem das normale Serum mehrere, ja zahlreiche verschiedene Komplemente enthält.

Ehrlich und Morgenroth haben im normalen Serum nach Zwischenkörpern gesucht und haben außer den eben genannten noch verschiedene gefunden. Normales Hundeserum löst rote Blutkörperchen von Meerschweinchen auf. Bei Erhitzung auf 57° verliert es diese Eigenschaft, setzt man aber nicht erhitztes, normales Meerschweinchenserum hinzu, so gewinnt es die hämolytische Wirkung wieder. Dies normale Blutserum muss also außer dem Komplement noch Zwischenkörper besitzen. Man erhält dasselbe Resultat mit verschiedenen Kombinationen von erhitztem oder unverändertem normalen Serum von Säugetieren[1]). Häufig kommt es jedoch vor, wie auch Ehrlich und Morgenroth selbst konstatiert haben, dass der Nachweis der Anwesenheit eines Zwischenkörpers in normalen Seris höchst schwierig ist. Bordet, der sich viel mit dieser Frage beschäftigt hat, musste häufig Misserfolge verzeichnen bei Versuchen, die er machte, um durch Zusatz von erhitzten Seris anderer Tierarten normales, nicht hämolytisches Serum aktiv zu machen. So konnte Bordet beobachten, dass normales Hühnerserum mit Leichtigkeit Kaninchenerythrocyten auflöst. Bei Erhitzen auf 55—56° verliert dies Serum seine hämolytische Kraft, und der Zusatz keines normalen Serums giebt ihm dieselbe wieder. Er ist daher der Ansicht, dass in diesem Falle allein das Alexin die Hämolyse hervorruft ohne Mitwirkung irgend eines Zwischenkörpers im normalen Hühnerserum. P. Müller[2]) hat Bordets Befunde bestätigt, ist aber der Ansicht, dass auch in seinem Falle die Mitwirkung eines Zwischenkörpers vorhanden gewesen ist. Mischte er erhitztes Hühnerserum mit einer geringen Menge unveränderten Hühnerserums, so wurden die roten Blutkörperchen von Kaninchen durch dieselben nicht aufgelöst. Wenn er aber, anstatt normales, nicht erhitztes

---

[1]) Ehrlich und Morgenroth, Über Hämolysine. Zweite Mitteilung, Berl. klin. Wochenschrift, 1899, Nr. 22. Dieselben haben folgendes festgestellt: Erhitztes Serum von Kühen plus Normalserum löst rote Blutkörperchen von Meerschweinchen auf. Erhitztes Kaninchenserum plus Hammelserum löst Hammelerythrocyten auf. Erhitztes Kaninchenserum plus Ziegenserum löst rote Blutkörperchen von Ziegen auf. Erhitztes Hammelserum plus Meerschweinchenserum löst rote Blutkörperchen von Meerschweinchen auf.

[2]) Centralblatt für Bakteriologie 1901, Bd. XXIX, p. 175.

Hühnerserum zuzusetzen, dieselbe Menge eines mit physiologischer Kochsalzlösung vorbehandelten Hühnerserums hinzufügte, so vollzog sich die Hämolyse der Blutkörperchen ohne irgend welche Schwierigkeit. Müller erklärt diese Differenz damit, dass das Serum des vorbehandelten Huhns mehr Komplemente enthält als das des nicht behandelten.

An diesem Beispiel sieht man, dass man bei der Analyse der Vorgänge, welche bei der Hämolyse der roten Blutkörperchen durch normale Sera sich abspielen, großen Schwierigkeiten begegnet. Es erscheint daher zweckmäßig, zu solchen Untersuchungen wirksame Sera zu benutzen, mit welchen man den Nachweis der beiden Substanzen einfacher und präciser führen kann. Dies Postulat hat Bordet, damals Assistent meines Laboratoriums, erfüllt, indem er ein Mittel angab, die hämolytische Wirkung der Sera zu erhöhen.

Wie schon erwähnt, werden rote Blutkörperchen von Gänsen durch Meerschweinchen verdaut, denen man diese Erythrocyten ins Peritoneum gebracht hat, während die Peritonealflüssigkeit derselben keine hämolytische Wirkung ausübt. Im Reagenzglas löst der Extrakt ihrer makrophagenbildenden Organe die roten Blutkörperchen auf, während das Blutserum dies meist nicht thut. Injiziert man aber nun demselben Meerschweinchen zwei- oder dreimal Gänseblut ins Peritoneum, so geht die Auflösung der roten Blutkörperchen zum Teil in der Peritoncalflüssigkeit selbst vor sich, und das Blutserum nimmt neue Eigenschaften an: es gewinnt nämlich die Fähigkeit, Blutkörperchen zu agglutinieren, und löst dieselben sodann in vitro auf.

Injektion von Blut irgend einer Wirbeltierart (Säugetiere oder Vögel) in das Peritoneum oder unter die Haut eines Tieres einer anderen Art erzeugt bei diesem Tier nach Bordet[1]) stets das Auftreten der hämolytischen Substanz im Blutserum. Diese hämolytische Substanz ist streng specifisch oder wenigstens nahezu streng specifisch, d. h. sie löst die roten Blutkörperchen derjenigen Art auf, von welcher das injizierte Blut stammt und, wenn auch in schwächerem Grade, die Erythrocyten nahe verwandter Arten. Im Meerschweinchenserum, welches mit Gänseblut vorbehandelt ist, erhält man demgemäß die stärkste hämolytische Wirkung bei Gänseerythrocyten, aber man konstatiert auch eine gewisse Hämolyse bei roten Blutkörperchen mehrerer anderer Vögel. Dies von Bordet aufgestellte Gesetz ist der Ausgangspunkt für eine große Zahl von Untersuchungen über Hämolyse und unter anderen auch über die Zwischenkörper des normalen Serums.

Bordet hat als fundamentale Thatsache endgültig festgestellt, dass in dem Blutserum von Tieren, denen man Blut einer fremden Tierart zugesetzt hat, zwei verschiedene Substanzen bestehen, welche nur vereint die roten Blutkörperchen auflösen. Hier kann die Dualität des hämolytischen Agens nicht mehr bezweifelt werden, wie in einigen normalen Seris, denn jedesmal, wenn man durch Erhitzen auf 55—56° dem Serum eines vorbehandelten Tieres seine hämolytische Kraft raubt, kann man demselben die verlorene Eigenschaft wieder geben, wenn man ihm etwas normales Serum zusetzt, welches an sich nicht im stande ist, die Hämolyse hervorzurufen. Das erhitzte Serum der vorbehandelten Tiere verliert völlig die Macht, die entsprechenden roten Blutkörperchen auf-

---

[1]) Annales de l'Inst. Pasteur, 1898, Bd. XII, p. 688.

zulösen, zeigt aber eine andere erworbene Eigenschaft, nämlich diejenige der Agglutination der roten Blutkörperchen. Die roten Blutkörperchen, welche zu mit dem bloßen Auge deutlich erkennbaren Haufen zusammengeballt sind, bleiben unverändert, wenn man sie in dem erhitzten, vorbehandelten Serum lässt. Setzt man aber nur eine Spur normalen Blutes einer andern Wirbeltierart zu, so tritt sofort die Auflösung der roten Blutkörperchen ein. Unter diesen Umständen ist also die Aktion zweier Substanzen nötig, deren eine in dem erhitzten Serum des vorbehandelten Tieres, deren andere in dem nicht erhitzten hinzugefügten Serum enthalten ist. Die erste der beiden Substanzen, welche nicht nur eine Temperatur von 55—56°, sondern sogar eine solche von 60—65° aushält, entspricht dem Ehrlichschen Zwischenkörper. Bordet hat diese Substanz als »substance sensibilisatrice« bezeichnet[1]). Die zweite Substanz, die sich in allen normalen Seris findet, und die bei 55—56° zerstört wird, ist das Alexin Buchners und Bordets oder das Komplement Ehrlichs. Die Leichtigkeit, mit welcher man das Zusammenwirken der beiden Substanzen bei Blutserum von Tieren, welche mit Blutserum anderer Tierarten vorbehandelt sind, demonstrieren kann, beruht darauf, dass im Verlauf der Vorbehandlung der tierische Organismus eine Menge von Zwischenkörpersubstanz neu erzeugt. Bei den noch nicht vorbehandelten Tieren ist es häufig schwierig, das Vorhandensein der Zwischenkörper nachzuweisen. Bordet hat festgestellt, dass das Serum von Tieren, denen man zu wiederholten Malen Blut fremder Tierarten beigebracht hat, fast dieselbe Menge Alexin enthält als vor diesen Injektionen. Nur die Quantität der Zwischenkörper wird durch diese Injektion bedeutend vermehrt. Von Dungern[2]) hat diesen Satz bestätigt und noch die interessante Thatsache hinzugefügt, dass der Zwischenkörper sich im Serum vorbehandelter Tiere sogar in hohem Überschuss befindet. Fügt man dem Serum solcher Tiere frisches, nicht erhitztes Blut hinzu, so ruft dasselbe eine 30mal stärkere Hämolyse hervor, als wenn man nur das Serum des vorbehandelten Tieres ohne letzteren Zusatz benutzt. Vom quantitativen Gesichtspunkt aus besteht demnach keine Beziehung zwischen dem Verhältnis beider Substanzen im Serum der vorbehandelten Tiere.

Man hat anfangs angenommen, dass der Zwischenkörper dieselbe Substanz ist wie diejenige, welche die Agglutination der roten Blutkörperchen hervorruft. Aber genauere Untersuchungen haben die Differenz dieser beiden Substanzen bewiesen. Gemeinsam ist denselben der Umstand, dass beide eine Erwärmung auf 55—60° und selbst eine höhere Erhitzung gut ertragen.

Nachdem so das Zusammenwirken beider Substanzen bei der Hämolyse festgestellt war, machte man sich daran, den feineren Mechanismus dieses Vorganges zu studieren. Hier muss an erster Stelle die Entdeckung von Ehrlich und Morgenroth genannt werden, nach welcher der Zwischenkörper an die entsprechenden roten Blutkörperchen fixiert wird. Ein Serum, welches die Fähigkeit besitzt, rote Blutkörperchen fremder Arten aufzulösen, wird auf 56° erhitzt und verliert seine hämolytische Eigen-

---

[1]) Andere Synonyma für Zwischenkörper sind: hämolytische Antikörper, substance préventive, Immunkörper (Ehrlich), Amboceptor (Ehrlich), Philocytase (Metschnikoff), Desmon (London), Copula (P. Müller).
[2]) Münchner med. Wochenschrift, 1900, Nr. 20, p. 677.

schaft. Setzt man ihm nun eine gewisse Menge jener roten Blutkörperchen zu, so bleiben dieselben unverändert, werden aber agglutiniert. Nach einigen Stunden centrifugiert man die Mischung, um das klare Serum von den agglutinierten Blutkörperchen zu trennen. Das Serum zeigt sich nun völlig frei von allen Zwischenkörpern, d. h. es ist nicht mehr im stande, trotz Zusatz einer reichlichen Menge von Komplementen (frischem, nicht erhitztem Serum) die roten Blutkörperchen aufzulösen. Diese andererseits, welche die gesamte Zwischenkörpersubstanz an sich gebunden haben, werden sehr schnell aufgelöst, wenn man sie mit frischem Serum zusammenbringt, wenn es die nötige Menge Komplemente (Alexin) enthält. Dieser Fundamentalversuch ist von vielen Forschern bestätigt und geradezu ein klassischer Versuch geworden. Die Auffassung, dass der Zwischenkörper an das rote Blutkörperchen gebunden wird, ohne es jemals aufzulösen, ist nunmehr von jedermann angenommen worden und kann als definitive Wahrheit angesehen werden. Man thäte also wohl daran, anstatt durch alle genannten Synonyma die bei Erhitzung auf 55—65° widerstandsfähige Substanz der Sera zu bezeichnen, ihr ein für allemal den Namen »substance fixatrice« oder einfacher »Fixateur« zu geben. Dieser Name ist kurz, enthält das Wesentliche und ruft kein Missverständnis hervor, wie alle bisher vorgeschlagenen Bezeichnungen (auch der von mir bisher gebrauchte Ausdruck Philocytase).

Ein anderer Versuch von Ehrlich und Morgenroth hat ergeben, dass das Komplement sich nicht an die freien roten Blutkörperchen heftet. Ein frisches, nicht erhitztes Serum, welches an und für sich ebenso unfähig ist, rote Blutkörperchen aufzulösen wie der Fixateur allein, wird mit defibriniertem Blut vermischt. Nach der Centrifugierung der Mischung kann man leicht feststellen, dass in der oben schwimmenden Flüssigkeit noch alles Komplement enthalten ist. Nimmt man anstatt eines inaktiven Serums ein solches, welches hämolytische Kraft besitzt, und das demgemäß die beiden notwendigen Substanzen enthält, und mischt dies Serum mit den entsprechenden roten Blutkörperchen bei einer Temperatur von 0° oder 3°, so findet eine Auflösung nicht statt, wie Ehrlich und Morgenroth gezeigt haben. Der Fixateur wird allerdings an die roten Blutkörperchen gebunden, das Alexin jedoch bleibt in Lösung und wird nicht verwendet. Man braucht aber nur die Mischung auf 30° zu erwärmen, und die Hämolyse wird sich sofort vollziehen.

Aus allen diesen so geistreichen Versuchen schließen die beiden Forscher, dass der Fixateur zwei verschiedene Affinitäten besitzt, die eine zum roten Blutkörperchen, die andere zum Komplement; die stärkere derselben ist diejenige zum roten Blutkörperchen, denn sie kommt schon bei niedriger Temperatur zu stande. Damit aber der Fixateur (Zwischenkörper) sich mit dem Komplement verbindet, muss eine viel höhere Temperatur vorhanden sein. Ehrlich kommt nun zu der Vorstellung, dass das Molekül des Fixateurs zwei Gruppen besitzt, welche zu chemischen Kombinationen geeignet sind, oder zwei haptophore Gruppen. Die erste dieser beiden Gruppen verbindet denselben mit dem entsprechenden Molekül des roten Blutkörperchens, welchen Ehrlich »Receptor« nennt. Die zweite Gruppe verbindet den Zwischenkörper mit dem Komplement und bringt denselben so an das rote Blutkörperchen. Um diese Auffassung zu erleichtern, geben Ehrlich und Morgenroth das Schema, welches wir hier abzeichnen wollen (Fig. 19). Sie versuchen festzustellen,

dass die Bindung des Zwischenkörpers an das rote Blutkörperchen und
an das Komplement in bestimmten Verhältnissen vor sich geht, und
dass demnach diese Vorgänge als rein chemische aufgefasst werden

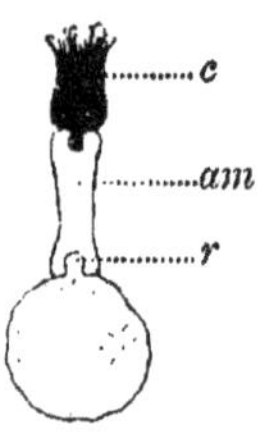

Fig. 19. Schema der
Ehrlichschen
Theorie. *c* Komple-
ment (Alexin, Cytase).
am Amboceptor
(Fixator, Zwischen-
körper). *r* Receptor
des roten Blutkörper-
chens. (Nach Levaditi
»Presse médicale«.)

müssen. Die Auffassung Bordets stimmt nicht ganz
mit der eben ausgeführten Theorie überein. Er
konnte sich niemals davon überzeugen, dass Zwischenkörper und Komplemente eine Verbindung mit einander
eingehen. Er glaubt vielmehr, dass der Zwischenkörper von dem roten Blutkörperchen festgehalten
auf denselben gewissermaßen eine Beißkraft ausübt,
welche ihm gestattet, das Alexin zu verschlingen.
Dies würde sich dann an den mit dem Zwischenkörper versehenen Erythrocyt heften, wie eine Farbe
an einen gebeizten Stoff. Bordet stützt seine Auffassung auf die Thatsache, dass die Aufnahme des
Alexins durch die mit Zwischenkörpern verbundenen
Erythrocyten nicht nach den Elementargesetzen der
chemischen Kombinationen, namentlich nicht nach
dem Gesetz der Proportionen vor sich geht.

Nolf[1] sucht die Bedeutung beider Substanzen für
die Hämolyse genau festzustellen; wie Bordet glaubt
auch er, dass der Fixateur dieselbe Rolle spielt wie
die Beize bei der Färbung. An das rote Blutkörperchen
fixiert, macht der Fixateur dasselbe Alexin-gierig, ähnlich wie die Beize.
Das Alexin, welches sich innerhalb der roten Blutkörper nunmehr in
großen Mengen befindet, löst dieselben auf, und dabei kommt es zur
Diffusion des Hämoglobins und zur Einschmelzung des Stromas.

Nolf vergleicht die auflösende Wirkung des Alexins auf das rote Blutkörperchen mit dem Einfluss gewisser Mineralsalze, wie des Ammoniumchlorürs. Er geht die verschiedenen Eigenschaften der Alexine durch
und findet, dass sie bezüglich ihrer hämolytischen Kraft große Ähnlichkeit mit mehreren Salzen haben. Selbst die Eigenschaft des Alexins,
bei einer Temperatur von 0—3° inaktiv zu bleiben, besitzt auch das
Ammoniumchlorür, welches allein von allen von Nolf untersuchten Salzen
unter denselben Umständen keine hämolytische Kraft ausübt. Aber es
ist Nolf nicht gelungen, die Analogie weiter durchzuführen; speciell
konnte er durch den Fixateur die roten Blutkörperchen nicht besonders
empfindlich machen gegen die Wirkung von an sich unwirksamen Mengen
Ammoniumchlorürs oder irgend eines anderen Salzes.

London[2] hat versucht, die Wirkungsart der beiden bei der Hämolyse wirkenden Substanzen näher zu bestimmen: er spricht sich für die
Annahme aus, dass dieselben in chemische Bindung mit den roten Blutkörperchen treten; aber die bisher zusammengestellten Thatsachen gestatten noch nicht, sich definitiv ein klares Bild von dem eigentlichen
Charakter der Hämolyse zu machen, da es noch nicht gelungen ist, die
hämolytische Substanz rein darzustellen.

------

[1] Annales de l'Inst. Pasteur, 1900, Bd. XIV, p. 656.
[2] Archives des Sciences biologiques, 1901, Bd. VIII, pp. 281 und 323 (russische
Ausgabe).

Dennoch kann man annehmen, dass die Wirkung des Alexins zu der Reihe von Vorgängen, welche durch lösliches Ferment erzeugt werden, zu rechnen ist. Buchner[1] spricht für die Analogie dieser Substanz mit dem diastatischen Ferment oder den Enzymen; Bordet[2] hat von Anfang an dieselbe Meinung geäußert; Ehrlich und Morgenroth[3] haben sich schon in ihren ersten Aufsätzen für diese Auffassung klar ausgesprochen: »Wir werden uns nicht täuschen, wenn wir dem Alexin den Charakter eines verdauenden Fermentes zuschreiben.« In einem ihrer letzten Aufsätze[4] drücken sie sich nicht mehr deutlich darüber aus. Trotzdem sind wir berechtigt, diese Sätze aufrecht zu erhalten.

Die Substanz, welche die roten Blutkörperchen der Säugetiere und zum Teil auch die Vogelerythrocyten auflöst, zeigt thatsächlich eine deutliche Ähnlichkeit mit den Verdauungsfermenten; wie schon mehrfach erwähnt, ist sie gegen Wärmeeinwirkung empfindlich und wird durch einstündige Erhitzung auf 55° völlig zerstört. In dieser Beziehung bietet sie eine auffallende Analogie mit der Makrocytase der leukocyten-bildenden Organe, denn auch diese löst die roten Blutkörperchen auf. Da im Organismus die roten Blutkörperchen von den Makrophagen aufgenommen und verdaut werden, so ist das Alexin offenbar nichts anderes als die während der Bereitung der Sera aus den Phagocyten ausgetretene Makrocytase.

Bekanntlich enthalten die Leukocyten eine ganze Reihe löslicher Fermente, von denen einige frei werden, sobald man das Blut aus den Gefäßen nimmt. Das Fibrinferment (Plasmase) wird bekanntlich aus den Leukocyten frei und verbindet sich mit dem Fibrinogen, um so das Blutgerinnsel zu bilden. Das Fibrinferment ist aber nicht das einzige von Leukocyten stammende Ferment. Es ist schon lange bekannt, dass neben diesem Gerinnungserreger die Leukocyten noch andere verdauende und gerinnungswidrige Fermente enthalten. Rossbach[5] hat das Vorhandensein von zuckerspaltendem Ferment (Amylase) in den Leukocyten verschiedener Organe, besonders der Tonsillen, nachgewiesen. Artus hat diese Entdeckung bestätigt, und Zabolotny[6] vervollständigte dieselbe durch Untersuchungen über die Prozesse, welche in der Bauchhöhle von Tieren vor sich gehen, wenn man den Tieren Weizenmehl oder Stärkemehl injiziert hat. Er konnte beobachten, dass die kleinen Körner bald durch vereinzelte Leukocyten aufgenommen werden, während die großen Körner von einer ganzen Phagocytenlage umgeben werden. In Übereinstimmung mit verschiedenen anderen Forschern ist er der Meinung, dass das im defibrinierten Blut gefundene zuckerspaltende Ferment von den Leukocyten abstammt.

Leber[7] hat im Verlaufe seiner Untersuchungen über die Entzündung die Beobachtung gemacht, dass der absolut aseptische Eiter des Hypopion das koagulierte Fibrin bei einer Temperatur von 25° verdaut und die

---

[1] Münchener med. Wochenschrift 1900, p. 1193.
[2] Annales de l'Inst. Pasteur, 1898, Bd. XII, p. 688; 1899, Bd. XIII, p. 273.
[3] Berl. klin. Wochenschrift 1899, Nr. 1 und 22, pp. 6 und 481.
[4] Berl. klin. Wochenschrift 1900, Nr. 31, p. 682.
[5] Deutsche mediz. Wochenschrift 1890, p. 389.
[6] Archives russes de Pathologie etc. 1900, Bd. IV, p. 402.
[7] Die Entstehung der Entzündung, Leipzig, 1891, p. 508.

Gelatine deutlich verflüssigt. Er hat nach dem löslichen Ferment des
Eiters gesucht und hat zu diesem Zwecke den experimentell durch die
Injektion von Terpentin erzeugten Eiter benutzt. Neben den Fermenten,
welche Zucker spalten und Gelatine verflüssigen, fand Achalme[1] im
Eiter Saponase (Lipase), Kasease und ein dem Trypsin ähnliches Ferment.
Dies letztere verdaut Fibrin leicht und greift auch geronnenes Eiweiß
an. Unter den Produkten dieser Verdauung hat Achalme Pepton nachgewiesen, aber nicht immer Leucin und Tyrosin finden können. Es ist
ihm niemals gelungen, die Anwesenheit von Invertin, Inulase, Emulsin,
Laktase zu konstatieren. Dagegen fand er große Mengen Oxydase und
bestätigte so die Entdeckung von Portier[2], welcher zuerst nachgewiesen
hat, dass diese im Blut enthaltenen Fermente sich beim lebenden Tiere
innerhalb der Leukocyten befinden. Durch eine große Zahl von Untersuchungen, welche Portier an den verschiedensten Tieren machte, konnte
er feststellen, dass in vielen Organen und in der Blutflüssigkeit des Organismus befindliche Oxydasen thatsächlich von den Leukocyten herrühren,
wenn diese in einen pathologischen Zustand oder in völlige Auflösung
übergehen; also auch in dieser Beziehung besteht eine große Analogie
mit dem Fibrinferment.

Um eine lückenlose Darstellung der zahlreichen Leukocytenfermente
zu geben, muss man noch das gerinnungswidrige, lösliche Ferment erwähnen, dessen Vorhandensein bei Säugetieren Delezenne nachgewiesen hat.

Alle diese Thatsachen geben uns daher das Recht, die These aufrecht
zu erhalten, dass auch das Alexin eines der zahlreichen, löslichen Leukocytenfermente darstellt, und dass es in die Flüssigkeiten nur nach Beschädigung oder Zerstörung der Leukocyten übergeht. Nolf (l. c.) hat
diese Ansicht jüngst angefochten, und wir müssen demnach seine Argumente einer Prüfung unterziehen. Er stützt sich erstens auf die Ähnlichkeit, welche zwischen der Auflösung der roten Blutkörperchen durch die
Sera und derjenigen durch gewisse Salze besteht; aber man darf nicht
vergessen, dass die Hämolyse nur eines von vielen Beispielen für die
Wirkungsart der Alexine ist. Die roten Blutkörperchen sind die zartesten
geformten Elemente des Körpers und werden leicht durch äußere Einflüsse aufgelöst (leichte Erhitzung, Wasser, Salze etc.). Demgegenüber
giebt es zahlreiche andere Zellen, weiße Blutkörperchen, Spermatozoen,
niedere Organismen, welche zwar der Wirkung der Salze bedeutend
besser widerstehen, aber durch die Alexine eine deutliche Schädigung
erfahren.

Nolf berücksichtigt besonders die Untersuchungen, in welchen nach
prolongierter Einwirkung der aktiven Sera auf die Erythrocyten es nicht
zu einer Peptonreaktion gekommen ist. Er bereitete seine Mischungen
in zugeschmolzenen Röhren oder in Ballons und ließ sie in einem Wasserbade von 37° für 24—48 Stunden oder selbst Monate hindurch. Bei
dieser Versuchsanordnung geht das Hämoglobin in Methämoglobin über,
aber niemals treten Peptone auf. Hieraus schließt Nolf, »dass mit
Sicherheit die Alexine nicht die geringste peptonisierende Einwirkung
auf die Eiweißkörper des Erythrocyten besitzen« (l. c. p. 672).

------

[1] Comptes rendus de la Société de biologie, 1899, p. 568.
[2] Les Oxydases dans la série animale, Paris, 1897.

Gegen diesen Schluss muss man die Einwendung machen, dass Pepton nicht das einzige durch lösliche Fermente erzeugte Produkt der Eiweißverdauung ist. Unter gewissen Umständen wird die Dissociation der Stoffe weiter fortgesetzt, unter anderen bleibt sie in einem früheren Stadium stehen. Beim menschlichen Urin z. B., welcher Pepsin enthält, bekommt man niemals die Fibrinreaktion. Die Verdauung des Fibrins wird hier nur bis zum Stadium der Protalbumose fortgeführt; bringt man aber aus Urin gewonnenes Pepsin auf erhitzte Fibrinflöckchen und unterwirft sie nun der Verdauung in leicht angesäuertem Wasser, so geht die Dissociation weiter fort und liefert als Endprodukte Deuteroalbumose und Pepton[1]). Demnach musste die Verdauung bei den Versuchsbedingungen von Nolf schon früh sistieren, denn bei einer Temperatur von 37° erleidet das Alexin schnell eine hohe Abschwächung. Die Forscher, welche über hämolytische Sera gearbeitet haben, wissen, dass selbst bei niederer Temperatur aufbewahrtes Alexin seine Aktivität schon binnen 24 Stunden verlieren kann.

Wie schon oben erwähnt, hat Nolf vergebens versucht, eine Parallele zwischen der Hämolyse durch Salze und derjenigen durch Sera bezüglich der Aktion des Zwischenkörpers zu konstruieren. Er konnte keine Ähnlichkeit zwischen der Aktion desselben mit derjenigen der Salze finden, während die Digestion durch lösliche Fermente auffallende Ähnlichkeit zeigt. Ich erinnere nur an die Entdeckung der Enterokynase, des löslichen Fermentes des Verdauungssaftes der Hunde, welche in hervorragender Weise die Wirkung der Pankreasfermente, besonders des Trypsins, unterstützt. Die neuen Untersuchungen von Delezenne, die er auf dem internationalen Kongress für Physiologie mitgeteilt hat (Turin, September 1901), sind eine gewichtige Stütze für diesen Gedanken. Die Enterokynase des Darmsaftes übt, wie wir schon im 3. Kapitel mitgeteilt haben, eine der Aktion der Zwischenkörper hämolytischer Sera ähnliche Wirkung aus. An und für sich wirkt sie nicht wie ein auflösendes Ferment, aber sie verbindet sich mit dem Fibrin und erleichtert so die Wirkung des Trypsins. Bei der Pankreasverdauung spielt also die Enterokynase dieselbe Rolle, wie der Zwischenkörper bei der Auflösung der roten Blutkörperchen.

Die Analogie zwischen Resorption körperlicher Elemente und der Darmverdauung erstreckt sich noch weiter. Injiziert man verschiedenen Tieren intraperitoneal oder subcutan Blut anderer Tierarten, so wirkt das Blutserum der ersteren Tiere hämolytisch auf die roten Blutkörperchen der letzteren. Die Auflösung dieser Erythrocyten geschieht durch das Alexin des Serums, dessen Aktivität dank der Anwesenheit einer großen Menge specifischer Zwischenkörper sehr erhöht worden ist. Derselbe Zwischenkörper erscheint nun auch in der Flüssigkeit von Tieren, denen man einfach Blut zu essen giebt, anstatt es ihnen zu injizieren. Diese Thatsache hat Metalnikoff festgestellt[2]). Eine andere Thatsache, welche für die enge Beziehung zwischen Enterokynase und Zwischenkörper spricht, besteht darin, dass beide Körper in den lymphatischen

---

[1]) Stadelmann, Zeitschrift für Biologie, 1887, Bd. XXIV, p. 226; 1888, Bd. XXV, p. 208. Patella, Annali universali di medicina e chirurgia, 1887 (citiert nach Huppert, Analyse des Harns, 1898, p. 599).

[2]) Centralblatt für Bakteriologie, 1901, Bd. XXIX, p. 531.

Organen vorhanden sind. Die Zwischenkörper, welche die Auflösung der
roten Blutkörperchen begünstigen, befinden sich besonders in den Mesenterialdrüsen. Die Enterokynase ist nach Delezenne nicht nur im Darmsaft, sondern auch in den Peyerschen Plaques, in den Follikeln, in den
Mesenterialdrüsen und in den Leukocyten und Exsudaten des Blutes enthalten.

Gestützt auf diese Fakta ist man zu dem Schluss berechtigt, dass die
hämolytische Substanz der Sera 2 lösliche Fermente enthält, deren eines,
das Alexin, dem Trypsin entspricht, während das andere, der Zwischenkörper, der Enterokynase ähnelt. Das Alexin, dessen Natur sich jetzt
mehr und mehr offenbart, müsste den Namen »Cytase« oder Zellen-
ferment tragen. Die Cytase der makrophagenbildenden Organe oder
»Makrocytase« gehört zu dieser Kategorie. Nach den Untersuchungen
von Tarassewitsch wird auch die Aktivität der Makrocytase erhöht,
wenn man ihr Zwischenkörper zusetzt, welcher dem auf 56° erhitzten
Serum von vorbehandelten Tieren entnommen wird.

Wie schon mitgeteilt, bleibt die Makrocytase beim lebenden Tiere in
den Phagocyten der Organe und des Blutes lokalisiert. Injiziert man
z. B. Gänseblut in das Meerschweinchenperitoneum, so werden die roten
Blutkörperchen innerhalb der Makrophagen und nicht in der Flüssigkeit

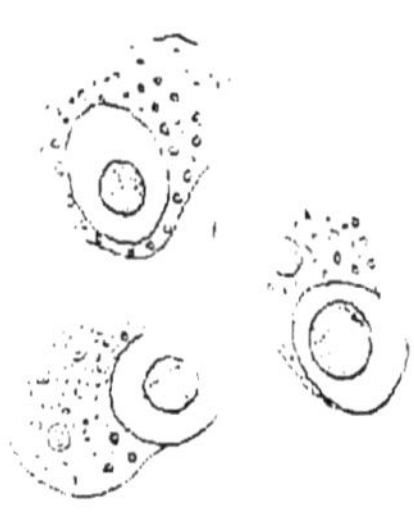

Fig. 20. Schnelle Auf-
nahme von Gänseery-
throcyten durch Makro-
phagen.

des Peritonealexsudates verdaut. Injiziert man
dasselbe Blut zwei- oder dreimal, so bemerkt man,
dass eine Anzahl von roten Blutkörperchen permeabel werden und ihren Farbstoff verlieren, um
denselben an die Exsudatflüssigkeit abzugeben.
Von den roten Blutkörperchen bleibt nur Membran
und Kern bestehen. Diese werden sogleich von
den Makrophagen aufgenommen, welche geradezu
eine Überaktivität manifestieren. Anstatt kleine
Fortsätze auszustrecken, wie sie es nach der ersten
Blutinjektion thun, bewegen sich nunmehr die
Phagocyten wie echte Amöben und strecken allein
Pseudopodien aus, um die Blutkörperchentrümmer
und die noch normalen roten Blutkörperchen
aufzunehmen [1]) (Fig. 20). Demgemäß muss sich
unter diesen Umständen die Makrocytase unstreitig

ebenfalls in der Peritonealflüssigkeit befinden. Man kann aber leicht
nachweisen, dass dies Ferment in der Flüssigkeit nicht etwa präformiert,
sondern dass es aus den Leukocyten während der Phagolyse ausgetreten
ist. Im Anschluss an die plötzliche Einspritzung des fremden Blutes
ballen sich die Phagocyten der im Bauchfell enthaltenen Flüssigkeit zusammen, werden unbeweglich und verlieren für einige Zeit ihre phagocytäre Eigenschaft. Erst nach mehr minder langer Zeit erholen sich die
Leukocyten wieder, strömen in Mengen in die Bauchhöhle ein und entwickeln die ihnen normaler Weise zukommenden Eigenschaften.

---

[1]) Sawtchenko (Archives russes de Pathologie etc. 1901, Bd. XI, p. 455) hat
beobachtet, dass die Leukocyten nach Aufnahme des specifischen Zwischenkörpers
die Eigenschaft gewinnen, mit kolossaler Schnelligkeit die Erythrocyten sich einzuverleiben. Tarassewitsch konnte dies Faktum bestätigen.

Wenn thatsächlich die Beschädigung der Phagocyten (Phagolyse) den Grund für den Austritt des innerhalb der Leukocyten enthaltenen Ferments darstellt, so braucht man den Austritt des Ferments ja nur zu verhindern, um die Auflösung der roten Blutkörperchen in der Exsudatflüssigkeit aufzuheben. Zu diesem Zwecke muss man Meerschweinchen, denen schon mehrfach Gänseblut eingespritzt ist, mit einer Injektion von frischer Bouillon, physiologischer Kochsalzlösung oder Kohlensäure am Vorabend des Versuchstages behandeln. Diese Injektion erzeugt zuerst eine Phagolyse, welche eine starke Exsudation von Leukocyten zur Folge hat. Bringt man am nächsten Tage in die Bauchhöhle Gänseerythrocyten, die durch Centrifugierung von Serum befreit sind, so tritt überhaupt keine Phagolyse mehr auf, oder nur eine schwache, kurz andauernde. Unter diesen Umständen wird also die Auflösung der roten Blutkörperchen durch die Peritonealflüssigkeit auf ihr Minimum reduziert, und man kann dagegen eine äußerst schnelle und reichliche Aufnahme der roten Blutkörperchen durch die Makrophagen beobachten. Damit der Versuch gelingt, wendet man zweckmäßig auf 37° erhitztes Gänseblut zur Injektion an.

Selbst wenn man Gänseerythrocyten nicht ins Bauchfell, sondern in das subcutane Gewebe von Meerschweinchen injiziert, welche schon mit mehreren Injektionen von Gänseblut vorbehandelt sind, so kann man leicht die extracelluläre Auflösung der roten Blutkörperchen verhindern, welche, wie schon oben mitgeteilt, selbst beim normalen Meerschweinchen auftritt; da in diesem Falle das mit den roten Blutkörperchen vermischte Gänseserum zur Hämolyse beiträgt, muss man dasselbe entfernen, indem man defibriniertes Gänseblut centrifugiert und die roten Blutkörperchen mit physiologischer Kochsalzlösung auswäscht.

Wie die mitgeteilten Thatsachen in ihrer Gesamtheit beweisen, müssen die Phagocyten thatsächlich als die Ursprungsstätte des hämolytischen Ferments aufgefasst werden. Die Makrocytase bleibt innerhalb des Körpers dieser Zellen, so lange diese einen normalen Zustand haben; erleiden sie aber eine Veränderung infolge der plötzlichen Einführung fremder Substanzen ins Peritoneum, so tritt ein Teil der Makrocytase aus und wirkt auf die roten Blutkörperchen wie im Reagenzglas. Da dieser Schluss von kapitaler Bedeutung für das ganze Studium der Resorption und der Immunität ist, so muss ich ihn durch möglichst viel Beweise stützen. Daher möchte ich die Aufmerksamkeit des Lesers auf einen anderen Fall von Resorption geformter Bestandteile lenken.

Wir haben schon oben von der Resorption der Spermatozoen im Bauchfell und von der Bedeutung der Makrocytase bei diesem Vorgange gesprochen. Im Anschluss an diese Resorption erwirbt der Organismus gerade wie nach der Aufsaugung von roten Blutkörperchen neue Eigenschaften. Landsteiner[1]) und wir selbst[2]) haben festgestellt, dass Blutserum und Peritonealflüssigkeit von Tieren, denen man Sperma vom Stier, Kaninchen und Menschen injiziert hat, spermotoxisch werden, d. h., dass sie die betreffenden Spermatozoen immobilisieren und töten. Dagegen erwerben diese Säfte niemals die Eigenschaft, diese Elemente auch nur teilweise aufzulösen. Verschwinden und definitive Auflösung der Sperma-

---

[1]) Centralblatt für Bakteriologie, 1899, p. 549.
[2]) Annales de l'Inst. Pasteur, 1899, Bd. XIII, p. 738.

tozoen treten nur innerhalb der Phagocyten, fast ausschließlich innerhalb
der Makrophagen, auf.

Moxter[1] hat nachgewiesen, dass das Spermotoxin, welches im Serum
vorbehandelter Tiere auftritt, aus zwei Substanzen besteht, entsprechend
denjenigen, welche man in hämolytischen Seris antrifft, nämlich der
Makrocytase (Alexin, Komplement) und dem Zwischenkörper (Fixateur).
Nach Moxter sind diese identisch mit den hämolytischen Substanzen.
Ohne uns länger bei diesem Punkt aufhalten zu wollen, beschränken
wir uns darauf, mitzuteilen, dass die Makrocytase, welche rote Blutkörperchen auflöst, mit derjenigen, welche Spermatozoen immobilisiert,
thatsächlich bei ein und derselben Tierspecies identisch ist, wie das schon
Bordet angenommen und entwickelt hat; dagegen ist es ausgeschlossen,
die Auffassung Moxters über die Identität der beiden Zwischenkörper
zu acceptieren; dieselben müssen vielmehr als differente Substanzen angesehen werden. Diese Auffassung haben wir versucht, in einem unserer
Aufsätze darzulegen[2]; dieselbe entspricht auch der Regel von der Specifizität der Zwischenkörper.

Die Frage, welche uns besonders interessiert, ist, den Ursprung und
die Wirkungsweise der beiden das Spermotoxin zusammensetzenden Substanzen im lebenden Organismus festzustellen. Diese Untersuchungen
hat Metalnikoff in meinem Laboratorium ausgeführt[3]). Ich habe seine
Untersuchungen regelmäßig kontrolliert, und wenn ich im folgenden seine
Resultate mitteile, stehe ich zugleich für deren Exaktheit ein.

Das von Metalnikoff erhaltene Spermotoxin unterscheidet sich von
den bisher besprochenen Hämotoxinen dadurch, dass es sich nicht im
Anschluss an die Injektion cellulärer Elemente anderer Tierarten bildet,
sondern infolge der Einverleibung von Spermatozoen von Meerschweinchen
in den Organismus derselben Tierart entwickelt. Es handelt sich also
hier um das sogenannte »Autospermotoxin«.

Normales Meerschweinchenserum reagiert nur schwach auf Spermatozoen dieser Art; diese bleiben unter dem Einfluss des Serums mehrere
Stunden hindurch beweglich; wenn aber Meerschweinchen mit einer oder
mehreren Injektionen von Sperma ihrer Verwandten vorbehandelt sind,
so wird Serum und Peritonealflüssigkeit deutlich toxisch und immobilisiert
die Spermatozoen schon nach einigen Minuten. Bei den so vorbehandelten
männlichen Meerschweinchen erwirbt das Serum diese toxische Eigenschaft nicht nur gegenüber den Spermatozoen anderer männlicher Meerschweinchen, sondern sogar gegen die Spermatozoen desjenigen Tieres,
welches das Serum selbst geliefert hat. Dies wird also deutlich autospermotoxisch.

Wenn das Spermotoxin im Blutplasma und in anderen Flüssigkeiten
des betreffenden Meerschweinchens verbreitet wäre, so müsste es die Spermatozoen, die in den Genitalorganen enthalten sind, immobilisieren; aber
der Versuch beweist gerade das Gegenteil. Wenn man einem männlichen
Meerschweinchen, dessen Serum im Reagenzglas stark autospermotoxisch
ist, die Geschlechtsorgane entnimmt, so findet man besonders in der
Epididymis eine Menge lebender Spermatozoen, die ihre Beweglichkeit

---

[1] Deutsche medic. Wochenschrift, 1900, p. 61.
[2] Annales de l'Inst. Pasteur, 1900, Bd. XIV, p. 369.
[3] Ibid., p. 577.

in physiologischer Kochsalzlösung noch lange Zeit hindurch behalten. Die Makrocytase ist also beim lebenden Tiere nicht bis zu den Spermatozoen gelangt, da sie sich eben nicht in der Blutflüssigkeit befindet. Injiziert man einem Meerschweinchen, dessen Serum stark autospermotoxisch ist, eine Dosis Sperma in das subcutane Bindegewebe und eine andere Portion in das Peritoneum, so entsteht an der ersteren Stelle ein weiches Transsudat, in welchem die lebenden Spermatozoen ihre Beweglichkeit zwei Stunden hindurch behalten. In der Peritonealflüssigkeit werden dieselben Spermatozoen schon nach einigen Minuten unbeweglich. Dieser große Unterschied wird dadurch begründet, dass unter der Haut so gut wie gar keine Leukocyten sich finden, während in der Peritonealflüssigkeit dieselben in großer Menge vorhanden sind. Durch die Einspritzung von Sperma ins Peritoneum geschädigt, geben die Phagocyten einen Teil ihrer Makrocytase ab, welcher genügt, um die Spermatozoen unbeweglich zu machen. Wenn aber Metalnikoff seinen autospermotoxischen Meerschweinchen zuerst physiologische Kochsalzlösung und am nächsten Tage Sperma ins Bauchfell injizierte, blieben die Spermatozoen länger als eine Stunde beweglich. In diesem Fall kommt nur eine vorübergehende unbedeutende Phagolyse zu stande; derselben folgt bald ein starker Zuzug von Leukocyten, infolgedessen die Spermatozoen schnell verschlungen werden. Viele derselben werden noch lebend aufgefressen; während ihr Körper schon im Makrophagen ist, bewegt sich ihr Schwanz noch lebhaft außerhalb desselben.

Alle diese Versuche beweisen deutlich, dass normaliter die Makrocytase innerhalb der Phagocyten sich befindet und aus denselben nur bei der Phagolyse oder bei der Blutgerinnung austritt. Aber verhält es sich ebenso mit dem Fixateur? Wie sich leicht beweisen lässt, cirkuliert dies lösliche Ferment im Blutplasma des lebenden Organismus. Wir haben schon mitgeteilt, dass die Spermatozoen von Meerschweinchen, deren Serum stark autospermotoxisch ist, lange Zeit in physiologischer Kochsalzlösung am Leben bleiben. Bringt man sie aber im Reagenzglas in frisches Meerschweinchenserum, so bleiben sie nur kurze Zeit beweglich (10 bis 20 Minuten lang), während normale Meerschweinchen-Spermatozoen in demselben mehrere Stunden leben. Diese Differenz wird dadurch erklärt, dass die Spermatozoen des autospermotoxischen Meerschweinchens während ihres Lebens reichlich Zwischenkörper aufgenommen haben. Dieser befand sich in den Körperflüssigkeiten und konnte bis zu den männlichen Geschlechtsorganen vordringen. Demnach sind die Spermatozoen mit Zwischenkörper beladen; und in normales, an Makrocytase reiches Meerschweinchenserum gebracht, haben sie schnell ihre Beweglichkeit verloren. Die Kontrollspermatozoen, welche Zwischenkörper nicht absorbirt haben, konnten in demselben Serum lange Zeit leben.

Da die Makrocytase an die Phagocyten gebunden bleibt, kann ihr Ursprung nicht zweifelhaft sein; dieselbe stammt von den Phagocyten. Aber woher stammt der Fixateur, der sich frei in den Körperflüssigkeiten aufhält und sich gerade bei den vorbehandelten Tieren in so großer Menge entwickelt? Eine genaue Antwort auf diese Frage ist nicht leicht zu geben; aber manche Thatsachen sprechen ebenfalls für seinen phagocytären Ursprung. Wie wir schon wissen, enthalten die Sera nicht vorbehandelter Meerschweinchen geringe Mengen des Fixateurs; manchmal ist derselbe auch gar nicht nachzuweisen. Er erscheint in reichlichen Mengen erst im Anschluss an die Resorption der entsprechenden Elemente, Blutkörperchen oder Spermatozoen. Diese Resorption ist oft ausschließlich das Werk der Makrophagen. Gerade in den Fällen, in welchen die Erythrocyten, welche in die Bauchhöhle eines Tieres derselben Art eingespritzt sind, unmittelbar in die Lymphe übergehen, ohne durch die Phagocyten beschädigt oder aufgenommen zu sein, wird Zwischenkörper nicht gebildet. Wenn aber Gänseerythrocyten mit defibriniertem Blut unter die Meerschweinchenhaut injiziert werden und in dem sich bildenden Exsudat eine partielle Auflösung erleiden, so kommt es zu einer schwachen Produktion von Zwischenkörper. Wird aber dasselbe Gänseblut in die Bauchhöhle von Meerschweinchen injiziert, so kommt es zu einer reichlichen Phagocytose, und große Mengen von Fixateur werden gebildet. Es besteht demnach in allen diesen Fällen ein konstantes Verhältnis zwischen der Höhe der Phagocytose und der Menge des gebildeten Fixateurs. Da dieser die Bindung des Alexins an die Zellen erleichtert, und da die Zellresorption besonders von den Makrophagen ausgeführt wird, so kommt man zu dem Schluss, dass der Fixateur ein zweites Ferment der Phagocyten darstellt, welches bei der intracellulären Verdauung in großen Mengen gebildet wird. Anstatt aber im Innern der Phagocyten zu bleiben, wird der Fixateur zum Teil ausgestoßen; er geht in das Blutplasma und in andere Flüssigkeiten über und verschwindet schließlich aus dem Organismus, wahrscheinlich infolge von Eliminierung durch die Exkretionsorgane.

Bei den Wirbellosen, bei denen die fremden Erythrocyten ebenfalls innerhalb der Phagocyten — wie wir ja wissen — resorbiert werden, haben wir niemals die hämolytische Eigenschaft der Blutflüssigkeit, selbst nicht nach wiederholten Blutinjektionen, feststellen können. Daraus muss man schließen, dass bei diesen Tieren die Menge des Zwischenkörpers gerade genügt, um die Auflösung der roten Blutkörperchen innerhalb der Phagocyten herbeizuführen. Von den Fischen an (ich erinnere an die im Organismus des Goldfisches resorbierten roten Blutkörperchen des Meerschweinchens) wird die Produktion von Zwischenkörper viel reichlicher, und das Ferment ist durch seine Aktion in vitro leicht nachweisbar.

Diese Überproduktion eines bei der phagocytären Resorption wirkenden Fermentes findet sein Analogon in dem Übergang gewisser geformter Fermente (Amylase und Pepsin bei Mensch und Hund) in das Blut und den Harn, wie wir im vorigen Kapitel erwähnt haben.

Eines der Hauptargumente für unsere These bildet die Analyse der Vorgänge, die sich bei autospermotoxischen Meerschweinchenseris abspielen; diesen Gedanken der Autotoxine hat zuerst Ehrlich zusammen mit Morgenroth in seinen schon mehrfach erwähnten Arbeiten ausgedrückt. Ehrlich legte sich die Frage vor, ob der Organismus, welcher nicht etwa rote Blutkörperchen fremder Arten, sondern solche derselben Tiergattung resorbiert, auch im stande sei, hämolytische Substanzen zu erzeugen. Zu diesem Zwecke hat er von Ziegen genommenes Blut denselben Ziegen oder anderen Ziegen eingespritzt; Ehrlich und Morgenroth[1] konnten unter diesen Umständen isotoxische Sera erhalten, d. h. solche Sera, welche Ziegenerythrocyten auflösen, welche aber nicht von den vorbehandelten Ziegen stammten. Um zu diesem Resultat zu gelangen, durften sie aber nicht reines Blut injizieren, sondern mit Wasser

---

[1] Berl. klin. Wochenschrift, 1900, p. 453.

gemischtes. Die roten Blutkörperchen des reinen Blutes gehen leicht bei einem Tiere derselben Art ins Blut über, ohne von den Phagocyten angegriffen zu werden. Die durch das zugesetzte Wasser beschädigten und teilweise aufgelösten roten Blutkörperchen werden jedoch leicht von den Phagocyten aufgenommen und verdaut. Man weiß nun seit den Versuchen von Bordet, dass das Stroma der roten Blutkörperchen zur Produktion von Zwischenkörper genügt, während das Hämoglobin mit der Bildung jenes Ferments nichts zu thun hat. Da das Stroma, mit der Blut- und Wassermischung injiziert, von den Makrophagen auch aufgezehrt werden muss, so begreift man leicht, dass die Phagocyten zur Bildung des Zwischenkörpers beitragen können.

Die Resorption der roten Blutkörperchen und der Spermatozoen, die wir als Beispiel auseinandergesetzt haben, können gewissermaßen als Schema dienen für die Resorptionsvorgänge körperlicher Elemente im allgemeinen. Bringt man andere Zellenarten in den Organismus, so zeigen die Reaktionsvorgänge stets denselben Charakter: reaktive Entzündung, an welcher die Makrophagen einen hervorragenden Anteil haben; Verdauung der angeführten Elemente durch die Phagocyten; Überproduktion und Ausstoßung der Fixateurs (Zwischenkörper). Während die Makrocytase bei einer Tierart stets dieselbe bleibt, sind die Zwischenkörper stets verschieden und specifisch. Neben den schon beschriebenen »Hämofixateurs« und »Spermofixateurs« kann man im Anschluss an die Injektion von Zellen stets die entsprechenden Fixateurs erhalten. (Leuko-, Nephro-, Hepato-, Trichofixateur.) Die Besprechung derselben gehört nicht zu unserem Thema.

Wir haben nur auf diese Seite der Frage von der Zellenresorption hinweisen wollen, da dieselbe mit dem Immunitätsproblem in naher Berührung steht. Im folgenden Kapitel werden wir übrigens noch mehrfach auf einige die Resorption betreffende Dinge zurückkommen müssen.

Kapitel V.

Resorption der eiweissartigen Flüssigkeiten.

Resorption der flüssigen Substanzen. — Die Präcipitine des Blutserums, welche im Anschluss an die Resorption von Serum und Blut auftreten. — Resorption der Gelatine. — Leukocytärer Ursprung des die Gelatine verdauenden Fermentes. — Antienzyme. — Antilabferment. — Anticytotoxine. — Antihämotoxische Sera. — Ihre beiden Bestandteile: Anticytase und Antifixateur. — Wirkung der Anticytase. — Die Antispermotoxine.   Ursprung der Anticytotoxine. — Ehrlichs Theorie über diese Frage. — Ursprung des Antihämotoxins. — Ursprung des Antispermotoxins. — Produktion dieses Antiferments durch kastrierte männliche Tiere. — Antispermofixateur, welcher in Abwesenheit der Spermatozoen produziert wird. — Verteilung von Spermotoxin und Antispermotoxin im Organismus.

Wir haben schon am Anfang des vorigen Kapitels mitgeteilt, dass verschiedene, chemisch äußerst kompliziert zusammengesetzte Flüssigkeiten von den Geweben resorbiert und vom Organismus ausgenutzt werden können, ohne durch die Verdauungssäfte des Darmtractus modifiziert werden zu müssen. Wir wollen nun die bei dieser Resorption vor sich gehenden Prozesse näher präcisieren und den Mechanismus der Resorption der Flüssigkeiten im lebenden Organismus auseinandersetzen.

Blutserum, Milch und Eiereiweiß können, wie schon erwähnt, im Organismus, dem sie subcutan oder intraperitoneal injiziert werden, ausgenutzt werden. Der Beweis dafür, dass diese Substanzen durch die Gewebe thatsächlich aufgenommen und verdaut werden, wird dadurch geliefert, dass die Injektion derselben eine deutliche Veränderung der Eigenschaften des Blutes herbeiführt.   F. Tchistovitch[1] hat in einer Arbeit aus dem Institut Pasteur nachgewiesen, dass die Resorption von Blutserum von Aalen oder Pferden im Blute von Kaninchen die Bildung specifischer Präcipitine hervorruft. Das Blutserum von Kaninchen, welche gegen das giftige Aalserum immunisiert sind, gab einen Niederschlag mit diesem Serum; das Serum von mit Pferdeblut vorbehandelten Kaninchen giebt einen ähnlichen Niederschlag mit Pferdeserum etc. Diese Eigenschaft ist seitdem durch mehrere Beobachter nachuntersucht und bestätigt worden; dieselben haben jene Eigenschaft zum Erkennen des Blutes zu gerichtlich-medizinischen Zwecken benutzt[2].

---

[1] Annales de l'Inst. Pasteur, 1899, Bd. XIII, p. 413.

[2] Deutsch, Comptes rendus du XIIIe congrès international de médecine de Paris.   Centralblatt für Bakteriologie, 1901, Bd. XXIX; Uhlenhuth, Deutsche medizin. Wochenschrift, 1900, 7. Februar; Wassermann u. Schütze, Berl. klin. Wochenschrift, 1901, 18. Februar, p. 187.

Bordet[1]) hat die Entdeckung gemacht, dass, wenn man Kaninchen Kuhmilch intraperitoneal injiziert, das Blutserum der Kaninchen die Eigenschaft gewinnt, einen specifischen Niederschlag nur mit Kuhmilch zu geben. Der Niederschlag zeigt eine große Ähnlichkeit mit der Gerinnung des Kaseins, ohne dass man darum das Recht hat, die den Niederschlag bewirkende Substanz mit dem Labferment zu identifizieren. Diese Thatsache ist für verschiedene andere Milcharten bestätigt worden, und Schütze[2]) versuchte in einer im Institut für Infektionskrankheiten zu Berlin ausgeführten Arbeit, dieselben zur Differenzierung verschiedener Milcharten anzuwenden. Nach derselben Richtung hat man Untersuchungen über künstliche Präcipitine gemacht, welche sich im Blut im Anschluss an die Injektion von Eiereiweiß und anderer Eiweißstoffe bilden. Leclainche und Vallée[3]) haben Tiere so behandelt, dass ihr Serum einen Niederschlag mit Eiereiweiß gab. Die biologischen Reaktionen vermittels der Präcipitine sind empfindlicher als alle sogenannten chemischen Reagentien. Die specifischen Substanzen der Sera müssen als zur Gruppe der löslichen Fermente zugehörig betrachtet werden und nähern sich mehr den Zwischenkörpern (Fixateurs) als den Alexinen (Cytasen), denn sie werden durch Erhitzen auf 56° nicht zerstört. Von 60° an sinkt ihre Wirkung allmählich und wird erst bei 70° völlig vernichtet.

Ein ähnliches lösliches Ferment wurde im Blutserum von Tieren entdeckt, welche mit Gelatine-Injektionen vorbehandelt wurden. Delezenne, der sich mit dieser Frage in seinem Laboratorium im Institut Pasteur beschäftigt hat, hat die vollständigsten und wichtigsten Resultate über die Gelatineresorption erhalten. Das Blutserum normaler Tiere besitzt nur ein schwaches, oft gar kein Vermögen, die Gelatine zu verflüssigen. Injiziert man diese Substanz aber mehrmals, so gewinnt das Serum eine bedeutend erhöhte Aktivität, wie ja Ähnliches bei festen und manchen flüssigen Substanzen vorkommt. Gelatine giebt zwar keinen Niederschlag, sondern wird einfach aufgelöst und erstarrt nach Abkühlung nicht mehr. Das Ferment des Serums, welches diese Wirkung erzeugt, ähnelt den Präcipitinen, weil es der Temperatur von 56° widersteht und erst durch eine Erhitzung auf 60° zerstört wird. Wie die Trypsine wirkt dasselbe in leicht alkalischem, neutralem oder leicht saurem Medium; am besten in einem leicht alkalischen Medium.

Die Frage, die uns besonders interessiert, ist diejenige nach dem Ursprung des die Gelatine verdauenden Fermentes. Injiziert man einige cbcm einer 10 %igen Gelatinelösung in den Bauch von Laboratoriumstieren, so kommt es nach einigen Stunden zu einer starken Leukocytose in der Peritonealflüssigkeit. Es tritt ein reichlicher Zuzug dieser Zellen ein, unter denen sich mehr Mikrophagen als Makrophagen befinden. Setzt man einem hängenden Tropfen aus einem solchen Exsudat etwas Ehrlichsches Neutralrot zu, so sieht man fast umgehend eine intensive Färbung zahlreicher Tröpfchen im Innern beider Arten von Leukocyten auftreten. Offenbar ruft die Gelatine eine starke positive Chemotaxis der Phagocyten hervor und wird von diesen Zellen aufgenommen. Dies Beispiel beweist, dass die Phagocyten nicht nur feste Körper, wie zellige

---

[1]) Annales de l'Inst. Pasteur, 1899, Bd. XIII, p. 240.
[2]) Zeitschrift für Hygiene, 1901, Bd. XXXVI, p. 5.
[3]) Comptes rendus de la Société de biologie, 1901, p. 51.

Elemente, Farbkörner etc. in sich aufnehmen können, sondern dass sie auch flüssige Substanzen, welche ins Gewebe oder in Höhlen des Organismus eingespritzt werden, aufsaugen können.

Die von Delezenne gewonnenen Resultate zeigen klar die Bedeutung der freien Phagocyten bei der Verdauung der Gelatine. Die besten Resultate hat er beim Hund erhalten. Wie bekannt, kann man bei diesem Tiere eine an Leukocyten sehr reiche aseptische Eiterung erzeugen. Das Exsudat, vom Serum befreit und mit physiologischer Kochsalzlösung gewaschen, giebt mit dieser Flüssigkeit eine Lösung, welche Gelatine schwach verdaut. Erzeugt man aber die Eiterung bei einem Hunde, den man mit mehreren Gelatine-Injektionen vorbehandelt hat, so erhält man Leukocyten, deren auf eben beschriebenem Wege hergestellter Extrakt bedeutend besser die Gelatine verdaut. Die verdauende Kraft der Leukocyten bei vorbehandelten Hunden kann 5 mal so stark sein als diejenige der Leukocyten des normalen Hundes. Es handelt sich hier also sicherlich um eine erworbene Verdauungskraft, welche deutlich auf eine Erhöhung der phagocytären Aktivität hinweist.

Bei vorbehandelten Hunden besitzen die Leukocyten gegenüber der Gelatine deutlich höher verdauende Eigenschaften als das Blutserum; ein Umstand, der darauf hinweist, dass die Quelle des löslichen Ferments in den Leukocyten zu suchen ist. Die Resultate dieser Untersuchungen sind für das Studium der eigentlichen Immunität von hoher Bedeutung.

Schon lange hat man versucht, eine nahe Beziehung zwischen löslichen Fermenten, Diastasen oder Enzymen und den albuminoiden Substanzen zu finden. Nencki und Sieber[1] halten diese Auffassung auf Grund ihrer neuesten Untersuchungen über die chemische Zusammensetzung des Pepsins aufrecht. Beide Kategorien von Substanzen haben das Gemeinsame, dass nach der Resorption in den Organismus antagonistische Fermente auftreten. Wie nach der Injektion von Milch. Eiereiweiß, Serum in die Körperhöhlen oder Gewebe specifische Präcipitine gebildet werden, so ruft die Injektion gewisser Enzyme die Produktion von Antienzymen oder Antidiastasen im Organismus hervor.

Schon lange wusste man, dass das Blutserum vieler Tiere die Wirkung gewisser Enzyme aufhebt. So hat Röden festgestellt, dass normales Pferdeserum die Labgerinnung der Milch verzögert oder selbst völlig verhindert. Man hat auch oft beobachtet, dass normale Sera die Verdauung der Eiweißstoffe durch Trypsin stören. Aber erst neuerdings hat man Antienzyme dadurch hergestellt, dass man die betreffenden Enzyme Tieren einspritzte. So hat Hildebrand[2] ein Antiemulsin im Serum von Kaninchen erzeugt, denen er mehrfach Emulsin injizierte. Fermi und Pernossi[3] haben ein Antitrypsin hergestellt. Von Dungern[4] hat eine Antidiastase gegen proteolytische Fermente einiger Bakterien erzeugt; aber von allen Antienzymen ist bisher unstreitig am besten das Antilabferment studiert worden, welches unabhängig von einander Morgenroth[5] und

---

[1] Zeitschrift für physiol. Chemie, 1901, Bd. XXXII, p. 291.
[2] Virchows Archiv, 1893, Bd. CXXXI, p. 32.
[3] Zeitschrift für Hygiene, 1894, Bd. XVIII, p. 83.
[4] Münchener mediz. Wochenschrift. 1898, 15. August.
[5] Centralblatt für Bakteriologie 1899, Bd. XXVI, p. 349 und 1900, Bd. XXVII, p. 721.

Briot[1]) dargestellt haben. Morgenroth behandelte Ziegen mit steigenden Dosen von Labferment und konnte sich durch minutiöse vergleichende Untersuchungen von dem Auftreten und der Vermehrung des Antilabferments im Blutserum überzeugen. Die Ziege, welche das beste Resultat ergab, erreichte bei der Entwicklung des Antilabferments eine bestimmte Grenze, welche sich in keiner Weise überschreiten ließ.

Briot hat Antilabferment bei Kaninchen erzeugt, denen er mehrfach flüssiges Labferment injizierte; er konnte sich davon überzeugen, dass Antilabferment des Pferdeserums eine nicht dialysierbare, durch Alkohol und gewisse Salze fällbare Substanz ist. Wie die Präcipitine und die Diastase, welche die Gelatine verdaut, widersteht auch das Antilabferment einer Erhitzung von 55—56°. Selbst die Erhitzung auf 58° übt noch keine Wirkung aus, aber bei 60° beginnt dieselbe schädlich zu wirken, und bei dreistündiger Einwirkung von 62° hat das Serum die Eigenschaft verloren, die Gerinnung des Kaseins durch Labferment zu verhindern. Sowohl Morgenroth wie Briot nehmen an, dass das Antilabferment das Labferment durch direkte Einwirkung neutralisiert.

Die Zellgifte tierischen Ursprungs oder Cytotoxine, von denen schon im vorigen Kapitel die Rede war, rufen ebenfalls die Produktion specifischer Antikörper, der Anticytotoxine, hervor. Das Studium der letzteren ist besonders interessant für denjenigen, welcher sich mit der Immunitätsfrage im allgemeinen beschäftigt. Die Anticytotoxine sind gelegentlich des Studiums der Giftwirkung des Blutserums der Aale entdeckt worden. Camus und Gley[2]) und unabhängig von ihnen Kossel[3]) haben gezeigt, dass mit Aalserum in steigenden Dosen behandelte Tiere eine antitoxische Eigenschaft gewinnen, welche die roten Blutkörperchen derselben gegen die hämolytische Aktion des Ichthyotoxins (der toxischen Substanz des Aalblutes) schützt. Th. Tschistovitch[4]) hat nicht nur diese Entdeckung bestätigt, sondern noch neue Resultate hinzugefügt.

Wenn man in vitro antitoxisches Serum mit roten Blutkörperchen der dies Serum liefernden Arten mischt und nun dieser Mischung hämolytisches Serum von Aalen hinzufügt, so findet man, dass die roten Blutkörperchen unverändert bleiben. In Teströhrchen, in welchen das antitoxische Serum durch normales Serum derselben Tierart ersetzt ist, werden die roten Blutkörperchen dagegen infolge der Toxicität des Aalserums leicht aufgelöst. Bei mit Aalserum vorbehandelten Tieren (Kaninchen) erwirbt nicht nur das Blut antitoxische Eigenschaften, sondern auch die roten Blutkörperchen werden mehr minder widerstandsfähig gegen das Ichthyotoxin des Aalserums. Trennt man bei mit Aalserum vorbehandelten Kaninchen die roten Blutkörperchen von ihrem Serum und setzt man den Erythrocyten Ichthyotoxin zu, so tritt sehr oft keine Hämolyse auf. Aber zwischen dieser erworbenen Immunität der roten Blutkörperchen und der antitoxischen Kraft des Blutes besteht nach Tschistovitch kein unmittelbarer Zusammenhang. Man beobachtet sogar manchmal eine Art von Antagonismus zwischen den beiden Eigenschaften, indem die

---

[1]) Untersuchungen über Labferment und Antilabferment. Sceaux 1900. Thèse de la Faculté des Sciences de Paris, No. 4.
[2]) Archives internes de Pharmacodynamie, 1898, Bd. III und IV.
[3]) Berl. klin. Wochenschrift, 1898, Nr. 7.
[4]) Annales de l'Inst. Pasteur, 1899, Bd. XIII, p. 406.

roten Blutkörperchen eines Kaninchens, dessen Serum stark antitoxisch ist, für das Aalgift sehr empfindlich sind, und umgekehrt.

Die Giftwirkung des Aalserums auf rote Blutkörperchen vieler Wirbeltiere ist eine natürliche Eigenschaft desselben und erfordert keine besondere Behandlung der Aale. Die antitoxische Eigenschaft jedoch, welche gegen das Ichthyotoxin gerichtet ist, wird erst entwickelt nach besonderer Vorbehandlung der Tiere mit steigenden Dosen von Aalserum. Andererseits giebt es auch natürliche, gegen Zellgifte wirkende Antitoxine im nicht vorbehandelten Blut von Menschen und Tieren, welche die Cytotoxine, die im Blut einer großen Zahl von Tieren verbreitet sind, zu neutralisieren im stande sind.

Besredka[1]) hat gezeigt, dass das Blutserum des Menschen und vieler Wirbeltiere eine Substanz enthält, welche die roten Blutkörperchen verhindert, unter dem Einfluss von Blutserum eines fremden Tieres gelöst zu werden. Um die Gegenwart dieser Antitoxine nachzuweisen, erhitzt man zweckmäßig die Sera auf 56° und setzt ihnen rote Blutkörperchen der gleichen Art und hämolytisches Serum einer anderen Tierart zu. Jetzt kommt eine Auflösung der roten Blutkörperchen nicht zu stande, während, wenn man sie mit hämolytischem Serum mischt, unausbleiblich Hämolyse auftritt.

Außer diesen natürlichen Antihämolysinen giebt es eine große Reihe künstlicher Antihämolysine oder Antihämotoxine. Bordet[2]) hat zuerst auf diesen wichtigen Punkt aufmerksam gemacht. Er hat Hühnerblutserum, welches sich stark hämolytisch gegen·rote Blutkörperchen von Kaninchen verhält, letzteren Tieren eingespritzt, und nach einigen Injektionen hatte das Serum dieser so behandelten Kaninchen deutlich antitoxische Eigenschaften gegenüber dem Hühnerserum erworben. Später[3]) stellte Bordet ein Serum gegen ein künstliches Hämotoxin dar. Meerschweinchenserum schädigt die roten Blutkörperchen der Kaninchen nicht. Wenn man aber Meerschweinchen mehrfach Kaninchenblut injiziert, so gewinnt das Serum der Meerschweinchen die Eigenschaft, rote Blutkörperchen von Kaninchen aufzulösen. Um diese Wirkung zu verhindern, genügt es, hämotoxisches Serum vorbehandelter Meerschweinchen mehrfach Kaninchen zu injizieren. Das Serum dieser Kaninchen wird nunmehr antihämotoxisch und schützt die Kaninchenerythrocyten gegen die hämolytische Wirkung des Meerschweinchenserums.

In normalen hämolytischen Seris (Aal- und Hühnerserum) gelang es bisher nicht, die Anwesenheit zweier nur durch ihre Kombination wirkender Substanzen nachzuweisen. In den Seris dagegen, welche man nach Vorbehandlung von Tieren mit Injektion von Blut anderer Tiere erlangt, kann man leicht, wie wir schon im vorigen Kapitel entwickelt haben, die Gegenwart zweier zusammenwirkender Substanzen zeigen: 1. Der Makrocytase (Alexin, Komplement), 2. des Fixateur (Amboceptor nach Ehrlich, substance sensibilisatrice nach Bordet). Das Studium der Antihämotoxine, welche gegen künstliche Hämotoxine hergestellt worden sind, bietet demnach ein viel höheres Interesse. Die Auflösung der roten Blutkörperchen kann in diesem Falle entweder durch eine gegen das

---

[1]) Annales de l'Inst. Pasteur, 1901, Bd. XV.
[2]) Ibid., 1899, Bd. XIII, p. 285.
[3]) Ibid., 1900, Bd. XIV, p. 270.

Alexin gerichtete, antitoxische Wirkung oder durch Neutralisation des Zwischenkörpers verhindert werden, da die Zusammenwirkung beider Substanzen ja zum Auftreten der Hämolyse unentbehrlich ist. Bordet hat sich nun die Frage vorgelegt, ob das antitoxische Serum, welches er beim Kaninchen dargestellt hat, gegen das Alexin oder gegen den Zwischenkörper wirkt, oder aber, ob es beide Eigenschaften zugleich besitzt. Bevor man an die Lösung dieses Problems ging, musste man einige Hauptcharaktere der künstlichen antihämotoxischen Sera feststellen. Die Haupteigenschaft ist die Widerstandsfähigkeit der Antihämotoxine gegen Erhitzung auf 55°—60° und selbst gegen höhere Temperaturen; selbst bei Erhitzung auf 70° behalten die Antihämotoxine wenigstens zum Teil ihre Haupteigenschaft bei. In dieser Beziehung weichen diese Substanzen von den Alexinen ab und nähern sich den Präcipitinen, den Zwischenkörpern und den Agglutininen.

Bordets mit großer Exaktheit ausgeführte Versuche haben gezeigt, dass in dem Serum der Kaninchen, welche er mit dem specifischen hämotoxischen Serum von Meerschweinchen vorbehandelt hat, sich beide Substanzen: Anticytase und Antifixateur vereint befinden. Während aber das erste dieser beiden Antitoxine sich sehr reichlich vorfindet, ist Antifixateur nur in geringer Menge vorhanden. Zu diesem Resultate ist Bordet auf folgende Weise gelangt: Um die roten Blutkörperchen von Kaninchen zu verhindern, sich im hämotoxischen Serum von Meerschweinchen aufzulösen, musste er eine hohe Dosis (10—20mal so große) des antitoxischen Serums hinzufügen; erhitzte er aber letzteres auf 55°, so konnte die zur Verhinderung der Hämolyse nötige Quantität von antitoxischem Serum bedeutend beschränkt werden. Anstatt dem hämotoxischen Serum 10—20 Volumeinheiten antitoxischen Serums zuzusetzen, brauchte man nur noch drei, sogar zwei Volumen des erhitzten Serums zuzumengen. Erhitzung auf 55° zerstört, wie wir ja wissen, die Makrocytase, welche in dem antitoxischen Kaninchenblut enthalten sein musste. Diese Cytase ist an sich unfähig, rote Blutkörperchen derselben Art aufzulösen; aber dem Fixateur des hämotoxischen Meerschweinchenserums zugesetzt, löst die Makrocytase des Kaninchenserums jene Erythrocyten auf. Hieraus schloss er, dass das hämotoxische Meerschweinchenserum eine Menge von Fixateur enthalten musste, welche genügte, um die Auflösung der roten Blutkörperchen durch die Makrocytase des Kaninchenserums herbeizuführen. Dieses antitoxische Serum, welches also die Hämolyse nur dann verhindern kann, wenn es in großen Mengen zugesetzt wird, enthält demnach wenig Antifixateur. Zerstört man aber durch Erhitzen dieses Serums auf 55° die Makrocytase des Kaninchens, so hat dies zur Folge, dass die Mischung des antitoxischen Kaninchenserums mit dem hämotoxischen Meerschweinchenserum, welches rote Blutkörperchen des Kaninchens auflöste, dieselben nunmehr unverändert lässt. Denn der in dieser Mischung enthaltene Fixateur fand keine Makrocytase an, mit der er sich hätte verbinden können, da die Makrocytase des Kaninchens durch Erhitzung zerstört und diejenige des Meerschweinchens durch das antitoxische Serum neutralisiert war. Dieser Versuch zeigt also, dass das antitoxische Serum eine specifische Anticytase enthält. Diese Anticytase ist zwar im stande, die Makrocytase des Meerschweinchens zu neutralisieren, kann jedoch nicht die Makrocytase des Kaninchens unschädlich machen. Demnach ist zu untersuchen, ob das antitoxische Serum des Kaninchens außer Anticytase auch einen specifischen Antifixateur enthält. Bordet hat eine Mischung von auf 55° erhitztem antitoxischen Kaninchenserum mit ebenfalls auf 55° erhitztem, hämotoxischen Meerschweinchenserum hergestellt. In dieser Mischung waren beide Makrocytasen (sowohl des Kaninchens wie des Meerschweinchens) durch die Hitze zerstört worden, während die Antitoxine des Kaninchenserums und der Fixateur des hämotoxischen Serums unverändert geblieben sind. Die Mischung war infolge Mangels an Makrocytasen nicht im stande, die roten Blutkörperchen von Kaninchen aufzulösen. Setzte man derselben aber frisches, nicht erhitztes Kaninchenserum hinzu, so gab man zugleich Kaninchenmakrocytase. Da diese aber durch die Anticytase des antitoxischen Serums nicht neutralisiert werden konnte und an sich nicht im stande war, die Kaninchenerythrocyten aufzulösen, so konnte sie nur dann hämolytisch wirken, wenn in der Mischung noch freier, nicht neutralisierter Fixateur in genügender Menge enthalten war. Nun wurden im Versuche die Kaninchenerythrocyten in der Mischung aber nicht aufgelöst. Demnach war der Fixateur durch die Gegenwart eines Antifixateurs im antitoxischen Meerschweinchenserum inaktiviert worden. Ich brauche nicht näher auf die Einzelheiten der Bordetschen Versuche einzugehen; dieselben haben zur Genüge bewiesen, dass in dem antitoxischen Serum seiner Kaninchen zwei Arten von Antitoxinen sich thatsächlich vorfanden: Anticytase in großen Mengen und Antifixateur in bedeutend geringerer Quantität.

Ehrlich und Morgenroth[1]) haben ebenfalls und unabhängig von Bordet festgestellt, dass antihämotoxisches Serum an Anticytase sehr reich ist. Sie injizierten mehrfach normales, an Cytase sehr reiches Pferdeserum einer Ziege und erhielten im Blutserum derselben eine gegen Pferdecytase sehr wirksame Anticytase. Dies antitoxische Ziegenserum enthielt keinen Antifixateur. Dies ist deshalb natürlich, weil das zu den Injektionen benutzte Pferdeserum von normalen Pferden stammte, welche keinen oder wenig Fixateur enthielten. Aber selbst in einem andern Falle, in welchem die Gelehrten[2]) einem Hunde Hammelserum injizierten, welches den für Hundeerythrocyten specifischen Fixateur in Menge enthielt, konnten sie ebenfalls Antifixateurs nicht erhalten. Diese Thatsachen rauben der Bordetschen Entdeckung des Antifixateurs den Wert nicht, beweisen aber, dass man dies Antitoxin oft im Serum nicht wiederfinden kann. Ehrlich und Morgenroth sprechen bei dieser Gelegenheit selbst die Meinung aus, dass in diesem Falle der Antifixateur an der Zelle, die denselben produziert, haften bleibt, ohne ins Blut überzugehen.

Die soeben mitgeteilten Resultate scheinen in Widerspruch mit den Untersuchungen anderer Autoren zu stehen. Bei Gelegenheit der Untersuchungen, die Schütze[3]) über die Wirkung des antihämotoxischen Meerschweinchenserums auf das Kaninchenhämotoxin machte, gelangte er zu dem Ergebnis, dass in dem Meerschweinchenserum nur ein Antifixateur entsteht. Da er seinen Meerschweinchen nur solches hämotoxisches Kaninchenserum injizierte, welches auf 60° erhitzt und daher von Makro-

<hr>

[1]) Berl. klin. Wochenschr., 1900, p. 684. P. Ehrlich, Proceedings of the r. society, 1900, No. 432, p. 424.

[2]) Berl. klin. Wochenschrift, 1901, p. 570.

[3]) Deutsche mediz. Wochenschrift, 1900, p. 431.

cytase frei war, so schloss er daraus, dass in diesem Serum nur specifischer Fixateur übrig blieb, welcher im stande war, die Bildung eines Antitoxins anzuregen. Dies musste demnach ein Antifixateur sein. Paul Müller[1] ist zu einem ähnlichen Schluss gekommen, nachdem er Kaninchen erhitztes hämotoxisches Hühnerserum injiziert hatte. Diese Injektionen führten im Kaninchenserum zur Bildung eines Antitoxins, welches Müller als einen Antifixateur ansah.

Ehrlich und Morgenroth[2] stellten sich dieser Interpretation entgegen, indem sie auf ihren Versuchen, welche mit Seris normaler Tiere angestellt waren, basierten. Sie haben feststellen können, dass diese in unverändertem Zustande oder nach Erhitzung auf 60° injizierten Sera das gleiche Antihämotoxin, nämlich das Antialexin, produzieren. Wenn Schütze und Müller die Sera durch Erhitzung von Alexin gänzlich befreit zu haben glaubten, so rechneten sie nicht mit der Möglichkeit, dass die Alexine sich unter dem Einfluss der Erhitzung in verschiedenen Körpern transformieren können, welche zwar unfähig zur Hämolyse, aber wohl fähig zur Anregung der Bildung von Antialexin sind. Ehrlich und Morgenroth bezeichnen diese neuen Körper, welche aus den Alexinen durch Erhitzung auf 55°—60° entstehen, mit dem Namen »Komplementoide«; diese haben also in den Versuchen von Schütze und Müller die Produktion von Antitoxinen, die nichts anderes als Antialexine waren, herbeigeführt.

In all den soeben mitgeteilten Arbeiten wurden die Antialexine durch Injektion von verschiedenen teils normalen, teils erhitzten Seris hergestellt. Wassermann[3] hat eine andere Methode angegeben, um zu demselben Resultate zu gelangen. Er injiziert Meerschweinchen Kaninchenleukocyten, die von Serum auf das allersorgfältigste befreit sind. Nach kurzer Zeit wird das Blutserum der so behandelten Meerschweinchen deutlich, wenn auch schwach Antialexin-haltig. Aus diesem Versuche zieht der Autor unter anderm auch den Schluss, dass die Leukocyten thatsächlich Alexin enthalten, wie verschiedene Autoren schon häufig beobachtet haben.

Wie wirken nun die Antialexine auf die Alexine? Alle Gelehrten, die sich mit dieser Frage beschäftigt haben, beantworten dieselbe übereinstimmend dahin, dass die Wirkung der Antialexine eine direkte ist. Bordet ist der Ansicht, dass die beiden Substanzen sich so innig mit einander verbinden, dass die Erhitzung dieselben nicht trennen kann. Bekanntlich sind die Alexine sehr wenig widerstandsfähig gegen Erhitzung, und ihre hämolytische Eigenschaft wird schon bei 55° zerstört. Die Antialexine dagegen widerstehen der Erhitzung in viel höherem Grade. Bordet hat Mischungen von Alexin enthaltendem, hämolytischem Serum und von antihämolytischem Serum hergestellt, also neutrale Mischungen, auf welche rote Blutkörperchen entweder gar nicht reagieren, oder, wenn sie durch einen specifischen Fixateur empfänglich gemacht sind, eine schwache Reaktion geben. Diese Mischungen ließen auch keine hämotoxischen Eigenschaften erkennen oder übten diese Wirkung nur in sehr geringem Grade aus. Wenn in den Gemischen die Alexine

---

[1] Centralblatt für Bakteriologie, 1901, Bd. XXIX, p. 175.
[2] Berl. klin. Wochenschrift, 1901, p. 251.
[3] Zeitschrift für Hygiene, 1901, Bd. XXXVII, p. 190.

frei neben den Antialexine bleiben, so kann man voraussehen, dass die Erhitzung der ersteren auf 55° die antihämotoxische Eigenschaft der Antialexine wiederherstellen kann, denn da die Alexine bei 55° zerstört werden, so bleibt in dem Gemisch nur noch das aktive Antialexin zurück. Die nach dieser Richtung hin gemachten Versuche haben gezeigt, dass das Erhitzen dieser Gemische die Wirkung der Antihämotoxine nicht wieder herstellt; mit andern Worten, das Antialexin hat sich definitiv mit dem Alexin verbunden.

Ehrlich und Morgenroth haben sich davon überzeugt, dass ihr Antihämotoxin weder auf die roten Blutkörperchen, noch auf den Fixateur irgend welchen Einfluss ausübt und nur die Wirkung des Alexins aufzuheben im stande ist. Sie brachten Kaninchenerythrocyten in eine Mischung, in welcher auf 56° erhitztes Ziegenserum, das nur noch seinen Fixateur besaß, und antitoxisches Serum enthalten war. Sodann befreiten sie durch Centrifugieren die roten Blutkörperchen von der sie umspülenden Flüssigkeit und brachten sie mit hämolytischem Serum von normalen Pferden zusammen. Die Auflösung der roten Blutkörperchen ging prompt vor sich, weil das Antialexin während der Centrifugierung völlig entfernt worden war und sich weder mit den roten Blutkörperchen, noch mit dem Fixateur verbunden hatte.

Ehrlich und Morgenroth haben verschiedene Arten von Antialexinen dargestellt, indem sie das Serum verschiedener Tierarten einigen Säugetieren injizierten; aber sie bemerkten, dass Injektionen von Serum einer nahestehenden Art nicht im stande war, die Bildung von Antialexin hervorzurufen. Injizierten sie Ziegenserum Hammeln oder Hammelserum Ziegen, so konnten sie niemals Antialexin-haltiges Serum erzeugen.

Außer den antihämotoxischen Seris hat man mehrere andere anticytotoxische Sera dargestellt. Delezenne[1] hat Sera hergestellt, welche die Wirkung des Neurotoxins und des die Leberzellen zerstörenden Zellengiftes aufheben. Wir[2] konnten ein Kaninchenserum darstellen, welches die Immobilisierung der Spermatozoen dieses Nagetieres durch das specifische Spermotoxin des Meerschweinchens verhindert. Später hat Metalnikoff[3] in meinem Laboratorium ein anderes antispermotoxisches Serum hergestellt, welches dieselbe Wirkung ausübte.

Da die Geschichte dieser Antispermotoxine sehr interessant ist, müssen wir uns bei den Eigenschaften derselben etwas aufhalten. Die beiden erwähnten Antispermotoxine unterscheiden sich durch gewisse Charaktere. Als Metalnikoff sich daran machte, Meerschweinchen Kaninchenspermatozoen zu injizieren, dachte er, dass diese Aufgabe sehr leicht sei und dass nach einigen Injektionen das Meerschweinchenserum antispermotoxisch werden würde; aber das Resultat entsprach nicht seiner Erwartung. Das Serum dieser Tiere, mit spermotoxischem Serum vermischt, war nicht im stande, die Immobilisierung von Meerschweinchenspermatozoen zu verhindern. Erst als er das Serum der vorbehandelten Meerschweinchen auf 56° erhitzte, erschien die antispermotoxische Eigenschaft desselben deutlich wieder. Die Unwirksamkeit des nicht erhitzten Serums musste also von der Toxicität der Makrocytase des Meerschweinchens abhängen,

---

[1] Annales de l'Institut Pasteur, 1900, p. 686.
[2] Ibid., 1900, Bd. XIV, p. 5.
[3] Ibid., p. 583.

denn nur diese konnte durch die Erhitzung zerstört worden sein. Damit aber die Makrocytase wirkt, muss Fixateur vorhanden sein, und dieser Gedanke führt zu der Annahme, dass das Serum der Meerschweinchen Metalnikoffs Antifixateur nicht enthalten hat. Diese Annahme wurde durch den Versuch vollauf bestätigt. Metalnikoff brachte einen Tropfen Meerschweinchensperma in eine Mischung, welche aus auf 56° erhitztem antispermotoxischem Serum und aus spermotoxischem Serum bestand. Die Spermatozoen behielten ihre normale Beweglichkeit bei. Setzte er aber einige Tropfen nicht erhitzten Meerschweinchenserums hinzu, so wurden die Spermatozoen fast augenblicklich unbeweglich. In der Mischung befand sich also Kaninchenmakrocytase, welche durch die Anticytase des Kaninchenserums neutralisiert war. Daher blieben die Spermatozoen beweglich. Aber in derselben Mischung war auch der von dem spermotoxischen Kaninchenserum stammende Fixateur enthalten, welcher frei und nicht neutralisiert blieb. Die beweglichen Spermatozoen hatten sich mit diesem Fixateur gewissermaßen imprägniert, und sie bedurften nur einer geringen Menge von Meerschweinchenmakrocytase (gegen welche die Anticytase ohnmächtig war), um die Beweglichkeit der Spermatozoen sofort aufzuheben.

Es ist demnach nicht zweifelhaft, dass das Serum von mit Spermotoxin behandelten Meerschweinchen nur Anticytase und gar keinen oder fast gar keinen Antifixateur enthielt. Anders bei dem Antispermotoxin, welches wir bei Kaninchen, die mit dem spermotoxischen Serum von Meerschweinchen behandelt worden waren, erhalten haben. Es waren nur mehrere aufeinanderfolgende Injektionen nötig, um dem Serum der vorbehandelten Kaninchen die Eigenschaft zu verleihen, die Wirkung des spermotoxischen Meerschweinchenserums auf die Beweglichkeit der Kaninchenspermatozoen zu verhindern. In der Mischung von antispermotoxischem und spermotoxischem Serum bewegten sich die Spermatozoen lange Zeit hindurch fort, während in der Kontrollmischung, welche frisches Kaninchenserum und spermotoxisches Serum enthielt, die Samenkörperchen schon nach einigen Minuten ihre Beweglichkeit verloren. Um dieses deutliche Resultat zu erlangen, brauchte man nicht einmal das antispermotoxische Serum zu erhitzen, wie in den Fällen von Metalnikoff. Ich habe fast alle meine Versuche mit frischem, nicht erhitztem Serum gemacht. Da das Kaninchenserum Makrocytase enthält, welches die durch den Fixateur empfänglich gemachten Spermatozoen zu immobilisieren im stande ist, und da diese Makrocytase durch die Anticytase, welche auf die Makrocytase des Meerschweinchens wirkt, keineswegs neutralisiert werden kann, so beweist obige Thatsache, dass das antispermotoxische Serum der von mir behandelten Kaninchen Antifixateurs enthielt. Zwischen Metalnikoffs und meinem antispermotoxischen Serum besteht eine ähnliche Differenz, wie zwischen den verschiedenen antihämotoxischen Seris. Einige derselben enthalten nur Anticytase, andere enthalten wiederum auch Antifixateurs.

Da dies Resultat von großer allgemeiner Bedeutung ist, so musste ich dasselbe noch durch eine andere Versuchsanordnung kontrollieren. Ich habe einigen Kaninchen spermotoxisches Meerschweinchenserum und anderen normales Meerschweinchenserum injiziert. Da die Menge an Alexin bei beiden etwa dieselbe ist, wenn die antispermotoxischen Sera nur Anticytase enthalten, so müsste die Wirkung der Sera, welche man

nach Injektion von normalem und von specifischem Serum erhält, die
gleiche sein. Der Versuch beweist gerade das Gegenteil. Das antispermotoxische Serum von Kaninchen, welche mit normalem Meerschweinchenserum behandelt worden waren, war regelmäßig weniger
aktiv als das Serum von Kaninchen, denen spermotoxisches Serum von
vorbehandelten Meerschweinchen eingespritzt war. Ersteres enthielt nur
Anticytase, während das zweite außerdem noch einen Antifixateur enthielt.
Die Versuche von Weichhardt[1]) aus meinem Laboratorium haben meine
Ansicht bestätigt.

Nunmehr über die Konstitution der Anticytotoxine unterrichtet, wollen
wir zu der Frage übergehen, woher diese Körper und ähnliche Fermente
stammen, welche bei der Resorption der eiweißartigen Substanzen im Blut
und in den Geweben wirksam sind.

Wie schon erwähnt, sind die Leukocyten Träger von flüssigen, Gelatine verdauenden Fermenten, und sie erzeugen eine größere Menge Ferment bei Tieren, die mit Gelatineinjektionen vorbehandelt sind. In diesem
Falle werden die Leukocyten zu einer stärkeren Produktion von verdauendem Ferment gewissermaßen erzogen, analog der im 3. Kapitel
mitgeteilten Beobachtung, nach welcher bei der Darmverdauung die
Pankreasfermente vermehrt werden. Demnach sind wir berechtigt, die
Leukocyten und vielleicht ganz im allgemeinen die Phagocyten als die
Quelle des Gelatine verdauenden, löslichen Ferments anzusehen.

Verhält es sich nun ebenso mit den andern Substanzen, welche an
der Resorption eiweißartiger Stoffe in den Flüssigkeiten und Geweben
teilnehmen? Bisher hat man den Ursprung der Präcipitine und Anti-
fermente, z. B. des Antilabferments, noch nicht studiert. In Anbetracht
der Schwierigkeit des Problems ist es vorläufig noch nicht möglich, dasselbe zu lösen. Bekanntlich ruft die Injektion dieser Substanzen in den
Organismus eine ähnliche Reaktion hervor, wie diejenige von Gelatine
in das Meerschweinchenperitoneum. Morgenroth[2]) hat bei Ziegen beobachtet, dass die subcutane Injektion sterilen Labferments an der Injektionsstelle das Auftreten weit verbreiteter Infiltrationen zur Folge
hatte, ein Vorgang, der von Fieber begleitet war. Hieraus kann man
schließen, dass das Labferment eine starke Reaktion der Leukocyten erzeugt. Durch direkte Versuche hat Hildebrand[3]) gezeigt, dass Labferment,
welches er in Glaskapillaren unter die Haut der Kaninchen brachte, eine
stark positive Chemotaxis bei den Leukocyten dieser Tiere hervorrief.
Es kam zur Bildung eines mehrere mm langen, aus Leukocyten bestehenden Pfropfs. Nun wissen wir durch Briot, dass das Kaninchen Antilabferment zu produzieren vermag. Hildebrand hat außerdem festgestellt, dass mehrere andere Diastasen oder hydrolytische Fermente, wie
Invertin und Emulsin, ebenfalls Chemotaxis veranlassen. Die Leukocyten-
reaktion ist demnach ein Vorgang, den man allgemein beobachtet, wenn
man in Gewebe kompliziert gebaute Substanzen bringt, welche die Bildung
von Antikörpern hervorzurufen im stande sind. Auf Grund dieses Resultats
ist man versucht, als Regel anzunehmen, dass die Leukocyten die Fähigkeit besitzen, Antikörper zu produzieren. Obwohl diese Hypothese sehr

---

[1]) Annales de l'Inst. Pasteur, 1901, Bd. XV.
[2]) Centralblatt für Bakteriologie, 1899, Bd. XXVI, p. 352.
[3]) Virchows Archiv, 1893, Bd. CXXXI, p. 7.

wahrscheinlich ist, so liegen doch noch nicht genug Thatsachen vor, um dieselbe als allgemeingültig aufzustellen.

Da gerade die roten Blutkörperchen durch die Hämotoxine angegriffen werden, so liegt die Frage nahe, ob diese Blutkörperchen sich nicht durch die Bildung von Antihämotoxinen schützen und den Überschuss des gebildeten Antihämotoxins an das Blut und andere Körpersäfte abgeben können. Die nach dieser Richtung gemachten Untersuchungen beziehen sich immer auf die Wechselwirkung zwischen Antihämotoxin von Kaninchenblutserum und Ichthyotoxin von Aalserum.

Man muss also die Thatsachen, die über die Anticytotoxine und ähnliche Körper bekannt sind, prüfen, um sich von der wahrscheinlichen Bildungsstätte derselben eine Vorstellung zu machen. Eine große Zahl von genauen Ergebnissen betreffend die Antihämotoxine gab uns über den Ursprung derselben keinen Aufschluss.

Die erste Frage, die wir uns vorlegen wollen, ist: Sind die roten Blutkörperchen im stande, Antihämotoxine zu produzieren? Wenn die roten Blutkörperchen thatsächlich die Bildungsstätte dieser Stoffe sind, so werden die roten Blutkörperchen von Tieren, deren Serum antihämotoxisch ist, wahrscheinlich eine hohe Unempfänglichkeit gegen die Toxine zeigen; so wissen wir, dass die weißen Blutkörperchen, welche Gelatinase erzeugen, Gelatine besser verdauen als das Serum derselben Tiere. Nach den Versuchen, die Tschistowitsch (l. c.) an Kaninchen gemacht hat, die er gegen Aalichthyotoxin immunisiert hat, muss man annehmen, dass die roten Blutkörperchen der Kaninchen oft sehr empfindlich gegen das Aalgift sind, während das Blutserum derselben Kaninchen ein stark hämolytisches Vermögen besitzt. Erst später, wenn das Serum einen großen Teil seiner Kraft verliert, werden die roten Blutkörperchen gegen das Ichthyotoxin immun.

Bevor wir aber die Hypothese, dass die Antihämotoxine durch rote Blutkörperchen produziert werden, verlassen, müssen wir untersuchen, ob man sie nicht mit den durch die Ehrlichsche Seitenkettentheorie[1]) aufgestellten Anschauungen in Einklang bringen kann. Diese Theorie hat Ehrlich zu dem Zwecke erdacht, um die Produktion der Antitoxine und ihre Wirkung auf bakterielle und pflanzliche Toxine zu erklären. Später hat Ehrlich seine Theorie auf die Cytotoxine, die Anticytotoxine und Bakteriengifte ausgedehnt.

Nach Ehrlich enthält das Molekül der eiweißartigen Substanzen außer dem unveränderlichen centralen Kern eine Reihe von » Seitenketten« oder »Rezeptoren«, welche besondere Nebenfunktionen ausüben und speciell zur Ernährung der Zellen dienen. Die Rezeptoren besitzen eine große Affinität zu verschiedenen Substanzen, die zum Unterhalt der lebenden Elemente notwendig sind. Im normalen Zustand ergreifen diese Rezeptoren Nahrungspartikelchen, wie ein Blatt der Dionaea eine ihr als Nahrung dienende Fliege ergreift. Unter besonderen Umständen können diese Rezeptoren sich mit komplexen Molekülen eiweißartiger Substanzen, so z. B. mit verschiedenen Toxinen, vereinigen. Anstatt sich mit einem zum Erhalten des Lebens notwendigen Molekül zu

----

[1]) Klin. Jahrbuch, 1897, Bd. VI. Proceedings of the Royal Society, 1900, No. 432, p. 424. Ehrlich, Lazarus und Pincus, Leukämie etc., Nothnagels Specielle Pathologie und Therapie, 1901, Bd. VIII, Schlussbetrachtungen, p. 163.

kombinieren, wird in diesem Falle der Rezeptor ein Molekül abfangen, welches die Zelle zu vergiften im stande ist. Nach der Ehrlichschen Theorie über den Bau der Toxine enthalten die Moleküle derselben eine »toxophore« Atomgruppe und eine »haptophore« Gruppe. Die erste besitzt die Giftwirkung, und die zweite verbindet sich mit dem betreffenden Rezeptor. Die toxophore Gruppe eines komplizierten Giftes, z. B. des Ichthyotoxins, kann in ein rotes Blutkörperchen nur vermittels seiner haptophoren Gruppe und des entsprechenden Rezeptors eindringen. Wenn ein rotes Blutkörperchen eine große Menge von Ichthyotoxin-Molekülen aufgenommen hat, so wird durch die vereinte Wirkung aller toxophoren Gruppen das Weiterbestehen des roten Blutkörperchens unmöglich, und dasselbe wird aufgelöst. Wenn aber ein rotes Blutkörperchen nur von einigen toxischen Molekülen, welche das Leben des betreffenden Blutkörperchens nicht in Frage stellen, befallen wird, so kommt es nur zur Immobilisierung der Rezeptoren, welche sich mit den haptophoren Gruppen des Ichthyotoxins verbunden haben. Da diese Rezeptoren zur Ernährung des roten Blutkörperchens besonders notwendig sind, erzeugt das Blutkörperchen neue Rezeptoren und zwar in größerer Menge, als es vorher besaß. Bekanntlich werden ja bei Heilungsvorgängen die neu zu bildenden Zellen im Überschuss regeneriert, und nach Ehrlich ist auf diese Thatsache die Anwesenheit der Antitoxine in den Körperflüssigkeiten zurückzuführen. Die von den roten Blutkörperchen im Überschuss gebildeten Rezeptoren füllen diese Zellen an, und diejenigen, welche innerhalb der Zellen keinen Platz mehr finden, werden ausgestoßen. Sie gelangen sodann ins Blut und in die andern Körperflüssigkeiten. Wird nun nach einer abermaligen Injektion von Toxin dasselbe vom Blut aufgenommen, so trifft es im Blute eine Menge freier Rezeptoren an, welche danach trachten, ihre Affinität zu der haptophoren Gruppe des Toxinmoleküls zu sättigen. Die chemische Verbindung zwischen den beiden Substanzen geschieht sofort im Blutplasma, so dass die haptophore Gruppe des Toxins überhaupt verhindert wird, an den Rezeptor der roten Blutkörperchen zu gelangen und diese Zellen dadurch zu schädigen, dass die toxische Gruppe in sie hineingebracht wird. Dieselben Rezeptoren, welche frei in den Körperflüssigkeiten cirkulierend antitoxisch wirken, werden nach der Ehrlichschen Theorie innerhalb der roten Blutkörperchen die Träger der Intoxikation und besitzen dann eine philotoxische Eigenschaft. Man hat diese jeweils entgegengesetzten Eigenschaften der Rezeptoren oft mit dem Blitzableiter verglichen. So lange die Rezeptoren an das Molekül des lebenden Protoplasmas gebunden sind, ziehen sie das Toxin an, wie ein schlecht installierter Blitzableiter den Blitz anzieht.

Diese Interpretation giebt uns eine Erklärung dafür, dass die roten Blutkörperchen von Tieren, deren Körperflüssigkeiten antihämotoxisch wirken, selbst gegen das Aaltoxin stark empfindlich sind, wie dies Tchistowitch beobachtet hat. Einmal von den sie schützenden Flüssigkeiten befreit, ziehen die Erythrocyten des immunisierten Tieres, sobald sie mit dem Ichthyotoxin zusammengebracht werden, durch ihre vielen Rezeptoren die haptophoren Gruppen des Giftes an. Diese wiederum ziehen die toxophoren Gruppen an, welche nun ungehindert die roten Blutkörperchen auflösen. Aber diese Theorie giebt keine Erklärung für die häufigen Fälle, in welchen rote Blutkörperchen von gegen Aalgift geimpften Kaninchen eine Widerstandskraft gegen dies Gift besitzen. Camus und Gley und Kossel sind unabhängig von einander zu dem Resultat gelangt, dass die roten Blutkörperchen von immunisierten Kaninchen, welche sorgfältig von dem Serum befreit waren und sodann der Wirkung des Ichthyotoxins unterworfen wurden, nicht aufgelöst wurden, während andererseits die roten Blutkörperchen von nicht vorbehandelten Kaninchen unter denselben Umständen schnell aufgelöst wurden. Tchistowitch hat seinerseits diese Thatsache bestätigt und derselben noch die Beobachtung hinzugefügt, dass die Immunität der roten Blutkörperchen am häufigsten zu einer Zeit beobachtet wird, in welcher das Kaninchenserum seine antitoxische Kraft verliert. Wenn nun die Rezeptoren der roten Blutkörperchen von immunisierten Kaninchen infolge ihrer großen Affinität zur haptophoren Gruppe des Ichthyotoxinmoleküls die toxophore Gruppe dieses Giftes anziehen (wie der schlecht angebrachte Blitzableiter den Blitz), so dürften die roten Blutkörperchen niemals einen Widerstand entgegensetzen. Um diesen Widerspruch auszugleichen, wird man nicht annehmen dürfen, dass die immun gewordenen roten Blutkörperchen ihre Rezeptoren verloren haben. In der That, wenn diese Rezeptoren zur Ernährung der Zellen so nötig sind, dass schon ihr Fehlen jene ungeheure, die Körperflüssigkeiten überschwemmende Überproduktion erzeugte, so kann man offenbar die Existenz von roten Blutkörperchen, denen die betreffenden Rezeptoren völlig fehlen, überhaupt nicht annehmen.

Unter den verschiedensten Gesichtspunkten betrachtet, stößt die Hypothese der Bildung von Antihämotoxin durch die roten Blutkörperchen auf sehr große Schwierigkeiten. Es wird demnach wahrscheinlich, dass die Bildungsstätte für dies Antitoxin in andern cellulären Elementen gesucht werden muss. Zu diesem Zwecke wollen wir uns an die Zellen erinnern, welche im Anschluss an jede Ichthyotoxin-Injektion eine regelmäßige allgemeine und örtliche Reaktion bekunden. Tchistowitch hat thatsächlich beobachtet, dass Aalserum, welches Kaninchen in nicht tödlicher, aber immunisierender Dosis beigebracht wurde, bei denselben eine starke Hyperleukocytose hervorrief.

Da die Frage über den Ursprung der Anticytotoxine sehr kompliziert ist, musste man zu ihrer Aufklärung einen Versuch anstellen, bei welchem gerade das Organ, in dem man die Quelle des Antikörpers annehmen zu dürfen glaubte, völlig ausgeschaltet wurde. Da man aber weder die roten oder weißen Blutkörperchen noch die Mehrzahl der Gewebe und Organe eliminieren konnte, so blieb nur ein Weg übrig, und dieser war die Ausschaltung der männlichen Geschlechtsorgane. Wie wir schon wissen, ruft die Injektion von Sperma leicht die Produktion von Spermotoxin hervor, und dies Gift führt zur Entwickelung des entsprechenden Antispermotoxins. Wenn nun die Spermatozoen, d. h. die zum Spermotoxin eine besondere Affinität besitzenden Elemente, das Antitoxin erzeugen, so musste man annehmen, dass die kastrierten männlichen Tiere dies Antitoxin nicht produzieren können. Nach dieser Richtung hin haben wir eine große Zahl von Versuchen unternommen, welche thatsächlich bewiesen haben, dass kastrierte männliche Kaninchen ebenso gut in ihrer Körperflüssigkeit Antispermotoxin entwickeln, wie die nicht kastrierten Kontrolltiere. Die weiblichen Kaninchen ebenso wie junge Kaninchen beider Geschlechter, welche noch nicht ihre Geschlechtsreife erlangt haben, reagieren ebenfalls auf Injektion von Spermotoxin durch die

Bildung des entsprechenden Antispermotoxins. Es ist demnach jeder Zweifel ausgeschlossen. Die specifischen, gegen die Wirkung eines Cytotoxins empfindlichen Elemente sind zu der Entwickelung des entsprechenden Anticytotoxins keineswegs unentbehrlich. Dies Resultat stimmt völlig mit der oben auseinander gesetzten Hypothese überein, nach welcher die roten Blutkörperchen ebenfalls nicht als die Bildungsstätte des Antihämotoxins angesehen werden können. Für das Antispermotoxin ist der Beweis für diese Annahme auf experimentellem Wege in stringenter Weise geliefert worden.

Nun erhebt sich folgende Frage: die Anticytotoxine bestehen, wie wir gesehen haben, aus 2 verschiedenen Substanzen: einer Anticytase und einem Antifixateur. Die erstere ist ein Antitoxin, welches die Makrocytase, die bekanntlich alle Arten von Zellen angreift, zu neutralisieren im stande ist. Es ist demnach nicht erstaunlich, dass die Ausschaltung der Spermatozoen die Bildung von Anticytase durch einen Organismus, welcher Injektionen von Cytotoxin erhält, keineswegs verhindert. Diese Toxine enthalten ja, wie wir wissen, neben dem specifischen Fixateur auch Cytase (Alexin); Makrocytase greift jede Art tierischer Zellen an, wenn sie nur irgend einen Fixateur oder ein anderes Mittel findet, um in das Innere der Zellen einzudringen. Das von Metalnikoff beim Meerschweinchen dargestellte Antispermotoxin enthielt nur Anticytase. Unter seinen, mit Spermotoxin vorbehandelten Tieren befand sich ein kastriertes männliches Meerschweinchen, welches ebenfalls Anticytase produziert hat. An dieser Thatsache ist nichts wunderbares, denn die injizierte Cytase ist eben in viele andere Zellen eingedrungen, welche ebenfalls Anticytase entwickeln konnten.

Anders verhält es sich mit dem Antispermotoxin unserer kastrierten Kaninchen. Um die Wirkung dieses Stoffes nachzuweisen, brauchte man das Serum der Kaninchen nicht auf 56° zu erhitzen. Es war unnötig, dasselbe von seiner eigenen Makrocytase zu befreien, welche unter dem Einfluss des Fixateurs hätte wirken können, wenn dieser bei Abwesenheit eines Antifixateurs in dem zugesetzten Spermotoxin frei geblieben wäre. Der Antifixateur befand sich also bestimmt im Serum der kastrierten männlichen Tiere, welche nicht nur Anticytase, sondern auch Antifixateur zu produzieren im stande gewesen waren. Man hat dies Resultat durch vergleichende Untersuchungen bei kastrierten männlichen Kaninchen bestätigt, von denen die einen spermotoxisches Meerschweinchenserum, die andern normales Meerschweinchenserum erhalten hatten. Man hat mehrfach festgestellt, dass die Menge an Cytasen bei normalen und geimpften Tieren fast unverändert bleibt[1]. Wenn also die Antispermotoxine nur Anticytase enthielten, so würden Injektionen von specifischem und von normalem Meerschweinchenserum dasselbe Resultat ergeben, d. h. die mit beiden Arten von Meerschweinchenserum behandelten Kaninchensera müssten die gleiche antispermotoxische Wirkung zeigen. Die Versuche haben das Gegenteil bewiesen. Serum von kastrierten Kaninchen, denen man mehrfach normales Meerschweinchenserum injiziert hat, wird deutlich antispermotoxisch, aber seine Fähigkeit, Kaninchenspermatozoen gegen die Immobilisierung durch Meerschweinchenspermotoxin zu schützen, ist

[1] Bordet, Annales de l'Inst. Pasteur, 1895, Bd. IX. p. 499; von Dungern, Münchener mediz. Wochenschr.. 1900, p. 678.

bedeutend geringer als diejenige, welche sich im Serum anderer kastrierter
Kaninchen entwickelt, denen ich spermotoxisches Meerschweinchenserum
injizierte. Selbstverständlich waren alle andern Versuchsbedingungen für
beide Kategorieen von Kaninchen die gleichen.

Mehrere Reihen von Thatsachen beweisen also die Annahme, dass der
Organismus eines seiner männlichen Genitalien beraubten Tieres im stande
ist, »Antispermofixateur« zu bilden. Gegen den Beweis, den wir aus der
Thatsache gezogen haben, dass das antispermotoxische Serum von kas-
trierten und mit spermotoxischem Serum vorbehandelten Kaninchen ohne
Erhitzung seine Wirkung ausübt, könnte man gewisse Versuche von
Ehrlich und Morgenroth heranziehen. Die antispermotoxische Wirkung
beweist, wie wir oben mitgeteilt haben, dass das Serum der vorbehandelten
Kaninchen Antifixateur enthält. Wenn der Fixateur nicht neutralisiert worden
wäre, so wäre es der Makrocytase des Kaninchenserums möglich gewesen,
die Spermatozoen zu immobilisieren. Nun haben die beiden genannten
Forscher[1] gezeigt, dass, wenn man Tieren verschiedene Sera injiziert,
in ihrem Blut sich Anticytasen entwickeln. Die Makrocytase kastrierter
Kaninchen, welche vor der Behandlung mit Spermotoxin mit Fixateur be-
ladene Spermatozoen von Kaninchen immobilisieren konnte, würde nach
Injektionen von spermotoxischem Meerschweinchenserum inaktiv werden
können. Um mir über diesen Punkt Aufklärung zu schaffen, habe ich
Weichardt[2] gebeten, diese Frage in meinem Laboratorium zu bearbeiten,
d. h. zu versuchen, ein Spermotoxin, welches mit antispermotoxischem
Serum zusammengebracht war, vermittels nicht erhitzter Sera normaler
Tiere zu reaktivieren. Die Kaninchenspermatozoen wurden in eine
bestimmte Mischung gebracht, welche einerseits aus auf 56° erhitztem
Meerschweinchenserum bestand und andererseits aus ebenfalls auf 56°
erhitztem antispermotoxischem Serum von kastrierten Kaninchen, welche
schon mit Spermotoxin vorbehandelt waren. Die Spermatozoen behalten
ihre völlige Beweglichkeit in dieser Mischung bei, welche specifischen
Fixateur (aus dem spermotoxischen Meerschweinchenserum) und Antispermotoxin enthält. Dieser Mischung setzt man etwas nicht erhitztes
normales Kaninchen- oder Pferdeserum zu. Diese Sera enthalten Cytasen
(Alexine) und würden wohl im stande sein, Spermatozoen zu immobilisieren, wenn in der Mischung freier Zwischenkörper vorhanden wäre,
welcher die Bindung der Makrocytase an die Spermatozoen ermöglichen
könnte. Aber bei Ausführung dieser Versuche bleiben die Spermatozoen
noch lange beweglich. Der Fixateur war demnach nicht mehr wirksam,
weil er durch den Antifixateur des antispermotoxischen Serums der kastrierten Kaninchen neutralisiert war. Mit denselben Substanzen wurde
ein Kontrollversuch angestellt; dabei wurde das Serum der mit spermotoxischem Serum vorbehandelten kastrierten Kaninchen durch das Serum
anderer kastrierter Kaninchen ersetzt, welche mit normalem Meerschweinchenserum vorbehandelt worden waren. Bei dieser letzten
Mischung wurden die Spermatozoen schnell unbeweglich, denn da der
Fixateur nicht neutralisiert war, so war es den Kaninchen- oder Pferde-
alexinen möglich, an die Spermatozoen zu gelangen.

Aus all' diesen Resultaten geht hervor, dass das antispermotoxische

---

[1] Berl. klin. Wochenschr., 1901, p. 255.
[2] Annales de l'Inst. Pasteur, 1901, Bd. XV.

Serum von kastrierten männlichen Kaninchen, welche mit Serum normaler
Meerschweinchen vorbehandelt sind, nur Anticytase enthält; dass dagegen
das Serum kastrierter männlicher Kaninchen, welche mit spermotoxischem,
specifischem Meerschweinchenserum behandelt sind, Anticytase und Antifixateur enthält. Der Antifixateur ist also produziert worden unabhängig
von den empfänglichen Elementen, den Spermatozoen.

Da nun feststand, dass das Antispermotoxin nicht aus den männlichen
Genitalien stammt, musste man versuchen, seine Bildungsstätte aufzufinden. Zu diesem Zwecke haben wir spermotoxisches Serum jungen
Kaninchen injiziert, welche im stande waren, Antispermotoxin zu produzieren, und haben sodann versucht, das Schicksal des Spermotoxins im
Organismus zu verfolgen. Injiziert man spermotoxisches Meerschweinchenserum Kaninchen in die Bauchhöhle, so findet man eine ansehnliche
Menge des Toxins in dem aus lymphatischem Gewebe bestehenden Teile
des Epiploon wieder. Aber der größte Teil des Giftes geht in die Cirkulation über und von hier aus definitiv in mehrere Organe, besonders
in die Milz. Sobald das Spermotoxin sich im Blute befindet, entnimmt
man etwas Blut in Röhrchen, welche einige Tropfen Blutegelextrakt enthalten. Man centrifugiert das so behandelte Blut, lässt das Plasma absetzen und vergleicht seine Eigenschaft in Bezug auf die Immobilisierung
von Spermatozoen mit derjenigen des Serums desselben Blutes, welches
in gewöhnlicher Weise entnommen war. Aus diesen Untersuchungen
geht hervor, dass das Blutplasma reicher an Spermotoxin ist als das
entsprechende Serum. Manchmal ist sogar die Differenz zu Gunsten des
Plasmas eine sehr hohe.

Ein Teil des Spermotoxins geht in die Nieren und in die Nebennieren
über, und wie bei vielen anderen löslichen Giften, so wird auch eine
gewisse Menge Spermotoxin durch die Harnorgane ausgestoßen. Etwas
Gift findet man auch in den männlichen und weiblichen Geschlechtsdrüsen
der jungen, nicht kastrierten Kaninchen wieder.

Unsere Untersuchungen haben nicht zur Auffindung eines besonderen,
das Antispermotoxin produzierenden Herdes geführt. Zuerst tritt im Blutplasma die Eigenschaft auf, Spermatozoen unbeweglich zu machen, und
diese Flüssigkeit ist auch späterhin stets in höherem Grade antispermotoxisch als sämtliche Organe. Unter den Geweben, welche das Spermotoxin an sich binden, haben die Genitalien keine nennenswerte Bedeutung für die Produktion von Antispermotoxin, wie dies ja aus den
Untersuchungen an kastrierten Kaninchen hervorgeht. Es wird dagegen
immer wahrscheinlicher, dass die in vielen Organen verbreiteten Phagocyten, besonders die Leukocyten, das Antispermotoxin liefern. Als Beweis für diese Annahme dient schon die Thatsache, dass das Spermotoxin sowohl an die Leukocyten des Blutes, wie an diejenigen des Netzes
und an die Milzzellen gebunden wird. Das Fehlen eines besonderen
Organs, welches allein Spermotoxin bindet und demnach später eine besonders große Menge Antispermotoxin enthält, spricht ebenfalls zu Gunsten
des phagocytären Ursprungs des betreffenden Antitoxins.

Injiziert man spermotoxisches Meerschweinchenserum intraperitoneal nur
einmal jungen Kaninchen, so enthält das Blut dieser Tiere noch mehrere
Tage lang Spermotoxin. Später wird es indifferent; aber 8—10 Tage nach
Beginn des Versuchs gewinnt das Blut antispermotoxische Eigenschaften.
Das Plasma ist in diesen Fällen reicher an Antispermotoxin als das Serum.

Tötet man die Kaninchen in dieser Anfangsperiode der Antispermotoxinbildung, so kann man konstatieren, dass der Extrakt der verschiedenen Organe nur schwach oder gar nicht antispermotoxisch ist. Stets tritt diese Eigenschaft in den Organen, wenn überhaupt, so doch in geringerem Grade auf als im Blute. Die mit Organextrakten erhaltenen Resultate sind jedoch nicht konstant; bald ist die Milz hochgradig antitoxinhaltig, während Leber, Thymus, Epiploon, Lymph- und Genitaldrüsen es nicht sind. Bald leben die Spermatozoen, die dem Einfluss von Spermotoxin unterworfen worden sind, am längsten in Nebennierenextrakt, bald zeigt der Extrakt des Epiploon die höchsten antispermotoxischen Eigenschaften. Diese Veränderlichkeit in der Entwickelung des Spermatozoenschutzes steht wohl im Einklang mit der Idee, dass die Antispermotoxin bildenden Elemente gewissermaßen herumirrende Zellen sind, welche unter verschiedenen Bedingungen sich an vielen Punkten des Organismus lokalisieren können.

Doch wir wollen uns keinen Illusionen hingeben. Die bisher festgestellten Thatsachen geben uns noch nicht die Berechtigung, eine definitive Meinung über den Ursprung der Anticytotoxine auszusprechen; man darf aber wohl die Hypothese als sehr wahrscheinlich betrachten, dass bei der Produktion derselben die Phagocyten von hoher Bedeutung sind. Auf alle Fälle ist es zweifellos, dass bei der Resorption der komplex zusammengesetzten Flüssigkeiten die amöboiden Zellen, welche körperliche Elemente resorbieren, ebenfalls einen großen Anteil haben.

Kapitel VI.

Natürliche Immunität gegen die pathogenen Mikro-organismen.

Die natürliche Immunität und die Zusammensetzung der Körpersäfte. — Züchtung
von Influenzabacillen und Bacillen der Lungenseuche in der Körperflüssigkeit
immuner Tiere. — Immunität der Daphnien gegenüber den Blastomyceten. —
Beispiele von natürlicher Immunität bei Insekten und Mollusken. — Immunität
der Fische gegenüber dem Milzbrandbacillus. — Immunität der Frösche gegen
den Milzbrandbacillus, den Ernstschen Bacillus, den Bacillus der Mäuseseptikämie und den Choleravibrio. — Natürliche Immunität beim Kaiman. — Immunität des Huhns und der Taube gegen Milzbrand und Tuberkulose des Menschen.
— Immunität des Hundes und der Ratte gegen Milzbrand. — Immunität der
Säugetiere gegen »Milzbrandvaccins«. — Immunität des Meerschweinchens gegen
Spirillen, Vibrionen und Streptokokken. — Natürliche Immunität gegen anaerobe
Bacillen. — Schicksal der Blastomyceten und der Trypanosomen im immunen
Organismus.

Das dritte Kapitel hat uns über das häufige Vorkommen natürlicher
Immunität gegen Infektionskrankheiten unterrichtet. Beispiele von dieser
Immunität findet man sowohl bei niederen Tieren, den Wirbellosen, wie
unter den Vertebraten. Wie wir bereits erwähnt haben, ist dieselbe weder
der Unempfänglichkeit gegen Bakteriengifte, noch der Ausscheidung von
Bakterien durch die Exkretionsorgane zuzuschreiben. Die pathogenen
Organismen, welche in die Gewebe eines immunen Körpers eingedrungen
sind, verschwinden im Innern desselben, ohne aus demselben eliminiert zu werden. Um das Studium des Verschwindens dieser Keime
im Körper zu erleichtern, mussten wir alle die Vorgänge besprechen,
welche das Eindringen fremder Elemente in den Organismus zur Folge
hat, und wir mussten die Beziehungen der Resorption cellulärer Elemente
zu der Digestion in großen Zügen besprechen. Die Resultate unserer
Ausführungen waren kurz folgende: Die Resorption ist eine Digestion,
welche, anstatt im Darmkanal sich zu vollziehen, in den Körpergeweben
vor sich geht; dieselbe vollzieht sich zweitens innerhalb der Zellen ähnlich
wie die Verdauung bei gewissen niederen Tieren.

Die Kenntnis dieser Resultate war nötig, um den Inhalt des folgenden
Kapitels, nämlich die natürlich angeborene Immunität von Tieren und
Menschen gegen pathogene Mikroorganismen, zu verstehen. Da unter den
natürlichen Lebensbedingungen die Bakterien und nicht ihre toxischen
Produkte in den Organismus dringen, so müssen wir uns zuerst mit dem
Studium der Immunität gegen Bakterien beschäftigen, um so mehr, als
diese Art von Immunität bedeutend häufiger vorkommt als diejenige gegen
Bakteriengifte.

Da der tierische Organismus eine sehr variable Zusammensetzung zeigt, so könnte man annehmen, dass die Bakterien bei immunen Species auf ein chemisches Medium treffen, welches ihr Leben unmöglich macht. Diese Hypothese zu widerlegen, sind nicht viel Worte nötig. Unter den pathogenen Bakterien zeichnen sich einige durch eine besondere Empfindlichkeit für das sie umgebende Medium aus; so z. B. die Parasiten des Sumpffiebers und die denselben nahe stehenden Arten. Diese Parasiten leben innerhalb der roten Blutkörperchen von Wirbeltieren und sind anscheinend in ihrer Nahrung sehr wählerisch. Alle Tiere, selbst die Affen, sind gegen die Malaria des Menschen immun. Man müsste demnach annehmen, dass wenigstens in diesem Falle die Immunität auf der chemischen Zusammensetzung des Inhalts der roten Blutkörperchen beruht, dass also die Erythrocyten beim Affen eine andere chemische Konstitution besitzen als beim Menschen. Aber diese Behauptung ist schwer aufrecht zu erhalten, da Ross[1]) festgestellt hat, dass der Laveransche Parasit sich im Darmrohr gewisser Moskitos (Anopheles) entwickelt, wenn er in dasselbe eingedrungen ist.

Von anderen animalen Mikroorganismen wollen wir nur das Trypanosoma erwähnen, den Erreger der durch die Tsetsefliege verbreiteten Krankheit, welche alle Arten von Säugetieren befällt. Allein der Mensch besitzt eine natürliche Immunität gegen dieselbe. Wird man nun etwa behaupten wollen, dass die andersartige chemische Zusammensetzung des menschlichen Körpers ihm seine Unempfänglichkeit gegen einen Parasiten verleiht, welcher ohne Unterschied Pflanzenfresser, wie Ochsen und Kaninchen, und Fleischfresser, wie den Hund, befällt? Ich habe nur Krankheitserreger animalen Ursprungs citiert, deren Kultur niemals gelungen und deren Konservierung außerhalb des lebenden Organismus sehr schwierig ist.

Die pflanzlichen Krankheitserreger sind bezüglich der Kultivierung weniger anspruchsvoll. Ihre Hauptart, die Bakterien, lassen sich meist ohne besondere Schwierigkeit nicht nur im Blut und in anderen Flüssigkeiten empfänglicher und immuner Tiere züchten, sondern wachsen auch ebenso gut auf vielen Arten von Pflanzen und künstlichen Nährböden, z. B. auf verschiedenen Arten von Bouillon, Flüssigkeiten, die aus Mineralsalzen und organischen Substanzen zusammengesetzt sind. Die natürliche Immunität des Hundes und des Huhnes gegen Milzbrandinfektion, welcher doch eine große Zahl von Säugetieren und der Mensch zum Opfer fällt, ist sicherlich nicht auf die Unfähigkeit dieses Bacillus, in den Körpersäften derselben zu leben, zurückzuführen; denn man sieht ja, dass der Milzbrandbacillus niedere Tiere, wie die Heuschrecke, tötet und auf Rüben, Kartoffeln und anderen Gemüsen gut gedeiht.

Selbst wenn man die in ihrer Nahrung wählerischsten Bakterien heraussucht, müssen wir auch bei diesen feststellen, dass ihre natürliche Immunität niemals von der Unfähigkeit, sich von den Flüssigkeiten der immunen Tiere zu ernähren, abhängig ist. Der Pfeiffersche Influenzabacillus[2]) wächst auf keinem der sonst für die Bakterien benutzten Nährböden. Er braucht eine besondere Nahrung, welche man erhält, wenn

---

[1]) British Medical Journal, 1897, 18. Dezember; 1898, 26. Februar; Annales de l'Inst. Pasteur, 1899, Bd. XIII, p. 136.

[2]) Zeitschrift für Hygiene, 1893, Bd. XIII, p. 357.

man frisches Blut auf die Oberfläche von Agar-Agar aufstreicht. Pfeiffer hat festgestellt (und viele Autoren haben diese Thatsache bestätigt), dass Taubenblut zur Züchtung des Influenzabacillus am besten geeignet ist. Wenn nun die Immunität thatsächlich von der Zusammensetzung der Körperflüssigkeiten abhängt, so müsste man annehmen, dass die Tauben von allen Tieren die geringste Immunität gegen Influenza zeigen. Aber der Versuch hat bewiesen, dass diese Hypothese falsch ist; die Taube ist gegen den Pfeifferschen Bacillus ebenso immun wie die meisten anderen Tiere.

Als zweites Beispiel können wir das Bakterium der Lungenseuche der Rinder, den kleinsten bekannten Krankheitserreger, nennen. Es gehörte das Genie eines Nocard und Roux[1]) dazu, um dies so schwer auffindbare Bakterium zu entdecken. In der Wahl seines Nährbodens sehr wählerisch, ließ es sich zuerst auf Serum von Kaninchen, einer gegen die Lungenseuche immunen Tierart, züchten. Es erscheint unnötig, noch mehr Beispiele anzuführen, um den Beweis dafür zu liefern, dass die natürliche Immunität gegen Bakterien nicht darauf beruht, dass die Krankheitserreger in den Körperflüssigkeiten des immunen Organismus nicht zu leben im stande sind.

Was geschieht nun bei immunen Tieren, denen man Bakterien einimpft? Wir fangen die Untersuchung dieser Frage wiederum am besten bei den niederen Tieren an, welche einen verhältnismäßig einfachen Bau zeigen. Natürliche Immunität ist, wie wir wissen, bei den Wirbellosen keine seltene Erscheinung. Als ich die Krankheit der Daphnien, einer im Süßwasser sehr häufigen Crustaceenart, studierte, konnte ich feststellen, dass die diese Krankheit erregenden Blastomyceten gegen einen erheblichen Widerstand jener Crustaceen zu kämpfen hatten. Da die Daphnien klein, durchscheinend und daher zu mikroskopischen Untersuchungen im lebenden Zustand sehr geeignet sind, konnte ich die Vorgänge in ihrem Innern gut beobachten. Ich kann mich bei der Auseinandersetzung des Verhaltens dieser Tiere um so kürzer fassen, als ich die Daphnienkrankheit[2]) sowohl in einer besonderen Abhandlung beschrieben, als auch in meinen Vorlesungen über die Entzündung genau besprochen habe (pag. 97 —103). Dennoch muss ich den Mechanismus, vermittels dessen jene Crustaceen gegen die Krankheit geschützt bleiben, kurz schildern.

Die Sporen des Parasiten haben die Gestalt sehr feiner, starrer Nadeln und werden mit der Nahrung aufgenommen. Vermittels ihrer stechenden Spitzen durchbohren sie die Darmwand und gelangen in die mit Blut gefüllte Körperhöhle, in welcher sie dem Angriff der Leukocyten ausgesetzt sind. Auf Grund ihrer taktilen Empfindlichkeit häufen die Leukocyten sich um den Fremdkörper an, nehmen ihn auf und zerstören ihn. Die mit einer sehr widerstandsfähigen Membran versehene Spore wird im Innern des Leukocytenhaufens Veränderungen unterzogen, welche für eine sehr starke digestive Kraft dieser Zellen Zeugnis ablegen. Die vorher glatte und ebene Oberfläche der Spore wird nunmehr rissig und wellig; die Spore zerfällt in einzelne Teile und verwandelt sich in einen Haufen von Trümmern, welche als braune Granulationen für unbestimmte Zeit innerhalb der Leukocyten liegen bleiben. Offenbar müssen die Phago-

---

1) Annales de l'Inst. Pasteur, 1898, Bd. XII, p. 240.
2) Virchows Archiv, 1884, Bd. XCVI, p. 177.

cyten ein Ferment produzieren, welches die die Sporenmembran bildende
Cellulose oder eine ähnliche Substanz zu verdauen im stande ist. Leider
sind die Dimensionen der zur direkten Beobachtung der Immunitäts-
eigenschaften sonst so geeigneten Daphnien so klein, dass eine Untersuchung ihrer Leukocytenfermente und ein Studium derselben in vitro
völlig ausgeschlossen ist.

Die Immunität der Daphnien beruht darauf, dass ihre Leukocyten die
Sporen des Parasiten zerstören. Von 100 Daphnien meines Aquariums,
welche ich sorgfältig mikroskopisch untersucht habe, waren nur 14 mit
den wuchernden Conidien des Parasiten infiziert; 59 andere enthielten
Trümmer von Sporen, welche durch die Phagocyten zerstört waren. In
reines Wasser gebracht, welches keine neue Infektionsquelle mehr abgab,
haben sich diese Daphnien normal weiter entwickelt und zahlreich
vermehrt.

Die auf der Phagocyteneinwirkung beruhende Immunität der Daphnien
giebt uns ein Beispiel für die natürliche individuelle Immunität; sie stellt
keine besondere Eigentümlichkeit dieser Crustaceen dar, denn sobald die
Leukocyten die Sporen nicht gleich beim Eindringen in den Körper
ergreifen, bleibt die Spore leben und vermehrt sich in großer Menge.
Die infolge der Auskeimung der Sporen neu auftretenden Parasiten
secernieren ein Gift, welches die Leukocyten nicht nur abstößt, sondern
auch tötet und völlig auflöst. Dann ist die Daphnie völlig machtlos, die
Parasiten wachsen in dem jetzt seiner Schutzkraft beraubten Organismus
wie in einem Kulturröhrchen, und das Tier geht dabei zu Grunde.

Seitdem ich vor etwa 18 Jahren den Kampf zwischen den Daphnien
und ihren Parasiten entdeckt habe, ist noch kein ebenso leicht zu beobach-
tendes Beispiel für die Schutzkraft der Phagocyten bei einem Tiere, das
man unterm Mikroskop beobachten kann, gegeben worden. An anderen
Beispielen fehlt es bei den wirbellosen Tieren nicht, bei welchen die
verschiedenen Phasen des Kampfes genau beobachtet werden können, und
welche zu dem Schluss berechtigen, dass bei ihnen ähnliche Vorgänge sich
abspielen wie bei den Daphnien.

Wir haben schon im dritten Kapitel die Larven des Oryctes nasi-
cornis erwähnt, welche für Cholera sehr empfänglich, jedoch gegen Milz-
brand und Diphtherie völlig immun sind. Um sich von dem feineren
Mechanismus dieser Immunität eine Vorstellung zu machen, injiziert man
diesen Tieren in die Leibeshöhle eine geringe Menge Milzbrandbacillen.
In dem am nächsten Tage entnommenen Blute findet man die injizierten
Bacillen nicht etwa im Blutplasma, sondern innerhalb sehr zahlreicher
Leukocyten wieder. Wie bei den Daphnien, ist es auch hier zu einer
Aufzehrung der Parasiten und zu einer Zerstörung derselben durch intra-
celluläre Verdauung gekommen. Der Vorgang ist demnach ein ähnlicher
wie bei der Resorption der Gänseerythrocyten, welche Maikäferlarven ins
Blut injiziert werden. In beiden Fällen werden die Fremdkörper von den
Leukocyten des Blutes aufgenommen und zerstört; aber dieser Resorptions-
vorgang erfordert eine sehr lange Zeit.

Während die Leukocyten der Orycteslarven sich deutlich positiv
chemotaxisch gegen Milzbrandbacillen verhalten, zeigen dieselben Zellen
eine ganz andere Reaktion gegenüber dem Choleravibrio; minimale Mengen
desselben, den Larven ins Blut injiziert, erzeugen bei diesen eine tödliche
Krankheit: die Vibrionen rufen bei den Leukocyten negative Chemotaxis

hervor und wachsen im Blutplasma ungestört fort. Die Larve wird bald zu einem guten Nährboden, und die auf demselben sich entwickelnden Vibrionen führen den Tod der Wirte herbei.

Die verschiedene Wirkungsart der beiden Bakterien lässt sich nicht etwa durch eine verschiedene Lebensweise derselben im Blute der Larven erklären. Aus dem Organismus genommen, ist das Blutserum jener Larven ein ebenso guter Nährboden für den Milzbrandbacillus wie für den Choleravibrio. Dennoch führt der Milzbrandbacillus bei anderen Insektenarten zu einer tödlichen Krankheit. Kowalewsky[1] hat bei der gewöhnlichen Heuschrecke 4 phagocytenhaltige Organe entdeckt, welche alle Arten von Fremdkörpern, die in den Körper eindringen, gierig aufzunehmen suchen. Säugetierblut, welches Heuschrecken subcutan injiziert wird, wird schnell durch die Zellen der vier »Milzen« (wie Kowalewsky jene Organe nennt) aufgesaugt. Die Resorption der roten Blutkörperchen findet innerhalb der Phagocyten infolge ihrer verdauenden Eigenschaften statt. Kowalewsky injizierte Heuschrecken, die er bei einer Temperatur von 22—23° gezüchtet hatte, Milzbrandbacillen und konnte sehen, wie dieselben durch die Zellen jener Organe aufgesaugt wurden. Die Leukocyten derselben besaßen also keine negativ-chemotaxischen Eigenschaften gegenüber den Milzbrandbacillen. Die Aufnahme der Bacillen durch die Phagocyten war jedoch unvollkommen und konnte das Tier nicht gegen die Bacillen schützen. Dieselben vermehrten sich schnell in der Blutflüssigkeit; die Intracellulärräume jener Milzen waren voll gepfropft mit Bakterien, und die Heuschrecken erlagen schnell der Infektion.

Dagegen sind die Heuschrecken gegen gewisse andere Bakterien immun. Balbiani[2] hat die Immunität derselben gegen hohe Mengen von Bacillus subtilis festgestellt. Er hat beobachtet, dass diese Bakterien, in den Körper von Heuschrecken injiziert, durch die Leukocyten des Blutes und die großen Zellen des perikardialen Gewebes, welches den Milzzellen von Kowalewsky ähnelt, aufgenommen und zerstört werden. Während die Heuschrecken und die anderen phagocytenreichen Orthopteren eine echte Immunität gegen Bacillus subtilis besitzen, haben andererseits die leukocytenarmen Insekten, wie die Schmetterlinge, Fliegen und Hymenoptera, eine viel höhere Disposition zur Infektion mit diesen Bacillen; hier stehen Immunität und Phagocytose in unmittelbarer Beziehung zu einander.

Die Mollusken geben ebenfalls Beispiele für die natürliche Immunität. Nach Karlinsky[3] verschwinden die in das Blut verschiedener Schneckenarten injizierten Milzbrandbacillen nach sehr kurzer Zeit aus dem Körper derselben, und diese Gastropoden sind vollständig immun gegenüber demselben Bacillus, welcher für andere Tierarten tödlich ist. Aus der Schnelligkeit des Verschwindens der Milzbrandbacillen in diesem Falle hat man nunmehr den Schluss ziehen wollen, dass Milzbrandbacillen in den Körperflüssigkeiten der Mollusken sich nicht lebend halten können. Kowalewsky (l. c. pag. 443) hat diese Frage sorgfältig studiert. Er konnte die Thatsache bestätigen, dass Schnecken (Helix pomatia) gegen die Infektion selbst großer Mengen von Milz-

[1] Bulletin de l'Académie des Sciences de Saint-Pétersbourg, 1894, Bd. XIII, p. 437.

[2] Comptes rendus de l'Académie des Sciences de Paris, 1886, Bd. CIII, p. 952.

[3] Centralblatt für Bakteriologie, 1889, Bd. V, p. 5.

brandbacillen resistent sind; auch sah er die Bakterien aus der Blutflüssigkeit verschwinden. Er fand sie aber in den Geweben des Fußes
und besonders in den die Lungengefäße umgebenden Zellen wieder.
»Die meisten Bacillen waren in denjenigen Zellen der Pulmonalgegend
von Helix zu finden, welche nahe dem Herzen und der Niere lagen;
alle Bakterien waren in Zellen eingeschlossen, und es gelang immer, dieselben direkt nachzuweisen« (pag. 444). Trotz der Anwesenheit vieler
längere Zeit in ihrem Körper bleibenden Bakterien erkrankten die
Schnecken nicht; nach zehn bis zwölf Tagen besaßen die Bakterien
noch ihre normale Gestalt, eine Thatsache, welche zu der Langsamkeit,
mit welcher die intracelluläre Verdauung bei den meisten Wirbellosen
vor sich geht, trefflich passt. Jedoch waren die Milzbrandbacillen schon
abgetötet, obwohl sie noch nicht verdaut waren. Injizierte man Schnecken
Milzbrandbacillen und legte Kulturen von Lungenstückchen derselben an,
so enthielten die Kulturen noch 48 Stunden nach der Injektion Milzbrandbacillen, welche im stande waren, eine tödliche Infektion bei Mäusen
hervorzurufen. Von später entnommenen Lungenstückchen angelegte
Kulturen blieben steril, und die geimpften Mäuse blieben am Leben. Diese
Versuche haben ergeben, dass die im Blutplasma lebenden Mikroorganismen von Phagocyten aufgenommen, unschädlich gemacht und abgetötet
werden. Der Organismus entledigt sich der Bakterien vermittels desselben Mechanismus, welcher zur Resorption aller anderen geformten Elemente dient. Die Schnecke reagiert gegen Milzbrandbacillen ebenso wie
gegen Gänseerythrocyten.

Wir können uns bei der natürlichen Immunität der Invertebraten nicht
länger aufhalten; um so mehr, als alle anderen Beispiele stets dasselbe
Resultat, d. h. die Bedeutung der Phagocyten und der intracellulären Verdauung für die Resorption und für die Immunität ergeben. Wir geben
nunmehr dazu über, die Reaktion der Wirbeltiere gegen pathogene Mikroorganismen zu studieren und werden dabei — wie bisher — die vergleichende Methode anwenden. Wir beginnen mit der Untersuchung der
natürlichen Immunität bei den Fischen als den niedrigsten Vertretern der
Wirbeltierklasse.

Bekanntlich erkranken Fische an Infektionskrankheiten, und die
Fischzucht muss oft bedeutende Verluste, die teils durch niedrige Pilze
(Saprolegnien), teils durch Bakterien verursacht sind, beklagen. Die
Krankheitserreger, die die Epidemieen der Fische verursachen, sind noch
wenig bekannt; doch unter den Bakterien, welche viele höhere Tiere
töten, erregen einige bei manchen Fischen tödliche Krankheiten. Der für
Säugetiere und — wie oben erwähnt — für Heuschrecken stark virulente
Milzbrandbacillus kann auch den Tod kleiner Knochenfische, z. B. des
Hippocampus, herbeiführen. Sabrazès und Colombot[1]), welche sich
mit dieser Frage beschäftigt haben, zeigten, dass, wenn man diesen
Fischen Milzbrandbacillen, die für das Kaninchen virulent sind, injiziert,
an der Injektionsstelle eine lokale Anschwellung entsteht, und dass es
sodann zu einer allgemeinen zum Tode führenden Septikämie kommt.
Da die Versuche der beiden Forscher dies Resultat bei 14—26° ergeben
haben, so sieht man, dass zur Auslösung der pathogenen Wirkung des

---

[1]) Annales de l'Inst. Pasteur, 1894. Bd. VIII, p. 696.

Milzbrandbacillus die hohe Temperatur des Säugetierkörpers nicht einmal
nötig ist.

Einige Arten von Fischen jedoch besitzen Schutzkraft gegen die Infektion mit Milzbrandbacillen. Mesnil[1]) hat in meinem Laboratorium
den Mechanismus dieser Immunität bei Fischen untersucht. Wie er festgestellt hat, sind verschiedene Süßwasserfische, wie der Barsch (Perca
fluviatilis), der Gründling (Gobio fluviatilis) und der Goldkarpfen (Caras-
sius auratus) gegen die intraperitoneale Injektion einer großen Menge von
Milzbrandbacillen immun. Bei Temperaturen von 15—20°, selbst von 23°
gezüchtet, — bei welchen sich diese Bacillen schon üppig entwickeln —
zerstören die genannten Fische eine große Menge Bakterien in ihrem
Körper. Bald nach der Einspritzung in die Bauchhöhle kommt es zu
einer Ansammlung von Leukocyten um die Milzbrandbacillen herum;
dieselben werden dann von den weißen Blutkörperchen in derselben
Weise aufgenommen, wie wir es schon bei den wirbellosen Tieren und
auch bei den Fischen gelegentlich der Resorption von Blutkörperchen
gesehen haben. Bei dem Gründling kommt es schon nach 6½ Stunde
zu einer deutlichen Phagocytose.

Die grundlegende Thatsache, dass die Milzbrandbacillen in dem Augenblick, in welchem sie verschlungen werden, noch voll virulent sind, ist
unbestreitbar. Die Flüssigkeit des peritonealen Exsudates ist, wenn man
sie aus dem Organismus entnimmt, an sich nicht im stande, die Entwickelung der Milzbrandbacillen zu hemmen. Die Peritonealflüssigkeit der
genannten Fische ist sogar ein günstiger Nährboden für die Züchtung der
Milzbrandbacillen in vitro. Wenn man längere Zeit, nachdem die Leukocyten des peritonealen Exsudates ihre Phagocytose beendigt haben, einen
Tropfen Blut aus der Bauchhöhle entnimmt und denselben außerhalb des
Organismus in günstige Temperatur- und Feuchtigkeitsbedingungen bringt,
so beginnt ein Teil der in Leukocyten eingeschlossenen Milzbrandbacillen
sich zu vermehren und ergiebt eine üppige Milzbrandkultur. Dieser Versuch beweist unwiderleglich, dass die Milzbrandbacillen noch lebend
verzehrt worden sind. Injiziert man Meerschweinchen subcutan etwas
Peritonealexsudat, welches man mehrere Tage (bis 9 Tage) nach der
Milzbrandinjektion entnommen hat, so sterben die Tiere an allgemeiner
Milzbrandinfektion, und diese Beobachtung beweist, dass die lebend aufgenommenen Bacillen ihre Virulenz noch lange nach der Aufnahme in
die Leukocyten bewahrt haben. Untersucht man aber Peritonealexsudate
noch in späteren Stadien, so konstatiert man, dass sie keine Bacillen
mehr enthalten, welche im stande wären, sich auf Nährböden zu entwickeln oder bei besonders disponierten Tieren pathogen zu wirken.
Hieraus folgt, dass im Organismus immuner Fische die Milzbrandbacillen
nicht durch die Körperflüssigkeiten, sondern durch die Phagocyten vernichtet werden, welche einer längeren Zeit bedürfen, um die verzehrten
Bacillen abzutöten.

Die Phagocyten, welche den von Mesnil untersuchten Knochenfischen
Immunität verleihen, gehören hauptsächlich zur Kategorie der Hämomakrophagen; dieselben sind Leukocyten mit reichlichem Gehalt an
Protoplasma, welches sich leicht mit basischen Anilinfarben färbt. Sie
sind Mononukleäre, deren Kern in mehrere Lappen geteilt ist. Bemerkens-

---

1) Annales de l'Inst. Pasteur, 1895, Bd. IX, p. 301.

wert ist dabei, dass bei dem Barsch die Leukocyten die einzigen Vertreter beweglicher Phagocyten sind, und dass dieser Fisch eosinophile Leukocyten oder sonst irgend eine Art von granulierten Leukocyten nicht enthält. Bei dem Gründling giebt es außer den Hämomakrophagen schon einige Mikrophagen, deren Protoplasma sich leicht mit sauren Anilinfarben färbt. Diese Resultate sind für die Bedeutung der Phagocyten bei der Immunität von hohem Interesse.

An einer anderen Klasse kaltblütiger Tiere, nämlich den Amphibien, hat man sehr oft Infektiosität und Immunität studiert und diese Untersuchungen speciell am Frosche gemacht, der sich zu physiologischen und pathologischen Studien gut eignet. Die umfangreiche Litteratur über diesen Gegenstand ist in dem schon mehrfach erwähnten Aufsatz von Mesnil zusammengestellt worden.

R. Koch[1]) hat in seinem berühmten Aufsatz über den Milzbrand die Immunität der Frösche gegen diese Krankheit festgestellt. Koch injizierte eine Emulsion von Milzbrandbacillen enthaltendem Milzgewebe Fröschen in den dorsalen Lymphsack und fand die Bakterien innerhalb der Rundzellen wieder, welche leicht zerfielen, sobald man sie ins Wasser brachte. Gemäß der damals verbreiteten Meinung war Koch der Ansicht, dass die Bakterien im Innern gewisser Zellen einen sehr günstigen Nährboden finden, aber dass die Frösche trotzdem eine echte Immunität gegen Milzbrand besitzen können. Einige Jahre später machte Gibier[2]) die interessante Entdeckung, dass Frösche, wenn man sie in höhere Temperatur (etwa 37°) bringt, ihre natürliche Immunität verlieren und leicht an Milzbrand zu Grunde gehen.

Seitdem hat man oft den Mechanismus zu analysieren gesucht, vermittels dessen der Organismus des Frosches sich Immunität gegen den Milzbrandbacillus bewahrt. In einem Aufsatz[3]) aus dem Jahre 1884 habe ich betont, dass die Hauptrolle bei dieser Art von Immunität den Phagocyten zukommt, welche die in den Körper aufgenommenen Bakterien auffressen und dieselben sodann verdauen. Die von Koch beschriebenen Rundzellen sind nichts anderes als die Leukocyten des dorsalen Lymphsacks, welche die Milzbrandbacillen ergriffen haben. Diese Bakterien gedeihen nicht im Innern der Zellen und sterben nach mehr oder minder kurzer Zeit innerhalb derselben ab. Wird nun die Aktivität der Phagocyten durch ungünstige Umstände, z. B. durch hohe Temperatur gehemmt, so reagieren die Phagocyten nur noch schwach und sind nicht mehr im stande, dem Frosch die demselben unter normalen Bedingungen zukommende Immunität zu bewahren. Die hier kurz wiedergegebenen Schlüsse haben eine sehr lebhafte Opposition bei zahlreichen Forschern hervorgerufen. Baumgarten[4]) und seine Schüler Petruschky[5]) und Fahrenholz[6]) haben zu zeigen versucht, dass die Phagocytose bei der Immunität von keiner Bedeutung ist, und dass die Frösche deshalb gegen Milzbrand immun sind, weil die Milzbrandbacillen sich in der Körper-

---

[1]) Beiträge zur Biologie der Pflanzen von Cohn, 1876, Bd. II, p. 300.

[2]) Comptes rendus de l'Académie des Sciences, 1882, Bd. XCIV, p. 1605.

[3]) Virchows Archiv, 1884, Bd. XCVII, p. 502.

[4]) Centralblatt für klin. Medizin, 1888, p. 516.

[5]) Untersuchungen über die Immunität des Frosches, Jena, 1888.

[6]) Beiträge zur Kritik der Metschnikoffschen Theorie, 1889.

flüssigkeit des Frosches nicht lebend erhalten können. Nuttall[1]), ein
Schüler Flügges, hat ebenfalls behauptet, dass die Immunität der Frösche
auf der baktericiden Kraft ihrer Körperflüssigkeit beruht. Diese Meinung
war ebenfalls von verschiedenen anderen Beobachtern ausgesprochen
worden und schien für einige Zeit die herrschende Ansicht werden
zu sollen.

Dennoch konnte man beweisen, dass das Blutplasma des Frosches
nicht nur die Milzbrandbacillen nicht abtötete, sondern dass es vielmehr
einen guten Nährboden für diese Bakterien abgab[2]). Man brauchte zu
diesem Zwecke unter die Haut von Fröschen nur Milzbrandsporen zu
bringen, welche sich entweder in einer aus Schilfrohr bestehenden Hülle
befanden oder einfach in ein Stück Löschpapier eingewickelt waren.
Die Flüssigkeit des dorsalen Lymphsacks drang sofort in die Sporen ein
und förderte das Wachstum und die Vermehrung der Milzbrandbacillen.
Sobald aber die Leukocyten durch das Löschblatt drangen, ergriffen sie
die jungen Bacillen, verdauten sie in ihrem Innern und hemmten ihre
pathogene Wirkung. Die Sporenentwickelung geht selbst dann vor sich,
wenn die Sporen ohne irgendwelche schützende Hülle Fröschen subcutan
injiziert worden sind. Bei dieser Versuchsanordnung keimt nur ein gewisser Teil der Sporen aus; die Mehrzahl derselben hat zu der Auskeimung nicht genügend Zeit vor dem Auftreten der Leukocyten. Die
kleinen, sehr kurzen Bakterien, die sich aus den Sporen entwickeln,
werden ebenso wie die nicht entwickelten Sporen durch die Phagocyten
aufgezehrt. Während aber die Stäbchen schließlich im Innern der Zellen
verdaut werden, bleiben die verzehrten Sporen noch längere Zeit unverändert. Sie entwickeln sich zwar nicht, aber sie werden auch nicht zerstört und behalten trotz des Einflusses der Phagocyten ihre Lebenskraft
bei. Wenn man einen Frosch, dem schon lange vorher Milzbrandbacillen
injiziert worden waren und der bei mittlerer Temperatur (15—25°) gehalten wurde, etwas Lymphe entnimmt und dieselbe auf einem der gebräuchlichen Nährböden aussät, so sieht man, wie die Sporen auskeimen
und eine Generation normaler Milzbrandbacillen erzeugen. Alle diese
Vorgänge hat Trapeznikoff[3]) unter meiner Leitung untersucht. Aus
seinen Untersuchungen geht hervor, dass die Phagocyten des Frosches
im stande sind, den Organismus gegen Milzbrandbacillen zu schützen,
indem sie dieselben in vegetativer Form aufnehmen und verdauen und
indem sie die Auskeimung der verdauten Sporen verhindern. Diese
Wirkung der Phagocyten ist von besonderer Bedeutung gegenüber der
Thatsache, dass die Körperflüssigkeit des Frosches die Auskeimung der
Sporen, die Entwickelung der Bacillen und die Produktion reichlicher
Kulturen nicht zu verhindern vermag.

Die Immunität von Fröschen gegen Milzbrand, die wir soeben besprochen haben und die auf der aktiven Wirkung der Phagocyten beruht,
ist konstant unter den oben erwähnten Temperaturbedingungen (15—25°) vorhanden. Bei denselben Temperaturen aber werden empfängliche Kaltblüter,
wie die Heuschrecke oder der Hippocampus, durch Milzbrandbacillen getötet.
Rana esculenta, welche sich leicht an die Temperatur von 35° gewöhnt, ist

---

[1]) Zeitschrift für Hygiene, Bd. IV, p. 378.
[2]) Virchows Archiv. 1888, Bd. CXIV, p. 466.
[3]) Annales de l'Inst. Pasteur, 1891, Bd. V. p. 362.

selbst unter diesen Umständen gegen die Infektion mit Milzbrand immun, wie schon Mesnil in der oben erwähnten Arbeit über die Immunität der Fische nachgewiesen hat. Hält man diese Froschart bei der Temperatur von 35°, bei der sich der Milzbrandbacillus gut entwickelt, so tritt im Innern der Rana esculenta dieselbe Reaktion seitens der Phagocyten auf. Die Leukocyten der Lymphe und des Blutes, die Zellen der Milzpulpa und die Kupfferschen Sternzellen ergreifen die Milzbrandbacillen und verdauen sie in der üblichen Weise. Der rotbraune Frosch (Rana temporaria) gewöhnt sich nur schwer an hohe Temperaturen und stirbt in einer solchen, gleichgültig, ob er mit Milzbrand infiziert ist oder nicht. Bei diesem Versuche entwickeln sich die Milzbrandbacillen im Innern der toten oder sterbenden Frösche; aber Mesnil legte besonderes Gewicht darauf, dass es dabei niemals zu einer echten Milzbrandinfektion kommt, wie man im Anschluss an die Untersuchungen von Gibier annehmen zu müssen glaubte.

Dieudonné[1]) hat dagegen ein Mittel gefunden, um die natürliche Immunität des Frosches gegen den Milzbrandbacillus aufzuheben, er impfte nämlich dem Frosch eine Milzbrandkultur ein, welche er an die Temperatur von 12° gewöhnt hatte. Alle geimpften Frösche, selbst diejenigen, welche bei vorhergehenden Impfungen mit gewöhnlichen Milzbrandbacillen (welche bei 37,5° kultiviert worden waren) am Leben geblieben waren, starben nunmehr im Laufe von 48—56 Stunden, und in ihrem Blut und in den Organen fanden sich viele Milzbrandbacillen. Dieudonné hat den feineren Vorgang, der diesen Immunitätsverlust begleitet, nicht festgestellt; aber wahrscheinlich handelt es sich dabei zum Teil um eine für den Frosch specifische, stärkere Wirkung der bei niederer Temperatur gezüchteten Milzbrandbacillen. Bei den in niederer Temperatur gehaltenen Fröschen musste der Bacillus bedeutend schneller und intensiver wachsen als ein gewöhnlicher Milzbrandbacillus. Andererseits musste die höhere Disposition der Frösche von einer geringeren Widerstandsfähigkeit des Organismus unter den besonderen Versuchsbedingungen abhängen. Über diese Einzelheiten finden wir leider in der citierten Arbeit nichts Genaues angegeben. Es sind nicht einmal Bemerkungen über die Temperatur gemacht worden, in welcher die mit den an Kälte gewöhnten Milzbrandbacillen geimpften Frösche gelebt haben. Dieudonné beruft sich auf die Analogie seiner Resultate mit denjenigen, welche beim Studium der Immunität und der Disposition der Frösche gegenüber einem Bacillus der Septikämie gefunden worden sind.

Dieser Bacillus ist in einer interessanten Abhandlung von Ernst beschrieben worden[2]). Derselbe ist klein, sehr dünn und erzeugt bei den Fröschen im Frühling eine tödliche Epidemie, welche im Sommer völlig aufhört. Auf Grund dieser Beobachtung ist es Ernst gelungen, Frösche im Herbst gegen den Bacillus dadurch zu immunisieren, dass er sie in einen auf 25° eingestellten Brutschrank brachte. Trotz der Injektion einer ansehnlichen Dosis des Bacillus (Bacillus ranicida) blieben die bei der Temperatur von 25° lebenden Frösche in vollem Wohlbefinden, während die einer niedrigeren Temperatur ausgesetzten Kontrolltiere an Septikämie starben. Der Gegenversuch wurde im Sommer unternommen. Die im Laboratorium gehaltenen geimpften Frösche blieben immun,

---

[1]) Arbeiten a. d. K. Gesundheitsamte, 1894, Bd. IX, p. 497.
[2]) Ziegler's Beiträge zur pathologischen Anatomie, 1890, Bd. VIII, p. 203.

während die in einem auf 6—10° abgekühlten Apparat befindlichen
Frösche regelmäßig starben. Man könnte sich nun fragen, ob es sich
bei dieser Veränderung der Immunität und der Disposition um einen Einfluss auf den Organismus des Frosches oder auf den krankheitserregen-
den Bacillus handelt. Falls der Bacillus sich nur bei niederen Temperaturen entwickeln könnte, so würde man seine Unschädlichkeit bei hohen
Temperaturen völlig begreifen. Die Versuche von Ernst haben aber
gerade bewiesen, dass der Bacillus sich leichter bei 22° und sogar 30°
entwickelt als bei niedrigeren Temperaturen. Daraus muss man schließen,
dass die hohe Temperatur, welche die Immunität herbeiführt, nicht durch
Abschwächung der Bacillenvirulenz, sondern durch Erhöhung der Schutzkraft des Organismus wirkt. Die zur Herbeiführung tödlicher Infektion
günstigen niederen Temperaturen wirken im umgekehrten Sinne, d. h.
sie setzen die Schutzkraft der geimpften Frösche herab.

Obwohl Ernst den Mechanismus der Schutzkraft bei diesen Versuchen
nicht genau untersuchte, ist es nach seinen Resultaten klar, dass es sich
hier um eine Reaktion seitens der Phagocyten handelt. Ernst konnte
die Aufnahme der Bacillen durch Phagocyten bei den abgekühlten, empfänglichen, ebenso wie bei den in warmer Luft befindlichen, resistenten
Fröschen feststellen; aber im ersten Falle war die Phagocytose so schwach,
dass 24 Stunden nach der Impfung noch sehr zahlreiche Bacillen innerhalb der Lymphe des Dorsalsackes vorhanden waren, während bei den
immunen Fröschen eine viel stärkere Phagocytose auftritt und schon am
ersten Tage die freien Bacillen völlig verschwinden. Wenn die Analogie
dieser Septikämie mit dem Milzbrand der Frösche thatsächlich besteht,
— was übrigens sehr wahrscheinlich ist — so kommt man zu dem Schluss,
dass die höhere Empfindlichkeit der Frösche für die modifizierten Milzbrandbacillen ebenfalls davon abhängt, dass die Phagocyten derselben
in diesem Falle schwächer reagieren.

Da wir in diesen beiden Fällen von natürlicher Immunität bei den
Fröschen die Aktivität der Phagocyten gegen Bakterien, die sich sonst
in den Flüssigkeiten des betreffenden Tieres leicht entwickeln, intensiv
haben auftreten sehen, so könnte man annehmen, dass die Phagocytenreaktion die wesentliche Schutzwaffe der kaltblütigen Tiere darstellt.
Lubarsch[1]) hat jedoch die entgegengesetzte Meinung ausgesprochen und
stützte sich dabei auf Untersuchungen über den Bacillus der Mäuseseptikämie. Er hat beobachtet, dass die Frösche selbst gegen große Mengen
dieses Bacillus ohne die Unterstützung von Phagocyten immun bleiben;
da es sich hier aber um wichtige Fragen handelt, so hat Mesnil (l. c.) die
Versuche von Lubarsch nachgeprüft, um festzustellen, ob hier eine
wirkliche Ausnahme oder ein Missverständnis vorliegt. Durch unwider-
legliche Beobachtungen konnte er feststellen, dass die Injektion der Mäuseseptikämiebacillen eine deutlich positive Chemotaxis bei den Leukocyten
der Frösche hervorruft. Die Leukocyten ergreifen und verdauen diese
Bacillen ebenso wie die Milzbrandbacillen. Die scheinbare Ausnahme
wurde also zu einem neuen Argument für die Bedeutung der Phagocytenreaktion bei der Immunität. Zur Stütze dieser Behauptung möchte ich

---

[1]) Centralblatt für Bakteriologie, 1889, Bd. VI, p. 481 u. 529; Fortschritt der
Medizin, 1890, p. 665; Zeitschrift für klin. Medizin, 1891; Über Immunität u. Schutzimpfung, Tiermediz. Vorträge, 1892.

noch ein schon bei anderer Gelegenheit besprochenes Beispiel anführen: der Frosch ist gegen den Choleravibrio deutlich immun; derselbe bleibt völlig gesund, wenn man ihm jenen Vibrio in den Dorsalsack oder an eine andere Körperstelle injiziert. Die Untersuchung des Exsudats an der Injektionsstelle zeigt, dass die Vibrionen an derselben einen starken Widerstand seitens der Phagocyten finden, welche die Bakterien aufnehmen und völlig verdauen. Diese Thatsache ist um so interessanter, als der Frosch gegen das Toxin des Choleravibrio sehr empfindlich ist; in geringer Dosis injiziert, tötet das Toxin den Frosch in kurzer Zeit. Zwei kleine Frösche, denen 0,5 ccm Choleratoxin injiziert worden war, starben in weniger als einer Stunde.

Die natürliche Immunität des Frosches gegen den Choleravibrio beweist demnach, dass ein Organismus durch die Phagocytose einen Bacillus tötet und so die Produktion des sicher tödlich wirkenden Bacillentoxins verhindert.

Die Reaktion der Phagocyten tritt demnach beim Frosch in allen Fällen von natürlicher Immunität ein. Wie verhalten sich nun die Bacillen in dem Augenblick, in welchem sie von den Phagocyten aufgenommen werden? Der Phagocytenschutz ist nur gegenüber solchen Bakterien von Bedeutung, welche ohne denselben durch ihr Wachstum und ihre Virulenz dem betreffenden Organismus hätten schaden können. Man hat deshalb viel die Frage diskutiert, ob Bakterien vor ihrer Aufnahme durch Phagocyten überhaupt noch leben und pathogen zu wirken vermögen. Man nahm an, dass die Phagocyten nur solche Bakterien aufnähmen, welche schon abgetötet waren. Zur Untersuchung dieser Frage eignen sich die Frösche sehr gut. Entnimmt man einen Tropfen Exsudat kurze Zeit nach der Injektion von beweglichen Bacillen, wie des Bacillus pyocyaneus oder der Vibrionen, so findet man dieselben in den Leukocyten wieder und sieht, dass sie sich innerhalb der Vakuolen noch deutlich bewegen. Der Versuch gelingt noch besser, wenn man auf einem Objektträger einen Tropfen Froschlymphe mit beweglichen, aus einer Kultur stammenden Bakterien vermischt. Man sieht sodann bald, dass die Bakterien sich innerhalb von Leukocyten in hellen Vakuolen äußerst schnell bewegen.

Noch eine andere Methode kann man anwenden, um festzustellen, dass die Bakterien lebend von den Phagocyten aufgenommen werden. Man entnimmt einen Tropfen des Exsudates zu einer etwas mehr vorgeschrittenen Zeit, wenn freie Bakterien in demselben nicht mehr vorhanden sind. Innerhalb der Phagocyten findet man dann noch einige mehr minder gut erhaltene Bakterien; man braucht nun einen Tropfen eines solchen Exsudates nur bei einer Temperatur von etwa 30° zu halten und dafür zu sorgen, dass derselbe gegen Austrocknung geschützt wird, ohne ihn auf irgend einen Nährboden zu bringen, um zu beobachten, dass die Leukocyten mehr oder minder schnell absterben, während die Bakterien ihre Virulenz wieder gewinnen und innerhalb der toten Leukocyten eine neue Generation erzeugen. Die Entwicklung der Bakterien geht progressiv vor sich, so dass der hängende Tropfen sich gewissermaßen in eine echte Reinkultur verwandelt. Mesnil hat diese Thatsache an Exsudaten von Fröschen feststellen können, welchen er Milzbrand- und Mäuseseptikämiebacillen eingeimpft hatte.

Die im lebenden Zustand durch die Phagocyten aufgenommenen

Bacillen bewahren ihre frühere Virulenz. Einige Autoren, zu denen auch ich gehörte, waren der Ansicht, dass nach mehr oder minder langem Aufenthalt innerhalb der Leukocyten die Milzbrandbacillen eine Abschwächung ihrer Virulenz erleiden. Zahlreiche weitere Untersuchungen haben dagegen gezeigt, dass diese Auffassung nicht richtig ist, dass vielmehr die Virulenz bei den in Phagocyten von Fröschen eingeschlossenen Bakterien so lange vorhanden bleibt, als die Bakterien überhaupt leben. Diese Thatsache hat Dieudonné für den Milzbrandbacillus festgestellt; Mesnil hat dies Ergebnis bestätigt und dasselbe auch bei Mäuseseptikämiebacillen erhalten. Demnach verdanken die gegen gewisse Bakterien resistenten Frösche ihre Immunität zweifellos nur der Aufnahme der lebenden virulenten Bakterien durch die Phagocyten.

Wir haben die natürliche Immunität der Frösche exakt genug besprochen, um dieselbe bei den anderen Amphibien nicht ebenfalls des längeren ausführen zu müssen; die Reptilien, die höchsten Vertreter der kaltblütigen Wirbeltiere, besitzen oft eine hervorragende natürliche Immunität. Krokodile sind gegen Milzbrand, Tuberkulose des Menschen und Typhus immun. Wenn man kurze Zeit nach der Injektion von Bacillen etwas Exsudat an der Impfstelle entnimmt, so findet man neben anderen Leukocyten viele eosinophile Mikrophagen, aber besonders zahlreich sind Makrophagen mit einem, zwei oder mehreren Kernen in dem Exsudat enthalten. Auch bemerkt man echte Riesenzellen. Die phagocytäre Eigenschaft besitzen besonders die Makrophagen; dieselben sind oft mit den dem Tiere injizierten Bakterien vollgestopft, wie ich dies bei Injektion von Typhusbacillen selbst habe konstatieren können. Die natürliche Immunität der Krokodile (Alligator mississipiensis) bleibt sowohl bei Bruttemperatur (37°) wie bei Zimmertemperatur (20—22°) bestehen.

Gehen wir die Reihe der Tiere weiterhin durch, so müssen wir uns zuerst bei der natürlichen Immunität der Vögel, der niedrigsten Warmblüter, aufhalten. Das klassische Beispiel ist die Immunität des Huhnes gegen den Milzbrand. Es war zwar schon lange bekannt, dass die Vögel gegen Milzbrand immun oder fast immun sind. Die kleinen Vögel besitzen meist eine Disposition für Milzbrand; die Tauben schon weniger; dagegen ist das Huhn deutlich immun. Man glaubte, dass die Immunität des Huhnes gegen Milzbrand eine absolute sei, bis Pasteur und Joubert[1]) eine sichere Methode fanden, um die Immunität des Huhnes aufzuheben. Sie tauchten mit Milzbrand infizierte Hühner in frisches Wasser bis an die Schenkel, um so die Körpertemperatur herabzusetzen. Unter diesen Umständen kam der Milzbrandbacillus an der Injektionsstelle zur Entwicklung und verbreitete sich später im Blute, um sodann zum Tode des Tieres zu führen. Die beiden Autoren schlossen daraus, dass die natürliche Immunität des Huhnes von seiner hohen Körpertemperatur (41—42°) abhängt, welche die pathogene Wirkung des Milzbrandbacillus verhindert.

Hess[2]) hat die feineren Vorgänge bei der Immunität des Huhnes untersucht und die Bedeutung der Phagocytose für die Zerstörung der eingeimpften Milzbrandbacillen festgestellt.

Diese Untersuchungen sind später von Wagner in meinem Labora-

---

[1]) Bulletin de l'Acad. de Méd. de Paris, 1878, p. 440.
[2]) Virchows Archiv, 1887, Bd. CIX, p. 365.

torium wieder aufgenommen worden[1]). Er stellte zuerst fest, dass Milzbrandbacillen sich im Blute und Blutserum von Hühnern außerhalb des
Organismus bei Temperaturen von 42—43° gut entwickeln und kam sodann zu dem Resultat, dass die Temperaturerniedrigung des Körpers
von Hühnern, die man in Wasser taucht, nicht etwa die Virulenz der
Bacillen stärkt, sondern die Widerstandsfähigkeit der Tiere schwächt. Er
konnte sich davon überzeugen, dass die Widerstandskraft sich in der
Fähigkeit der Phagocyten, den Milzbrandbacillus aufzunehmen und zu zerstören, ausspricht. Beim normalen Huhn ist die Phagocytose deutlich
erkennbar und geht schnell vor sich, während bei dem abgekühlten Huhn
die Reaktion sehr schwach ist, manchmal überhaupt nicht auftritt. Um
dies Resultat zu kontrollieren, wandte Wagner zur Herabsetzung der
Temperatur nicht frisches Wasser, sondern Antipyrin und Chloral an.
Bei der Applikation dieser Stoffe wurde die natürliche Schutzkraft des
Organismus ebenfalls abgeschwächt und die Immunität des Huhnes gegen
Milzbrand völlig aufgehoben.

Trapeznikoff[2]) hat das Schicksal der Hühnern injizierten Milzbrandsporen sorgfältig untersucht und beobachtet, dass ein größerer Teil derselben von den Leukocyten verschlungen wird. Einige Sporen verwandeln
sich zuerst in kleine Stäbchen, wachsen manchmal zu eigentlichen Bacillen
aus, aber schließlich werden sie doch alle von den Phagocyten zerstört.
Die jungen Bacillen werden nach kurzer Zeit verdaut, während die
Sporen noch lange im Innern der Phagocyten verbleiben, schließlich aber
auch verschwinden. Bei den mit Sporen infizierten Hühnern ist die
Phagocytose sehr intensiv, wie aus den nach Ziehl gefärbten Präparaten
deutlich hervorgeht. Diese Präparate sind bei den bakteriologischen
Kursen im Institut Pasteur lange zum Demonstrieren der Phagocytose
benutzt worden.

Gegenüber diesen häufig bestätigten Thatsachen sind wir nicht in der
Lage, die Behauptung von Thiltges[3]) zu acceptieren, welcher die Aufnahme der Milzbrandbacillen durch die Hühnerphagocyten leugnet. Bei
seinen Untersuchungen müssen irgend welche technische Fehler gemacht
worden sein, deren Quelle ich im Moment nicht finden kann. Die positiven Ergebnisse, die Hess, Wagner, Trapeznikoff und ich über
Phagocytose beim Huhn erhalten haben, machen übrigens neue Untersuchungen über diesen Gegenstand hinfällig. Was die den Wagner-
schen Resultaten entgegengesetzten Anschauungen über die baktericide
Kraft des defibrinierten Blutes und des Blutserums von Hühnern gegen
Milzbrandbacillen und Sporen betrifft, so kann dieser Gegensatz wenigstens
zum Teil leicht erklärt werden. Thiltges erwähnt mehrfach, dass die
in Hühnerserum gebrachten Milzbrandbacillen zu Klumpen zusammengeballt wurden. Trotzdem hat er sich nicht gegen dies, seinen Versuch
schädigende Moment geschützt, sondern hat die Verminderung der Zahl
der Plattenkolonieen auf die Zerstörung und nicht auf die Agglutination
der Milzbrandbacillen bezogen. Er giebt so mangelhafte Mitteilungen
über seine Versuchsanordnung, dass er nicht einmal erwähnt, bei welcher
Temperatur die mit Milzbrandbacillen beschickten Serumröhrchen gehalten

---

[1]) Annales de l'Inst. Pasteur, 1890, Bd. IV, p. 570.
[2]) Ibidem, 1891, Bd. V, p. 362.
[3]) Zeitschrift für Hygiene, 1898, Bd. XXVIII, p. 189.

wurden. Da Wagner seine Kulturen bei 42—43° hielt, einer Temperatur, welche derjenigen im Körper des Huhnes entspricht, habe ich Gengou geboten, die baktericide Kraft des Blutplasmas und des Blutserums von Hühnern gegen Milzbrandbacillen bei der Temperatur von 37° zu untersuchen. Das Resultat dieser Untersuchungen stimmte mit demjenigen von Wagner völlig überein. Bei der von Gengou angewandten Temperatur besitzen die Körpersäfte des Huhnes keine höhere Baktericidität, als bei der Versuchsanordnung von Wagner.

Wenn wir alle diese Resultate über die natürliche Immunität des Huhnes gegen Milzbrandbacillen zusammenfassen, so können wir mit vollem Rechte sagen, dass dieselbe auf der Phagocytose und nicht auf der baktericiden Eigenschaft des Blutserums und der anderen Körperflüssigkeiten beruht.

Die Tauben besitzen eine höhere Disposition für Milzbrand als das Huhn: nichtsdestoweniger haben dieselben auch einen gewissen Grad von Schutzkraft gegen die Milzbrandinfektion. Ich beschränke mich auf einige Bemerkungen über die Tauben, trotzdem der Mechanismus der Immunität bei denselben zu lebhaften Diskussionen Anlass gegeben hat. Als Baumgarten gegen die Bedeutung der Phagocytose bei der Immunität noch systematisch opponierte, hat er seinen Schüler Czaplewsky[1] mit Untersuchungen über die Immunität der Tauben gegen Milzbrand beauftragt. Die Resultate dieser Untersuchungen leugneten durchaus jede Bedeutung der Phagocytose. Dieselbe hat gar keine Beziehung zur Immunität des Organismus, und die Schutzkraft desselben besteht allein darin, dass Milzbrandbacillen innerhalb des Taubenkörpers nicht zu leben vermögen. Ich habe sodann diese Frage untersucht[2] und nachweisen können, dass der Milzbrandbacillus sich im Organismus der Tauben sehr wohl lebend erhalten und in den Körperflüssigkeiten derselben entwickeln kann, dass er aber nicht im stande ist, sich gegen den Angriff der Phagocyten zu schützen, welche ihn aufnehmen und völlig zerstören. Wenn ich Phagocyten isolierte, welche Tauben injizierte Milzbrandbacillen enthielten, so konnte ich beweisen, dass ein Teil dieser Bakterien noch lebte. Die Abschwächung und der Tod der Phagocyten außerhalb des Organismus versetzte die Milzbrandbacillen in die Lage, in dem Kampf mit den Leukocyten die Oberhand zu gewinnen, sich zu entwickeln und virulente Kulturen zu liefern. Die Bedeutung der Phagocyten für die Immunität der Tauben gegen Milzbrand ist demnach zweifellos bewiesen.

Später hat Czaplewsky[3] sich selbst von der Unhaltbarkeit seiner Resultate überzeugen müssen, und Thiltges (l. c.) hat die Bedeutung der Phagocytose bei der Immunität der Tauben gegen Milzbrand bestätigen können. Ihm fiel die Differenz zwischen den beiden Vogelarten auf. Bei der Taube konnte er leicht konstatieren, dass diejenigen Individuen, welche an Milzbrand sterben, eine sehr schwache Phagocytenreaktion besitzen, während die Reaktion bei Tieren, die gegen Milzbrand immun sind, deutlich ausgesprochen ist. Er hat gleichfalls beobachtet, dass das Blut und Blutserum von Tauben, denen im Reagenzglas Milz-

---

[1] Untersuchungen über die Immunität der Tauben, Königsberg, 1889. Zieglers Beiträge zur pathologischen Anatomie, 1890, Bd. VII, p. 49.
[2] Annales de l'Inst. Pasteur, 1890, Bd. IV, p. 38; p. 65.
[3] Zeitschrift für Hygiene, 1892, Bd. XII, p. 348.

brandbacillen zugesetzt sind, nur eine geringe baktericide Kraft besitzen, und er hält sich auf Grund dieser Thatsache für berechtigt, der Phagocytose bei der natürlichen Immunität der Taube eine große Bedeutung zuzuschreiben. Auffallend ist nur, dass gegenüber diesen Resultaten der Autor sich nicht die Frage vorgelegt hat, ob wirklich eine solche Differenz bei den feineren Vorgängen der Immunität, wie er sie glaubte, bei den beiden nahe verwandten Tieren annehmen zu müssen, thatsächlich existiert. Ich nehme an, dass er seine Versuche an Hühnern vor den Untersuchungen an Tauben gemacht hat, und dass die Differenz seiner Resultate besonders darauf zurückzuführen ist, dass er bei der Ausführung der Versuche an Tauben eine größere Geschicklichkeit erworben hatte.

Dieudonné hatte festgestellt, dass die Frösche leicht starben, wenn man ihnen Milzbrandbacillen einimpfte, die bei niedriger Temperatur gewachsen waren. Er versuchte nun, die Immunität von Tauben gegen Milzbrandbacillen aufzuheben, welche an hohe Temperaturen gewöhnt worden waren. Aber die Einimpfung einer zweiten Generation von Milzbrandbacillen, welche bei 42° gewachsen waren, wurde von 5 Tauben gut ertragen. Selbst diejenigen Bacillen, die schon in der 16. Generation an die Temperatur von 42° gewöhnt waren, konnten von 13 geimpften Tauben nur 5 töten. Diese Versuche, welche den Zweck hatten, die Immunität durch die Eigenschaft der Bacillen und nicht durch diejenige der Tauben zu erklären, haben also zu einem Resultate geführt, welches der Prognose von Dieudonné entgegengesetzt war.

Die Taube bietet infolge ihrer natürlichen Immunität gegen den Tuberkelbacillus des Menschen ein besonderes Interesse. Sie ist gegen hohe Dosen dieses Bacillus immun, obwohl derselbe für den Menschen, die Mehrzahl der Säugetiere und für viele Vögel (Kanarienvogel, Papagei) hoch virulent ist. Dembinsky[1]) hat den Mechanismus dieser Immunität untersucht und festgestellt, dass die Tuberkelbacillen des Menschen im Organismus der Taube seitens der Phagocyten — besonders der Makrophagen — einen starken Widerstand finden. Diese Zellen lagern sich um die Tuberkelbacillen herum und schließen dieselben in

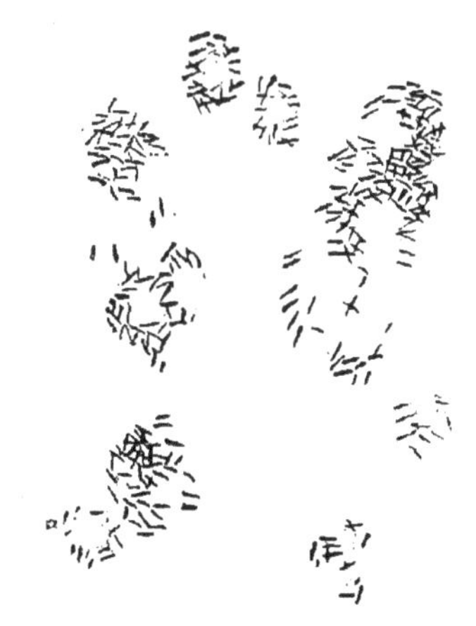

Fig. 21. Reaktion der Taubenphagocyten gegen die Tuberkelbacillen des Menschen.

Riesenzellen oder polynukleäre Makrophagen ein. (Fig. 21.) Die Mikrophagen spielen bei diesem Kampf nur eine untergeordnete Rolle; dagegen ist die Schutzkraft der Makrophagen sehr wirksam. Dieselben können zwar die Bacillen nicht völlig zerstören, üben aber auf dieselben

----

[1]) Annales de l'Inst. Pasteur, 1899, Bd. XIII, p. 426.

einen ungünstigen Einfluss aus und hindern sie zu wachsen und ihre
schädliche Wirkung zu bethätigen. Die Bedeutung dieser Schutzkraft tritt
noch klarer hervor, wenn man anstatt der Tuberkelbacillen des Menschen
Bacillen der Vogeltuberkulose den Tauben einspritzt. In diesem Fall ergreifen die Mikrophagen schnell die Bacillen, sie unterliegen aber denselben, während die Makrophagen nur in geringer Menge und langsam
gegen die Bakterien vorgehen. Aus diesem Grunde ruft der Bacillus
der Vogeltuberkulose bei der Taube eine allgemein verbreitete und zum
Tode führende Tuberkulose hervor.

Demnach beruht die Immunität der Tauben gegen den Bacillus der
Tuberkulose des Menschen auf der durch die Makrophagen gegebenen
Schutzkraft. Diese Auffassung wird durch den Umstand bestätigt, dass
bei dem gegen denselben Bacillus immunen Huhn ebenfalls eine sehr
starke Reaktion seitens der Makrophagen auftritt.

Nocard[1]), welcher sich seit mehreren Jahren mit Studien über die
Beziehungen zwischen den Bacillen der Menschen- und der Vogeltuberku-
lose beschäftigt, ist auf den Gedanken gekommen, den Bacillus der
Tuberkulose des Menschen an den Organismus des Huhnes zu gewöhnen.
Zu diesem Zweck bringt er eine in einen Kollodiumsack eingehüllte
Kultur von Tuberkelbacillen des Menschen Hühnern in die Bauchhöhle.
Der so gegen den Eingriff der Phagocyten geschützte Bacillus lebt inner-
halb des Sackes weiter, durch dessen Wände die flüssigen Bestandteile
der Peritonealflüssigkeit hindurchdringen. Wenn die Tuberkelbacillen
mehrere solche Säcke passiert haben, so gewöhnen sie sich daran, im
Körper des Huhnes zu leben, und verwandeln sich in eine besondere
Varietät, welche dem Bacillus der Vogeltuberkulose sehr ähnlich ist.
Dieser Versuch hat die schon lange schwebende Frage über die specifische
Differenz der beiden Arten von Tuberkelbacillen definitiv gelöst und zwar
in dem Sinne, dass dieselben eine und dieselbe Species darstellen; der
Bacillus der Vogeltuberkulose ist nur eine Modifikation des Erregers der
Menschen- und Säugetiertuberkulose.

Trotz des großen Unterschiedes zwischen Milzbrandbacillen und Tuberkelbacillen des Menschen beruht bei den Vögeln die Immunität gegen
diese beiden Bacillenarten auf der Reaktion seitens der Phagocyten.

Wir sind nunmehr bei unseren Untersuchungen über die natürliche
Immunität der verschiedenen Tierarten zu der höchsten Klasse derselben,
den Säugetieren, gelangt. Bei diesen müssen wir uns etwas länger aufhalten, da sie einerseits eine besondere Bedeutung besitzen, und da
andererseits über die Immunität bei denselben sehr genaue Studien gemacht worden sind.

Da die Immunität der Wirbellosen und die der niederen Wirbeltiere
gegen den Milzbrandbacillus uns schon in vielen Beziehungen bedeutende
Aufklärung gegeben hat, wollen wir zuerst die Vorgänge genauer untersuchen, welche bei der Immunität der Säugetiere gegen diesen Bacillus
sich abspielen. Indessen sind Beispiele für echte, natürliche Immunität
bei Säugetieren sehr selten, da die Vertreter dieser Klasse für den Milzbrandbacillus meist eine hohe Empfänglichkeit besitzen. Den höchsten
Grad von Immunität gegen Milzbrand besitzt unter den Säugetieren

---

[1]) Annales de l'Inst. Pasteur, 1898, Bd. XII, p. 561.

der Hund. Wenn auch junge Hunde nach Strauß[1] zur Infektion mit Milzbrand geneigt sind, so können die Hunde im allgemeinen als immun bezeichnet werden, denn ältere Hunde vertragen die Infektion mit großen Mengen von Milzbrandbacillen sehr gut. Subcutan injiziert, rufen Milzbrandbacillen beim Hunde eine lokale Entzündung hervor, welche mit einer starken Diapedese von weißen Blutkörperchen einhergeht, die sofort die Bacillen verschlingen. Diese Phagocytose haben schon Hess[2], Malm[3], ich und verschiedene andere Autoren beobachtet, so dass über die Existenz derselben kein Zweifel mehr bestehen kann. Neuerdings hat Martel[4] eine deutliche Reaktion seitens der Phagocyten in allen den Fällen konstatiert, in denen er mit immunen oder wenig disponierten Hunden zu thun hatte; diese Reaktion war durch die Einverleibung der Milzbrandbacillen und durch starke Leukocytose an der Impfstelle charakterisiert. Seine Untersuchungen sind wegen der Gegenprobe, die er an gegen Milzbrand empfindlichen Hunden gemacht hat, besonders interessant. Seit einigen Jahren hatte man nachgewiesen, dass die echte natürliche Immunität des Hundes gegenüber dem Milzbrand dennoch eine relative und begrenzte sei. So hatte Bardach[5] festgestellt, dass Hunde, denen er die phagocytenreiche Milz exstirpiert hatte, gegen Milzbrand empfindlich wurden; wenn er denselben gepulverte Holzkohle, in Wasser suspendirt, in die Venen injizierte, — um die Phagocytose an einen andern Punkt abzulenken — erkrankten dieselben leicht an tödlicher Milzbrandinfektion.

Martel hat versucht, die natürliche Immunität der Hunde dadurch aufzuheben, dass er ihnen Phloridzin oder Pyrogallol injizierte; aber er gelangte zu viel konstanteren Resultaten, wenn er tollwütigen Hunden Milzbrand einspritzte. Der durch Tollwut geschwächte Organismus erwirbt eine hohe Disposition für Milzbrand, und das infizierte Tier erliegt dem Milzbrand, bevor die Tollwut ausgebrochen ist. Bei der Passage durch den tollwütigen Hund nimmt das Milzbrandgift so sehr an Virulenz zu, dass es normale Hunde tötet. Es ist Martel auch gelungen, Milzbrandbakterien, die von einer an Milzbrand erkrankten Kuh genommen waren, in ihrer Virulenz zu steigern. In allen den Fällen, in denen die höher virulenten Bacillen zu einer schweren und tödlichen Infektion führten, konnte Martel nur eine geringe Reaktion seitens der Phagocyten feststellen.

Die Untersuchungen über Phagocytose bei Hunden, die mit Milzbrandbacillen infiziert waren, haben stets ein konstantes Verhältnis zwischen der Reaktion der Phagocyten und der Schutzkraft des Organismus ergeben. Die Versuche, welche in der Absicht unternommen wurden, die Bedeutung der Körperflüssigkeiten für die Immunität festzustellen, haben andererseits nur zu negativen Resultaten geführt.

Da von allen Säugetieren der Hund die höchste natürliche Immunität gegen Milzbrand besitzt, so hat man die bactericide Kraft seines Blutes als wesentlich für die Immunität desselben angesehen. Daher hat auch Nuttall[6] aus seinen Versuchen den Schluss gezogen, dass Milzbrand-

---

[1] Archives de médecine expérimentale, 1889, Bd. I. p. 325.
[2] Virchows Archiv, 1887, Bd. CIX, p. 365.
[3] Annales de l'Inst. Pasteur, 1890, Bd. IV, p. 520.
[4] Ibidem, 1900, Bd. XIV, p. 13.
[5] Ibid., 1899, Bd. XIII, p. 577.
[6] Zeitschrift für Hygiene, 1888, Bd. IV.

bacillen durch defibriniertes Hundeblut leicht zerstört werden. Da dies Resultat jedoch mit meinen Untersuchungen[1]) über das günstige Wachstum solcher Bacillen in Hundeblut im Widerspruch steht, und da andere Gelehrte, besonders Lubarsch[2]), zu entgegengesetzten Resultaten gelangt sind als Nuttall, so mussten erneute Untersuchungen über diese Frage unternommen werden. Denys und Kaisin[3]) haben die Einwürfe, welche gegen die Erklärung der Immunität des Hundes durch die baktericide Kraft seines Blutes ausgesprochen worden waren, dadurch aufheben wollen, dass sie die Behauptung aufstellten, dass die beim nicht geimpften Hunde nicht vorhandene baktericide Kraft sich erst entwickelt, wenn der Hund mit Milzbrandbacillen infiziert ist. Die Immunität würde demnach in dem Auftreten einer neuen Eigenschaft während des Kampfes des Organismus gegen die injizierten Bacillen bestehen. Aber keiner der Autoren, die diese Versuche nachgeprüft haben, wie Lubarsch[4]) und Bail[5]), konnten die Resultate der belgischen Gelehrten bestätigen. Übrigens hat Denys selbst, nachdem er die Versuche mit Havet[6]) wiederholt hat, die Resultate seiner ersten zusammen mit Kaisin gemachten Untersuchungen dementieren müssen. Nach seiner Überzeugung beruhte sein Irrtum darauf, dass bei den früheren in vitro ausgeführten Versuchen die lebenden Leukocyten die Bakterien aufnahmen und sie an ihrer weiteren Entwicklung verhinderten. In der neuen Arbeit gelangten Denys und Havet zu dem Resultate, »dass der Hauptfaktor der Baktericidität des Hundeblutes in den Leukocyten zu suchen ist, welche durch Phagocytose die Bakterien vernichten« (l. c. p. 15).

Auf Grund aller dieser Arbeiten musste man mit Notwendigkeit zu dem Schlusse kommen, dass die natürliche Immunität des Hundes gegen den Milzbrand eine Funktion der Phagocyten ist. Bei der Gleichheit der Ergebnisse aller Versuche war es von Bedeutung, die feineren Vorgänge zu studieren, vermittels welcher die Milzbrandbacillen innerhalb des Hundes zerstört werden. Welche Elemente beteiligen sich in erster Linie an der Phagocytose, und wie erreichen sie dies Ziel?

Gengou[7]) hat in meinem Laboratorium diese Frage untersucht. Er kam zu dem Resultat, dass nicht nur — wie schon seine Vorgänger behauptet hatten — das Blutserum des Hundes, sondern auch das Blutplasma desselben für den Milzbrandbacillus nicht baktericid ist. Bakterienfreie Pleuraexsudate, welche man durch Injektion von Gluten-Kasein erzeugt hatte, vermochten ebenfalls den Milzbrandbacillus nicht abzutöten. Wenn Gengou aus diesen Exsudaten durch Centrifugierung die Leukocyten isolierte, diese mit physiologischer Kochsalzlösung auswusch, sodann zum Gefrieren brachte und schließlich in Bouillon macerierte, so erhielt er Suspensionen weißer Blutkörperchen, denen er nun Milzbrandbacillen zusetzte. Er hat konstatieren können, dass, wenn die Exsudate hauptsächlich Makrophagen enthielten (wie es besonders bei 2—3 Tage

---

[1]) Annales de l'Inst. Pasteur, 1887, Bd. I, p. 43.

[2]) Untersuchungen über die Ursachen der angeborenen und erworbenen Immunität, 1891, p. 111.

[3]) La Cellule, 1893, Bd. IX, p. 335.

[4]) Zur Lehre von den Geschwülsten etc.

[5]) Centralblatt für Bakteriologie, 1900, Bd. XXVII, p. 10 und 517.

[6]) La Cellule, 1894, Bd. X, p. 7.

[7]) Annales de l'Inst. Pasteur, 1901, Bd. XV, p. 68.

alten Exsudaten der Fall ist), die bactericide Kraft der Suspensionen gleich Null oder ganz unbedeutend war. Wenn aber die Leukocyten von 24 Stunden alten Exsudaten stammten und fast nur aus Mikrophagen bestanden, so war die bactericide Wirkung ihrer Bouillonaufschwemmung auf die Milzbrandbacillen sehr deutlich erkennbar. Nun steht aber fest, dass auch in den Exsudaten, welche bei immunen Hunden durch Injektion von Milzbrandbacillen hervorgerufen sind, gerade die Mikrophagen in besonders großer Menge auftreten und als Phagocyten wirken.

Demnach ist die Immunität des Hundes gegen den Milzbrandbacillus in folgender Weise zu deuten: Die zwar nicht unbegrenzte, aber deutlich vorhandene, natürliche Immunität der Hunde beruht auf der aktiven Thätigkeit der Phagocyten. Dieselben zeigen unter dem Einfluss der Milzbrandbacillen und ihrer Produkte eine deutlich positive Chemotaxis, nähern sich den Bacillen, nehmen sie durch einen physiologischen Akt auf und zerstören sie vermittels einer Substanz, die sich weder im Blutplasma noch im Blutserum findet, welche man aber im Extrakt der Mikrophagen nachweisen kann.

Trotz dieser eindeutigen und präcisen Resultate dürfen wir uns mit diesem einen Beispiel natürlicher Immunität gegen den Milzbrandbacillus beim Hunde nicht begnügen. Wenn die Schutzkraft der Ratte gegen Milzbrand nur wegen der großen Zahl der dieser Frage gewidmeten Arbeiten rein historisches Interesse böte, so brauchte man davon nur in dem Kapitel zu berichten, welches von der Geschichte unserer Kenntnis von der Immunität handelt. Aber dem ist nicht so. Der Milzbrand der Ratte ist ein äußerst lehrreicher Gegenstand, und Behring sagt mit vollem Rechte, dass, wer sich ein Bild von der natürlichen Immunität gegen Bakterien machen will, sich besonders mit diesem Specialfalle beschäftigen muss.

Jedoch darf man nicht verschweigen, dass die grauen (Mus decumanus), die schwarzen (Mus rattus) und weißen Ratten eine echte Immunität gegen Milzbrand gar nicht besitzen. Immerhin zeigen sie gegen diese Krankheit eine mehr oder minder stark vorhandene Schutzkraft und sind jedenfalls weniger empfindlich gegen Milzbrand als die anderen, in Laboratorien gebräuchlichen Nagetiere: Mäuse, Meerschweinchen, Kaninchen. Ratten widerstehen besser abgeschwächten Milzbrandbacillen (»Vaccins«) als jene Versuchstiere, und, um Ratten durch Milzbrand zu töten, muss man ihnen eine viel höhere Dosis virulenter Bacillen einimpfen. Andererseits sind die Ratten durch eine große Unregelmäßigkeit in ihrer Reaktion gegen Milzbrandbacillen ausgezeichnet. Bald sind sie gegen hochvirulente Bakterien immun, bald sterben sie schon nach einer einzigen Injektion abgeschwächter Bacillen (premier vaccin pasteurien).

Schon in meiner ersten Arbeit über den Milzbrand[1] habe ich mitgeteilt, dass bei den Ratten die Phagocytose gegenüber subcutan injizierten Milzbrandbacillen deutlicher auftritt, als bei den Kaninchen und Meerschweinchen. Später haben einige Forscher diese Ansicht bekämpft und lehnten die Bedeutung der Phagocytenreaktion bei der Ratte ab. Die Opposition dieser Autoren wurde noch durch eine interessante Entdeckung von v. Behring gestützt[2]), welcher fand, dass das Blutserum von Ratten eine hohe bactericide Kraft gegen Milzbrandbacillen besitzt. Setzt von

---

[1] Virchows Archiv, 1884, Bd. XCVII, p. 516.
[2] Centralblatt für klin. Medizin, 1888, Nr. 38.

Behring dem Rattenblutserum eine gewisse Menge Milzbrandbacillen zu,
so treten bei denselben nicht die normalen Wachstumserscheinungen auf,
sondern ihre Form wird verändert, sie verlieren ihr normales Brechungs-
vermögen und färben sich mit bestimmten Farbstoffen nur noch unvollständig. Allein die Membran des Bacillus bleibt als letzter Rest der
Bacillen übrig. Von Behring glaubte, dass diese antibakterielle Eigenschaft des Serums von dem Bestehen einer organischen Base, welche in
der Blutflüssigkeit aufgelöst ist, abhängt. Er brauchte nur das Serum
durch eine Säure zu neutralisieren, um sofort eine reichliche Entwicklung
der Milzbrandbacillen herbeizuführen. Auf Grund dieser Untersuchungen
kam von Behring zu dem Schluss, das die natürliche Milzbrandimmunität
der Ratte in einer chemischen Wirkung des Blutes auf die Bacillen besteht.

In einer seiner letzten Publikationen kommt von Behring[1] noch
einmal auf die Frage des Milzbrandes der Ratte zurück und resumiert
seinen jetzigen Standpunkt, nach welchem die Immunität der Ratte als
eine relative, nicht absolute zu betrachten ist, in folgenden Worten:

»Die Milzbrandbacillen gehen im Rattenserum in vitro zu Grunde,
und wenn die Impfung von Ratten mit Milzbrandvirus für dieselben nicht
verderblich wird, so liegt die Erklärung zum mindesten sehr nahe, dass
auch innerhalb des lebenden Rattenkörpers die Blutflüssigkeit vermöge
ihrer milzbrandfeindlichen Eigenschaft den Infektionsschutz vermittelt.
Ein solches Zustandekommen der Immunität ohne Intervention cellulärer
Thätigkeit muss aber zweifellos die Immunität zu einer humoralen stempeln.«

Wir wollen nunmehr zuerst die Vorgänge analysieren, die bei Ratten,
denen Milzbrandgift subcutan injiziert wird, auftreten. Eine gewisse Zahl
von Tieren bleibt gesund, ohne andere pathologische Veränderungen zu
zeigen als eine örtliche Entzündung an der Impfstelle. In diesem Falle
ist das Exsudat sehr reich an Leukocyten, welche bald ihre phagocytäre
Eigenschaft bethätigen und die aufgenommenen Milzbrandbacillen zerstören. An dieser Reaktion haben die Mikrophagen einen hervorragenden
Anteil; die Makrophagen treten erst später und in weniger wirksamer
Weise auf. Aber in den meisten Fällen kommt es bei den infizierten
Tieren zu einer schweren Erkrankung, die Milzbrandbacillen vermehren
sich an der Injektionsstelle und führen zur Bildung eines großen Ödems,
welches an flüssigem, durchscheinendem Serum sehr reich und an Leuko-
cyten sehr arm ist. Erst später kommen die Leukocyten in größerer
Menge hinzu; das Exsudat wird dick und trübe, die zahlreichen weißen
Blutkörperchen verzehren und zerstören die Milzbrandbacillen. Unter
dem Einfluss dieser Reaktion erholen sich die Ratten in den meisten
Fällen wieder, wie dies schon Frank festgestellt hat[2]. Aber selbst bei
Tieren, welche der Infektion erliegen, tritt der Tod erst mehr oder minder
spät ein, und die Untersuchung der inneren Organe ergiebt eine deutliche
Phagocytenreaktion. Die oft stark vergrößerte Milz enthält zahlreiche
Makrophagen, die mit normalen mehr oder minder veränderten Milzbrand-
bacillen angefüllt sind. In der Leber findet man ebenfalls solche Makro-
phagen, welche Mikrophagen und Milzbrandbacillen aufgezehrt haben.
(Fig. 22 und Fig. 23.)

---

[1] Infektionsschutz und Immunität, in Eulenburgs Encyklop. Jahrbüch., 1900,
Bd. IX, p. 196.

[2] Centralblatt für Bakteriologie, 1888, Bd. IV, pp. 710, 787.

Injiziert man Ratten — anstatt Milzbrandbacillen — Milzbrandsporen unter die Haut oder in die vordere Augenkammer, so kann man ihre

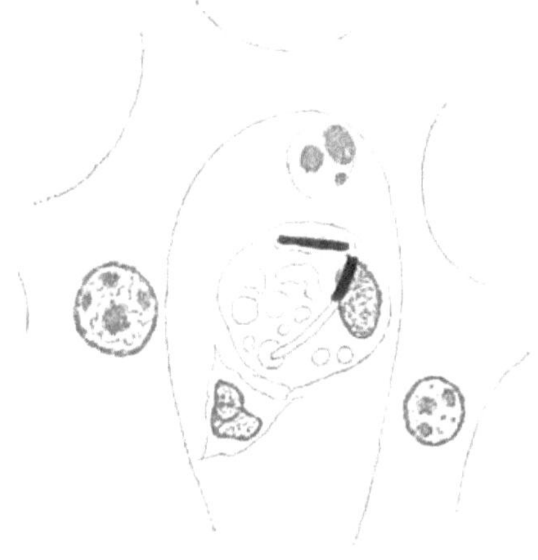

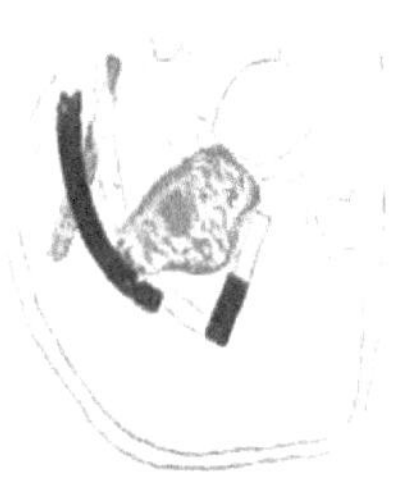

Fig. 23. Makrophag der Leber einer an Milzbrand gestorbenen Ratte mit Milzbrandbacillen.

Fig. 22. Makrophag der Leber einer an Milzbrand gestorbenen Ratte.

Auskeimung beobachten; es kommt zur Entwicklung einer Generation von Bacillen, welche eine Eiterung herbeiführen und schließlich im Innern der Phagocyten verdaut werden. (Fig. 24 und Fig. 25.)

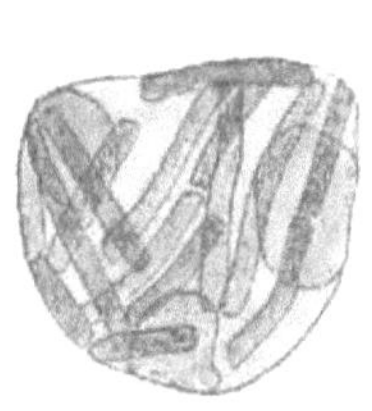

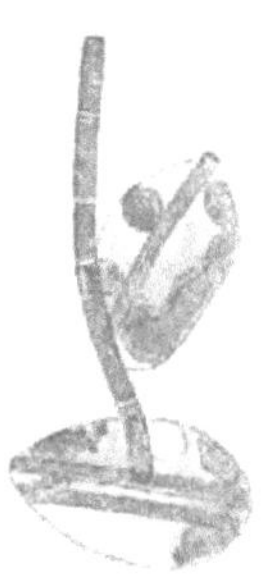

Fig. 24. Mikrophag der Ratte; innerhalb desselben Milz-brandbacillen.

Fig. 25. Milzbrandbacillen im Innern von zwei Mikrophagen der Ratte.

Diese Erscheinungen von Phagocytose habe ich vor zehn Jahren in einer speciellen Arbeit[1] über den Milzbrand der Ratten mitgeteilt; seitdem ist noch keine Thatsache berichtet worden, welche die von mir ausgesprochenen Resultate zu widerlegen im stande gewesen wäre.

Wie lässt sich nun die paradoxe Thatsache erklären, dass Milzbrandbacillen, die innerhalb der Ratte zu einer schweren, meist tödlichen

---

[1] Annal. d. l'Inst. Pasteur, 1890, Bd. IV, p. 193.

Krankheit führen, durch Serum und Blut außerhalb des Organismus so leicht zerstört werden? Zahlreiche Untersuchungen einerseits von Hankin[1]), andererseits von Roux und mir[2]), haben ergeben, dass die baktericide Kraft des Blutes nicht als die Ursache der Immunität der Ratten gegen Milzbrand angesehen werden kann. Dieselben Ratten, welche für Milzbrand stark empfänglich waren und an Infektion mit Milzbrandbacillen zu Grunde gingen, lieferten ein Serum, welches andere Ratten und selbst Mäuse, denen man Milzbrandbacillen injizierte, gegen die Infektion mit denselben schützte. Ratten, denen man auf eine Körperseite etwas Milzbrandkultur einimpfte und auf die andere Seite eine Mischung der gleichen Menge Milzbrandbacillen mit Blutserum desselben Individuums injizierte, zeigten nur an der ersten Injektionsstelle ein Ödem. Von dieser Stelle ging auch die Allgemeininfektion aus, während die zweite Einimpfung, welche aus Milzbrand plus Serum bestand, keine Allgemeinwirkung hervorrief. Sawtchenko[3]), welcher eine Arbeit über die Immunität der Ratten in meinem Laboratorium ausgeführt hat, fügte zu den eben genannten Thatsachen noch die Beobachtung hinzu, dass, wenn die Injektion von Milzbrandbacillen zu einer Hämorrhagie führt, die Ratte am Leben bleibt. Macht man andererseits die Injektion mit einer dünnen Nadel, so dass es dabei zu keiner Blutung kommt, so führt die Infektion der Ratte zum Tode.

Aus diesen Resultaten geht hervor, dass das Blut sofort nach seinem Austritt aus den Gefäßen in seiner Zusammensetzung eine Veränderung erfährt und für den Milzbrandbacillus baktericid wird, während dasselbe, so lange es im Körper kreist, keine bakterientötende Wirkung ausübt. Sawtchenko suchte im Serum nach der Substanz, welche die Milzbrandbacillen tötet, und konnte feststellen, dass dieselbe eine Erhitzung auf 56^0 erträgt; selbst nach Erhitzung auf $61°$ tötet das Serum noch stark abgeschwächte Milzbrandbacillen (»premier vaccin pasteurien«). Durch seine Untersuchungen an der lebenden Ratte ist Sawtchenko zu der Überzeugung gelangt, dass die baktericide Substanz des Blutes weder in das durch Verlangsamung der Cirkulation erzeugte passive Ödem übergeht, noch sich dem aktiven Ödem, welches nach Injektion von Milzbrandbacillen entsteht, beimischt. Selbst der Bacillus der abgeschwächten Milzbrandkultur (premier vaccin) wächst üppig in der Ödemflüssigkeit, welche sich an der Injektionsstelle der virulenten Milzbrandbacillen befindet. Andererseits zeigte die Peritonealflüssigkeit gegen den Bacillus stark baktericide Eigenschaften. Auf Grund dieser Beobachtungen legte sich Sawtchenko die Frage vor, ob die große Differenz in der Wirkung der beiden Flüssigkeiten nicht etwa darauf beruhe, dass die peritoneale Lymphe Leukocyten in großer Menge enthält, während in der Flüssigkeit der Ödeme weiße Blutkörperchen fast gar nicht vorkommen. Sawtchenko machte nun vergleichende Untersuchungen über die baktericide Kraft des außerhalb des Organismus dargestellten Serums und über diejenige des durch Blutegel erhaltenen Blutplasmas. Aus seinen Untersuchungen konnte er den Schluss ziehen, dass die baktericide Substanz im Plasma der lebenden Ratte cirkuliert, dass dieselbe nicht von den Mikrophagen stammt,

---

[1]) Centralblatt für Bakteriologie. 1891. Bd. IX, p. 336 u. 372.
[2]) Annales de l'Inst. Pasteur. 1891, Bd. V. p. 479.
[3]) Ibid., 1897, Bd. XI. p. 865.

sondern als ein Sekret der Makrophagen des Blutes und der Endothelien
angesehen werden muss. Dies Resultat konnte Gengou nicht bestätigen,
der die Versuche Sawtchenkos einer Nachuntersuchung in meinem
Laboratorium unterzog[1]. Er stellte das Blutserum nicht durch Entnahme
vermittelst Blutegel dar, sondern benutzte eine viel exaktere Methode:
nämlich, anstatt eine fremde Substanz einzuführen, welche die Unter-
suchungsresultate zu stören im stande ist, entnimmt er das Rattenblut in
Paraffinröhrchen. Er centrifugiert dasselbe sodann ebenfalls in Paraffinröhrchen und erhält so eine Flüssigkeit, welche sich bedeutend mehr als
das Serum dem Plasma des cirkulierenden Blutes in seinen Eigenschaften
nähert. Diese Flüssigkeit gerinnt jedoch, wenn auch erst nach ziemlich
langer Zeit, ein Beweis dafür, dass dieselbe mit dem Blutplasma ebenfalls
nicht identifiziert werden kann. Gengou hat nun die baktericide Wirkung dieser Flüssigkeit auf den Milzbrandbacillus untersucht und mit
derjenigen des in üblicher Weise hergestellten Serums verglichen. Die
Differenz zwischen den beiden Flüssigkeiten war deutlich zu erkennen.
Während das Serum die in dasselbe gebrachten Milzbrandbacillen schnell
zerstörte und ihren Inhalt auflöste, übte die unter den genannten Kautelen hergestellte Flüssigkeit eine ähnliche Wirkung nicht aus. Diese
Resultate sind mehrfach bestätigt worden und beweisen demnach, dass
das cirkulierende Blutplasma baktericide Kraft nicht besitzt. Während
des Lebens des Tieres ist die baktericide Eigenschaft an die Leukocyten
gebunden und verlässt dieselben nur, wenn sie zerstört werden oder
schwere Veränderungen erleiden, wie dies der Fall ist bei der Bildung
des Blutkuchens, bei der Herstellung des Blutserums außerhalb des
Organismus, in geronnenen Blutergüssen und in der Peritonealflüssigkeit
während der Phagolyse. Die Phagolyse ist eine unmittelbare Folge der
plötzlichen Injektion fremdartiger Flüssigkeiten in die Bauchhöhle, z. B.
von Bouillon oder physiologischer Kochsalzlösung, denen Bakterien beigemischt sind.
    Die Untersuchungen über den Milzbrand bei Ratten ergeben also ein
Gesamtbild, dessen einzelne Teile wohl zu einander passen. Die Phagocyten der Ratte enthalten ein baktericides Ferment, eine Art von Alexin,
welches gegen Temperaturen von etwa 60° resistent ist. Dies Alexin
wirkt gegen Milzbrandbacillen stark abtötend, kann jedoch beim lebenden
Tiere nur innerhalb der Phagocyten oder vorübergehend und schwach
auch außerhalb dieser Zellen während der Phagolyse in der Bauchhöhle
seine Wirkung ausüben. Die Immunität der Ratte gegen Milzbrand beruht also auf der Thätigkeit der Phagocyten. Damit aber die Reaktion
derselben auftritt, müssen die Phagocyten erst eine positive Chemotaxis
den Bacillen gegenüber bekunden und dieselben dann ergreifen und verdauen. Diese biologischen Vorgänge entscheiden also über den Kampf
zwischen Bacillen und Organismus. Sind die Leukocyten die schwächeren,
so vermehren sich die Milzbrandbacillen in der Ödemflüssigkeit, welche
kein baktericides Alexin enthält, und gehen in das Plasma des Blutes und
der Lymphe über, welche ebenfalls die Bakterien zu töten nicht im
stande sind. So kann also das Tier an Milzbrand zu Grunde gehen,
trotzdem in seinem Körper reichlich baktericides Alexin enthalten ist,
welches sich jedoch an Stellen befindet, an welche die Bakterien nicht

[1] Annales de l'Inst. Pasteur, 1901, Bd. XV. p. 232.

gelangt sind. Wenn dagegen die Phagocyten von ihren Eigenschaften Gebrauch machen, d. h. an die bedrohte Stelle gelangen und an derselben die injizierten Milzbrandbacillen verschlingen, so werden diese mit dem innerhalb der Zellen enthaltenen Alexin in Kontakt gebracht und definitiv verdaut. So kann sich der Organismus gegen die Infektion in erfolgreicher Weise schützen.

Der Milzbrand der Ratten ist demnach ein lehrreiches Beispiel für die natürliche Immunität; bei einer genauen Analyse dieses Vorganges ergiebt sich klar die große Bedeutung der Phagocyten für den Krankheitsschutz. Der Organismus der Ratte ist also — was die natürliche Immunität betrifft — demjenigen des Hundes, der Vögel und der anderen schon besprochenen Tiere sehr ähnlich. Wir brauchen nun nicht noch andere Belege für die Immunität gegen Milzbrand anzuführen, um so mehr, als dieselben sich häufiger auf die natürliche Immunität gegen abgeschwächte Milzbrandbakterien als auf diejenige gegen virulente Keime beziehen. Die gegen letztere stark empfindlichen Kaninchen und Meerschweinchen sind oft gegen die Vaccins immun. Das Kaninchen ist im allgemeinen gegen das »erste vaccin« geschützt, oft auch noch gegen das »zweite«. Das höher empfindliche Meerschweinchen zeigt nur gegen das »erste vaccin« deutliche Immunität. In all diesen Fällen ist der Mechanismus der Immunität gegen die Milzbrandbacillen genau derselbe wie beim Hunde und der Ratte. Die an irgend eine Stelle des Körpers injizierten Bakterien rufen eine exsudative Entzündung und eine Leukocytose an der Injektionsstelle hervor. Die weißen Blutkörperchen wirken als Phagocyten und befreien so den Organismus von den injizierten Bakterien. Um sich von dieser Reaktion eine klare Vorstellung zu machen, spritzt man am besten unter die Haut eines Kaninchenohres etwas Milzbrandvaccin und unter die Haut des andern Ohres dieselbe Dosis virulenter Milzbrandbacillen. Die Differenz zwischen den Reaktionen an den beiden Stellen ist sehr auffallend. In dem mit Vaccin infizierten Ohr kommt es bald zu einem cirkumskripten eitrigen Exsudat, in welchem die Leukocyten alle Bakterien verschlingen; am andern Ohre sieht man dagegen an der Injektionsstelle des Virus nur ein blutig-seröses Exsudat, welches keine oder fast keine Leukocyten enthält. Die Milzbrandbacillen schwimmen frei in dieser Flüssigkeit umher und vermehren sich unbehindert in derselben. Da das Gift auf keinen Widerstand stößt, so geht es in den Körper über und führt zu einer Allgemeininfektion und zum Tode des Tieres. Die Kaninchen dagegen, die man nur mit Vaccins infiziert, stellen den Bakterien eine unüberschreitbare Barriere von Leukocyten entgegen. Die natürliche Immunität der Hammel, Kaninchen und Meerschweinchen beruht also auf der Wirkung der Phagocyten. Sie tritt jedoch nur auf, wenn die Virulenz der Bacillen vorher abgeschwächt worden ist. Die Untersuchungen von Fr. Metschnikoff[1]) über die Reaktion der Phagocyten dieser Tiere gegen die Bacillen der beiden Milzbrandvaccins haben gezeigt, dass gerade den Leukocyten bei Zerstörung dieser Bacillen die Hauptbedeutung beizumessen ist. Übrigens ist die natürliche Immunität gegen Milzbrand meist nur eine relative. Das Huhn, welches gegen eine Dosis von Milzbrand immun ist, die einen Ochsen oder ein Pferd zu töten vermag,

---

[1]) Annales de l'Inst. Pasteur, 1891, Bd. V, p. 145.

erliegt einer besonderen Varietät des Milzbrandbacillus, welchen Levin[1]) gezüchtet hat. Der Hund, der, wie wir gesehen haben, im allgemeinen gegen Milzbrand deutlich immun ist, wird durch den von Martel gezüchteten Milzbrandbacillus getötet.

Bei der Milzbrandimmunität haben wir es mit einem Bacillus zu thun, welcher in den verschiedensten Medien zu leben und sich zu vermehren im stande ist, und man kann daher den Einwurf machen, dass die baktericide Einwirkung der Flüssigkeiten gerade beim Milzbrand wenig ausgesprochen ist. Um dieselbe also deutlicher hervortreten zu lassen, müsste man Bakterien wählen, welche sich weniger leicht den verschiedenen Nährböden anpassen. Auf Grund dieser Überlegung ist es am zweckmäßigsten, die besonders schwer züchtbaren pathogenen Spirillen zur Lösung dieser Frage zu wählen und die natürliche Immunität verschiedener Tierarten gegen diese Bakterien zu untersuchen. Man darf jedoch dabei nicht vergessen, dass diese Art von Krankheitserregern nur eine Minorität der pathogenen Mikroorganismen darstellt, und dass die größte Zahl der Krankheitserreger in ihren Eigenschaften, speciell in ihrer Anpassung an verschiedene Nährböden, dem Milzbrandbacillus sehr ähnlich sind.

Die Spirille des Rückfallfiebers beim Menschen (Spirochaete Obermeieri) war der erste Krankheitserreger, den man bei einer ausschließlich den Menschen befallenden Infektionskrankheit fand. In den 30 Jahren, die nunmehr seit der Entdeckung derselben verstrichen sind, haben selbst die geschicktesten Bakteriologen dieselbe außerhalb des Organismus nicht zu züchten vermocht, und selbst der Technik eines Robert Koch ist es nicht gelungen, die Rekurrensspirille zu züchten. Später hat Sacharoff in Tiflis[2]) eine sehr ähnliche Spirille entdeckt, welche bei Gänsen Sepsis hervorruft. Eine Kultivierung dieser Organismen ist ihm jedoch ebenfalls nicht gelungen, und seine Nachfolger haben in dieser Beziehung nicht mehr Glück gehabt. Es giebt nun zahlreiche Beispiele für konstante natürliche Immunität gegen die Spirillen von Obermeier und Sacharoff.

Wir haben die feineren Vorgänge der Immunität des Meerschweinchens gegen die Sacharoffsche Spirille untersucht (Spirochaete anserina). Zu diesem Zwecke haben wir Meerschweinchen intraperitoneal Gänseblut injiziert, welchem diese Spirillen beigemengt waren. Wie gewöhnlich, führt eine solche Injektion das Verschwinden der Mehrzahl der Leukocyten infolge einer deutlichen Phagolyse herbei. Wie wir schon wissen, tritt aus den beschädigten Leukocyten eine gewisse Menge baktericiden Alexins aus; dennoch bleiben die Spirillen am Leben und machen in dem Peritonealexsudat lebhafte Bewegungen. Nach einem Stadium der Phagolyse, welches etwa 2—3 Stunden dauert, treten in dem Exsudat wieder Leukocyten in steigender Menge auf, ein Umstand, der die Spirillen jedoch in ihrer Bewegungsfähigkeit nicht beeinträchtigt. Selbst 7 Stunden nach der Injektion von Gänseblut findet man noch bewegliche Spirillen inmitten von neu hinzugekommenen Leukocyten, von denen manche schon Gänseerythrocyten in ihrem Innern enthalten. Erst später beginnt die Aufnahme der Bakterien durch die Leukocyten, und schließlich kommt es zu einer deutlichen Zerstörung derselben innerhalb

---

[1]) Om Mjältbrand hos Höns, Stockholm, 1897.
[2]) Annales de l'Inst. Pasteur, 1891, Bd. V, p. 564.

der weißen Blutkörperchen. Man kann diese Phagocytose an hängenden Tropfen eines solchen Exsudats beobachten und dabei deutlich die Anwesenheit von Makrophagen bemerken, welche 1 oder 2 konische Protoplasmafortsätze ausstrecken (Fig. 26—28).

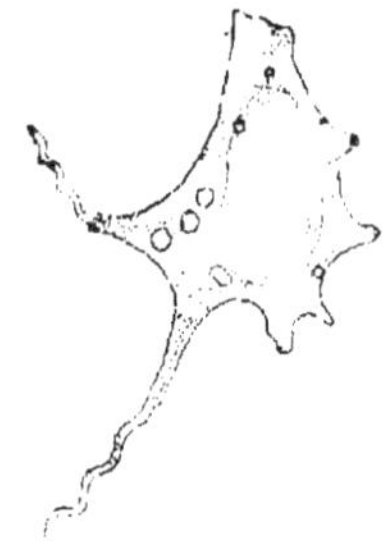

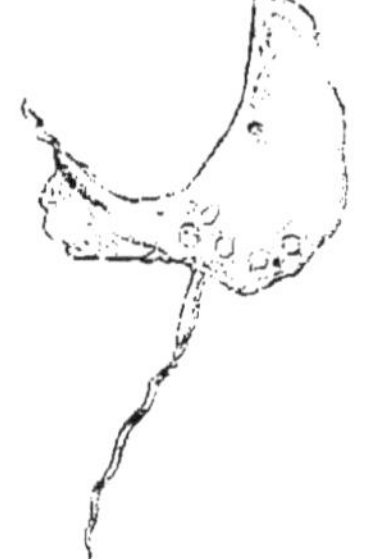

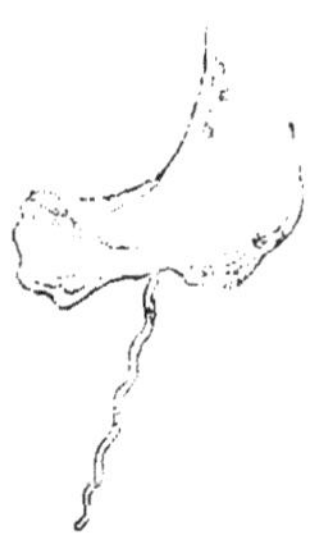

Fig. 26. Meerschweinchenleukocyt, 2 Spirillen aufnehmend.

Fig. 27. Derselbe Leukocyt, ½ Stunde später.

Fig. 28. Derselbe Leukocyt, noch 10 Minuten später.

Diese Pseudopodien ergreifen die Spirillen, welche so heftige Bewegungen machen, als wollten sie die Annäherung des Leukocyten vermeiden. Manchmal gelingt es der Spirille zu entfliehen, aber meist wird sie von dem Protoplasmafortsatz erfasst und dringt nunmehr in das Innere des Leukocyten ein. Der freie Teil der Spirille bewegt sich sogar noch weiter, wenn fast der größte Teil der Spirille schon im Innern des Leukocyten sich befindet (Fig. 29—31). Diese Bewegungen hören erst nach der völligen Aufnahme der Spirille auf. Dieselbe wird nunmehr verdaut und in kurzer Zeit bis zur Unkenntlichkeit verändert.

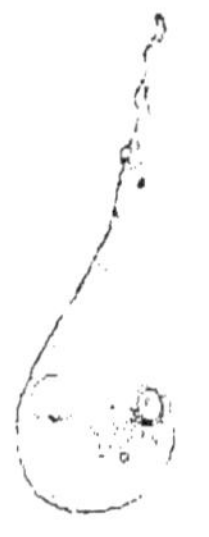

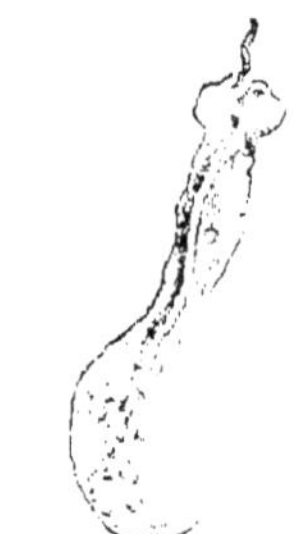

Fig. 29. Meerschweinchenleukocyt, eine sehr bewegliche Spirille auffressend.

Fig. 30. Derselbe Leukocyt, 40 Minuten später.

Fig. 31. Derselbe Leukocyt, noch ½ Stunde später.

Neuerdings hat Sawtchenko[1]) gelegentlich einer Rückfallfieberepidemie in Kasan ähnliche Untersuchungen über die natürliche Immunität des Meerschweinchens gegen die Rekurrensspirille gemacht. Er beob-

---

1) Archives russes de Pathologie etc., 1900, Bd. IX, p. 578; und Sawtchenko und Melkich, Annales de l'Inst. Pasteur, 1901, Bd. XV, p. 502.

achtete, dass diese Organismen, in die Bauchhöhle gebracht, in derselben 24—30 Stunden leben, während dieselben Organismen, bei 37° außerhalb des Organismus in ihrem natürlichen Medium konserviert, schon nach 4—7 Stunden absterben. Die Injektion von Menschenblutserum, welches Spirillen enthält, ruft in der Bauchhöhle von Meerschweinchen sofort eine Phagolyse hervor, in deren Folge es zu einer starken Leukocytose kommt. Aber trotz des großen Zuströmens von Leukocyten verlieren die Spirillen ihre Beweglichkeit nicht; noch lange Zeit hindurch widerstehen sie dem Angriff der Phagocyten, werden jedoch schließlich in das Innere derselben aufgenommen. An dieser Phagocytose nehmen jedoch nur die Makrophagen teil (Fig. 32 u. 33), während die Mikrophagen eine deutlich negative Chemotaxis gegenüber den Spirillen bekunden.

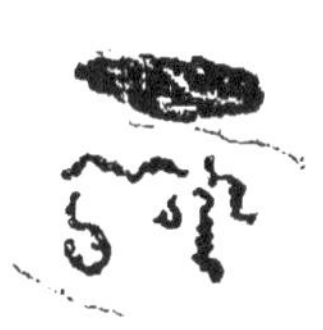

Fig. 32. Ein mit Spirillen des Rückfallfiebers angefüllter Meerschweinchenmakrophag (nach Sawtchenko).

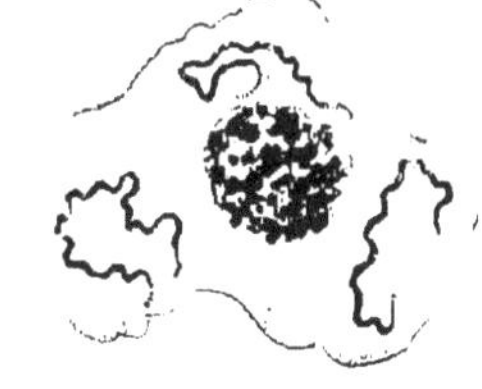

Fig. 33. Drei Obermeiersche Spirillen innerhalb eines Meerschweinchenmakrophagen (nach Sawtchenko).

Da aber die Makrophagen erst später als die Mikrophagen in die Bauchhöhle gelangen, so ist es leicht verständlich, dass das Auftreten der Phagocytose erst nach einer gewissen Zeit erfolgt. Sawtchenko kommt zu dem Schluss, dass »in der Bauchhöhle der natürlich immunen Tiere die Spirochaeten auf Grund einer langsam verlaufenden Phagocytose absterben und nicht infolge einer baktericiden Wirkung der Körperflüssigkeiten«. Dieser Forscher hat demgemäß auch häufig an hängenden Tropfen von Peritonealexsudat geimpfter Meerschweinchen die Aufnahme lebender Spirillen durch Makrophagen beobachten können. Der Vorgang ist genau derselbe wie derjenige bei den Spirillen der Gänse.

Trotz des großen Unterschiedes zwischen Spirillen und Milzbrandbacillen in Bezug auf ihr Anpassungsvermögen an verschiedene Nährmedien ist das Endresultat bei allen Bakterien dasselbe. Die Tiere, welche eine natürliche Immunität gegen Mikroorganismen zeigen, besitzen dieselbe nur auf Grund der besonderen Eigenschaften ihrer Phagocyten.

Alle Beispiele von natürlicher Immunität gegen Infektionskrankheiten hier aufzuzählen, ist sowohl unnötig wie unmöglich. Demnach müssen wir uns auf einige Paradigmata beschränken, welche für das Studium der Frage besonderes Interesse bieten. Die eben erwähnten Spirillen behalten in der Peritonealflüssigkeit ihre Gestalt und Lebensfähigkeit bei, bis sie von den Makrophagen ergriffen werden. Worauf beruht nun die natürliche Immunität gegen Mikroorganismen, welche gegen äußere Einflüsse äußerst empfindlich und durch eine große Veränderungsfähigkeit ihrer Gestalt charakterisiert sind?

Der Choleravibrio und die ihm nahestehenden Spirillen geben auf
diese Frage die beste Antwort. Sobald dieselben unter ungünstige Lebensbedingungen gebracht werden, nehmen sie die Gestalt kleiner Kugeln
an, welche mit Kokken größere Ähnlichkeit haben als mit Vibrionen.
Der Choleravibrio ist für die üblichen Versuchstiere, besonders für das
Meerschweinchen, pathogen, wenn man denselben die Bakterien in genügend großer Quantität in das Peritoneum injiziert; gegen kleine Mengen
von Cholerabacillen besitzen die Meerschweinchen jedoch deutliche natürliche Immunität. Nimmt man Cholerabacillen von mittlerem Virulenzgrade
und spritzt davon eine nicht tödliche Dosis Meerschweinchen in die Bauchhöhle, so wird man Folgendes[1] beobachten: Die eingespritzten Vibrionen
schwimmen lebhaft in der Peritonealflüssigkeit umher, aus welcher fast
alle Leukocyten verschwunden sind. Es bleiben in der Flüssigkeit nur
einige Lymphocyten zurück, welche gegenüber den die Phagolyse be-
dingenden Einflüssen indifferent sind. Allmählich gelangen frische Leukocyten in die Bauchhöhle und gehen gegen die Vibrionen vor, welche ihre
Kommaform und ihre völlige Beweglichkeit, so lange sie frei sind, beibehalten. Besonders Mikrophagen gelangen jetzt in die Bauchhöhle;
einige derselben ergreifen die Vibrionen, aber die Phagocytose ist anfangs
noch sehr spärlich. Später wird sie bedeutend stärker. Mikrophagen
und Makrophagen ergreifen nunmehr die noch deutlich lebenden und
unveränderten Vibrionen; manchmal kann man beobachten, wie dieselben
innerhalb von Vakuolen in den Leukocyten lebhafte Bewegungen ausführen. Meist nehmen die Vibrionen die Gestalt runder Körner an, sobald sie einmal von den Leukocyten aufgezehrt worden sind. Diese
Formveränderung tritt innerhalb der Mikrophagen regelmäßig ein, fehlt
aber ebenso konstant im Innern der Makrophagen (Fig. 34 u. 35).

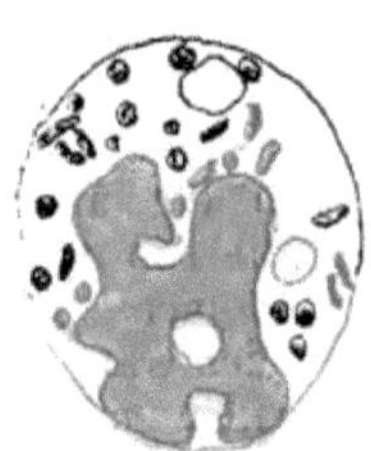

Fig. 34. Mikrophag von
Meerschweinchen; im In-
nern desselben Cholera-
vibrionen, von denen die
meisten in Granula umge-
wandelt sind.

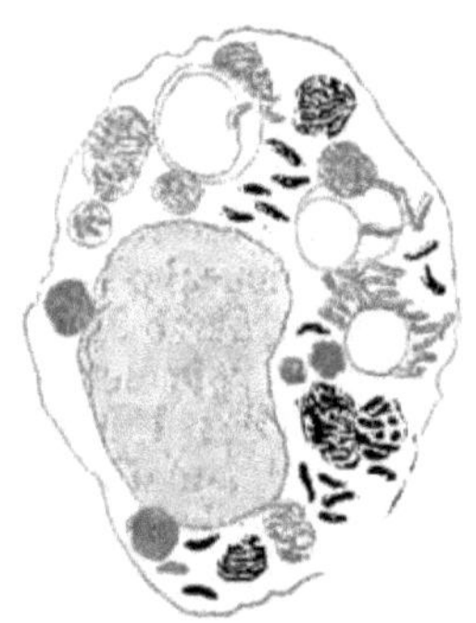

Fig. 35. Meerschweinchenmakrophag; im Innern desselben unveränderte Choleravibrionen.

Nur der Reaktion seitens der Phagocyten verdankt der Organismus
sein ferneres Bestehen. Noch 7 Stunden nach der Injektion der Bakterien,
wenn die Peritonealflüssigkeit infolge der Fülle von Leukocyten dick
und undurchsichtig geworden ist, bleiben noch einige wenige Vibrionen

---

[1] Annales de l'Inst. Pasteur, 1895, Bd. IX, p. 448.

übrig, welche ihre normale Beweglichkeit und Gestalt beibehalten. Ein Tropfen dieses Exsudats, bei 38° außerhalb des Organismus gezüchtet, lässt schon nach einigen Stunden eine reichliche Kultur stark beweglicher Vibrionen erkennen. Man kommt also zu dem Schluss, dass der flüssige Teil des Exsudats unfähig war, die Vibrionen zu zerstören, während die lebenden Phagocyten diese Funktion ausüben konnten. Aus dem Bauchfellexsudat, welches man zu einem Zeitpunkt entnimmt, in welchem dasselbe keine freien Vibrionen mehr enthält, kann man noch einige Zeit Kulturen dieser Vibrionen züchten. Aber bald tritt ein Moment ein, in welchem das auf passende Nährböden gebrachte Exsudat steril bleibt, ein Beweis dafür, dass die Vibrionen, welche von den Phagocyten lebend aufgenommen worden sind, nunmehr durch die Mikrophagen und Makrophagen definitiv abgetötet worden sind.

Nimmt man anstatt mittelvirulenter Choleravibrionen eine Varietät derselben, welche nicht mehr pathogen wirkt, so kann man bemerken, dass ein Teil dieser Vibrionen — normalen Meerschweinchen ins Peritoneum gespritzt — sich in kuglige Körner schon in der Exsudatflüssigkeit umwandelt, ohne dass es zu irgend einer Mitwirkung der Phagocyten gekommen ist. Diese Umwandlung in Granula ist zuerst von Pfeiffer studiert worden und führt deshalb den Namen: »Pfeiffersches Phänomen«[1]. Bei der natürlichen Immunität tritt dasselbe selten auf und kommt, wie wir gezeigt haben, nur unter ganz bestimmten Bedingungen vor. Das Pfeiffersche Phänomen beobachtet man in der Peritonealflüssigkeit. Bald nach der Injektion der Vibrionen beginnend, hält dasselbe während des Stadiums der Phagolyse an. In anderen Körperteilen, speciell im Unterhautbindegewebe und in der vorderen Augenkammer findet das Phänomen nicht statt, ein Umstand, welcher jedoch das Tier nicht verhindert, gegen die Inokulation von Vibrionen völlig immun zu bleiben. Aber selbst in der Bauchhöhle kann man die körnige Transformation der Vibrionen leicht durch Mittel aufheben, welche die Entstehung der Phagolyse verhindern. Injiziert man Meerschweinchen intraperitoneal eine fremde Flüssigkeit, welche die Wirkung der Phagocyten zu stimulieren im stande ist, z. B. Kalbsbrühe, physiologische Kochsalzlösung, Urin etc., so erzeugt man anfangs eine vorübergehende Phagolyse. Aber diesem Stadium folgt ein zweites, in welchem die Leukocyten sehr zahlreich auftreten und eine höhere Widerstandsfähigkeit besitzen als zuvor. Wenn man dieses Stadium der höheren Erregbarkeit der Leukocyten benutzt, um stark abgeschwächte Vibrionen zu injizieren, so sieht man, wie dieselben von den Phagocyten in der Bauchhöhle aufgefressen werden, ohne dass das Pfeiffersche Phänomen auch nur andeutungsweise auftritt.

Die extracelluläre Zerstörung der Vibrionen, welche man manchmal innerhalb des Peritoneums beobachtet, beruht demnach offenbar auf der Einwirkung der Mikrocytase, die aus den Phagocyten während der — wenn auch kurzen — Phagolyse austritt.

Nachdem wir so den Mechanismus der natürlichen Immunität gegenüber gewissen Bacillen, Spirillen und Vibrionen analysiert haben, müssen wir feststellen, ob dieselben Regeln auch auf die Kokken anwendbar sind. Die Auswahl eines bestimmten Beispiels fällt nicht schwer, denn Staphylokokken, Streptokokken, Pneumokokken und Gonokokken sind dazu gleich-

---

[1] **Zeitschrift für Hygiene,** 1894, Bd. XVIII, p. 1.

mäßig gut geeignet. Wenn wir gerade die Streptokokken herausgreifen, so liegt dies nur daran, dass die natürliche Immunität gegen dies Bakterium die meisten Autoren besonders interessiert hat. Ein zweiter Vorteil, welchen der Streptokokkus bietet, ist der hohe Grad von natürlicher Immunität, welchen das Meerschweinchen gegen denselben besitzt. J. Bordet[1]) hat sich mit dieser Frage in meinem Laboratorium beschäftigt. Die Injektion von Streptokokken in das Peritoneum führt in der Bauchhöhle, wie Bordet gezeigt hat, zu einer starken Leukocytose, welche eine völlige Zerstörung der Bakterien zur Folge hat. Die Leukocyten nehmen binnen kurzer Zeit die meisten Streptokokken in ihren Körper auf und zerstören dieselben. Nur einige wenige Kokken bleiben frei in der Flüssigkeit und schützen sich dadurch, dass sie sich mit einer hellen Aureole umgeben, aber auch diese fallen schließlich den Phagocyten zum Opfer. Erhöht man die Dosis der injizierten Kokken, so tritt die Phagocytose auch noch auf. Aber einigen Streptokokken gelingt es, derselben zu entgehen, und aus ihnen bildet sich eine neue Generation, welche sich durch die Dicke der schützenden Aureole auszeichnet. Trotz der auffallend großen Leukocytose nehmen nunmehr die weißen Blutkörperchen die Bakterien nicht mehr auf, so dass es zu einer Verbreitung der Bakterien innerhalb des Organismus und zum Tode des infizierten Tieres kommt. Demnach kann die natürliche Immunität unter bestimmten Bedingungen bei einem Tiere aufgehoben werden. Bordet[2]) hat sich nun die Frage vorgelegt, ob in diesem Falle das passive Verhalten der Phagocyten auf einer Paralyse ihrer Bewegung oder auf irgend einer anderen schwächenden Einwirkung beruhte. Zu diesem Zwecke impfte er Meerschweinchen intraperitoneal eine bestimmte Menge von Proteus vulgaris in dem Augenblick ein, in welchem die Streptokokken über die Leukocyten gerade die Überhand gewannen. Die Phagocyten fraßen nun zwar die Proteusbacillen in kurzer Zeit auf, vermochten jedoch die Streptokokken nicht zu zerstören (Fig. 36).

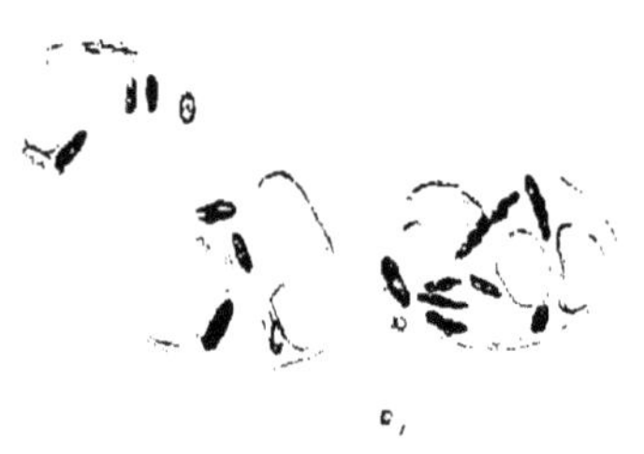

Fig. 36. Peritonealexsudat eines Meerschweinchens mit freien Streptokokken und mit Proteusbacillen, welche im Innern von Mikrophagen liegen.

Es kam also zu einer Art von Auswahl der Bakterien in der Bauchhöhle. Die Proteusbacillen wurden durch die Phagocytose zerstört, während die Streptokokken in der Flüssigkeit gediehen und sich reichlich vermehrten. Dieser leicht anzustellende Versuch zeigt deutlich den Unterschied zwischen der positiven Erregbarkeit der Leukocyten gegenüber dem Proteus und der negativen gegenüber dem Streptokokkus. In Übereinstimmung mit anderen Autoren fasst Bordet diese Erregbarkeit als eine Chemotaxis auf, d. h. als ein gewisses Gefühl für die chemische Zusammensetzung der Umgebung. Man ist zu der Annahme berechtigt, dass die die Chemotaxis der Leukocyten hervorrufende Substanz nicht

---

1) Annales de l'Inst. Pasteur, 1897, Bd. XI, p. 177.
2) Ibid., 1896, Bd. X, p. 104.

leicht diffundiert und demnach nicht in gelöstem Zustande im Plasma des Peritonealexsudats enthalten ist. Sonst würden die Leukocyten nicht nur vor den Streptokokken, sondern auch vor Proteus zurückweichen, da ja beide in derselben Flüssigkeit enthalten sind; die Substanz, welche die negative Chemotaxis erzeugt, ist wahrscheinlich in der Streptokokkenaureole enthalten, tritt aus dieser Hülle nur schwer aus und entfernt sich nicht weit von derselben.

Marchand[1]) hat das Studium dieser Frage im Laboratorium von Denys in Löwen (Louvain) wieder aufgenommen; er hat die natürliche Immunität des Meerschweinchens, des Kaninchens und des Hundes gegen den Streptokokkus untersucht. Auch er ist zu dem Schluss gelangt, dass in der Phagocytose die Hauptwaffe der Säugetiere gegen den Streptokokkus zu suchen ist. Marchand hat, von derselben Kultur ausgehend, zwei verschiedene Stämme von Streptokokken gezüchtet: der eine derselben ist für das Kaninchen hoch virulent, der andere dagegen weniger und findet bei den Tieren eine sehr große Resistenz. Dieselbe wird durch die Aktivität der Phagocyten bedingt, welche die Bakterien in der bekannten Weise zerstören. Als Ergebnis seiner Untersuchungen teilt Marchand mit, dass ein »abgeschwächter Streptokokkus ein solcher ist, welcher durch Phagocyten leicht aufgenommen wird«, während »ein hochvirulenter Streptokokkus den Leukocyten Widerstand leistet«, und er fügt hinzu, dass »ein Streptokokkus deshalb virulent ist, weil er von den Phagocyten nicht aufgefressen wird« (l. c. p. 270). Bis hierher stimmt die Auffassung Marchands mit derjenigen Bordets überein. Der Gegensatz zwischen ihren Ansichten beginnt erst bei der Beantwortung der Frage, wie der Unterschied im Verhalten der Leukocyten zu erklären ist. Marchand hält die Theorie der Chemotaxis in diesem Falle für unanwendbar und ist der Meinung, »dass die Phagocytose durch irgend eine physikalische Eigenschaft des Bakteriums bedingt wird und demgemäß von den taktilen Funktionen der Leukocyten abhängt« (p. 292). Die Versuche, auf welche er seine Resultate begründet, können nicht als völlig beweiskräftig angesehen werden; so hat Marchand beobachtet, dass, wenn man abgeschwächte Streptokokken in die Nährflüssigkeit des virulenten Stammes bringt, dieselben später ebenso von den Phagocyten aufgefressen werden, wie wenn man sie injiziert hätte, ohne sie vorher in jene Flüssigkeit zu bringen. Nach Marchand ist also in der Nährflüssigkeit des virulenten Streptokokkus eine lösliche Substanz, welche negative Chemotaxis bei den Leukocyten hervorzurufen im stande ist, nicht vorhanden. Ist aber die Thatsache sicher festgestellt, dass diese Substanz in das Filtrat der virulenten Kultur übergehen muss? Wenn dieselbe mit der zähen Aureole eng zusammenhängt, wie wir angenommen haben, so kann sie an den Bakterienleibern haften bleiben, ohne in nennenswerten Mengen in das Filtrat überzugehen. Die Frage kann demnach nicht als definitiv beantwortet angesehen werden, die Wahrscheinlichkeit spricht aber für die Theorie der Chemotaxis.

Marchand hat außerdem untersucht, ob die Immunität gegen den abgeschwächten Streptokokkus auf den baktericiden Eigenschaften der Körperflüssigkeiten der immunen Tiere beruht. Seine Resultate waren eindeutig und konstant. Das Blutserum seiner Tiere wirkte niemals auf

---

[1]) Archives de médecine expérimentale, 1898, Bd. X, p. 253.

Streptokokken baktericid, und sowohl der abgeschwächte wie der virulente Stamm gediehen im Blutserum der Kaninchen, Hunde und Meerschweinchen sehr gut.

Späterhin hat Wallgren[1]) das Studium der Immunität und der Disposition von Kaninchen gegen Streptokokken wieder aufgenommen. Seine
Resultate stimmen im allgemeinen mit denjenigen seiner Vorgänger überein. Auch er konnte feststellen, dass, wenn das injizierte Bakterium
nicht stark virulent war, die Phagocytose schon bald nach der intraperitonealen Injektion auftrat und so lange anhielt, als noch freie Streptokokken vorhanden waren. Wenn dagegen der Bakterienstamm eine
höhere Virulenz besaß, so trat nur im Anfang der Infektion eine vorübergehende Phagocytose auf. Es gelang den Streptokokken stets, sich der
Leukocyten zu erwehren und dieselben zurückzustoßen. Die Bakterien
konnten sich sodann ungestört vermehren, und das betreffende Tier ging
an der Allgemeininfektion zu Grunde. Wallgren ist der Ansicht, dass
bei der Immunität des Organismus gegen Streptokokken die Produkte
der zerstörten Leukocyten manchmal ebenfalls von Bedeutung sein können.

Da der Mechanismus der natürlichen Immunität bei den drei Bakterien-
gruppen — Bacillen, Spirillen (inkl. Vibrionen) und Kokken — eine
große Übereinstimmung zeigt, so könnte es überflüssig erscheinen, diesen
Vorgang noch weiter zu verfolgen; dennoch würden wir uns einer Unter-
lassung schuldig machen, wenn wir die natürliche Immunität des tierischen
Organismus gegen hervorragend giftige Mikroorganismen nicht ebenfalls
besprechen würden. In dieser Beziehung ist an erster Stelle unstreitig
der Tetanusbacillus zu nennen.

Es klingt eigentümlich, dass gegen Tetanus stark empfindliche Tiere,
wie Meerschweinchen und Kaninchen, eine natürliche Immunität gegen
den Tetanusbacillus besitzen. Dennoch ist thatsächlich durch Vaillard
und seine Mitarbeiter Vincent und Rouget[2]) dies Paradoxon festgestellt
worden.] Wenn man etwas Tetanuskultur den erwähnten Tieren injiziert,
tritt sofort Starrkrampf auf. Nach einer gewissen Inkubationszeit werden
einige Muskeln starr, und der anfangs örtliche Starrkrampf breitet sich
über den ganzen Körper aus und führt zum Tode. Wenn man jedoch
größere Mengen von Bakterien einimpft, die man sorgfältig von dem in
der Kulturflüssigkeit enthaltenen Tetanustoxin befreit, so bleiben die Tiere
gesund und erkranken nicht an Tetanus. Dieser häufig und stets mit
dem gleichen Resultat wiederholte Versuch beweist, dass der Tetanusbacillus, wenn er von seinem Toxin befreit ist, im Organismus der gegen
das Starrkrampfgift äußerst empfindlichen Tiere einen hohen Widerstand
findet. Worin besteht nun derselbe? Man war der Ansicht, dass bei
den Krankheiten, bei welchen die Intoxikationserscheinungen im Vordergrunde stehen, wie bei dem Tetanus, die Immunität nicht von der Phagocytose abhängt. So waren Vaillard und Vincent von vornherein bereit,
den Phagocyten bei der natürlichen Immunität, die sie bei dem Tetanus
entdeckt hatten, keine Bedeutung beizulegen. Dennoch musste eine
genaue Analyse sie von dem Gegenteil überzeugen. Sowohl Kaninchen
wie Meerschweinchen erkrankten nicht an Tetanus nach Infektion mit

---

[1]) Zieglers Beiträge zur pathologischen Anatomie, 1899, Bd. XXV, p. 206.
[2]) Annales de l'Inst. Pasteur, 1891, Bd. V, p. 1; 1892, Bd. VI, p. 385; 1893, Bd. VII,
p. 755.

Tetanusbacillen, von denen das Toxin entfernt ist, und zwar nur auf Grund einer deutlich ausgesprochenen Phagocytose. Der Injektion von Sporen und Bacillen folgt stets ein reichliches Auftreten von Leukocyten, welche eine große Zahl von Sporen und Bacillen in ihren Leib aufnehmen (Fig. 37). Sobald die Phagocyten alle Tetanusbacillen verschlungen haben, können diese ihre pathogene Wirkung nicht mehr ausüben. Innerhalb der Phagocyten keimen die Sporen nicht mehr aus, sondern verschwinden nach einer gewissen Zeit.

Wenn aber mit Tetanusbacillen oder Sporen zugleich das Tetanustoxin injiziert wird, so ruft dies nach Vaillard eine negative Chemotaxis bei den Leukocyten hervor, welche sich nunmehr von den Bakterien entfernt halten und dieselben so in die Lage versetzen, sich zu vermehren und neue Toxinmengen zu produzieren. Die natürliche

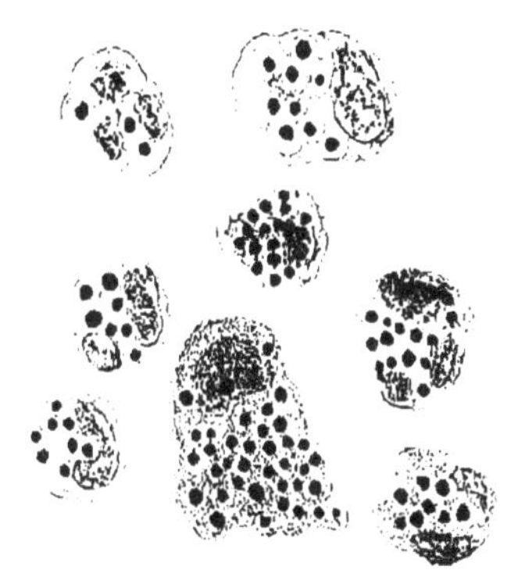

Fig. 37. Mit Tetanussporen angefüllte Kaninchenleukocyten.

Immunität des Organismus gegen den Tetanusbacillus kann annulliert werden, sobald man den durch die Phagocyten gegebenen Schutz durch irgend ein Mittel aufhebt. Unter den natürlichen Bedingungen wird die Tetanusinfektion meist durch das gleichzeitige Auftreten anderer Bakterien begünstigt; diese verhindern die Phagocyten, die Sporen mit einer Schnelligkeit aufzunehmen, welche die Auskeimung derselben nicht zu stande kommen lässt. Dies von Vaillard und Vincent gewonnene Resultat wurde oft durch ungenügende Versuche widerlegt (Sanchez-Toledo, Klipstein, Roncali); aber die Richtigkeit des Ergebnisses ist später definitiv festgestellt worden. Man hat Fälle beschrieben, in welchen die toxinfreien Tetanusbacillen dennoch zu tödlichem Starrkrampf geführt haben. Injiziert man eine geringe Menge von auf Agar gezüchteter Tetanuskultur, welche vorher zur Zerstörung des Toxins auf 85° erhitzt worden ist, so ruft diese Injektion dennoch Starrkrampf hervor. Vaillard und Rouget haben gezeigt, dass in diesem Falle die Leukocyten nur in die obere Schicht des Agars dringen, während in der Tiefe die Sporen auskeimen und die Bacillen sich vermehren. Man kann sodann tödlichen Starrkrampf bei Tieren durch Sporen hervorrufen, die durch Erhitzung von ihrem Toxin befreit sind, wenn man sie nur mit sterilisierter Erde zusammen injiziert. Diese Erdpartikelchen schützen die Sporen gegen den Angriff der Phagocyten, so dass sie sich weiter entwickeln und den Organismus zu vernichten im stande sind. Die Milchsäure hat dieselbe Wirkung zur Folge, indem sie die Eigenschaften der Phagocyten abschwächt oder zerstört. Die sekundär injizierten Bacillen, welche an sich meist nicht pathogen wirken, verhindern ebenfalls die Zerstörung der Tetanussporen durch die Phagocyten und begünstigen so die Intoxikation.

Diese Art des Krankheitsschutzes besteht gegenüber verschiedenen Arten von pathogenen anaëroben Bakterien. Besson[1] hat gezeigt, dass

---

[1] Annales de l'Inst. Pasteur, 1895, Bd. IX, p. 179.

der »vibrion septique« (Bacillus des malignen Ödems) an sich nicht im
stande ist, Septikämie hervorzurufen, sondern dazu die Mitwirkung anderer
Bakterien braucht. Leclainche und Vallée[1] haben dies Gesetz auch
auf den Rauschbrandbacillus (Bacillus Chauvaei) ausgedehnt, welcher als
Ursache einer Infektionskrankheit der Rinder von großer Bedeutung ist.
Die auf 80—85° erhitzten Sporen dieses Bacillus verlieren ihr Toxin und
sind zur Erzeugung von Infektion nicht mehr geeignet. Auch in diesem
Falle werden bald nach der Injektion die Sporen von den Phagocyten
aufgenommen, welche sie festhalten, die Auskeimung derselben verhindern
und ihre pathogene Wirkung aufheben. Wenn man aber diesen erhitzten
Sporen eine gewisse Menge Toxin zusetzt, so keimen sie innerhalb der
Gewebe aus und verursachen typische Infektion. Mischt man die erhitzten
Sporen mit sterilem Sand und injiziert diese Mischung Meerschweinchen,
so erkranken dieselben fast ausnahmslos an tödlichem Rauschbrand. Die
in der oberflächlichen Schicht des Sandes gelegenen Sporen werden von
den Phagocyten leicht aufgefressen; aber diejenigen Sporen, die mehr in
der Mitte gelegen und so gegen die Leukocyten besser geschützt sind,
keimen aus, sobald sie sich mit den Körperflüssigkeiten durchtränkt haben.
Hüllt man den Sand in etwas Papier ein, so ist der Schutz gegen die
Phagocyten noch vollkommener, und die Sporen keimen fast sämtlich
aus und führen ausnahmslos zum Tod des infizierten Tieres. Leclainche
und Vallée schließen aus ihren Versuchen, »dass man die Sporen nur
mechanisch zu schützen braucht, um eine Infektion hervorzurufen. Von
einer Veränderung der Virulenz (analog der durch Zusatz einer chemischen
Substanz erzeugten) kann hier nicht die Rede sein, und es ist klar, dass
es bei dieser Immunität sich ausschließlich um die Wirkung der Phagocyten handelt« (p. 221).

Die Untersuchung der durch die drei anaëroben Bakterienarten hervorgerufenen Krankheiten beweist, dass die natürliche Immunität gegen
die Bakterien weder von einer bactericiden Eigenschaft der Körperflüssigkeiten, noch von irgend einer antitoxischen Kraft, noch von der Unfähigkeit des Bacillus, sein Toxin in die Körperflüssigkeit des immunen
Organismus zu secernieren, abhängig ist. Die Ursache dieser Immunität
ist allein in der Reaktion der Phagocyten zu suchen, welche die Bakterien
verhindern, ihr Gift zu produzieren.

Alles, was wir über die natürliche Schutzkraft der Wirbeltiere mitgeteilt haben, bezieht sich nur auf die Immunität gegen Bakterien;
vielleicht hängt nun die Immunität gegen andere Gruppen von Mikroorganismen von anderen Faktoren ab. Unter den niederen Pflanzen sind
außer den Bakterien einige Blastomyceten (Torula, Hefe) im stande, Infektionskrankheiten hervorzurufen, wie wir dies bei der Daphnienkrankheit gesehen haben.

Einige Forscher sind thatsächlich zu dem Schluss gelangt, dass verschiedene Arten von Blastomyceten in dem immunen Organismus, in
welchen sie injiziert worden sind, schon nach kurzer Zeit ohne die Mitwirkung von Phagocyten völlig zerstört werden. So erklärt Jona[2] das
Verschwinden der in die Venen oder in das Peritoneum von Kaninchen
injizierten Hefen allein durch den Einfluss der bactericiden Kraft der

---

[1] Annales de l'Inst. Pasteur, 1900, Bd. XIV, p. 202.
[2] Centralblatt für Bakteriologie, 1897, Bd. XXI, p. 147.

Blutflüssigkeit. Gilkinet[1]) schließt sich der Auffassung von Jona an. Er hat Bierhefe (Sacharomyces cerevisiae) Kaninchen injiziert und sah dieselbe nach einiger Zeit verschwinden. Die Zerstörung der Hefe geht nach Gilkinet durch die Vermittlung des Plasmas vor sich und hängt von einer specifischen Eigenschaft der organischen Flüssigkeiten ab, deren Natur in ihrem innersten Wesen total unbekannt ist. An diesem Vorgang sollte die Phagocytose keinen Anteil haben. Ich möchte gleich hinzufügen, dass schon vor der Publikation dieser beiden Arbeiten ein Aufsatz von Schattenfroh[2]) über denselben Gegenstand erschienen war. Dieser Forscher, der im Laboratorium von Buchner in München arbeitete, hat die Zerstörung der injizierten Hefe durch die Phagocyten beobachtet und beschrieben; dagegen haben seine Versuche über die baktericiden Eigenschaften des Blutes und des Serums zu positiven Resultaten nicht geführt. Diese Mitteilung ist um so wichtiger, als sie aus einer Schule stammt, in welcher die baktericide Kraft der Körperflüssigkeiten als Hauptschutzwaffe des Organismus angesehen wird. Die von Schattenfroh festgestellten Resultate sind völlig exakt und wurden durch Skchiwan in meinem Laboratorium bestätigt[3]). Derselbe hat nicht nur verschiedene gewöhnliche Hefen (Rosahefe, Sacharomyces pastorianus) Meerschweinchen injiziert, sondern hat die Impfungen auch mit pathogenen Hefen vorgenommen, welche Curtis[4]) in einem Falle von Myxom beim Menschen isoliert hatte. Das Meerschweinchen ist gegen kleine Dosen dieser Hefe immun, erliegt aber bei Injektionen von größeren Mengen. Skchiwan hat beobachtet, dass die nicht pathogenen Hefen mit großer Schnelligkeit von den Phagocyten aufgenommen werden. So wird der Sacharomyces pastorianus — fast ausschließlich durch Makrophagen — schon nach zwei Stunden im Peritoneum des Meerschweinchens verschlungen. Drei bis vier Stunden nach der Injektion aus der Peritonealflüssigkeit angelegte Kulturen bleiben völlig steril. Dem gegenüber zeigen die pathogenen Hefen von Curtis viel längere Zeit eine deutliche Widerstandskraft gegen die Phagocyten.

Nach einem Stadium der Phagolyse in der Bauchhöhle ergreifen die in großer Zahl herbeigeeilten Leukocyten die Hefezellen. Meist sammeln sich um ein und dieselbe Hefezelle mehrere Makrophagen an und bilden eine ganz charakteristische Figur. Manchmal verschmelzen die Makrophagen zu einer Riesenzelle, in deren Centrum die Hefezelle liegt. Diese schützt sich gegen die Phagocytose dadurch, dass sie eine starke Membran bildet. 24—48 Stunden nach der Injektion liegen sämtliche Hefen innerhalb von Phagocyten, unter denen sich nur wenige Mikrophagen befinden. Noch 4—6 Tage nach ihrer Injektion in das Peritoneum bleiben die Parasiten am Leben, eine Thatsache, welche durch die aus verimpftem Exsudat erhaltenen Kulturen bewiesen wird. Man kommt demnach zu dem Schluss, dass die Hefen noch lebend von den Phagocyten aufgefressen werden. Skchiwan konnte also ebensowenig wie Schattenfroh eine baktericide Eigenschaft der Körperflüssigkeiten gegenüber den Blastomyceten nachweisen.

---

[1]) Archives de médecine expérimentale, 1897, Bd. IX, p. 881.
[2]) Archiv für Hygiene, 1896, Bd. XXVI, p. 234.
[3]) Annales de l'Inst. Pasteur, 1899, Bd. XIII, p. 770.
[4]) Ibid., 1896, Bd. X, p. 448.

Die Immunität des Organismus gegen die Hefen ist demnach zweifellos denselben Gesetzen unterworfen wie diejenige gegen Bakterien.

Die aus dem Tierreich stammenden Mikroorganismen kommen bei Infektionskrankheiten seltener vor als diejenigen aus dem Pflanzenreiche. Die Unmöglichkeit, von den animalen Mikroorganismen Kulturen zu züchten, macht die Untersuchung derselben noch viel schwieriger; dennoch giebt es einige Thatsachen, welche uns darüber aufklären, wie der immune Organismus sich gegen einige Protozoen schützt. An erster Stelle sind in dieser Beziehung die Trypanosomen zu nennen; ein Beispiel dieser Gattung (T. Lewisi) ruft bei Ratten, besonders bei der Wanderratte (Mus decumanus), eine Infektionskrankheit hervor. Im Blute dieser Nagetiere sind oft große Mengen dieser kleinen Flagellaten enthalten, und dieselben halten sich lange sogar in einem Serum, das aus dem Blut kranker Tiere hergestellt ist. Laveran und Mesnil[1] haben bei ihren Untersuchungen über Trypanosomen defibriniertes Blut, welches viele Parasiten enthielt, Meerschweinchen, welche gegen diese Parasiten immun sind, intraperitoneal injiziert. Die Trypanosomen bleiben noch einige Tage am Leben und verschwinden dann völlig. Auch in diesem Falle befreien die Phagocyten des intraperitonealen Exsudates den Organismus von den Parasiten, indem die weißen Blutkörperchen dieselben auffressen. Laveran und Mesnil haben bei der Untersuchung von hängenden Tropfen eines solchen Peritonealexsudates Leukocyten beobachten können, welche gerade Trypanosomen verzehrten, deren lebhafte Bewegungen ihre Lebensfähigkeit noch deutlich verrieten. Sobald die Parasiten aber gänzlich von den Makrophagen aufgezehrt waren, verschwanden sie in denselben mit großer Geschwindigkeit.

Wir haben versucht, dem Leser in diesem Kapitel eine Reihe von Vorgängen auseinander zu setzen, welche man bei der natürlichen Immunität der Tiere beobachtet. Wir haben die Schutzkraft, welche der Organismus gegen die Bakterien besitzt, bei den einzelnen Gruppen von Krankheitserregern genau analysiert, und es sind sowohl solche Bakterien geschildert worden, welche ein hohes Anpassungsvermögen für die verschiedensten Nährböden besitzen, als auch andere, deren Züchtung besonders hohe Schwierigkeiten bereitet. Schließlich haben wir die Immunität gegen die Blastomyceten und kleinen tierischen Parasiten studiert. Überall, bei niederen Tieren, wie bei allen Wirbeltieren haben wir immer wieder den einen Vorgang konstatieren können, dass nämlich der von den Phagocyten verliehenen Schutzkraft die Hauptbedeutung bei der natürlichen Immunität beizumessen ist.

---

[1] Annales de l'Inst. Pasteur, 1901, Bd. XV.

Kapitel VII.

Mechanismus der natürlichen Immunität gegen Bakterien.

Die Zerstörung der Bakterien bei der natürlichen Immunität ist ein Resorptionsvorgang. — Bedeutung der Entzündung bei der natürlichen Immunität. — Die Rolle der Mikrophagen bei der Immunität gegen Bakterien. — Chemotaxis der Leukocyten und Aufnahme der Bakterien. — Die Phagocyten sind im stande, lebende virulente Bakterien zu verzehren. — Die Verdauung der Bakterien innerhalb von Phagocyten geht meist in einem leicht sauren Medium vor sich. — Baktericide Eigenschaft der Sera. — Ursprung der bactericiden Substanz in den Phagocyten. — Theorie der Sekretion der bactericiden Substanz durch die Leukocyten. — Vergleichung der bactericiden Kraft des Serums mit derjenigen des Blutplasmas. — Die baktericide Substanz des Serums darf nicht als ein Sekret der Leukocyten angesehen werden; dieselbe bleibt vielmehr im Innern der Phagocyten, so lange dieselben unverändert sind. — Die Alexine. — Zwei Arten von Alexinen: Makrocytase und Mikrocytase. — Die Alexine sind Endoenzyme, welche sich den Trypsinen nähern. — Veränderungen der Färbbarkeit und der Gestalt der Bakterien innerhalb der Phagocyten. — Vorhandensein von Immunkörpern im Serum von Tieren, welche natürliche Immunität besitzen. — Die Agglutination der Bakterien ist bei dem Mechanismus der natürlichen Immunität von sekundärer Bedeutung. — Fehlen der antitoxischen Eigenschaften der Körperflüssigkeiten bei der natürlichen Immunität. — Die Phagocyten zerstören die Mikroorganismen, ohne dass ihrer Einverleibung eine Neutralisation der Toxine vorangeht.

Die im vorigen Kapitel mitgeteilten Thatsachen berechtigen uns zu dem Schluss, dass die Zerstörung der Bakterien bei der natürlichen Immunität auf die Resorption durch die Phagocyten zurückzuführen ist. So kehren wir zu dem Kapitel zurück, in welchem wir schon einige allgemeine Gesetze über die Resorption aufzustellen versucht haben. Wir wollen nunmehr sehen, in wie weit dieselben auf die Vorgänge der natürlichen Immunität bei Infektionskrankheiten anwendbar sind.

Bringt man in den tierischen Organismus fremdes Blut, Spermatozoen derselben oder einer fremden Species oder irgend eine andere Art von Zellen, oder dringen Bakterien in Gewebe oder Körperhöhlen immuner Tiere ein, so kommt es vor allem zu einer lokalen Entzündung, verbunden mit Diapedese einer großen Zahl von weißen Blutkörperchen. Bei der Immunität gegen Bakterien kommt es nun an der Injektionsstelle der Bakterien zu einer septischen Entzündung (im Gegensatz zu der aseptischen bei der Einspritzung von Zellen). Bei dieser Entzündung besteht geringe Röte und Hitze; es kommt nur zu einem mäßigen Exsudat, aber besonders charakteristisch für diesen Vorgang ist die reichliche Ansammlung von Leukocyten an der bedrohten Stelle. Diese konstante Reaktion,

welche bei der natürlichen Immunität gegen Bakterien auftritt, ist einer
der besten Beweise dafür, dass die Entzündung eine für den Organismus,
besonders im Kampfe gegen das Eindringen von Bakterien nützliche Erscheinung ist. Da wir der Begründung dieser Theorie einen Band des
Werkes über die vergleichende Pathologie der Entzündung gewidmet haben,
brauchen wir hier nicht weiter auf diesen Punkt einzugehen. Seit der
Veröffentlichung des genannten Werkes sind eine große Zahl von Arbeiten
über die Entzündung erschienen, aber keine einzige hat in irgend einem
Punkte unsere grundlegenden Auffassungen über die phagocytäre Theorie
der Entzündung zu beeinträchtigen vermocht. Eine große Zahl von Gelehrten aller Länder nimmt jetzt an, dass der Entzündungsvorgang eine
heilbringende Reaktion des Organismus darstellt. Wir brauchen daher auf
dies Thema nicht weiter einzugehen.

Wenn auch einige der feineren Vorgänge bei der Entzündung noch
nicht genügend aufgeklärt sind, so steht jedenfalls fest, dass die Empfindlichkeit der zelligen Elemente ein Hauptfaktor bei dem Entzündungsvorgang ist. Die Nervenzellen, welche die Gefäßdilatation verursachen,
die Endothelzellen, welche die Leukocyten passieren lassen, und die
Leukocyten selbst, welche aus den Gefäßen austreten, um sich an die
Einbruchsstelle der Bakterien zu begeben, alle diese Elemente müssen
unter einem ganz specifischen Einfluss stehen. Bei der natürlichen
Immunität zeigen in der That die Phagocyten eine positive Chemotaxis,
und diese Art von Empfindlichkeit ist eine unumgänglich notwendige
Bedingung für das Auftreten der Immunität und das Verschwinden der
Bakterien.

In der achten Vorlesung unseres Buches über die Entzündung haben
wir schon die wesentlichen Thatsachen mitgeteilt, auf welchen die Lehre
von der Chemotaxis der Leukocyten beruht. Während der letzten 10 Jahre
sind die von Leber, Massart und Ch. Bordet gefundenen Resultate
von einer großen Anzahl von Forschern bestätigt worden.

Während bei der Resorption der Blutkörperchen und der tierischen
Zellen überhaupt besonders die Makrophagen beteiligt sind, üben bei der
natürlichen Immunität gegen die Bakterien die Mikrophagen in noch
höherem Grade als die Makrophagen eine positive Chemotaxis aus.
Untersucht man ein entzündliches Exsudat und findet eine deutliche
Mehrheit von Mikrophagen, so kann man sicher sein, dass Bakterien sich
im Exsudat finden; selbst dann, wenn hauptsächlich die Makrophagen die
Bakterien zerstören (wie bei dem Widerstand des tierischen Organismus
gegen die Tuberkelbacillen), findet doch anfangs eine starke Ansammlung
von Mikrophagen statt. Die Empfindlichkeit dieser beiden Hauptarten
von Phagocyten zeigt oft einen deutlichen Unterschied. Wir brauchen in
dieser Hinsicht nur an die Spirillen zu erinnern, welche ausschließlich
durch die Meerschweinchenmakrophagen aufgefressen und zerstört werden,
da diese allein eine hinreichende positive Chemotaxis besitzen. In vielen
anderen Fällen von natürlicher Immunität steht die Bedeutung der Makrophagen wiederum hinter derjenigen der Mikrophagen weit zurück.

Die beweglichen Phagocyten nähern sich erst ihren Angreifern und
üben sodann bei Fällen von natürlicher Immunität einen zweiten physiologischen Akt aus, welcher in der Aufnahme der Bakterien besteht. Manchmal verzehren die Leukocyten auf einmal große Haufen der Krankheitserreger, so dass die Aufnahme derselben in kurzer Zeit erfolgt. In anderen

Fällen, wie bei sehr beweglichen Bakterien, z. B. den Obermeierschen oder Sacharoffschen Spirillen, gestaltet sich die Einverleibung etwas schwieriger und führt zu besonderen Erscheinungen. Um eine Spirille zu verschlingen, strecken die Meerschweinchenmakrophagen lange, konische Fortsätze aus. Wir haben bei der Aufnahme der Bakterien niemals Vorgänge beobachten können, ähnlich demjenigen, vermittels dessen die Makrophagen die Erythrocyten von Vögeln oder andere tierische Zellen aufnehmen.

Einige Autoren haben die Meinung ausgesprochen, dass die Bakterien spontan in das Innere der weißen Blutkörperchen gelangen, dass mithin eine Mitwirkung der Protoplasmafortsätze der Phagocyten unnötig ist. Gewiss können manche Mikroorganismen unabhängig von den Phagocyten in das Innere der Zelle gelangen, z. B. der Malariaparasit und die ihm nahestehenden Krankheitserreger, welche aktiv in die roten Blutkörperchen eindringen. Aber bei diesen handelt es sich um amöboide Organismen, welche vermittels ihrer Pseudopodien die Wand des roten Blutkörperchens zu durchbohren vermögen. Die Bakterien, welche keine amöboiden Bewegungen ausführen, können daher nicht spontan in das Innere der Blutkörperchen gelangen. Zwar ist in einigen seltenen Fällen diese Art des Eindringens beobachtet worden. So hat Bizzozero[1]) Spirillen beschrieben, welche sich in den Epithelien des Magens von Hunden befinden. Aber in diesem Falle dringen die beweglichen Bakterien in Vakuolen ein, die an der Oberfläche eine Öffnung besitzen. Die Spirillen werden wahrscheinlich durch die Sekrete der Epithelien angelockt, nähern sich den Zellen und gelangen durch die kleinen Öffnungen derselben in die secernierende Vakuole. In den meisten Fällen jedoch sind lebende und bewegliche Bakterien nicht im stande, aktiv in das Innere der Zellen zu dringen. Beobachtet man z. B. die Spirillen des Rückfallfiebers oder der Gänseseptikämie, wenn sie sich in der Nähe von Leukocyten befinden, so sieht man sie oft korkzieherartige Bewegungen an der Oberfläche dieser Zellen sehr lebhaft ausführen, ohne dass die Spirillen jedoch in die Zellen gelangen. Sowie aber der Leukocyt einen Fortsatz gegen die Spirille ausstreckt, so geht die Einverleibung derselben in kurzer Zeit vor sich. In Milzbrandexsudaten oder in der Milz von an Milzbrand eingegangenen Tieren sieht man häufig große Mengen von Milzbrandbacillen in allernächster Nähe von Leukocyten oder von Pulpazellen, ohne dass nur ein einziges Bakterium in das Innere dieser Zellen eingedrungen ist. Man sieht auch niemals Bakterien (welche sich in einem Tropfen des aus dem Organismus entnommenen Exsudats üppig entwickeln) in das Innere der toten Leukocyten, welche dicht neben denselben liegen, eindringen. Dagegen beobachtet man, dass die Bakterien außerhalb der benachbarten Leukocyten wachsen und die Lücken zwischen denselben einnehmen.

Almquist[2]) hat neuerdings eine Methode beschrieben, vermittels welcher die Bakterien in die toten Leukocyten eindringen können. Er entnimmt Leukocyten aus dem Blut von Säugetieren, mischt sie mit Bakterien und centrifugiert die Mischung einige Zeit. Nach nur kurzem Aufenthalt in dieser Mischung sind die Bakterien in das Innere der Zellen

---

[1]) Archiv für mikroskopische Anatomie, 1893, Bd. XLII, p. 146.
[2]) Zeitschrift für Hygiene, Bd. XXXI, p. 507. Siehe auch die Kritik von Podwyssotzky in den Archives russes de Pathologie, 1899, Bd. VIII, p. 257.

gelangt. Bei diesem Versuch handelt es sich nach Almquist nicht um Phagocytose, d. h. um die Aufnahme der Bakterien durch einen aktiven Vorgang seitens der Leukocyten; nur giebt er keinen genügenden Beweis dafür, dass in seinem Versuch die Leukocyten wirklich tot waren. Er ist der Ansicht, dass die relativ niedrige Temperatur (unter 15°) die Möglichkeit amöboider Bewegungen der Leukocyten bei den warmblütigen Tieren ausgeschlossen hat. Aber seine Begründung entspricht nicht den thatsächlichen Verhältnissen, denn, wie wir uns selbst häufig haben überzeugen können, sind die Leukocyten des Menschen und anderer warmblütiger Wirbeltiere wohl im stande, bei einer Temperatur unter 15° sich zu bewegen und Fremdkörper zu verzehren. Immerhin lassen die früher mitgeteilten Thatsachen keinen Zweifel darüber bestehen, dass die Aufnahme der Bakterien, welche selbst keine amöboiden Eigenschaften besitzen, durch die aktiven Bewegungen des lebenden Protoplasmas der Leukocyten ausgeführt wird. In dieser Beziehung möchte ich nur an das im vorigen Kapitel citierte Beispiel erinnern, nämlich an das Verhalten der Leukocyten im Peritoneum von Meerschweinchen, welche mit Streptokokken und mit Proteuskulturen von Bordet infiziert worden waren. Die in der Bauchhöhle befindlichen Leukocyten verhinderten die Entwicklung der virulenten Streptokokken nicht, während der später injizierte Proteus schon nach kurzer Zeit verzehrt und innerhalb der Phagocyten aufgefunden wurde. Dies deutliche Beispiel von positiver und negativer Chemotaxis (gegenüber Proteus und Streptokokkus) ist zugleich der beste Beweis dafür, dass die Aufnahme der Bakterien ein physiologischer Vorgang ist und nicht bloß auf einem rein mechanischen Eindringen der Bakterien in das weiche Protoplasma der Leukocyten beruht.

Man war früher der Ansicht, dass die Leukocyten für die Bakterien gute Nährböden darstellen und ihnen zum Transport von einem Ort zum andern im lebenden Organismus dienen. Diese Auffassung ist von vielen Gelehrten geteilt worden, ohne dass dafür je ein stringenter Beweis erbracht worden wäre. Nunmehr hat man jedoch nachgewiesen, dass diese Auffassung falsch ist. Die Bakterien finden fast ausnahmslos in den Phagocyten einen sehr ungünstigen Nährboden; sie sterben meist in denselben, oder, wenn es sich um sehr widerstandskräftige Bacillen, wie um die Tuberkelbacillen bei immunen Tieren oder um die Sporen gewisser Bacillen handelt, werden sie zwar nicht zerstört, jedoch in ihrer Auskeimung und ihrem Wachstum gehemmt.

Später hat man die Annahme ausgesprochen, dass die Phagocyten nur solche Bakterien verzehren, welche schon vorher durch eine außerhalb derselben befindliche Substanz abgetötet worden sind. Diese Auffassung ist ebenso falsch wie die vorige. Die Phagocyten vermögen lebende Bakterien zu ergreifen und zu verschlingen. In dieser Beziehung brauchen wir nur an die schon im vorigen Kapitel mitgeteilte Thatsache zu erinnern, dass nämlich lebende Milzbrandbacillen durch die Leukocyten verschiedener Tiere verschlungen werden, oder dass lebende Spirillen erst dann abgetötet werden, wenn sie durch die Protoplasmafortsätze der Meerschweinchenleukocyten völlig aufgenommen worden sind. In demselben Kapitel haben wir mitgeteilt, dass man in vitro die Aufnahme lebender Flagellaten durch die Leukocyten immuner Tiere deutlich beobachten kann.

Diese Thatsachen sind aber nicht die einzigen, die dafür sprechen, dass die Phagocyten lebende Bakterien aufzunehmen im stande sind. Schon in meinen ersten Arbeiten über die Phagocytose habe ich an die bei den Invertebraten vorkommenden amöboiden Zellen, welche bekanntlich bewegliche Bakterien enthalten, erinnert[1]), und habe auch von den Froschleukocyten[2]) gesprochen, welche mit beweglichen Bacillen einer experimentell hervorgerufenen Septikämie angefüllt waren. Seitdem hat die Zahl ähnlicher Beispiele bedeutend zugenommen. Die Phagocytose lebender Bakterien ist in vitro leicht zu beobachten. Man nimmt einen Tropfen Froschlymphe und setzt Pyocyaneusbacillen zu; bald darauf kann man dem Kampf zwischen den Leukocyten und den deutlich beweglichen Bakterien beiwohnen und sehen, wie in den digestiven Vakuolen bewegliche Bacillen enthalten sind.

Dasselbe Resultat erhält man auch auf einem anderen Wege, welcher zugleich über die Virulenz der von den Phagocyten verschlungenen Bakterien Aufschluss giebt. Man hat häufig angenommen, dass die Phagocyten nur solche Bakterien ergreifen, die durch eine vorhergehende Wirkung der Körpersäfte ihre Virulenz verloren haben, und man hat daher nach einer giftschwächenden Eigenschaft in den Körperflüssigkeiten gesucht. Schon im vorigen Kapitel haben wir diese Auffassung durch die Mitteilung von Fällen widerlegt, in welchen das Exsudat immuner Tiere, welches nur intracellulär gelegene Bakterien enthält, für disponierte Tiere äußerst virulent ist. Diese Frage wurde besonders lebhaft bezüglich des Froschmilzbrandes erörtert, über den mehrere Arbeiten, welche zu einem übereinstimmenden Resultat führten, gemacht worden sind. Die durch die Leukocyten der Frösche verzehrten Bacillen behalten noch lange ihre volle Virulenz bei. Exsudate, welche die Milzbrandbacillen nur innerhalb der Phagocyten enthalten, und bei denen die Bakterien sich schon mit Anilinfarben nicht mehr färben, rufen dennoch bei disponierten Tieren, wie der Maus und dem Meerschweinchen, tödliche Milzbrandinfektion hervor. Dieselbe Beobachtung hat Mesnil an Exsudaten von Süßwasserfischen, welche gegen Milzbrand immun waren, gemacht. Bei den Exsudaten von Hunden und Hühnern, denen man Milzbrandbacillen einimpft, behalten diese nach der Aufnahme in die Leukocyten ebenfalls noch ihre Virulenz bei.

Lange vor seinen Untersuchungen über den Milzbrand hatte Pasteur[3]) schon festgestellt, dass das Gift der Hühnercholera, welches beim Meerschweinchen nur eine benigne Affektion, nämlich lokale Abscessbildung hervorruft, noch lange im Eiter desselben seine volle Virulenz behält. Injizierte er Kaninchen eine geringe Menge des an der Injektionsstelle des Hühnercholerabacillus entstandenen Eiters, so gingen die Kaninchen schnell zu Grunde. Seit dieser Zeit ist man zu der Überzeugung gelangt, dass beim Meerschweinchen die Milzbrandbacillen von den Leukocyten der Exsudate leicht aufgenommen werden.

Es kann also als allgemein gültige Regel aufgestellt werden, dass bei den mit natürlicher Immunität behafteten Tieren die Phagocyten lebende, vollvirulente Bakterien verzehren.

Innerhalb der Phagocyten werden die Mikroorganismen von einer

---

[1]) Arbeiten des zoologischen Instituts zu Wien, 1883, Bd. V, p. 160.
[2]) Biologisches Centralblatt, 1883, p. 562.
[3]) Comptes rendus de l'Académie des Sciences, 1880, Bd. CX, p. 952.

klaren Flüssigkeit umhüllt, deren Ansammlung zur Bildung von Vakuolen
führt, oder aber die Bakterien liegen unmittelbar in dem Protoplasma.
In beiden Fällen werden die Bakterien der Verdauung unterworfen und
meist völlig aufgelöst. Nicht immer kann man sich von den Bedingungen
eine klare Vorstellung machen, unter welchen die intracelluläre Verdauung
vor sich geht. Früher[1] wendete ich eine schwache Vesuvinlösung zu
diesen Untersuchungen an. Ich habe dabei feststellen können, dass in
dieser Lösung die lebenden Bakterien ungefärbt bleiben, während die
toten Bakterien eine mehr oder minder tief braune Farbe annehmen.
Vermittelst dieser Reaktion konnte ich einen Beweis dafür liefern, dass
im Falle der Immunität die verzehrten Bakterien innerhalb der Phagocyten abgetötet werden. Die Einführung des Ehrlichschen Neutralrots
in die mikroskopische Technik gestattete neue Einblicke. Diese für
lebende Elemente indifferente Farbe stellt einen ausgezeichneten Indikator
für saure oder alkalische Reaktion dar. Plato in Breslau[2] hat zahlreiche Untersuchungen über die Färbbarkeit von Bakterien durch eine
schwach wässrige Lösung (1 %) dieser Substanz gemacht. Er hat festgestellt, dass die freien Bakterien in dieser Lösung leben bleiben, ohne
die betreffende Farbe anzunehmen. Dieselben Bakterien aber werden,
wenn sie von den Phagocyten aufgenommen sind, im Innern derselben
deutlich rotbraun gefärbt. Die Mehrzahl dieser gefärbten Bakterien zeigen
keine Lebenserscheinungen mehr. Aber unter den intracellulären Bakterien
leben noch einige sicherlich weiter, trotzdem sie deutlich jene Farbe angenommen haben. Plato hebt gerade als
wichtig hervor, dass, damit die aufgenommenen
Bakterien sich färben, die Phagocyten am
Leben sein müssen, denn bald nach dem Absterben der Leukocyten kommt es auch zur
Entfärbung der intracellulären Bakterien und
Granula. Setzt man Neutralrot zu einem Exsudat hinzu, in welchem die Leukocyten abgestorben sind, so färben sich weder die
lebenden noch die toten intracellulären Bakterien. Ich habe die Richtigkeit dieser Thatsachen selbst nachgeprüft, und Himmel[3],
welcher über diesen Gegenstand in meinem
Laboratorium eine größere Arbeit gemacht
hat, hat dieselbe durch eine große Zahl von
Versuchen bestätigen können. Ich habe im
dritten und vierten Kapitel dieses Buches schon
Beweise für die Auffassung angeführt, dass die
Färbung der verzehrten Elemente eine schwachsaure Reaktion innerhalb der Phagocyten an-
zeigt. Bald tritt diese Reaktion innerhalb der
digestiven Vakuolen auf, bald nur bei Bakterien, welche unmittelbar im Protoplasma gelegen sind. (Fig. 38.)

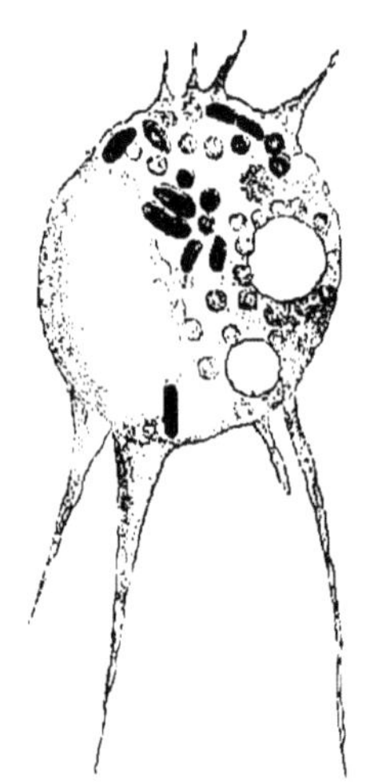

Fig. 38. Colibacillus im
Innern eines Makrophagen
aus der Meerschweinchen-
bauchhöhle (Färbung mit
Neutralrot).

---

[1] Annales de l'Inst. Pasteur, 1887, Bd. I, p. 325.
[2] Archiv für mikroskopische Anatomie, 1900, Bd. LVI, p. 868.
[3] Annales de l'Inst. Pasteur, 1902, Bd. XVI.

Wenn der Phagocyt am Leben bleibt, vermischt sich der leicht saure Saft, welcher die Vakuolen erfüllt oder in die aufgenommenen Bakterien dringt, nicht mit dem stets alkalischen Protoplasma; aber bald nach dem Tode der Phagocyten tritt diese Vermischung ein, und die Alkalescenz des Protoplasmas genügt sodann reichlich, um die schwachsaure Flüssigkeit der Vakuolen zu neutralisieren, ja selbst alkalisch zu machen. Diese Interpretation der Thatsachen steht in voller Harmonie mit allen Resultaten, die wir bisher über die Färbbarkeit der von Phagocyten aufgenommenen Bakterien durch das Neutralrot gewonnen haben.

Alle von den Phagocyten verzehrten Bakterien färben sich jedoch nicht in der angegebenen Weise. Tuberkelbacillen bleiben selbst in Fällen von natürlicher Immunität innerhalb der Phagocyten ungefärbt oder nehmen nur eine leichte, strohgelbe Färbung an. Himmel hat diese Beobachtung an Bacillen der Vogeltuberkulose gemacht, welche von Leukocyten aus der Bauchhöhle von Meerschweinchen, einer gegen jene Bacillen immunen Tierspecies, aufgefressen waren. Man könnte nun annehmen, dass die resistente Membran der Tuberkelbacillen vermittelst ihrer Wachsschicht das Eindringen von Säure verhindert. Aber manche Bacillen, welche gleich den Tuberkelbacillen der Entfärbung durch Säure Widerstand leisten, wie der Möllersche und andere säurefeste Bacillen, färben sich mit Neutralrot intensiv rot, sobald sie von den Leukocyten aufgenommen sind. Es ist demnach wahrscheinlich, dass, wenn es sich um echte Tuberkelbacillen handelt, die Zellen nicht eine saure, sondern eine alkalische Reaktion besitzen. Dieser Schluss findet seine Bestätigung an den Riesenzellen von Meriones Shawii, einer Art von Nagetieren, welche gegen den Tuberkelbacillus des Menschen hoch immun ist[1]). Die von den Phagocyten verzehrten Bacillen secernieren mehrere an Calciumphosphat reiche konzentrische Membranen. Dieser Vorgang führt zum Tode der Bacillen, von denen nur noch die verkalkten Membranen übrig bleiben. Der Niederschlag von Kalksalzen um die Bacillenmembran spricht schon für die alkalische Reaktion der Umgebung. Die Anwendung gewisser Farbstoffe bestätigt diese Auffassung; so werden die Riesenzellen durch die Alizarinsulfosäure dunkelviolett gefärbt, ein deutlicher Beweis für das Bestehen alkalischer Reaktion.

Wir kommen so zu dem Gesamtresultat, dass die Phagocytenverdauung meist in einem schwachsauren Medium vor sich geht, aber auch in einem alkalischen auftreten kann. Bei dem gegenwärtigen Stande der Wissenschaft kann die Natur der von den Phagocyten secernierten Säure nicht genauer festgestellt werden. Kossel[2]) hat die Meinung ausgesprochen, dass die intracelluläre Verdauung der Bakterien durch die Nucleinsäure ausgeführt wird, welche von dem Zellkern secerniert und in den Vakuolen der Phagocyten angesammelt wird. Er hat zu Gunsten dieser Behauptung die Thatsache angegeben, dass die Nucleinsäure gewisse pathogene Bakterien dadurch tötet, dass dieselbe einen aus Eiweiß und Nucleinsäure bestehenden Niederschlag giebt. Später hat Kossel in den geformten Elementen alkalisch reagierende, eiweißähnliche Substanzen nachgewiesen, welche gleichfalls die Bakterien abtöten. So hat er aus dem Sperma von Stören ein Protamin »Sturin« isoliert, welches selbst in sehr

---

[1]) Leçons sur la pathologie comparée de l'inflammation, p. 193.
[2]) Archiv für Physiologie, 1893, p. 164.

schwacher Lösung auf Typhusbacillen, Staphylokokken etc. stark baktericid wirkt. Vielleicht spielen diese Substanzen bei der intracellulären
Verdauung eine gewisse Rolle. Andererseits muss man aber als feststehend
annehmen, dass in den Phagocyten ein lösliches Ferment enthalten ist,
welches die Bakterien tötet und verdaut. Wie wir schon bei der Besprechung der Resorption tierischer Zellen gesehen haben, ist das Alexin
oder die Cytase das bei der Verdauung in erster Stelle in Frage kom-
mende Ferment, und wir müssen uns daher die Frage vorlegen, ob diese
Substanz nicht auch auf die Bakterien einen gewissen Einfluss ausübt.

Schon seit mehr als 15 Jahren untersucht man die bactericiden Eigenschaften des Blutes und anderer Körperflüssigkeiten. Nach den ziemlich
ungenauen Resultaten von Traube und Gscheidlen[1] hat Fodor[2]
festgestellt, dass das defibrinierte Blut von Kaninchen im stande ist, die
in dasselbe gebrachten Milzbrandbacillen zu töten. Auf Anregung von
Flügge[3] hat Nuttall[4] eine Reihe von Versuchen über die bactericide
Kraft des defibrinierten Blutes, des Kammerwassers und mehrerer anderer
Flüssigkeiten gemacht. Nuttall hat erstens das Resultat von Fodor
bestätigt und sodann festgestellt, dass die bactericide Kraft der Körperflüssigkeiten von einer Substanz abhängt, deren Natur zwar nicht genauer
definiert werden kann, welche aber durch einstündige Erhitzung auf 55°
zerstört wird. Diese Entdeckung ist durch viele Nachuntersuchungen
bestätigt worden und wird nunmehr als allgemein gültig angesehen.

Schon Flügge hatte seine Immunitätstheorie auf die Anwesenheit
von bactericiden Stoffen in den Körperflüssigkeiten zurückführen zu
müssen geglaubt. Bouchard[5] und seine Schüler haben sich dieser
Meinung angeschlossen und bezogen sich dabei auf Untersuchungen über
die bactericide Kraft des Blutserums. Buchner[6] in München ist bald
der Hauptvertreter dieser Theorie geworden und hat dieselbe durch eine
große Zahl von durch ihn und seine Schüler gemachten Untersuchungen
bereichert. Ihm verdanken wir auch den Namen »Alexin«; er hat denselben vorgeschlagen, um damit die im Blutserum und anderen Körperflüssigkeiten enthaltene Substanz zu bezeichnen, welche die Bakterien zu
töten im stande ist. Buchner hat die Bedingungen festgestellt, unter
denen das Alexin als Bakteriengift am besten wirkt, und hat die humorale
Theorie der natürlichen Immunität entwickelt, nach welcher die Schutzkraft des Körpers auf den bactericiden Eigenschaften der Körperflüssigkeiten beruht.

Da die Forderungen der Alexintheorie häufig mit den Thatsachen
nicht in Übereinstimmung zu bringen waren, wie besonders Lubarsch[7]
in vielen seiner Arbeiten gezeigt hat, so haben wir[8] die Vermutung ausgesprochen, dass wenigstens ein Teil der bactericiden Kraft von den

---

[1] Jahresberichte der schles. Ges. für vaterl. Kultur, 1874.
[2] Deutsche mediz. Wochenschrift, 1886, p. 617; 1887, p. 745.
[3] Zeitschrift für Hygiene, 1888, Bd. IV, p. 208.
[4] Ibid., p. 353.
[5] Les microbes pathogènes, Paris 1892.
[6] Archiv für Hygiene, 1890, Bd. X; Centralblatt für Bakteriologie, 1889, Bd. V,
p. 817 und Bd. VI, pp. 1 u. 561; 1890, Bd. VIII, p. 65.
[7] Centralblatt für Bakteriologie, 1889, Bd. VI, p. 481; Zeitschr. f. klin. Medizin,
1891, Bd. XVIII, XIX.
[8] Annales de l'Inst. Pasteur, 1889, Bd. III, p. 670.

Substanzen stammen könne, welche aus den Leukocyten bei der Bildung des defibrinierten Blutes und des Blutserums austreten. Diese Hypothese ist mehrere Jahre hindurch unbemerkt geblieben. Aber später sind mehrere Forscher, unabhängig von einander, zu dem Schlusse gelangt, dass das Alexin ein Produkt der Leukocyten ist. Denys und Havet[1] haben zuerst festgestellt, dass die leukocytenreichen Exsudate ein stärker baktericides Verhalten zeigen als die entsprechenden Blutsera. Bald darauf stellte Buchner dieselbe Thatsache fest[2], indem er die baktericide Kraft leukocytenreicher Exsudate mit derjenigen des Blutserums derselben Tiere verglich. Daraus, dass diese Eigenschaft in beiden Flüssigkeiten nach Erhitzung auf 55° verschwand, schloss Buchner, dass die baktericide Substanz der Exsudate identisch sei mit dem Alexin des Blutserums. Mehrere andere Forscher, z. B. Bail, Schattenfroh, Jacob, Löwit kamen zu ähnlichen Resultaten, wenn auch auf verschiedenen Wegen, so dass man einige Zeit thatsächlich geglaubt hat, der leukocytäre Ursprung der Alexine sei von aller Welt anerkannt; um so mehr, als Bordet[3] in einer in meinem Laboratorium ausgeführten Arbeit auf Grund verschiedenartig ausgeführter Versuche zu demselben Resultate gelangte.

Indessen erhoben sich gegen diese Betrachtungsweise verschiedene autoritative Stimmen. Die Schule von R. Pfeiffer hat sich gegen den leukocytären Ursprung der baktericiden Substanz des Blutserums ausgesprochen. Pfeiffer und Marx[4] und Moxter[5] haben besonders betont, dass die von leukocytenreichen Exsudaten stammenden Flüssigkeiten häufig weniger baktericid sind als das Blutserum derselben Tiere.

Seit vielen Jahren war mir der Unterschied zwischen der Phagocytose der Makrophagen und der Mikrophagen aufgefallen, und ich nahm an, dass die im Widerspruch mit einander stehenden Resultate der genannten Forscher auf der Differenz in der Natur der ihnen zur Anfertigung ihrer Sera dienenden, aus Exsudaten und Blut entnommenen Leukocyten zu erklären wären. Ich forderte daher Gengou auf, sich mit dieser Frage zu beschäftigen und vergleichende Untersuchungen über die baktericide Kraft von Exsudaten, welche Mikrophagen, und solcher, welche Makrophagen in großer Zahl enthielten, anzustellen und parallel damit die bakterientötende Wirkung des Blutserums derselben Tiere zu studieren. Gengou[6] ist bei seinen Untersuchungen mit äußerster Sorgfalt vorgegangen; ich habe seine Versuche überwacht und kann daher für deren Richtigkeit einstehen.

Um Exsudate, die reichlich Mikrophagen enthielten, zu erzeugen, injizierte Gengou nach der Buchnerschen Methode Hunden und Kaninchen Gluten-Kasein intrapleural. 24 Stunden später konnte er eine große Menge Flüssigkeit, die fast ausschließlich Mikrophagen enthielt, entnehmen. Um andererseits makrophagenhaltige Exsudate zu erhalten, injizierte Gengou seinen Versuchstieren intrapleural ausgelaugte Meerschweinchenerythrocyten. 2 Tage später entnahm er der Pleura eine visköse, von

---

[1]) La Cellule, 1894, Bd. X, p. 1.
[2]) Münchner mediz. Wochenschrift, 1894, p. 717.
[3]) Annales de l'Inst. Pasteur, 1895, Bd. IX, p. 462.
[4]) Zeitschrift für Hygiene, 1898, Bd. XXVII, p. 272.
[5]) Deutsche mediz. Wochenschrift, 1899, Nr. 42.
[6]) Annales de l'Inst. Pasteur, 1901, Bd. XV, p. 68.

körperlichen Elementen nur Makrophagen enthaltende Flüssigkeit. Gengou
isolierte diese Leukocyten durch Centrifugierung der Exsudate, wusch die
Leukocyten dann mit physiologischer Kochsalzlösung aus und setzte denselben dann eine gleiche Menge Bouillon zu. Diese Mischung wurde nach
der Buchnerschen Methode der Kälte ausgesetzt und sodann in eine
Temperatur von 37° gebracht. Unter diesen Versuchsbedingungen gaben
die durch die Kälte abgetöteten Leukocyten die baktericide Substanz an
die umgebende Flüssigkeit ab.

Die in dieser Weise untersuchte bakterieide Kraft des Mikrophagen-
extraktes war stets größer als diejenige des entsprechenden Blutserums.
Den größten Unterschied konnte man beim Hunde konstatieren, bei
welchem — wie wir schon im vorigen Kapitel erwähnt haben — das
Blutserum gegen Milzbrandbacillen keine baktericide Kraft besitzt, während
der Extrakt der Mikrophagen dieselbe deutlich zeigt. Der Mikrophagen-
extrakt war wirksamer als das Blutserum der betreffenden Kaninchen
bezüglich der Abtötung von Milzbrand-, Typhus-, Colibacillen und von
Choleravibrionen.

Das Resultat dieser Untersuchungen ist über jeden Zweifel erhaben.
Die aus aseptischen Exsudaten von Hunden und Kaninchen stammenden
Mikrophagen enthalten baktericide Substanz in größeren Mengen als das
entsprechende Blutserum; auch ist nicht mehr zweifelhaft, dass die baktericide Substanz in den Mikrophagen dieselbe ist wie diejenige im Blutserum,
denn beide werden durch Erhitzung auf 55° zerstört und verhalten sich
auch sonst völlig gleichartig.

Die Versuche, welche Gengou mit dem Extrakt der Makrophagen
machte, zeigten dagegen, dass dies Präparat bakterieide Kraft nicht besitzt. Damit ist jedoch noch keineswegs gesagt, dass den Makrophagen
das baktericide Ferment überhaupt fehlt. Die genaue Untersuchung der
innerhalb dieser Zellen sich abspielenden Vorgänge beweist klar, dass die
Makrophagen Bakterien zu töten und zu verdauen im stande sind. Aber
dieser Verdauungsakt geht bedeutend langsamer vor sich als bei den
Mikrophagen, was wahrscheinlich daran liegt, dass die Makrophagen eine
bedeutend geringere Menge baktericider Stoffe enthalten. Es ist demnach
leicht verständlich, dass die baktericide Substanz entweder gar nicht oder
nur schwach in das von den Makrophagen stammende Präparat geht, und
es ist nicht wunderbar, dass bei einer so unvollkommenen Darstellung desselben der größte Teil der baktericiden Substanz innerhalb der Zellen
zurückbleibt.

Die soeben auseinandergesetzten Thatsachen erklären hinreichend die
große Differenz, welche die verschiedenen Autoren bei ihren Untersuchungen über die baktericide Kraft der Exsudate erhalten haben. Wenn
die Exsudate reich an Mikrophagen sind, so ist deren bakterientötende
Kraft eine hohe; enthalten sie dagegen eine große Zahl von Makrophagen,
so brauchen dieselben nur schwache, oft gar keine bakterientötenden
Eigenschaften zu zeigen. Diese Versuche führen zu dem Schluss, dass
die Mikrophagen als Quelle der baktericiden Substanz der Körperflüssigkeiten anzusehen sind.

Es drängt sich nun die folgende Frage auf: Secernieren die Mikro-
phagen diese Substanz während des Lebens, indem sie dieselben an das
Blutserum abgeben, oder tritt dieselbe aus den Leukocyten erst nach dem
Tode derselben oder bei pathologischen Zuständen aus, welche durch ver-

schiedenartige äußere Einflüsse bedingt sind? Wir berühren hier eine viel diskutierte und für das Wesen der Immunität sehr wichtige Frage.

Nach der Entdeckung der baktericiden Kraft der Sera haben verschiedene Gelehrte versucht, die Quelle derselben aufzufinden. Hankin[1] und bald darauf Kanthack und Hardy[2] haben die Meinung ausgesprochen, dass diese Substanz das Sekretionsprodukt der eosinophilen Leukocyten ist, welche eine Art von einzelligen, beweglichen Drüsen repräsentieren. Diese Theorie ließ sich auf keine Weise stützen und ist auch schon allgemein verlassen worden; denn sie steht mit den Thatsachen in vollem Widerspruch. So sind z. B. verschiedene Knochenfische trotz völligen Mangels an eosinophilen oder pseudo-eosinophilen Zellen im stande, vermittels ihrer Phagocyten große Mengen von pathogenen Bakterien zu zerstören (Mesnil l. c.).

Eine ähnliche Theorie hat Buchner aufgestellt[3]. Nach ihm secernieren nicht nur die eosinophilen Leukocyten, sondern überhaupt alle Leukocyten die baktericide Substanz. Dieselben begeben sich zu dem von Bakterien bedrohten Orte und secernieren hier ihr Bakterien tötendes Produkt, welches sich nunmehr im Plasma der Exsudate und des Blutes verbreitet. In diesen Flüssigkeiten erleiden die Bakterien entweder eine mehr minder vollständige Zerstörung oder werden derartig verändert, dass sie zu einer Schädigung durch die Phagocyten höher disponiert werden. Auf dem Internationalen Hygienekongress in Budapest (1894) hat Buchner die These ausgesprochen, dass »die Leukocyten bei der natürlichen Immunität des Organismus eine wichtige Rolle spielen ...« »und zwar auf Grund der von ihnen secernierten Substanzen«. Später haben seine Schüler Hahn[4] und Schattenfroh[5] versucht, diese Theorie durch genaue Versuche zu bestätigen; aber es ist ihnen nicht gelungen, dies Ziel zu erreichen. Kürzlich hat ein anderer Schüler von Buchner, Lachtchenko[6], eine Arbeit veröffentlicht, in der er obige Theorie zu beweisen versucht. Sein Argument ist folgendes: Ein an sich nicht baktericides Blutserum erwirbt baktericide Kraft, sobald man ihm weiße Blutkörperchen einer anderen Säugetiergattung zusetzt. Kaninchenleukocyten, einem Hundeserum zugesetzt, verleihen demselben sofort baktericide Kraft, wenn eine große Zahl dieser Zellen lebend und beweglich bleiben. Setzt man aber Kaninchenleukocyten einem Serum derselben Species zu, so gewinnt die Flüssigkeit keine baktericiden Eigenschaften. Dasselbe Resultat wie mit Hundeserum erhält man, wenn man Kaninchenleukocyten mit Blutserum von Pferden, Schweinen oder anderen Säugetieren vermischt. Aus diesen Thatsachen folgert Lachtchenko, dass Kaninchenleukocyten, welche dem Serum einer anderen Tiergattung zugesetzt werden, eine baktericide Substanz secernieren. Da man dieselbe

[1] Centralblatt für Bakteriologie, 1892, Bd. XII, pp. 777 u. 809; 1893, Bd. XIV, p. 852.

[2] Proceedings of the R. Soc. London, 1892, Bd. LII, p. 267. Philosophical Transactions, 1894, Bd. CLIIIV, p. 279.

[3] Münchener mediz. Wochenschrift, 1894, p. 469.

[4] Archiv für Hygiene, 1895, Bd. XXV, p. 138; 1896, Bd. XXVIII, p. 312. Berl. klin. Wochenschrift, 1896, p. 864.

[5] Ibidem, 1897, Bd. XXXI, p. 1; 1889, Bd. XXXV, p. 135. Münchener mediz. Wochenschrift, 1898, Nr. 12 u. 30.

[6] Ibidem, 1900, Bd. XXXVII, p. 290.

Wirkung mit Mischungen von Kaninchenleukocyten und auf 60° erhitztem
Serum fremder Tierarten beobachten kann, glaubt Lachtchenko gegen
den Einwand geschützt zu sein, dass das Austreten der baktericiden Substanz eine Folge des Absterbens oder eines pathogenen Zustandes der
weißen Blutkörperchen ist. Nach seiner Meinung kann dieser Effekt nur
durch eine bei Erhitzung auf 60° zerstörbare Substanz bewirkt werden.
Lachtchenko vergisst dabei völlig, dass die Leukocyten an sich
schon sehr zarte Zellen sind, welche sogar durch Flüssigkeiten, die sie
nicht töten, geschädigt werden. Bekanntlich behalten auf 60° erhitzte
Sera noch die Kraft bei, Leukocyten zu agglutinieren, ein Umstand, der
diese Zellen in ihrer normalen Funktionsfähigkeit hindert.

Unter Leitung von Buchner hat Trommsdorf[1]) die Resultate von
Lachtchenko nachgeprüft und dieselben durch neue Experimente zu
stützen versucht. Es ist ihm aber nur in einigen Fällen gelungen, nach
Zusatz von Kaninchenleukocyten zu Blutserum anderer Tiere ein baktericides Serum zu erhalten. »Es gelingt durchaus nicht unter allen Umständen, mittels fremder Tiersera aus Kaninchenleukocyten baktericide
Alexine zu extrahieren« (p. 385). Andererseits hat Trommsdorf feststellen wollen, ob die mit Serum anderer Tiere gemischten Leukocyten
am Leben bleiben, und er ist zu dem Resultat gelangt: »dass in den
meisten Fällen ebenso wie in frischen Exsudaten die Anzahl der lebenden
Leukocyten nach Behandlung mit aktivem Pferdeserum oder mit auf 60°
erhitztem inaktivem Serum von Hunden, Rindern und Pferden zwischen
60 und 80 % schwankte« (pag. 391). Trotz dieser Feststellung gelangt
Trommsdorf zu dem Resultat, dass das Vorhandensein von Alexin in
diesen Seris, denen man Leukocyten zugesetzt hat, »mit größter Wahrscheinlichkeit« der Sekretion seitens der lebenden Leukocyten zugeschrieben werden muss. Wir halten es für bedeutend wahrscheinlicher,
dass der Übergang des Alexins in diesen Fällen durch die Auflösung der
abgetöteten Leukocyten verursacht wurde, deren Zahl bis auf 40 %, d. h.
fast bis zur Hälfte ihrer Gesamtmenge stieg. Dieser Schluss entspricht
jedenfalls zugleich den konstant durch andere Methoden erhaltenen Resultaten.

Trotzdem die genannten Beweise für die Theorie der baktericiden
Sekretion der Leukocyten keineswegs ausreichen, ist dieselbe doch seitens
einer großen Zahl von Gelehrten günstig aufgenommen worden. Da dieser
Theorie der Widerspruch gegenüberstand, dass bei immunen Tieren die
Bakterien im Plasma der Exsudate am Leben bleiben und in diesem Zustande von den Phagocyten verzehrt werden, war es von hoher Bedeutung,
diesen Gegensatz durch exakte Versuche aufzuklären. Es ist oft versucht
worden, das Blutplasma künstlich darzustellen und die baktericide Wirkung
desselben mit derjenigen des Blutserums zu vergleichen. Die in dieser
Richtung von Sawtschenko unternommenen Versuche haben wir schon
im vorigen Kapitel erwähnt. Schon vor ihm hat Hahn[2]) Versuche mit
»Histonblut« ausgeführt. Da dasselbe ebenso baktericid war wie das
Blutserum, so kam Hahn zu dem Schluss, dass die von den lebenden
Leukocyten secernierte baktericide Substanz im lebenden Blute cirkuliert.

---

[1]) Archiv für Hygiene, 1901, Bd. XL, p. 382.
[2]) Ibidem, 1895, Bd. XXV, p. 105; Berl. klin. Wochenschrift, 1896, p. 684.

Da bei all' diesen Versuchen einige Fehlerquellen nicht vermieden wurden, hat Gengou[1]) in meinem Laboratorium eine neue Reihe von Untersuchungen gemacht, indem er aus Blut eine dem normalen Plasma möglichst ähnliche Flüssigkeit zu isolieren versuchte. Die von ihm angewendete Methode ist mit allen ihren Einzelheiten in einem Aufsatz, den er zusammen mit Bordet[2]) über ein gerinnungswidriges Serum veröffentlicht hat, beschrieben worden. Sie fingen das Blut in Paraffinröhrchen auf und centrifugierten es sofort in anderen Röhrchen, deren Wände ebenfalls mit Paraffin belegt waren. Die so hergestellte Flüssigkeit ähnelt bedeutend mehr dem cirkulierenden Blutplasma als das durch Blutgerinnung dargestellte Serum. Aber trotzdem kann dasselbe mit dem echten Plasma keineswegs identifiziert werden, denn es gerinnt noch, wenn auch langsam. Gengou verglich nun die baktericide Kraft des Blutserums mit der Flüssigkeit, welche er nach der langsamen Gerinnung des oben beschriebenen, dem Plasma ähnlichen Saftes erhalten hatte. Mit diesen beiden Arten von Flüssigkeiten, die er bei Hunden, Kaninchen und Ratten darstellte, machte Gengou nun zahlreiche Versuche. Ich habe dieselben verfolgt und kann für ihre Richtigkeit einstehen. Das Resultat derselben ist kurz folgendes: die baktericide Kraft der dem Plasma ähnlichen Flüssigkeit ist unbedeutend oder gleich Null, während das Blutserum meist in höherem Grade baktericid wirkt.

Auf Grund der Resultate von Gengou kann man die Theorie der Sekretion von bakericiden Stoffen durch die Leukocyten oder durch irgend eine andere Zellenart nicht länger aufrechterhalten. Die baktericide Substanz cirkuliert weder im Plasma des Blutes noch in demjenigen der Exsudate, und demnach kann jener Stoff nicht als ein Sekretionsprodukt angesehen werden. Das Auftreten desselben im Blutserum ist, ebenso wie die Anwesenheit des Fibrinferments, der Zerstörung der Phagocyten oder einem anderen pathologischen Zustande derselben zuzuschreiben.

Diese Thatsache, auf die wir noch näher eingehen müssen, steht in vollem Widerspruch zu der Auffassung, die neuerdings Wassermann ausgesprochen hat[3]). In einer Arbeit über die natürliche Immunität gegen Bakterien unterzieht Wassermann seine Versuchstiere (Meerschweinchen) der Wirkung eines antialexinhaltigen Serums, dessen Zubereitung, die wir im 5. Kapitel dieses Buches auseinandergesetzt haben, nicht schwierig ist. Unter dem Einfluss dieses Serums starben die Meerschweinchen, denen man eine hohe Dosis von Typhusbacillen intraperitoneal injiziert hatte, an allgemeiner Infektion, während die Kontrolltiere, denen außer den Typhusbacillen normales Blutserum von Kaninchen — auf 60° erhitzt — eingespritzt worden war, definitiv immun blieben. Wassermann ist der Ansicht, dass die erste Reihe von Meerschweinchen deshalb erliegt, weil es ihnen unmöglich ist, den Typhusbacillus vermittels ihres Alexins zu bekämpfen, da das Alexin durch das specifische Antialexin neutralisiert ist. Die Beobachtung von Wassermann ist völlig richtig und von Besredka in meinem Laboratorium bestätigt worden[4]). Trotzdem kann

---

[1]) Annales de l'Inst. Pasteur, 1901, Bd. XV, p. 232.

[2]) Ibidem, p. 129.

[3]) Deutsche mediz. Wochenschrift, 1901, Nr. 1, p. 4.

[4]) Annales de l'Inst. Pasteur, 1901, Bd. XV, p. 209.

ich die Ansicht Wassermanns über die Bedeutung des Antialexins in
seinen Versuchen nicht teilen. Wie Besredka gezeigt hat, wirkt das
antialexinhaltige Serum nicht nur durch Neutralisation des baktericiden
Ferments, sondern durch andere Eigenschaften, besonders durch die Hem-
mung der Erregbarkeit der Phagocyten.

In dem Kampf des Meerschweinchens gegen eine hohe (in den
Wassermannschen Versuchen vierzigfach tödliche) Dosis von Typhusbacillen spielt das freie Alexin eine so unbedeutende Rolle, dass selbst
die Einspritzung von 3 cbcm normalen Meerschweinchenserums, welches
reichlich Alexin enthält, den Tod des Meerschweinchens nicht verhindert.
Nur das Blutserum anderer Tiere (Kaninchen oder Rind) ist im stande,
das Meerschweinchen gegen eine so hohe Dosis von Typhusbacillen zu
schützen.

Wassermann war im Unrecht, wenn er glaubte, dass sein Versuch
in das Bereich der natürlichen Immunität gehört; derselbe muss vielmehr
als ein Fall von erworbener Immunität angesehen werden. Thatsächlich
besteht bei den Meerschweinchen eine natürliche Immunität nur gegen eine
vierzigfach niedrigere Dosis als diejenige, die Wassermann angewendet
hat, und die Kontrolltiere, denen jene hohe, um das vierzigfache die Grenze
ihrer natürlichen Immunität überschreitende Menge von Typhusbacillen
injiziert wurde, konnten nur dadurch vor dem Tode geschützt werden,
dass man ihnen außerdem eine große Menge normalen, auf 60° erhitzten
Kaninchenserums einspritzte. Dies Serum behielt die übrigen ihm inne-
wohnenden Eigenschaften bei, welche sich der Meerschweinchenorganismus
zu Nutze machte; besonders wirkte das eingespritzte Serum deutlich
stimulierend auf die Meerschweinchenphagocyten. Bei den Kontrolltieren
handelte es sich demnach um erworbene Immunität, und zwar dadurch
erworben, dass in den Organismus der Meerschweinchen das die Phagocyten stimulierende Kaninchenserum injiziert worden war. Die Analyse
der Arbeit von Wassermann muss daher bis zu dem Kapitel zurück-
gestellt werden, in welchem wir uns mit der unter dem Einfluss normaler
Sera auftretenden erworbenen Immunität beschäftigen werden.

Wir müssen daher an der Ansicht festhalten, dass das Plasma des
normalen Tieres kein Alexin enthält und daher auch für die natürliche
Immunität keine Bedeutung besitzt, dass vielmehr die Abtötung der
Bakterien bei dieser Immunität durch das in den Phagocyten enthaltene
Alexin besorgt wird.

Dies Resultat stimmt übrigens mit allen Thatsachen überein, welche
auf die Zerstörung der Bakterien im Organismus Bezug haben. Die Umwandlung abgeschwächter Choleravibrionen in Granula, wie man sie
zuweilen während der Phagolyse im Peritoneum beobachtet, und das
Fehlen dieses Symptoms unter Bedingungen, in welchen die Leukocyten
der Bauchhöhle gegen die Phagolyse geschützt werden, lassen sich leicht
erklären. In dem ersten Falle wird das Pfeiffersche Phänomen durch
die bactericide Substanz verursacht, welche aus den Leukocyten infolge
der Schädigung durch in das Peritoneum injizierte fremde Substanzen
austritt; im zweiten Falle tritt das Phänomen nicht auf, weil die Leukocyten ihren normalen Zustand bewahren. Das Fehlen jener Transformation
in der vorderen Augenkammer und im Unterhautfettgewebe hängt damit
zusammen, dass die bactericide Substanz, welche im Blutplasma nicht

existiert, auch nicht in die Exsudate des Auges und der Haut übergehen kann [1]).

Die baktericide Substanz bleibt also beim lebenden Tiere innerhalb der normalen Phagocyten liegen und tritt aus denselben nur aus, wenn diese entweder im Tierkörper oder außerhalb des Organismus in dem entnommenen Blute geschädigt sind. Buchner hat bekanntlich dieser Substanz den Namen »Alexin« gegeben, und es fragt sich nun, ob das Alexin mit dem Stoff identisch ist, welcher die Verdauung der von den Leukocyten aufgenommenen geformten Elemente ausführt.

Seit seinen ersten Untersuchungen über die Eigenschaft des normalen Blutserums, rote Blutkörperchen einer anderen Tierspecies aufzulösen, hat Buchner [2]) sich für die Identität der hämolytischen und der bakericiden Substanz desselben Serums ausgesprochen. In beiden Fällen handelt es sich nach ihm um dieselbe eiweißähnliche Substanz, um dasselbe »Alexin«. In seinen späteren Arbeiten hat Buchner diese These bestätigt und weiter entwickelt. Bordet [3]) hat mehrfach Argumente für diese These gebracht, gegen welche sich Ehrlich und Morgenroth [4]) ausgesprochen haben. Nach diesen Forschern können in demselben Serum sich mehrere Alexine oder Komplemente befinden. Ein einziges Serum kann sogar 2 Komplemente enthalten, von denen das eine durch Erhitzung

---

[1]) Seit der ersten Arbeit von Nuttall hatte man dem Humor aqueus eine gewisse bactericide Eigenschaft zugeschrieben. Diesen Umstand muss man bei der Untersuchung des Ursprungs der baktericiden Substanz der Körperflüssigkeiten in Betracht ziehen. Wenn diese Substanz thatsächlich aus den Phagocyten stammt, so dürfte sie nicht in dem durchsichtigen, keine oder nur wenige Leukocyten enthaltenden Humor aqueus sich finden. Nun vernichtet diese Flüssigkeit jedoch eine gewisse Zahl von Bakterien; dieser scheinbare Widerspruch wird dadurch erklärt, dass viele Arten von Flüssigkeiten, wie physiologische Kochsalzlösung, Nährbouillon etc. baktericid wirken können. Hierzu gehört auch der Humor aqueus. Im allgemeinen ist die Baktericidität desselben schwächer als die des Serums und der Exsudate, erleidet aber durch Erhitzung auf 55—56° keine Veränderung. Ab und zu findet sich im Humor aqueus etwas Alexin (oder baktericide Substanz), denn in manchen Fällen ist der Humor aqueus gerinnungsfähig und giebt nach Centrifugierung ein klares Leukocytensediment. Dies sind die Resultate einer Arbeit von Fr. Metschnikoff.
Man darf nicht vergessen, dass selbst bei der bakericiden Kraft der Blutsera ein großer Anteil dem veränderten Medium, in welches die Bakterien gelangen, und den hieraus folgenden plasmolytischen Vorgängen gebührt. Wiederum darf man diesem Faktor nicht die gesamte baktericide Wirkung der Sera und Exsudate zuschreiben, wie z. B. Baumgarten (Arbeiten aus dem pathologisch-anatomischen Institut in Tübingen, 1899, Bd. III und Berl. klin. Wochenschrift, 1900, Nr. 7—9) und seine Schüler Jetter und Walz sowie Fischer annehmen (Zeitschrift für Hygiene, 1900, Bd. XXXV, p. 1). Neuerdings hat von Lingelsheim (Zeitschrift für Hygiene, Bd. XXXVII, p. 131) versucht, die Vernichtung der Bakterien in Seris und Exsudaten auf den osmotischen Druck zurückzuführen. Er kommt zu dem Schluss, dass »man heutzutage nicht mehr leugnen kann, dass im extravasierten Blut oder im Blutserum baktericide Kräfte bestehen, welche wie lösliche Fermente wirken« (p. 167). Bei dem Studium dieser Frage darf man nicht außer acht lassen, dass die baktericide Substanz (Alexin, Complement oder Cytase) im Körper die Bildung antagonistischer Substanzen hervorruft, wie wir dies im 5. Kapitel ausgeführt haben.
[2]) Verhandlungen des Kongresses für innere Medizin, Wiesbaden, 1892, p. 273.
[3]) Annales de l'Inst. Pasteur, 1900, Bd. XIV, p. 257; 1901, Bd. XV, p. 312.
[4]) Berl. klin. Wochenschrift, 1900, Nr. 1 u. 31.

auf 55° zerstört wird, das andere aber weit größere Widerstandskraft gegen Hitze zeigt und erst bei einer höheren Temperatur vernichtet wird. In einem ihrer letzten Aufsätze legen Ehrlich und Morgenroth besonders hohen Wert auf einen Versuch, in welchem es ihnen gelungen ist, durch Filtrierung die beiden im normalen Serum der Ziege vorkommenden Komplemente von einander zu trennen, von denen das eine rote Blutkörperchen von Meerschweinchen, das andere solche von Kaninchen vernichtet.

Max Neisser[1]) hat sich der Auffassung der Pluralität der Alexine angeschlossen. Nach Ehrlich und Morgenroth kann ein Serum erstens mehrere Alexine besitzen, welche Blutkörperchen verschiedener Species töten, zweitens kann dasselbe baktericide Alexine enthalten. Neisser teilt seine für die Pluralität der Alexine sprechenden Versuche über die Absorption der Alexine mit: Wenn er Kaninchenblutserum, dem er vorher eine gewisse Menge von Milzbrandbacillen zugesetzt hat, centrifugiert, so erhält er eine Flüssigkeit, die die Bakterien nicht mehr zerstört, aber die, wie vor den Versuchen, die roten Blutkörperchen von Ziegen und Hammeln auflöst. Nach Neisser sind also im normalen Blutserum mindestens 2 verschiedene Alexine enthalten, eins für die Bakterien und ein anderes für die roten Blutkörperchen.

Um den Widerspruch zwischen Neissers Resultaten und den früher von Bordet gewonnenen zu erklären, hat dieser eine neue Reihe von Versuchen über die Absorption der Alexine angestellt[2]). Er konnte erstens feststellen, dass, wenn man normale rote Blutkörperchen in normales hämolytisches Serum bringt, dieselben unfähig werden, die Gesamtmenge des Alexins zu binden. Centrifugiert man ein solches Serum, in welchem lange Zeit rote Blutkörperchen einer anderen Tierart sich befunden haben, so erhält man eine Flüssigkeit, welche die normalen roten Blutkörperchen nicht mehr auflöst. Macht man dieselben aber durch einen specifischen Zwischenkörper wieder empfindlich, so werden sie wiederum in großer Menge aufgelöst. Demnach muss man annehmen, dass es sich bei diesem Versuch um ein und dasselbe Alexin handelt, da sowohl vor der Centrifugierung, wie nach derselben rote Blutkörperchen derselben Gattung zugesetzt werden. Nur waren im ersten Falle die roten Blutkörperchen in normalem Zustande, und im zweiten Falle waren dieselben durch den Zwischenkörper empfindlich gemacht.

Wenn man nach dem ersten Teil dieses Versuchs, d. h. nach der Bindung einer gewissen Menge Alexins durch die roten Blutkörperchen die Mischung centrifugiert und nun nicht mehr die »sensibilisierten« roten Blutkörperchen derselben Art hinzusetzt, sondern normale rote Blutkörperchen einer anderen Species, so sieht man, wie dieselben aufgelöst werden und noch einen Teil des Alexins binden. Da der erste Versuch (welcher sich auf die sensibilisierten Erythrocyten bezog) gezeigt hat, dass das gesamte Alexin durch die roten Blutkörperchen nicht absorbiert worden war, kann man leicht verstehen, dass die in der Flüssigkeit übrig bleibende Menge von Alexin auf die normalen roten Blutkörperchen einer anderen Art noch zu wirken im stande ist. Bindet man das Alexin an Erythrocyten, die durch Zwischenkörper empfindlich gemacht sind, so kommt es zu einer völligen Absorption derselben, und der Zusatz anderer Arten von

[1]) Deutsche mediz. Wochenschrift, 1900, Nr. 49.
[2]) Annales de l'Inst. Pasteur, 1901, Bd. XV, p. 303.

roten Blutkörperchen führt nicht mehr zu einer Auflösung derselben. Man kann also vermittelst der in dieser Weise vorbehandelten roten Blutkörperchen einem Serum die gesamten Alexinmengen entziehen. Wenn man nun zu einem Serum, welchem man das gesamte hämolytische Alexin genommen hat, Bakterien zusetzt, so werden diese nicht mehr zerstört. Dagegen war dasselbe Serum, bevor das Alexin durch die vorbehandelten roten Blutkörperchen absorbiert war, stark baktericid. Als konkretes Beispiel für diese Beobachtungen diene Folgendes: Ein bestimmtes normales Rattenserum verwandelt in kurzer Zeit Cholerabacillen in Granula und löst Milzbrandbacillen völlig auf. Dasselbe Serum erzeugt zu gleicher Zeit Hämolyse bei roten Blutkörperchen anderer Tierarten. Vermischt man nun das betreffende Serum mit den roten Blutkörperchen, welche durch einen specifischen Zwischenkörper sensibilisiert sind, und setzt nach der Auflösung eines Teiles der roten Blutkörperchen dem Serum eine gleiche Menge Choleravibrionen oder Milzbrandbacillen zu, so kommt es in diesem Serum nicht mehr zu einer Umwandlung der Vibrionen in Granula, und die Milzbrandbacillen werden ebenfalls nicht im geringsten verändert: ihre Färbbarkeit mit basischen Anilinfarbstoffen bleibt bestehen; sie zeigen weder Gestaltveränderung, noch Auflösung ihres Inhalts, mit anderen Worten, in diesem seines Alexins durch die mit Zwischenkörper beladenen roten Blutkörperchen beraubten Serum kommt es nicht zu einer baktericiden Wirkung.

Muss man nun aus diesem und anderen ähnlichen Versuchen schließen, dass das Alexin, welches eine Bindung mit den Zwischenkörper beladenen Blutkörperchen eingegangen ist, stets ein und dasselbe Alexin ist? Müsste man nicht vielmehr annehmen, dass die an specifische Zwischenkörper gebundenen Blutkörperchen derartig gierig nach der Aufnahme von Alexin werden, dass sie mit Leichtigkeit nicht nur eine, sondern verschiedene Arten von Alexinen absorbieren?

Die im vierten Kapitel mitgeteilten Thatsachen, welche sich auf die Makrocytase beziehen, beweisen, dass es sehr wahrscheinlich 2 Arten von Alexinen giebt, welche an die beiden großen Unterarten der Phagocyten gebunden sind. Die Extrakte der Mesenterialdrüsen, des Netzes und der Makrophagen-haltigen Exsudate rufen eine deutliche hämolytische Wirkung hervor und sind dennoch nicht baktericid. Die zumeist aus Mikrophagen bestehenden Exsudate lösen dagegen die roten Blutkörperchen nicht auf, sind aber stark baktericid. Tarassewitsch hat über diesen Gegenstand in meinem Laboratorium zahlreiche Versuche angestellt, und aus seinen Resultaten geht ebenfalls hervor, dass es 2 Arten von Alexinen phagocytären Ursprungs giebt. Setzt man specifische Immunkörper zu dem Extrakt mikrophagenhaltiger Kaninchenexsudate, so werden die empfänglich gemachten roten Blutkörperchen nach seinen Beobachtungen nicht aufgelöst. Demnach übt die gegenüber Bakterien so wirksame Mikrocytase auf tierische Zellen keinen Einfluss aus.

Da die Mikrophagen, wenn auch nur selten, rote Blutkörperchen, Spermatozoen und andere tierische Zellen ergreifen und verdauen, muss man annehmen, dass dieselben doch eine geringe Menge von Makrocytase enthalten, oder dass die Mikrocytase bei länger dauernder Einwirkung zur Auflösung der zelligen Elemente geeignet wird. Die Makrophagen andererseits, welche eine ausgesprochene Vorliebe für tierische Zellen haben, ergreifen und verdauen ebenfalls gewisse Bakterien. Diese Eigenschaft beruht vielleicht auf der Gegenwart einer geringen Menge von Mikrocytase oder darauf, dass die Makrocytase im stande ist, Bakterien zu vernichten. Diese Fragen sind zu subtil, um schon jetzt beantwortet werden zu können.

Die Dualität der Alexine steht mit den oben mitgeteilten Versuchen von Bordet nicht im Widerspruch. Man braucht nur anzunehmen, dass die körperlichen Elemente, wenn sie sich erst mit den specifischen Immunkörpern verbunden haben, die Fähigkeit gewinnen, nicht nur das sie verdauende Alexin an sich zu ketten, sondern auch ein anderes Alexin zu absorbieren, welches, ohne die Blutkörperchen aufzulösen, mit denselben jedoch eine Bindung eingeht. Dieser Vorgang ähnelt demnach der Bindung der diastatischen Fermente (mit Ausnahme des Trypsins und des Pepsins) an das Fibrin.

Wir müssen also annehmen, dass die Phagocyten 2 Arten von Alexin produzieren: die auf animale Zellen wirkende Makrocytase und die bakterieide Mikrocytase. Dies Resultat war schon bis zu einem gewissen Grade durch die Versuche von Schattenfroh[1] und M. Neisser (l. c.) vorbereitet worden.

Wie wir schon gesehen haben, ist die Reaktion innerhalb der Phagocyten meist schwach sauer, nur in seltenen Fällen deutlich alkalisch. Andererseits ist bekannt, dass die Alexine im Serum nur bei alkalischer Reaktion ihre Wirkung ausüben. Die Alexine können also, wie wir annehmen müssen, unter verschiedenartigen Bedingungen ihre verdauende Thätigkeit ausüben. Hegeler[2] hat im Laboratorium von Buehner den Einfluss der Alkalescenz und der Acidität auf die bakterieide Wirkung des Serums untersucht. Er kam zu dem Resultat, dass die Bakterien sowohl in einem Serum zerstört werden können, welchem Alkali, als auch in einem solchen, welchem Schwefelsäure in geringen Mengen zugesetzt ist. Besitzt das Serum eine stark saure Reaktion, so verschwindet seine bakterieide Eigenschaft sofort.

Die Alexine stehen also zu dem Trypsin, dem Papain, der Amöbendiastase und der Aktinodiastase in naher Beziehung. Sie werden von den Phagocyten produziert, jedoch an das Plasma nicht abgegeben und verbleiben innerhalb der Zellen, so lange dieselben keine Veränderung erleiden.

Nach der Nomenklatur von Hahn und Geret[3] gehören die Alexine zur Gruppe der »Endoenzyme«. Diese Forscher haben sorgfältig die protcolytische Diastase der Bierhefe untersucht, welche ebenfalls innerhalb der Zellen gelegen ist, ohne jemals nach außen secerniert zu werden. Die Diastase der Bierhefe, der sie den Namen »Hefeendotrypsin« gegeben haben, besitzt im allgemeinen große Ähnlichkeit mit den Alexinen der Phagocyten, unterscheidet sich aber von denselben durch eine größere Empfindlichkeit gegen Alkalien. Kutscher[4] hat in seinen Untersuchungen über die Selbstverdauung der Hefe Ähnliches feststellen können.

Alexine und Endotrypsin sind also Endoenzyme, wie die Amöbendiastase, die Aktinodiastase, das Fibrinferment (Plasmase) und die Zymase von E. Buchner. Dieselben verbleiben sämtlich innerhalb der Zellen,

---

[1] Archiv für Hygiene, 1899, Bd. XXXV, p. 199.
[2] Ibid., 1901, Bd. XL, p. 375.
[3] Zeitschrift für Biologie, 1900, Bd. XL, p. 117.
[4] Sitzungsberichte der naturforschenden Gesellschaft in Marburg, 1900.

welche sie produziert haben, ohne dieselben, wie das von den Hefen produzierte Invertin, zu verlassen.

Unsere gegenwärtigen Kenntnisse über die Alexine sind noch sehr unvollkommen, was bei der Neuheit der gesamten Frage nicht zu verwundern ist; die Alexine, die man im Serum eines Tieres findet, sind, wie wir schon gesehen haben, stets dieselben: die Makrocytase, welche die roten Blutkörperchen auflöst, verdaut auch die Spermatozoen; die Mikrocytase verdaut Bacillen, Spirillen und Kokken. Aber in dem Serum verschiedener Species differieren auch die Alexine von einander. So sind die Alexine von Hunden andere als diejenigen von Kaninchen oder Pferden. Während die meisten Alexine gegen Erhitzung sehr empfindlich sind und schon bei 55—56° zerstört werden, widerstehen einige andere, wie die Mikrocytase des Rattenserums, dieser Temperatur, werden erst bei 65° vernichtet und geben so ein Beispiel für ein gegen Erhitzung sehr unempfindliches (dem von Ehrlich und Morgenroth entdeckten ähnliches) Alexin.

Es lässt sich vorläufig sehr schwer feststellen, ob neben den Alexinen innerhalb der Phagocyten noch andere Endoenzyme bestehen, d. h. lösliche Fermente, welche in das Serum selbst nach der Zerstörung der Phagocyten nicht übergehen, sondern stets innerhalb derselben verbleiben. Die bisher bekannten Untersuchungsmethoden gestatten uns noch nicht, diese Frage endgültig zu entscheiden. Das Einzige, was wir wissen, ist, dass die Verdauung geformter Elemente innerhalb der Phagocyten eine energischere ist als in dem Blutserum. So haben wir im vierten Kapitel gesehen, dass die stärksten spermotoxischen und hämolytischen Sera weder Spermatozoen, noch Kerne roter Blutkörperchen von Vögeln verdauen können. Dagegen werden dieselben innerhalb der Phagocyten völlig aufgelöst. Hängt nun diese Differenz davon ab, dass im Serum nur wenig Makrocytase enthalten ist, oder davon, dass die alkalische Beschaffenheit der Sera die in leichtsauren Medien wirksamere Makrocytase schädigt, oder etwa davon, dass in den Phagocyten noch andere, bisher unbekannte Endoenzyme enthalten sind? Auf diese Fragen können wir eine genaue Antwort bisher nicht geben.

Ebenso, wie die von Phagocyten bei der Resorption verzehrten tierischen Zellen (siehe Kap. 4), erwerben die von den Phagocyten aufgenommenen Bakterien bei der natürlichen Immunität die Eigenschaft, sich unter dem Einfluss der phagocytären Wirkung mit Eosin zu färben (Fig. 36). Diese Fähigkeit hat man beim Choleravibrio, Milzbrandbacillus und Proteus vulgaris beobachtet. Dieselbe kommt wahrscheinlich vielen von Phagocyten aufgenommenen Bakterien zu. Diese Thatsache beweist deutlich, dass mindestens eine gewisse Anzahl der eosinophilen Granulationen von Fremdkörpern stammt, die in die Phagocyten eingedrungen sind, während ein anderer Teil der Granulationen wahrscheinlich von umgewandelten löslichen Substanzen stammt, die von den Phagocyten aufgenommen sind. Thatsächlich sieht man häufig während der Entzündung, dass viele Mikrophagen, die keine festen Fremdkörper aufnehmen, eine Anzahl kleiner, pseudo-eosinophiler Granulationen enthalten.

Mehrere Vibrionen- und Bacillenformen werden nach ihrer Aufnahme durch die Mikrophagen fast sofort in kuglige Gebilde verwandelt. Der Choleravibrio erleidet im peritonealen Exsudat während der Phagolyse und im Blutserum diese Umwandlung. Die Coli-, Typhus- und einige

andere Bacillen werden innerhalb des Serums gar nicht oder fast gar nicht
verändert, aber sie erleiden die oben genannte Umwandlung in kuglige
Massen, sobald sie von den Mikrophagen aufgenommen werden. Die
Makrophagen verdauen diese Bakterien dagegen, ohne dass diese ihre
Form irgendwie verändern. Die Bakterienmembran widersteht dem Einfluss der Verdauung länger als der Inhalt der Bakterien; aber schließlich
wird auch die Membran völlig verdaut. Nach der Einverleibung der
Bakterien durch die Phagocyten bleiben noch innerhalb derselben längere
Zeit unbestimmt gestaltete Reste derselben übrig, aber ich habe niemals
feste Exkrete der Leukocyten beobachten können. Man muss demnach
annehmen, dass die unverdauten Trümmer der Bakterien von den Phagocyten nicht ausgestoßen werden.

Bei der Beschreibung der Auflösung der roten Blutkörperchen durch
normale Sera haben wir die Auffassung von Ehrlich und Morgenroth
mitgeteilt, nach welcher die Alexine ohne Mitwirkung der Zwischenkörper
eine Bindung mit den Blutkörperchen nicht einzugehen im stande sind.
Für ihre Theorie führen die beiden Forscher mehrere Beispiele von
Zwischenkörpern an, welche sie im Serum verschiedener Säugetier-
gattungen entdeckt haben. Ist nun das Verhältnis der Mikrocytase zu
den Bakterien ein ähnliches? Falls dies Ferment allein unfähig wäre,
mit dem Körper der Bakterien eine Bindung einzugehen, so müsste die
Mitwirkung eines Zwischenkörpers notwendig sein. Die bactericide Eigenschaft der Mikrocytase würde also von der Gegenwart eines anderen
Körpers abhängen, welcher vielleicht nicht von den Phagocyten stammt.
Diese Seite der Frage ist also von besonderer Bedeutung.

In einem seiner Aufsätze hatte Bordet[1]) die Frage des Bestehens
von Zwischenkörpersubstanz (propriété sensibilisatrice) in normalen Seris
aufgeworfen. Wenn er 2 von verschiedenen Tieren stammende normale
Sera mit einander mischte, so konnte er manchmal das Auftreten der entsprechenden Zwischenkörper feststellen. Die Choleravibrionen, die weder
im Serum normaler Pferde (welches Choleravibrionen zu immobilisieren
und zu agglutinieren im stande ist) noch in demjenigen normaler Meerschweinchen eine Umwandlung in Granula erleiden, werden zu Granulis
verwandelt, wenn man sie in die Mischung der beiden Sera bringt.
Bordet verwehrt sich übrigens gegen eine übereilte Verallgemeinerung
dieser Beobachtung und verspricht, über diese Frage noch genauere Untersuchungen zu machen. Unabhängig von ihm hat Moxter[2]) versucht,
Zwischenkörper im Serum normaler Meerschweinchen nachzuweisen: Das
durch Erhitzung von Alexin befreite normale Meerschweinchenserum ist
nicht im stande, Choleravibrionen in Granula umzuwandeln. Setzt man
dem Serum aber etwas Peritonealexsudat desselben Meerschweinchens zu,
so tritt die Transformation binnen kurzer Zeit ein. Da aber dies Exsudat
schon allein im stande ist, das Pfeiffersche Phänomen zu erzeugen, so
kann man die Resultate Moxters über das Vorhandensein von Zwischenkörpern im normalen Meerschweinchenserum nicht ohne eine genauere
Nachprüfung annehmen.

Eine neuere, von Bordet[3]) und Gengou ausgeführte Arbeit über die

<hr>

[1]) Annales de l'Inst. Pasteur, 1899, Bd. XIII, p. 295.
[2]) Centralblatt für Bakteriologie, 1899, Bd. XXVI, p. 344.
[3]) Annales de l'Inst. Pasteur, 1901, Bd. XV, p. 289.

Absorption der Alexine durch Bakterien, welche sich mit Zwischenkörpern verbunden haben, giebt nähere Aufklärung über die vorliegende Frage. Das Vorhandensein von Zwischenkörpern ließ sich in Seris an Cholera- und ähnlichen Vibrionen auf Grund des Pfeifferschen Phänomens leicht feststellen. Wenn ein Serum, das allein die Umwandlung in Granula nicht hervorzurufen vermag, diese Transformation dennoch hervorruft, sobald man ihm ein anderes, auf 55° erhitztes Serum zusetzt, so muss man daraus den Schluss ziehen, dass dies zweite Serum einen Cholerazwischenkörper enthält, während in dem ersten nur Alexin vorhanden war. Aber da gegenüber den meisten Bakterien das Pfeiffersche Phänomen in den Seris nicht auftritt, so fehlt in obigem Fall das Kriterium für die Anwesenheit des Zwischenkörpers. Bordet und Gengou haben diese Schwierigkeit dadurch ausgeschaltet, dass sie die Bindung des Alexins durch solche Bakterien bestimmten, welche weder das Pfeiffersche Phänomen zeigen noch andere sichtbare Veränderungen erleiden. Man nimmt ein normales, nicht erhitztes Serum, welches stets eine genügende Menge von Alexin enthält, und setzt demselben irgend ein Bakterium, z. B. den Milzbrand- oder Pestbacillus zu. Das Serum, welches man nach längerem Aufenthalt der Bakterien in demselben erhält, vermag nunmehr ebenso gut wie vorher rote Blutkörperchen einer bestimmten fremden Tierart aufzulösen. Dieser Versuch beweist, dass im Serum Alexine übrig geblieben, also von den Bakterien nicht absorbiert worden sind. Wiederholen wir denselben Versuch, nur mit dem Unterschied, dass wir dem normalen, nicht erhitzten Serum (anstatt normaler Milzbrand- und Pestbacillen) dieselben Bacillen zusetzen, welche jedoch vorher dem Einfluss specifischer, auf 55° erhitzter Sera unterzogen worden sind, welche also nicht entsprechende Zwischenkörper besitzen. Wenn die Bakterien eine gewisse Zeit sich in dem Serum befinden, vermag dasselbe nicht mehr rote Blutkörperchen einer bestimmten fremden Tiergattung aufzulösen; ein Beweis dafür, dass die Alexine an die Bakterien infolge der Anwesenheit der Zwischenkörper gebunden sind. Wie man sieht, ist es also leicht zu bestimmen, ob ein Serum, dessen Eigenschaften unbekannt sind, Zwischenkörper enthält oder nicht. Man erhitzt es auf 55° und vermischt es mit normalem, nicht erhitztem Serum, dem man Bakterien zusetzt. Wenn nun das normale Serum die Eigenschaft der Hämolyse, welche es vorher besaß, verloren hat, so sind seine Alexine durch die Bakterien vermittels der in diesem Serum enthaltenen Zwischenkörper gebunden worden. Bei dem umgekehrten Ausfall des Versuches ist man zu dem Schluss berechtigt, dass das betreffende Serum Zwischenkörper nicht enthält.

Bei ihren Untersuchungen haben Bordet und Gengou oft normale, nicht erhitzte Sera benutzt, denen sie verschiedene Bakterienspecies zusetzten. Bei diesen Mischungen blieben die Alexine völlig oder fast völlig unberührt. Dieselben wurden also gar nicht oder so gut wie nicht von den Bakterien absorbiert, ein Beweis dafür, dass in den normalen Seris Zwischenkörper in nur sehr geringer Menge enthalten sind. Von allen diesen Versuchen interessiert uns derjenige, den Bordet mit Proteus vulgaris gemacht hat, am meisten. Bringt man dies Bakterium längere Zeit mit normalem Meerschweinchenserum zusammen, so kann es Alexine nicht oder in kaum nennenswerter Weise absorbieren. Demnach befindet sich im normalen Meerschweinchenserum kein für den Proteus passender Zwischenkörper, oder, wenn ein solcher sich darin befindet, so ist die

Menge desselben äußerst gering. Injiziert man jedoch Proteus vulgaris
Meerschweinchen, so wird dieser Bacillus kurze Zeit nach der Injektion
von den Phagocyten, welche dem Tiere eine hohe Immunität verleihen,
aufgenommen und zerstört. Die Leichtigkeit, mit welcher die Meerschweinchenleukocyten den Proteus verzehren, geht unter anderem aus
einem Versuch von Bordet[1] hervor, welchen derselbe zu einem ganz
anderen Zwecke ausführte. Ein Meerschweinchen, welches im Anschluss
an die Injektion eines hochvirulenten Streptokokkus in die Bauchhöhle
schwer erkrankt ist, enthält im Peritonealexsudat eine Anzahl von Mikrophagen, welche die Streptokokken aufzunehmen nicht im stande sind. In
diesem Stadium injiziert man den Meerschweinchen wiederum eine bestimmte Menge Proteus vulgaris in die Bauchhöhle. »Schon nach kurzer
Zeit bemerkt man, dass die Leukocyten, welche vorher den Streptokokkus
durchaus nicht aufnahmen, sich des neu hinzukommenden Bakteriums
gierig bemächtigen; schon nach einer halben Stunde befinden sich die
genannten Bacillen innerhalb der Phagocyten.«

Dieser Versuch ist also ein sicherer Beweis dafür, dass die Phagocyten, um den Organismus von Bakterien zu befreien und ihm so eine
natürliche Immunität zu verleihen, eine vorherige Mitwirkung von außerhalb der Phagocyten befindlichen Zwischenkörpern nicht brauchen. Die
Phagocyten wirken gewissermaßen motu proprio und regeln selbst die
Resorption der eingedrungenen Elemente. Die Frage der Zwischenkörper
in normalen Seris verliert also für uns seine Bedeutung, und ihr Ursprung
bietet für die Frage, die uns im Augenblick beschäftigt, kein wesentliches
Interesse.

Kann man nun aus diesen Versuchen den Schluss ziehen, dass die
Alexine, die sich in verschiedenen Beziehungen den Trypsinen nähern,
mit denselben auch die Eigenschaft gemeinsam haben, ohne den Zwischenkörper ihre Wirkung ausüben zu können?

Wie wir schon im 3. Kapitel auseinandergesetzt haben, kann das
Trypsin entweder allein die Verdauung besorgen oder unter Mitwirkung
der Enterokynase, des im Darm enthaltenen Ferments, welches die Wirkung
des Pankreassaftes deutlich unterstützt. Verhält es sich ebenso mit den
Alexinen? Der Umstand, dass Proteus vulgaris, mit normalem, nicht erhitztem Meerschweinchenblutserum zusammengebracht, die Alexine nicht
zu absorbieren vermag, während derselbe andererseits leicht durch die
Phagocyten verdaut wird, zeigt deutlich, dass zur Bindung der Alexine
die Mitwirkung von Zwischenkörpern notwendig ist. Da aber der
Zwischenkörper im Serum nicht vorhanden und dennoch zur Verdauung
durchaus notwendig ist, muss man zu dem Schluss kommen, dass derselbe innerhalb der Phagocyten enthalten ist. Die Menge desselben ist
vielleicht so gering, dass er nach dem Übergang in das Serum seine
Wirkung völlig oder fast völlig verliert. Um diesen Punkt aufzuklären,
sind wiederholte Untersuchungen erforderlich.

Die Phagocyten — welche, wie wir soeben gesehen haben, die Bakterien ohne vorherige Einwirkung von Zwischenkörpern verdauen können
— werden vielleicht durch eine andere im Blute cirkulierende Substanz
in ihrer bakteriolytischen Aktion unterstützt. Unter diesen Stoffen giebt

---

[1] Annales de l'Inst. Pasteur, 1896, Bd. X, p. 107.

es einen, welcher die Bakterien unbeweglich macht und agglutiniert. Dies Agglutinationsvermögen wird häufig in den normalen Säften vieler Tierarten und gegenüber einer großen Zahl von Bakterien beobachtet. Man kann die Agglutination nicht nur im Blutserum, sondern auch in anderen Transsudaten, Exsudaten und Sekreten, wie in der Milch, den Thränen und dem Urin feststellen; der Mechanismus der Agglutination ist noch wenig bekannt, und wir brauchen auf die Details desselben nicht einzugehen, da die Agglutinationskraft für die natürliche Immunität keine große Bedeutung besitzt.

Schon im vorigen Kapitel haben wir von der Aufnahme der Choleravibrionen durch Leukocyten in der Bauchhöhle von Meerschweinchen gesprochen. In den Fällen, in denen diese Tiere immun bleiben, verzehren die Phagocyten die Vibrionen in einem Augenblick, in welchem dieselben sich deutlich bewegen. Sogar, wenn die meisten Vibrionen schon von den Leukocyten ergriffen sind und nur noch wenige Vibrionen frei in der Bauchhöhle bleiben, behalten letztere ihre normale Beweglichkeit bei. Diese häufig beobachtete Thatsache zeigt deutlich, dass zum Zustandekommen der Phagocytose eine vorherige Agglutination der Bakterien unnötig ist, was jedoch nicht verhindert, dass die in Haufen zusammengeballten Bakterien von den Leukocyten leichter aufgenommen werden.

Bei dem sehr beweglichen Typhusbacillus beobachtet man dasselbe wie beim Choleravibrio. Bei gegen Typhus immunen Tieren sieht man häufig die letzten, noch freien Bacillen sich lebhaft zwischen den schon Bakterien-beladenen Leukocyten bewegen. In vielen anderen Fällen von natürlicher Immunität begegnet man konstant Phagocyten, welche nur ein Bakterium oder eine große Zahl derselben enthalten (Streptokokken, Hefe etc.).

Fälle von beweglichen, innerhalb von Phagocyten liegenden Bakterien beweisen ebenfalls, dass die weißen Blutkörperchen ohne die Mitwirkung der agglutinierenden Substanz Schutzkraft ausüben können. Die Beziehungen zwischen natürlicher Immunität und Agglutinationsvermögen sind bei dem Milzbrandbacillus am genauesten untersucht worden. Gengou[1]) hat im bakteriologischen Institut von Lüttich über diesen Gegenstand gearbeitet. Er hat festgestellt, dass der Bacillus des ersten Vaccins durch das Blutserum einer großen Zahl von Tieren agglutiniert wird; aber er hat zugleich konstatiert, dass die Sera, welche den Bacillus am besten agglutinieren, nicht von den am höchsten immunen Tierspecies stammen. Das Serum des Menschen agglutiniert den Bacillus des ersten Vaccins im Verhältnis von 1 Teil Serum : 500 Teilen Kultur, und dabei ist der Mensch keineswegs immun gegen den Milzbrand. Das Taubenserum besitzt dagegen keine agglutinierende Kraft, obwohl diese Tiergattung nicht nur gegen das erste Vaccin, sondern auch oft gegen virulenten Milzbrand immun ist. Das Serum des für Milzbrand disponierten Rindes agglutiniert besser (1 : 120) als dasjenige des immunen Hundes (1 : 100). Es giebt aber auch Ausnahmen, in denen die Agglutinationskraft etwa dem Grade der Disposition entspricht. So agglutiniert das Mäuseserum

---

[1]) Archives internationales de Pharmacodynamie et de Thérapie, 1899, Bd. VI, p. 299, und Annales de l'Inst. Pasteur, 1899, Bd. XIII, p. 642.

Milzbrandbacillen des ersten Vaccins nicht. Doch neben diesem Beispiel
steht dasjenige der Ratten, eines für den Milzbrand ziemlich empfänglichen Tieres, dessen Serum die niedrigste Agglutinationskraft besitzt,
nämlich 1 : 10. Diese Thatsachen berechtigten Gengou zu dem Schlusse,
»dass man zwischen Agglutinationskraft und Immunität der Tiere gegen
Milzbrand keine bestimmten Beziehungen annehmen kann«. Dieser Satz
kann auf die Beziehung der Agglutinationsvorgänge zu der natürlichen
Immunität bei allen Bakterien erweitert werden.

Unter den Eigenschaften der Körperflüssigkeiten, welche bei der natürlichen Immunität gegen Bakterien vielleicht von Bedeutung sind, ist sodann die Fähigkeit derselben zu nennen, die Wirkung der Bakteriengifte
zu neutralisieren. Vielleicht können die Phagocyten nur dann Bakterien
aufnehmen, wenn vorher die Antitoxine ihre Wirkung ausgeübt haben.
Nach der Neutralisation des Bakteriengiftes würden die Bakterien selbst
inoffensiv geworden sein und in diesem Zustande leicht durch die Phagocyten zerstört werden. Wir haben schon Gelegenheit gehabt, diese fundamentale Frage zu erörtern; so haben wir in den vorigen Kapiteln auf
das Fehlen des Parallelismus zwischen Immunität gegen Bakterien und
Immunität gegen Bakteriengifte und auf die anaëroben Bakterien (Tetanus,
malignes Ödem, Rauschbrand) hingewiesen, welche allein durch die
Phagocytose ohne jegliche Mitwirkung von Antitoxinen abgetötet werden.
Wir gehen nunmehr unmittelbar zur Besprechung der Antitoxine in den
Körperflüssigkeiten der natürlich immunen Tiere und zur Kritik ihrer Bedeutung beim Zustandekommen der Immunität über.

Antitoxisches Serum kommt bei normalen Tieren nur selten vor; man
sollte voraussetzen, dass die mit natürlicher Immunität gegen Bakterien
und Bakteriengifte begabten Tiere antitoxische Eigenschaften besitzen.
Wir wollen einige der typischsten Fälle untersuchen. Das Huhn besitzt
eine natürliche Immunität gegen den Tetanusbacillus und das Tetanustoxin: aber weder sein Blut, noch sein Serum enthält ein Antitoxin, wie
Vaillard[1]) und mehrere andere Forscher festgestellt haben. Die Ratte
ist gegen Diphtherie immun. Bei subcutaner Injektion einer großen
Menge von Diphtheriebacillen erkrankt sie nicht und verträgt auch das
Diphtherietoxin, außer wenn es in das Gehirn injiziert wird. Andererseits
besitzt weder das Blutserum, noch Organemulsionen von grauen Ratten
(Mus decumanus) antitoxische Kraft, wie Kuprianow[2]) unter der Leitung
von Löffler nachgewiesen hat. Auch andere Gelehrte haben diese Thatsache bestätigt. Von Behring[3]) fasst in einem Aufsatze über Immunität
die vorliegende Frage folgendermaßen zusammen: »Im Blutserum der
immunisierten Tiere findet man die Bakteriolysine nicht.«
(S. 456, Z. 39.)

Es giebt jedoch einige, vielleicht nur scheinbare Ausnahmen von dieser
Regel. So hat Wassermann[4]) festgestellt, dass das Blutserum gesunder
Menschen in manchen Fällen gegen Diphtheriegift antitoxisch ist. Die
Personen, von welchen das Antitoxin stammte, behaupteten, niemals an

---

[1]) C. r. de la Société de biologie, 1891, p. 464.
[2]) Centralblatt für Bakteriologie, 1894, Bd. XVI, p. 415.
[3]) Artikel »Immunität«, 3. Auflage der Realencyklopädie von Eulenburg.
[4]) Deutsche mediz. Wochenschrift, 1894, p. 120.

Diphtherie gelitten zu haben. Es ist jedoch bekannt, dass bei gutartigem Verlauf der Krankheit das Wesen derselben von den Kranken häufig nicht erkannt wird. Weitere Schlüsse würde das Verhalten normaler Pferde gestatten, deren Blutserum nach Meade Bolton und Cobbet oft auf Diphtherietoxin antitoxisch wirkt. Diese Eigenschaft ist aber nicht für die gesamte Species Pferd charakteristisch, denn bei gewissen Individuen fehlt diese Eigenschaft vollkommen. Diese Thatsache beweist, dass die antitoxische Kraft der Pferde wahrscheinlich infolge irgend einer durch den Diphtheriebacillus erzeugten Affektion erworben worden ist. Diese Frage ist jedoch noch nicht genügend untersucht worden, um über dieselbe ein abschließendes Urteil zu gestatten.

Neuerdings haben Max Neisser und Wechsberg[1] ein Antitoxin im Menschenblut entdeckt, welches die Auflösung der roten Blutkörperchen durch das Staphylokokkentoxin zu verhindern vermag. Dies Antitoxin ist individuell in wechselnden Mengen bei Menschen vorhanden, eine Thatsache, welche sich dadurch erklärt, dass der Staphylokokkus im menschlichen Körper sehr verbreitet ist. Die unbedeutenden, durch dies Bakterium hervorgerufenen Krankheiten (Acne, Furunkel etc.) kommen beim Menschen so häufig vor, dass sie leicht zur Bildung von Antitoxin führen können. Demnach würde es sich in diesem Falle um eine erworbene antitoxische Eigenschaft handeln.

Die zuletzt angeführten Beobachtungen können daher die Theorie nicht erschüttern, dass zur Ausübung der bakericiden Funktion in einem natürliche Immunität besitzenden Organismus die Phagocyten irgend welcher vorherigen Wirkung der Körperflüssigkeiten nicht bedürfen.

Die in den beiden letzten Kapiteln genauer besprochenen Thatsachen geben uns einen allgemeinen Überblick über den Mechanismus der natürlichen Immunität gegen Bakterien. Im Vordergrunde steht die Reaktion seitens der Phagocyten, die im ganzen Tierreiche beobachtet und auch gegen alle Mikroorganismen ausgelöst wird. Die Phagocytose wird nicht nur von den Makrophagen, sondern auch in hohem Grade von den Mikrophagen ausgeübt, welche die Schutzwaffe κατ' εξοχην gegen Bakterien darstellen. Die Thätigkeit dieser Zellen besteht erstens in einer Reihe rein physiologischer Vorgänge, wie der besonderen Empfindlichkeit gegen Bakterien und Bakterienprodukte, in amöboiden Bewegungen, welche zur Aufnahme der Bakterien dienen, sodann in chemischen oder physiologisch-chemischen Vorgängen, wie der Zerstörung und Verdauung der verzehrten Bakterien.

Die Phagocyten zerstören die Bakterien und befreien den Organismus von denselben ohne irgend welche Mitwirkung der Körperflüssigkeiten. Die Phagocytose genügt, um gegen lebende virulente Bakterien den Organismus immun zu erhalten. Die baktericide Kraft des Serums, welche lange Zeit hindurch die Basis für eine humorale Theorie der Immunität bildete, ist nur eine künstlich erzeugte Eigenschaft, welche erst infolge des Übertritts der Mikrocytase aus den bei der Serumbildung veränderten Leukocyten in das Blut entsteht. Die agglutinierende Kraft der normalen Körperflüssigkeiten ist für das Wesen der natürlichen Immunität völlig belanglos.

---

[1] **Zeitschrift für Hygiene, 1901, Bd. XXXVI, p. 299.**

Um ihre Funktion auszuüben, greifen die Phagocyten die Bakterien an, welche noch Toxine zu produzieren vermögen. Eine besondere vorherige antitoxische Aktion gegen diese Bakteriengifte ist keineswegs nötig, um die Thätigkeit der Phagocyten zu ermöglichen.

Fassen wir die Resultate zusammen, die wir über die natürliche Immunität gegen Bakterien gewonnen haben, so sehen wir, dass die Zerstörung derselben im immunen Organismus der Resorption der geformten Elemente an die Seite zu stellen ist.

Kapitel VIII.

Die erworbene Immunität im allgemeinen.

Die Entdeckung der Virulenzabschwächung der Bakterien und die Anwendung derselben zur Schutzimpfung gegen Infektionskrankheiten. — Impfung mit Bakterienprodukten. — Impfung mit Seris. — Erworbene Immunität des Frosches gegen
Pyocyaneusinfektion. — Erworbene Immunität gegen die Vibrionen. — Extracelluläre Zerstörung des Choleravibrio. — Bedeutung zweier Substanzen für das
Auftreten des Pfeifferschen Phänomens. — Specifizität der Zwischenkörper. —
Die Phagolyse und ihre Beziehungen zu der extracellulären Zerstörung der Vibrionen. — Die Rolle der Phagocytose bei der erworbenen Immunität gegen
Vibrionen. — Schicksal der Spirillen des Rückfallfiebers in dem Organismus
immunisierter Meerschweinchen. — Erworbene Immunität gegen Typhus- und Pyocyaneusbacillen. — Erworbene Immunität gegen Schweinerotlauf- und Milzbrandbacillen. — Erworbene Immunität gegen den Streptokokkus. — Erworbene Immunität
der Ratten gegen das Trypanosoma.

Gewisse Begriffe über die erworbene Immunität sind ebenso alt wie
manche Kenntnisse über die natürliche Immunität. Ebenso wie man
schon seit langer Zeit wusste, dass der Mensch von Natur gegen verschiedene Tierkrankheiten immun ist, ebenso bekannt war es, dass nach
einem einmaligen Überstehen einer ansteckenden Krankheit (wie Pocken,
Masern, Scharlach, Typhus) der Mensch einen dauernden Krankheitsschutz
gegen dieselbe erwirbt. Man wusste auch, dass diese Regel sich ebenfalls auf die Haustiere bezieht und dass beispielsweise die Rinder nach
Überstehen von Rinderpest oder Schafe nach Infektion mit Schafpocken
gegen diese Krankheiten geschützt bleiben.

Die Entdeckung der Variolisation und der Vaccination als Mittel, um
den Menschen gegen die Pocken zu schützen, haben unsere Kenntnis über
die erworbene Immunität sehr gefördert. Die Untersuchungen über die
Eigenschaften des Vaccins haben schon zu einigen wichtigen Resultaten
geführt. Aber erst seit den Versuchen, die Pasteur mit seinen Mitarbeitern, zuerst Chamberland und Roux, später Thuillier ausgeführt
hat, begann man wissenschaftlich die Frage der erworbenen Immunität zu
studieren. Der erste Schritt in der Reihe der für die Wissenschaft und
die ärztliche Kunst so wichtigen Entdeckungen wurde gemacht, als man
die Abschwächung der Virulenz der Bakterien feststellte. Der Bacillus
der Hühnercholera wurde in seiner Virulenz nach mehrwöchentlichem Aufenthalt in Bouillon deutlich abgeschwächt. Pasteur ist nun auf den
Gedanken gekommen, festzustellen, ob die Hühner, welche gegen die
Injektion dieser abgeschwächten Bakterien unempfindlich geblieben waren,
nunmehr auch gegen virulente Hühnercholera Immunität besäßen. Der
Versuch bestätigte seine Annahme und führte zur Entdeckung des

»Vaccin« gegen die Hühnercholera. Man machte sich sofort daran, diese Methode auf andere Infektionskrankheiten zu übertragen, und bald darauf fanden Pasteur, Chamberland und Roux ein Mittel, um Schafe und Rinder gegen Milzbrandinfektion zu schützen. Zu diesem Zwecke brauchten sie nur die Entwickelung von Sporen dieses Bacillus zu verhindern (was gelingt, wenn man die Bouillonkulturen bei 42,5° hält), denn die Sporen bleiben pathogen und verhindern so die Abschwächung der Virulenz. Bei dieser Versuchsanordnung sahen Pasteur und seine Mitarbeiter, dass die sporenfreien Kulturen unter dem Einfluss der Luft in ihrer Virulenz abgeschwächt und zu Vaccins wurden. So konnten sie ihre beiden Milzbrandvaccins herstellen, welche bald eine vielfache Anwendung in der Praxis finden sollten. Einige Jahre später stellten Pasteur und Thuillier die Vaccins gegen Schweinerotlauf dar, und zusammen mit Roux und Grancher machte Pasteur auf Grund derselben Methode seine erste Impfung gegen Tollwut am Menschen.

Viele andere Gelehrte betraten nun den von Pasteur gewiesenen Weg, und es kam zu einer großen Zahl von bedeutenden Entdeckungen. Die Impfung vermittels Bakterien ist uns heute völlig geläufig geworden und wurde bald durch Arloing, Cornevin und Thomas bei der Rauschbrandinfektion angewendet. Den nächsten Schritt machten Salmon und Smith, welche bei der Hogcholera die Möglichkeit nachwiesen, dass man nicht nur mit Bacillen, sondern auch mit der Nährflüssigkeit, in welcher sich die Bakterien entwickelt hatten, schutzimpfen könne. Diese Flüssigkeit, welche durch Filtration von Bakterien völlig befreit war, immunisierte die Versuchstiere gegen virulente Hogcholera. Diese anfangs noch angezweifelte Entdeckung wurde bald durch die Arbeiten anderer Gelehrter bestätigt und erweitert. Beumer und Peiper fanden dieselbe bei der künstlich bei Laboratoriumstieren hervorgerufenen Typhusinfektion. Charrin wendete diese Impfung bei der Pyocyaneusinfektion an. Chamberland und Roux stellten Vaccins aus löslichen Produkten des Bacillus des malignen Ödems und des Rauschbrandbacillus her. Seit diesen Arbeiten sind in den Laboratorien die Impfungen mit Bakterienprodukten an der Tagesordnung, jedoch hat man in der Praxis die Injektion abgeschwächter Bakterien als Schutzmittel in verschiedenen Fällen beibehalten (Milzbrand, Rauschbrand, Schweinerotlauf, Tollwut).

Eine vergleichende Lehre der erworbenen Immunität besteht bisher noch nicht. Aber die Thatsachen, welche sich auf die Anpassung einzelliger Lebewesen an Schädigungen physikalischer und chemischer Art beziehen, berechtigten zu der Annahme, dass die erworbene Immunität ebenso allgemein bei den lebenden Wesen vorkommt, wie der natürliche Krankheitsschutz. Nur ist es nicht möglich, bei dem jetzigen Stande der Wissenschaft diese Hypothese durch exakte Versuche zu stützen. Der Grund für diesen Mangel liegt in den großen Schwierigkeiten, welche mit dem Experimentieren an niederen Organismen verknüpft sind. Die meisten wirbellosen Tiere leben nicht lange in Gefangenschaft und halten eine längere Reihe von Injektionen nicht aus, welche zum Auftreten einer erworbenen, antibakteriellen Immunität notwendig sind. Kowalewsky[1], der berühmte russische Zoologe, hat versucht, durch Experimente an Myriopoden dieser Schwierigkeiten Herr zu werden. Er hat erstens fest-

---

[1] Archives de Zoologie expérimentale, 1895, 3. Serie, Bd. III, p. 591.

gestellt, dass die mit Milzbrandbacillen infizierten Scolopendren an dieser
Infektion während der heißen Sommermonate sterben und dass in ihrem
Blut eine Anzahl Milzbrandbacillen nachweisbar ist. Wenn aber die Temperatur nicht 17—18° übersteigt, so bleibt eine große Zahl der Versuchstiere am Leben. Denselben Krankheitsschutz hat er durch Injektion des
ersten Pasteurschen Vaccins verliehen. Kowalewsky hat untersucht,
ob die Scolopendren, welche die erste Milzbrandbacilleninjektion überstanden haben, nunmehr eine erworbene Immunität besitzen. Die Resultate, welche nicht ganz eindeutig waren, hat dieser Forscher folgendermaßen formuliert: »Ich kann nun nicht sagen, dass ich die Frage der
Vaccination endgültig beantwortet habe, jedoch halte ich die Möglichkeit
des Zustandekommens des Infektionsschutzes bei diesen Tieren für sehr
wahrscheinlich.«

Gegenüber diesem Resultat habe ich Mesnil mit neuen Versuchen über
obige Frage beauftragt. Derselbe hat Scolopendren mit Milzbrandbacillen
geimpft. Diese Tiere waren jedoch in der Gefangenschaft so wenig
widerstandsfähig, dass man die Versuche bald hat aufgeben müssen. Ich
habe nicht bessere Resultate mit Larven von Oryetes nasicornis erhalten,
aber auch hier mit großen Schwierigkeiten zu kämpfen gehabt. Die
Insekten besaßen nämlich eine absolute natürliche Immunität gegen gewisse Bakterien, während sie für andere eine hohe Disposition zeigten.
Offenbar lässt sich die erworbene Immunität bei Invertebraten nicht leicht
erzielen.

Wir mussten unsere Versuche demnach bei kaltblütigen Vertebraten
machen; als natürliches Versuchsobjekt bot sich der Frosch. Auf meine
Anregung hat Gheorghiewski[1]) in meinem Laboratorium Frösche gegen
Pyocyaneusinfektion zu impfen versucht. Dieser Bacillus ist bekanntlich für den Frosch pathogen. Er tötet denselben sowohl bei gewöhnlicher Temperatur, wie bei Brutschrankwärme (30—37°). Im ersten
Falle ist die tödliche Dosis höher als im zweiten; immerhin kann man
stets leicht eine tödliche Infektion hervorrufen. Der Bacillus pyocyaneus ist daher zum Studium besser geeignet als Milzbrand- oder viele
andere Bacillen. Gheorghiewski impfte nun die Frösche (Rana esculenta), welche an eine Temperatur von 30° gewöhnt waren, indem er
ihnen alle 4—7 Tage reichliche Mengen von Pyocyaneuskultur injizierte,
welche zur Abtötung der Bacillen vorher auf 80° erhitzt war. 3 bis
4 Wochen später waren die so vorbehandelten Frösche gegen Pyocyaneusbacillen resistenter als die Kontrolltiere, welche bei derselben Temperatur
lebten. Die nun mit der tödlichen Dosis lebender Bacillen geimpften
Frösche zeigten deutlich einen, wenn auch schwachen, Grad von erworbener Immunität. Sie konnten die für die Kontrolltiere tödliche,
selbst die $1\frac{1}{2}$ mal so starke Dosis ertragen, starben jedoch, wenn man
ihnen die doppelt tödliche Dosis injizierte. Die Lymphe der vorbehandelten Frösche agglutinierte den Pyocyaneusbacillus nur schwach
(1:20—1:30), war für ihn jedoch gleichzeitig ein ausgezeichneter Nährboden. Gheorghiewski hat zugleich festgestellt, dass das Auftreten
von Agglutination nicht ausreicht, um Fröschen Immunität zu verleihen;
die agglutinierten Bacillen waren noch hoch-virulent.

---

[1]) Annales de l'Inst. Pasteur, 1899, Bd. XIII, p. 314.

Die feinere Analyse der Vorgänge, die bei immunisierten Fröschen sich abspielen, hat Folgendes ergeben: Während der ersten Minuten nach der Injektion in den dorsalen Lymphsack schwimmen die Bacillen frei in der Flüssigkeit umher, behalten ihre Gestalt und verwandeln sich nicht in Granula. Die Bakterien verbreiten sich schnell auf den Lymphbahnen durch den ganzen Körper. Aber schon bald nach der Einimpfung beginnt die Aufnahme der Bakterien durch die Leukocyten, in denen der Bacillus eine kuglige Form annimmt. Später nimmt die Phagocytenreaktion noch zu, und nach 15—20 Stunden liegen sämtliche Bacillen im Innern von Leukocyten. Man konnte sich auch leicht davon überzeugen, dass die Bakterien in lebendem Zustande in die Blutkörperchen eingedrungen waren; 48 Stunden nach der Injektion befanden sich Bacillen in der Lymphe des Dorsalsackes weder innerhalb, noch außerhalb der Leukocyten; aber auf Nährboden überimpft, giebt die Flüssigkeit Pyocyaneuskolonieen noch 15—18 Tage nach der Injektion.

Aus diesen Thatsachen kann man schließen, dass die »kaltblütigen« Wirbeltiere in geringem Grade Immunität zu erwerben im stande sind und dass bei der erworbenen Immunität eine deutliche Phagocytose auftritt, dass die Flüssigkeiten des Körpers jedoch keine bactericide Kraft besitzen.

Um sich von dem Mechanismus der erworbenen Immunität genau Rechenschaft zu geben, ist es notwendig, in dieser Beziehung die höheren Tiere, bei denen man deutliche Immunität erzielen kann, genauer zu studieren. Wir werden daher die verschiedenen Species der Säugetiere auf diese Eigenschaft hin prüfen und auf diesem Wege zu allgemeinen Folgerungen gelangen.

Lange Zeit hindurch haben die Untersuchungen über Immunität nur in der Analyse der Erscheinungen bestanden, welche man bei Tieren beobachtete, die mit Milzbrandschutzimpfungen vermittelst der beiden Pasteurschen Vaccins behandelt worden waren; man hat auf diese Weise die später mitzuteilenden Resultate gefunden. Bevor wir aber auf diesen Gegenstand näher eingehen wollen, müssen wir eine allgemeine Übersicht über die erworbene Immunität der Haustiere gegen Vibrionen geben, denn dieser Gegenstand beherrscht die gesamte Frage der erworbenen, antibakteriellen Immunität.

Bei ihren Untersuchungen über die bactericide Kraft der Sera haben von Behring und Nissen[1]) mehrere Serumproben von mit verschiedenen Bakterien geimpften Tieren untersucht; während in den meisten Fällen die erworbene Immunität keine Erhöhung der schon bestehenden bactericiden Kraft des Serums erzeugte, war dagegen das Blutserum von gegen den Vibrio Metschnikovi immunisierten Meerschweinchen stärker bactericid gegen diesen Vibrio, als das Serum empfänglicher, normaler Meerschweinchen. Die oben genannten Forscher kamen zu dem Resultat, dass die erworbene Immunität — wenigstens bei dem oben genannten Vibrio — durch eine bactericide Substanz verursacht wird, welche sich innerhalb der Körperflüssigkeiten der geimpften Tiere entwickelt. Sie begnügten sich mit dieser Feststellung, ohne die bei der Zerstörung der Vibrionen im Organismus der geimpften Tiere auftretenden Veränderungen genauer zu analysieren. Diese Lücke hat Pfeiffer zusammen mit Issacff aus-

---

[1]) Zeitschrift für Hygiene, 1890, Bd. VIII, p. 412.

gefüllt[1]). Nur haben sie, anstatt den Vibrio Metschnikovi zu ihren Untersuchungen zu nehmen, die erworbene Immunität der Meerschweinchen gegen Choleravibrionen studiert. Da die tödliche Dosis dieses Vibrio höher ist als die des Vibrio Metschnikovi, so konnte man ihn nicht in das Unterhautbindegewebe injizieren, sondern musste die Einspritzung in die Bauchhöhle machen. Wir haben schon im Kapitel VI gesehen, dass der in das Meerschweinchenperitoneum injizierte Choleravibrio innerhalb desselben einen starken Widerstand seitens der Leukocyten findet, welche die lebenden, virulenten Vibrionen in sich aufnehmen, verdauen und so den Organismus von denselben befreien. Erhöht man jedoch die Menge der Vibrionen, so vermehren sich dieselben trotz der Phagocytenreaktion. Man sieht sie dann in der Bauchhöhle sich in großen Mengen bewegen, von hier aus die Lymph- und Blutgefäße überschwemmen und so den Tod des Tieres herbeiführen. Man kann also vermittelst des Choleravibrio bei den Meerschweinchen leicht eine tödliche Infektion hervorrufen. Ebenso leicht kann man jedoch Tiere gegen diese experimentell erworbene Krankheit immunisieren; man braucht ihnen zu diesem Zwecke nur eine nicht tödliche Dosis lebender Choleravibrionen oder eine Kultur durch Hitze abgetöteter Vibrionen oder drittens Nährflüssigkeit, die durch Filtrierung von den Bakterien befreit ist, einzuimpfen. Alle diese Methoden führen in kurzer Zeit zur Erzeugung erworbener Immunität beim Meerschweinchen. Entnimmt man demselben nun etwas Blut und setzt eine geringe Menge Choleravibrionen im Reagenzglas hinzu, so kann man konstatieren, dass die baktericide Substanz, die in der Flüssigkeit enthalten ist, die Choleravibrionen zum Verschwinden bringt. In dieser Beziehung besteht zwischen den beiden genannten Versuchen, dem von von Behring und Nissen und dem von Pfeiffer und Issaeff, große Ähnlichkeit.

Injiziert man immunisierten Meerschweinchen intraperitoneal eine gewisse Menge Cholerakultur, welche virulente, bewegliche Vibrionen enthält, und entnimmt sodann mit einer zugespitzten Kapillare etwas Flüssigkeit aus der Bauchhöhle, so findet man, dass die Vibrionen in dem immunisierten Organismus bedeutende Veränderungen erlitten haben. Schon wenige Minuten nach der Injektion der Vibrionen verschwinden die Leukocyten fast völlig aus der Peritonealhöhle; man findet in derselben nur noch einige wenige Lymphocyten und eine große Menge von Vibrionen, von denen der größte Teil schon die Umwandlung in Granula durchgemacht hat und deutlich das Pfeiffersche Phänomen zeigt (Fig. 39). Neben runden Granulis sieht man einmal geschwollene Vibrionen, sodann Vibrionen, welche zwar ihre normale Form behalten, aber ihre Beweglichkeit völlig verloren haben. Einige solche Gebilde liegen in kleinen Häuf

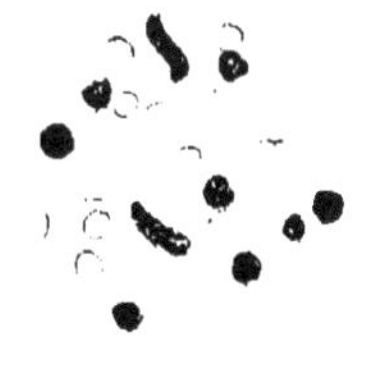

Fig. 39. Pfeiffersches Phänomen der Choleravibrionen in der Bauchhöhle.

chen zusammen, andere wiederum isoliert in der Flüssigkeit. Setzt man einem transformierte Vibrionen enthaltenden, hängenden Tropfen etwas Methylenblaulösung zu, so sieht man, wie einige Granula sich deutlich

---

[1] Zeitschrift für Hygiene, 1894, Bd. XVII. p. 355, und Deutsche mediz. Wochenschrift, 1896, pp. 97 und 119.

färben, während andere nur eine blasse, kaum sichtbare Färbung annehmen. Viele Granula sind noch am Leben, da man beobachten
kann, dass sie sich außerhalb des Organismus entwickeln und wiederum
zu Vibrionen werden. Aber zahlreiche andere Granula lassen kein
Lebenszeichen mehr erkennen und sind offenbar tot. Pfeiffer und
einige andere Autoren behaupten, dass die Granula sich in der Peritonealflüssigkeit auflösen können wie ein Stück Zucker in Wasser. Wir
haben oft nach dem Verschwinden der Granula in hängenden Tropfen
von Peritonealflüssigkeit gesucht, aber die Zahl derselben wurde selbst
nach mehreren Tagen nicht geringer, und wir haben auch nicht die Auflösung der Granula beobachten können. Dennoch ist die Transformation
der Vibrionen ein Zeichen sehr schwerer Veränderungen, welche die
Choleravibrionen unter dem Einfluss der Peritonealflüssigkeit des immunisierten Tieres erleiden.

Man hat den Mechanismus des Pfeifferschen Phänomens aufklären
wollen, und Fischer[1]) glaubt diese Erscheinung auf osmotische Einflüsse zurückführen zu können, welche die Salze der Flüssigkeiten, in
denen die Vibrionen suspendiert sind, ausüben. Unter dem Einfluss der
Nährböden, die entweder reicher oder ärmer an Salzen waren als die ursprüngliche Nährflüssigkeit, sollten die Choleravibrionen eine Erhöhung
ihres inneren Druckes erfahren, welcher zu einer Anschwellung der
Vibrionen oder zum Austritt eines kugligen Protoplasmatröpfchens an
einem seiner beiden Pole führen würde. Diese Auffassung ist durch
Fischer nicht hinreichend begründet worden und kann demnach nicht
als bewiesen angesehen werden. Man muss dagegen annehmen, dass die
Umwandlung in Granula auf einer fermentativen Wirkung der Peritonealflüssigkeit beruht, wie wir später genauer ausführen werden.

Während die Vibrionen in der Bauchhöhle des immunisierten Meerschweinchens diese Transformation durchmachen, erholt sich das Tier von
vorübergehender Erkrankung und lebt weiter fort, während die nicht vorbehandelten, normalen Meerschweinchen sterben und in ihrer Bauchhöhle
eine enorme Anzahl lebender Vibrionen enthalten. Die Differenz zwischen
immunisierten und normalen Tieren ist geradezu in die Augen springend,
und man begreift leicht, dass unter dem Einfluss derselben Pfeiffer die
erworbene Immunität seiner Meerschweinchen allein auf die Transformation
der Vibrionen zurückgeführt hat, die durch eine in den Körperflüssigkeiten
der immunisierten Tiere enthaltene baktericide Substanz verursacht wird.

Die Leichtigkeit, mit der man die Veränderung der Gestalt der
Vibrionen unter dem Einfluss der Flüssigkeiten des Organismus feststellen
kann, begünstigt das Studium der baktericiden Substanz. Bevor wir die
Bedeutung dieses Stoffes für den erworbenen Krankheitsschutz genauer
besprechen, wollen wir uns mit den Hauptcharakteren der erworbenen
Immunität beschäftigen. Das Pfeiffersche Phänomen tritt nicht nur in
der Bauchhöhle, sondern auch im Blutserum von immunisierten Kaninchen
auf, wie Bordet gezeigt hat. Ein Tropfen Blutserum transformiert, wenn
dasselbe noch ganz frisch ist, leicht und in kurzer Zeit eine große Menge
von Vibrionen in Granula. Ist aber das Serum schon mehrere Tage alt
oder wird es eine Stunde lang auf 55° erhitzt, so verschwindet die Substanz, welche das Pfeiffersche Phänomen hervorruft. Diese Eigentümlich-

---

1) Zeitschrift für Hygiene, 1900, Bd. XXXV, p 1.

keit zeigt sofort, dass Mikrocytase in den Körperflüssigkeiten der Meerschweinchen, welche Immunität gegen Cholera erworben haben, vorhanden sein muss. Blutserum und Peritonealflüssigkeit dieser Tiere behalten jedoch deutlich ihre bakteriede Kraft gegen die Vibrionen bei, wenn sie durch Erhitzen auf 55° oder 56° ihrer Mikrocytase beraubt sind. Die Choleravibrionen erleiden unter dem Einfluss der erhitzten Flüssigkeiten nicht mehr die Umwandlung in Granula, werden jedoch unbeweglich, zeigen deutliche Agglutination und werden für Alexin außerordentlich empfänglich. Bald nach der Entdeckung des Pfeifferschen Phänomens konnte ich[1]) zeigen, dass die Umwandlung in Granula in vitro unter folgenden Bedingungen vor sich gehen kann: man entnimmt von einem gegen Cholera immunisierten Meerschweinchen etwas Blut und fertigt von dem Serum dieses Tieres, welches die Eigenschaft verloren hat, die Vibrionen in Granula umzuwandeln, einen hängenden Tropfen an; hierzu setzt man ein Tröpfchen Peritonealflüssigkeit von einem normalen, nicht immunisierten Meerschweinchen. Diese Flüssigkeit enthält tote und lebende Leukocyten und ist ebenfalls allein nicht im stande, das Pfeiffersche Phänomen auszulösen. Setzt man nun der Mischung dieser beiden Flüssigkeiten, von denen jede einzelne keine Wirkung zeigt, einige Choleravibrionen zu, so werden dieselben sofort in Granula umgewandelt. Diese in vitro erhaltene Transformation ist derjenigen völlig gleich, welche sich in der Bauchhöhle eines immunisierten Tieres vollzieht.

Bordet[2]) hat in meinem Laboratorium eine erschöpfende Arbeit über das Auftreten des Pfeifferschen Phänomens außerhalb des Organismus gemacht und festgestellt, dass man in meinem Versuch die Peritonealflüssigkeit durch normales Meerschweinchenserum ersetzen kann, ohne dass durch diese Änderung die Transformation der Vibrionen aufgehoben wird. Bordet hat sich mit dieser Frage intensiv beschäftigt und ist zu dem Resultat gelangt, dass das Pfeiffersche Phänomen auf dem Zusammenwirken zweier Substanzen beruht. Die eine derselben ist im Blutserum und in der Peritonealflüssigkeit von gegen Cholera immunisierten Meerschweinchen enthalten, einer Flüssigkeit, die auf 55° bis 56° erhitzt oder auf irgend eine andere Weise ihrer Fähigkeit, Vibrionen in Granula umzuwandeln, beraubt ist. Die betreffende Substanz wird durch diese Temperatur nicht zerstört und verliert ihre Wirkung erst bei 68° bis 70°.

Die zweite Substanz, welche sich in der Peritonealflüssigkeit oder im Blutserum normaler Meerschweinchen befindet, wird dagegen bei 55° bis 56° schon zerstört und ist das gewöhnliche Alexin, welches in den Körperflüssigkeiten normaler Tiere enthalten ist.

Das Pfeiffersche Phänomen muss also in folgender Weise gedeutet werden: die Peritonealflüssigkeit oder das frische Blutserum immunisierter Tiere löst leicht die Transformation in Granula aus, weil in diesen Flüssigkeiten die beiden notwendigen Substanzen enthalten sind. Da aber die Mikrocytase sehr labil ist und schon unter dem Einfluss der Luft oder bei Erhitzen auf 55° bis 56° zerstört wird, so geht dieselbe in den Flüssigkeiten der immunisierten Tiere leicht verloren. Das Blutserum verliert also, einige Zeit außerhalb des Organismus aufbewahrt, die

---

[1]) Annales de l'Inst. Pasteur. 1895. Bd. IX, p. 433.
[2]) Ibid., p. 462.

Fähigkeit, Vibrionen in Granula umzuwandeln. Setzt man aber etwas
Alexin hinzu, welches im Blutserum oder in der Peritonealflüssigkeit
normaler Meerschweinchen enthalten ist, so geht die Transformation sofort
vor sich. Man giebt also dem inaktiv gewordenen Serum immunisierter
Tiere seine frühere Eigenschaft, das Pfeiffersche Phänomen hervorrufen
zu können, auf diese Weise wieder. Diese von Bordet ausgesprochene
Auffassung entspricht völlig den Thatsachen und ist nunmehr allgemein
acceptiert.

Da die Körperflüssigkeiten der immunisierten Tiere, welche nicht mehr
in der Lage sind, Vibrionen in Granula zu transformieren, ihre Agglutinationsfähigkeit noch beibehalten, so liegt die Frage nahe, ob die agglutinierende Substanz nicht der wärmeständige Stoff ist, welcher zugleich zur
Erregung des Pfeifferschen Phänomens nötig ist. Einige Zeit hat man
thatsächlich geglaubt, dass dies Phänomen von der Mikrocytase abhängt,
welche ihre Wirkung auf die durch die agglutinierende Substanz veränderten Vibrionen ausübt. Diese Substanz ist gegen Erhitzung auf 55°
bis 56° widerstandsfähig und wird erst bei höherer Temperatur zerstört.
Im Blutserum hält sie sich noch lange, nachdem das Alexin aus demselben
verschwunden ist. Das Bestehen einer Ähnlichkeit zwischen der agglutinierenden Substanz der Körperflüssigkeiten von immunisierten Tieren
einerseits und dem thermostabilen Stoff derselben Flüssigkeiten andererseits kann nicht bestritten werden; und dennoch sind die beiden Substanzen nicht identisch. Eine Reihe von Thatsachen, welche wir genau
mitteilen werden, beweist dies. Ein Serum kann sehr hohe Agglutinationsfähigkeit besitzen, ohne das Pfeiffersche Phänomen hervorrufen zu
müssen, und umgekehrt. Die Substanz, welche das Phänomen auslöst
und in den Körperflüssigkeiten immunisierter Meerschweinchen enthalten
ist, ist ein »Zwischenkörper«, ähnlich denen, mit welchen wir schon im
Serum von Tieren zu thun gehabt haben, welche an die Resorption verschiedener zelliger Elemente gewöhnt worden waren. Ebenso wie bei der
Resorption der Zellen, sind auch bei der Zerstörung der Bakterien die
Zwischenkörper streng specifisch. Der Zwischenkörper, welcher zur Umwandlung in Granula beiträgt, unterscheidet sich nicht nur von denjenigen,
welche sich mit roten Blutkörperchen oder Spermatozoen verketten, sondern auch von denen, welche mit anderen Bakterien eine Verbindung eingehen. Die Erkenntnis dieser Specifizität verdanken wir besonders den
Studien von Pfeiffer, welcher festgestellt hat, dass diese Eigenschaft
selbst zur Unterscheidung von Bakterienspecies benutzt werden kann.
Das Serum eines gegen Cholera immunisierten Meerschweinchens macht
nur Choleravibrionen für die Wirkung der Mikrocytase empfänglich. Selbst
ähnliche Vibrionen, z. B. viele Wasservibrionen, sind nicht für den
Zwischenkörper des Choleraserums empfänglich, und die Sera, welche
man nach der Immunisierung von Wasservibrionen erhält, sind andererseits nicht im stande, bei Choleravibrionen das Pfeiffersche Phänomen
hervorzurufen.

Wenn man demselben Tier mehrere Vibrionenspecies injiziert, so erhält man ein Serum und eine Peritonealflüssigkeit, welche das Pfeiffersche
Phänomen mit den Vibrionen aller der Species hervorrufen, welche man
dem betreffenden Tiere injiziert hat. Dies Vibrionenantiserum enthält nur
ein Alexin für die verschiedenen Vibrionen; aber in dem Serum befinden
sich eben so viele Zwischenkörper, als man Species eingeimpft hat.

Wenn die Umwandlung der Vibrionen in Granula unter dem Einfluss der Körperflüssigkeiten der immunisierten Tiere deutlich auftritt, so ist dies Phänomen ein wertvoller Beweis für die gleichzeitige Anwesenheit von Alexin und specifischem Zwischenkörper in dem betreffenden Tiere. Wie wir schon am Beginn der Schilderung der erworbenen Immunität von Meerschweinchen gegen Choleravibrionen mitgeteilt haben, tritt das Pfeiffersche Phänomen in der Bauchhöhle schon kurze Zeit (5—20 Minuten) nach der Injektion der Vibrionen auf; ein Beweis dafür, dass in der Peritonealflüssigkeit thatsächlich zugleich die beiden genannten Substanzen enthalten sind, d. h., dass sowohl Zwischenkörper wie Alexin im Plasma der Flüssigkeit gelöst sind. Zeigen nun die übrigen Teile des Körpers dasselbe Verhalten bezüglich jener Reaktion? Injiziert man Choleravibrionen, anstatt in die Bauchhöhle, in das Unterhautbindegewebe oder in die vordere Augenkammer, so tritt das Pfeiffersche Phänomen nicht auf. Die getrennt oder in Haufen liegenden Vibrionen werden nicht in Granula umgewandelt; sie behalten ihre normale Gestalt bei und bleiben bedeutend längere Zeit am Leben als in der Bauchhöhle. Im Unterhautbindegewebe leben manche Vibrionen noch 24 Stunden nach der Injektion, in der vorderen Augenkammer sogar noch 4—6 Tage nach derselben. Bringt man Choleravibrionen in ein experimentell durch Cirkulationshemmung entstandenes Ödem der Pfote von Meerschweinchen, so tritt das Pfeiffersche Phänomen ebenfalls nicht auf, und die Vibrionen bleiben noch einige Zeit am Leben. Diese Versuche zeigen, dass in der Flüssigkeit eines passiven Ödems ebenso wie in der vorderen Augenkammer oder im subcutanen Bindegewebe, die beiden zum Auftreten des Pfeifferschen Phänomens erforderlichen Substanzen nicht vorhanden sind. Fehlen nun in diesem Falle beide Substanzen oder nur eine derselben? Diese Frage lässt sich in der Weise beantworten, dass man den betreffenden Flüssigkeiten normales Kaninchenserum zusetzt, welches allein das Pfeiffersche Phänomen nicht auszulösen vermag. Bordet[1]) ist bei Untersuchungen über diesen Gegenstand zu dem Resultat gekommen, dass, wenn man die Flüssigkeit eines passiven Ödems eines immunisierten Meerschweinchens mit normalem Serum vermischt, das Pfeiffersche Phänomen zwar auftritt, aber nicht so stark, wie wenn das Serum desselben immunisierten Meerschweinchens, das jedoch vorher auf $55°$—$56°$ erhitzt ist, mit normalem Serum vermischt wird. Demnach kommt man zu dem Schluss, dass die Ödemflüssigkeit kein Alexin, jedoch eine gewisse Menge von Cholerazwischenkörper enthält, welche jedoch geringer ist als die im Blutserum enthaltene Menge dieser Substanz. Die Flüssigkeit der vorderen Augenkammer von immunisierten Tieren enthält, wie analoge Versuche ergeben haben, keine der beiden zum Auftreten des Pfeifferschen Phänomens notwendigen Substanzen.

Auf Grund dieser Resultate kommt man zu folgender Auffassung: In der Bauchhöhlenflüssigkeit des gegen Cholera immunisierten Tieres befindet sich Mikrocytase; dieselbe geht jedoch weder in die Flüssigkeit der Ödeme, noch in das Kammerwasser des Auges über; der Cholerazwischenkörper ist in der Bauchhöhle und in dem Ödem enthalten, geht aber nicht in das Kammerwasser über. Die Mikrocytase findet sich in

---

1) **Beitrag zum Studium des Serums bei immunisierten Tieren. Annales de la** Soc. r. des Sc. natur. et médic. de Bruxelles, 1895, Bd. IV.

allen leukocytenreichen Flüssigkeiten und fehlt in denjenigen, welche
diese Zellen entweder nur in geringem Grade oder gar nicht enthalten.

Die Injektion von Vibrionen in die Bauchhöhle immunisierter Meerschweinchen löst sofort das Pfeiffersche Phänomen aus und bringt zu
gleicher Zeit die meisten Leukocyten der Peritonealflüssigkeit zum Verschwinden. Wir haben schon mehrfach von dieser Phagolyse gesprochen,
denn dieselbe tritt ebenfalls im Anschluss an die intraperitoneale Injektion
von Blut, von Sperma und vielen anderen Flüssigkeiten auf. Die Phagolyse ist um so stärker, je größer die Menge der injizierten Flüssigkeit
ist, und je mehr die Temperatur derselben von derjenigen der Bauchhöhle
differiert.

Pierallini[1] hat in meinem Laboratorium über die Phagolyse in der
Bauchhöhle des Meerschweinchens Versuche gemacht und ist zu mehreren
bemerkenswerten Resultaten gelangt. Von allen untersuchten Flüssigkeiten, wie Wasser, Bouillon, Bakterienfiltraten etc. ruft physiologische
Kochsalzlösung die geringste, wenn auch noch deutliche Phagolyse hervor. Nach der Injektion von Flüssigkeiten wird die Zahl der Leukocyten
in der Bauchhöhle sofort bedeutend geringer, und man findet die Leukocyten auf dem Epiploon in Massen zusammengeballt. Viele von ihnen
sind deutlich abgeschwächt und teilweise zerstört; neben den Leukocyten
finden sich fibrinöse Massen; ein Beweis dafür, dass ein Teil der Leukocyten schwere pathologische Veränderungen durchgemacht hat, dass das
Fibrinferment aus denselben ausgetreten ist und zur Gerinnung des Fibrins
geführt hat. Injizierte Pierallini Flüssigkeiten, in welchen Farbstoffe suspendiert waren, wie chinesische Tusche und Zinnober, so häuften sich
dieselben auf dem großen Netz an, welches je nachdem schwarze oder
rote Farbe annahm. Die mikroskopische Untersuchung ergab eine nicht
starke Phagocytose und die Anwesenheit einer Menge freier Farbkörner
inmitten von Fibrinmassen.

Die Leukocyten, aus denen während der Phagolyse das Fibrinferment
austritt, könnten ebensogut die Bildungsstätte einer gewissen Menge von
Mikrocytase sein. Dieselbe würde in die Peritonealflüssigkeit austreten
und so zur Auslösung des Pfeifferschen Phänomens führen. Wenn diese
Annahme richtig ist, so würde die Aufhebung der Phagolyse die Folge
haben, dass die Vibrionen nicht mehr in Granula verwandelt werden.
Diese Hypothese lässt sich leicht verifizieren, da man ein Mittel besitzt,
um die Phagolyse, wenn auch nicht völlig aufzuheben, so doch bedeutend
abzuschwächen. Issaeff[2] hat in einer Arbeit aus dem Pfeifferschen
Laboratorium gezeigt, dass die intraperitoneale Injektion von Kochsalzlösung, Bouillon, Urin etc. eine deutliche Leukocytose in der Bauchhöhle
hervorruft. Es ließ sich leicht vorhersagen, dass eine solche Injektion
die Intensität der Phagolyse herabmindern würde. Injiziert man Meerschweinchen intraperitoneal zuerst einige cbcm Kochsalzlösung oder frischer
Bouillon und wiederholt diese Injektion am nächsten Tage, so sieht man,
dass nach der 2. Injektion eine bedeutend schwächere Phagolyse auftritt
als nach der ersten. Pierallini hat diesen Versuch nachgeprüft und beobachtet, dass die Phagocytose von Farbkörnern in bedeutend höherem
Grade bei Meerschweinchen auftritt, denen man schon eine Injektion in

[1] Annales de l'Inst. Pasteur, 1897, Bd. XI, p. 308.
[2] Zeitschrift für Hygiene, 1894, Bd. XVI, p. 287.

das Peritoneum gemacht hat. Die Menge von Fibrin auf dem Epiploon ist in diesem Falle bedeutend geringer, und die Gesamtheit der Erscheinungen zeigt, dass die Schädigung der Leukocyten bei den Meerschweinchen sehr abgeschwächt ist.

Wir haben feststellen können, dass bei Verminderung der Phagolyse das Pfeiffersche Phänomen nicht oder nur in geringem Grade auftritt. Die Flüssigkeit, die man aus dem Peritoneum eines Meerschweinchens entnimmt, welches am Tage zuvor in der oben angegebenen Weise vorbehandelt ist, und dem man sodann eine Cholerakultur einspritzt, sieht, wenn der Versuch gelingt, trüb aus und ist dick wie Eiter. Dieselbe enthält eine große Menge normaler Leukocyten, von denen viele schon nach wenigen Minuten Vibrionen aufnehmen. Das Plasma des Exsudats enthält nur wenige freie Vibrionen, die jedoch sämtlich normale Gestalt beibehalten haben und, abgesehen von wenigen Ausnahmen, nicht in Granula umgewandelt worden sind. Kurze Zeit darauf findet man keine freien Vibrionen mehr; sie befinden sich sämtlich innerhalb der Leukocyten. Pfeiffer[1]) hat sich gegen die Resultate dieser Versuche ausgesprochen, da es ihm niemals gelungen ist, die Umwandlung in Granula zu verhindern, auch wenn er vorher Kochsalzlösung injizierte. Abel[2]) hat die Versuche ebenfalls nachgeprüft und kommt zu folgendem Ergebnis: Bei den Meerschweinchen, denen am Tage zuvor eine Injektion gemacht worden war, hat er beobachtet, dass ein Teil der Vibrionen die Umwandlung in Granula erfuhr, während ein anderer Teil derselben von den Leukocyten aufgefressen wurde. Thatsächlich erfordert die Aufhebung der Phagolyse besondere Kautelen: die zu injizierende Bouillon muss frisch bereitet und vor ihrer Injektion in das Peritoneum auf 37°—39° erhitzt sein. Selbst unter diesen Bedingungen scheitert der Versuch ab und zu. Man muss sich bei der Anstellung des Versuchs durch das Aussehen der Peritonealflüssigkeit, die man mit Glaskapillaren entnimmt, leiten lassen. Ist die Flüssigkeit klar oder nur in geringem Grade getrübt, so bedeutet dies, dass die Phagolyse trotz der Vorbehandlung stattgefunden hat; dagegen gelingt der Versuch in allen den Fällen, in denen die Peritonealflüssigkeit eiterähnlich und stark getrübt ist.

Da die Feststellung, dass das Fehlen des Pfeifferschen Phänomens mit der Abwesenheit der Phagolyse Hand in Hand geht, von einschneidender Bedeutung ist, so habe ich Garnier[3]) zu Versuchen angeregt, welche diese Frage definitiv entscheiden sollten. Zu der vorbereitenden Injektion hat er eine ganze Reihe von Flüssigkeiten angewendet und festgestellt, dass frische Bouillon für dieselbe am besten geeignet ist. Bei Meerschweinchen, bei denen die Phagolyse fast bis auf Null herabgesetzt werden konnte, trat die Phagocytose sogleich nach der Injektion der Vibrionen auf. Schon 2—5 Minuten später befand sich eine große Zahl von Bakterien innerhalb der Leukocyten, während die freien Vibrionen in diesem Stadium wenig zahlreich waren und das Pfeiffersche Phänomen nicht zeigten. Garnier hat seinem Aufsatz Photographieen von mit Vibrionen vollgestopften Leukocyten beigefügt, so dass selbst die skeptischsten Leser sich überzeugen müssen. Seit seiner Publikation ist keine Opposition er-

---

[1]) Deutsche mediz. Wochenschrift, 1896, p. 120.
[2]) Centralblatt für Bakteriologie, 1896, Bd. XX, p. 761.
[3]) Annales de l'Inst. Pasteur, 1897, Bd. XI, p. 767.

folgt, so dass die Frage, ob das Pfeiffersche Phänomen unterdrückt werden kann, als in bejahendem Sinne beantwortet gelten darf. Übrigens habe ich das Faktum einer großen Zahl von Forschern demonstrieren können. Man gelangt demnach zu der Auffassung, dass das Pfeiffersche Phänomen in der Bauchhöhle nur zugleich mit der Phagolyse auftritt, und da man demnach annehmen muss, dass die zur Umwandlung der Vibrionen notwendige Mikrocytase aus den pathologisch veränderten Phagocyten austritt, so sind wir verpflichtet, auch diese Annahme durch eine Reihe von Versuchen festzustellen. Falls diese Hypothese richtig wäre, so dürfte das Pfeiffersche Phänomen an den Stellen des Körpers nicht auftreten, an welchen keine oder nur wenig Leukocyten vorhanden sind. Diese Versuchsbedingungen kann man erfüllen, wenn man Choleravibrionen in das subcutane Bindegewebe oder in die vordere Augenkammer von Meerschweinchen einspritzt, die gegen Cholera immunisiert sind. Thatsächlich behalten die Vibrionen unter diesen Versuchsbedingungen ihre normale Gestalt bei und werden nicht in Granula umgewandelt, wie ich dies in meiner Arbeit über die extracelluläre Zerstörung der Choleravibrionen habe zeigen können. Pfeiffer hat dies Resultat angefochten, indem er behauptete, dass im Unterhautbindegewebe der geimpften Meerschweinchen das nach ihm benannte Phänomen regelmäßig, wenn auch nur schwächer und später als im Peritoneum auftritt. Der Widerspruch zwischen Pfeiffers und meinen Versuchen erklärt sich auf folgende Weise: Bei der Injektion von Vibrionen in das Unterhautbindegewebe und bei der späteren Entnahme des Exsudates treten manchmal kleine Hämorrhagieen auf; infolge derselben wird eine gewisse Menge der Mikrocytase der weißen Blutkörperchen des Blutextravasats und somit Fibrinferment in Freiheit gesetzt. Gelingt der Versuch, d. h. tritt beim Experimentieren kein Blut aus, so enthält das subcutane Exsudat nur normale Vibrionen, und es kommt nicht zur Umwandlung in Granula innerhalb der Flüssigkeiten.

Wenn die extracelluläre Umwandlung der Vibrionen in Granula die wahre Ursache der erworbenen Immunität wäre, so müsste das Fehlen dieses Phänomens im subcutanen Bindegewebe den Tod der Versuchstiere herbeiführen: in Wirklichkeit überstehen die Tiere die Injektion der Vibrionen sehr gut. Da in den meisten Fällen der Choleravibrio, selbst wenn er normalen, nicht immunisierten Meerschweinchen subcutan injiziert wird, eine tödliche Infektion nicht hervorzurufen vermag, so muss dieser Krankheitsschutz der Kategorie der natürlichen Immunität zugeteilt werden. Die angeborene Immunität kann aber auf andere Gründe zurückzuführen sein als die erworbene. Man müsste also, um einem solchen Vorwurf zu begegnen, eine Vibrionenart wählen, bei welcher im Anschluss an die subcutane Injektion der Tod auftritt. Mesnil[1], Laboratoriumschef im Institut Pasteur, hat derartige Versuche mit dem »Vibrio Massauah« angestellt, ein Vibrio, der von vielen Autoren als dem Cholerabacillus sehr nahestehend angesehen wird. Normalen Meerschweinchen subcutan injiziert, ruft derselbe die Bildung eines Ödems hervor, in welchem die Bakterien wimmeln; es kommt bald zur Allgemeininfektion des Organismus und nach 24 Stunden zum Tode des Tieres. Injiziert man nun diese Vibrionen immunisierten Meerschweinchen unter die Haut, so vertragen die Tiere

---

[1] Annales de l'Inst. Pasteur, 1896, Bd. X, p. 375.

die Injektion gut, wobei es zum Auftreten des Pfeifferschen Phänomens nicht kommt. Ein Teil der Vibrionen wird in Haufen zusammengeballt, ein anderer, nicht geringer Teil bleibt isoliert und beweglich. Einige Stunden nach der Injektion wird die Zahl der Haufen geringer; dagegen nimmt diejenige der isolierten Vibrionen zu, ein Beweis dafür, dass die Bakterien sich dem umgebenden Medium angepasst haben; aber niemals verwandeln sich die Vibrionen in Granula, so lange sie in dem subcutanen Exsudate frei umherschwimmen.

Salimbeni[1] hat in einer in meinem Laboratorium gemachten Arbeit untersucht, ob das Pfeiffersche Phänomen im subcutanen Bindegewebe eines gegen Cholera hochimmunisierten Pferdes auftritt. Dies Pferd hatte 14 Monate hindurch große Mengen Choleravibrionen eingespritzt erhalten, und sein Blutserum wandelte Vibrionen mit großer Schnelligkeit und Intensität in Granula um. Trotz dieser zur Auslösung des Pfeifferschen Phänomens äußerst günstigen Bedingungen trat dasselbe bei Injektionen von Choleravibrionen unter die Haut niemals auf. Die Vibrionen wurden in kurzer Zeit zwar völlig immobilisiert, behielten ihre normale Form jedoch bei und blieben während einer Reihe von Stunden noch am Leben. Das 48 Stunden nach der Injektion entnommene Exsudat ergab noch entwickelungsfähige Choleravibrionen auf geeignetem Nährboden.

Da es leichter gelingt, ohne Blutung zu erzeugen, den Choleravibrio in die vordere Augenkammer als unter die Haut zu injizieren, und da das Kammerwasser keinen Zwischenkörper enthält, so konnte Pfeiffer selbst das Fehlen des Auftretens seines Phänomens in der Augenkammer beobachten. Die Feststellung dieser Thatsache ist nicht schwierig, und man sieht noch lange Zeit freie, völlig bewegliche Vibrionen in dem Kammerwasser herumschwimmen. Das Exsudat der vorderen Augenkammer enthält viele lebende Bakterien, die sich, auf Nährböden gebracht, deutlich entwickeln, selbst wenn die Flüssigkeit erst einige Tage nach der Einimpfung entnommen wird.

Alle diese Untersuchungen beweisen, dass in den Flüssigkeiten des lebenden Körpers Mikrocytase nur da zu finden ist, wo viele präexistierende Leukocyten vorhanden sind, und unter Bedingungen, unter welchen die Leukocyten mehr minder stark aufgelöst werden. Dies Resultat kann man durch folgenden Versuch bestätigen: Nimmt man ein Meerschweinchen, das gegen Cholera immunisiert ist, und dessen Serum in vitro das Pfeiffersche Phänomen mit großer Schnelligkeit ergiebt, und injiziert demselben intravenös eine Suspension von Choleravibrionen, so tritt das Pfeiffersche Phänomen nunmehr nicht auf. Diesen Versuch hat Bordet gemacht und beschrieben[2]. Er injizierte einem gegen Cholera immunisierten Meerschweinchen eine Suspension dieser Bakterien in die Jugularis und tötete das Tier $\frac{1}{2}$ Stunde nach Ausführung der Injektion. Im Herzblut des Tieres fand er Vibrionen, welche ihre normale Gestalt beibehalten hatten und sich mit Methylenblau färbten. Die Aussaat des Blutes aus Herz, Leber und Milz ergab Reinkulturen von Vibrionen. Bei einem anderen Meerschweinchen, welches gegen dasselbe Bakterium hochimmunisiert und sodann in der oben beschriebenen Weise infiziert worden war, enthielt das 4—15 Minuten später entnommene Blut in

---

[1] Annales de l'Inst. Pasteur, 1898, Bd. XII, p. 199.
[2] Annales de la Soc. des Sc. méd. et nat. de Bruxelles, 1895, Bd. IV.

mit Methylenblau gefärbten Präparaten gut gefärbte Vibrionen von normaler Gestalt. Diese Versuche beweisen deutlich das Fehlen des Pfeifferschen Phänomens im Blute eines lebenden Tieres, welches eine hohe erworbene Immunität besitzt. Die noch normalen Vibrionen lagen innerhalb der Leukocyten.

Levaditi[1]) hat diese Versuche in meinem Laboratorium nachgeprüft; er variierte die Bedingungen, unter welchen die Vibrionen in die Blutgefäße injiziert werden, und konnte mehrfach die Phagolyse der weißen Blutkörperchen und das fast völlige Verschwinden derselben aus dem peripheren Kreislauf . beobachten. In diesem Falle häuften sich die degenerierten Leukocyten in den Kapillaren der Lunge an, und man konnte Haufen derselben erkennen, welche zahlreiche in Granula verwandelte Vibrionen enthielten. Aber die Phagolyse ließ sich leicht vermeiden, wenn man die Tiere mit Injektionen von physiologischer Kochsalzlösung oder von Bouillon vorbehandelte. In diesem Falle blieben die Leukocyten innerhalb des cirkulierenden Blutes und nahmen die Bakterien schon nach kurzer Zeit auf. Während aber die noch frei im Blutplasma schwimmenden Vibrionen ihre normale Gestalt und Tinktionsfähigkeit beibehielten, wurden die von den Mikrophagen aufgenommenen Bakterien bald zum großen Teil in Granula umgewandelt. Die Schnelligkeit, mit welcher die Phagocyten den Akt der Bakterienaufnahme und sodann die körnige Metamorphose der Vibrionen ausführen, ist geradezu staunenswert.

Dieser Fall, welcher ein typisches Beispiel für die Reaktion des Organismus bei erworbener Immunität darstellt, zeigt eine deutliche und schnell auftretende Phagocytose. Es handelt sich wiederum um denselben Prozess, den wir schon im Peritoneum immunisierter Meerschweinchen beschrieben haben, bei denen die Phagolyse nach besonderer Vorbehandlung nicht auftrat. Im subcutanen Bindegewebe und in der vorderen Augenkammer, in welchen das Pfeiffersche Phänomen regelmäßig fehlt, erfolgt die Phagocytose in der gewohnten Weise und führt zur Zerstörung der Vibrionen. Dies Resultat ist häufig bestätigt worden, z. B. von Bordet, Mesnil und Salimbeni. Man braucht nur die Häufigkeit des Auftretens des Pfeifferschen Phänomens gegenüber derjenigen der Phagocytose bei gegen Cholera immunisierten Tieren zu vergleichen, um sich davon zu überzeugen, dass ersteres seine Grenzen hat, während die Phagocytose allgemein verbreitet ist.

Gegen diese letzte Folgerung könnte man erwidern, dass in der Peritonealflüssigkeit von immunisierten, aber nicht gegen Phagolyse geschützten Meerschweinchen die Vibrionen nicht von den Leukocyten verzehrt werden. Entnimmt man mit Glasröhrchen Exsudat aus der Peritonealflüssigkeit kurz nach der intraperitonealen Injektion von Choleravibrionen, so konstatiert man thatsächlich allein ein intensives Zustandekommen des Pfeifferschen Phänomens, während die Phagocytose völlig oder fast völlig fehlt. Aber diese Versuchsanordnung reicht nicht aus. Um sich von dem Vorgang in der Bauchhöhle genau Rechenschaft geben zu können, muss man das Tier töten und sorgfältig Peritoneum und Epliploon untersuchen. Wie zuerst Max Gruber[2]) und Cantacuzène[3]) gezeigt haben,

---

[1]) Annales de l'Inst. Pasteur, 1901, Bd. XV.

[2]) Münchener med. Wochenschrift, 1896, pp. 277 und 310.

[3]) Annales de l'Inst. Pasteur, 1898, Bd. XII, p. 273.

ist in diesem Falle das große Netz mit einer dichten Masse belegt, welche eine große Zahl von zum Teil mit Vibrionen angefüllten Leukocyten enthält. Außerdem besteht diese Masse aus einer großen Anzahl von Vibrionen, welche zum Teil in Granula umgewandelt, zum Teil agglutiniert sind, zum Teil isoliert liegen und ihre normale Gestalt beibehalten haben. Die Phagocytose wird allmählich immer deutlicher, und es ist nicht angängig, ihr Bestehen zu leugnen oder ihr eine untergeordnete Rolle beizumessen.

Die Aufhebung des Pfeifferschen Phänomens in der Bauchhöhle und im Blut oder das völlige Fehlen desselben im Unterhautbindegewebe und in der vorderen Augenkammer nehmen dem immunisierten Meerschweinchen, wie wir gesehen haben, die erworbene Immunität nicht. Das Tier bleibt gegen die Vibrionen immun, ohne dass dieselben in den Körperflüssigkeiten in Granula umgewandelt werden. Dennoch tritt diese Umwandlung auf, aber nur innerhalb der Phagocyten. Wie schon gelegentlich der Besprechung der natürlichen Immunität mitgeteilt wurde (s. Kap. VI, VII), erleiden die von den Mikrophagen verschlungenen Vibrionen fast momentan eine Gestaltsveränderung, welche derjenigen, die beim Pfeifferschen Phänomen auftritt, sehr ähnlich ist. Die Mikrophagen sind häufig mit einer großen Anzahl von Körnern angefüllt, die von den verschlungenen Vibrionen stammen und in kurzer Zeit völlig verdaut werden. Diese konstant auftretende Erscheinung liefert wiederum einen Beweis dafür, dass die Mikrocytase von den Mikrophagen erzeugt wird.

Wenn das Pfeiffersche Phänomen nur einen Sonderfall darstellt, in welchem die Vibrionen im Innern von Mikrocytase enthaltenden Flüssigkeiten in Granula umgewandelt werden, so ist es selbstverständlich, dass die Aufhebung des Phänomens nicht den Tod der betreffenden Tiere zur Folge hat. Wenn dagegen die Phagocytenreaktion für die erworbene Immunität thatsächlich von hoher Bedeutung ist, so müssen alle Vorgänge, welche das Auftreten der Phagocytose verhindern, zugleich der Immunität des Tieres Abbruch thun. Über diese Frage hat Cantacuzène[1] in meinem Laboratorium eine ausführliche Untersuchung unternommen. Er hat festgestellt, dass eine Injektion von Opium in nicht tödlicher Dosis das Meerschweinchen narkotisiert und zugleich die Bewegungen der Leukocyten desselben aufhebt. Kleine, Choleravibrionen enthaltende Glasröhrchen, welche man geimpften Meerschweinchen unter die Haut bringt, nehmen bei dem nicht narkotisierten Tiere eine Anzahl von Leukocyten auf. Bringt man dieselben jedoch einem Meerschweinchen unter die Haut, welches Opiumtinktur erhalten hat, so enthalten die Röhrchen mehrere Stunden hindurch keine Leukocyten, und erst später dringen die weißen Blutkörperchen in dieselben ein. Wenn Cantacuzène immunisierten Meerschweinchen eine hohe Dosis Choleravibrionen in das Peritoneum injizierte, so blieben die Tiere gegen die Infektion geschützt; wenn aber dieselben Versuchsbedingungen eingehalten wurden und zugleich Opiumtinktur injiziert wurde, so führte die gleiche Infektion zum Tode des Tieres. Bei den narkotisierten Tieren tritt trotz erheblicher Erweiterung und Hyperämie der Blutgefäße, trotz deutlicher Hyperleukocytose die Diapedese in den ersten Stunden nach der Opiuminjektion nicht auf, und erst später (5—6 Stunden nach der Injektion) erscheinen

---

[1] **Annales de l'Inst. Pasteur,** 1898, Bd. XII, p. 288.

die Leukocyten in der Bauchhöhle. Während des Inaktivitätsstadiums der Phagocyten behalten die Vibrionen ihre volle Beweglichkeit bei und sind mit basischen Anilinfarbstoffen färbbar. Gelangen einige Stunden später die Leukocyten in die Bauchhöhle, so finden sie in derselben eine enorme Menge von Vibrionen vor. Trotz der Fülle der Bakterien verzehren die Phagocyten — speciell die Mikrophagen — eine große Zahl von Choleravibrionen, was jedoch den wenn auch etwas später als bei den nicht immunisierten Kontrolltieren erfolgenden Tod der Tiere nicht mehr anfhält. Bei dem Tode des Tieres findet man innerhalb des Exsudates keine freien Vibrionen mehr, da sie sämtlich von den Mikrophagen verzehrt und in deren Inneren in Granula verwandelt worden sind. Bei der Autopsie findet man auf dem Netze eine große Menge kleiner Vibrionenanhäufungen, wie man sie niemals bei Tieren sieht, welche nicht Opium erhalten haben.

Man brauchte also die Reaktion der Phagocyten nur um einige Stunden zurückzuhalten, um zu erreichen, dass trotz der Immunisierung die Meerschweinchen der Infektion durch Choleravibrionen erliegen. So begreift man leicht, dass der Phagocytose bei der erworbenen Immunität eine höhere Bedeutung zuzuschreiben ist als dem Pfeifferschen Phänomen.

Diese gelegentlich des Pfeifferschen Phänomens gewonnenen Ergebnisse wurden bei dem Studium anderer durch Vibrionen erzeugter Krankheiten bestätigt. An dieser Stelle müssen wir an die von v. Behring und Nissen gemachte Entdeckung erinnern, dass das Blutserum von Meerschweinchen, welche gegen den Vibrio Gamaleia immunisiert worden sind, eine hohe baktericide Kraft besitzt. Als diese Thatsache veröffentlicht wurde, war man noch zu der Annahme berechtigt, dass die antibakterielle Kraft des Blutes allein die erworbene Immunität gegen diesen Vibrio zu erklären im stande sei. Aber eine Vergleichung der Vorgänge im Reagenzglas mit denjenigen, die im lebenden Organismus selbst sich abspielen, hat bald gezeigt, dass diese Hypothese nicht haltbar ist; während die in das Blutserum von hoch immunisierten Meerschweinchen gebrachten Vibrionen in demselben in großer Zahl und oft sogar sämtlich zu Grunde gehen, bleiben dieselben Bakterien, in das Unterhautbindegewebe jener Tiere gebracht, noch einige Tage am Leben. Der Vibrio Gamaleia wird weniger leicht in Granula verwandelt als der Choleravibrio, und man findet jenen meist in normaler Gestalt innerhalb der Leukocyten. Demnach ist es nicht angängig, denselben zu Studien über das Pfeiffersche Phänomen zu benutzen.

Die schnelle und ausgiebige Zerstörung des Vibrio Gamaleia, welche man im Reagenzglase unter dem Einfluss des Blutserums immunisierter Meerschweinchen beobachtet, und das lange Überleben dieser Bakterien im lebenden Organismus zeigen uns wiederum, dass man die beiden Gruppen von Vorgängen nicht identifizieren darf. Andererseits giebt die Thatsache der Zerstörbarkeit des Vibrio Gamaleia in vitro einen neuen Beweis dafür, dass während der Bereitung des Serums neben der Gerinnung noch ein anderer Vorgang sich abspielt, welcher zur Bildung der baktericiden Kraft des Serums führt. Offenbar handelt es sich bei der Wirkung des Serums in vitro um den Austritt von Mikrocytase aus den zerstörten oder pathologisch veränderten Leukocyten. Dies Alexin (die Mikrocytase) wirkt gemeinsam mit dem specifischen Zwischenkörper der Körperflüssigkeiten und führt zum Tode der in das Serum gebrachten Vibrionen. Da in dem lebenden Organismus die Mikrocytase nicht

frei vorhanden ist, so werden die Bakterien, obgleich sie schon eine
Bindung mit dem Zwischenkörper eingegangen sind, nicht abgetötet, so
lange sie nicht von den Phagocyten
aufgenommen worden sind. In einem
Vortrage auf dem Internationalen Hygienekongress in London 1891 [1]) habe
ich zeigen können, dass die Phagocytenreaktion bei gegen den Vibrio
Gamaleia immunisierten Meerschweinchen deutlich auftritt. Die Injektion
desselben in das Unterhautbindegewebe, welche bei normalen Meerschweinchen schnell zum Tode führt,
führt bei immunisierten Tieren zur
Bildung eines großen Exsudates, in
welchem den zahlreichen Vibrionen
ein starker Widerstand seitens der
Leukocyten entgegengestellt wird.

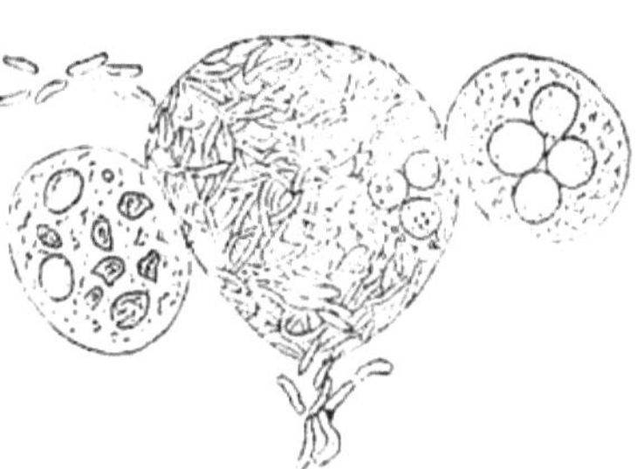

Fig. 40. Vibrionen (V. Metschnikowi),
welche sich in einem Mikrophagen
eines immunisierten Meerschweinchens
entwickeln.

Diese verzehren die lebenden Bakterien, behalten sie einige Zeit in ihrem
Innern und verdauen sie schließlich völlig. Während des letzten Stadiums
dieses Kampfes findet man
im Innern der Leukocyten
häufig Vibrionen, welche
kuglige Form angenom-
men haben. Gerade mit
diesen Bakterien-haltigen
Zellen habe ich zuerst
einen Versuch anstellen
können, der seitdem von
vielen Autoren stets mit
dem gleichen Resultat
wiederholt worden ist.
Entnimmt man einem im-
munisierten Meerschwein-
chen einen Tropfen des
subcutanen Exsudates zu
einer Periode, in welcher
alle Vibrionen schon seit
einer gewissen Zeit von
den Leukocyten aufge-
nommen sind und bringt
man jenes Tröpfchen in
der Form eines hängen-
den Tropfens in einen
Brutschrank bei 35—37°,
so sieht man, dass nun-
mehr die verschlungenen

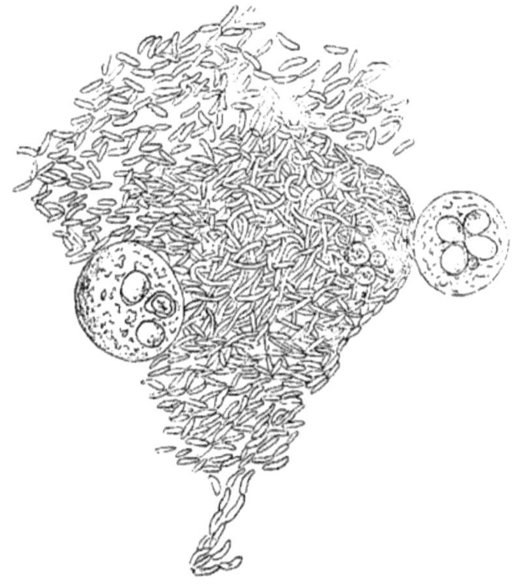

Fig. 41. Vibrionen wie Fig. 40. Die Vibrionen haben
den Mikrophag zum Bersten gebracht und sind in
die Flüssigkeit des hängenden Tropfens ausgetreten.

Vibrionen sich innerhalb der Phagocyten vermehren, und dass die Blutkörperchen selbst zu Grunde gehen. Die Vibrionen füllen zuerst das Innere

[1]) Annales de l'Inst. Pasteur, 1891, Bd. V, p. 465.

der Leukocyten an, vermehren sich schnell, bringen die Zellen schließlich zum Bersten und verbreiten sich sodann in der Gesamtflüssigkeit des hängenden Tropfens. (Fig. 40 und 41.)

Dieser Versuch beweist erstens, dass die Vibrionen lebend verzehrt worden sind, und zweitens, dass das Plasma des Exsudates die weitere Entwicklung derselben nicht hat verhindern können.

Nachdem wir so das Verhalten der Vibrionen im Organismus immunisierter Tiere zusammenfassend mitgeteilt haben, müssen wir untersuchen, ob dieser Modus des Verschwindens der Vibrionen allgemeine Gültigkeit besitzt. Wir werden die diesbezüglichen Studien an Spirillen beginnen, welche in vielen Beziehungen eine große Ähnlichkeit mit Vibrionen besitzen, und uns an eine sorgfältige Arbeit halten, welche Sawtschenko neuerdings über die Spirochaete Obermeieri veröffentlicht hat. Nach den im sechsten Kapitel gemachten Ausführungen wissen wir, dass die im Serum von an Rückfallfieber erkrankten Personen enthaltenen Spirochaeten in der Bauchhöhle von Meerschweinchen durch die Makrophagen zerstört werden. Die Phagocyten bedingen also die natürliche Immunität des Meerschweinchens gegen den Erreger des Rückfallfiebers. Bei Meerschweinchen, denen man mehrfach Spirillen-haltiges Blut oder Serum injiziert hat, geht die Zerstörung dieser Bakterien in anderer Weise vor sich. Wenn Sawtschenko den vorbehandelten Meerschweinchen intraperitoneal Obermeiersche Spirochaeten injizierte, so sah er an denselben eine dem Pfeifferschen Phänomen ähnliche Veränderung auftreten. Schon nach kurzer Zeit nahmen die meisten Spirochaeten die Gestalt zarter Spirillen an, denen runde Körnchen angelagert waren. Zu einer völligen Umwandlung der Spirillen in Granula kam es nicht; aber ein Teil des Inhalts der Spirillen trat unter der Form kleiner kugliger Tröpfchen aus. Die Spirillen, welche diese Veränderung zeigten, verloren ihre Beweglichkeit und lagerten sich in Häufchen zusammen. Demnach fand unstreitig eine extracelluläre Zerstörung der Spirillen statt, aber dieselbe kam nur in der Bauchhöhle zu stande. Vorbehandelten Meerschweinchen in das subcutane Gewebe injiziert, führten die Spirillen zur Bildung eines mäßig reichlichen, harten Exsudates; in demselben lagen Leukocyten, welche Spirochaeten von normaler Gestalt enthielten. Diese Bakterien waren ausschließlich in Makrophagen gelegen und zeigten das Pfeiffersche Phänomen nicht. Dasselbe fehlte ebenfalls bei normalen Meerschweinchen, denen man die gleiche Menge von Spirillen subcutan injizierte, nur war bei diesen Tieren das Ödem an der Injektionsstelle reichlich und weich, und das Verschwinden der Spirillen, d. i. ihre Aufnahme durch die Makrophagen, trat erst bedeutend später ein als bei den vorbehandelten Meerschweinchen. In dieser Beziehung besitzen die Spirochaeten also eine deutliche Ähnlichkeit mit den Vibrionen: in beiden Fällen Fehlen des Pfeifferschen Phänomens bei Injektion unter die Haut und Aufnahme der Bakterien durch die Leukocyten des Exsudates; andererseits Auftreten des Pfeifferschen Phänomens in der Peritonealflüssigkeit. Diese Analogie erstreckt sich noch weiter. Bei Meerschweinchen, die mit wiederholten Injektionen von Spirillen-haltigem Serum von Menschen behandelt worden waren, hat Sawtschenko ebenso leicht wie bei Vibrionen-haltigem Serum das Pfeiffersche Phänomen aufheben können. Er brauchte nur am Abend vor Beginn des Versuches eine gewisse Menge Bouillon immunisierten Meerschweinchen in die Bauchhöhle zu injizieren; wenn er diesen Tieren 24 Stunden später Spirillen in die Bauchhöhle brachte, blieben die Spirillen noch stundenlang beweglich, wurden nicht in Granula verwandelt und schließlich durch die Makrophagen völlig zerstört.

Im Anschluss an diese Versuche kommt man zu der Auffassung, dass das Schicksal der Spirochaeten des Rückfallfiebers innerhalb von Meerschweinchen, die mit oben genannter Injektion vorbehandelt sind, von denselben Gesetzen abhängig ist, welche für die erworbene Immunität gegen Choleravibrionen gelten. Die Spirillen werden von den Phagocyten aufgenommen und zerstört, wenn es nicht zu einer Phagolyse kommt und damit zum Austritt von Alexin, welches sodann außerhalb der Leukocyten die Bakterien angreift.

Nach der Entdeckung der Umwandlung der Vibrionen in Granula suchte Pfeiffer zusammen mit seinen Schülern festzustellen, ob das neue Phänomen bei der erworbenen Immunität gegen Infektionskrankheiten konstant auftritt. Er hat seine Versuche zuerst an Typhusbacillen gemacht und dieselben zusammen mit Kolle in einer größeren Arbeit veröffentlicht[1]. Diese Forscher haben sich die vielfach bestätigte Entdeckung von Beumer und Peiper[2], Chantemesse und Widal[3] zu Nutze gemacht, welche fanden, dass Laboratoriumstiere, besonders Mäuse und Meerschweinchen, leicht gegen Typhus immunisiert werden können. Wie gegen die experimentelle Cholerainfektion, kann man Meerschweinchen auch gegen Typhus entweder mit lebenden, in nicht tödlicher Dosis injizierten Bacillen oder mit sterilisierten Kulturen oder aber mit der Nährflüssigkeit, welche durch Filtrierung von Bacillen befreit ist, immunisieren. So erhält man bei den kleinen Versuchstieren eine deutliche erworbene Immunität, und die Untersuchung der Veränderungen, die sich in einem solchen Tiere abspielen, haben im allgemeinen eine große Ähnlichkeit mit denjenigen gezeigt, welche man bei Immunisierung gegen Vibrionen beobachtete. In der Bauchhöhle immunisierter Meerschweinchen kommt es zwar nicht zum Auftreten des echten Pfeifferschen Phänomens, d. h. die Bacillen werden nur in geringer Zahl in Granula umgewandelt, und die Mehrzahl derselben behält ihre Stäbchenform bei, aber sie erleiden dennoch eine starke sichtbare Schädigung: sie werden unbeweglich und agglutinieren mehr minder vollständig. Überträgt man jedoch eine kleine Menge dieser Bakterien auf Nährböden, so entwickeln sie sich auf denselben und geben reichliche Kolonieen. Die Peritonealflüssigkeit wirkt demnach unstreitig auf den Typhusbacillus, aber in geringerem Grade, als unter den gleichen Versuchsbedingungen auf Choleravibrionen. In beiden Fällen kommt es zu einer erheblichen Phagolyse und im Anschluss an dieselbe zum Austritt von Mikrocytase, deren Wirkung auf den Vibrio stärker ist als auf den Typhusbacillus. Diese extracelluläre Schädigung des Typhusbacillus in der Bauchhöhle kann durch eine am Vorabend des Versuches gemachte Injektion von Bouillon, physiologischer Kochsalzlösung oder normalen Serums verhindert werden. Die Aufhebung der Phagolyse hat — wie bei Vibrionen und Spirillen — zur Folge, dass die extracelluläre Wirkung auf die Typhusbacillen unterbleibt.

---

[1] Zeitschrift für Hygiene, 1895, Bd. XXI, p. 203.
[2] Ibid., 1887, Bd. II, p. 110.
[3] Annales de l'Inst. Pasteur, 1888, Bd. II, p. 54.

Dieselbe Analogie beobachtet man bei der Reaktion auf subcutane Injektionen von Typhusbacillen. Im Anschluss an dieselben tritt eine gewisse Agglutination auf, ohne dass der Bacillus durch das Exsudat besonders stark geschädigt wird. Der schädigende Einfluss der Flüssigkeiten ist hier noch schwächer, als in der Bauchhöhle; aber ebenso wie innerhalb des Peritoneums von immunisierten Meerschweinchen, die mit einer Bouilloneinspritzung vorbehandelt sind, werden auch im subcutanen Exsudat die Bakterien allein von den Phagocyten zerstört; in beiden Fällen kommt es zu einer starken Leukocytose, bei welcher die Mikrophagen in überwiegender Mehrzahl vorhanden sind. Dieselben nehmen die Bakterien auf und verdauen sie in kurzer Zeit vollständig. Die einverleibten Bakterien werden innerhalb der Phagocyten in Granula verwandelt, welche den bei Cholera zu beobachtenden äußerst ähnlich sind. Es besteht also auch in dieser Beziehung eine Analogie zwischen den beiden Bakterienarten.

Oppel[1]) hat in meinem Laboratorium die Untersuchungen Cantacuzènes über die hemmende Wirkung des Opiums auf die Phagocytose nachgeprüft. Das Resultat war das gleiche: Unter dem Einfluss des Narkoticums traten die Leukocyten erst spät in Aktion, und die Meerschweinchen erlagen der Typhusinfektion trotz vorheriger Immunisierung. Zu demselben Schlusse berechtigen die Versuche von Wassermann[2]). Meerschweinchen, welche gegen den Typhusbacillus immunisiert sind, werden nicht durch eine für die Kontrolltiere letale Dosis getötet. Injiziert man aber zusammen mit diesen Bakterien eine gewisse Quantität Serum (3 cbcm), welches die Phagocytenreaktion zu hemmen im stande ist, so verlieren die Meerschweinchen ihre Immunität und gehen an der Typhusinfektion zu Grunde. Das von Wassermann verwendete Serum war durch Aderlass von Kaninchen gewonnen, welche mit Blutserum von Meerschweinchen vorbehandelt waren. Jenes Kaninchenserum hebt die Wirkung des Alexins des Meerschweinchens auf, besitzt jedoch, wie Besredka[3]) gezeigt, noch einige andere Eigenschaften, besonders diejenige, dass sie die Wirkung der Phagocyten hemmt. Demnach wurde die Aufhebung der erworbenen Immunität bei den Meerschweinchen in den Wassermannschen Versuchen in erster Reihe durch die antiphagocytäre Eigenschaft des Serums verursacht. Diese Versuche sprechen wiederum für die hohe Bedeutung der Phagocytenreaktion bei der erworbenen Immunität und ebenfalls für die Analogie zwischen dem Mechanismus der Immunität gegen Typhusbacillen und demjenigen des Krankheitsschutzes gegen Choleravibrionen.

Gegenüber einem solchen Verhalten brauchen wir nicht länger bei den Einzelheiten der erworbenen Immunität dieser Tiere gegen die experimentelle Typhusinfektion zu verweilen. Wir gehen daher zu einem andern Beispiel über und zwar zum Bacillus pyocyaneus, den man seit vielen Jahren zu dem Studium der erworbenen Immunität für besonders geeignet hält. Charrin hat zuerst mit Pyocyaneusbacillen bei Tieren eine experimentelle Infektionskrankheit erzeugt und über die erworbene Immunität des Kaninchens gegen diesen Bacillus mehrere Abhandlungen ver-

<hr>

[1]) Annales de l'Inst. Pasteur, 1901, Bd. XV.
[2]) Zeitschrift für Hygiene, 1901, Bd. XXXVII, p. 173.
[3]) Annales de l'Inst. Pasteur, 1901, Bd. XV, p. 209.

öffentlicht[1]). Er zeigte, dass man diese Tiere nicht nur mit lebenden
Bacillen, sondern auch mit Bakterienprodukten immunisieren kann, und er
hat besonders die Wirkung des Blutserums immunisierter Kaninchen mit
derjenigen normaler Kaninchen auf die Entwicklung des Bacillus pyocyaneus verglichen. Charrin konnte eine echte Baktericidität des
Serums immunisierter Kaninchen nicht feststellen, hat aber zuerst auf
einige Veränderungen, welche die Bakterien in diesem Serum erleiden,
aufmerksam gemacht. Er beobachtete nämlich, dass es in dem Serum
nicht zur Produktion von Pyocyanin kommt, und er konnte gemeinsam
mit Roger zeigen, dass in dem Serum des immunisierten Kaninchens der
Bacillus Pakete bildet, die aus mehr minder langen Ketten zusammengesetzt sind, während im Serum des normalen, krankheitsempfänglichen
Kaninchens der Bacillus seine normale Stäbchengestalt beibehält und die
Bacillen meist getrennt von einander liegen.

Aus seinen Reagenzglasversuchen schloss Charrin, dass, wenn man
den Bacillus pyocyaneus der Wirkung der Körperflüssigkeiten eines immunisierten Tieres unterzieht, seine Funktionsfähigkeit stark herabgesetzt
wird. Bouchard[2]) hat selbst eine Theorie über die erworbene Immunität
entwickelt und nennt als Hauptfaktor dieser Immunität den Umstand,
dass das Bakterium im immunisierten Organismus nicht mehr fähig ist,
seine die Gefäßerweiterung und damit die Diapedese der weißen Blutkörperchen verhindernden flüssigen Produkte zu secernieren. Aber gerade
die vergleichende Beobachtung der Vorgänge, welche bei für Pyocyaneusinfektion empfänglichen und bei immunisierten Kaninchen sich abspielen,
zeigt, dass wir die Erklärung von Bouchard nicht annehmen können;
denn die subcutane Injektion des Bacillus ins Ohr von normalen Kaninchen ruft bei denselben starke Hyperämie und Entzündung hervor; dabei
tritt die Diapedese der weißen Blutkörperchen und daher die Phagocytose
erst spät ein. Bei immunisierten Kaninchen ist die Hyperämie der Ohr-
gefäße unter denselben Versuchsbedingungen sehr gering, aber Diapedese
und Phagocytose kommen in sehr kurzer Zeit zu stande. Wenn also im
ersten Falle die weißen Blutkörperchen erst spät an den Kampfplatz
kommen, so liegt dies nicht daran, dass dieselben infolge mangelnder
Dilatation der Venen nicht die Gefäßwand passieren können; sondern das
verzögerte Auftreten der Phagocytose ist dem Mangel an positiver Chemotaxis der Leukocyten zuzuschreiben. Diese Interpretation ist auch für
alle anderen Fälle von erworbener Immunität zutreffend.

P. Müller[3]) hat neuerdings auf die Bedeutung der bactericiden Kraft
des Serums von gegen Pyocyaneusinfektion immunisierten Tieren aufmerksam gemacht. Die negativen Resultate seiner Vorgänger verlieren
nach Müller ihren Wert, da die Versuche der Autoren bei Luftzutritt
ausgeführt worden sind, und da nur bei Ausschluss von freiem Sauerstoff
die bactericide Wirkung sich deutlich offenbaren kann. Müller hat
daraufhin untersucht, wie bei Sauerstoffabschluss das Serum normaler und
dasjenige immunisierter Tiere auf den Bacillus pyocyaneus wirkt. Wie
seine Versuche gezeigt haben, ist das Blutserum immunisierter Kaninchen

---

[1]) Comptes rendus de la Soc. de biol., 1889, pp. 250, 330, 627; 1890, pp. 203,
332, 195.
[2]) Les microbes pathogénes, Paris 1892.
[3]) Centralblatt für Bakteriologie, 1900, Bd. XXVIII, p. 577.

stärker baktericid als dasjenige normaler. Bevor wir aber aus dieser Thatsache irgend einen Schluss ziehen dürfen, müssen wir uns die Frage vorlegen, ob die in vitro beobachteten Verhältnisse mit den im lebenden Organismus sich abspielenden Vorgängen identifiziert werden können. In den vorigen Kapiteln ist schon oft gezeigt worden, dass das bei Aderlässen und Gerinnungsvorgängen sich bildende Serum keineswegs mit dem Plasma des cirkulierenden Blutes gleichzustellen ist. Will man sich von dem Mechanismus der Immunität im lebenden Organismus eine Vorstellung machen, so muss man die Vorgänge im immunisierten Tiere beobachten und darf aus den Reagenzglasversuchen nur mit äußerster Vorsicht Schlüsse ziehen. Allen Arbeiten über Pyocyaneusimmunität, die wir bisher mitgeteilt haben, muss man den Vorwurf machen, sich nach dieser Regel nicht scharf genug gerichtet zu haben.

Nach der Entdeckung des Pfeifferschen Phänomens bei gegen Cholera immunisierten Tieren hat man sich mehr als vorher mit den Veränderungen beschäftigt, welche in dem immunisierten Organismus vor sich gehen. Wassermann[1]) hat zuerst das Pfeiffersche Phänomen bei Infektion mit Pyocyaneus geprüft. Mit einem besonders virulenten Stamm dieses Bacillus erzeugte Wassermann beim Meerschweinchen eine tödliche Krankheit, gegen welche er die Tiere auf verschiedenem Wege immunisieren konnte.

Wassermann beschreibt die im Peritoneum der immunisierten Meerschweinchen vor sich gehenden Veränderungen mit folgenden Worten: »Nach einer weiteren Zeit quellen die Stäbchen dann auf und schmelzen wie Wachs in heißem Wasser. Granulabildung, wie bei Cholera, habe ich nur selten beobachtet. Es verhält sich der Vorgang mehr wie derjenige beim Typhus abdominalis nach der Beschreibung von R. Pfeiffer. Jedenfalls geht aber auch hier der ganze Auflösungsprozess im freien Exsudat ohne Mitwirkung der Leukocyten vor sich.«

Man sieht, es handelt sich auch hier um ein abgeschwächtes Pfeiffersches Phänomen ohne Umwandlung in Granula, aber mit Immobilisierung der Bacillen. Da Wassermann sich auf die Beobachtung des Inhalts des Peritoneums beschränkt hat, bei welcher man bekanntlich nur ein unvollständiges Bild der erworbenen Immunität erhält, hat Gheorghiewsky[2]) in meinem Laboratorium diese Frage vollständig studiert. Zu diesem Zwecke impfte er eine Reihe von Meerschweinchen mit lebenden Pyocyaneusbacillen; eine sichere Methode, um experimentell Immunität zu erzeugen. Die Untersuchung des Peritonealexsudates der immunisierten Meerschweinchen, welches man kurze Zeit nach der Injektion der Bacillen entnimmt, ergab eine Immobilisierung und einen gewissen Grad von Agglutination der Bacillen. Dieselben werden nicht in Granula umgewandelt, aber sie werden etwas gedrungener und dicker. Diese Veränderung beobachtet man während der Phagolyse zu einer Zeit, in der in der Bauchhöhle nur wenige Leukocyten enthalten sind. Etwa 2 Stunden nach der Injektion der Bakterien erscheinen die Leukocyten im Peritonealexsudat wieder; besonders die Mikrophagen ergreifen nun sofort die Bakterien und verwandeln dieselben in ihrem Innern in Granula. Einige Stunden später enthält das an Leukocyten reiche Exsudat keine frei

[1]) Zeitschrift für Hygiene, 1896, Bd. XXII, p. 263.
[2]) Annales de l'Inst. Pasteur, 1899, Bd. XIII, p. 308.

umherschwimmenden Bacillen mehr. Sie liegen sämmtlich im Innern der Mikrophagen. Entnimmt man jedoch aus einem solchen Exsudat einen Tropfen und bringt ihn für einige Zeit in eine Temperatur von 37°, so sieht man, dass die Bacillen in den Phagocyten, die außerhalb des Organismus abgestorben sind, sich reichlich vermehren. Man erhält auf diesem Wege Bacillenreinkulturen; ein deutlicher Beweis dafür, dass die Bacillen von den Leukocyten in lebendem Zustande aufgezehrt worden sind. Dieser Versuch erinnert demnach an die schon bei dem Vibrio Gamaleïa gemachte Beobachtung.

Etwa 24—30 Stunden nach der Injektion der Bacillen, d. h. zu einer Zeit, in welcher die Untersuchung des Peritonealexsudates Bakterien nicht mehr erkennen ließ, ergab die Impfung eines Tropfens des Exsudates auf Nährböden noch isolierte Kulturen des Bacillus pyocyaneus, der die charakteristischen Pigmente noch zu erzeugen vermochte. Ja, noch später, als das Peritonealexsudat völlig steril war, konnte man bei der Autopsie der Tiere unter der Peritonealbekleidung noch kleine, weiße Punkte, welche aus Leukocyten bestanden, erkennen. Impfte man von diesen Häufchen auf Nährböden, so erhielt man Kolonieen von Pyocyaneus, welche das typische Pigment lieferten. Man sieht demnach, dass selbst in der Bauchhöhle von immunisierten Tieren die Dinge nicht so gleichmäßig sich abspielen, wie man nach der Arbeit von Wassermann glauben sollte. Thatsächlich besitzt die Flüssigkeit der Bauchhöhle eine gewisse baktericide Kraft; dieselbe ist aber vorübergehend und auf das Stadium der Phagolyse beschränkt. Die meisten Bacillen überstehen die Attacke der Körperflüssigkeiten und nehmen den Kampf mit den Phagocyten wieder auf, welche jedoch schließlich die Bakterien vernichten. Im Unterhautbindegewebe tritt die Reaktion der Phagocyten noch deutlicher in die Erscheinung. Gheorghiewsky hat diese Frage nicht nur bei immunisierten Meerschweinchen, sondern auch bei einer Ziege studiert, welcher mehrfach große Mengen Pyocyaneusbacillen eingeimpft worden waren. Bald nach der subcutanen Injektion dieser Bacillen immobilisiert die Flüssigkeit des subcutanen Exsudates die Bakterien und agglutiniert sie zum Teil. Die Flüssigkeit selbst ist klar und enthält nur wenig Leukocyten und eine gewisse Menge von Bacillen, die ihre normale Gestalt beibehalten haben. Etwas später strömen die Leukocyten zur Impfstelle und verzehren die Bacillen. Nach 10—15 Stunden sind alle Bakterien von Mikrophagen aufgefressen. Ein in Brutschranktemperatur gebrachter hängender Tropfen des Exsudates zeigt deutliche Vermehrung der von den Leukocyten verschlungenen Bacillen.

Das an der Injektionsstelle erzeugte Exsudat wird immer reichlicher und geht schließlich in einen Abscess über, dessen Inhalt noch 14 Tage lang Pyocyaneuskolonieen auf Nährböden erzeugt. Endlich verschwinden die Bacillen völlig, und zwar auf Grund der destruktiven Kraft der Phagocyten und nicht infolge der Einwirkung der Exsudatflüssigkeit.

Die fundamentale Bedeutung der Phagocyten bei der erworbenen Immunität gegen den Bacillus pyocyaneus konnte Gheorghiewsky durch Versuche an immunisierten und mit Opium behandelten Meerschweinchen bestätigen. Wie bei dem Versuch von Cantacuzène mit dem Choleravibrio verzögert die Opiumnarkose die Diapedese, ein Umstand, welcher für einige Zeit die Chancen der Bacillen erhöht. Es kommt zwar zu einer langsam auftretenden Diapedese und Phagocytose, welche auch die

Aufnahme von Bakterien zur Folge hat, aber trotzdem verliert das Tier seine erworbene Immunität und unterliegt schließlich der Infektion, obwohl die Dosis der injizierten Pyocyaneusbacillen nicht genügte, um ein ebenfalls immunisiertes, aber nicht narkotisiertes Kontrolltier zu töten.

Es handelt sich also hier um ein Bakterium, welches gegen die aus den Zellen ausgetretene Mikrocytase höhere Widerstandskraft besitzt als die Vibrionen, die Obermeierschen Spirillen und selbst als der Typhusbacillus. Der Bacillus pyocyaneus unterliegt in den Körperflüssigkeiten des immunisierten Tieres der Einwirkung des specifischen Immunkörpers, er wird immobilisiert und agglutiniert. Aber diese Wirkung reicht nicht zum Infektionsschutz aus, und wenn die Phagocytose nicht rechtzeitig auftritt, so dass die Bacillen von den Blutkörperchen verzehrt werden, so erliegt selbst ein immunisiertes Tier der Infektion. Die Phagocytenreaktion ist demnach durchaus notwendig, damit die erworbene Immunität wirksam sei. In dieser Beziehung besitzen alle bisher von uns studierten Bakterien eine große Ähnlichkeit (Vibrionen, Spirochaete, Typhus- und Pyocyaneusbacillen). Diese Bakterien haben noch die Eigenschaft gemeinsam, dass sie alle deutliche Beweglichkeit zeigen. Verfolgen wir die Untersuchung der antibakteriellen Immunität weiter, so müssen wir noch einige unbewegliche Bacillen untersuchen und werden mit den Bakterien des Schweinerotlaufs beginnen. Dieser Bacillus hat zu einigen sehr wichtigen Untersuchungen über die erworbene Immunität geführt, von denen eine sogar unter den Bakteriologen für kurze Zeit geradezu Sensation erregt hat. Als man begann, sich mit der erworbenen Immunität genauer zu beschäftigen, hat Emmerich in einer zusammen mit Mattei ausgeführten Arbeit eine ganz unerwartete Entdeckung publiziert[1]. Er glaubte zu der Behauptung berechtigt zu sein, dass die erworbene Immunität von Kaninchen gegen den Schweinerotlaufbacillus auf der Bildung einer antiseptischen Substanz in den Körperflüssigkeiten beruht, welche das Bakterium in äußerst kurzer Zeit zerstört. Diese von den Zellen des immunisierten Organismus secernierte Substanz würde dann wie eine Sublimatlösung wirken und subcutan injizierte Bacillen in einem Zeitraum von 15—25 Minuten töten. Diese Entdeckung hat sich nicht bestätigt. In einer Versuchsreihe, die ich zur Nachprüfung obiger Frage unternommen habe[2], trat jene stark antiseptische Wirkung selbst unter den günstigsten Versuchsbedingungen niemals auf. Nicht nur virulente Schweinerotlaufbacillen, hoch immunisierten Kaninchen subcutan injiziert, sondern selbst die abgeschwächten Bacillen der Pasteurschen Vaccins blieben Stunden und Tage lang in dem subcutanen Exsudat am Leben. Die Bakterien hielten sich noch länger, wenn man sie in die vordere Augenkammer brachte. In dieser, ebenso wie im subcutanen Bindegewebe, führte die Injektion von Bacillen zu einem an Leukocyten, besonders an Mikrophagen reichen Exsudate. Die Phagocyten bemächtigten sich sofort der Bakterien, und die Zerstörung derselben erfolgte nicht innerhalb der Flüssigkeit, sondern innerhalb der Leukocyten des Exsudats. Noch 24 Stunden und später nach der Injektion, als die Bacillen schon von den Leukocyten meist aufgenommen worden waren, ergab die Exsudatflüssigkeit häufig auf geeigneten Nährböden Kulturen von Bakterien.

---

[1] Fortschritte der Medizin, 1888, p. 729.
[2] Annales de l'Inst. Pasteur, 1889, Bd. III, p. 289.

Emmerich[1]) hat meine Einwürfe zu widerlegen versucht und fußte dabei auf neuen Untersuchungen. Diese ergaben jedoch, dass die Schweinerotlaufbacillen erst 8—10 Stunden nach der Injektion derselben aus den immunisierten Organen verschwinden. Es ist also schon nicht mehr die Rede von einer sublimatähnlichen, rapiden Wirkung, welche die Bakterien in weniger als einer Stunde abtötet. Die nunmehr von Emmerich angegebene Zeitdauer (8—10 Stunden) ist nach meinen Untersuchungen ebenfalls noch zu kurz gerechnet. Aber in dieser Zeit kann es schon zu einer ausgedehnten Phagocytose kommen, und that-sächlich findet eine solche auch statt. Auf diesen Punkt ist Emmerich in seinen Untersuchungen nicht eingegangen, und seine rein theoretischen Überlegungen haben den Wert meiner Argumente nicht im geringsten abzuschwächen vermocht, denn diese beruhten auf der Konstatierung der Thatsache, dass die Bacillen durch die Phagocyten verzehrt und von den-selben intracellulär zerstört werden.

Nach einer längeren Pause sind diese Untersuchungen wiederum im Anschluss an die Entdeckung des Pfeifferschen Phänomens aufgenommen worden. Ein Schüler von Pfeiffer, Voges[2]), hat die mit dem Cholera-vibrio gemachten Erfahrungen auf die erworbene Immunität gegen Schweine-rotlaufbacillen zu übertragen gesucht. Zu diesem Zwecke hat er das Blutserum von gegen Schweinerotlauf immunisierten Tieren untersucht und glaubte feststellen zu können, dass dasselbe eine erworbene bakteri-cide Kraft besitzt. Er hat aber nie eine dem Pfeifferschen Phänomen ähnliche Erscheinung in demselben beobachten können und musste ge-stehen, dass die bactericide Wirkung des Serums schwach ist, und dass das Serum nur junge, eine noch zarte Membran besitzende Bacillen zu zerstören vermag. Mesnil[3]) hat diese Untersuchungen in meinem Laboratorium nachgeprüft, ist aber zu entgegengesetzten Resultaten ge-langt. Das Blutserum von Kaninchen, die gegen Schweinerotlauf hoch immunisiert sind, erwies sich sogar als ein guter Nährboden für den betreffenden Bacillus, und auf Grund zahlreicher Untersuchungen be-hauptete Mesnil, dass in vitro das Serum immunisierter Kaninchen ent-weder gar nicht oder nur in geringem Grade bactericid ist. Andererseits besitzt diese Flüssigkeit deutlich agglutinierende Eigenschaften. Der unbewegliche Schweinerotlaufbacillus zeigt nicht die plötzliche Verände-rung, die man bei Vibrionen oder Typhusbacillen beobachtet, wenn diese mit specifischen Seris zusammengebracht werden, da die beweglichen Bacillen ihre Mobilität in der Flüssigkeit sofort verlieren. Die Schweine-rotlaufbacillen, die in specifisches Serum von immunisierten Tieren ge-bracht werden, ballen sich sofort zu Haufen zusammen, welche einen immer größeren Umfang annehmen und schließlich in dem Gefäß zu Boden sinken, während an der Oberfläche des Gefäßes eine helle Flüssig-keit schwimmt. Bringt man den Bacillus in das Serum immunisierter Tiere, so entwickelt er sich in Form von Ketten, die sich aus einer großen Zahl von Gliedern zusammensetzen, welche auf den Grund des Reagenz-glases niederfallen. Jedoch erleiden diese agglutinierten oder in Ketten-

---

[1]) Archiv für Hygiene, 1891, Bd. XII, p. 275.
[2]) Zeitschrift für Hygiene, 1896, Bd. XXII, p. 515; Deutsche med. Wochen-schrift, 1898, p. 49; Zeitschrift für Hygiene, 1898, Bd. XXVIII, p. 38.
[3]) Annales de l'Inst. Pasteur, 1898, Bd. XII, p. 481.

form entwickelten Bacillen in ihrer Virulenz keine Veränderungen. Durch
Waschung von dem sie umgebenden Serum befreit, sind sie noch ebenso
virulent wie die Bacillen, welche sich im Serum normaler Kaninchen entwickelt haben. Es ist von hoher Bedeutung, die Thatsache festzustellen,
dass die Virulenz der Bacillen nicht geringer geworden ist, obwohl die
Bakterien mit dem Serum immunisierter Tiere zusammengebracht worden
sind und specifische Zwischenkörper aufgenommen haben, wie es deutlich
aus den Versuchen von Bordet und Gengou hervorgeht[1]. Dieselben
haben konstatiert, dass Schweinerotlaufbacillen, welche 24 Stunden in
specifischem, auf 55° erhitztem Serum sich befunden haben, die Eigenschaft erwerben, die in nicht erhitztem Serum normaler Tiere enthaltenen
Alexine an sich zu reißen.

Das Studium der erworbenen Immunität gegen Schweinerotlauf lehrt
uns erstens, dass dieselbe nicht auf einer extracellulären, dem Pfeifferschen Phänomen ähnlichen Zerstörung des Bacillus beruht. Die Immunität
führt allerdings zur Bildung eines specifischen Zwischenkörpers und einer
agglutinierenden Substanz, deren Einfluss auf die Schutzkraft des Organismus jedoch äußerst gering ist, was man auf Grund der noch völlig
erhaltenen Virulenz der agglutinierten oder Zwischenkörper enthaltenden
Bakterien annehmen muss. Was nun die Phagocytenreaktion betrifft, so
steht sie bei dem immunisierten Tiere im Vordergrund und führt zur
intracellulären Zerstörung der Bacillen.

Die Geschichte des Milzbrandbacillus, eines anderen unbeweglichen
Krankheitserregers, ist deshalb besonders interessant, weil man gerade an
Tieren, welche Milzbrandschutzimpfungen vermittelst der beiden Pasteur-
schen Vaccins erhalten hatten, die Frage der erworbenen Immunität fast
ausschließlich studiert hat. Aus diesem Grunde besitzen wir eine große
Zahl bedeutsamer Beobachtungen, deren wichtigste in den folgenden
Zeilen auseinandergesetzt werden sollen.

Schon in meiner ersten Arbeit über dies Thema[2] habe ich mitgeteilt,
dass bei dem gegen Milzbrand immunisierten Kaninchen die subcutan injizierten Bacillen bald die Beute der Leukocyten werden, die sich an dem
gefährdeten Orte ansammeln. Bei den nicht geimpften Kontrolltieren verbleiben dagegen die Milzbrandbacillen frei schwimmend in der Flüssigkeit
des subcutanen Exsudats, und man sieht nur wenige Stäbchen innerhalb
von Leukocyten liegen. Ich habe später durch Nachuntersuchung dies
Resultat bestätigen können[3], so dass dasselbe als definitiv richtig angesehen werden muss. Demnach besitzen die Leukocyten bei immunisierten
Kaninchen eine deutlich positive Chemotaxis gegenüber den Milzbrandbacillen, während bei normalen Kaninchen die Chemotaxis der Leukocyten
gegen jene Bakterien eine ausgesprochen negative ist. Injiziert man eine
geringe Menge Milzbrandbacillen immunisierten und normalen Kaninchen
subcutan, so sieht man schon nach wenigen Stunden einen deutlichen
Unterschied bei den beiden Arten von Tieren. Beim immunisierten Kaninchen ist die Injektionsstelle hart infiltriert und mit Leukocyten, besonders
Mikrophagen, angefüllt, welche im Begriff stehen, Milzbrandbacillen zu
verschlingen. Bei dem normalen, für die Infektion disponierten Kaninchen

---

[1] Annales de l'Inst. Pasteur, 1901, Bd. XV, p. 295.
[2] Virchows Archiv, 1884. Bd. XCVII, p. 502.
[3] Ibid., 1888, Bd. CXIV, p. 465.

ist dagegen das Exsudat reich an Flüssigkeit und sehr arm an Leukocyten. Die Gefäße in der Umgebung sind stark hyperämisch, und das Fehlen der Leukocyten im Exsudat ist nicht etwa auf eine mangelnde Gefäßerweiterung zurückzuführen; im Gegenteil sind die Gefäße bei dem normalen Tier stärker dilatiert als beim geimpften, und dennoch ist die Leukocytose bei dem letzteren ganz bedeutend stärker. Dieser grundlegende Unterschied ist auf die Empfindlichkeit der Leukocyten zurückzuführen; diese zeigen beim normalen Kaninchen negative, beim immunisierten positive Chemotaxis gegenüber dem betreffenden Krankheitserreger.

Injiziert man nun Meerschweinchen jenes subcutane Exsudat, welches reich an Leukocyten ist, die inzwischen sämtliche Milzbrandbacillen verzehrt haben, so sterben die Meerschweinchen an einer Allgemeininfektion, ein Beweis dafür, dass die in die Leukocyten aufgenommenen Milzbrandbacillen Leben und Virulenz noch beibehalten haben. Marchoux[1] hat im Laboratorium von Roux Versuche über die Impfung von Kaninchen gemacht und hat beobachtet, dass die Injektion von Milzbrandbacillen zu einem Leukocyten-reichen Exsudat führt, in welchem die weißen Blutkörperchen die Bakterien verzehren und zerstören. Durch diese Phagocytose wird der infizierte Körper von den Milzbrandbacillen leicht befreit, dagegen sind die Sporen bedeutend resistenter. Von den Leukocyten aufgenommen, bleiben die Sporen monatelang in denselben liegen, ohne sich zu entwickeln. Marchoux hat Milzbrandbacillen aus einem subcutanen Exsudat von Kaninchen gezüchtet, von welchem 70 Tage nach der Injektion ein Tropfen entnommen wurde.

Da die baktericide Kraft des Blutserums gegen Milzbrandbacillen bei der Ratte sehr ausgesprochen ist, so war es zweckmäßig, zu untersuchen, ob bei diesem Tiere die Impfung eine Erhöhung der Baktericidität herbeiführt. Sawtchenko hat — wie schon im VI. Kapitel erwähnt — diese Frage in meinem Laboratorium einer Untersuchung unterzogen[2]; er konnte Ratten gegen virulenten Mildbrand immunisieren und feststellen, dass bei den immunisierten Tieren das Blutserum denselben Grad von Baktericidität zeigte, wie bei den nicht immunisierten. Bei den geimpften Ratten besaß das subcutane Exsudat ebensowenig baktericide Substanzen wie dasjenige der Kontrolltiere; eine Zunahme der baktericiden Kraft konnte Sawtchenko nur in der Peritonealflüssigkeit von Ratten nachweisen, denen Milzbrandbacillen in die Bauchhöhle injiziert worden waren.

Trotzdem nun die Baktericidität des Blutserums und des subcutanen Exsudats bei den immunisierten Ratten nicht zunimmt, tritt die Reaktion seitens der cellulären Elemente bei denselben in ganz anderer Art auf als bei den normalen Tieren. Schon kurze Zeit (3—5 Stunden) nach der subcutanen Injektion der Milzbrandbacillen tritt bei den Kontrolltieren ein deutliches Ödem auf, während es bei den vorbehandelten Tieren zur Bildung eines solchen nicht kommt. Bei den letzteren ist das Exsudat nur sehr gering, enthält jedoch schon eine große Zahl von Leukocyten und zeigt eine ausgesprochene Phagocytose, während bei dem Kontrolltier im Exsudat nur wenige Leukocyten enthalten sind, welche nur zum Teil Bakterien in ihrem Innern enthalten. Diese Differenz nimmt jedoch im Laufe der Beobachtung zu. Das Ödem des Kontrolltieres wird stärker,

---

[1] Annales de l'Inst. Pasteur, 1897, Bd. IX, p. 805.
[2] Ibid., Bd. XI, p. 881.

die Leukocyten in demselben werden an Zahl immer geringer, während
Milzbrandbacillen in der Flüssigkeit wimmeln. Beim immunisierten Tier
ist das Exsudat nicht klar, sondern dick-eitrig und reich an Leukocyten.
Diese verzehren alle Milzbrandbacillen, so dass man dieselben frei im
Exsudat nicht mehr findet. Noch 14 Tage später sieht man von Leuko-
cyten verschlungene Milzbrandbacillen, und die Aussaat von Flüssigkeit
dieses Exsudats ergiebt noch das Wachstum derselben. Außerdem sterben
Meerschweinchen und Ratten, denen man einen Tropfen des Exsudats —
welches übrigens keine Milzbrandsporen enthält — injiziert, an allgemeiner
Milzbrandinfektion.

Lange bevor die Untersuchungen über die Immunität der Ratten angestellt worden waren, suchte man sich schon über den Unterschied klar
zu werden, welcher zwischen den Körperflüssigkeiten der mit Milzbrand
infizierten und denjenigen von normalen Tieren besteht. So konnte ich[1])
im Jahre 1886 zeigen, dass Milzbrandbacillen sich reichlich im defibrinierten Blut von Hammeln entwickeln, welche durch Behandlung mit
den Pasteurschen Vaccins immunisiert worden sind. Enthalten diese
Bacillen Sporen, so sterben Kaninchen, denen man dieselben injiziert
hat, in kurzer Zeit an Milzbrand. Wenn die Sporen in dem Organismus
jedoch nicht auskeimten, so überstanden die Kaninchen die Infektion.
Ich habe damals aus diesem Versuch den Schluss gezogen, dass im Blut
vorbehandelter Hammel der Milzbrandbacillus eine deutliche Abschwächung
seiner Virulenz erleidet, eine Auffassung, die sich später, wie ich im
nächsten Kapitel entwickeln werde, als irrig erwiesen hat.

Nuttall[2]) hat sodann konstatiert, dass in dem defibrinierten Blut von
immunisierten Hammeln Milzbrandbacillen sich entwickeln können. Machte
er vermittelst der Plattenzählung vergleichende Untersuchungen über die
baktericide Kraft des Blutes von immunisierten und normalen Hammeln,
so sah er in beiden Fällen im Beginn eine Verminderung der Zahl der
ausgesäten Milzbrandbacillen auftreten. Dieselbe war bei den immunisierten Tieren deutlicher ausgesprochen als bei den Kontrolltieren. Nichtsdestoweniger produzierten schon 8 Tage nach dem Beginn des Versuches
die Milzbrandbacillen im Blut der immunisierten Hammel unzählige junge
Bacillen. Nuttall hat sich davon überzeugt, dass die schwache Baktericidität des Serums dieser Tiere nicht mit der viel stärkeren des Blutes
der für Milzbrand sehr empfänglichen Kaninchen zu vergleichen ist.

Die Eigenschaften des Serums von gegen Milzbrand immunisierten
Hammeln sind neuerdings sehr sorgfältig von Sobernheim untersucht
worden[3]). Er konnte feststellen, dass in diesem Serum Milzbrandbacillen
sich reichlich entwickeln, und dass außerhalb des Organismus die baktericide Kraft des Serums nicht höher ist als diejenige des Blutserums
normaler Hammel. Selbst das Serum sehr hoch immunisierter Tiere vermochte selbst geringe Mengen von Milzbrandbacillen nicht abzutöten. Die
einzige Veränderung, die Sobernheim beobachten konnte, war das Auftreten einer Verdickung der Bacillenmembran; aber auch diese Veränderung
war nicht konstant und fehlte im Serum mehrerer immunisierter Hammel.

---

[1]) Annales de l'Inst. Pasteur. 1887, Bd. I, p. 42.
[2]) Zeitschrift für Hygiene, 1888, Bd. IV, p. 353.
[3]) Ibid., 1899, Bd. XXXI, p. 89.

Das Serum der von Sobernheim behandelten Hammel zeigte keine
Erhöhung seines Agglutinationsvermögens für virulenten Milzbrand.
Gengou[1]) hat dagegen festgestellt, dass das Agglutinationsvermögen be-
deutend erhöht wird, wenn man Hunden wiederholt das erste Pasteursche
Vaccin injiziert. Die Agglutination trat allerdings nur bei abgeschwächten
Milzbrandbacillen auf. Virulente Milzbrandbacillen wurden durch das
Serum, welches Milzbrandbacillen des ersten Vaccins deutlich agglutinierte,
gar nicht beeinflusst. Gengou hat auch den umgekehrten Versuch mit
dem Serum eines Hundes angestellt, dem er vorher eine Menge virulenter
Milzbrandbacillen eingeimpft hatte. Der gegen Milzbrand von Natur immune Hund überstand die Injektion gut; das Serum desselben gewann
jedoch kein Agglutinationsvermögen gegen Bakterien des ersten Vaccins.
Gengou schließt aus diesem Versuch, dass die Bedeutung der Agglutinine
für die Schutzkraft des Organismus als äußerst problematisch zu betrachten
ist (p. 339). Die Phagocytenreaktion ist dagegen bei immunisierten
Hammeln deutlich ausgesprochen und tritt konstant auf. Von Behring[2])
drückt in einer seiner letzten Publikationen die Meinung aus, dass dieser
Fall von erworbener Immunität zur Kategorie der phagocytären Immunität zu rechnen sei.

Von dieser Bacillengruppe nähert sich der Typhusbacillus, was seine Beziehungen zu den Körperflüssigkeiten betrifft, noch am meisten den Vibrionen
und Spirillen. Bei ihm beobachtet man eine Art von abgeschwächtem
Pfeifferschen Phänomen und deutliche Veränderungen unter dem Einfluss des Serums immunisierter Tiere. Der Bacillus pyocyaneus zeigt
schon eine höhere Schutzkraft gegen den schädlichen Einfluss von Flüssigkeiten, die von immunisierten Tieren stammen. Dieser Widerstand
tritt noch deutlicher beim Bacillus des Schweinerotlaufs in Erscheinung
und in noch höherem Grade beim Milzbrandbacillus. Aber während die
Beeinflussung durch die Flüssigkeiten bei all diesen Bakterien inkonstant
und von wechselnder Stärke ist, tritt die Reaktion seitens der Phagocyten
in allen Fällen konstant auf und ist stets von hoher Wirkung. Die Leukocyten, die bei disponierten Tieren eine deutlich negative Chemotaxis oder
nur eine verzögert auftretende, unvollständige positive Chemotaxis zeigen,
besitzen bei dem immunisierten Tiere stets stark positiv chemotaktische
Eigenschaften.

Bevor wir diese Bacillengruppe verlassen, müssen wir noch den
Mechanismus der erworbenen Immunität gegen Kokken besprechen. Von
diesen Bakterien haben besonders die Streptokokken zu Immunisierungsversuchen gedient. Lange Zeit bestanden große Schwierigkeiten, Tieren
gegen diese Bakterien Infektionsschutz zu verleihen; aber Roger[3]),
Marmorek[4]), Denys und Leclef[5]) haben dieselben überwunden und
die so empfindlichen Kaninchen gegen die pathogene Wirkung der Strepto-

---

[1]) Archives internationales de Pharmacodynamie et de Thérapie, 1899, Bd. VI,
p. 303 und 338.

[2]) Infektionsschutz und Immunität, in Eulenburg, Encyklopädische Jahrbücher,
1900, Bd. IX, p. 202.

[3]) C. r. de la Soc. de Biologie, 1891, p. 538; 1895, pp. 124, 224; Revue de médecine, 1892.

[4]) Annales de l'Inst. Pasteur, 1895, Bd. IX, p. 593.

[5]) La Cellule, 1895, Bd. IX, p. 175; Bulletin de l'Académie R. de Belgique,
1895, No. 11.

kokken immunisiert. Später hat man versucht, auch große Säugetiere, besonders Pferde, gegen Streptokokken zu immunisieren. So hat man eine große Zahl wichtiger Resultate gefunden, deren Kenntnis für das Studium der erworbenen Immunität unumgänglich notwendig ist.

Roger hat zuerst die Einwirkung des Blutserums immunisierter Kaninchen auf Streptokokken untersucht und festgestellt, dass dasselbe nicht die geringste baktericide Wirkung gegenüber dem Streptokokkus auszuüben vermag. Derselbe wuchs im Serum immunisierter Tiere genau ebenso gut wie in demjenigen normaler Kaninchen. Infizierte man aber Kaninchen mit Streptokokken, die in dem Serum immunisierter Tiere gewachsen waren, so starben die Versuchstiere nicht, sondern zeigten nur vorübergehende, unbedeutende Veränderungen. Aus diesem Umstand hat Roger den Schluss gezogen, dass der Streptokokkus durch das Serum des immunisierten Tieres in seiner Virulenz abgeschwächt wird, eine Auffassung, der sich viele Gelehrte angeschlossen haben. Man hat dabei aber nicht mit der Möglichkeit gerechnet, dass dies Serum nicht auf das Bakterium, welches sich in demselben entwickelt hat, sondern in erster Linie auf den Organismus, dem man das Serum eingespritzt hat, seine Wirkung ausübt. Bordet[1]) hat nun gezeigt, dass der Streptokokkus, der im Serum immunisierter Tiere wächst, in seiner Virulenz keineswegs eine Abschwächung erleidet. Nahm er einen für Kaninchen sehr virulenten Stamm (den Streptokokkus Marmorek) und injizierte Kaninchen davon eine sehr geringe Dosis einer Kultur, die im Serum immunisierter Tiere gewachsen war, so starben die Kaninchen ebenso wie die Kontrolltiere, denn die injizierte Menge Serum war zu klein, um irgend einen erkennbaren Einfluss auszuüben. Wenn er dieselbe Kultur filtrierte und von dem Serum, welches den Streptokokken anhaftete, befreite, so waren die Bacillen gerade ebenso virulent wie diejenigen, welche sich im Serum empfänglicher, nicht immunisierter Tiere entwickelt hatten.

Bordet hat in Übereinstimmung mit der Entdeckung, die Roger am Serum immunisierter Tiere gemacht hat, festgestellt, dass das Blutserum von Pferden, die gegen Streptokokkus hoch immunisiert waren, keine baktericide Kraft ausübte. Andererseits hat er konstatiert, dass dies Serum zur Entwicklung von agglutiniert zusammenliegenden Streptokokken führt und auch Streptokokken, die auf gewöhnlichen Nährböden gewachsen sind, zu agglutinieren vermag. Bordet resumiert seine Untersuchungen dahin, dass das Serum keine tieferen Veränderungen bei dem Streptokokkus hervorruft. Die Wachstumsenergie desselben wird nur in geringem Grade vermindert, seine morphologischen Eigenschaften bleiben dieselben, abgesehen von einigen kleinen Veränderungen in der Länge der Ketten. Selbst das Agglutinationsvermögen, welches von neueren Autoren vielen Seris zugesprochen wird, ist beim Antistreptokokkenserum nur in geringem Grade vorhanden (p. 196).

Von Lingelsheim[2]) hat später die Eigenschaften des Serums von Tieren studiert, die er gegen Streptokokken hoch immunisiert hatte. Er konnte beobachten, dass im Vergleich zu Kulturen, die im Serum normaler Kaninchen gewachsen waren, der Streptokokkus in dem Serum im-

---

[1]) Annales de l'Inst. Pasteur, 1897, Bd. XI, p. 194.

[2]) Archives internationales de Pharmacodynamie et de Thérapie, 1899, Bd. VI, p. 73; Beiträge zur exp. Therapie, v. Behring, 1899, Bd. I.

munisierter Tiere eine deutliche Wachstumsverlangsamung zeigte; aber diese Verzögerung war nur angedeutet und vorübergehend und trat besonders in denjenigen Seris auf, denen von Lingelsheim nach dem Vorgang von Denys Leukocyten zusetzte.

Von Lingelsheim hat sodann festgestellt, dass das Serum immunisierter Tiere den Streptokokkus zu agglutinieren vermag, jedoch in bedeutend geringerem Grade, als dies bei Cholera- und Typhusbacillen der Fall ist. Im allgemeinen hält er die unmittelbare Wirkung der Körperflüssigkeiten für unzureichend zur schnellen Zerstörung der Streptokokken in dem infizierten Organismus. »Da die Einwirkung der baktericiden Stoffe mit der Dauer derselben sinkt, so vermögen sich die Streptokokken an jene Stoffe zu gewöhnen und gewinnen ihre frühere Virulenz wieder. Da bei den Streptokokken eine extracelluläre, durch Antikörper (wie z. B. bei den Cholerabacillen) hervorgerufene Auflösung nicht auftritt, und da andererseits die Kokken in großer Zahl von den Leukocyten aufgenommen werden, so wird man in der Aktivität der weißen Blutkörperchen einen zweiten bedeutsamen Faktor bei der Ausübung des Krankheitsschutzes zu suchen haben« (p. 78).

Salimbeni[1]) hat im Institut Pasteur über diesen Gegenstand Versuche angestellt und eine Reihe von Resultaten über die Phagocytenreaktion bei der erworbenen Streptokokkenimmunität gewonnen. Er hat besonders die Vorgänge studiert, die im subcutanen Gewebe eines gegen Marmoreksche Streptokokken hoch immunisierten Pferdes auftreten, welchem mehrmals etwa 5 Liter lebender Kultur injiziert worden waren. Trotz der hohen Immunität des Pferdes bildet sich bald an der Inokulationsstelle ein Ödem, in welchem freie Bakterien zu finden und Leukocyten nur in geringer Zahl vorhanden sind; aber die anfangs nur schwache Reaktion der Zellen nimmt außerordentlich schnell zu, und bald sind in dem Ödem eine große Menge von Leukocyten, besonders Makrophagen, vorhanden. Die Phagocytose lässt jedoch noch einige Zeit auf sich warten, wird aber allmählich stärker, und 20—24 Stunden nach der Impfung hat sie den Höhepunkt erreicht. Im Anschluss an die Phagocytose beginnt das Ödem zu verschwinden. In dem dicken, Leukocytenreichen Exsudat liegen Makrophagen, in deren Innern Streptokokken in großen Mengen enthalten sind. Die Bakterien entwickeln sich innerhalb der Zellen, sprengen deren Wand und treten nunmehr für einige Zeit wieder in die freie Flüssigkeit über. Es kommt jedoch zu einer abermaligen Leukocytose, an welcher im Gegensatz zu der ersten Leukocytenansammlung Mikrophagen hervorragend beteiligt sind. Diese bemächtigen sich der freien Streptokokken, welche nunmehr definitiv abgetötet werden. Noch mehrere Tage bleiben die Streptokokken innerhalb der Mikrophagen am Leben, aber schließlich werden sie doch verdaut und getötet. 5—6 Tage nach der Injektion findet man nur noch geringe Spuren von Streptokokken innerhalb der Mikrophagen; aber auf geeignete Nährböden gebracht, giebt das Exsudat noch reichliche Streptokokkenkolonieen.

Diese Ausführungen beweisen wiederum die Bedeutung der Phagocyten in dem Kampfe gegen die Streptokokken. Der Umstand, dass aus den zerstörten Makrophagen die Bakterien wieder austreten, beweist, dass diese lebend und virulent aufgenommen worden sind, und dass demnach

---

[1]) **Annales de l'Inst. Pasteur,** 1898, Bd. XII, p. 192.

die Flüssigkeit des Exsudats dieselben nicht hat vernichten, ja, nicht einmal abschwächen können. Auch den Makrophagen ist eine Abtötung der Bakterien nicht gelungen, und erst die Mikrophagen haben die Streptokokken definitiv zu vernichten vermocht. Immerhin haben wiederum die Phagocyten dem Organismus als Schutzwehr gedient.

Gegenüber diesen, von mir überwachten Untersuchungen von Salimbeni verlieren die Untersuchungen von Denys und Leclef (l. c.) an Bedeutung, um so mehr, als sie ihre Versuche unter ungünstigeren Umständen an immunisierten Kaninchen gemacht haben. Sie haben bei immunisierten und normalen Kaninchen den Unterschied der Reaktion von normalen und geimpften Kaninchen auf die Injektion von Streptokokken in die Pleura untersucht; sie töteten die infizierten Tiere und konnten bei den immunisierten Kaninchen eine bedeutende Verminderung der Bakterien im Pleuraexsudat feststellen. Dies Verhalten konnte einer Auflösung der Streptokokken durch die Körperflüssigkeiten nicht zugeschrieben werden, denn Zeichen für eine solche Zerstörung waren nicht vorhanden. Auch die in den ersten Stunden sehr schwache Phagocytose konnte das Verschwinden der Streptokokken nicht verursacht haben. Die beiden Forscher sind der Ansicht, dass das Verschwinden der Streptokokken darauf beruht, dass die Bakterienhaltige Flüssigkeit äußerst schnell von dem Lymphstrom des infizierten Tieres resorbiert wird. Wenn man die Versuche der beiden Autoren genauer prüft, so sieht man, dass bei den immunisierten Kaninchen die Menge des Pleuraexsudats stets geringer war als bei den normalen Tieren. Gegenüber dieser Thatsache muss man sich fragen, ob bei diesen Versuchen ein großer Teil der Bakterien nicht zusammen mit den Leukocyten auf der Pleurawand fixiert war, ähnlich wie in dem oben beschriebenen Versuche am Meerschweinchen die Bakterien auf dem Bauchfell sich fanden. Anstatt nur die Flüssigkeit des Exsudats zu untersuchen, hätten die Forscher noch die Oberfläche der Pleuren daraufhin prüfen müssen, ob die Phagocytenreaktion nicht speciell an dieser Stelle nachweisbar war.

Jedenfalls schwächen diese unvollständigen Resultate über die aktive Immunität der Kaninchen den Wert der positiven Befunde von Salimbeni nicht ab, nach welchen die Phagocytenreaktion im Unterhautbindegewebe des Pferdes im Vordergrunde der Schutzmaßregeln steht.

Nachdem wir hiermit eine vollständige Übersicht über die Beziehungen zwischen Bakterien und Immunitätsvorgängen gegeben haben, bleibt uns noch übrig zu untersuchen, ob die erworbene Immunität gegen Krankheitserreger tierischen Ursprungs ebenso vor sich geht wie diejenige gegenüber pathogenen Keimen pflanzlicher Abkunft.

Seit einer Reihe von Jahren hat man die Infektionskrankheiten, die von tierischen Organismen hervorgerufen werden, mit besonderem Eifer studiert. Neben dem an erster Stelle zu nennenden Sumpffieber hat man sich besonders mit den Krankheiten der Haustiere, welche durch Hämatozoen und Flagellaten erzeugt werden, beschäftigt und eine große Anzahl von Beobachtungen über das Texasfieber und seinen Erreger, das Piroplasma bigeminum, ebenso wie über die durch die Trypanosomen verursachten Krankheiten (Tsetsekrankheit, oder Nagana etc.) publiziert.

Smith und Kilborne[1]) haben die ersten Mitteilungen über die erworbene Immunität der Rinder gegen das Texasfieber gemacht. Robert

---

[1]) Smith and Kilborne, Department of animal industry, Report, Februar 1893.

Koch[1] hat diesen Erfahrungen exakte Beobachtungen über die Immunität von Kühen hinzugefügt, welche er vorher mit Parasiten infiziert hat, die in den Körpern von Boophilus bovis abgeschwächt waren. Lignières[2] hat sich in Argentinien mit dieser Frage besonders beschäftigt und ein sicheres Mittel gefunden, um Rindvieh gegen die »Tristezza«, wie man dort das Texasfieber nennt, zu immunisieren. Er hat eine Anzahl abgeschwächter Hämatozoen nach Alfort gebracht und in Gegenwart von Nocard Impfversuche, die mit Erfolg gekrönt waren, machen können. Lignières beschäftigt sich gegenwärtig mit der Ausarbeitung einer speciell für die argentinischen Verhältnisse bestimmten Methode zur Immunisierung gegen Texasfieber. Aber bisher sind die Kenntnisse über den Mechanismus der erworbenen Immunität gegen diese Krankheit noch nicht hinreichend ergründet. Besser kennt man die Vorgänge, die bei der Immunisierung der Ratten gegen das Trypanosoma Lewisi sich abspielen. L. Rabinowitch und Kempner[3] haben sich zuerst damit beschäftigt, weiße oder gefleckte Ratten gegen die durch das Trypanosoma hervorgerufene Krankheit zu immunisieren; sie konnten feststellen, dass, wenn man diese Tiere mit Trypanosomen-haltigem Blut von grauen Ratten infiziert, dieselben nur eine Krankheit von kurzer Dauer durchmachen, welche sie jedoch gegen die nächstfolgende Infektion immunisiert. Nach wenigen Wochen verschwinden die Flagellaten aus dem Blut, und wiederholte Injektionen dieser Parasiten üben keine pathogene Wirkung mehr aus.

Laveran und Mesnil[4] konnten diese Beobachtung bestätigen und genauere Daten über den Mechanismus der erworbenen Immunität gegen jene Krankheit hinzufügen. Sie haben mehrfach Trypanosomen-haltiges Blut weißen Ratten injiziert und sodann das Blutserum der immunisierten Tiere untersucht. Nach ihren Mitteilungen besitzt dies Serum keine baktericide Kraft gegenüber Trypanosomen; dagegen agglutiniert es dieselben, ohne sie jedoch zu immobilisieren. Die Haufen der Trypanosomen lassen sich in der Weise auseinanderzerren, dass die einzelnen Mikroorganismen nur noch mit ihrem hinteren Ende zusammenhängen, dass dagegen ihre Geißeln sich an der Außenseite frei bewegen.

Laveran und Mesnil haben sodann den Mechanismus dieser Immunität untersucht. Injiziert man immunisierten Ratten intraperitoneal die Keime, so erleiden dieselben durch die in der Bauchhöhle enthaltenen Flüssigkeiten keine Schädigung. In dieser Beziehung drücken sich die beiden Forscher folgendermaßen aus: Wir konnten wiederholt feststellen, dass die Trypanosomen im lebenden, beweglichen Zustande und von einander völlig isoliert von den Phagocyten aufgenommen werden, und wir haben die Details dieses Vorganges, welcher an die Verdauung der Spirillen durch die Leukocyten der Meerschweinchen erinnert, genau verfolgt. Wir sind demnach der Ansicht, dass diese Art von Immunität auf einer Reaktion von seiten der Phagocyten beruht.

Die wesentlichen Thatsachen, die über die erworbene Immunität bei den verschiedensten Infektionskrankheiten festgestellt worden sind, führen

<hr>

[1] Koch, Reiseberichte etc., Berlin, 1898.
[2] Recueil de méd. vétérinaire, Juli 1900; Annales de l'Inst. Pasteur, 1901, p. 121.
[3] Zeitschrift für Hygiene, 1899, Bd. XXX, p. 251.
[4] Annales de l'Inst. Pasteur, 1901, Bd. XV, September.

uns zu einer Reihe allgemeiner Schlüsse: Einmal zeigen sie, dass die erworbene Immunität aus komplizierteren Vorgängen sich zusammensetzt als der natürliche Krankheitsschutz. Von den beiden Phänomenen, die man bei der erworbenen Immunität beobachtet, ist die Phagocytenreaktion die allein konstante. Man findet dieselbe sowohl, wenn die Wirkung der Körperflüssigkeiten an erster Stelle steht, wie bei der experimentellen Choleraperitonitis des Meerschweinchens, als auch in den Fällen, in denen die Wirkung der Körpersäfte nur schwach ist, wie beim Milzbrand oder der Trypanosomenkrankheit der Ratten; es handelt sich nunmehr darum, die Beziehungen festzustellen, die zwischen der Phagocytose und den Eigenschaften der Körperflüssigkeiten des immunisierten Organismus bestehen, um den feineren Mechanismus der erworbenen antibakteriellen Immunität verstehen zu können. Zu diesem Zwecke müssen wir den Leser mit einer neuen Reihe von Thatsachen bekannt machen, die wir im nächstfolgenden Kapitel ausführlich entwickeln werden.

Kapitel IX.

Mechanismus der erworbenen antibakteriellen Immunität.

Alexine und Zwischenkörper. — Nur die Zwischenkörper werden im immunisierten
Organismus vermehrt. — Eigenschaften der Zwischenkörper. — Unterschied zwischen
denselben und den agglutinierenden Substanzen. — Die Bedeutung der letzteren
für die erworbene Immunität. — Präventive Eigenschaften der Körperflüssigkeiten
des immunisierten Organismus. — Stimulierende Wirkung dieser Flüssigkeiten. —
Die Schutzkraft des Serums ist kein Maßstab für den Grad der erworbenen Immunität. — Fälle von erworbener Immunität, in denen die Sera keinen Infektionsschutz verleihen. — Phagocytose bei der erworbenen Immunität. — Negative
Chemotaxis der Leukocyten. — Theorie der Abschwächung der bakteriellen Virulenz durch die Körperflüssigkeiten der immunisierten Tiere. — Widerlegung dieser
Theorie. — Die Phagocytose wird ausgeübt, ohne dass die Bakterientoxine zuvor
neutralisiert werden. — Entstehung der Zwischenkörper und der Schutzstoffe. —
Die Beziehungen dieser Substanzen zu der Phagocytose. — Die Ehrlichsche
Seitenkettentheorie und die Phagocytentheorie.

Während bei der natürlichen antibakteriellen Immunität die Körperflüssigkeiten von keiner besonderen Bedeutung sind, stehen dieselben bei
der erworbenen Immunität im Vordergrunde des Interesses. Die Baktericidität der Körperflüssigkeiten ist bei der natürlichen Immunität nur
gering anzuschlagen, denn die Fähigkeit, Bakterien abzutöten, entspricht,
wie wir wissen, bei normalen Seris keinem speciell für den lebenden
Organismus charakteristischen Vorgange, hängt vielmehr von den Alexinen
ab, welche aus den Phagocyten in vitro infolge der Abscheidung des
Serums von den übrigen Blutbestandteilen austreten. Der Zwischenkörper,
der zweite für die Immunität wichtige Faktor, konnte in normalen Körperflüssigkeiten nur in Ausnahmefällen und auch dann nur in sehr geringen
Mengen nachgewiesen werden. Die Agglutinationsfähigkeit dieser Flüssigkeiten ist ebenfalls nur in geringem Grade entwickelt und für die natürliche Immunität von gar keiner Bedeutung.

Bei der erworbenen antibakteriellen Immunität findet man dagegen,
dass sowohl die bactericide wie die agglutinierende Fähigkeit der Körperflüssigkeiten stärker ausgebildet und von höherer Wirksamkeit ist. Als
man die bactericide Eigenschaft, die in den Seris der gegen Vibrionen
immunisierten Tiere so hoch entwickelt ist, entdeckt hatte, glaubte man,
eine ganz neue, rein humorale Eigenschaft gefunden zu haben. Pfeiffer
legte besonderes Gewicht auf den fundamentalen Unterschied zwischen
der Fähigkeit des Serums immunisierter Tiere und derjenigen des Serums
normaler Tiere in Bezug auf die Umwandlung von Choleravibrionen in
Granula. Bei immunisierten Tieren war das Pfeiffersche Phänomen
streng specifisch, während dasselbe in normalen Seris diese Specifizität

nicht besaß. Ein normales Serum führt die Umwandlung in Granula bei
verschiedenen Arten von Vibrionen aus, während das Serum von gegen
eine bestimmte Vibrionenart immunisierten Tieren das Pfeiffersche
Phänomen nur bei dieser Art hervorruft. Die Untersuchungen Bordets[1])
haben diese Frage erst endgültig aufgeklärt. Bordet hat festgestellt,
dass das Pfeiffersche Phänomen auf Grund einer einzigen Substanz,
nämlich des Alexins (Komplement, Cytase), in allen Seris erzeugt wird.
Im Serum immunisierter Tiere kommt jedoch noch der Zwischenkörper
(Fixateur, corps immunisant, Amboceptor, substance sensibilisatrice) hinzu,
welcher specifische Eigenschaften besitzt. Sodann hat Bordet gezeigt,
dass bei immunisierten Tieren der Zwischenkörper an Menge zunimmt,
während die Quantität des Alexins etwa die gleiche bleibt wie beim normalen Tier. In der That konnte er feststellen, dass, wenn man von
immunisierten Tieren eine sehr geringe Dosis Serum nimmt, welche allein
das Pfeiffersche Phänomen zu erzeugen nicht in der Lage ist, man
demselben etwa dieselbe Serummenge von immunisierten oder von normalen Tieren zusetzen muss, um die Umwandlung in Granula hervorzurufen. Die Alexinmenge ist demnach etwa die gleiche im Serum von
normalen und von immunisierten Tieren. Während das Alexin durch die
Impfungen nicht vermehrt wird, wird Zwischenkörper in größerer Menge
neu gebildet. Dies Ferment giebt bei immunisierten Tieren dem Blutserum und den anderen Körperflüssigkeiten den specifischen Charakter.
Wir haben schon im vorigen Kapitel gesehen, dass Zwischenkörper in
der Ödemflüssigkeit, wenn auch in geringerer Menge als im Blutserum,
bei immunisierten Tieren vorhanden ist. Wir haben außerdem erwähnt,
dass selbst bei hoch immunisierten Tieren Zwischenkörper sich nicht im
Kammerwasser befindet. Man muss daher annehmen, dass dies Ferment
nicht definitiv an die dasselbe produzierenden Zellen gebunden ist, wie
es bei den Alexinen der Fall ist. Für diese haben wir schon früher die
Auffassung entwickelt, dass sie im normalen Organismus innerhalb der
Phagocyten bleiben und dieselben nur dann verlassen, wenn die weißen
Blutkörperchen, sei es im lebenden Tiere (bei der Phagolyse), sei es
außerhalb des Organismus (während der Serumbildung), zerstört werden.
Gengous Untersuchungen über Blutplasma und Blutserum normaler Tiere
haben die Ansicht völlig bestätigt, dass das Alexin nicht frei im Blute
cirkuliert. Offenbar kann man diese Auffassung auch auf den immunisierten Organismus übertragen. Aus diesem Grunde kommt das Pfeiffersche Phänomen und alle anderen, die Wirkung von Alexin erfordernden
Prozesse weder in der vorderen Augenkammer, noch im subcutanen Bindegewebe, noch in einem aktiven oder passiven Ödem zu stande. Aus demselben Grunde tritt das Pfeiffersche Phänomen selbst in der Bauchhöhle und in den Blutgefäßen von immunisierten Tieren nicht auf, bei
denen die Auflösung der Phagocyten durch vorherige Injektion verschiedener Flüssigkeiten (physiologische Kochsalzlösung, Bouillon etc.)
aufgehoben worden ist. Es wäre äußerst interessant, das Fehlen von
Alexin in den Flüssigkeiten immunisierter Tiere durch Versuche nachzuweisen, analog den von Gengou an den Flüssigkeiten normaler Tiere ausgeführten Experimenten. Aber die Anstellung dieser Versuche ist in
praxi mit großen Schwierigkeiten verknüpft. Schon bei den Versuchen

---

1) **Annales de l'Inst. Pasteur**, 1895, Bd. IX, p. 462.

von Gengou war es — wie wir gesehen haben — unmöglich, eine dem Plasma des zirkulierenden Blutes identische Flüssigkeit zu erhalten. Die größten Kautelen bei der Entnahme des Blutes und bei der Gewinnung des Serums reichen nicht aus, um die Koagulation des Blutes zu verhindern. Da nun im Blutserum immunisierter Tiere immer eine ansehnliche Menge Zwischenkörper vorhanden ist, so ist nur eine geringe Quantität der aus den Leukocyten ausgetretenen Mikrocytase notwendig, um das Pfeiffersche Phänomen oder einen ähnlichen Prozess auszulösen. Man muss demnach noch feinere Methoden zur Herstellung des Blutplasmas außerhalb des Organismus erfinden, bevor man über das vorliegende Problem einwandsfreie Resultate erzielen kann. Bis dahin muss man sich mit anderen, übrigens schon zahlreichen und beweiskräftigen Thatsachen begnügen, welche für das Fehlen freien Alexins im normalen Blutserum der immunisierten Tiere sprechen.

Da die Alexine etwa in gleicher Menge vorhanden sind und stets gleiche Eigenschaften in Organismen zeigen, welche natürliche und erworbene Immunität besitzen, so beruht der Unterschied zwischen den beiden Arten von Immunität hauptsächlich auf der Anwesenheit der Zwischenkörper in den Seris. Dieser ist thatsächlich wohl in allen Fällen von erworbener Immunität im Serum nachweisbar. Bordet und Gengou haben die diesbezüglichen Untersuchungen nach der im 7. Kapitel dieses Werkes genannten Methode angestellt. Man bringt in ein Serum eine Anzahl verschiedener Bakterienspecies: wenn die Alexine, die zu Beginn des Versuches im Serum waren, bei Beendigung desselben verschwinden, so ist der Beweis geliefert, dass dieselben durch die Bakterien infolge der Anwesenheit eines Zwischenkörpers absorbiert worden sind, dass dieser ergo in dem betreffenden Serum enthalten sein musste. Anwesenheit und Verschwinden der Alexine können durch das Auftreten oder Fehlen des Pfeifferschen Phänomens bei Vibrionen nachgewiesen werden.

Bei Anwendung dieser Methode konnten Bordet und Gengou[1]) sich überzeugen, dass das Serum von Tieren, die gegen verschiedene Bakterienspecies immunisiert waren (Pest-, Typhus-, Schweinerotlaufbacillus, erstes Milzbrandvaccin, Proteus vulgaris), thatsächlich eine bestimmte Menge Zwischenkörper enthielt. Man kann demnach annehmen, dass die Produktion dieser Substanz bei der erworbenen antibakteriellen Immunität fast konstant auftritt, und dass dieselbe einen der wesentlichen Charaktere der erworbenen Immunität bildet.

Man legte sich nun die Frage vor, welche chemische Zusammensetzung der sogenannte Zwischenkörper besitzen mag. Pfeiffer und Proskauer[2]) haben diese Frage zu lösen versucht. Sie nahmen zu diesem Zwecke Serum von Tieren, welche gegen Cholera aktiv immunisiert worden waren. Auf Grund großer Versuchsreihen sind sie zu dem Schluss gekommen, dass die Substanz, welche sie »Choleraantikörper« nennen, mit keinem der im Serum vorhandenen eiweißähnlichen Stoffe identisch ist. Andererseits wird der Zwischenkörper durch kein im Serum enthaltenes Salz und durch keinen Extraktivstoff des Serums repräsentiert, denn diese Stoffe dialysieren leicht, während der Choleraantikörper die dialysierende Membran

---

[1]) Annales de l'Inst. Pasteur, 1901, Bd. XV, p. 289.
[2]) Centralblatt für Bakteriologie, 1896, Bd. XIX, p. 161.

nicht passiert. Der Zwischenkörper wird mit Alkohol völlig gefällt und wird von Pfeiffer und Proskauer zur Kategorie der löslichen Fermente gerechnet, eine Auffassung, die sicherlich von vielen Gelehrten geteilt wird.

Aber was giebt dem Zwischenkörper seinen specifischen Charakter? Auf diese Frage bleiben die beiden Forscher die Antwort schuldig, erinnern jedoch an die Ähnlichkeit des Choleraantikörpers mit den löslichen Fermenten der von Emil Fischer studierten Hefepilze, von denen einige in ganz specifischer Weise nur auf bestimmte Zuckerarten einwirken. Vom Standpunkt der Logik aus läge die Annahme nahe, dass die Specifizität der Zwischenkörper durch irgend eine von der betreffenden Bakterienspecies gebildete Substanz hervorgerufen wird. In alten Cholerakulturen werden die Choleravibrionen, wie man schon lange weiß, in kuglige Granula verwandelt (Hueppes Arthrosporen), die mit den bei dem Pfeifferschen Phänomen auftretenden Gebilden große Ähnlichkeit haben. Demnach giebt es unstreitig Vibrionenprodukte, die eine ähnliche Wirkung ausüben wie die Mikrocytasen, und es wäre äußerst interessant, dieselben in den baktericiden Fermenten des Organismus nachzuweisen. Über diese Frage haben Emmerich und Löw[1] Versuche gemacht, und sie schreiben die erworbene Immunität einer besonderen Substanz zu, welche sie »Nukleaseimmunproteidin« nennen. Die Baktericuprodukte, welche in den Organismus während der Dauer der Immunisierung übertreten, oder die »Nukleasen« gehen nach der Auffassung obiger Forscher mit den Proteinsubstanzen des Blutes und der Organe eine Verbindung ein und bilden so die von den Autoren mit jenem komplizierten Namen belegte Substanz. In ihrer letzten Publikation beschreiben Emmerich und Löw nunmehr eine Methode, um die genannte Substanz außerhalb des Organismus darzustellen; sie lassen Rinderblut oder besser zerquetschte Rindermilz auf die Nuklease, welche von Bakterien in alten Kulturen gebildet ist, einwirken. Sie schreiben der Substanz die Fähigkeit zu, verschiedenartige Bakterien aufzulösen und gegen viele Infektionskrankheiten Immunität zu verleihen. Nur verschweigen die Autoren, ob diese Substanz mit den antibakteriellen Fermenten identisch ist, die, wie wir wissen, aus Mikrocytase und Zwischenkörper bestehen. Man muss annehmen, dass die Emmerichsche Substanz eine gewisse Ähnlichkeit mit dem Buchnerschen Alexin besitzt, welches gerade eine Mischung der beiden genannten Komponenten ist. Leider kann die Emmerich-Löwsche Theorie den Leser nicht überzeugen, und man findet auch nirgends eine Bestätigung ihrer Ansicht. Einige der von ihnen gemachten Behauptungen befinden sich in offenbarem Gegensatz zu allen bisher festgestellten Thatsachen. So sprechen sie z. B. von der völligen Auflösung der Schweinerotlaufbacillen durch das lösliche »Erysipelasimmunproteidin« im Körper immunisierter Tiere; dabei ist dieser Vorgang niemals von ihnen demonstriert worden und widerspricht auch allen bisher gemachten gewissenhaften Untersuchungen. Andererseits stehen ihre eigenen Versuchsresultate mit einander in Widerspruch. Das »Pyocyanaseimmunproteidin« ist eine Substanz, die nicht nur gegen den Pyocyaneusbacillus, sondern auch gegen andere Bakterien, wie den Milzbrand-, Diphtherie-, Typhus-, Pestbacillus, eine hohe Bactericidität besitzt. Diese Substanz löst die genannten Bakterien schnell auf

---

[1] Zeitschrift für Hygiene, 1901, Bd. XXXVI, p. 9.

und heilt experimentelle Diphtherie- und Milzbrandinfektion. Andererseits ist dieselbe gegen weniger schädliche Bakterien, wie den Bacillus subtilis, derartig empfindlich, dass sie durch Zusatz von Antisepticis gegen diese Bakterien geschützt werden muss. Gegenüber diesen Widersprüchen und Ungenauigkeiten muss man noch den Rat mitteilen, den Emmerich und Löw den Bakteriologen geben: nämlich, ihre Versuche nicht nachzuprüfen, denn es kann leicht vorkommen, dass dieselben nicht gelingen. Bei dieser Sachlage bin ich der Meinung, dass, trotzdem der Versuch, den Bakterienprodukten bei der Bildung der antibakteriellen Substanzen eine Bedeutung beizumessen, sehr verführerisch ist, man darauf verzichten muss, den Gedankengang dieser Autoren weiter zu verfolgen. Lieber will ich meine Unwissenheit betreffs der chemischen Zusammensetzung all' dieser Substanzen und speciell der Zwischenkörper eingestehen.

Da die Zwischenkörper gegenüber viel höheren Temperaturen als die Alexine resistent sind und sich in dieser Beziehung den in den Körperflüssigkeiten immunisierter Tiere so häufig vorkommenden, agglutinierenden Substanzen nähern, so hat man lange Zeit hindurch dieselben mit einander identifizieren wollen. Unstreitig bestehen zwischen den agglutinierenden Substanzen und den Zwischenkörpern viele Ähnlichkeiten; beide werden während der Immunisierung reichlich gebildet und finden sich nicht nur im Blutserum, sondern auch in anderen Körperflüssigkeiten des lebenden Organismus, besonders in Exsudaten und Transsudaten. Beide dialysieren durch Pergament leichter als die Alexine. Buchner[1] hat festgestellt, dass die Alexine (= die baktericiden Stoffe des normalen Serums) nur dann dialysieren, wenn die unten befindliche Flüssigkeit aus klarem Wasser besteht. Die Dialyse tritt nicht ein, wenn man das Wasser durch physiologische Kochsalzlösung ersetzt. Die Zwischenkörper und Agglutinine passieren das Pergament, wie Gengou festgestellt hat[2], bei der Dialyse, falls Wasser zu unterst sich befindet, und passieren noch etwa zur Hälfte, wenn jene Flüssigkeit dem normalen Serum sehr ähnlich ist.

Aber trotz aller dieser Analogieen muss die Agglutinationsfähigkeit von den Eigenschaften der Zwischenkörper scharf unterschieden werden. In von normalen Tieren stammendem Serum ist die Agglutinationskraft häufig deutlich vorhanden, während die Fähigkeit, Alexine zu binden, völlig oder fast völlig fehlt.

So haben Bordet und Gengou[2] festgestellt, dass Serum von Typhusrekonvaleszenten, welches nur geringe Agglutinationsfähigkeit besaß, in hohem Grade Alexin zu binden vermochte. Später mitzuteilende Beobachtungen bestätigen noch die Differenz zwischen Agglutinin und Zwischenkörper.

Die Agglutination der Bakterien wurde gelegentlich von Untersuchungen über die erworbenen Eigenschaften des Blutserums immunisierter Tiere entdeckt. Charrin und Roger[3] haben beim Studium der Differenz zwischen dem Serum normaler und demjenigen gegen Bacillus pyocyaneus immunisierter Tiere festgestellt, dass dieser Bacillus im gewöhnlichen Blutserum sich in normaler Weise entwickelt, dagegen in dem Serum vorbehandelter Tiere eigenartige Kulturen bildet. Anstatt in Form von

---

[1] Münchner med. Wochenschrift, 1892, pp. 119 und 982.
[2] Annales de l'Inst. Pasteur, 1901, Bd. XV, p. 289.
[3] C. r. de la Soc. de Biol., 1889, p. 667.

Stäbchen zu wachsen, wächst der Bacillus in segmentierten Filamenten, welche unter einander verfilzen und im Reagenzglas zu Boden fallen. Ich habe diese Thatsache durch Nachprüfung nicht nur bei dem Bacillus pyocyaneus bestätigen können, sondern dieselbe auch noch auf den Vibrio Gamaleia und den Pneumokokkus [1] ausgedehnt. In allen diesen Fällen handelte es sich um die Modifikation von Bakterien, die in specifischen, von immunisierten Tieren stammenden Seris gewachsen waren. Später hat Bordet [2] bei Untersuchungen über die Auflösung von Vibrionen in vitro beobachtet, dass diese Bakterien, wenn sie in Blutserum immunisierter Tiere gebracht werden, in demselben ihre Beweglichkeit verlieren und sich nach kurzer Zeit zu mehr minder großen Klumpen zusammenlagern. Diese Thatsache haben Gruber und Durham [3] bestätigt und zuerst zur Diagnose von Bakterienspecies angewendet. Sie stellten fest, dass die Agglutinationsfähigkeit immunisierter Tiere zwar nicht streng specifisch ist, jedoch zur Unterscheidung gewisser Bakterienarten, speciell des Choleravibrio und des Typhusbacillus dienen kann. Unabhängig von diesem Resultat versuchte Gruber [4] eine Theorie der erworbenen Immunität, die auf der Agglutinationskraft des Serums basierte, aufzustellen. Um den Vorgang der Bakterienzerstörung zu erklären, nahm er die Ansicht von Bordet auf, dass das Zusammenwirken zweier Substanzen notwendig ist, deren eine, die eigentliche baktericide Substanz, das Buchnersche Alexin darstellt, während die zweite Substanz Agglutinationsfähigkeit besitzt. Nach Gruber bestände die Agglutination in der Aufquellung der Bakterienmembran, die schleimig würde und so zur Verklebung der Bakterien unter einander und zu Haufenbildung führen müsste. Die nunmehr unbeweglich gewordenen Bakterien würden jetzt leichter der destruierenden Kraft des Alexins zum Opfer fallen. Die Phagocyten würden bei dieser Art von Immunität nur eine sekundäre Rolle spielen, indem sie die durch Agglutinin und Alexin schon stark geschädigten Bakterien in sich einverleiben. Die Hauptrolle würde der agglutinierenden Substanz zufallen, welche als ein durch die Makrophagen verändertes und ins Blut secerniertes Bakterienprodukt aufzufassen wäre.

Die Entdeckung der Agglutination der Bakterien hat infolge ihrer Anwendung auf die Diagnostik des Typhus hohe Bedeutung gewonnen. Widal [5] hat feststellen können, dass die Typhusbacillen unter dem Einfluss von Blutserum und anderen Körperflüssigkeiten Typhuskranker (Milch, Transsudate, Thränen etc.) leicht agglutiniert werden. Da diese Thatsache zur Frühdiagnose der Krankheit herangezogen werden konnte, hat man sie äußerst sorgfältig untersucht und bei dieser Gelegenheit eine Reihe sehr interessanter Resultate gewonnen. Das Hauptergebnis aller Untersuchungen war die Bestätigung der These von Widal, und die Serodiagnostik des Typhus hat unter den Methoden, die zur Stellung der klinischen Diagnose angewendet werden, einen hervorragenden Platz gewonnen. Da uns diese Seite der Frage jedoch für das Studium der Immunität im allgemeinen nicht interessiert, können wir auf die Sero-

---

[1] Annales de l'Inst. Pasteur, 1891, Bd. V, p. 473.
[2] Ibid., 1895, Bd. IX, p. 462.
[3] Münchner med. Wochenschrift, 1896, p. 285.
[4] Wiener klin. Wochenschrift, pp. 183 und 204.
[5] Bulletin de la Soc. médicale des hôpitaux, 1896, 26. Juni.

diagnostik des Typhus und einiger anderer Infektionskrankheiten (Cholera, Tuberkulose, Lungenentzündung) nicht näher eingehen. Auch die über das Wesen der Agglutination ausgesprochenen Hypothesen vermögen wir nicht einer Analyse zu unterziehen. Bezüglich des Mechanismus der Agglutination standen sich zwei Theorieen gegenüber: 1. die chemische Theorie, nach welcher das Agglutinin direkt auf die agglutinierbare Substanz der Bakterien wirkte, und 2. die besonders von Bordet[1] vertretene physikalische Theorie, nach welcher die Agglutination auf Veränderungen in der molekularen Anziehungskraft beruht, welche entweder unter den agglutinierbaren Substanzen selbst, oder zwischen diesen Elementen und der umgebenden Flüssigkeit besteht. Eine Zeit lang glaubte man, dass die Beobachtung von Roger[2], nach welcher die Zellmembranen von Oidium albicans, welches im specifischen Serum immunisierter Tiere gezüchtet ist, an Volumen zunehmen und beträchtlich anschwellen, für die Grubersche Theorie ausschlaggebend sein würde; aber der von Krauss und Seng[3] einerseits und von Bordet andererseits gemachte Einwurf hat die aus dem Rogerschen Versuch gemachten Folgerungen wiederum entkräftet. Da das von Roger angewendete Serum nicht von seinem Alexin befreit war, so durfte man die schleimige Beschaffenheit der Membran des Pilzes nicht auf die Wirkung des Agglutinins beziehen. Als Bordet[4] zeigte, dass die roten Blutkörperchen unter dem Einfluss von Serum eine ebenso starke Agglutination erleiden wie die Bakterien, begann man den Vorgang an den großen Erythrocyten der Vögel zu untersuchen. Bei denselben ließ sich niemals eine Viskosität des Blutkörperchenstromas feststellen. In einer Mischung roter Blutkörperchen von Vögeln und Säugetieren, die der Einwirkung eines Serums, welches nur die Vogelerythrocyten agglutiniert, unterworfen waren, verklebten die Säugetiererythrocyten niemals mit denjenigen der Vögel, was doch hätte eintreten müssen, wenn die Membran der agglutinierten roten Blutkörperchen thatsächlich viskös geworden wäre. Die bisher festgestellten Thatsachen sprechen also für die physikalische Theorie von Bordet, nach welcher eine gewisse Analogie zwischen den Vorgängen der Agglutination und denjenigen der Koagulation besteht.

Der uns besonders interessierende Punkt ist die Beziehung der Agglutination zur Immunität. Wir haben schon im 7. Kapitel erwähnt, warum der Agglutinationskraft der Körperflüssigkeiten eine nur geringe Bedeutung bei der natürlichen antibakteriellen Immunität zukommt. Wir brauchen daher nur noch die Bedeutung dieser Eigenschaft für die erworbene Immunität zu untersuchen, bei welcher die Agglutination der Bakterien durch die Körperflüssigkeiten viel häufiger und intensiver als bei dem natürlichen Krankheitsschutz auftritt.

Die erste Frage, die wir uns stellen müssen, ist folgende: Ist die Agglutinationskraft eine konstante Eigenschaft der Körperflüssigkeiten immunisierter Tiere? Zweifellos agglutiniert das Blutserum immunisierter Tiere sehr häufig das entsprechende Bakterium. Die Agglutination kann in den einzelnen Fällen mehr minder deutlich ausgesprochen sein; jeden-

---

[1] Annales de l'Inst. Pasteur, 1899, Bd. XIII, p. 225.
[2] Revue générale de Sciences, 1896. Bd. VII, p. 770.
[3] Wiener klin. Wochenschrift, 1899, p. 1.
[4] Annales de l'Inst. Pasteur, 1898, Bd. XII, p. 688.

falls ist sie meist vorhanden. In manchen Fällen jedoch zeigt das Serum
trotz des durch die Immunisierung erzeugten Krankheitsschutzes kein
Agglutinationsvermögen. Als ich festgestellt hatte, dass mehrere Bakterienarten (Bacillus pyocyaneus, Pneumokokkus, Vibrio Metschnikowi) im Serum
immunisierter Tiere in lange, mit einander verwickelte Fäden auswachsen,
war ich nahe daran, diesem Umstand einen besonderen Wert beizulegen.
Aber das Studium des Kokkus der Pneumoenteritis der Schweine, welcher
gelegentlich einer Tierepidemie in Gentilly von Chantemesse isoliert
wurde, hat mich vom Gegenteil überzeugt. Da dieser Kokkus durch eine
große Beweglichkeit charakterisiert ist, glaubte ich[1]), dass derselbe mit
dem Erreger der »Hog-Cholera« der Amerikaner identisch sei. Th. Smith[2]),
dem ich eine Probe dieser Bakterien sandte, und der in dieser Frage
absolut kompetent ist, glaubte es mit dem Erreger der »swineplague« zu
thun zu haben. Bekanntlich sind die Akten über diese beiden Bakterien
noch nicht geschlossen, so dass wir vorläufig noch nicht zu einem definitiven Resultat kommen können. Glücklicherweise besitzt diese Frage für
das Immunitätsproblem keine besondere Bedeutung. Worauf ich jedoch
eingehen muss, ist der Umstand, dass das Serum der gegen den Bacillus
von Gentilly immunisierten Kaninchen, wenn man demselben diese
Bacillen zusetzt, reichliche und gleichmäßig getrübte Kulturen giebt. Bei
den Untersuchungen, die ich zu einer Zeit unternahm, als man von der
schnellen Agglutination der Bakterien noch nichts wusste, stellte ich nur
fest, dass jene Kokken, die in dem Blutserum der vorbehandelten Kaninchen gezüchtet wurden, normale Gestalt behielten und die Nährflüssigkeit
gleichmäßig trübten. Seitdem hat man häufig beobachtet, dass die Art der
Entwicklung in einem Serum feinere Merkmale giebt als die echte Agglutination, die in einem Serum auftritt, welchem man einen auf seinem gewöhnlichen Nährboden entwickelten Bacillus zusetzt. So hat Pfaundler festgestellt[3]), dass Bakterium coli und Proteus vulgaris, die durch bestimmte
Sera nicht agglutiniert wurden, sich in denselben in einer ungewöhnlichen
Weise entwickelten und zwar in langen, unter einander verfilzten Fäden.

Wenn ein Serum seine specifische Eigenschaft durch die Agglutinationsreaktion nicht manifestieren kann, so bringt man in dasselbe das betreffende Bakterium hinein und vergleicht das Wachsthum desselben in
diesem Serum mit demjenigen in einem normalen Serum, und man kann
oft eine deutliche Differenz konstatieren, dergestalt, dass dasselbe Bakterium im specifischen Serum in Filamenten und im normalen Serum in
Stäbchen wächst. Oft bezeichnet man den ersteren Entwicklungsmodus
mit dem Namen der »Pfaundlerschen Reaktion«.

In dem Serum der gegen den Kokkus Gentilly immunisierten Kaninchen bilden sich keine durch die Agglutinationsreaktion herbeigeführten
Filamente, sondern es wachsen in demselben Kokken. Trotzdem besitzen
die Tiere, welche dies Serum geliefert haben, gegen die Infektion mit
jenen Bacillen vollen Krankheitsschutz. Neuerdings hat Karlinsky[4])
die Eigenschaften der Sera verschiedener Tiere studiert, welche mit dem
Bacillus der Hog-Cholera und der Swineplague immunisiert worden waren.

---

1) Annales de l'Inst. Pasteur, 1892, Bd. VI, p. 289.
2) Centralblatt für Bakteriologie, 1894, Bd. XVI, p. 235.
3) Ibid., 1896, Bd. XIX, p. 191.
4) Zeitschrift für Hygiene, 1898, Bd. XXVIII, p. 406.

Er konnte feststellen, dass das Blutserum von Rindern, welche mit Hog-Cholera aktiv immunisiert worden waren, nicht nur die Bacillen beider Arten von Schweinekrankheiten nicht abzutöten vermochte, sondern selbst bei diesen beiden Bakterienspecies keine Agglutination hervorrief und die Bacillen der Hog-Cholera nicht zu immobilisieren im stande war. Andererseits hat er von anderen Tierarten (Hunden, Schweinen) Sera erhalten, welche den Bacillus der Hog-Cholera[1]) in typischer Weise agglutinierten.

Im vorigen Kapitel haben wir schon den Versuch mitgeteilt, den Gengou am Serum eines Hundes anstellte, welcher mit einer virulenten Milzbrandkultur immunisiert worden war. Das Serum desselben agglutinierte die virulenten Milzbrandbacillen nicht, jedoch diejenigen des ersten Pasteurschen Vaccins. Indessen hat ein zweiter Hund, welcher mit einer abgeschwächten Milzbrandkultur geimpft worden war, ein agglutinierendes Serum geliefert. Während nun die Immunität des ersten Hundes eine viel höhere als die des zweiten war, verhielt es sich mit der Agglutinationsfähigkeit der beiden Sera gerade umgekehrt. In seiner Arbeit über die Milzbrandimmunität hat Sawtchenko festgestellt, dass das subcutane Exsudat immunisierter Ratten Milzbrandbacillen nicht agglutiniert, obwohl dieselben im allgemeinen eine große Tendenz zur Agglutination zeigen.

Beim Typhus hat man das Auftreten der Agglutination besonders sorgfältig studiert. Nach dem Überstehen dieser Krankheit tritt bekanntlich ein erworbener Krankheitsschutz gegen dieselbe auf, welcher sehr lange Zeit anhält. Die Agglutinationsfähigkeit des Blutes sinkt dabei meist deutlich ab und verschwindet schon einige Wochen nach Beginn der Rekonvalescenz; nur in sehr seltenen Fällen hält das Agglutinationsvermögen noch jahrelang an[2]). In dem Stadium der Apyrexie, welche dem Abfall des Fiebers vorausgeht, und während des Fieberabfalls selbst manifestiert sich dagegen das Agglutinationsvermögen in hervorragender Weise. In einer Beobachtung von Widal und Sicard[3]) stieg bei einem Kranken am Vorabend des Fieberabfalls das Agglutinationsvermögen auf 1 : 150, ein Verhältnis, wie es seit dem Beginn der Erkrankung nicht vorhanden gewesen war. Dass die Krise erst zwei Tage nach der Feststellung dieses Befundes auftrat, zeigt wiederum (fügen die Autoren hinzu), dass die Agglutinationsreaktion kein Zeichen der eingetretenen Immunisierung ist. Ähnliche Fälle sind noch mehrfach von verschiedenen Autoren mitgeteilt worden.

Die erwähnten Beispiele zeigen, dass einerseits das Serum von Individuen, welche erworbene Immunität besitzen, keine Agglutinationskraft zu haben braucht, während andererseits diese Eigenschaft im Serum von krankheitsempfänglichen Organismen deutlich vorhanden sein kann. Das hieraus sich ergebende Resultat kann noch durch andere Versuche gestützt werden. So hat Salimbeni[4]) gezeigt, dass Choleravibrionen durch die Körperflüssigkeiten immunisierter Tiere nicht agglutiniert werden. Das subcutane Exsudat eines durch große Mengen von Choleravibrionen immunisierten Pferdes agglutiniert diesen Vibrio nur außerhalb des Organis-

---

[1]) Fifteenth ann. Report of the Bureau of Animal Industry, 1898, p. 348.

[2]) Widal et Sicard, Bulletin et mém. de la Soc. des méd. d'hôpitaux, 1896, p. 684.

[3]) Annales de l'Inst. Pasteur, 1897, Bd. XI, p. 411.

[4]) Ibid., p. 277.

mus. Entnimmt man eine gewisse Menge des Exsudats kurze Zeit nach
der Injektion der Vibrionen, so rufen diese in der Flüssigkeit eine gleich-
mäßige Trübung hervor. Aber schon nach kurzem Stehen an der Luft
werden die Vibrionen in derselben Exsudatflüssigkeit agglutiniert. Auf
Grund dieser Beobachtung hat Salimbeni vergleichende Untersuchungen
über den Einfluss angestellt, welchen außerhalb des Organismus das
Serum immunisierter Tiere ausübt, und zwar einmal in unter Sauerstoffabschluss gehaltenen Röhrchen, und zweitens in solchen, zu denen die
Luft freien Zutritt hat. In den ersteren trat Agglutination nicht oder
nur in sehr geringem Grade auf; während in der zweiten Reihe, also bei
Luftzutritt, das Agglutinationsphänomen sofort zu konstatieren war. Diese
Beobachtung hat eine gewisse Ähnlichkeit mit dem Auftreten des Pfeifferschen Phänomens in der Bauchhöhle von Meerschweinchen, innerhalb
welcher die Vibrionen in Granula umgewandelt werden. Bei anderen
Bakterien hat man in dieser Beziehung eine Differenz festgestellt. So
hat Gheorghiewsky gesehen, dass der Bacillus pyocyaneus selbst bei
Sauerstoffabschluss durch das Serum immunisierter Tiere agglutiniert
wird. Dasselbe konnte Durham beim Typhusbacillus beobachten; aber
als Trumpp[1]) sich von dem Auftreten der Agglutination dieses Bacillus
bei hoch immunisierten Meerschweinchen überzeugen wollte, gelangte
er zu unbefriedigenden Resultaten. Aus diesen Versuchen schloss er
(p. 130), »dass auch innerhalb des Tierkörpers typische Haufenbildung
der Bakterienauflösung vorausgehen kann, dass die erstere jedoch nur
unter gewissen Versuchsbedingungen bei genügend hohem Immunitätsgrade
des Tieres und bei nicht zu großer Zahl der eingeführten Keime zur Beobachtung gelangt«. Bei dem Typhusbacillus tritt die Agglutination bis
zu einem gewissen Grade schon innerhalb des Organismus auf. Dieselbe
kommt aber viel deutlicher in Körperflüssigkeiten zu stande, welche man
dem Organismus entzieht und dem Luftzutritt aussetzt.

Es ist oft festgestellt worden, dass die Agglutination der Bakterien
durch specifische Sera das Leben und die Fortpflanzungsfähigkeit der
Keime nicht verhindert; auch ihre Virulenz verlieren die agglutinierten
Bakterien nicht. Issaeff[2]) hat nach dieser Richtung in meinem Laboratorium eine Arbeit über den Pneumokokkus gemacht. Er hat Kaninchen
gegen denselben immunisiert und festgestellt, dass Pneumokokken in dem
Blutserum immunisierter Kaninchen sich gut entwickeln. Anstatt aber
die typische Form lanzettförmiger Diplokokken zu zeigen, nimmt der
Pneumokokkus bei dieser Züchtungsmethode die Gestalt langer Ketten,
echter Streptokokken an. Wenn Issaeff nun diese Kultur, um sie von
ihrem Serum zu befreien, filtrierte, sodann Kaninchen und Mäusen injizierte, so stellte er fest, dass die Pneumokokken nunmehr ihre ursprüngliche Virulenz völlig verloren hatten. Ähnliche Versuche hat Sanarelli[3])
mit dem Vibrio Gamaleia gemacht, der bekanntlich in dem Serum immunisierter Tiere ebenfalls in Ketten wächst. Nach Filtration durch Fil-
trierpapier und nach Auswaschung mit physiologischer Kochsalzlösung
waren diese Vibrionen noch ebenso virulent als die zur Kontrolle dienenden Bakterien, welche in dem Serum empfänglicher Tiere gezüchtet

---

[1] Archiv für Hygiene, 1898, Bd. XXXIII, p. 124.
[2]) Annales de l'Inst. Pasteur, 1893. Bd. VII, p. 260.
[3]) Ibid., Bd. VII, p. 225.

worden waren. Später hat Mesnil[1]) dieselbe Thatsache für den Bacillus
des Schweinerotlaufs festgestellt. Er hat einmal mit Kulturen gearbeitet,
welche erst nach längerem Wachstum zur Agglutination gebracht wurden,
und zweitens mit solchen, welche in statu nascendi agglutiniert wurden.
Die Kulturflüssigkeit wurde abgegossen und so lange durch neue Bouillon
ersetzt, bis das Serum völlig eliminiert war. Die mit den agglutinierten
Bakterien geimpften Mäuse starben in der normalen Zeit, so dass der Beweis geliefert war, dass die Agglutination weder die Vitalität noch die
Virulenz des Schweinerotlaufbacillus irgend wie schädigt (p. 492).

Nach alledem ist es ausgeschlossen, die Grubersche Theorie noch aufrecht
erhalten zu können, nach welcher das Agglutinationsvermögen die Basis
für das Wesen der erworbenen Immunität darstellt. Auch hat Gruber nach
der im Jahre 1896 gemachten Publikation einiger vorläufiger Bemerkungen
sich zu einer weiteren Entwicklung seiner Hypothese noch nicht ent-
schlossen; übrigens hat auch sonst niemand versucht, für dieselbe einzutreten.

In einigen Sonderfällen mag die Immobilisierung stark beweglicher
Bakterien und die Agglutination derselben die Reaktion des Organismus,
besonders die Schnelligkeit des Auftretens der Phagocytose, erleichtern.
So hat Besredka[2]) beobachtet, dass, wenn er Meerschweinchen mit
Typhusbacillen impfte, welche vorher in Blutserum normaler Tiere sich
befunden hatten, die Versuchstiere am Leben blieben. In dieser Beziehung war das auf 60° erhitzte Serum von Rindern am wirksamsten.
Meerschweinchenserum zeigte dagegen eine geringe Aktivität. Die Widerstandsfähigkeit von Meerschweinchen, denen man Bacillen ins Peritoneum
injiziert hatte, verhielt sich direkt proportional zu der Höhe der Agglutination der betreffenden Bacillen. Besredka legt besonderes Gewicht
auf den Umstand, dass die agglutinierten Bacillen mit großer Leichtigkeit
von den Phagocyten aufgenommen wurden, und ist der Ansicht, dass die
Sera die Aktion der Leukocyten gewissermaßen stimulierten. Wenn er
Meerschweinchen eine frisch bereitete Mischung von Typhusbacillen und
Meerschweinchenserum injizierte, so starben die Tiere an der Infektion;
brachte er aber für kurze Zeit die Bakterien außerhalb des Organismus mit dem Meerschweinchenserum in Berührung und injizierte nun
nach Eintreten der Agglutination die Mischung, so blieben die Tiere im
Allgemeinen am Leben. Dieser Versuch spricht für die Bedeutung der
Agglutination bei der Immunität und beweist zugleich, dass im Organismus
des Meerschweinchens die Agglutination der Bakterien nicht in demselben
Grade sich vollzieht, wie in dem künstlich zubereiteten Serum, welches
man an freier Luft hat stehen lassen.

Immerhin können die Resultate von Besredka weder für eine besondere Bedeutung der Agglutination bei der Immunität sprechen, noch
den Wert der bisher mitgeteilten Thatsachen abschwächen, nach welchen
in vielen Fällen von erworbener Immunität das Agglutinationsvermögen
nicht vorhanden ist und nach denen die agglutinierten Bacillen ihre volle
Virulenz beibehalten. Die Bedeutung der Agglutination bei der Immunität
ist nur eine untergeordnete, accidentelle.

Man hat nun Untersuchungen angestellt, um den Ursprung der Agglutinine in immunisierten Organismen festzustellen. Einstimmig erkennen

<hr>

[1]) Annales de l'Inst. Pasteur, 1898, Bd. XII, p. 481.
[2]) Ibid., 1901, Bd. XV, p. 209.

alle Forscher an, dass von allen Bestandteilen des Organismus das Blut
an Agglutininen am reichsten ist, und zwar findet man diesen Stoff im
Blutplasma und im Blutserum in gleicher Menge. Aus diesem Resultat,
welches durch die Untersuchung des Agglutinationsvermögens in anderen
Körperflüssigkeiten, wie der Peritonealflüssigkeit, der an körperlichen
Elementen sehr armen Ödemflüssigkeit u. a. m. bestätigt worden ist, geht
hervor, dass das Agglutinin im Blute und in der Lymphe des lebenden
Organismus cirkuliert. Verschiedene Beobachter, unter anderen Achard
und Bensaude[1]), Arloing[2]), Widal und Sicard[3]), haben sich die
Frage vorgelegt, ob das Agglutinin vor seinem Übertritt ins Blut nicht
in dem Exsudat gebildet wird, welches an der Inokulationsstelle der
Bakterien entsteht. Sie kamen sämtlich zu negativen Resultaten, da sie
in der Exsudatflüssigkeit nicht mehr Agglutinin feststellen konnten als im
Blute. Pfeiffer und Marx[4]) hatten mehrfach beobachtet, dass bei mit
Choleravibrionen immunisierten Tieren besonders früh in der Milz das
Agglutinationsvermögen auftritt; nur war diese Eigenschaft nicht konstant
genug, um hieraus definitive Schlüsse ziehen zu können. Später hat van
Emden[5]) genaue Untersuchungen über die Verteilung der Agglutinine in
einem mit Bacillus acrogenes geimpften Organismus ausgeführt. Seine
Untersuchungen haben ergeben, dass die Milz und die lymphatischen
Organe als die Quelle jener Substanzen anzusehen sind. Kurz nach der
Bakterieninjektion agglutinierte der Extrakt der Milz schon in höherem
Grade als das Blut und als der Extrakt aller anderen Organe. Bei entmilzten Kaninchen wurde die Rolle der Milz durch das Knochenmark und
wahrscheinlich auch durch die Lymphdrüsen übernommen; aber die blutbildenden Organe enthielten nur kurze Zeit hindurch die Hauptmasse der
Agglutinine; denn schon bald war eine unverhältnismäßig große Menge
des Agglutinins im Blut zu finden.

Dass die Frage des Ursprungs der Agglutinine eine sehr komplizierte
ist, beweist eine von Gengou[6]) gemachte Arbeit über die Agglutination
des abgeschwächten Milzbrandbacillus (erstes Pasteursches Vaccin) durch
die Körperflüssigkeiten und Organe von normalen und vorbehandelten
Meerschweinchen. Gengou hat die von van Emden an einem anderen
Bacillus gefundenen Resultate nicht bestätigen können. Bei Gengous
Meerschweinchen hatte das Blut stets die höchste Agglutinationsfähigkeit,
während die Körperorgane diese Eigenschaft nur inkonstant und in geringem Grade zeigten. Da die Auszüge der Leukocyten stets weniger
wirksam waren als das Blut und die Exsudatflüssigkeiten, so war Gengou
zu dem Schluss gezwungen, dass die Agglutinine nicht als ein Produkt
der Zellen des Organismus angesehen werden dürfen. »Der Organismus
spielt bei der Vermehrung der Agglutinationskraft seines Blutes nur eine
relativ passive Rolle« (p. 337).

Trotz der Resultate von Gengou kann meiner Meinung nach seine

---

[1]) Archives de médec. exper., 1896, p. 759; Bensaude, Le phénomène de l'agglutination des microbes, Paris 1897, p. 252.
[2]) C. r. de la Soc. de Biologie, 1897, p. 104.
[3]) Annales de l'Inst. Pasteur, 1897, Bd. XI, p. 376.
[4]) Zeitschrift für Hygiene, 1898, Bd. XXVII, p. 272.
[5]) Ibid., 1899, Bd. XXX, p. 19.
[6]) Archiv intern. de Pharmacodynamie et de Thérapie, 1899, Bd. VI, p. 299.

Schlussfolgerung nicht als definitiv angesehen werden. Das Agglutinationsvermögen, das sich innerhalb des Organismus entwickelt, muss auf den Einfluss von Zellen zurückgeführt werden; denn ein längerer Aufenthalt von Bakterien in Körperflüssigkeiten verleiht bekanntlich diesen die Agglutinationsfähigkeit nicht. Da die Versuche von Gengou nicht für die Entstehung des Agglutinins aus irgend welchen geformten Elementen sprechen, so muss man annehmen, dass dieselben trotz ihrer Exaktheit nicht zur Lösung der betreffenden Frage geeignet sind. Gengou tötete die Versuchstiere zu einer Zeit, in welcher das Blut schon ziemlich stark agglutinierte. In diesem Stadium besaßen die Organe viel geringere Agglutinationskraft. Hätte er dieselben zu einer Zeit untersucht, als das Blut noch ein bedeutend geringeres Agglutinationsvermögen besaß, so hätte er vielleicht stärker agglutinierende Eigenschaften an dem Organextrakt feststellen können. Bei meinen Untersuchungen über die Resorption der Zellen habe ich mehrfach beobachtet, dass die Peritonealflüssigkeit von Meerschweinchen, denen Gänseblut injiziert worden war, eher als das Blutserum Agglutinationsvermögen erwarb. Später besaß dagegen das Blut diese Eigenschaft in höherem Grade als die Peritonealflüssigkeit. Denkt man nun zugleich an die Resultate der Versuche von van Emden, so liegt die Annahme nahe, dass das Agglutinin durch die Zellen des Bauchhöhlenexsudates und der lymphatischen Organe gebildet wird. Da jedoch die Frage nach dem Ursprung des Agglutinins sehr schwer zu beantworten ist, so kann man sich bei dem gegenwärtigen, unvollkommenen Stande unserer Kenntnisse nicht genauer über diesen Punkt aussprechen. Da die Bedeutung der Agglutination für die Immunität zum Glück keine sehr hohe ist, so können wir auch, ohne die Entstehungsart des Agglutinins zu kennen, das Studium unseres Hauptgegenstandes weiter verfolgen.

Als eines der Hauptresultate, welche aus dem Studium der Agglutinine hervorgehen, ist besonders die Thatsache zu betonen, dass die agglutinierenden Substanzen mit den Zwischenkörpern nicht identifiziert werden können. Letztere waren lange Zeit hindurch mit dem Namen Präventivsubstanzen (substances préventives) bezeichnet worden. Diesen Namen führten sie in den ersten Aufsätzen von Bordet über den betreffenden Gegenstand. Der Grund für diese Bezeichnung liegt in dem Umstand, dass viele Jahre hindurch die Anwesenheit von Zwischenkörpern hauptsächlich aus den »präventiven« Eigenschaften der dieselben enthaltenden Media gefolgert wurde.

Um nun diese präventive Eigenschaft, welche für das Studium der erworbenen Immunität hervorragende Bedeutung besitzt, genauer zu untersuchen, müssen wir zu der Epoche unserer Wissenschaft zurückkehren, in welcher man begann, die Bedeutung der Körperflüssigkeiten für die Immunität festzustellen. Bald nach den ersten Untersuchungen über die Baktericidität des Blutes kam man auf den Gedanken, die nach dieser Richtung hin gewonnenen Resultate zur Immunisierung von Tieren vermittelst Blutinjektionen zu verwerten. Die erste Etappe auf diesem Wege bedeutete der Versuch von Richet und Héricourt[1]), denen es gelang, Kaninchen gegen eine Varietät des Staphylokokkus mit defibriniertem Hundeblut zu immunisieren. Der Hund besitzt natürliche Immunität gegen

---

[1]) C. r. de l'Acad. des Sciences, 1888, Bd. CVII, p. 750.

diese Bakterien, und schon das Blut eines normalen Hundes übt eine gewisse immunisierende Wirkung auf Kaninchen aus, die mit den oben genannten Staphylokokken infiziert werden. Aber diese Wirkung war viel deutlicher, wenn Richet und Héricourt defibriniertes Blut von Hunden benutzten, die mit Injektionen des betreffenden Staphylokokkus vorbehandelt worden waren. Bald nach dieser Entdeckung wies von Behring[1]) Antitoxine im Blutserum von Tieren nach, welche gegen Tetanus- und Diphtherietoxin immunisiert worden waren. Zusammen mit Kitasato hatte er nachgewiesen, dass, wenn man das Serum dieser Tiere normalen Tieren injizierte, dasselbe diese Tiere gegen Diphtherie- und Tetanusgift schützte. Diese von allen Seiten bestätigte und auch für andere Toxine gültige Entdeckung hat zu der Meinung geführt, dass, wenn ein Serum Präventivkraft besitzt, dieselbe nur in der antitoxischen Eigenschaft des Serums begründet ist. Ein tieferes Studium der Vorgänge, die sich unter dem Einfluss der Sera abspielen, hat das Ungenaue dieser Hypothese gezeigt. Wir konnten den Beweis liefern[2]), dass das Blutserum von Kaninchen, die gegen den Erreger der Pneumoenteritis von Gentilly immunisiert waren, bei normalen Kaninchen das Auftreten einer tödlichen Infektion verhindert; dabei übte dies Serum auf das Toxin des Bacillus jedoch keinen Einfluss aus: Kaninchen, die die niedrigste tödliche Dosis dieses Toxins erhielten, welches mit von immunisierten Kaninchen stammendem Serum vermischt war, starben gerade ebenso wie die Kontrolltiere an schnell auftretender Vergiftung. Das Serum, welches die Infektion verhinderte, ohne dabei die Intoxikation irgend wie zurückzuhalten, konnte daher nicht zur Kategorie der antitoxischen Sera gerechnet werden. Wir standen also einer neuen Eigenschaft der Körperflüssigkeiten gegenüber, die wir mit dem Namen »pouvoir préventif« oder »antiinfectieux« bezeichneten. Zu diesem Schluss musste man um so eher kommen, als das fragliche Serum weder baktericid noch agglutinierend wirkte.

Diese Entdeckung wurde von Pfeiffer[3]) für den Choleravibrio bald bestätigt. Von den gegen Cholera immunisierten Tieren erhielt man ein Serum, welches zwar nicht antitoxisch war, aber normale Meerschweinchen gegen Cholerainfektion schützte. Das Serum verhinderte, dass diese Tiere an einer Infektion mit Cholerabacillen zu Grunde gingen; andererseits rief dasselbe, in die Bauchhöhle injiziert, das Pfeiffersche Phänomen, d. h. die Umwandlung der Choleravibrionen in Granula, hervor. Aus diesem Grunde bezeichnete Pfeiffer das Präventivserum gegen Choleravibrionen als »baktericides« Serum. Da die Umwandlung in Granula unter dem Einfluss dieses Serums nur bei Choleravibrionen und niemals bei anderen Vibrionenarten auftritt, so nannte Pfeiffer die aktive Substanz des Serums den specifischen Cholera-Antikörper. Dieser sollte nach Pfeiffers Theorie im Tierkörper auf Kosten eines inaktiven Antikörpers gebildet werden, welcher unter dem Einfluss des Peritonealendothels in aktive Substanz verwandelt würde.

Die Thatsache, dass es möglich ist, empfängliche Tiere durch das Serum aktiv immunisierter Tiere gegen eine Krankheit zu schützen, ohne dass das betreffende Serum irgend welche antitoxische Eigenschaft besitzt, wurde

[1]) **Behring und Kitasato**, Deutsche med. Wochenschrift, 1900, p. 1113.
[2]) **Annales de l'Inst. Pasteur**, 1892. Bd. VI, p. 299.
[3]) **Zeitschrift für Hygiene**, 1894, Bd. XVI, p. 268; Bd. XVIII, p. 1.

vielfach bestätigt und auf verschiedene andere Infektionskrankheiten ausgedehnt. Pfeiffer und Kolle[1], Funk[2], Chantemesse und Widal[3]
beobachteten dasselbe beim experimentellen Typhus der Tiere; Löffler
und Abel[4] bei der Infektion mit Colibacillus etc. Die Schutzkraft (pouvoir préventif) des Serums und anderer Körperflüssigkeiten immunisierter
Tiere wurde bald als eine wesentliche Eigenschaft der Sera betrachtet.

Pfeiffer und seine Mitarbeiter, sowie viele andere Forscher legten
auf den bactericiden Charakter dieser präventiven Flüssigkeit besonders
hohen Wert. Man hatte wohl bemerkt, dass in vielen Fällen das Serum
der immunisierten Tiere völlig oder fast völlig unfähig war, die betreffenden Bakterien zu töten; aber dennoch sah man sie als »baktericid«
an, da sie, in die Bauchhöhle normaler Tiere injiziert, bei Cholera zum
Auftreten des Pfeifferschen Phänomens und bei anderen Bakterien zu
ähnlichen extracellulären Veränderungen führten. C. Fränkel und
Sobernheim haben bei weiteren Untersuchungen eine sehr wichtige
Thatsache festgestellt[5]. Sie sahen nämlich, dass die Präventivsubstanz
des Serums von gegen Choleravibrionen immunisierten Tieren der Erhitzung auf 70° standhielt. Unter dem Einfluss dieser Temperatur verlor
das Serum völlig seine baktericide Kraft, behielt jedoch seine Präventivkraft ebenso sehr bei, wie das nicht erhitzte Serum, wenn man es empfänglichen Tieren injizierte. Dieser Versuch, der seitdem oft wiederholt
und bestätigt worden ist, ermöglichte es, die baktericide Kraft von der
präventiven Kraft in den Fällen zu trennen, in denen die beiden Kräfte
in einem Serum vereinigt waren. Auch später leistete diese Entdeckung
Bordet große Dienste, als er sich mit dem Zusammenwirken zweier
Substanzen bei der erworbenen Immunität beschäftigte.

Die Möglichkeit, außerhalb des Organismus das Pfeiffersche Phä-
nomen hervorzurufen, indem man das schutzverleihende Serum durch
Peritonealflüssigkeit oder Blutserum normaler Tiere reaktiviert, hat die
Analyse des Zusammenwirkens zweier Substanzen bei der erworbenen
Immunität bedeutend erleichtert. Mit Hilfe dieser Methode gelang es
Bordet, über das Choleraantiserum und später über die hämolytischen
Sera wichtige Aufschlüsse zu erhalten. Die Entdeckung von Ehrlich
und Morgenroth[6], dass die sensiblen Elemente die thermostabile, einer
Erwärmung auf 65—70° widerstehende Substanz fixieren, bedeutet einen
großen Fortschritt im Studium der Erkenntnis der erworbenen Immunität;
Bordet hat dieselbe auf die Bakterien angewendet, und seitdem ist man
in der Lage, die Wirkung specifischer Präventivsera mit größerer Genauigkeit als vorher zu studieren.

Schon vor dieser letzten Entdeckung konnte man die Beziehungen
zwischen den Infektionsschutz verleihenden Eigenschaften und dem Agglutinationsvermögen der Körperflüssigkeiten immunisierter Tiere bestimmen.

---

[1] Zeitschrift für Hygiene, 1896, Bd. XXI, p. 203; Deutsche med. Wochenschrift, 1896, pp. 185 und 735.

[2] La sérothérapie de la fièvre typhoide, Brüssel 1896.

[3] Bulletin de la Soc. méd. des hôpitaux, 1893, 27. Januar.

[4] Centralblatt für Bakteriologie, 1896, Bd. XIX, p. 51; Festschrift z. 100jähr. Stiftungsfeier d. med. chir. Fr. Wilh.-Instituts, 1895.

[5] Hygienische Rundschau, 1894, Bd. IV, pp. 97 und 145.

[6] Berl. klin. Wochenschrift, 1899, p. 6.

Beide Substanzen sind etwa gegen dieselben Temperaturen resistent; beide finden sich im Blutplasma und gehen in die Flüssigkeiten der Exsudate und Transsudate über; aber, wie schon oben hervorgehoben, sind beide Eigenschaften von einander völlig verschieden. Pfeiffer hat besonders betont, dass sehr wirksame Präventivsera oft nur schwaches Agglutinationsvermögen zeigen, und vice versa. Gelegentlich einer Typhusepidemie hat er das Serum der Typhusrekonvalescenten untersucht[1]. Die Bestimmung der beiden Eigenschaften ergab, dass ein sehr geringes Agglutinationsvermögen gleichzeitig mit einer hohen Präventivkraft vorkommen kann. Gheorghiewsky[2] hat ähnliche Beobachtungen an Tieren gemacht, die gegen den Bacillus pyocyaneus immunisiert worden waren. Das Serum einer Ziege besaß höheres Agglutinationsvermögen als das eines Kaninchens, dabei verhielt es sich mit dem Infektionsschutz gerade umgekehrt. Zu einem ähnlichen Resultat kam Gheorghiewsky bei dem Serum immunisierter Meerschweinchen; »daraus geht hervor,« sagt der Forscher, »dass das Agglutinationsvermögen der Sera für den Bacillus pyocyaneus nicht mit der Immunisierungswirkung derselben gleichen Schritt hält« (p. 304). So giebt es eine große Zahl von Beobachtungen, auf Grund deren man behaupten kann, dass die beiden Eigenschaften der specifischen Sera durchaus von einander getrennt werden müssen.

Die Präventivsubstanz ist also verschieden von dem Agglutinin. Ist man aber darum berechtigt, dieselbe mit dem Zwischenkörper zu identifizieren (substance fixatrice, Fixateur, substance sensibilisatrice, substance immunisante oder intermédiaire, Amboceptor)? Daraus, dass der Zwischenkörper von Bordet zuerst als »substance préventive« bezeichnet worden war, könnte man auf jene Identität schließen. Jedenfalls erfordert diese Frage genauere Untersuchungen. Seitdem man eine genaue Methode, die Anwesenheit der Zwischenkörper zu bestimmen, kennt, ist man im stande, festzustellen, ob Zwischenkörper in allen Immunisierungskraft besitzenden Flüssigkeiten enthalten sind, und ob das Vorhandensein der Zwischenkörper den Seris schützende Eigenschaften verleiht.

Die erste Frage ist im positiven Sinne beantwortet worden. Alle von Bordet und Gengou in diesem Sinne untersuchten Immunsera besaßen zugleich deutlich die Eigenschaften, die auf die Anwesenheit von Zwischenkörper schließen ließen. Andererseits haben Bordet und Gengou den specifischen Zwischenkörper im Serum von Meerschweinchen nachgewiesen, welche mit den abgeschwächten Milzbrandbacillen des ersten Vaccins immunisiert worden waren. Nun ist dies Serum jedoch unfähig, eine deutliche Infektion bei Mäusen zu verhindern, denen man das Serum zusammen mit dem Bacillus des ersten Vaccins injiziert. Hieraus geht hervor, dass eine Zwischenkörper enthaltende Flüssigkeit noch nicht gegen Infektion Schutz zu verleihen braucht. Dies Resultat stimmt mit der Thatsache überein, dass die Bakterien nach Absorption von Zwischenkörpern dennoch ihre Virulenz beibehalten können. Wir haben schon den Versuch von Mesnil mitgeteilt, in welchem die Bacillen des Schweinerotlaufs, die mit specifischem Serum erst gemischt und sodann von demselben getrennt worden waren, bei Mäusen tödliche Infektion herbeiführen. Sodann

---

[1] Typhus-Epidemie und Trinkwasser, Jena 1898, p. 26.
[2] Annales de l'Inst. Pasteur, 1899, Bd. XIII, p. 298.

haben wir die von Sawtchenko gemachte Beobachtung erwähnt, dass die Milzbrandbacillen, welche man dem Exsudat immunisierter Ratten entnimmt, Milzbrand bei normalen Meerschweinchen und Ratten erzeugen. Nun haben die Untersuchungen von Bordet und Gengou die Absorption des Zwischenkörpers durch die Schweinerotlauf- und Milzbrandbacillen, die mit specifischen Seris immunisierter Tiere zusammengebracht werden, bewiesen. Damit also die Immunisierungswirkung intensiv entfaltet werde, muss neben dem Zwischenkörper noch ein anderer wirksamer Faktor vorhanden sein.

In unserer Arbeit über das Bakterium der Pneumoenteritis der Schweine haben wir nachgewiesen, dass das Serum immunisierter Kaninchen weder die Entwicklung des betreffenden Bacillus verhindert, noch demselben die Virulenz entzieht. Auch besitzt es nicht die Eigenschaft, die Agglutination des Bacillus herbeizuführen und das Toxin desselben zu neutralisieren. Kurz, jenes Serum besitzt keinen direkten Einfluss auf den Bacillus, und dennoch verhindert es denselben, pathogen zu wirken. Gegenüber diesen Resultaten mussten wir einen gewissen stimulierenden Effekt des Serums auf die Schutzapparate des Körpers, besonders auf die Phagocyten, annehmen. Die Entdeckung des Zwischenkörpers in Seris konnte zu dem Gedanken führen, dass diese stimulierende Wirkung gar nicht nötig sei, und dass die Bindung von Zwischenkörpern an Bakterien völlig zur Zerstörung derselben und so zum Schutze des Organismus genüge. Ein Bakterium, das normale Gestalt und seine volle Virulenz besitzt, Toxin in genügender Menge enthält und dabei eine Bindung mit Zwischenkörpern eingegangen ist, müsste sich im Organismus in ganz eigenartiger Weise verhalten: Es könnte bei den Leukocyten eine stark positive Chemotaxis anregen und mit größter Leichtigkeit von denselben aufgenommen und zerstört werden. Gegen diese Anschauungsweise lässt sich a priori nichts sagen, doch steht sie mit bestimmten Thatsachen im Widerspruch.

So sehen wir an den oben genannten Beispielen, dass Bakterien, welche nicht nur mit Zwischenkörpern, sondern auch mit Alexinen verkettet sind, eine deutliche Infektion herbeiführen können. Man wird somit zu der Annahme gezwungen, dass die Immunsera nicht allein auf die Bakterien, sondern auch auf den Organismus, in welchen man das Serum injiziert, eine bestimmte Wirkung ausüben. Da diese sich durch eine starke Phagocytose kundgiebt, so kann man diese Reaktion zwanglos dem Bestehen einer stimulierenden Wirkung zuschreiben, welche die Sera der immunisierten Tiere auf die Phagocyten normaler Tiere ausüben. Eine genaue Analyse des Mechanismus der infolge der Injektion dieser Sera erworbenen Immunität bestätigt in vielen Fällen diese Auffassung, wie wir im nächsten Kapitel auseinandersetzen werden.

Eine andere Reihe von Thatsachen erhöht die Bedeutung der Stimulierung der Phagocytenreaktion bei der erworbenen Immunität. Es steht fest, dass nicht nur das Serum der immunisierten Tiere, sondern auch dasjenige des normalen Menschen und nicht vorbehandelter, also für die Infektion mit Bakterien empfänglicher Tiere einen anderen Organismus gegen Infektion zu schützen im stande ist. Diese Thatsache ist zuerst bei Untersuchungen über die Immunisierung von Meerschweinchen gegen die durch den Choleravibrio erzeugte experimentelle Peritonitis festgestellt worden.

G. Klemperer[1]) hat zuerst beobachtet, dass das Blut von Menschen, die niemals an Cholera erkrankt waren, dennoch Meerschweinchen gegen eine peritoneale Infektion mit Choleravibrionen Schutzkraft verleiht. Daraus schloss er, dass diejenigen Personen, welche das immunisierende Blut geliefert hatten, Choleraimmunität besäßen. Bald darauf habe ich[2]) ähnliche Untersuchungen an einer großen Anzahl von Menschen machen können; dabei fand sich, dass die Schutzwirkung des Serums der Menschen sehr verbreitet ist. Anstatt aber eine natürliche Immunität gegen Cholera bei so vielen Menschen anzunehmen, deren Körperflüssigkeit eine Infektion bei Meerschweinchen verhindert, bin ich vielmehr zu dem Schluss gekommen, dass die Schutzkraft des Blutes nicht als ein Maßstab für die Immunität des betreffenden Organismus angesehen werden kann. Auch in diesem Falle habe ich angenommen, dass das Blut des Menschen auf die Phagocytenreaktion des Meerschweinchens eine anregende Wirkung ausübt, und ich fand es ganz natürlich, dass das Blut, welches in einem fremden Körper die Reaktion auslösen kann, innerhalb des Tieres, in welchem das Blut ursprünglich cirkulierte, inaktiv geblieben ist.

Pfeiffer hat sich mit der Frage der immunisierenden Wirkung der Sera viel beschäftigt[3]) und dabei auf den fundamentalen Unterschied zwischen der Einwirkung normaler Sera und der Sera von immunisierten Organismen hingewiesen. Während man eine verhältnismäßig große Menge, etwa $\frac{1}{2}$ ccm, injizieren muss, um mit normalem Serum oder Blut von Menschen und Tieren einen Infektionsschutz zu verleihen, so ist das specifische Serum, d. h. dasjenige, welches man Menschen, die Cholera überstanden haben, oder Tieren, die gegen Cholera immunisiert worden sind, entnimmt, schon in ganz geringer Dosis sehr wirksam. Man kann beim Meerschweinchen manchmal die Choleraperitonitis mit dem Bruchteil eines mmg des Serums immunisierter Tiere verhindern[4]). Auf Grund dieser Beobachtungen hat Pfeiffer die Meinung ausgesprochen, dass das normale Serum durch die Anregung der natürlichen Schutzkraft des Organismus wirkt, während das specifische Serum die Bildung eines besonderen Sekretes veranlasst, welches allein gegenüber dem Bacillus wirksam ist, der zu der Bildung der Immunität geführt hat. Zusammen mit seinen Mitarbeitern hat Pfeiffer gezeigt, dass normale Sera nicht nur gegen den Choleravibrio, sondern auch gegen andere Bakterien, z. B. den Typhusbacillus, Infektionsschutz verleihen.

Voges[5]), ein Schüler von Pfeiffer, war der Ansicht, dass bei manchen Infektionen die Schutzkraft des normalen Serums so hoch sein kann, dass in diesen Fällen die Grenze zwischen der Aktivität normaler und specifischer Sera nicht mehr gezogen werden kann. Kleinste Dosen (0,1 ccm) normalen Meerschweinchenserums reichten — wie er mitteilt — aus, um bei anderen Meerschweinchen eine tödliche Infektion durch die Vibrionen der Schweinecholera und durch ähnliche Krankheitserreger zu verhindern. Da diese Beobachtung von weittragender Bedeutung sein konnte, so habe ich Saltykoff beauftragt, in meinem Laboratorium die Resultate von

——— ·——·
1) Berl. klin. Wochenschrift, 1892, p. 970.
2) Annales de l'Inst. Pasteur, 1893, Bd. VII, p. 411.
3) Zeitschrift für Hygiene, 1894, Bd. XVI, p. 268.
4) Lazarus, Berl. klin. Wochenschrift, 1892, p. 1072.
5) Zeitschrift für Hygiene, 1896, Bd. XXIII, p. 149.

Voges einer Nachuntersuchung zu unterziehen[1]). Mehrere Versuchsreihen haben bewiesen, dass die Resultate von Voges unrichtig sind. Die kleinen Dosen normalen Meerschweinchenserums, von denen Voges gesprochen hat, waren keineswegs im stande, die Tiere gegen die bei den Versuchen angewendeten Bakterien zu schützen.

Der Umstand, dass normale Sera, in hinreichend großer Dosis injiziert, zweifellos Infektionsschutz verleihen, beweist wiederum, dass diese Eigenschaft nicht mit derjenigen der Zwischenkörper identifiziert werden kann. Wir haben gesehen, dass Zwischenkörper in Seris vorhanden sind, welche keinen Infektionsschutz verleihen. Hier handelt es sich um den umgekehrten Fall, denn wir sehen, dass normale Sera Krankheitsschutz verleihen, ohne Zwischenkörper zu enthalten. Dies Resultat geht aus den erwähnten Versuchen von Bordet und Gengou hervor, nach welchen die Alexine, in normalen Seris mit Bakterien zusammengebracht, frei innerhalb dieser Sera blieben, weil Zwischenkörper in der Blutflüssigkeit nicht vorhanden war.

Auf Grund dieser Ergebnisse kommen wir zu der Auffassung, dass nicht nur in specifischen Seris, sondern auch in normalen Körperflüssigkeiten stimulierende Substanzen (»Stimulines«) enthalten sind. Zwischen beiden Arten von Seris besteht jedoch die Differenz, dass, mit normalen Seris zusammen injiziert, die Stimuline allein wirken, während die Wirkung der Stimuline, die mit dem Serum eines immunisierten Tieres injiziert werden, durch die Zwischenkörper und vielleicht auch durch die Agglutinine verstärkt wird.

Der excitierende Einfluss gewisser normaler Sera ist zuweilen so hoch, dass derselbe die Infektion durch einen Bacillus verhindern kann, welcher in vielfach tödlicher Dosis zugleich mit dem normalen Serum injiziert wird.

Wassermann[2]) schützte Meerschweinchen dadurch, dass er ihnen eine 40fach tödliche Dosis von Typhusbacillen ins Peritoneum injizierte und zugleich und an derselben Stelle 3 ccm normalen, auf 60° erhitzten Kaninchenserums einspritzte. Besredka[3]) hat diesen Versuch bestätigt und die feineren Vorgänge bei demselben genauer studiert. Er konnte feststellen, dass das Serum auf die Leukocyten des Meerschweinchens deutlich einen stimulierenden Einfluss ausübte. Bei dem geschilderten Versuch ist die Aktivität der Leukocyten eine außerordentlich hohe, man kann dieselben innerhalb der Bauchhöhle beobachten, aber die Wirksamkeit der Leukocyten ist am stärksten in der Gegend des Netzes ausgeprägt, wo die Leukocyten geradezu mit Bacillen vollgestopft und häufig mit 12 Mikroben zugleich angefüllt sind. Der stimulierende Einfluss des erhitzten Kaninchenserums tritt in derselben Weise auf, wenn man Karminkörner anstatt der Bakterien injiziert. Schon kurze Zeit nach Beginn des Versuchs findet man außerhalb der Zellen nur noch wenig Farbstoff. Dieser ist schon entweder innerhalb der Leukocyten selbst gelegen, falls die Körner klein sind, oder er liegt inmitten von Leukocytenmassen, wenn die Körner größere Dimensionen besitzen. Die Phagocytose ist wiederum am stärksten in der Gegend des Epiploon ausgeprägt, ähnlich wie wir es bei den Typhusbacillen beobachtet haben.

---

[1]) Annales de l'Inst. Pasteur, 1901, Bd. XV.
[2]) Deutsche med. Wochenschrift, 1901, p. 1.
[3]) Annales de l'Inst. Pasteur, 1901, Bd. XV, p. 209.

Diese Fakta, welche unstreitig die stimulierende Wirkung des normalen Kaninchenserums beweisen, zeigen außerdem, dass das Stimulin der Erhitzung auf 60° widersteht, und dass es in dieser Beziehung eine Ähnlichkeit mit dem Agglutinin und dem Zwischenkörper besitzt. Diese Eigenschaft kann vielleicht einen Hinweis auf die Natur der stimulierenden Substanz geben. Die Möglichkeit, ein Antistimulin zu erhalten, giebt uns einen anderen bedeutsamen Fingerzeig. Wassermann hat in der schon citierten Arbeit bewiesen, dass das Serum eines Kaninchens, welches mit Meerschweinchenserum vorbehandelt und dann ebenso, wie in dem oben mitgeteilten Versuch, infiziert worden ist, absolut keine Schutzkraft besaß. Die Typhusbacillen bewegen sich frei in der Bauchhöhle herum, ohne dass das Meerschweinchen einen genügenden Krankheitsschutz denselben entgegenzustellen vermag. Wassermann ist der Ansicht, dass in diesem Falle die Krankheit einen schweren Verlauf nimmt infolge der Anwesenheit von Antialexin, welches im Serum der Kaninchen, die mit Meerschweinchenblut vorbehandelt sind, enthalten ist. Zweifellos ist dies Serum antialexinhaltig; aber die freien Alexine, welche sich in der Bauchhöhle des im Augenblick der Phagolyse infizierten Meerschweinchens befinden und unter dem Einfluss des Antialexins inaktiv werden, spielen nur eine sehr geringe Rolle, so dass es nicht angängig ist, die Auffassung des deutschen Gelehrten anzunehmen. Besredka hat außerdem bewiesen, dass in diesem Falle der im Anschluss an die Typhusinfektion erfolgende Tod auf die antiphagocytäre oder antistimulierende Wirkung des Kaninchenserums zurückzuführen ist.

Wir haben schon betont, dass ein Organismus, dessen Serum Infektionsschutz verleiht, wenn man dasselbe einem andern Organismus einspritzt, an sich gegen das betreffende Bakterium eine Immunität nicht zu besitzen braucht. Betreffs des Serums normaler, nicht vorbehandelter Tiere ist diese These von allen Seiten anerkannt. Bei dem Serum von Tieren, welche erworbene Immunität besitzen, ist die Sachlage etwas komplizierter. Da ein solches Serum in den meisten Fällen eine sehr hohe Immunisierungswirkung bei anderen Tieren hervorruft, so glaubte man zu der Annahme berechtigt zu sein, dass der dies Serum liefernde Organismus selbst eine hohe Immunität besitzen muss. Man hat sogar den Grad der Schutzkraft eines Serums als Maßstab für die erworbene aktive Immunität anwenden wollen. Bei den zahlreichen Versuchen über Schutzimpfung von Menschen gegen Typhusbacillen, welche im Anschluss an die Versuche von Pfeiffer und Kolle[1]) unternommen worden sind, ist man davon ausgegangen, dass das Serum der passiv immunisierten Personen einen hohen Krankheitsschutz erwirbt; diese neue Eigenschaft — so sagte man sich — kann nur von der erworbenen Immunität der Personen abhängen, welche das zur Immunisierung dienende Serum geliefert haben. Unstreitig gehen Infektionsschutz der Körperflüssigkeiten und Immunität häufig Hand in Hand; aber ebenso sicher giebt es Fälle, in denen einerseits die Schutzkraft des Serums eine sehr hohe ist, und andererseits der das betreffende Serum liefernde Organismus für das Bakterium äußerst empfänglich ist und sogar an einer Infektion mit demselben zu Grunde gehen kann.

Da diese Auffassung von wesentlicher Bedeutung ist, so können wir

---

[1]) Zeitschrift für Hygiene, 1896, Bd. XXI, p. 203.

nicht umhin, dieselbe durch einige Beweise zu belegen. Bei Gelegenheit der Immunisierung von Kaninchen gegen den Bacillus der Pneumoenteritis von Gentilly habe ich[1] mich zum erstenmale von der Richtigkeit dieser Theorie überzeugen können. Unter den Kaninchen befanden sich einige, welche trotz aktiver Immunisierung schließlich an einer allein durch den obigen Bacillus hervorgerufenen Pyämie starben. Diese Tiere waren demnach nicht immun gegen die Krankheit, aber wenn man das Blutserum derselben normalen Tieren zugleich mit einer tödlichen Dosis von Bakterien injizierte, so schützte es absolut sicher gegen die Infektion. Dieser Versuch musste zu dem Schlusse führen, dass der Infektionsschutz nicht eine Funktion der Immunität ist und demnach nicht als Maßstab für dieselbe dienen kann. Ähnliches ist seitdem in einigen anderen Fällen konstatiert worden. Pfeiffer[2] sah mehrfach, dass gegen Cholera hoch immunisierte Meerschweinchen infolge der Injektion einer nur geringen Menge von Choleravibrionen zu Grunde gingen. »Bei der Sektion fanden sich alsdann im Peritoneum lebende Vibrionen, gelegentlich sogar in beträchtlicher Anzahl, trotzdem zeigte das Herzblut der Kadaver in minimalen Dosen bei Übertragung auf neue Meerschweinchen die stärksten vibrionenauflösenden Effekte.« Zu diesen Thatsachen kommen andere im vorigen Kapitel kurz referierte Fälle hinzu, in welchen hoch immunisierte Tiere an Infektion zu Grunde gehen, wenn man durch Opium, Kälte oder irgend ein anderes Agens die Widerstandsfähigkeit derselben abschwächt. Damit also erworbener Krankheitsschutz ausgeübt werde, muss die Reaktion der lebenden cellulären Elemente ohne Hinderung sich vollziehen können; wenn das Auftreten dieser Reaktion irgendwie gestört ist, so vermag selbst ein hoher Infektionsschutz des immunisierten Tieres nicht eine tödliche Infektion zu verhindern.

Wenn nun bei der erworbenen, antibakteriellen Immunität die Reaktion der Zellen die Hauptrolle spielt, so kann man leicht verstehen, wie in manchen Fällen die Phagocytenreaktion allein den Krankheitsschutz für den Organismus sichert, ohne dass irgend welcher Immunisierungseffekt seitens der Körperflüssigkeiten hinzukommt. Untersucht man unter diesem Gesichtspunkt die Immunität des Organismus gegen verschiedene pathogene Krankheitserreger, so bemerkt man erstens die große Mannigfaltigkeit in der Bildung der erworbenen Eigenschaften der Körperflüssigkeit. In einigen Fällen, wie bei der Immunisierung gegen Vibrionen oder gegen den Typhusbacillus, gewinnt das Serum leicht Infektionsschutz und Agglutinationsvermögen, und es treten in demselben bald Zwischenkörper auf. In anderen Fällen werden diese Eigenschaften nur spärlich und erst nach einer sehr langen Impfungsperiode entwickelt, so z. B. beim Milzbrand. Nach der Entdeckung der Immunsera hat man zahlreiche Versuche gemacht, um gegen Milzbrand ein solches Serum darzustellen. Mehrere Forscher scheiterten bei diesen Versuchen, andere hatten mehr Glück. Sclavo[3] und Marchoux[4] gelang es zuerst, bei Tieren, welche sie gegen Milzbrand hoch immunisiert hatten, ein Immunserum zu erzeugen.

---

[1] Annales de l'Inst. Pasteur, 1892, Bd. VI, p. 300.

[2] Zeitschrift für Hygiene, 1895, Bd. XIX, p. 82.

[3] Rivista d'Igiene e Sanità publica, 1896, Bd. VII, No. 18—19; ibid., 1901, Bd. XII.

[4] Annales de l'Inst. Pasteur, 1895, Bd. IX, p. 785.

Sie konnten beweisen, dass das Serum von Hammeln, die zuerst mit Vaccins und dann mit virulenten Milzbrandbacillen wiederholt behandelt worden waren, nunmehr Kaninchen gegen eine sicher tödliche Dosis von Milzbrandbacillen zu schützen vermochte. Marchoux hat bei hoch immunisierten Kaninchen sogar ein Serum dargestellt, welches normale Kaninchen gegen Milzbrandinfektion schützte. Sobernheim war bei seinen ersten Versuchen weniger glücklich[1]); er stellte fest, dass Rinder, die spontan eine Milzbrandinfektion überstanden hatten oder nach der Pasteurschen Methode geimpft worden waren, ein Blutserum besaßen, welches zum Schutze kleiner Tiere gegen Milzbrandinfektion nicht geeignet war. Hoch immunisierte Kaninchen lieferten Sera, deren Aktivität zweifelhaft war; erst später gelangte Sobernheim[2]) zu besseren Resultaten; besonders Hammel lieferten nunmehr ein wirksamen Infektionsschutz verleihendes Serum. Er hat außerdem feststellen können, dass bei der Bildung des Schutzstoffes die Individualität des betreffenden Tieres hervorragend ins Gewicht fiel. Von zwei in gleicher Weise vorbehandelten Hammeln vermochte das Serum des einen ein Kaninchen nicht zu schützen, während dasjenige des anderen einen, wenn auch schwachen, so doch nachweisbaren Krankheitsschutz verlieh.

Von besonderem Interesse für uns ist jedoch der Umstand, dass Meerschweinchen, die gegen Milzbrand aktiv immunisiert sind und welche selbst eine hohe Immunität gegen diese Infektionskrankheit besitzen, auf andere Tiere absolut keinen Infektionsschutz gegen dieselbe übertragen. Durch einen Brief von von Behring habe ich diese Thatsache erfahren, welche Wernicke als erster in einer Arbeit aus dem hygienischen Institut in Marburg festgestellt hat. Nach vielen mühevollen Versuchen ist es Wernicke gelungen, Meerschweinchen gegen hohe Dosen virulenten Milzbrandes zu immunisieren. Diese Tiere lieferten nun ein Serum, welches absolut nicht im stande war, normale Meerschweinchen gegen tödliche Milzbrandinfektion zu schützen. Dies Resultat war um so eigenthümlicher, als Tauben, welche Wernicke ebenfalls gegen Milzbrand immunisiert hatte, ein Serum besaßen, welches andere Tiere deutlich schützte. Bei der hohen Bedeutung dieser Versuche ließ ich dieselben durch de Nittis nachprüfen[3]). Die Immunisierung ist leicht bei Tauben, sehr schwer dagegen bei Meerschweinchen auszuführen. Es gelang de Nittis jedoch, einige Meerschweinchen zu immunisieren, und er konnte nun die Schutzkraft des Blutserums beider Tierarten mit einander vergleichen. Das Blutserum der immunisierten Tauben besaß diese Eigenschaft und schützte demnach Meerschweinchen und Mäuse gegen virulenten Milzbrand. Das Serum immunisierter Meerschweinchen verlieh dagegen absolut keinen Krankheitsschutz, so dass die Resultate, welche Wernicke festgestellt hatte, völlig bestätigt wurden. Die Meerschweinchen und Mäuse, denen man Milzbrandbacillen zugleich mit dem Serum der immunisierten Meerschweinchen injizierte, starben bald, selbst nach der Injektion von abgeschwächten Milzbrandbacillen. Wir haben es also hier mit einem Fall zu thun, in welchem erworbene Immunität und Infektionsschutz (pouvoir préventif) der Körperflüssigkeiten von einander völlig unabhängig sind.

---

[1]) Zeitschrift für Hygiene, 1897, Bd. XXV, p. 301.
[2]) Ibid., 1899, Bd. XXXI, p. 89.
[3]) Annales de l'Inst. Pasteur, 1901, Bd. XV.

Im Verlaufe ihrer Untersuchungen über den Pfeiffer schen Influenzabacillus versuchten Delius und Kolle[1] empfängliche Meerschweinchen
gegen diesen Bacillus zu immunisieren und natürlich immune Tiere (Hund,
Schaf, Ziege) vermittelst hoher Dosen dieser Bakterien zu schützen; es ist
ihnen gelungen, Meerschweinchen gegen eine zehnfach tödliche Dosis
zu immunisieren, ohne dass sie mit dem Blutserum derselben andere
Tiere hätten schützen können. Die anderen, ebenso behandelten Tiere
lieferten ebenfalls kein Schutzkraft verleihendes Serum. »Aus allen
unseren sich über Jahre erstreckenden Versuchen erhellt nun mit Bestimmtheit, dass es mit Hilfe der von uns angewandten Methoden, die
bei anderen Bakterien, wie Diphtherie-, Cholera-, Typhus-, Pyocyaneusbacillen zur Gewinnung specifischen wirksamen Immunserums geführt
haben, nicht gelungen ist, irgend eine nachweisbare Blutveränderung
hervorzurufen« (p. 345).

Slatineano hat in meinem Laboratorium Untersuchungen über den
Influenzabacillus angestellt, aber es gelang ihm nicht, vermittelst des
Blutserums immunisierter Meerschweinchen normale Meerschweinchen
gegen eine tödliche Dosis von Influenzabacillen zu schützen. Wir sind
demnach nicht berechtigt, diesen Bacillus dem Milzbrandbacillus an die
Seite zu stellen. Dennoch können wir ihn aber als Beispiel für die
Schwierigkeiten anführen, welche man hat, um in manchen Fällen von
erworbener Immunität die schwache, gewissermaßen larvierte Immunisierungswirkung zu demonstrieren.

Die Impfung mit Krankheitserregern animalen Ursprungs führt ebenfalls zum Auftreten von erworbener Immunität; aber in diesem Falle
findet man in den Körperflüssigkeiten keine oder so gut wie keine specifischen Schutz übertragenden Stoffe. In dieser Beziehung brauchen wir
den Leser nur an das Trypanosoma zu erinnern, welches bei geimpften
Ratten sowohl Schutzkraft, als auch leichtes Agglutinationsvermögen des
Serums hervorruft; dagegen ist das Serum im allgemeinen nicht im stande,
die Parasiten zu immobilisieren.

Die Immunisierung gegen das Sumpffieber ist häufig Gegenstand der
Diskussion gewesen. Die erste Attacke dieser Krankheit verleiht dem
Rekonvalescenten bekanntlich keine dauernde Immunität, sondern disponiert denselben vielmehr zu Recidiven. Dennoch hat das Studium dieser
Krankheit in verschiedenen Ländern und bei verschiedenen Rassen gezeigt, dass es thatsächlich eine gewisse erworbene Immunität gegen diese
Krankheit giebt. Im Laufe der letzten Jahre hat sich Koch[2] mit dieser
Frage viel beschäftigt und ist zu wichtigen Ergebnissen gekommen, indem
er von vergleichenden Untersuchungen des Blutes von Kindern und Er-
wachsenen ausging. Der häufige Nachweis des Laveran schen Parasiten
bei Kindern gegenüber dem seltenen Vorkommen bei Erwachsenen haben
ihn zu der Auffassung geführt, dass einmal in der Kindheit überstandene
Infektion zu einer beim Erwachsenen anhaltenden Immunität führt.
Andererseits steht fest, dass in den Malariagegenden die Eingeborenen
an einer abgeschwächten Form der Krankheit leiden, welche durch das
Fehlen von akuten Anfällen und durch eine gewisse Langsamkeit im
Auftreten und im Verlaufe der einzelnen Symptome charakterisiert ist.

---

[1] Zeitschrift für Hygiene, 1897, Bd. XXIV, p. 327.
[2] Deutsche med. Wochenschrift, 1900, p. 781.

Trotz des Bestehens eines gewissen Grades von erworbener Malariaimmunität sind bisher alle Versuche, welche die passive Immunisierung
gegen Malaria vermittelst eines specifischen Serums zum Ziel hatten, gescheitert. Um Krankheitsschutz zu verleihen, hat Celli[1] Blutserum injiziert, welches entweder von Patienten stammte, welche die Krankheit
überstanden hatten, oder von solchen, welchen er während der Periode
des Fieberabfalls unmittelbar nach einer Krisis Blut entnommen hatte.
In allen diesen Fällen konnte die Seruminjektion die Erkrankung an
Malaria nicht verhindern.

Es ist leicht verständlich, dass bei einer ausschließlich den Menschen
befallenden Krankheit, wie der Malaria, man niemals hat Versuche anstellen können, welche mit hinreichender Exaktheit die Frage der Immunisierungswirkung des Blutes hätte zur Entscheidung bringen können.
In dieser Beziehung wird man mehr Glück haben, wenn man eine ähnliche Tierkrankheit genauer studiert, nämlich das Texasfieber, eine Rinder-
seuche, welche durch einen tierischen Parasit, »Piroplasma bigeminum«
hervorgerufen wird, welcher, ebenso wie der Erreger der Malaria, in die
roten Blutkörperchen eindringt.

Wie schon im vorigen Kapitel mitgeteilt, haben Smith und Kilborne und Robert Koch gezeigt, dass Rinder eine echte Immunität
gegen das Texasfieber erwerben können. Nicolle und Adil Bey[2] in
Constantinopel haben bei dortigen Rassen eine hohe Immunität gegen
das Piroplasma beobachtet. Nachdem sie diese Eigenschaft festgestellt
hatten, kamen sie auf den Gedanken, den immunen Tieren große Mengen
virulenten Blutes zu injizieren und dann zu versuchen, vermittelst des
Serums dieser infizierten Tiere eine Infektion bei disponierten Rindern
zu verhindern. Dieser Versuch führte jedoch nur zu negativen Resultaten.
Lignières[3] hat eine besondere Methode ausgearbeitet, um disponierte
Rinder zu immunisieren, und hat sehr ermutigende Resultate erhalten.
Eine Kommission von Tierärzten aus Alfort[4], welche die Ergebnisse von
Lignières zu prüfen hatte, kam zu dem Schlusse, dass die Impfungen
von Lignières absolut sichere Wirkung besitzen.

Lignières hat außerdem Untersuchungen über den Immunisierungseffekt des Blutserums immunisierter Rinder gemacht. Auf dem internationalen Ärztekongress in Paris 1900 teilte er mit, dass die Injektion
von mehreren 100 ccm dieser Flüssigkeit normale Tiere gegen Infektion
nicht zu schützen vermag. Demnach haben wir hier wiederum einen Fall,
in welchem zwar erworbene aktive Immunität, aber keine Übertragung
der immunisierenden Eigenschaften vorhanden ist.

Diese Ergebnisse sind von einer auf diesem Gebiete hervorragenden
Autorität bestätigt worden. Nocard hatte die Liebenswürdigkeit, mir
mitzuteilen, dass er vergeblich versucht hat, normale Hunde gegen eine
Krankheit zu immunisieren, welche durch einen dem Erreger des Texasfiebers sehr ähnlichen Blutparasiten hervorgerufen wird. Zu der Immunisierung benutzte er entweder Blutserum von Hunden, welche diese

---

[1] La Malaria, Rom 1900, p. 86; Die Malaria, in Behrings Beiträgen zur exper.
Therapie, 1900, Bd. I, Heft 3.

[2] Annales de l'Inst. Pasteur, 1899, Bd. XIII, p. 343.

[3] La Tristezza ou Mal. bovine, Buenos-Aires, 1900, p. 142.

[4] Bulletin de la Soc. Centrale de méd. vétér., Sitzung vom 12. und 16. Juli 1900.

Krankheit überstanden hatten, oder von Hammeln, welche mit dem Blute erkrankter Hunde immunisiert worden waren.

Fassen wir nun die bisher erhaltenen Resultate zusammen, so kommen wir zu der Auffassung, dass einerseits ein für eine Krankheit disponiertes Individuum bei einem anderen passive Immunität erzeugen kann, während andererseits echte erworbene Immunität zu bestehen vermag, ohne dass die Körperflüssigkeiten diese Immunität auf andere Tiere zu übertragen im stande sind, ja dass sogar bei immunisierten Tieren die erworbene Immunität oft längere Zeit anhält als die Fähigkeit, den Krankheitsschutz auf andere Individuen zu übertragen. Demnach muss man annehmen, dass bei dieser Art von Immunität noch andere Faktoren als die specifischen Eigenschaften der Körperflüssigkeiten mitwirken, mit anderen Worten, dass der Infektionsschutz in den Zellen des Organismus zu suchen ist. In dieser Beziehung braucht man sich nur der zahlreichen, im vorigen Kapitel mitgeteilten Thatsachen zu erinnern, um die Überzeugung zu gewinnen, dass bei der erworbenen Immunität die Phagocytose das konstanteste Symptom darstellt; man findet dieselbe sowohl in den Fällen, in denen die Eigenschaften der Körperflüssigkeiten sehr deutlich hervortreten, als auch in denjenigen, in welchen besondere Eigenschaften des Serums gar nicht oder nur in sehr geringem Grade nachweisbar sind. Wir wollen hier nicht wieder das Pfeiffersche Phänomen erörtern, von dem wir im vorigen Kapitel ausführlich gesprochen haben, wir brauchen nur daran zu erinnern, dass die extracelluläre Zerstörung der Bakterien nur unter ganz speciellen Bedingungen auftritt. Man beobachtet dieselbe nur, wenn die Injektion in eine Leukocyten-reiche Flüssigkeit gemacht wird, in welcher die Phagolyse infolge der plötzlichen Veränderung der die Leukocyten umgebenden Flüssigkeit auftritt; und auch in diesen Fällen wird man die extracelluläre Zerstörung nur bei Bakterien, welche sehr geringe Widerstandskraft gegen die Mikrocytasen haben, beobachten. In denselben Fällen, in denen man das Pfeiffersche Phänomen konstatiert, kann man gleichfalls eine starke Phagocytenreaktion beobachten.

Diese Reaktion ist in denjenigen Fällen besonders ausgesprochen, in welchen die Eigenschaften der Körperflüssigkeiten nur wenig oder gar nicht entwickelt sind. Hierfür giebt uns das Studium der erworbenen Immunität gegen Milzbrand einen deutlichen Beweis. Wie schon im vorigen Kapitel erwähnt, ist bei immunisierten Kaninchen und Ratten die Phagocytose bedeutend stärker als bei den normalen Kontrolltieren, welche an Milzbrand zu Grunde gehen. Diese Regel ist allgemein gültig und trifft auch für immunisierte Hammel und Meerschweinchen zu. Die schwache Entwicklung oder das Fehlen der Immunisierungswirkung des Blutes und der übrigen Körperflüssigkeiten verhindert demnach keineswegs das Auftreten bedeutender Veränderungen bei den Phagocyten der gegen Milzbrand immunisierten Tiere. Die bei den krankheitsempfänglichen Tieren deutlich negative Chemotaxis der Leukocyten wird im Anschluss an die Immunisierung in positive Chemotaxis umgewandelt. Diese fundamentale Thatsache ist zuerst bei der Immunität gegen Milzbrand festgestellt und später auf diejenige bei anderen Bakterien erweitert worden. Massart[1] hat auf Grund einer Reihe von Versuchen den Satz allgemein ausgesprochen, dass die Immunisierung gewissermaßen eine »Erziehung« der

---

[1] Annales de l'Inst. Pasteur, 1892, Bd. VI, p. 321.

Leukocyten zur Folge hat; dieselben lernen es, sich den virulenten Bakterien zu nähern. Die beste Art, um sich von den Veränderungen der Leukocyten eine Vorstellung zu machen, besteht darin, hochvirulente Bakterien, welche zur Allgemeininfektion führen können, Tieren subcutan zu injizieren. Milzbrandbacillen, Metschnikoffsche Vibrionen, Streptokokken, Kokken der Schweine- und Hühnercholera eignen sich zu diesen Untersuchungen besonders gut. Empfindlichen Tieren subcutan injiziert, führen diese Bakterien nur zu einer unbedeutenden (oder zu gar keiner) örtlichen Reaktion, welche mit der Exsudation einer durchscheinenden Flüssigkeit einhergeht, die fast völlig frei von Leukocyten ist. Die Bakterien wachsen unbehindert in diesen Exsudaten und befallen bald den Gesamtorganismus. Das Umgekehrte beobachtet man bei immunisierten Tieren: hier tritt die lokale Reaktion deutlicher hervor: das Exsudat ist reich an Leukocyten und arm an Flüssigkeit; die Bakterien liegen nur kurze Zeit frei in der Flüssigkeit und werden bald von den Leukocyten aufgezehrt. Die Zerstörung innerhalb der Zellen dauert je nach dem Fall mehr oder minder lange, tritt aber schließlich stets ein.

Diese Differenz der Phagocytenreaktion bei empfänglichen und bei immunisierten Tieren ist von vielen Autoren anerkannt worden; sie hat jedoch Widersprüche bei anderen gefunden, welche glaubten, beweisen zu können, dass bei empfänglichen Organismen eine negative Chemotaxis überhaupt nicht auftritt und dieselbe demnach durch Immunisierung nicht in positive Chemotaxis verwandelt werden kann. Werigo ist der Hauptvertreter dieser Theorie und hat dieselbe in verschiedenen Aufsätzen verfochten[1]. Anstatt virulente Bakterien empfänglichen Tieren subcutan einzuimpfen, injiziert er dieselben direkt in die Venen, und zwar injiziert er Kulturen von Milzbrand- und von Hühnercholerabacillen in das Venensystem normaler Kaninchen. Die Tiere sterben binnen kurzem an Allgemeininfektion; tötet man sie aber bald nach der Infektion, so kann man feststellen, dass eine große Anzahl der Bacillen von den Phagocyten aufgefressen worden sind. Aus diesen Ergebnissen zieht Werigo den Schluss, dass bei höheren Tieren stets positive Chemotaxis vorhanden ist; dieselbe ruft bei den immunisierten Tieren die Zerstörung der Bakterien hervor, kann jedoch bei empfänglichen Tieren nicht zur Abtötung derselben führen. Dieser Auffassung kann man nun nicht beitreten; denn sowohl die subcutanen, wie die intraperitonealen Veränderungen, die man bei solchen Tieren beobachtet, beweisen unwiderleglich das Vorhandensein negativer Chemotaxis der Leukocyten. In dieser Beziehung brauche ich nur an Bordets Versuch zu erinnern, in welchem er Streptokokken und Proteus vulgaris, mit einander vermengt, Meerschweinchen intraperitoneal injizierte. Während der Proteus vulgaris schon nach kurzer Zeit von den Leukocyten völlig aufgenommen wird, bleiben die Streptokokken bis zum Tode des Tieres in der Peritonealflüssigkeit frei beweglich. Dieselben Leukocyten, die zum Proteus eine positive Chemotaxis bekunden, verhalten sich gegenüber den Streptokokken negativ chemotaktisch.

Trotz der hohen Beweiskraft dieser Versuche war es von Interesse, ein Mittel zu finden, um die Resultate, die man einerseits bei subcutaner und intraperitonealer Einspritzung, andererseits bei intravenöser Injektion

---

[1] Annales de l'Inst. Pasteur, 1894, Bd. VIII, p. 1; Archives de Pathologie expér., 1898. Bd. X, p. 725; Archives russes de Pathologie etc., 1898.

erhielt, mit einander in Einklang zu bringen. Silberberg und Zeliony[1] haben nach dieser Richtung Versuche angestellt; zu ihren Untersuchungen benutzten sie Hühnercholerabacillen und konnten bestätigen, dass die intravenöse Injektion dieser Bakterien, wenn sie Kulturen unmittelbar entnommen waren, eine starke Phagocytose herbeiführt. Injizierten sie aber Kaninchen intravenös dieselben Bacillen, welche jedoch in der Bauchhöhle anderer Kaninchen sich längere Zeit aufgehalten hatten, so blieben die Bakterien frei im Blutplasma, und es kam nur zu einer sehr schwachen Phagocytose der Lebermakrophagen. Aus diesen Versuchen geht hervor, dass bei den Experimenten von Werigo die Aufnahme der Bakterien durch die Phagocyten dadurch verursacht war, dass die zur Injektion verwendeten Bakterien zum großen Teil abgeschwächt waren. Neben diesen, in geringem Grade oder gar nicht virulenten Bakterien fanden sich andere, welche ihre normale Pathogenität beibehalten und so zu tödlicher Infektion geführt hatten. Wenn Silberberg und Zeliony anstatt Agarkulturen dieser Bakterien nur Bacillen nahmen, die sich im Peritonealexsudat entwickelt hatten und fast ausschließlich aus virulenten Keimen bestanden, so kam es bei den intravenös infizierten Kaninchen zu einer nur ganz leicht angedeuteten Phagocytose. Um nun festzustellen, ob dies Fehlen der Phagocytenreaktion thatsächlich auf der negativen Chemotaxis der Leukocyten beruhte, führten die Autoren folgenden Versuch aus: Sie injizierten einem schon an Allgemeininfektion durch Hühnercholera erkrankten Kaninchen intravenös eine unschädliche saprophytische Staphylokokkenkultur; wie die Autopsie ergab, hatten dieselben Phagocyten, welche gegenüber den Hühnercholerabacillen sich absolut passiv verhielten, die Staphylokokken fast ausnahmslos aufgenommen. Dieser Versuch ist Bordets an Streptokokken und Proteus gemachtem Experiment an die Seite zu stellen und zwingt uns dazu, die Folgerungen, die Werigo aus dem Fehlen der negativen Chemotaxis der Phagocyten bei höheren Tieren gezogen hat, zurückzuweisen. Ich möchte noch hinzufügen, dass die Arbeit von Silberberg und Zeliony zum Teil in meinem Laboratorium ausgeführt worden ist, so dass ich mich persönlich von der Richtigkeit ihrer Behauptungen habe überzeugen können.

Aber unabhängig von diesen Autoren und sogar schon vor ihnen hat Th. Tschistowitch[2] eine Arbeit über denselben Gegenstand veröffentlicht. Er injizierte hochvirulente Streptokokken in die Ohrvene von Kaninchen. Die Streptokokken führten zur Allgemeininfektion und zum Tode, und es kam dabei entweder zu einer äußerst geringen oder zu gar keiner Phagocytose. Auch in diesem Falle war die negative Chemotaxis der Phagocyten deutlich vorhanden, so dass man von nun an das Bestehen derselben nicht mehr wird anzweifeln dürfen.

Bei einigen zum Tode führenden Infektionskrankheiten tritt selbst bei empfänglichen Tieren eine sehr deutlich ausgesprochene Phagocytose auf. Das typischste Beispiel hierfür geben der Schweinerotlauf und die Mäuseseptikämie; seit den Untersuchungen von Koch[3] und denjenigen von Löffler und Schütz[4] u. a. m. ist es bekannt, dass bei Tieren, die an

---

[1] Annales de l'Inst. Pasteur, 1901, Bd. XV, p. 615.
[2] Ibid., 1900, Bd. XIV, p. 802.
[3] Untersuchungen über Ätiologie der Wundinfektionskrankheiten, 1878.
[4] Arbeiten a. d. K. Gesundheitsamte, 1896, Bd. I, p. 46 und 57.

den beiden genannten Infektionskrankheiten sterben, die Leukocyten mit
den betreffenden Bacillen stark angefüllt sind. Pasteur und Thuillier[1]
haben eine später häufig angewendete Methode ausgearbeitet, um Tiere
gegen Schweinerotlauf zu schützen. Mit Hilfe dieser Methode konnte man
die Vorgänge feststellen, welche bei immunisierten Tieren — besonders
Kaninchen — sich abspielen. Auch hier kommt es zu einer Phagocytose;
dieselbe tritt jedoch noch schneller und vollständiger auf, als bei empfänglichen Tieren; und, was noch wichtiger ist, der intracellulären Verdauung
der aufgenommenen Bacillen folgt bei immunisierten Tieren die gänzliche
Zerstörung der Bacillen, während bei normalen Tieren die Verdauung
nur unvollständig ausgeführt wird.

Die Erwerbung der Immunität gegen Bakterien beruht demnach nicht
nur in der Umwandlung negativer in positive Chemotaxis, sondern auch
darauf, dass die Phagocyten nunmehr ihre Beute besser zu verdauen
vermögen. Die Phagocytenreaktion des immunisierten Organismus ist bis
zum äußersten gesteigert und hat sich den veränderten Verhältnissen angepasst. Dies Resultat geht aus einer großen Reihe von exakten Beobachtungen hervor und findet sich im Einklang mit allen bisher über
das Wesen der erworbenen Immunität festgestellten Thatsachen; dennoch
haben Denys und Leclef[2] dasselbe in einem Aufsatz über den Streptokokkus angefochten. Bei ihrem Widerspruch stützten sie sich auf Reagenz-
glasversuche über die Einwirkung der Sera und der Leukocyten auf dies
Bakterium. Sie haben die baktericide Kraft von Mischungen, die aus
Serum normaler und immunisierter Kaninchen bestanden, mit derjenigen
von Leukocyten verglichen, die aus den Exsudaten der beiden Tiergruppen
(normaler und immunisierter) isoliert waren. Leukocyten, in normales
Serum gebracht, waren ebensowenig im stande, Streptokokken aufzunehmen und zu zerstören, wenn sie von normalen Kaninchen stammten,
wie wenn sie immunisierten Tieren entnommen waren. Beide Kategorieen
von Leukocyten gaben dagegen, wenn sie mit dem Blutserum immunisierter Kaninchen vermischt waren, eine sehr deutliche Phagocytenreaktion.
Denys und Leclef schließen daraus, dass die Phagocytose trotz ihrer
Bedeutung für die Immunität bei derselben immerhin nur eine sekundäre
Rolle spielt. Die Auffassung dieser Forscher ist im allgemeinen von den
Anhängern der humoralen Theorie als ein deutlicher Beweis für diese angesehen worden. Dem können wir jedoch nicht beipflichten. Langjährige
Studien haben uns bewiesen, dass die Beobachtung der Phagocytose in
vitro nur äußerst ungenau und unvollkommen die Vorgänge, die sich im
lebenden Organismus abspielen, wiedergiebt. Die aus den Exsudaten entnommenen Leukocyten besitzen zwar noch ihre Beweglichkeit, haben jedoch meist ihre phagocytären Eigenschaften verloren, trotzdem sie zu derselben Zeit innerhalb des Organismus die Bakterien noch mit großer
Schnelligkeit verzehren. Der Aufenthalt der Leukocyten außerhalb des
lebenden Körpers setzt ihre Eigenschaften häufig in hohem Grade herab;
in einigen, sehr seltenen Fällen wiederum zeigen Leukocyten, die im
Organismus eine geringe Aktivität besitzen, eine intensive Phagocytose,
wenn man dieselben im hängenden Tropfen in Exsudatflüssigkeit oder

---

[1] C. r. de l'Acad. des Sciences. 1883, Bd. XCVII, p. 1163.
[2] La Cellule, 1895. Bd. XI, p. 177.

Urin untersucht. Immerhin ist es kaum angängig, aus Vorgängen, die sich in vitro abspielen, unmittelbar auf solche zu schließen, die in normalen Organismen vor sich gehen. Was aber den Wert der Untersuchungen von Denys und Leclef noch mehr herabsetzt, ist der Umstand, dass sie die Leukocyten mit Blutserum vermischten; sie haben dabei ganz vergessen, dass Blutserum absolut nicht der Flüssigkeit entspricht, in welcher die weißen Blutkörperchen sich innerhalb des lebenden Tieres befinden. Die Sera enthalten mehr oder minder große Mengen Leukotoxin, und die mit dem Serum normaler Kaninchen vermischten Leukocyten gehen daher in dieser Flüssigkeit nach kurzer Zeit zu Grunde. Außerdem besitzt das Serum immunisierter Kaninchen Agglutinationsvermögen (diese Thatsache war zur Zeit der Untersuchungen der beiden Forscher, d. h. im Jahre 1894, noch nicht genügend bekannt), und die Agglutination der Streptokokken konnte eine Zerstörung derselben vortäuschen. Kurz, die Untersuchungen dieser Forscher sind unter Bedingungen ausgeführt worden, welche es uns gestatten, auf die Widersprüche gegenüber unseren Resultaten nicht einzugehen. Übrigens geben uns die beiden Autoren selbst Argumente gegen ihre Auffassung in die Hand bei der Beschreibung der subcutanen Injektionen von Streptokokken, welche sie bei Kaninchen machten.

Sie injizieren dieselbe Menge Streptokokken unter die Ohrenhaut von normalen und immunisierten Kaninchen. Bei ersteren kommt es bald zu einem starken Ödem des Ohres, in welchem man viele Streptokokken und Leukocyten, welche keine Bakterien enthalten, findet. Bei den immunisierten Kaninchen tritt kein Ödem auf; anstatt dessen findet man viele Leukocyten, welche in kurzer Zeit die Streptokokken verzehren. Die Erscheinungen sind demnach hier dieselben wie beim Milzbrand und anderen Bacillen. Denys und Leclef geben selbst zu, dass die geringe Menge Exsudatflüssigkeit, welche bei den immunisierten Kaninchen an der subcutanen Impfstelle sich ansammelt, nicht ausreicht, um von einer bedeutenden Einwirkung der Eigenschaften des Serums sprechen zu können. Dennoch sind sie der Ansicht, dass das »Serum« dieser Flüssigkeit eine gewisse Wirkung ausüben kann. Leider geben sie keinen Beweis für diese Behauptung und vergessen anscheinend, dass das Plasma des subcutanen Exsudates mit dem Blutserum, welches man außerhalb des Organismus darstellt, keineswegs identisch ist; wie wir jetzt genau wissen, enthält dies Serum Alexine, die im Blutplasma nicht vorhanden sind, und die schwache, baktericide Wirkung, wenn überhaupt von einer solchen gegenüber dem Streptokokkus die Rede sein kann, ist wohl nur der Mikrocytase, welche erst bei der Bildung des Serums aus den Leukocyten austritt, zuzuschreiben.

Der von Denys und Leclef studierte Fall lässt sich mit dem Gesetz der Phagocytenreaktion bei der erworbenen Immunität gegen Bakterien wohl in Einklang bringen. Ohne Zweifel kann der hohe Grad von Aktivität der Phagocyten, welchen man bei der erworbenen Immunität regelmäßig findet, zwar leicht beobachtet, aber außerhalb des Organismus nicht stringent bewiesen werden. Wir verfügen jedoch über analoge Fälle, welche zur Stütze unserer Theorie angeführt werden müssen. Im fünften Kapitel dieses Werkes haben wir Delezennes Versuche über die Digestion der Gelatine durch die Leukocyten des Hundes mitgeteilt; diese Versuche zeigen deutlich, dass die Leukocyten sich daran gewöhnen, die Verdauung der Gelatine immer schneller auszuführen, und zwar unabhängig von jedweder Beeinflussung seitens der Körpersäfte.

Die grundlegende Thatsache, dass die Phagocyten bei immunisierten Tieren die lebenden Bakterien aufnehmen und zerstören, wird schon seit langer Zeit nicht mehr angezweifelt; mehrfach hat man jedoch zu beweisen versucht, dass die Zerstörung der Bakterien nur durch die Körperflüssigkeiten geschieht, und dass die Phagocyten gewissermaßen als »Besen« dienen, um die Leichen der Bakterien fortzuschaffen. Die zahlreichen, im vorigen Kapitel mitgeteilten Resultate dispensieren uns davon, auf diese Theorie noch einmal einzugehen; übrigens erkennen die meisten Gegner nunmehr selbst an, dass die Bakterien von den Phagocyten der immunisierten Tiere lebend aufgenommen werden. Einige derselben haben jedoch die Meinung ausgesprochen, dass die lebenden Bakterien vor der Einverleibung in die Phagocyten eine Abschwächung ihrer Virulenz seitens der Körpersäfte erfahren. Aus dieser Auffassung ging die Theorie der abschwächenden Wirkung der Körperflüssigkeiten hervor, welche besonders von Bouchard und seinen Schülern vertreten wird. In den bisher gemachten Ausführungen haben wir mehrfach Gelegenheit gehabt, von der Virulenz der Bakterien im immunisierten Organismus zu sprechen; wir werden uns daher darauf beschränken, die über diesen Punkt bisher gewonnenen Resultate an dieser Stelle kurz zusammenzufassen.

Ich hatte bemerkt, dass Milzbrandbacillen, die im Blut immunisierter Hammel sich entwickeln, Kaninchen nicht zu töten vermögen, und habe daraufhin die Meinung geäußert[1]), dass in diesem Falle eine Abschwächung der Virulenz der Milzbrandbacillen stattgefunden hat. Später hat Charrin[2]) ähnliche Veränderungen beim Bacillus pyocyaneus nachgewiesen, welcher im Serum immunisierter Tiere gezüchtet worden war. Bouchard[3]) kam durch Verallgemeinerung dieser Ergebnisse zu folgender Auffassung der Immunisierung:

Die Injektion eines starken Virus bei einem schon immunisierten Tiere ist gleichbedeutend mit der Injektion eines abgeschwächten Virus; nur wird in diesem Falle die Abschwächung nicht vorher im Laboratorium, sondern nach der Injektion in den Geweben des immunisierten Tieres selbst ausgeführt (p. 18). Charrin und Roger[4]) sind dieser Auffassung beigetreten, und besonders Roger hat zu Gunsten derselben mehrere neue Beweise geliefert. Er hat speciell festgestellt, dass Tiere, denen man Pneumokokken und Streptokokken injizierte, welche im Blutserum immunisierter Tiere gezüchtet worden waren, nur von einer vorübergehenden und milden Form der Krankheit befallen werden, während die Kontrolltiere, denen man dieselben Bakterien, jedoch in normalem Serum gezüchtet, injiziert hatte, stets an Allgemeininfektion starben.

Die Entdeckung der Immunität verleihenden Kraft der Sera hat auf diese Versuche ein neues Licht geworfen. In der That musste man sich die Frage vorlegen, ob die Unschädlichkeit der Bakterien, welche im Serum von geimpften Tieren gezüchtet waren, anstatt durch die Ab-

---

[1]) Annales de l'Inst. Pasteur, 1887, Bd. I, p. 42.
[2]) C. r. de la Soc. de Biol., 1889, 1891.
[3]) Essai d'une théorie de l'infection, Berlin 1890.
[4]) Charrin, C. r. de la Soc. de Biol., 1890, pp. 203 und 332; Roger, ibid., 1890, p. 573, und Revue générale des Sciences, 1891, p. 410.

schwächung der Virulenz bedingt zu sein, nicht etwa durch die Immunitätswirkung der Sera selbst hervorgerufen war. Als ich bei Untersuchungen über den Bacillus von Gentilly festgestellt hatte, dass derselbe, im Serum immunisierter Tiere gezüchtet, bedeutend geringere Pathogenität besaß, als wenn man denselben in dem Serum normaler Tiere kultivierte, habe ich mir obige Frage schon vorgelegt. Vermittelst einfacher Filtration gelang es mir, den Bacillus von seiner Nährflüssigkeit zu trennen. Die Übertragung der Bakterien auf Tiere ergab nun, dass ihre Virulenz nicht im geringsten abgeschwächt war und dass allein das Serum den Bacillus an der Auslösung der tödlichen Infektion hinderte. Issaeff, der in meinem Laboratorium über Pneumokokken[1]) gearbeitet hat, ist bei diesem Bacillus zu demselben Resultat gelangt. Er hat agglutinierte Kulturen im Serum geimpfter Tiere hergestellt und ihre Virulenz untersucht, je nachdem er sie zusammen mit dem Nährboden oder ohne denselben Versuchstieren injizierte. Die Differenz war sehr ausgesprochen; im ersten Falle trat die Infektion viel langsamer ein als im zweiten. Die Virulenz der von ihrem Serum befreiten Pneumokokken war sodann die gleiche, wenn dieselben in normalem Serum oder in demjenigen immunisierter Tiere gezüchtet worden waren. Sanarelli[2]) ist mit dem Vibrio Gamaleia zu demselben Resultat gelangt. Die Vibrionen, welche in dem Serum immunisierter Meerschweinchen gezüchtet wurden, waren äußerst virulent, sobald man sie von ihrer Nährflüssigkeit trennte. Ähnlich lauten die Mitteilungen von Bordet[3]) und Mesnil[4]) über Streptokokken und Schweinerotlaufbacillen. Man kommt also zu dem Schluss, dass es sich hier um ein allgemeingültiges Gesetz handelt. Einige Versuche von de Nittis bilden scheinbar eine Ausnahme von dieser Regel[5]); er sah nämlich, dass Milzbrandbacillen, die im Serum immunisierter Tauben gezüchtet worden waren, ihre Virulenz verloren. Man darf jedoch dabei nicht vergessen, dass er zur Züchtung ganz besondere Bedingungen gewählt hatte: er hatte nämlich die Milzbrandbacillen mehrere Tage lang bei 42° gezüchtet, ein Verfahren, welches an und für sich schon eine gewisse Abschwächung der Virulenz zur Folge hat.

Die auf der Thatsache der Verminderung der Virulenz von Bakterien im Serum immunisierter Tiere basierte Theorie, dass die Körpersäfte Bakterien in ihrer Wirkung abzuschwächen vermögen, kann schon deshalb nicht mehr aufrecht erhalten werden, weil das außerhalb des Organismus gebildete Serum bekanntlich eine Flüssigkeit von ganz anderer Zusammensetzung ist als das Blutplasma des lebenden Tieres; und wir haben gesehen, dass die Feststellung dieses Umstandes die gesamte Theorie der Baktericidität der Körperflüssigkeiten ins Wanken bringt.

Unzweifelhaft kann ein Bakterium in einem immunisierten Organismus eine Abschwächung sowohl seiner Virulenz, als auch anderer Eigenschaften erfahren; aber man muss sich die Frage vorlegen, ob diese Wirkung auf humorale oder auf celluläre Einflüsse zurückzuführen ist. Im allgemeinen wirken Exsudate, welche von immunisierten Tieren

---

[1]) **Annales de l'Inst. Pasteur**, 1893, Bd. VII, p. 273.
[2]) Ibid., 1893, p. 230.
[3]) Ibid., 1897, Bd. XI. p. 177.
[4]) Ibid., 1898, Bd. XII, p. 481.
[5]) Ibid., 1901, Bd. XV.

stammen und lebende Bakterien enthalten, virulent, wenn sie empfänglichen Tieren direkt injiziert werden. Dies hat schon Pasteur[1]) in
seinen ersten Untersuchungen über die erworbene Immunität gegen Hühnercholera festgestellt. Er fand, dass das Exsudat von immunisierten Hühnern
bei normalen Hühnern eine tödliche Infektion hervorruft, so dass es zu
einer Abschwächung der Virulenz des Bacillus nicht hat kommen können.
Ebenso verhält es sich mit dem Bacillus von Gentilly und dem Milzbrandbacillus in den überaus meisten Fällen. De Nittis sah, dass die
Injektion des Exsudates immunisierter Tauben beim Meerschweinchen
und bei der Maus den Tod zur Folge hatte. Das Exsudat eines immunisierten Meerschweinchens war dagegen für die betreffenden Tiere nicht
pathogen. Allein man darf diese Abschwächung der Wirkung nicht etwa
den Körperflüssigkeiten (welche weder schutzverleihend noch abschwächend
wirken können), sondern nur dem Einfluss der Zellen zuschreiben.

In der Absicht, die Veränderungen, welche die Bakterien in dem immunisierten Organismus erleiden, festzustellen, hat Vallée[2]) Versuche an
gegen Schweinerotlauf immunisierten Tieren unternommen. Er umgab
diese Bakterien mit einer Kollodiumhülle und brachte diese Säckchen
erstens disponierten und zweitens hoch immunisierten Kaninchen in die
Bauchhöhle. In beiden Fällen entwickelte sich der Bacillus gut weiter.
Bei den normalen Tieren kam es zu homogenen, nicht agglutinierten
Kulturen, dagegen wuchsen in den Säckchen, welche hoch immunisierten
Tieren in die Bauchhöhle gebracht worden waren, die Bacillen in Fäden
agglutiniert. Diese Thatsache beweist, dass die Wand der Säcke die
aktive, in dem immunisierten Organismus selbst gebildete Substanz hat
passieren lassen. Die Kulturen waren demnach in Bezug auf die
Agglutination verschieden und zeigten auch in ihrer Pathogenität nicht
dasselbe Verhalten. Die in den immunisierten Kaninchen gezüchteten
Bacillen waren bedeutend virulenter als diejenigen, welche normalen
Kontrolltieren in die Bauchhöhle gebracht worden waren. Diese Erhöhung der Virulenz ist wahrscheinlich von dem Einfluss der aktiven
Substanzen, welche durch die Wand des Sackes hindurchgedrungen sind,
abhängig. Jedenfalls beweist dieser Versuch wiederum die Unmöglichkeit,
die Theorie der Abschwächung der Bakterien durch die Körperflüssigkeiten immunisierter Tiere aufrecht zu erhalten.

Nach der Entdeckung der antitoxischen Eigenschaften der Körperflüssigkeiten war man der Ansicht, dass das Vorhandensein derselben
zum Erwerben der Immunität absolut notwendig sei. Man stellte sich
vor, dass ein Organismus im Kampfe gegen die pathogenen Bakterien
vor allem die Eigenschaft erwerben müsse, die Bakterientoxine zu neutralisieren. Wenn die schädliche Wirkung der Bakteriengifte coupiert
war, so besaß das Bakterium keine Waffen mehr und stellte nur noch
einen harmlosen Saprophyt vor. Man war also der Ansicht, dass man in
den Körperflüssigkeiten immunisierter Tiere stets ein wirksames Antitoxin
finden müsse. Gegen diese Auffassung sprachen gewisse, schon in diesem
Werk mitgeteilte Thatsachen. Schon Chauveau[3]) hatte beobachtet, dass
algerische Schafe, deren natürliche Milzbrandimmunität noch durch große

<hr>

[1]) C. r. de l'Acad. des Sciences, 1886, Bd. XC, p. 1033.
[2]) Comptes rendus de la Soc. de Biologie, 1899, p. 432.
[3]) C. r. de l'Acad. des Sciences, 1800, Bd. XC, p. 1526.

Dosen von Milzbrandbacillen erhöht worden war, gegenüber Injektionen
von Milzbrandblut die gleiche Empfänglichkeit besaßen wie normale Schafe.
Die Immunität gegen den Bacillus lief also nicht parallel mit derjenigen
gegen das specifische Gift desselben. Später lieferten Charrin und
Gamaleia[1]) zu dieser Frage wichtige Beiträge. Sie stellten fest, dass
Tiere, die gegen den Bacillus pyocyaneus, den Vibrio Koch und denjenigen von Gamaleia immunisiert worden waren, für die Giftwirkung
der löslichen Produkte dieser Bakterien eine höhere Sensibilität besaßen
als die normalen Tiere, denen jegliche Immunität gegen diese Bakterien
fehlte. Dies Resultat wurde bald darauf von Selander[2]) in einer unter
Leitung von Roux ausgeführten Arbeit über die Hogcholera bestätigt.
Die gegen den Erreger der Hogcholera immunisierten Kaninchen erkrankten nicht, wenn man ihnen die betreffenden Bacillen injizierte,
starben aber, wenn man ihnen die gleiche Dosis des specifischen Toxins
einspritzte, wie normalen Kaninchen. Wir[3]) konnten nicht nur diese Thatsache bestätigen, sondern noch hinzufügen, dass das Blutserum der immunisierten Kaninchen zwar deutlich gegen die Infektion mit den Bakterien
schützte, dagegen keine antitoxische Eigenschaft gegen das Bakteriengift
besaß.

Als Pfeiffer die Immunität von Tieren gegen Choleravibrionen untersuchte, lieferte er zusammen mit seinen Mitarbeitern zahlreiche Ergebnisse,
welche die Thatsache bestätigten, dass gegen Choleravibrionen immunisierte Tiere gegen das Toxin des Vibrio keine Widerstandskraft besitzen,
dass somit das antibakterielle Serum noch kein antitoxisches darstellt.
Diese Resultate sind sehr häufig bestätigt worden und werden nunmehr
allgemein als richtig anerkannt.

Von Behring sah in diesen Ergebnissen ein allgemein gültiges Gesetz, welches er unter Mitwirkung seiner Schüler zu verallgemeinern
suchte. Von ihm stammt die Mitteilung, dass bei Tieren, die gegen Bakterien immunisiert sind, eine erhöhte Empfindlichkeit für die Toxine dieser
Bakterien auftreten kann, welche sogar in schwierigen Fällen zum Nachweis bestimmter Bakteriengifte zu dienen vermag. Bakterienfreie Toxine
führen bei normalen Tieren, die zur Infektion geneigt sind, oft nicht zur
Vergiftung. Hieraus zieht man allgemein den Schluss, dass in den injizierten Flüssigkeiten Toxin nicht enthalten ist. Aber Tiere derselben
Art, die gegen die Infektion mit dem betreffenden Bakterium immunisiert
sind, reagieren dank ihrer erhöhten Sensibilität bedeutend besser, und
man kann so in Flüssigkeiten, die bei normalen Tieren unwirksam
sind, bei immunisierten Tieren die Anwesenheit von Bakteriengiften nachweisen.

Zusammen mit Kitashima[4]) hat von Behring Meerschweinchen
gegen den Diphtheriebacillus immunisiert. Sie haben gezeigt, dass einige
Injektionen von Diphtherietoxin schon hinreichen, um die Tiere gegen die
Infektion mit Diphtheriebacillen zu immunisieren, dass aber zu gleicher
Zeit der Organismus der Tiere für die Intixokation mit dem Bakterien-
gift eine erhöhte Disposition erwirbt. Von Behring ist der Ansicht,

<hr>

[1]) C. r. de la Soc. de Biologie, 1890, p. 294.
[2]) Annales de l'Inst. Pasteur, 1890, Bd. IV, p. 563.
[3]) Ibid., 1892, Bd. VI, p. 295.
[4]) Berl. klin. Wochenschrift, 1891, p. 157.

dass die Erhöhung der Empfindlichkeit für das Diphtheriegift ein Mittel
darstellt, um die lokale Reaktion der lebenden Elemente an der Injektionsstelle der Bacillen wirksamer zu machen.

Jedenfalls steht fest, dass erworbene Immunität gegen die Bakterieninfektion mit dem Schutz gegen das entsprechende Bakteriengift nicht
identisch ist. Das Auftreten irgend welcher antitoxischer Eigenschaften
kann demnach nicht als notwendig zur Entwicklung der Immunität
gegen ein Bakterium angesehen werden.

Von allen Eigenschaften der Körpersäfte, welche bei der erworbenen,
antibakteriellen Immunität entstehen, ist das Auftreten von Zwischenkörper und von Infektionsschutz verleihenden Stoffen am konstantesten.
Man müsste demnach annehmen, dass diese beiden Eigenschaften unentbehrlich sind zum Auftreten der Phagocytose, durch welche die pathogenen Mikroorganismen definitiv aus dem Organismus entfernt werden.
Es lag nahe, nunmehr die Ansicht auszusprechen, dass die erworbene
Immunität gegen Bakterien auf zwei verschiedenen Faktoren beruht: einmal auf einer von den Phagocyten unabhängigen humoralen Eigenschaft,
und zweitens auf der Thätigkeit der Phagocyten selbst. Nur durfte man
die Bedeutung der Phagocyten nicht unterschätzen, wie man es so häufig
gethan hat. Bei der Bedeutung dieses Gegenstandes muss man sich die
Frage vorlegen: Wo kommen die humoralen Eigenschaften her, d. h. die
Entstehung von Zwischenkörpersubstanz und von specifischen Schutzstoffen, welche bei der antibakteriellen Immunität so verbreitet sind?

Dank den Untersuchungen verschiedener Forscher konnte die Wissenschaft die Antwort auf diese Frage geben. Zuerst haben Pfeiffer
und Marx[1]) wichtige Ergebnisse über den Ursprung der Schutzkraft
mitgeteilt. Sie haben Kaninchen durch Einwirkung von 70° abgetötete
Choleravibrionen subcutan injiziert und sodann sorgfältig den Immunisierungseffekt des Blutes und des Extraktes verschiedener Organe der
Tiere untersucht. Sie prüften getrennt den Effekt des Serums und
der in den Röhrchen zu Boden gesunkenen Leukocyten und konnten
zwischen der Wirkung beider Arten keinen deutlichen Unterschied konstatieren. Ebenso erhielten sie keine deutliche Wirkung mit Leukocyten,
welche sie Pleuracxsudaten entnommen hatten. Sie schlossen aus ihren
Versuchen, dass die Leukocyten des Blutes nicht als die Quelle der Infektionsschutz verleihenden Stoffe, des »Cholera-Antikörpers«, anzusehen seien. In einem Stadium, in welchem das Serum nur einen sehr
geringen oder gar keinen Krankheitsschutz verlieh, übte der Milzextrakt
meist schon eine sehr deutliche Wirkung aus. In einem Versuche, in
welchem das Kaninchen 48 Stunden nach der Injektion der Vibrionen
getötet wurde, waren 0,3 ccm Serum nicht im stande, die tödliche Infektion bei Meerschweinchen zu verhindern, während der Milzextrakt, in
zehnfach geringerer Dosis injiziert, deutliche Schutzkraft verlieh. Aus
diesem und ähnlichen Versuchen schließen Pfeiffer und Marx, dass die
Milz die Hauptursprungsstätte für den Schutzkörper ist. Um diese Auffassung zu belegen, injizierten sie entmilzten Kaninchen abgetötete Cholerakultur; trotz des Fehlens der Milz produzierten jedoch die Kaninchen
dieselbe Menge von Schutzstoffen, ein Ergebnis, welches die beiden

---

[1]) Zeitschrift für Hygiene, 1898, Bd. XXVII, p. 272.

Beobachter zu der Annahme geführt hat, dass in den Lymphdrüsen und im Knochenmark diese Substanzen ebenfalls gebildet werden können.

Nur in den ersten Tagen gewähren die genannten Organe einen stärkeren Schutz als das Blut; 3—4 Tage nach der Injektion der Vibrionen wird das Blutserum reicher an schützender Substanz, und die Körperorgane enthalten schon weniger. Dieser Zustand bleibt einige Tage hindurch bestehen, sodann nimmt die Menge der Schutzstoffe im Blute ebenfalls ab.

Pfeiffer und Marx haben sich die Frage vorgelegt, ob der starke Infektionsschutz der Milz von einer großen Produktion der specifisch immunisierenden Substanz durch die Milz abhängt, oder ob dieser Stoff an anderer Stelle gebildet und in der Milz erst sekundär angehäuft wird. Um diese Frage zu lösen, haben die Autoren Kaninchen Immunserum anderer Tiere injiziert und festgestellt, dass die schützende Substanz nicht die Tendenz hat, sich in der Milz anzuhäufen. Demnach kamen sie zu dem Schluss, dass die Milz und die anderen blutbildenden Organe (Lymphdrüsen und Knochenmark) die Bildungsstätten der Schutzstoffe darstellen. Wir können noch hinzufügen, dass diese Organe zu gleicher Zeit gerade die phagocytären Organe sind, d. h. die Centren, welche nicht nur zur Bildung der Phagocyten dienen, sondern welche auch eine große Menge von älteren Phagocyten, die ihre specifische Eigenschaft auszuüben im stande sind, enthalten.

Etwa zu derselben Zeit wie Pfeiffer und Marx hat Wassermann[1] mit Takaki Untersuchungen über den Ursprung der Schutzstoffe gegen den Typhusbacillus vorgenommen; aus denselben geht hervor, dass: »in der That das Knochenmark und weiterhin die Milz, sowie das Lymphdrüsensystem resp. die Thymusdrüse als in hohem Grade specifisch schutzverleihend gegenüber Typhus sich zeigt. — Die anderen Organe dagegen, wie Blut, Gehirn, Rückenmark, Muskel, Leber u. s. f. zeigten um diese Zeit keinerlei hervortretende specifische Immunisierungswirkung«.

Da diese Ergebnisse über die Entstehung der Schutzstoffe in den phagocytenhaltigen Organen von fundamentaler Bedeutung für das gesamte Problem der erworbenen Immunität waren, so habe ich Deutsch angeregt[2]), sich mit dieser Frage in meinem Laboratorium zu beschäftigen. Zu seinen Untersuchungen nahm Deutsch Meerschweinchen, denen er Typhuskulturen, die durch Erhitzung auf 66° abgetötet waren, intraperitoneal injizierte. Einige Tage nach der Infektion besaß das Serum deutlich immunisierende Wirkung; sowohl in diesem Stadium, als auch vor dem Auftreten der schützenden Eigenschaften im Blute tötete Deutsch die Tiere und bestimmte sorgfältig die Schutzwirkung der Extrakte der verschiedenen Organe. Anfangs konnte er das Resultat von Pfeiffer und Marx, d. h. die Thatsache, dass die schützende Substanz im Peritonealexsudat nicht produziert wird, bestätigen. Meist vermochte diese Flüssigkeit normale Meerschweinchen gegen eine Infektion mit Typhusbacillen nicht zu schützen. Nur in einigen Versuchen besaß die Bauchhöhlenflüssigkeit ebensowohl schützendes Vermögen, wie das Blutserum, während in der Majorität der Versuche das Blutserum eine höhere Aktivität

---

[1]) Berl. klin. Wochenschrift, 1898, p. 209.
[2]) Annales de l'Inst. Pasteur, 1899, Bd. XIII, p. 689.

besaß als das Peritonealexsudat. Von allen Organen zeigte die Milz den höchsten Immunisierungseffekt; in etwa der Hälfte der Fälle war derselbe höher als derjenige des Blutes. Das Knochenmark gab einige Male ähnliche, wenn auch nicht so deutliche Resultate. Demnach muss die Milz als die Hauptbildungsstätte der Immunität verleihenden Stoffe angesehen werden.

Nachdem Deutsch so das Resultat von Pfeiffer und Marx und von Wassermann und Takaki bestätigt hatte, versuchte er, die specifischen Schutzstoffe bei entmilzten Meerschweinchen zu erhalten. Der Versuch gelang ihm, und auch in diesem Punkte war sein Ergebnis analog demjenigen der beiden ersten Autoren. Die entmilzten Meerschweinchen bildeten genau ebensoviel Schutzstoffe wie die Kontrolltiere, und zwar war bei ihnen das Knochenmark in erster Linie die Bildungsstätte der schützenden Substanzen.

Wenn Deutsch den Meerschweinchen die Milz nicht vor der Injektion der Bakterien, sondern 3—5 Tage später exstirpierte, so kam es häufig zu einer deutlichen Verminderung in der Bildung der Schutzstoffe. Hieraus muss man entnehmen, dass bald nach der Immunisierung in der Milz ein Vorgang sich abspielt, der mit der Bildung der Schutzstoffe in engstem Zusammenhang steht. Am leichtesten lassen sich diese Beobachtungen durch die Annahme erklären, dass die Bakterien — nach der Injektion in die Bauchhöhle und nach der Aufnahme durch die Phagocyten (speciell durch die Mikrophagen) — in die phagocytären Organe, Milz, Lymphdrüsen, Knochenmark getragen werden. Bei Tieren, deren Milz erhalten bleibt, wird ein großer Teil der mit Bakterien beladenen Mikrophagen in dies Organ übergeführt, eine Thatsache, von welcher man sich hat durch direkte Beobachtung überzeugen können. Wird die Milz exstirpiert, so müssen die Mikrophagen sich notgedrungen in andere phagocytäre Organe begeben. Da die Bakterien innerhalb der Phagocyten verdaut werden, ist es schwer, ja meist unmöglich, sie noch lange nach der Aufnahme durch die weißen Blutkörperchen zu verfolgen. Aber die Ähnlichkeit mit den Resorptionsvorgängen bei roten Blutkörperchen, über die wir genau im vierten Kapitel berichtet haben, gestattet uns, die Annahme auszusprechen, dass bei den Bakterien sich ähnliche Vorgänge abspielen; dieselben werden an der Injektionsstelle von den Phagocyten aufgenommen und von diesen durch die Körperorgane hindurch schließlich bis in den Kreislauf gebracht; dieser Auffassung hat sich auch Deutsch angeschlossen.

Derselbe hat sodann nach dem Ursprung des Agglutinationsvermögens geforscht, welches in den Körperflüssigkeiten der mit Typhusbacillen infizierten Tiere so hervorragend entwickelt ist. Er konnte zwar diese Frage nicht beantworten, stellte jedoch bei dieser Gelegenheit die Differenz zwischen Agglutinationsvermögen und Immunisierungswirkung fest. Die Ergebnisse von Deutsch müssen also den Thatsachen zur Seite gestellt werden, welche definitiv beweisen, dass die beiden genannten Eigenschaften der Körperflüssigkeiten mit einander nichts zu thun haben.

Die übereinstimmenden Resultate aller Forscher, welche sich mit der Frage des Ursprungs der Infektionsschutz verleihenden Stoffe beschäftigt haben, führen zu dem Schluss, dass die Elemente der phagocytären Organe, mit anderen Worten, die Phagocyten selbst die immunisierende Substanz bilden. Aber kann man nun auch annehmen, dass der Zwischenkörper ebenfalls aus diesen Zellen stammt? Als man die soeben citierten

Arbeiten ausführte, war die Frage der Zwischenkörper noch nicht genügend geklärt, und man identifizierte Schutzstoffe und Zwischenkörper. Trotzdem ist die Antwort auf die von uns gestellte Frage nicht zweifelhaft. Bei den Versuchen von Pfeiffer und Marx finden wir sehr genaue Angaben über die Umwandlung der Vibrionen in Granula. So konnten diese Gelehrten mehrfach beobachten, dass der Extrakt der Milz das Pfeiffersche Phänomen schnell und deutlich in einem Stadium auslöst, in welchem Blut und Serum, selbst in einer viel höheren Dosis, dies Phänomen noch nicht hervorzurufen vermögen. Da nun das Auftreten dieses Phänomens ein deutliches Zeichen für das Vorhandensein des specifischen Zwischenkörpers ist, so kann man nicht mehr daran zweifeln, dass in der Milz thatsächlich die Hauptbildungsstätte des Zwischenkörpers zu suchen ist.

Bevor wir dies Kapitel beschließen, müssen wir die wichtigsten Vorgänge, welche sich bei der erworbenen, antibakteriellen Immunität abspielen, zusammenfassend mitteilen. Die extracelluläre Zerstörung der Bakterien findet beim lebenden Organismus nur unter besonderen Bedingungen statt, und zwar dann, wenn die Phagocyten eine vorübergehende Schädigung (Phagolyse) erleiden und dabei Mikrocytase aus ihrem Inneren austritt. Diese Stoffe sind daher kein besonderer Bestandteil der Blutflüssigkeit, wie man früher allgemein angenommen hat, und wie auch manche Forscher jetzt noch glauben. Diese löslichen Fermente stammen vielmehr von den Phagocyten und bedingen die intracelluläre Verdauung. Die Alexine erleiden während der Immunisierung keine Veränderung und sind völlig denjenigen gleich, welche man bei der natürlichen Immunität beobachtet.

Die agglutinierende Substanz, welche schon in normalen Flüssigkeiten häufig vorhanden ist, findet man in viel höherem Grade bei immunisierten Tieren; dieselbe gehört thatsächlich zur Körperflüssigkeit selbst, denn sie cirkuliert im Blutplasma und geht in die anderen Körperflüssigkeiten, Exsudate und Transsudate, über. Aber ihre Bedeutung für die Immunität ist eine sehr beschränkte.

Schutzstoffe und Zwischenkörper werden oft gleichzeitig bei immunisierten Individuen nachgewiesen. Dieselben können entweder auf die Bakterien derartig einwirken, dass dieselben sich mit Zwischenkörper beladen, oder aber sie wirken unmittelbar auf den infizierten Organismus, indem sie seine Schutzapparate zu stärkerer Bethätigung anregen; jedoch können die beiden oben genannten Substanzen ein Bakterium weder in seiner Lebenskraft, noch in seiner Virulenz modifizieren. Jene beiden Fähigkeiten sind zwar in den Körperflüssigkeiten lokalisiert, stammen jedoch beide von den cellulären Elementen. Die Bestandteile der phagocytären Organe, Milz, Knochenmark und Lymphdrüsen, mit anderen Worten, die Phagocyten sind die Erzeuger der specifischen Stoffe, und zwar sowohl der Schutzstoffe wie der Zwischenkörper, welche aus jenen Organen ins Plasma des Blutes gelangen.

Die Phagocytenreaktion tritt regelmäßig bei der erworbenen Immunität auf. Die Phagocyten, welche für gewöhnlich nur unvollkommen oder fast gar nicht ihre antibakterielle Funktion ausüben, erlangen im Anschluss an die Immunisierung eine erhöhte Aktivität. Sie zeigen deutlich positive Chemotaxis und erwerben die Eigenschaft, in bedeutend höherem Grade die Bakterien zu verdauen. In der Erhöhung dieser verdauenden

Eigenschaft ist die starke Produktion der genannten Substanzen seitens der Phagocyten bedingt. Schutzstoffe und Zwischenkörper werden in großen Mengen durch diese Zellen produziert und gehen in die Körperflüssigkeiten des Organismus über. Da dieselben nun Produkte der Phagocyten sind, so ist es leicht verständlich, dass in manchen Fällen von erworbener Immunität der Organismus mit den Bakterien fertig wird, ohne dass man Schutzstoffe in den Körperflüssigkeiten nachzuweisen vermag; denn diese Stoffe brauchen sich nur in den Phagocyten selbst zu befinden und nicht in den allgemeinen Kreislauf überzutreten.

Nach alledem stellen die Vorgänge, welche bei der erworbenen, antibakteriellen Immunität auftreten, eine genaue Kopie des Mechanismus dar, welchen man bei der Zellresorption in den Organismen beobachtet. Auch hier besteht eine intracelluläre Verdauung und eine Überproduktion specifischer, fixierender Substanzen, welche ebenfalls zum Teil aus den Leukocyten austreten und in das Blutplasma übergehen. Auch bei der Resorption der Zellen haben wir es mit der gemeinsamen Wirkung von Alexin und Zwischenkörper zu thun; während jedoch in diesem Falle vorwiegend die Makrocytasen sich an der Resorption beteiligen, gebührt bei der Verdauung der Bakterien der Mikrocytase der Vorrang. In beiden Fällen sind die Zwischenkörper in Bezug auf ihre Aktion different, denn sie wirken streng specifisch, aber die Zellen, die bei beiden Vorgängen die genannten Stoffe bilden, gehören sowohl bei der Verdauung der tierischen Zellen, wie bei derjenigen der Bakterien zur Kategorie der Phagocyten.

Oft wird angenommen, dass meine Theorie sich in völligem Gegensatz zu der Ehrlichschen Seitenkettentheorie[1]) befindet; ich kann mich dieser Auffassung nicht anschließen. Auf die Lehre von der erworbenen Immunität angewendet, lautet die Ehrlichsche Theorie etwa folgendermaßen:

Die in nicht tödlicher, jedoch immunisierender Menge injizierten Bakterien vereinigen sich mit gewissen Elementen des infizierten Organismus. Die Rezeptoren der Bakterien treffen entsprechende Rezeptoren der Zellen an und verbinden sich mit denselben; nach der Vereinigung der beiden Rezeptoren werden die Rezeptoren der Körperzellen unfähig, ihre normale Funktion, die Ernährung der Zellen, weiter auszuüben. Die so ihrer Rezeptoren beraubten Körperzellen bilden nun eine große Anzahl neuer Rezeptoren, von denen ein Teil in das umgebende Medium und so in das Blutplasma übertritt. Diese von den Zellen abstammenden Rezeptoren, welche nunmehr zu wichtigen Bestandteilen der Körperflüssigkeiten werden, sind nichts anderes als die Zwischenkörper (Fixateurs, Amboceptoren nach Ehrlich). In den Körperflüssigkeiten stoßen die neu hinzukommenden Bakterien auf zahlreiche Amboceptoren, welche eine Verbindung mit den entsprechenden Rezeptoren der Bakterien eingehen, ohne dieselben darum zu zerstören oder in ihrer Vitalität zu schwächen. Da dieselben Amboceptoren jedoch noch eine zweite Affinität, nämlich diejenige zum Molekül der Alexine (Komplemente nach Ehrlich) besitzen, so können auf diese Weise die Bakterien auch mit dem Alexin zugleich in Verbindung treten. Ohne die Intervention der Zwischenkörper kann es also niemals zu einer

<hr>

[1]) Ehrlich, Lazarus und Pincus, Leukämie etc. in: Nothnagel, Specielle Pathologie und Therapie, 1901, Bd. VIII, 1. Teil, 3. Lieferung, p. 163.

Verkettung zwischen Bakterienkörper und Alexin kommen, weil die Rezeptoren der Bakterien nicht zu denen der Alexine passen. Wenn die Moleküle dieser Fermente sich frei im Blutplasma befinden, so können sie nur durch die entsprechende Gruppe der Amboceptoren erfasst werden.

Vergleichen wir nun die hiermit kurz skizzierte Ehrlichsche Theorie mit der unsrigen! Wie wir gesehen haben, werden die in nicht tödlicher, jedoch immunisierender Menge injizierten Bakterien von den Phagocyten aufgenommen und darauf im Innern derselben verdaut. Die intracelluläre Verdauung führt zu einer regen Produktion des specifischen Zwischenkörpers, von welchem ein Teil die Zellen verlässt und in das Blutplasma übertritt. Die Resultate sind durch die in den letzten Kapiteln mitgeteilten Versuche genau festgestellt. Die Ehrlichsche Theorie tritt zu ihnen in keinen Widerspruch; sie versucht jedoch, tiefer in den Mechanismus der Vorgänge einzudringen, welche sich zwischen den Bakterien und den Zellen abspielen. Was wir einfach als intracelluläre Verdauung bezeichnen, wird von Ehrlich in einzelne Teile zerlegt. Nach Ehrlich handelt es sich um die Verbindung des Zwischenkörpers einerseits mit dem Bakterienmolekül, andererseits mit dem Alexin. Es lösen sich die Amboceptoren von den Zellen los und liefern den nunmehr im Plasma cirkulierenden Amboceptor. Nach unserer einfacheren Auffassung handelt es sich nur um eine erhöhte Produktion eines der beiden bei der intracellulären Verdauung regelmäßig gebildeten Fermente, ohne dass wir darum die besonderen Bestandteile dieses in die Cirkulation übergehenden Ferments präcisieren. Demnach müssten sich die beiden Theorieen wohl ergänzen, stehen jedenfalls keineswegs im Gegensatz zu einander. Nur in einem einzigen Punkte besteht ein Gegensatz: Ehrlich ist der Ansicht, dass die Alexine stets frei in den Körperflüssigkeiten vorhanden sind, und dass die Zellen, um die Bakterien verdauen zu können, vorher die Moleküle derselben vermittelst der einen Gruppe ihrer Amboceptoren ergreifen müssen. Wir sind dagegen der Ansicht, dass die Alexine im Organismus nur während der Phagolyse frei in der Körperflüssigkeit sich befinden, und dass sie unter normalen Bedingungen eng an die Phagocyten gebunden sind. Diese unsere Auffassung geht aus einer großen Reihe von Versuchen hervor und muss als unanfechtbar angesehen werden; jedoch bildet sie in ihren Hauptprinzipien keineswegs einen Gegensatz zur Ehrlichschen Theorie; umgekehrt stehen die Ehrlichschen Grundsätze in keinem direkten Widerspruch zu den von uns entwickelten Ansichten. Die Lehre, welche die erworbene Immunität als eine besondere Art der Resorption ansieht, kann wohl mit der Amboceptoreutheorie vereint werden; man kann dieselbe aber ebensowohl mit der Bordetschen Ansicht in Einklang bringen, nach welcher die Zwischenkörper nicht ein Zwischenglied zwischen Bakterien und Alexin darstellen, sondern als Substanzen wirken, welche die Bakterien für das Eindringen des verdauenden Fermentes besonders empfänglich machen. Diese schwierige Frage ist bisher noch nicht definitiv entschieden, aber die im vierten Kapitel mitgeteilten Versuche von Bordet sprechen zu Gunsten seiner Auffassung.

Neisser und Wexberg[1] haben die Wirkung der Zwischenkörper auf die Bakterien untersucht und in dieser Beziehung sehr interessante

---

[1] Münchener med. Wochenschrift, 1901, Nr. 18.

Beobachtungen gemacht. Sie konnten feststellen, dass die Zwischenkörper
nur dann zur Zerstörung der Bakterien führen, wenn sie zugleich mit
dem Alexin wirken. Mischungen von Zwischenkörper und Alexin, in
welchen erstere sich im Überschuss befinden, töten nicht nur die Bakterien
nicht, sondern lassen sogar eine üppige Entwicklung derselben zu. Um
dieses Resultat zu erhalten, vermischten die beiden Autoren konstante
Mengen von Bakterien und normalem alexinhaltigem Serum mit verschieden
großen Mengen von Serum, welches auf 56° erhitzt war und von immunisierten Tieren stammte. Das specifische Serum wird bekanntlich
durch Erhitzung seines Alexins beraubt, kann aber durch Zusatz normalen,
nicht erhitzten Serums leicht reaktiviert werden; und das anscheinend
paradoxe Resultat der beiden Autoren kann ihrer Ansicht nach nur durch
die Ehrlichsche Amboceptorentheorie erklärt werden. Wenn die mit
doppelter Affinität begabten Amboceptoren innerhalb einer Flüssigkeit in
größerer Menge vorhanden sind als das Alexin, so braucht nur ein Teil
derselben, welcher sich mit den entsprechenden Rezeptoren der Bakterien
verbindet, sich mit den Molekülen des Alexins zu vereinen. Da nun der
Amboceptor an sich Bakterien nicht zu zerstören vermag, so kann er
nur dann schädlich sein, wenn er sich mit dem Alexin verbunden hat.
Da aber die Menge des Alexins in dem obigen Versuche viel geringer
ist als diejenige der Amboceptoren, so begreift man leicht, dass eine
große Menge von Bakterien in jenem Versuch am Leben bleiben können.
Diese Auffassung ist sicherlich sehr geistreich, aber nichts beweist uns,
dass sie der Wirklichkeit entspricht. Neisser und Wexberg haben
selbst beobachtet, dass normales Ziegenserum ebenfalls die baktericide
Wirkung des Alexins verhindern kann. In diesem Falle nehmen sie
allerdings das Vorhandensein eines Antialexins in dem normalen Serum
an. Dieselbe Erklärung könnte vielleicht auch dazu dienen, die hemmende
Wirkung des Serums immunisierter Tiere zu erklären. Die Antialexine
sind häufig in verschiedenen Seris enthalten und erleiden in denselben
große Veränderungen, je nach den besonderen Bedingungen, unter welchen
die Tiere, welche das Blut liefern, leben.

Nach alledem kann die Seitenkettentheorie nicht in schroffen Gegensatz zur Phagocytentheorie gestellt werden. Wir bleiben daher zu der
Auffassung berechtigt, dass bei der erworbenen, antibakteriellen Immunität
die Phagocyten die Hauptrolle spielen; denn diese sind die Bildner der
Alexine, welche die Bakterien im Körper zu zerstören und den Organismus
von denselben zu befreien vermögen. Die Phagocyten erzeugen und secernieren Zwischenkörper und specifische Schutzstoffe. Die freien Zwischenkörper können die Bakterien in den Körperflüssigkeiten binden, können
jedoch weder das Leben noch die Virulenz der Mikroorganismen zerstören.
Die aus den Phagocyten ausgetretenen Alexine können in Verbindung mit
den Zwischenkörpern eine gewisse Menge von Bakterien vernichten, aber
nur in besonderen Fällen, die jedoch unter den natürlichen Lebensbedingungen sehr selten sind. Dagegen üben die Phagocyten in einem erworbene
Immunität besitzenden Organismus konstant die Funktion aus, die Bakterien
zu ergreifen und dieselben in ihrem Innern der kombinierten Einwirkung
von Zwischenkörper und Alexin zu unterwerfen.

Somit stellen sowohl erworbene wie natürliche Immunität gegen
Bakterien nur Specialfälle der intracellulären Verdauung vor.

Kapitel X.

Schnell auftretende und vorübergehende antibakterielle Immunität, welche durch specifische und normale Sera und durch nicht bakterielle Stoffe übertragen, oder welche durch andere Bakterien verliehen wird, als diejenigen, gegen welche man den betreffenden Organismus schützen will.

Immunität, welche durch specifische Sera erzielt wird. — Analogie des bei dieser Art von Immunisierung vorliegenden Mechanismus mit dem Krankheitsschutz, welchen man durch Injektion von pathogenen Bakterien und Bakterienprodukten erzielt. — Die Bedeutung der Phagocytose für die durch specifische Sera erzeugte Immunität. — Einfluss des Opiums auf die Immunisierung durch specifische Sera. — Stimulierende Wirkung dieser Sera. — Schützende und stimulierende Wirkung normaler Sera. — Einfluss anderer Flüssigkeiten: Bouillon, Urin, physiologische Kochsalzlösung etc.
Antagonismus zwischen Milzbrandbacillen und anderen Bakterien.

Die Lehre von der Immunisierungswirkung der Körperflüssigkeiten ist für das Studium der erworbenen antibakteriellen Immunität, wie wir gesehen haben, von hoher Bedeutung; diese Wirkung ist zwar nicht allgemein vorhanden, jedoch sehr verbreitet und findet sich sogar bei manchen Fällen von erworbener Immunität gegen Krankheitserreger animalen Ursprungs. Bisher haben wir uns damit begnügt, das Vorhandensein des Infektionsschutzes in den Flüssigkeiten des immunisierten Organismus festzustellen, und wir haben die Schutzstoffe bisher nur mit dem Organismus in Beziehung gebracht, in welchem sie gebildet werden. Wir gehen nunmehr zu der Frage über, wie diese Stoffe in den Körpern wirken, auf welche sie übertragen werden. Die Immunität solcher Individuen hat Ehrlich mit dem Namen »passive antibakterielle Immunität« bezeichnet, und dieselbe soll den Gegenstand der folgenden Auseinandersetzungen bilden.

Dieselben werden durch die bisher mitgeteilten Ergebnisse über den Mechanismus der erworbenen (aktiven) Immunität bedeutend erleichtert. Thatsächlich besteht eine große Ähnlichkeit zwischen den beiden Arten von Immunität, und wenn man eine scharfe Grenze zwischen denselben zieht, so findet dies seine Erklärung in dem Umstande, dass diejenige Art von Krankheitsschutz, welche durch die Bakterien und deren Produkte selbst erteilt wird, eine gewisse Zeit zu ihrem Auftreten braucht und eine lange Zeit anhält, während die durch specifische Sera erzeugte Immunität sofort nach der Injektion auftritt, jedoch nur kurze Zeit andauert.

Da die Krankheiten der Wirbellosen meist durch andere Krankheitserreger hervorgerufen werden als diejenigen, welche bei höheren Tieren
Infektionskrankheiten verursachen, so hat man die Frage, ob die Wirbellosen ebenfalls durch antibakterielles Serum immunisiert werden können,
noch nicht genauer untersucht; jedoch sind schon einige Ergebnisse
über den Schutz niederer Wirbeltiere durch specifische Sera bekannt.
Gheorghiewsky[1]) hat nach dieser Richtung einige Untersuchungen in
meinem Laboratorium unternommen. Das Serum von Säugetieren (Meerschweinchen, Kaninchen), welche gegen Pyocyaneus immunisiert worden
waren, vermochte unter bestimmten Bedingungen Frösche gegen eine für
die Kontrolltiere tödliche Dosis derselben Bakterienart zu schützen. Zusammen mit dem Pyocyaneus injiziert, verhinderte das Serum die tödliche
Infektion nicht; oft trat der Tod sogar in diesem Fall schneller auf, als
bei den Kontrolltieren; nur wenn die Schutzimpfung 24 oder besser
48 Stunden vor der Bakterieninjektion gemacht wurde, war der Immunisierungseffekt des Serums deutlich erkennbar. Das Serum, welches zu
diesen Versuchen benutzt wurde, war für den Pyocyaneusbacillus nicht
baktericid, da dieser in dem Serum üppig wuchs. Jedoch agglutinierte
das Serum den Bacillus in einem hohen Verhältnis. Wenn jedoch
Gheorghiewsky Fröschen Pyocyaneusbacillenkulturen injizierte, welche
durch Ziegenserum agglutiniert waren, so starben sie genau ebenso wie
die Kontrolltiere. Da die Phagocytenreaktion bei den resistenten Tieren
im Anschluss an die Schutzimpfung stets sehr deutlich ausgesprochen
war, so muss man annehmen, dass das eingespritzte Serum einen stimulierenden Reiz auf die Phagocyten ausübte.

Die Auffassung, dass antibakterielle Sera in Fällen von vorübergehender, durch die Sera übertragener Immunität stimulierend wirken, ist
schon in meinen ersten Untersuchungen über die durch das Serum aktiv
immunisierter Kaninchen erzeugte Immunität der Kaninchen gegen den
Bacillus von Gentilly ausgesprochen worden. Unsere Ansicht hat jedoch
damals besonders infolge der Entdeckung des Pfeifferschen Phänomens
keine günstige Aufnahme gefunden. Pfeiffer selbst hat beobachtet,
dass die Körnchenbildung nicht nur in der Bauchhöhle immunisierter,
sondern auch im Peritoneum normaler, mit specifischem Serum in geringen
Dosen behandelter Meerschweinchen vor sich geht. Da dies Serum nach
Pfeiffer in vitro die Vibrionen in Granula nicht umzuwandeln vermochte,
so nahm Pfeiffer an, dass die zelligen Elemente eines normalen Tieres
die Eigenschaft besäßen, die inaktive Substanz des specifischen Serums
in baktericide Substanz zu verwandeln. Nach dieser Auffassung wäre
die durch das Serum übertragene Immunität keine rein passive, denn sie
verlangt die Mithilfe der lebenden Zellen, um die baktericide Substanz
zu erzeugen.

Der Beweis, den wir für die Möglichkeit gebracht haben, das Pfeiffersche Phänomen auch in vitro zu erhalten, war ausschlaggebend zu Gunsten
der Theorie, nach welcher die durch das specifische Serum erzeugte Immunität auf einer unmittelbaren Wirkung der Flüssigkeit auf die Bakterien
beruht. Somit musste diese Art von Immunität als eine rein passive angesehen werden. Diese Auffassung schien durch die Entdeckung von

---

[1]) Annales de l'Inst. Pasteur, 1899, Bd. XIII, p. 315.

Bordet[1]) definitiv gesichert zu sein, dass ein an sich inaktives, specifisches Serum das Pfeiffersche Phänomen auszulösen vermochte, sobald man demselben normales, nicht specifisches Serum zusetzte. Bordet fasst seine Theorie der durch specifische Sera übertragenen Immunität folgendermaßen zusammen: »Die passive Immunität ist wenigstens zum Teil die Folge eines chemischen Vorgangs, welchen zwei präformierte Substanzen auf die Vibrionen ausüben. Die eine derselben besteht bei dem Tiere schon, bevor die Schutzimpfung gemacht wird; die andere wird durch das injizierte Serum geliefert. Dieser Vorgang ist rein chemischer Natur insofern, als er ohne irgend eine biologische Reaktion, ohne eine Sekretion seitens der Zellen vor sich geht. Man findet ihn sogar in Flüssigkeiten, in welchen Zellen überhaupt nicht vorhanden sind« (p. 217).

Im Anschluss an diese Feststellung glaubte man, dass der Organismus, welchem Infektionsschutz verleihende Sera injiziert waren, absolut unthätig bleibt, und dass die bei dem Choleravibrio gemachten Erfahrungen gewissermaßen auf alle Vorgänge, die sich bei der passiven Immunität abspielen, schematisch übertragbar sind.

Wie bei dem Wesen der aktiven Immunität, so sah man auch bei der passiven Immunität nur die unmittelbare chemische Wirkung zweier Substanzen auf das Bakterium, und man versuchte, bei allen möglichen Infektionskrankheiten hierfür den Nachweis zu führen.

Pfeiffer und Kolle[2]) stellten fest, dass das Blutserum von Typhusrekonvaleszenten und von Tieren, die gegen Typhusbacillen aktiv immunisiert worden waren, Meerschweinchen hohen Krankheitsschutz verleiht, und machten sich an die Untersuchung des Mechanismus dieses Vorganges. Sie beobachteten, dass in der Bauchhöhle von Meerschweinchen, welche mit Typhusbacillen infiziert und zugleich der Wirkung immunisierender Sera unterworfen waren, die Bakterien sofort ihre Beweglichkeit verlieren. »15—20 Minuten später lassen sich schon deutlich degenerative Formveränderungen an den Bacillen im hängenden Tropfen nachweisen. Man bemerkt, wie ein Teil der Bakterien dünner und feiner und weniger lichtbrechend wird, bis die Stäbchen schließlich in kleine Krümelchen zerfallen.« ... »Bei größeren Dosen besonders wirksamen Serums lässt sich auch an den Typhusbacillen ganz ähnlich wie bei den Choleravibrionen eine Körnchenbildung nachweisen.« ... »Doch tritt diese letzte Art der Zerstörung nicht mit der so überraschenden Regelmäßigkeit ein, wie bei der Pfeifferschen Serumreaktion der Cholerabacillen« (p. 219). Während diese Veränderungen in der Peritonealflüssigkeit vor sich gehen, kommen die Leukocyten heran und nehmen die Bakterien und ihre Trümmer auf. »Die Phagocytose beteiligt sich also unzweifelhaft an der Bakterienvernichtung. Da aber die Mehrzahl der injizierten Bakterien in der freien Exsudatflüssigkeit zu Grunde geht, so kann die Phagocytose keinesfalls als ausschlaggebend für den Eintritt schützender Wirkungen des Serums betrachtet werden« (p. 220).

Aus diesen Worten erkennt man schon, dass beim Typhusbacillus die unmittelbare Einwirkung der Flüssigkeiten weniger deutlich ausgesprochen ist wie bei dem Choleravibrio; aber selbst bei diesem muss man verschiedene Einschränkungen machen. Für die passive Immunität gegen

---

1) Annales de l'Inst. Pasteur, 1896, Bd. X, p. 193.
2) Zeitschrift für Hygiene, 1896, Bd. XXI, p. 203.

Choleravibrionen gelten dieselben Regeln wie für die Immunität, welche durch Injektion von Bakterien oder Bakterienprodukten erzeugt wird. Wollten wir diese Thatsache genauer auseinandersetzen, so müssten wir fast wörtlich die Erklärungen der beiden vorigen Kapitel wiederholen; wir wollen nur daran erinnern, dass man im Organismus nur bei Fällen von Phagolyse eine allgemeine und schnelle Umwandlung beobachtet, wie man sie in vitro bei Vibrionen sicht, welche mit frischem, specifischem Serum oder mit der Mischung eines auf 55—56° erhitzten Serums und normalen, nicht erhitzten Serums zusammengebracht worden sind. Pfeiffer hat das nach ihm benannte Phänomen in der Bauchhöhle gefunden, und thatsächlich kann man die Körnchenbildung am besten während der Phagolyse der weißen Blutkörperchen in der Bauchhöhle beobachten. Vermischt man Vibrionen mit geringen Mengen specifischen Serums, welches dieselben zwar zu immobilisieren und zu agglutinieren vermag, welches aber das Pfeiffersche Phänomen bei denselben nicht hervorzurufen im stande ist, so kommt es dennoch zu der Umwandlung in Granula, sobald man die Vibrionen in die Bauchhöhle normaler Meerschweinchen bringt. In diesem Falle treten die mit dem Zwischenkörper des specifischen Serums beladenen Vibrionen mit der aus den veränderten Phagocyten ausgetretenen Mikrocytase der Peritoncalflüssigkeit in Berührung. Bringt man in die Bauchhöhle normaler Meerschweinchen Bouillon oder physiologische Kochsalzlösung, so kann am Tage darauf Körnchenbildung bei den Tieren trotz der Anwesenheit des immunisierenden Serums nicht auftreten, analog dem Verhalten bei immunisierten Meerschweinchen. In beiden Fällen werden die Vibrionen nicht in Granula umgewandelt, jedoch in großen Mengen und mit großer Schnelligkeit von den Phagocyten aufgenommen. Garnier[1]) hat diesen Versuch mit Typhusbacillen wiederholt; er injizierte jungen Meerschweinchen intraperitoneal zuerst einige Kubikcentimeter physiologischer Kochsalzlösung, frischer Bouillon oder verschiedener anderer Flüssigkeiten; am Tage darauf injizierte er ebenfalls intraperitoneal Typhusbacillen, welche mit Blutserum von gegen Typhus hoch immunisierten Eseln vermischt waren. 2—4 Minuten nach dieser Injektion waren die Leukocyten, bei welchen die Phagolyse durch die am vorhergehenden Tage ausgeführte Vorbehandlung verhindert war, mit Typhusbacillen angefüllt. Einige derselben, so diejenigen, welche frei in der Bauchhöhle blieben, behielten ihre normale Gestalt bei, während die meisten, sobald sie durch die Mikrophagen aufgenommen waren, in Körnchen verwandelt wurden. Dieser Versuch bestätigt wiederum die Theorie, dass die Substanz, welche das Pfeiffersche Phänomen auslöst, die Mikrocytase ist. Dieselbe findet sich normaliter in den Mikrophagen und tritt gelegentlich der Phagolyse zum Teil aus diesen Zellen in das Blutplasma über. In den Kontrollversuchen, welche Garnier mit normalen, jungen, nicht vorbehandelten Meerschweinchen ausführte, rief die gleichzeitige Injektion von Typhusbacillen und specifischem Serum das Auftreten eines, wenn auch abgeschwächten und wenig typischen Pfeifferschen Phänomens hervor, wie es in dem Aufsatze von Pfeiffer und Kolle beschrieben worden ist.

Bald nach der Entdeckung des Pfeifferschen Phänomens konnte ich[2])

---

1) Annales de l'Inst. Pasteur, 1897, Bd. XI, p. 773.
2) Ibid., 1895, Bd. IX, p. 453.

den Beweis liefern, dass dasselbe weder im Unterhautbindegewebe, noch in den auf mechanischen Ursachen beruhenden Ödemen, noch in der vorderen Augenkammer von Tieren auftritt, wenn man in diese Gegenden Choleravibrionen zugleich mit specifischem antibakteriellem Serum einspritzt. Unter diesen Umständen behalten die Bakterien ihre normale Gestalt bei, bleiben am Leben und werden durch die Leukocyten aufgenommen. Diese Zellen werden durch die Vibrionenprodukte herangelockt, erleiden keine Phagolyse und erfüllen ihre Funktion als Phagocyten ohne irgend welche Behinderung. Man findet in diesen Zellen Vibrionen, welche teils ihre ursprüngliche Form beibehalten haben, teils in Granula umgewandelt sind. Aus den Exsudaten, welche diese Bakterien enthalten, kann man auf Nährböden Choleravibrionen züchten, ein Beweis dafür, dass auch einige der in den Zellen enthaltenen Vibrionen am Leben waren. Es handelt sich also in diesem Versuche nicht um die Zerstörung von Bakterien in den Körperflüssigkeiten, demnach auch nicht um eine unmittelbare Einwirkung der baktericiden Substanz. Dieselbe ist in den Phagocyten enthalten und kann nur durch Vermittlung dieser Zellen ihre Wirkung ausüben.

Mesnil[1]) hat ähnliche Versuche mit dem Vibrio Massauah angestellt, für welchen die hohe Virulenz gegen Meerschweinchen bei subcutanen Injektionen charakteristisch ist. Dieser Vibrio, normalen Tieren zugleich mit immunisierendem Serum injiziert, verhält sich trotz seines soeben genannten Unterscheidungsmerkmals genau ebenso wie der echte Choleravibrio. Mesnil hat den Vibrio Massauah zusammen mit specifischem, antibakteriellem Serum jungen und älteren Meerschweinchen, sowie jungen Kaninchen subcutan injiziert. In allen Fällen beobachtete er die gleiche Reaktion seitens des Organismus. Die Vibrionen führten zur Bildung eines Ödems an der Injektionsstelle und blieben isoliert in der Flüssigkeit liegen. Die meisten Vibrionen wurden unbeweglich, manche jedoch behielten ihre Beweglichkeit bei. Das Pfeiffersche Phänomen trat niemals auf; in manchen Fällen kam es zu einer Art von Zusammenballung der Vibrionen, welche aber nicht mit der starken Agglutination vergleichbar ist, die man im Reagenzglas bei Anwendung von specifischem Serum beobachtet. Die Vibrionen blieben völlig entwicklungsfähig, und Mesnil konnte an ihnen alle Phasen der Teilung beobachten. Etwa 6—8 Tage nach der Injektion begannen die Leukocyten, an die Impfstelle zu wandern und die Vibrionen in sich aufzunehmen. Die Phagocytose wurde nun immer intensiver und endete mit völliger Aufnahme der Bakterien. Tröpfchen des Exsudates, welche nur innerhalb von Phagocyten liegende Bakterien enthielten, wurden in den Brutschrank gebracht und zeigten reichliche Entwicklung von Vibrionen. Die Leukocyten starben außerhalb des Organismus, während die Vibrionen am Leben blieben und sich vermehrten. Manche Leukocyten hatten das dreifache ihrer Größe angenommen, und ihr Inhalt bestand nur aus dicht zusammengedrängt liegenden Vibrionen. Wenn man das subcutane Exsudat noch 8 Tage nach der Bakterieninjektion entnahm und auf Nährböden aussäte, so erhielt man Vibrionenkolonieen.

Die unmittelbare Einwirkung des schutzverleihenden Serums auf die Vibrionen war also auf ein sehr geringes Maß reduziert. Das Serum immo-

---

[1]) Annales de l'Inst. Pasteur, 1897, Bd. XI, p. 371.

bilisierte nämlich die Bakterien und ballte sie leicht zusammen; es konnte dieselben aber nicht in Granula verwandeln und zerstören. Demnach ist selbst in der Gruppe der Vibrionen die Bedeutung des Pfeifferschen Phänomens eine nur begrenzte. Die Zerstörung der Vibrionen geschieht zweifellos unter dem Einfluss specifischer Sera, jedoch nicht durch eine unmittelbare Einwirkung der beiden antibakteriellen Substanzen, sondern durch Vermittlung der Phagocyten. Damit der mit dem Serum eingeführte Zwischenkörper seine Fähigkeit entfalten kann, müssen die Leukocyten eine besondere Empfänglichkeit gewonnen haben, an die Injektionsstelle gekommen sein, hier die Mikroben ergriffen und durch das in ihnen enthaltene Alexin zerstört haben. Erst nach diesen rein biologischen Vorgängen kommt es zu der chemischen oder physikalisch-chemischen Einwirkung der Substanzen, welche bei der Zerstörung der Vibrionen auftreten.

So ist es leicht verständlich, dass, wenn die Wirkung der Phagocyten verzögert oder sonst irgendwie abgeschwächt wird, die Injektion des Serums das betreffende Tier vor dem Tode nicht schützen kann. Cantacuzène[1]), welcher schon den analogen Nachweis für aktiv immunisierte Meerschweinchen geführt hatte, machte zahlreiche Versuche über die Einwirkung des Opiums auf normale Meerschweinchen, denen er Vibrionen und specifisches Serum zu gleicher Zeit injizierte. Cantacuzène narkotisierte seine Tiere mit Opium, bevor er die genannten Mischungen injizierte. $^4/_5$ der so vorbehandelten Meerschweinchen starben an demselben oder an einem der nächsten Tage. Das Pfeiffersche Phänomen trat unter dem Einfluss des specifischen Serums auf, aber infolge der narkotisierenden Wirkung des Opiums kamen die Leukocyten nur langsam heran. In die Bauchhöhle gelangt, waren sie zwar im stande, die Granula aufzunehmen, vermochten jedoch nicht die noch zahlreich im Exsudat enthaltenen, unveränderten Vibrionen zu ergreifen. Trotz des Auftretens einer großen Zahl von Leukocyten waren diese dennoch zu schwach, um den Vibrionen genügenden Widerstand entgegenzusetzen. Die Zahl der Vibrionen wuchs daher und führte schließlich zum Exitus des Tieres. Bei dem Tode enthielt das Exsudat der Bauchhöhle noch eine große Menge deutlich beweglicher Vibrionen. Doch manchmal zieht sich der Kampf in die Länge; die geschwächten Leukocyten lassen es noch zu einer Entwicklung der Vibrionen kommen, aber nach einer mehr oder minder kurzen Zeit erholen die weißen Blutkörperchen sich wieder und beginnen, die Bakterien energisch zu ergreifen. So kommt es zu einer vollkommenen Phagocytose, aber das Meerschweinchen ist schon durch die toxischen Produkte des Vibrio vergiftet und fällt schließlich trotz des Fehlens freier Vibrionen in seinem Organismus der Intoxikation zum Opfer.

Die Analyse der Veränderungen, welche in einem mit dem specifischen Immunserum behandelten Organismus geschehen, zeigt, dass trotz einer gewissen unmittelbaren Einwirkung der im Serum erhaltenen Substanzen noch eine Reihe von Vorgängen hinzukommen muss, bei welchen den Leukocyten, als den Trägern des Alexins, die wesentliche Bedeutung gebührt. Dabei ist der Choleravibrio und die ihm nahestehenden Bakterien noch besonders empfindlich für die bactericiden Eigenschaften der Körperflüssigkeiten.

---

[1]) Annales de l'Inst. Pasteur, 1898, Bd. XII, p. 290.

Es ist daher leicht begreiflich, dass resistentere Bakterien eine bedeutend geringere Schädigung seitens der specifischen Sera erfahren. Dies haben wir thatsächlich bei dem Typhusbacillus festgestellt, welcher in der Peritonealflüssigkeit trotz der Phagolyse das Pfeiffersche Phänomen nur in abgeschwächter Weise zeigt. Andere Bakterien reagieren in noch geringerem Grade auf die direkte Einwirkung der immunisierenden Sera. Bei Untersuchungen über den Bacillus pyocyaneus stellte Gheorghiewsky fest[1]), dass normale Meerschweinchen, welchen specifisch antibakterielles Serum subcutan und der betreffende Bacillus intraperitoneal injiziert wurde, dieselbe Veränderung zeigen wie die aktiv immunisierten Meerschweinchen, über welche wir im 8. Kapitel berichtet haben. Jener Autor hat niemals Auflösung der Bakterien in den Körperflüssigkeiten oder Umwandlung derselben in Körnchen außerhalb der Phagocyten beobachten können. Der Widerstand des Organismus ging stets parallel mit der Schnelligkeit, mit welcher die Phagocyten herankamen, und mit dem Grade der Phagocytose.

Um die Bedeutung jedes der Faktoren festzustellen, welche bei dem Krankheitsschutz der passiv immunisierten Tiere mitwirken, hat Gheorghiewsky die Untersuchungen Cantacuzènes über die Einwirkung des Opiums wiederholt. Dies Narkoticum verzögert die Diapedese der Leukocyten, ohne denselben die taktile Empfindlichkeit und die Beweglichkeit zu rauben. Dagegen werden die Eigenschaften der Körperflüssigkeiten durch die Opiuminjektion nicht verändert. Trotzdem nun bei den narkotisierten und mit specifischem Serum vorbehandelten Meerschweinchen die direkte Einwirkung der Sera nicht verhindert war, starben die Tiere regelmäßig, weil die Phagocyten infolge der Verzögerung ihres Auftretens nicht rechtzeitig alle Bakterien zu ergreifen und abzutöten vermochten.

Mesnil[2]) untersuchte die Einwirkung des specifischen Schweinerotlaufserums auf normale Tiere, denen man dies Serum kurz vor der intraperitonealen Injektion des Schweinerotlaufbacillus einspritzte. Das Serum verlieh Mäusen, welche für die pathogene Wirkung des Bacillus bekanntlich sehr hohe Disposition zeigen, einen deutlichen Infektionsschutz. Bei diesen Mäusen tritt die Phagocytose in sehr großem Maßstabe und mit großer Schnelligkeit auf. Vor der Aufnahme durch die Phagocyten zeigen die Bakterien keine erkennbare Veränderung. Sie färben sich stets gleichmäßig gut nach Gram und sind nicht angeschwollen. Die Bacillen werden im Körper der Mäuse nicht agglutiniert, wovon man sich an Präparaten von hängenden Tropfen überzeugen kann. Das Phänomen, welches dem Beobachter am meisten auffällt, ist das zahlreiche Auftreten von Phagocyten, besonders von Mikrophagen; man findet dieselben einige Stunden nach der Injektion mit Bacillen dicht angefüllt, von denen viele sich nicht mehr in normaler Weise färben. Ohne in Körnchen verwandelt zu werden, verfallen diese Bakterien der intracellulären Verdauung, welche in wenigen Tagen beendigt wird. Die Zerstörung geht schneller und vollständiger in den Mikrophagen als in den Makrophagen vor sich. Einige Tropfen des Exsudates dieser Mäuse, welche man in dem Moment entnimmt, in welchem die Aufnahme der Bakterien schon vollendet ist,

---

[1]) Annales de l'Inst. Pasteur, 1899, Bd. XIII, p. 312.
[2]) Ibid., 1898, Bd. XII, p. 492.

rufen bei normalen Meerschweinchen den Tod unter den Erscheinungen
allgemeiner Sepsis hervor. Diese Thatsache beweist, dass bei ihrer Aufnahme durch die Phagocyten die Bacillen ihre volle Virulenz beibehalten
haben. Mesnil fasst seine Resultate dahin zusammen: Die Wirkung
des Serums besteht in einer Stimulierung der Phagocyten, insbesondere
der polynukleären Zellen. Die Aufnahmefähigkeit und das Verdauungs-
vermögen derselben werden stark erhöht. Das Serum ist also ein Exci-
tans für die Zellen, welche mit der Verteidigung des Organismus betraut
sind (p. 496).

Wir brauchen nicht die Vorgänge mitzuteilen, welche sich bei den
subcutan infizierten und mit Immunserum vorbehandelten Mäusen abspielen. Denn bei ihnen kommt es selbst in der Bauchhöhle nicht zum
Auftreten des Pfeifferschen Phänomens und zu einer extracellulären
Zerstörung der Bakterien. Wenn dieselben dem Einfluss des specifischen
Serums unterworfen worden sind, so nehmen sie leicht den Zwischenkörper auf, wie schon Bordet und Gengou gezeigt haben[1]. Diese
Absorption begünstigt zweifellos die Wirkung der in den Phagocyten enthaltenen Alexine, genügt aber keineswegs, um die den Infektionsschutz
verleihende, antibakterielle Wirkung des Serums zu erklären. Dies Resultat geht aus den Versuchen hervor, die Gengou auf meine Anregung
unternommen hat. Er hat Mäusen Rotlaufbacillen injiziert, welche zugleich mit specifischem, auf 50° erhitztem Serum und mit normalem
Meerschweinchenserum vermischt worden waren. Diese Mäuse überstanden die Infektion gut; die Kontrolltiere starben dagegen einige Tage nach
derselben. Nachdem Gengou so die Immunisierungswirkung des Serums
konstatiert hatte, stellte er noch einmal dieselbe Mischung von Schweinerotlaufbacillen und der beiden Sera dar. Anstatt aber alle diese Substanzen zusammen zu injizieren, befreite er die Bacillen nach längerer
Zeit von den Seris und spritzte nunmehr die Bacillen allein den Mäusen
ein. Die Bacillen hatten zwar Zwischenkörper aufgenommen, töteten
aber trotzdem die Mäuse fast ebenso schnell wie die Kontrolltiere. Demnach bedingt nicht der mit dem Bakterium verkettete Zwischenkörper
den Infektionsschutz des specifischen Serums; die Flüssigkeit muss vielmehr noch eine andere wirksame Substanz enthalten, nämlich diejenige,
welche auf die Phagocyten eine bestimmte Anregung ausübt.

Die Analyse des Mechanismus der sogenannten passiven Immunität,
d. h. der Immunität, welche auf normale Tiere durch specifisch antibakterielle Sera übertragen wird, lehrt uns, dass selbst, wenn die unmittelbare Wirkung der Körperflüssigkeiten begrenzt ist, der Infektionsschutz dennoch, dank des stimulierenden Einflusses der Phagocyten,
eintritt. Diese Auffassung wird durch die Untersuchungen von Tieren
bestätigt, welche mit Milzbrandimmunserum behandelt worden sind. Marchoux[2] hat zuerst genauere Angaben darüber gemacht, wie das Serum
von gegen Milzbrand aktiv immunisierten Tieren auf den Organismus von
Kaninchen wirkt. Er hat beobachtet, dass in der Bauchhöhle von Kaninchen, denen am Tage vorher specifisches Immunserum injiziert worden
war, die eingespritzten Milzbrandbacillen fast augenblicklich von den
Phagocyten gefressen wurden. Schon zwei Minuten nach Injektion der

---

[1] Annales de l'Inst. Pasteur, 1901, Bd. XV, p. 289.
[2] Ibid., 1895, Bd. IX, p. 800.

Bakterien in die Bauchhöhle werden sie fast vollzählig von den Leukocyten aufgenommen; 10 Minuten später findet man keine freien Milzbrandbacillen mehr. Aber nicht nur die Aufnahme, sondern auch die
Vernichtung der Bakterien geht sehr schnell vor sich, und wenn man
einige Stunden nach der Injektion etwas Bauchhöhlenflüssigkeit entnimmt,
so bleiben Kulturen, welche man von derselben anlegt, völlig steril. Im
Unterhautbindegewebe geht die Phagocytenreaktion langsamer vor sich
als in der Bauchhöhle. Immerhin vollzieht sie sich noch sehr schnell.
Milzbrandbacillen, welche man passiv immunisierten Kaninchen unter die
Haut des Ohres bringt, werden zum größten Teil binnen einer halben
Stunde von den Phagocyten aufgenommen. Innerhalb einer Stunde ist
die Phagocytose meist schon beendigt.

Bei den Versuchen von Marchoux trat die Bedeutung der Phagocyten
noch mehr hervor, wenn er die Wirkung dieser Zellen durch irgend ein Mittel
aufhob. Die mit Blut von gegen Milzbrand aktiv immunisierten Tieren infizierten Kaninchen, denen 24 Stunden später Milzbrandbacillen unter die Haut
des Ohres gebracht wurden, blieben gegen die Infektion dauernd geschützt
und zeigten die soeben geschilderte deutliche Phagocytose. Bei anderen,
in derselben Weise vorbehandelten Kaninchen, denen man aber am
nächsten Tage Milzbrandbacillen in einen Bluterguss spritzte, welcher
durch leichte Verletzung des Ohres erzeugt worden war, wurde eine
Anzahl von Milzbrandbakterien von Phagocyten nicht aufgenommen; es
kam zu einem starken Ödem und nach Verlauf von mehreren Tagen zum
Tode. Bei der Autopsie dieser Tiere waren die Milzbrandbacillen nur
in geringen Mengen zu finden, jedoch in allen Organen nachweisbar. In
einem anderen Versuche injizierte Marchoux passiv immunisierten Kaninchen subcutan Milzbrandblut, welches sofort gerann. Nun besitzt das
Blutgerinnsel nur für Makrophagen positive Chemotaxis, wie wir schon im
vierten Kapitel mitgeteilt haben. Mikrophagen kommen nur in geringer
Menge und langsam an die Injektionsstelle. Da aber gerade diese Zellen
die Milzbrandbacillen vernichten, so konnten diese Krankheitserreger infolge der Abwesenheit der Mikrophagen sich vermehren und zum Tode
des Tieres führen. Kaninchen, die ebenfalls mit specifischem Serum vorbehandelt waren, denen man aber Milzbrandblut injizierte, dessen Gerinnung man zu verhindern wusste, erkrankten nicht an Milzbrandinfektion,
da die Phagocytenreaktion prompt auftrat.

Sclavo[1]) ist bei seinen Versuchen über die Wirkung des Milzbrandimmunserums ebenfalls zu der Ansicht gelangt, dass das Serum nicht
unmittelbar, sondern mit Hilfe des infizierten Organismus auf die Milzbrandbacillen wirkt. Er nimmt an, dass das Serum die Eigenschaften
der Phagocyten stimuliert und die Baktericidität der Körperflüssigkeiten
erhöht. Da aber die baktericiden Eigenschaften in erster Linie in dem
Alexin enthalten sind, und da dieses in den Phagocyten sich befindet,
so erkennt man leicht die hervorragende Bedeutung der Phagocyten bei
der Immunität.

Sobernheim[2]) hat sich mit der vorliegenden Frage ebenfalls befasst.
Er kommt auf Grund seiner Versuche zu der Auffassung, dass irgendwelche »Veränderungen specifischer Natur unter dem Einfluss des Milz-

---

[1]) Centralblatt für Bakteriologie, 1899, Bd. XXVI, p. 428.
[2]) Zeitschrift für Hygiene, 1899, Bd. XXXI, p. 110.

brandserums nicht wahrgenommen werden konnten«. Damit das Serum
wirksam sei, muss noch eine aktive Beteiligung des Organismus hinzukommen, denn anders lässt sich die Thatsache nicht erklären, dass das
Serum, welches in demselben Verhältnis gegen dieselbe Menge von Milzbrandbakterien angewendet wird, die eine Tierspecies (wie die Kaninchen)
schützt und einer anderen (Meerschweinchen, Maus) keinen Schutz verleiht.   Auch gelangte Sobernheim nur zu negativen Resultaten, als er
versuchte, die Entdeckung der Körnchenbildung auf die Milzbrandbacillen
zu übertragen.   Es trat keine Erscheinung auf, die dem Pfeifferschen
Phänomen ähnlich gewesen wäre. .... »Und auch eine erhöhte und be-
schleunigte Phagocytose, wie sie Marchoux beobachtet haben will,
scheint nach den hier mitgeteilten Befunden nicht unter allen Umständen
eintreten zu müssen« (l. c. p. 117).   Da Sobernheim jedoch seine
diesbezüglichen Untersuchungen an Meerschweinchen ausgeführt hat,
welche trotz Vorbehandlung mit specifischem Serum stets an Milzbrand
zu Grunde gingen, so ist es leicht ersichtlich, dass seine Resultate mit
denen von Marchoux überhaupt nicht verglichen werden können.   Wir
haben Marchoux' Arbeit selbst überwacht und können für die Richtigkeit seiner Ergebnisse einstehen.
    Die meisten hier angeführten Beispiele sprechen deutlich für die
Richtigkeit der Hypothese der stimulierenden Wirkung der Schutzstoffe;
eine Hypothese, die wir im Anschluss an unsere Untersuchungen über
die Immunität der Kaninchen gegen den Bacillus von Gentilly ausgesprochen haben[1]).   In diesem ersten Falle von passiver Immunität konnten
wir weder irgend welche baktericide Kraft noch agglutinierende oder abschwächende Eigenschaften in dem Infektionsschutz verleihenden Serum
nachweisen.   Da andererseits dies Serum von jeglicher antitoxischer
Wirkung frei war, so mussten wir annehmen, dass dies die Bakterien in
keiner Weise beeinflussende Serum seine Wirkung allein auf den Organismus des passiv immunisierten Tieres ausübte. Injiziert man die Bacillen
einer Anzahl von Kaninchen unter die Haut des Ohres und macht nun
einigen Tieren eine intravenöse Injektion von specifischem Serum, während man die anderen als Kontrolltiere nicht immunisiert, so sieht man
zwischen den beiden Arten von Tieren eine deutliche Differenz. Bei den
Kontrolltieren entwickeln sich die Bacillen, ohne seitens des Organismus
irgend welchen Widerstand zu finden. Bei den Kaninchen dagegen,
welche mit specifischem Serum behandelt worden sind, sammeln sich im
Exsudat Leukocyten in reichlicher Menge an und nehmen die Bakterien
auf.   Allmählich wird die Zahl der Bakterien immer geringer, während
diejenige der Leukocyten dauernd zunimmt.   Auch die Phagocytose wird
allmählich stärker.   Der Kampf zwischen Bacillen und Phagocyten dauert
länger als 24 Stunden, schließlich enthält das eitrige Exsudat nur noch
Leukocyten in großen Mengen, jedoch Bakterien weder innerhalb noch
außerhalb der Zellen.   Trotzdem vermag dieser Eiter noch tödliche Sepsis
bei normalen Kaninchen hervorzurufen, ein Beweis dafür, dass er noch
lebende, vollvirulente Bakterien enthält.   Dieselben bleiben noch lange
innerhalb der Phagocyten am Leben; man kann dies dadurch stets konstatieren, dass man normalen Kaninchen etwas von dem Eiter injiziert
und so den Tod der Versuchstiere herbeiführt.   Aber schließlich ver-

---

[1]) Annales de l'Inst. Pasteur, 1892, Bd. VI, p. 308.

schwinden doch sämtliche Bacillen aus dem Exsudat. So kam ich zu folgendem Schlusse: »Aus der Gesamtheit der dargelegten Thatsachen kann man folgern, dass der Infektionsschutz der Kaninchen, die zwar nicht mit Bakterien oder mit Bakterienprodukten, sondern mit dem specifischen Serum immunisiert worden sind, auf einer erhöhten Aktivität der Phagocyten beruht. Wir dürfen demnach die Annahme aussprechen, dass das Immunserum bei der Hogcholera der Kaninchen in der Weise wirkt, dass es die Phagocyten gegen die Toxine weniger empfindlich macht und zu energischem Kampfe gegen die Bakterien stimuliert« (p. 310). Die Mitteilungen, die seitdem von verschiedenen Autoren gemacht worden sind, bestärken uns in dieser Annahme. Von anderen Bakterien, gegen welche man eine schnelle Immunisierung durch specifisches Serum erzielt hat, ist besonders der Pestbacillus des Menschen zu nennen. Zahlreiche Versuche, welche an verschiedenen Tierarten ausgeführt worden sind, beweisen, dass das Pestserum ebenfalls die Reaktion der Phagocyten deutlich verstärkt.

Von Kokken hat man besonders die Streptokokken bezüglich der passiven Immunität untersucht; wir haben schon im vorigen Kapitel mitgeteilt, dass es nicht nur gelungen ist, verschiedene Tierarten gegen Streptokokken aktiv zu immunisieren, sondern man hat auch Sera dargestellt, welche im stande sind, die Immunität auf andere Individuen zu übertragen. Besonders das Marmoreksche Serum, welches im Institut Pasteur bereitet wird, ist auf seinen Immunisierungseffekt geprüft worden. Dies Serum wird Pferden entnommen, welche mit zahlreichen Injektionen verschiedener Stämme von für Tiere und Menschen pathogenen Streptokokken vorbehandelt sind[1]). In Löwen (Louvain) hat Denys mit seinen Schülern mehrere andere Antistreptokokkensera hergestellt und die Immunisierungswirkung derselben an Versuchstieren untersucht.

Denys hat mit Leclef[2]) Kaninchen gegen Streptokokken immunisiert und den Mechanismus des bei diesen Tieren erzeugten Infektionsschutzes untersucht. Über ihre Versuche habe ich schon im achten Kapitel berichtet. Denys und Leclef waren der Ansicht, dass das Serum der immunisierten Kaninchen auf zwei verschiedene Weisen wirkt; einmal, indem es unmittelbar die Vermehrung der Streptokokken verhindert, und zweitens, indem es die Aktivität der Leukocyten intensiv erhöht. Sie haben diese Resultate auf den Fall angewendet, in welchem die Immunität auf normale Kaninchen durch das specifische Serum aktiv immunisierter Tiere übertragen wird. Sie haben jedoch über das Wesen der passiven Immunität nichts neues mitteilen können. Etwas später publizierte Denys[3]) zusammen mit Marchand Versuche, in denen er Kaninchen vermittelst des Serums aktiv immunisierter Pferde gegen Infektion schützte. Die beiden Gelehrten kamen zu dem Resultat, dass das Serum des gegen Streptokokken immunisierten Pferdes echte baktericide Eigenschaften nicht besitzt; das Serum greift den Streptokokkus nicht unmittelbar an; es enthält jedoch eine Substanz, welche die phagocytäre Eigenschaft der Leukocyten in hohem Grade anregt. Selbst in Gegenwart einer nur geringen Menge von Serum nehmen die weißen Blutkörperchen die Strepto-

---

[1]) Marmorek, Annales de l'Inst. Pasteur, 1895, Bd. IX, p. 593.
[2]) La Cellule, 1895, u. Bulletin de l'Acad. r. de Belgique, 1896.
[3]) Bulletin de l'Acad. r. de Belgique, 1896.

kokken mit großer Schnelligkeit auf und vermögen die Entwicklung derselben so lange völlig zu verhindern, als sie ihre amöboiden Bewegungen beibehalten. »Die Wirkung des Serums auf den Leukocyt im Kampfe gegen den Streptokokkus ist für das infizierte Pferd charakteristisch; diese Wirkung besteht weder bei dem normalen noch bei dem gegen Diphtherie immunisierten Pferde« (p. 15). Gegen die Versuche von Denys und Marchand könnte man dieselbe Einwendung machen, welche wir schon gegen diejenigen von Denys und Leclef ausgesprochen haben; denn in beiden Fällen legen die Gelehrten zu hohes Gewicht auf das Verhalten der Phagocytose in den Flüssigkeiten, welche sie außerhalb des Organismus untersuchen. Unter diesen Umständen tritt aber die Phagocytose in einer von den natürlichen Bedingungen zu sehr abweichenden Form auf, als dass man aus derselben irgend welche Schlüsse zu ziehen berechtigt wäre.

Von Lingelsheim[1]) hat Denys und Marchand die Thatsache entgegengestellt, dass in seinen Untersuchungen das Serum des gegen Streptokokken immunisierten Pferdes nur schwache baktericide Wirkung gehabt habe. Nach längerem Kontakt (6—12 Stunden) mit einem specifischen Serum zeigten diese Streptokokken, in Kaninchenblut gebracht, eine langsamere Entwicklung als andere, die dem Einfluss von Antidiphtherie- und Antitetanusserum unterworfen worden waren; aber von Lingelsheim bemerkt selbst, dass die baktericide Wirkung des Antistreptokokkenserums nur schwach und vorübergehend war und im Organismus der Hilfe der Phagocyten bedurfte.

Gegen die von Bordet[2]) in meinem Laboratorium ausgeführten Versuche kann man die Vorwürfe nicht erheben, welche man berechtigt war, gegen die Arbeit von Denys und Marchand zu machen. Bordet beobachtete die Erscheinungen der Immunität, wie sie in einem Organismus sich abspielen, welchem Antistreptokokkenserum vom Pferde injiziert worden ist. Er hat die Eigenschaften dieses Serums untersucht und sich der Meinung von Denys und Marchand angeschlossen, dass in demselben baktericide Stoffe so gut wie gar nicht vorhanden seien. Der Streptokokkus wächst ebenso gut in diesem Serum wie in demjenigen normaler Pferde; jedoch bildet er in dem specifischen Serum bedeutend längere Ketten als in normalem. Dieser Unterschied ist jedoch nur in der ersten Zeit der Züchtung zu erkennen. Das Agglutinationsvermögen des Antistreptokokkenserums ist nur schwach angedeutet. Injiziert man dies Serum in großen Mengen einem normalen Kaninchen, so überträgt es auf das Serum dieses Tieres keine baktericiden Eigenschaften. Das 24 Stunden nach der Injektion entnommene Serum ist ein ebenso guter Nährboden wie das Serum desselben Blutes vor der Einspritzung des specifischen Serums. In beiden Seris kann der Streptokokkus sich schnell vermehren (p. 195). Das Antistreptokokkenserum ist demnach in keiner Weise mit dem Immunserum gegen Choleravibrionen zu vergleichen. Nichts erinnert auch nur andeutungsweise an das Pfeiffersche Phänomen. Wir haben schon an anderer Stelle das Resultat von Bordet mitgeteilt, nach welchem die Streptokokken, die in specifischem Pferdeserum gezüchtet worden sind, ihre normale, hohe Virulenz beibehalten.

---

[1]) In: von Behring, Beiträge zur experim. Therapie, 1900, Bd. I, p. 40.
[2]) Annales de l'Inst. Pasteur, 1897, Bd. XI, p. 177.

Antistreptokokkenserum, welches man Kaninchen am Abend vor der Bakterieninjektion in die Bauchhöhle spritzt, schützt dieselben absolut sicher, vorausgesetzt, dass die Bakterien nicht in zu großer Menge injiziert werden, und dass die eingespritzte Serummenge nicht zu gering ist. Unter diesen Umständen werden die Bakterien ziemlich schnell und, so viel erkennbar, vollzählig von den Phagocyten aufgenommen. So wird das Bakterium verhindert, sich weiter zu entwickeln, und das Tier erkrankt nicht, während das Kontrolltier, welchem kein Serum injiziert worden ist, nach kurzer Zeit der Infektion erliegt.

Spritzt man eine größere Menge Streptokokken ein, so wird der Kampf des Organismus, der sich der Bakterien entledigen will, trotz der vorherigen Seruminjektion bedeutend schwieriger und dauert auch länger. Ein Teil der Bakterien wird von den Phagocyten aufgefressen, aber in der Bauchhöhle bleibt dennoch eine hinreichend große Menge derselben zurück, um sich daselbst reichlich vermehren zu können. Wenn nun die Menge der Streptokokken in der Bauchhöhle ziemlich groß geworden ist, so kommt es plötzlich zu einem Phänomen, welches Bordet mit dem Namen »crise phagocytaire« (Krise der Phagocyten) bezeichnet hat. In dem eingedickten, eitrigen Exsudat tritt plötzlich eine äußerst schnelle Phagocytose auf; in ganz kurzer Zeit werden sämtliche Streptokokken, welche sich außerhalb der weißen Blutkörperchen befanden, von den Leukocyten aufgefressen. »Die wesentliche Vorbedingung für die Heilung ist stets die vollständige Einverleibung der Bakterien« (p. 203). Werden nicht alle Kokken von den Phagocyten aufgenommen, so kann das Kaninchen zu Grunde gehen, wenn auch nach einer bedeutend längeren Frist als das Kontrolltier.

Der Kampf zwischen dem »passiv« immunisierten Organismus und dem Streptokokkus erinnert an die Erfahrungen, welche Salimbeni an immunisierten Pferden gemacht hat. Das Kaninchen, bei welchem die Phagocytose infolge der zu großen Menge von Bakterien nicht vollständig eingetreten ist, macht erst ein Stadium durch, in welchem die Streptokokken sich frei entwickeln. Dann beginnen die Phagocyten gegen die Bakterien vorzugehen. Bei diesem Kampfe sind die Makrophagen in erster Linie beteiligt, während die Mikrophagen — wenn auch zahlreich vorhanden — sich völlig passiv verhalten. Aber dies Stadium der Phagocytenreaktion reicht keineswegs aus; ihm folgt ein zweites, in welchem der Streptokokkus scheinbar über den befallenen Organismus die Überhand gewinnt. Viele kleine Kokkenhaufen, welche von den Phagocyten nicht verzehrt worden sind, vermehren sich wiederum und erzeugen neue Generationen. Kommt es nun nicht zu einer Wiederholung der Phagocytose, so geht das Tier an der Infektion zu Grunde. Wenn jedoch das Immunserum stark genug gewesen ist, so werden von neu hinzukommenden Phagocyten die Streptokokken aufgenommen und vernichtet. In diesem Endstadium beteiligen sich Makrophagen und Mikrophagen an der Zerstörung der Bakterien.

Bordet, der infolge vorhergegangener Versuche die unmittelbare Wirkung des Immunserums auf die Vibrionen genau kannte, hat bei dem Kampfe des mit Antistreptokokkenserum vorbehandelten Organismus gegen den Streptokokkus keine analoge direkte Serumwirkung feststellen können. Er konnte nur beobachten, dass die Streptokokken, welche innerhalb des Exsudats sich entwickeln, kleinere Dimensionen besitzen als der normale

Streptokokkus. Nach den neueren wissenschaftlichen Ergebnissen muss man annehmen, dass der Streptokokkus sich mit dem in dem specifischen Serum enthaltenen Zwischenkörper verbinden muss. Aber, wie wir schon wissen, ist der Zwischenkörper, mit welchem der Bacillus eine Bindung eingegangen ist, nicht im stande, den Bakterien die Virulenz zu nehmen. An dem Kampfe des Organismus gegen den Streptokokkus haben also stets die durch das Immunserum zu erhöhter Thätigkeit angespornten Phagocyten einen wesentlichen Anteil.

Nachdem wir nun die »passive« Immunität bei einer größeren Reihe von Beispielen betrachtet haben, sind wir in der Lage, uns von dem Mechanismus dieses Krankheitsschutzes eine gewisse Vorstellung zu machen. Es ist jedoch zweckmäßig, zuvor noch einen Fall von passiver Immunität gegen ein aus dem Tierreiche stammendes Bakterium zu besprechen. Gegen tierische Parasiten kommt nur selten Immunität vor, denn in den meisten Fällen erworbener Immunität gegen Parasiten ist das Serum inaktiv und nicht im stande, auf normale Individuen die Immunität zu übertragen. Nur bei dem Trypanosoma der Ratten ist es Rabinowitsch und Kempner gelungen, vermittelst des Serums immunisierter Ratten anderen Tieren Krankheitsschutz zu verleihen[1]. Der Mechanismus dieses Infektionsschutzes, welchen Laveran und Mesnil[2] untersucht haben, war genau derselbe, wie bei den durch Infektion mit lebenden Trypanosomen immunisierten Ratten (s. Kap. VIII). Das specifische Serum hat auf die Infusorien — abgesehen von einer schwachen Agglutination — keinen Einfluss. Trypanosomen, welche man in dies Serum bringt, behalten Lebenskraft und Beweglichkeit vollkommen bei. Deshalb haben auch Rabinowitsch und Kempner die Vermutung ausgesprochen, dass der Immunisierungseffekt des Serums von der antitoxischen Wirkung desselben abhängig ist. Aber da bei der Infektion der Ratten durch das Trypanosoma die Vergiftungserscheinungen nur schwach oder gar nicht vorhanden sind, so kann man sich dieser Auffassung nur schwer anschließen. Es ist wahrscheinlicher, dass in diesem Falle, wie in vielen anderen, die Wirksamkeit des Serums auf der Stimulation der Phagocytenreaktion beruht. Laveran und Mesnil haben festgestellt, dass lebende Trypanosomen mit großer Schnelligkeit durch die Phagocyten verzehrt werden.

Übersieht man die gesamten Erscheinungen der durch specifische Sera verliehenen Immunität, so bemerkt man, dass es sich hier um zwei Reihen von Vorgängen handelt. Einerseits üben die Sera auf die Mikroorganismen eine unmittelbare Wirkung aus, sei es, dass sie dieselben abtöten oder agglutinieren oder sie mit Zwischenkörper verketten. Andererseits kommt es zu einer Stimulation der Aktivität der Phagocyten, welche die definitive Zerstörung der Bakterien zur Folge hat. Dieser letzte Faktor ist konstant vorhanden. Selbst wenn die unmittelbare Wirkung des Serums deutlich ausgesprochen ist (z. B. bei der Zerstörung von Vibrionen in der Bauchhöhle während der Phagolyse), so ist dennoch die Bedeutung der Phagocyten stets eine sehr hohe. Es giebt nur wenige Bakterien, welche durch die unmittelbare Wirkung des specifischen Serums stark geschädigt

---

[1] Zeitschrift für Hygiene, 1898, Bd. XXX, p. 251.
[2] Laveran, Titres et travaux scientifiques, Paris 1901, p. 37. Annales de l'Inst. Pasteur, 1901, Bd. XV, September.

werden. Meist ist dieselbe nur gering und bedarf zu ihrer vollen Entfaltung der Mitwirkung der Phagocyten. In dieser Beziehung beobachtet man die verschiedensten Variationen bei den Bakterien, beginnend beim Choleravibrio, der äußerst empfindlich gegen die Wirkung der Sera ist, bis zum Trypanosoma der Ratten, welches nicht einmal in seiner Beweglichkeit durch die specifischen Sera gehemmt wird. Die durch die Sera übertragene Immunität beruht in letzter Linie stets auf einer definitiven Zerstörung der Bakterien infolge der Verdauung durch die Alexine. Dieser Vorgang kann sehr schnell durch die Wirkung von Alexin erzeugt werden, welches im Immunserum enthalten ist oder aus den Phagocyten während der Phagolyse austritt. Meist kommt es jedoch zu der verdauenden Thätigkeit der Alexine erst im Anschluss an eine Reihe rein biologischer Vorgänge seitens der Schutzapparate des immunisierten Organismus. Da die Bedeutung dieser Waffen des Körpers eine sehr große ist, so ist es nicht angängig, mit dem Namen »passive Immunität« den Zustand zu bezeichnen, welcher durch die specifischen Sera hervorgerufen wird. Die zur Entstehung »passiver« Immunität notwendige Wirkung der Alexine ist von der »Aktivität« der Zellen, welche das baktericide Ferment enthalten, zu sehr abhängig. Wenn die Phagocyten verhindert werden, ihre Eigenschaften zu entfalten, so geht der Organismus zu Grunde, trotzdem in seinem Innern Alexin in hinreichender Menge vorhanden ist. Man muss daher den von Wassermann[1]) ausgesprochenen Gedanken, normale, an Alexin reiche Sera zu den specifischen Seris hinzuzufügen, als einen sehr glücklichen bezeichnen. Wenn man Immunsera injiziert, welche an Alexin sehr arm sind, oder welche dasselbe durch Erhitzung, durch Zusatz antiseptischer Stoffe oder durch lange Konservierung verloren haben, so kann man den betreffenden Tieren keinen Infektionsschutz verleihen, weil eben die Phagocyten, welche die Alexine enthalten, ihre Wirksamkeit verloren haben. Wenn man jedoch zu gleicher Zeit normales Serum, welches Alexin in großen Mengen enthält, injiziert, so gelangt man zu bedeutend besseren Resultaten. Ich erinnere in dieser Beziehung an den Milzbrand der Ratten. Der Organismus dieser Tiere enthält eine große Menge Alexin, welches gegen Milzbrandbacillen sehr wirksam ist, kann aber diese Substanz nicht anwenden, da die Phagocyten, in welchen das Alexin sich befindet, keine genügende Aktivität besitzen. Man braucht einer Ratte jedoch nur Rattenblutserum zu injizieren, welches eine gewisse Menge von gelegentlich der Gerinnung ausgetretenem Alexin enthält, um bei dem betreffenden Tiere sehr deutliche Milzbrandimmunität zu erzeugen.

Um seinen prinzipiell richtigen Gedanken zu stützen, hat Wassermann einen Versuch mitgeteilt, dessen Deutung allerdings gewissen Schwierigkeiten begegnet. Er injiziert Meerschweinchen Antityphusserum in einer Dosis, welche die Tiere gegen tödliche Infektion nicht zu schützen vermag. Zu gleicher Zeit injiziert er denselben eine bestimmte Menge normalen Rinderserums, welches ebenfalls allein keine Immunisierungswirkung hervorruft. Das Resultat ist jedoch, dass die Tiere gegen die Infektion auf Grund der beiden Injektionen zusammen geschützt bleiben. Die Immunität bei diesen Tieren beruht nach der Ansicht von Wassermann auf der Wirkung des Alexins des Rinderserums, welches sich mit

---

[1]) Deutsche mediz. Wochenschrift, 1900, Nr. 18, p. 285.

den im Antityphusserum enthaltenen Zwischenkörpern verbindet. Vereinigt führen diese beiden Fermente den Tod der Bakterien herbei. Besredka[1] bemerkt mit Recht, dass das normale Rinderblutserum außer Alexinen noch eine Substanz enthält, welche den Typhusbacillus stark agglutiniert, und eine andere, welche die Phagocytenreaktion bedeutend erhöht. Da diese beiden Stoffe gegen eine Erhitzung auf 55—60° resistent sind, so ist Besredka der Ansicht, dass man mit normalem Rinderblutserum, welchem durch Erhitzung die Alexine entzogen sind, denselben Effekt erzielen kann, wie mit dem nicht erhitzten Serum.

In einer anderen Versuchsreihe erkennt Wassermann[2] selbst die immunisierende Wirkung des normalen Serums an, welches auf 60° erhitzt und demnach frei von Alexinen ist. Er injiziert Meerschweinchen intraperitoneal eine vielfach tödliche Dosis von Typhusbacillen zugleich mit erhitztem Serum von normalen Kaninchen. Die Meerschweinchen erkranken infolge dieser Injektion nicht. Bei der Analyse dieses Versuches schreibt Besredka (l. c., p. 229) die Immunität der Kaninchen der kombinierten Wirkung der Agglutinine und der Phagocytenstimuline zu. Der Versuch lehrt uns außerdem, dass die »Stimuline« (stimulierenden Substanzen), welche bei der durch Sera übertragenen Immunität von großer Bedeutung sind, nicht nur in den specifischen, sondern auch in den nicht erhitzten und auf 55° erhitzten normalen Seris vorhanden sind.

Wir haben schon von den schützenden Eigenschaften gesprochen, welche normale Sera von Menschen und Tieren gegen den Choleravibrio besitzen. Wir wollen nunmehr die Wirkungsweise dieser Sera einer genaueren Analyse unterziehen. Diese Aufgabe wird uns durch eine von Issaeff[3] unter Leitung von Pfeiffer gemachte Arbeit besonders erleichtert. Issaeff konnte die schon von anderen Autoren gemachte Beobachtung bestätigen, dass das Blutserum von gesunden und kranken Menschen Meerschweinchen gegen Choleravibrionen zu schützen vermag, falls das Serum 24 Stunden früher als die Bakterien injiziert wird. Issaeff hat nun untersucht, was in der Bauchhöhle der so behandelten Tiere geschieht. Von Zeit zu Zeit entnahm er aus derselben mit einer Pipette etwas Flüssigkeit und untersuchte dieselbe im hängenden Tropfen oder in gefärbten Präparaten. Kurze Zeit nach der Injektion wurde die Flüssigkeit allmählich reicher an Leukocyten, welche die Vibrionen aufnahmen und in ihrem Innern zerstörten. Um diesen Infektionsschutz zu erhalten, muss man 0,1—0,5 ccm Blutserum vom Menschen injizieren. Vermittelst dieser Menge kann man nicht nur die Erkrankung der Meerschweinchen an Cholera, sondern auch die Infektion durch andere Vibrionen verhüten. Die schützende Wirkung des normalen menschlichen Blutserums tritt demnach allgemein auf und ist keine streng specifische, wie die Immunität, welche durch das Serum vorbehandelter Tiere oder durch dasjenige von Menschen, welche einen Anfall von Cholera überstanden haben, übertragen wird.

Funck[4] hat bald darauf dasselbe Resultat bei dem Typhusbacillus erhalten. Er beobachtete, dass normales Pferdeblut, welches Meerschweinchen

<hr>

[1] Annales de l'Inst. Pasteur, 1901, Bd. XV, p. 224.
[2] Deutsche mediz. Wochenschrift, 1901, Nr. 1, p. 4.
[3] Zeitschrift für Hygiene, 1894, Bd. XVI, p. 287.
[4] La Sérothérapie de la fièvre typhoïde, Brüssel, 1896, p. 69.

intraperitoneal in einer Dosis von 0,5 ccm injiziert wird, dieses Tier vor tödlicher Infektion schützt. Pfeiffer und Kolle, Chantemesse und Widal haben dieselbe Wirkung mit Serum von Menschen erzielt. Pfeiffer und Funck legen besonderes Gewicht auf den nicht specifischen Charakter der Schutzwirkung normaler Sera. Über den Mechanismus der Wirkung dieser Sera spricht sich Funck folgendermaßen aus: »Das specifische Serum führt zu einer schnellen Auflösung der Bacillen, die Wirkung des normalen Serums ist mehr begrenzt; ist die Dosis sehr hoch und übersteht das Tier die Infektion, so kann man extracelluläre Degenerationsvorgänge selten erkennen, denn gerade in diesen Fällen sind die Bakterien wahrscheinlich durch die intracelluläre Zerstörung innerhalb der Phagocyten vernichtet worden« (p. 70).

Wassermann hat festgestellt, dass normales Serum gegen experimentelle Staphylokokkeninfektion Schutzkraft verleiht, welche zwar nicht unter allen Umständen auftreten muss, jedoch äußerst verbreitet ist. Auf Grund vergleichender Untersuchungen kam dieser Forscher[1] zu folgendem Schluss: »... Während nämlich das Serum einer fremden Tierspecies sehr stark resistenzerhöhend wirkt, thut dies das Serum der eigenen Species nicht annähernd in demselben Grade.« Da es sich in diesen normalen Seris besonders um eine stimulierende Wirkung auf die Phagocyten handelt, so sieht man leicht ein, dass das Serum desselben Organismus oder derselben Tierspecies nicht eine ebenso starke Wirkung ausüben kann, wie das Blutserum einer fremden Species. Da diese normalen Sera außerdem häufig im stande sind, Bakterien zu immobilisieren und zu agglutinieren, so ist die Deutung dieser Art von Immunisierung nicht leicht zu geben. Es ist deshalb zweckmäßig, die schützende Wirkung von Flüssigkeiten, die weniger kompliziert zusammengesetzt sind als die Blutsera, vorher zu besprechen.

In der oben citierten Arbeit hat Issaeff gezeigt, dass nicht nur normale Sera, sondern auch andere Flüssigkeiten, wie Urin, Bouillon u. a. m., ebenfalls Immunität gegen bakterielle Infektionen verleihen können. Diese Flüssigkeiten müssen jedoch 24 Stunden vor der Einspritzung der Bakterien injiziert werden. Am besten bringt man die Sera direkt in die Bauchhöhle, ein Verfahren, welches den Tieren Immunität gegen tödliche Mengen von Choleravibrionen verleiht. Funck hat dies für Typhusbacillen, Bordet für Streptokokken bestätigt. Injiziert man peptonisierte Bouillon normalen Meerschweinchen intraperitoneal und spritzt am Tage darauf die doppelt tödliche Menge von Streptokokken ein, so ist infolge der Vorbehandlung mit Bouillon das Tier gegen die Streptokokken immun und erliegt der bakteriellen Infektion nicht. Diese Bouillon hat weder bactericide, noch abschwächende, noch agglutinierende Eigenschaften; dieselbe ist ein guter Nährboden für den Streptokokkus und enthält keine Zwischenkörper. Dieselbe wirkt also unmittelbar weder auf das Leben, noch auf die Virulenz des Kokkus, und verleiht dennoch deutlichen Infektionsschutz.

Die Schutzstoffe, welche Issaeff bei seinen Versuchen anwandte, müssen bezüglich ihres Immunisierungseffektes auf den Choleravibrio in folgender Weise geordnet werden: Das Tuberkulin ist der wirksamste Schutzstoff; danach kommt 2%ige Nukleinlösung, normales Menschen-

---

[1] Zeitschrift für Hygiene, 1901, Bd. XXXVII, p. 199.

serum, Bouillon, Urin; physiologische Kochsalzlösung hat von allen die schwächste Wirkung. Diese Flüssigkeiten verhindern sämtlich die Infektion mit Choleravibrionen; der Krankheitsschutz dauert nur wenige Tage an. Der Schutz ist nicht specifisch, sondern wird gegenüber verschiedenen Species von Bakterien ausgeübt.

Auf den Unterschied zwischen der Schutzverleihung durch normale Sera und durch die genannten Flüssigkeiten einerseits und der Immunisierung durch specifisch antibakterielle Sera andererseits legt Pfeiffer so großes Gewicht, dass er den Vorschlag macht, die erstere Art von Schutzkraft als »Pseudoimmunität« zu bezeichnen. Diese Auffassung ist sicherlich übertrieben, denn es ist kaum möglich, eine scharfe Grenze zwischen den beiden Gruppen zu ziehen. Es giebt normale Sera, von denen schon 0,1 ccm sichere Immunität verleiht, andererseits specifische Sera, von denen man eine viel größere Menge injizieren muss, um denselben Zweck zu erreichen.

Mit Ausnahme der Sera verleihen die schützenden Flüssigkeiten ihre Wirkung nur dadurch, dass sie auf die Phagocyten einen stimulierenden Einfluss ausüben. Injiziert man diese Flüssigkeiten intraperitoneal normalen Meerschweinchen, so kommt es zuerst zu einer vorübergehenden Phagolyse, bald darauf jedoch zu einer starken Leukocytose. Dieselbe dauert etwa 24 Stunden; sodann tritt der normale Zustand wieder ein. Zugleich mit dem Höhepunkte der Leukocytose in der Bauchhöhle besitzt das Tier auch den höchsten Immunitätsgrad gegen pathogene Bakterien. Die Vibrionen werden durch die Phagocyten schnell verzehrt, ohne vorher von den Körperflüssigkeiten irgendwie tangiert worden zu sein. Bordet hat dieselbe Beobachtung an Streptokokken gemacht, welche er Meerschweinchen nach einer schützenden Einspritzung von peptonisierter Bouillon injizierte.

Wir haben ebenfalls diese Erscheinungen bei Meerschweinchen und bei weißen Ratten beobachtet, denen Pestbacillen injiziert worden waren. Diese Tiere wurden am Tage zuvor mit einer Injektion von frisch bereiteter, peptonisierter Bouillon vorbehandelt und setzten dem Bakterium einen bedeutend stärkeren Widerstand entgegen als die Kontrolltiere. Die Injektion von Pestbacillen ruft bei den Makrophagen eine starke Phagocytose hervor; dieselben verschlingen große Mengen der Bacillen, und schon nach kurzer Zeit liegen sämtliche Pestbacillen innerhalb der Phagocyten. Entnimmt man in diesem Stadium etwas Peritonealflüssigkeit, so findet man Pestbacillen nur innerhalb von Leukocyten (Fig. 43). Hält man einen solchen Tropfen nur kurze Zeit bei entsprechender Temperatur außerhalb des Organismus, so sieht man die Makrophagen absterben und die Bacillen sich im Innern der Zellen entwickeln. Es kommt innerhalb der Makrophagen zu einer üppigen Entwicklung der Pestbacillen, welche schließlich aus den Zellen austreten und in die Flüssigkeit des Exsudats übergehen (Fig. 42, 44, 45). Besitzen die Tiere keinen hinreichenden Infektionsschutz, so beobachtet man dieselben Vorgänge auch in der Bauchhöhle des lebenden Tieres. Die mit Bacillen stark angefüllten Makrophagen bersten, die Pestbacillen verbreiten sich in der Peritonealflüssigkeit und rufen nunmehr eine tödliche Allgemeininfektion hervor.

Nach Wassermann »ist die künstlich erhöhte Resistenz nichts anderes, als ein aktiv erhöhtes Zuströmen von Komplementen zwecks Verdauung nach einer Stelle des Organismus« (Z. f. Hyg., Bd. XXXVII, p. 199).

Wassermann äußert sich nicht über die Art, wie dies Zuströmen der Alexine erfolgt; jedoch lassen die völlig übereinstimmenden Versuche von Issaeff, Funck, Bordet und von uns selbst darüber keinen Zweifel, dass dies Zuströmen nicht durch die Blutflüssigkeit, sondern durch die Phagocyten als Träger der Alexine verursacht wird. Bei der Immunität, welche durch physiologische Kochsalzlösung, Bouillon und andere Flüssigkeiten verliehen wird, handelt es sich demnach zweifellos um eine Erhöhung der Phagocytenreaktion, und auch bei dem durch normale und specifische Sera erworbenen Infektionsschutz spielt diese stimulierende Wirkung eine hohe Rolle.

Aber neben den Phagocyten beteiligen sich an dem Krankheitsschutze sowohl Alexine, welche entweder aus den außerhalb des Organismus bereiteten Seris stammen oder während der Phagolyse ausgetreten sind, als auch echt humorale Stoffe, wie die Zwischenkörper und die Agglutinine.

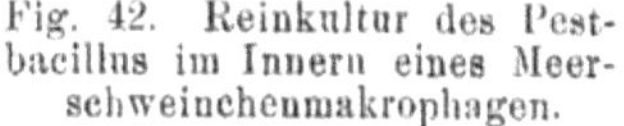

Fig. 42. Reinkultur des Pestbacillus im Innern eines Meerschweinchenmakrophagen.

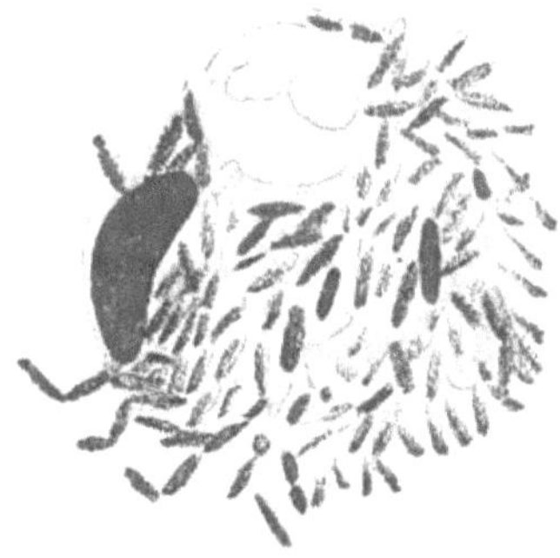

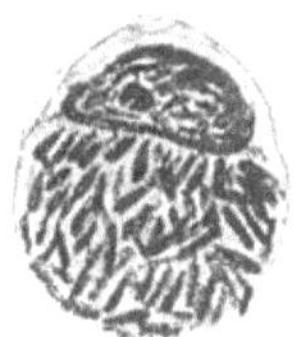

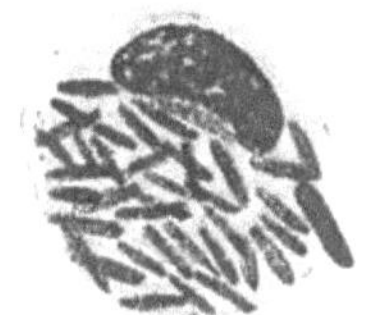

Fig. 43. Ein mit Pestbacillen stark angefüllter Meerschweinchenmakrophag.

Fig. 44. In einem Meerschweinchenmakrophagen befindliche Pestbacillen, welche aus demselben auszutreten beginnen.

Fig. 45. Meerschweinchenmakrophag, welcher infolge der starken endocellulären Entwicklung von Pestbacillen geplatzt ist.

Zu den Substanzen, welche zwar nicht streng specifisch sind, welche jedoch eine mehr oder minder konstante Immunität zu verleihen vermögen, sind die Produkte von Bakterien zu rechnen, welche einer anderen Species, als der, gegen welche man immunisieren will, angehören. Schon Pasteur[1] hatte beobachtet, dass, wenn man Tieren Milzbrandbacillen zugleich mit anderen indifferenten Bakterien injiziert, eine Milzbrandinfektion nicht auftritt und die Tiere nicht erkranken. Später stellte Emmerich fest[2],

---

[1] C. r. de l'Acad. des Sciences, 1877, Bd. LXXXV, p. 107.
[2] Archiv für Hygiene, 1887, Bd. VI, p. 442.

dass der Erysipelstreptokokkus in seiner Wirkung der Antagonist des Milzbrandbacillus ist. Es gelang ihm, mit Milzbrandbacillen infizierte Kaninchen zu immunisieren und dieselben sogar durch Streptokokkeninjektionen zu heilen.

Diese Versuche bildeten den Ausgangspunkt für verschiedene Studien über die Immunisierung von Tieren gegen Milzbrand vermittelst verschiedener Bakterien und Bakteriengifte. Pawlovsky[1]), Watson-Cheyne[2]) und Bouchard[3]) haben festgestellt, dass die nur schwach pathogenen Bacillen und die Saprophyten, wie der Bacillus prodigiosus, der Bacillus Friedländer und der Bacillus pyocyaneus das Auftreten der sonst durch den Milzbrandbacillus erzeugten Infektion zu verhindern im stande waren. Freudenreich[4]) konstatierte, dass man diesen Effekt mit Bacillus pyocyaneus nicht nur durch die lebenden Bacillen, sondern auch durch die sterilisierten Kulturen derselben erzielen kann. Woodhead und C. Wood[5]) haben den Einfluss dieser sterilisierten Kulturen auf mit virulenten Milzbrandbacillen infizierte Kaninchen untersucht. Die Tiere blieben entweder völlig gesund oder zeigten eine lang anhaltende Widerstandskraft. Bei der Analyse der Vorgänge, die bei diesem Versuche vor sich gehen, kamen die beiden Autoren zu dem Schluss, dass die Wirkung der sterilisierten Kulturen des Bacillus pyocyaneus eine indirekte ist und in der Weise vor sich geht, dass sie entweder die Giftwirkung auf die Gewebe hemmt, oder dass sie die funktionelle Aktivität der Gewebe stimuliert. Um diesen Antagonismus etwas genauer zu erforschen, bat ich Blagowestchensky[6]) darum, die Versuche von Woodhead und Wood nachzuprüfen. Derselbe stellte von vornherein fest, dass thatsächlich eine unmittelbare Einwirkung der sterilisierten Pyocyaneuskultur auf die Vitalität der Milzbrandbacillen besteht. Schon das Zusammensein jener Kulturen mit dem Milzbrandbacillus im Reagenzglas genügte, um die Entwicklung des Bacillus zu hemmen. Unter diesen Umständen musste man darauf verzichten, die Bedeutung der Körperzellen des Kaninchens für den Antagonismus zwischen Bacillus pyocyaneus und Milzbrandbacillus zu erforschen.

Der Friedländersche Bacillus eignet sich zu diesen Untersuchungen besser, wie aus einer Arbeit, welche v. Dungern in meinem Laboratorium ausgeführt hat[7]), deutlich hervorgeht. Derselbe sah, dass die Milzbrandbacillen weder durch die Friedländerschen Kapselbacillen, noch durch die Produkte derselben irgendwie abgeschwächt werden. Diese Bacillen setzen die Virulenz der Milzbrandbakterien weder innerhalb noch außerhalb des Organismus herab, und »... wenn die Milzbrandinfektion sich unter dem Einfluss der Friedländerschen Kapselbakterien nicht verallgemeinert, so werden die Milzbrandbacillen an der Inokulationsstelle von Phagocyten aufgenommen und in denselben zerstört« (p. 183).

Bei dem Einfluss fremder Bakterien auf diejenigen, gegen welche man

---

[1]) Virchows Archiv, 1887, Bd. CVIII, p. 494.
[2]) London Medical Record, 1887.
[3]) C. r. de l'Acad. des Sciences, 1889, Bd. CVIII, p. 713.
[4]) A. de Mirographie, 1889, p. 465.
[5]) C. r. de l'Acad. d. Sciences, 1889, Bd. CIX, p. 985.
[6]) Annales de l'Inst. Pasteur, 1890, Bd. IV, p. 689.
[7]) Zeitschrift für Hygiene, 1894, Bd. XVIII, p. 177.

den Organismus immunisieren will, handelt es sich also um etwas Ähnliches wie um die Immunisierung mit normalen Seris und mit einer Reihe anderer Flüssigkeiten. In beiden Fällen tritt die Immunität schnell auf, geht aber ebenfalls schnell vorüber und besteht in einer Stimulation der Phagocytenreaktion. Es kann auch zu einer direkten Einwirkung des Bacillus kommen, wie z. B. bei dem Bacillus pyocyaneus; aber diese Wirkungsweise ist nicht unbedingt erforderlich. Ein Organismus, dessen Phagocyten sich in einem Zustand erhöhter Aktivität befinden, ist, um der Milzbrandinfektion zu widerstehen, nicht auf die Hilfe der fremden Bakterien angewiesen, sondern wird durch den Widerstand seiner Phagocyten hinreichend geschützt.

Klein[1]), welcher sich mit dem Antagonismus zwischen Milzbrandbacillen und anderen Bakterien ebenfalls beschäftigt hat, zeigte, dass, um das Auftreten einer experimentellen Choleraperitonitis zu verhindern, man einem Meerschweinchen am Abend vor der Injektion nur eine Kultur von Finkler-Priorschen Vibrionen oder gewisser anderer Bacillen einzuimpfen braucht. Die Versuche von Klein führten zu der Entdeckung Issaeffs, dass eine große Reihe von Flüssigkeiten, welche Meerschweinchen intraperitoneal injiziert werden, eine deutlich stimulierende Kraft besitzen.

Bei dieser flüchtigen Immunität, welche man vermittelst Produkten erhält, die mit dem Bakterium, gegen das immunisiert werden soll, an sich nichts zu thun haben, sind die Phagocyten von ausschlaggebender Bedeutung. Es kommt allerdings eine mehr oder minder hohe Einwirkung von Substanzen hinzu, welche in den Seris enthalten sind, wie die Alexine und die Zwischenkörper, welche einen unmittelbaren Einfluss auf die pathogenen Mikroorganismen ausüben können. In allen bisher bekannten und analysierten Fällen ist die Mitwirkung der lebenden Elemente des Organismus unbedingt erforderlich. Man kann daher diese Art der erworbenen antibakteriellen Immunität nicht als eine rein passive ansehen.

---

[1]) Centralblatt für Bakteriologie, 1893, Bd. XIII, p. 426.

Kapitel XI.

Natürliche Immunität gegen Toxine.

Beispiele für die natürliche Immunität gegen Toxine. — Immunität der Spinnen und der Skorpione gegen das Tetanustoxin. — Immunität des Skorpions gegen sein eigenes Gift. — Antitoxische Eigenschaften des Skorpionsbluts. — Immunität der Orycteslarven und der Heuschrecken gegen das Tetanustoxin. — Immunität und Disposition der Frösche gegenüber demselben Toxin. — Natürliche Immunität der Reptilien gegen das Tetanustoxin. — Antitoxische Eigenschaften des Blutes der Kaimans gegen Tetanus. — Immunität der Schlangen gegen Schlangengift. — Immunität des Huhnes gegen das Tetanustoxin. — Immunität des Igels gegen Gifte und Toxine. — Immunität der Ratte gegen das Diphtherietoxin.

Da dies Buch nur der Besprechung der Immunität gegen Infektionskrankheiten gewidmet ist, so interessiert uns die Frage des Giftschutzes der Organismen nur in so weit, als derselbe sich gegen Bakteriengifte richtet. Demgemäß werden wir in den folgenden Zeilen weder über Vergiftungen im allgemeinen noch über die Schutzmaßregeln gegen dieselben sprechen, da diese Aufgabe die Grenzen unseres Werkes bei weitem überschreiten würde, und wir werden uns darauf beschränken, eine Übersicht über den gegenwärtigen Stand unserer Kenntnisse über die Immunität gegen Bakteriengifte zu geben und die Beziehungen zwischen der Immunität gegen Bakteriengifte und derjenigen gegen die Bakterien selbst festzustellen. Zu diesem Zwecke müssen wir jedoch ab und zu aus dem Rahmen unseres Programmes treten und uns mit einigen Problemen beschäftigen, welche sich auf den Schutz des Organismus gegen nicht-bakterielle Gifte beziehen.

Die Immunität gegen Toxine kann ebenso, wie der Schutz gegen Bakterien, angeboren oder erworben sein. Da eine große Zahl von Giften schon seit uralter Zeit bekannt sind, so hat man viele Daten über die Widerstandsfähigkeit des Organismus in einer Zeit sammeln können, in welcher der Begriff der antibakteriellen Immunität noch völlig unbekannt war. Bei den Intoxikationen ist die Ätiologie häufig viel leichter festzustellen als bei den Infektionen, und aus diesem Grunde sind die Kenntnisse der Alten über den Schutz gegen Gifte bedeutend weiter vorgeschritten als der Ausbau der Maßregeln, welche man gegen Infektionskrankheiten zu ergreifen hat.

In den vorigen Kapiteln haben wir schon mehrere Fälle von natürlicher Immunität der niederen Tiere mitgeteilt. So haben wir gesehen, dass die Infusorien gegen Substanzen unempfindlich sind, welche für verschiedene höhere Tiere sehr hohe Giftwirkung besitzen, wie das Tetanus- und das Diphtherietoxin. Ebenso haben wir schon die Larven des Oryctes nasicornis erwähnt, welche gegen große Mengen gewisser

Bakterientoxine unempfindlich sind, welche dagegen durch die Injektion
der entsprechenden Bakterien selbst sofort getötet werden. Dieselben
Larven, ebenso wie diejenigen des Maikäfers, sind jedoch gegen das Gift
des Skorpions sehr empfindlich. Verschiedene andere Species von Glieder-
tieren, bei denen man Untersuchungen über Giftimmunität gemacht hat,
haben ähnliche Besonderheiten ergeben. So waren die Spinnen und die
Skorpione gegen das Tetanustoxin immun. Ich habe in einem Versuch
einer 7,5 g schweren Congo-Mygale 1 ccm Tetanustoxin zweimal injiziert. Diese Dosis genügte, um unter den Symptomen des Tetanus
1000 Mäuse, von denen jede das Doppelte als die Mygale wiegt, zu
töten. Die Spinne blieb im Brutschrank bei 36° während der ganzen
Dauer der Versuchszeit (2 Monate hindurch) am Leben. Sie zeigte nicht
einmal vorübergehende Erscheinungen von Muskelstarre, noch sonst irgend
welche Veränderung in ihren Lebenserscheinungen. Das Tetanustoxin
war aus dem Blut der Mygale verschwunden, das Blut zeigte niemals
auch nur die geringste antitoxische Kraft gegen das Tetanustoxin. Die
natürliche Immunität dieses Tieres war also nicht auf antitoxische Eigenschaften des Blutserums zurückzuführen und muss nach der Terminologie
von v. Behring als eine »histogene« Immunität, d. h. als ein von
den Körpergeweben verliehener Krankheitsschutz angesehen werden. Bei
dem jetzigen, noch sehr unvollständigen Stande unserer Wissenschaft ist
es jedoch nicht möglich, diesen Vorgang genauer zu analysieren. Wollte
man sagen, dass die Spinne gegen das Tetanustoxin immun ist, weil
ihre empfindlichen Elemente keine Rezeptoren besitzen, welche sich mit
der haptophoren Gruppe des Toxins verketten können, so würde man
nur eine Hypothese aussprechen, die man experimentell zu stützen nicht
in der Lage ist.

Der Skorpion teilt mit der Mygale die Immunität gegen das Tetanustoxin. Skorpione aus Algier und Tunis (Scorpio afer und Androctonus
occitanus) überstehen leicht die Einspritzung dieses Toxins, selbst wenn
es in einer für Mäuse 1000fach tödlichen Dosis injiziert wird. Auf
das Gewicht der Tiere berechnet, kann man den Skorpionen 5000 mal so
viel Toxin injizieren als Mäusen, ohne Krankheitserscheinungen hervorzurufen. Die Skorpione haben ebenso, wie die Mygale, ihr Temperaturoptimum bei 36°, und man erhält sie auch bei dieser Temperatur im
Brutschrank, wenn sie mit Tetanustoxin gespritzt worden sind. Auch in
diesem Falle handelt es sich um histogene Immunität; denn die Körperflüssigkeiten des Skorpions besitzen keine antitoxischen Eigenschaften.
Mischt man normales Skorpionsblut mit verschieden großen Mengen von
Tetanustoxin und injiziert diese Mischung Mäusen, so erkranken diese
und sterben an Starrkrampf. In einigen Ausnahmefällen konnte man
eine gewisse Verzögerung im Auftreten des Todes konstatieren, jedoch
ist im allgemeinen das Skorpionsblut nicht im stande, den Tetanus bei
zu Starrkrampf disponierten Tieren zu verhindern.

Skorpione, die mit Tetanustoxin behandelt sind, behalten dies Gift nur
kurze Zeit in ihrem Innern. Schon einige Tage nach der Injektion ruft
das Blut — Mäusen unter die Haut eingespritzt — keine Tetanussymptome
mehr hervor. Stellt man den Extrakt verschiedener Organe von Skorpionen dar, welchen Tetanustoxin injiziert worden ist, so sieht man,
dass nur die Leber das Gift absorbiert. Dasselbe ist schon einige Tage
nach der Injektion des Toxins in der Leber nachweisbar und bleibt da-

selbst lange Zeit unverändert liegen. Das Exsudat der Leber der Skorpione, die etwa einen Monat nach der Toxininjektion getötet werden, ruft bei Mäusen einen typischen, zum Tode führenden Tetanusanfall hervor.

Die Anwesenheit des Tetanustoxins im Organismus von Skorpionen führt nicht zur Bildung von Antitoxin. Wenigstens hat eine Versuchsreihe, die wir nach dieser Richtung hin unternommen haben, nicht zu einem positiven Resultat geführt. Die Skorpione konnten wiederholte Injektionen von Tetanustoxin gut vertragen und blieben bei einer Temperatur von 36⁰ am Leben, jedoch war ihr Blut niemals fähig, bei Mäusen das Auftreten von Tetanus zu verhindern; dennoch kann der Skorpion antitoxische Eigenschaften besitzen.

Jedermann kennt das Märchen von dem sogenannten Selbstmord der Skorpione; man erzählt, dass, wenn dies Tier in eine Lage kommt, in welcher sein Tod unvermeidlich ist, es sich mit der Spitze seines Schwanzes einen Stich in den Körper beibringt und sich vermittelst seines eigenen Giftes tötet. Man hat sogar eine einfache Methode beschrieben, um diesen Versuch zu demonstrieren. Man umgiebt den Skorpion mit einem Feuerkranz; das Tier läuft nach allen Seiten, um einen Ausgang zu finden und, wenn es sich für verloren hält, tötet es sich in der oben beschriebenen Art. Bourne[1] in Madras hat darauf hin große indische Skorpione untersucht und festgestellt, dass diese Geschichte vom Selbstmord der Skorpione in das Reich der Fabel gehört. Bei Wiederholung des soeben beschriebenen Versuches zeigte es sich, dass der mit Feuer umgebene Skorpion einer sehr hohen Temperatur ausgesetzt ist, nun wird der Skorpion bei einer Temperatur von 40⁰ aufwärts geschwächt und verfällt bei einer Temperatur von 50° in einen comatösen Zustand. Andererseits hat Bourne festgestellt, dass das Skorpionengift, welches für die großen Spinnen, Insekten und Wirbeltiere tödlich ist, die Skorpione selbst nicht schädigt.

Wir können die Resultate des englischen Gelehrten nur bestätigen. Als ich mich mit der Embryologie des Skorpions befasste, habe ich ebenfalls mehrfach den »Selbstmordversuch« der Skorpione häufig experimentell herbeiführen wollen, stets jedoch mit dem gleichen negativen Erfolge. Ebenso habe ich mich davon überzeugen können, dass das Skorpionsgift für Individuen derselben Species unschädlich ist. Ich konnte sogar feststellen, dass das Blut dieser Tiere eine deutlich antitoxische Kraft besitzt; man braucht nur 0,1 ccm desselben einer Giftdosis zuzusetzen, welche sonst Mäuse in einer halben Stunde tötet, um eine Maus, welcher man diese Mischung einspritzt, gegen dieses Gift zu immunisieren. Diese antitoxische Kraft ist die gleiche beim Scorpio afer und dem Androctonus. Dagegen vermag die Emulsion der Skorpionsleber den Tod bei Mäusen nicht zurückzuhalten.

Dies ist das einzige mir bekannte Beispiel von antitoxischen Eigenschaften bei einem wirbellosen Tiere. Soll man dasselbe nun als einen Fall von angeborenem, natürlichem oder von erworbenem Giftschutz ansehen? Diese Frage lässt sich auf experimentellem Wege nicht leicht lösen. Die Menge Blut, welche neugeborene, nur kurze Zeit gezüchtete Skorpione liefern, genügt nicht zu Immunisierungszwecken. Die Skor-

---

[1] Proceedings of the Royal Society, 1887, Bd. XLII, p. 17.

pione leben stets in einem Kampfe unter einander, in welchem die Starken die Schwachen töten und ihnen das Blut aussaugen. Es ist demnach möglich, dass während des Lebens die Skorpione Gelegenheit finden, sich gegen ihr Gift entweder durch den Darm oder durch Stiche zu immunisieren, welche sie sich mit der Spitze des Schwanzes beibringen. Es wäre sehr interessant, diese Frage unter günstigen Versuchsbedingungen zu untersuchen, denn dieselbe könnte uns über den Ursprung der Antitoxine wertvolle Aufklärungen geben. Jedenfalls muss die Erwerbung antitoxischer Eigenschaften des Blutes bei den Invertebraten langsam und schwierig vor sich gehen, wie unser Misserfolg mit dem Tetanustoxin beweist.

Im allgemeinen vertragen die Insekten die Injektion von Tetanustoxin gut; aber da dasselbe nur bei ziemlich hoher Temperatur (etwa 30°) in schwachen Dosen gut wirkt, und da die meisten Insekten sich nicht leicht an diese Temperatur gewöhnen, so musste man zu den Versuchen eine Species auswählen, welche bei der Temperatur von 30° zu leben im stande ist. Zu diesen Untersuchungen eignet sich am besten die Larve von Oryctes. Dieselbe entwickelt sich gut bei einer Temperatur von 30—36° und zeigt unter diesen Versuchsbedingungen höhere Widerstandskraft gegen die Infektion mit Isaria als bei niederer Temperatur. Man kann diese Larven monatelang im Brutschrank in Gefäßen halten, die mit Erde und Lohe angefüllt sind. Injektionen von großen Mengen hochvirulenten Tetanustoxins, den Insekten direkt ins Blut gebracht, haben absolut keine schädigende Wirkung; während jedoch bei den Arachniden die Blutflüssigkeit sich des Giftes schnell entledigt, behalten die Larven von Oryctes das Gift lange in ihrem Blute. Entnimmt man etwas Blut den Larven, die vor mehreren Monaten injiziert sind, und spritzt dasselbe Mäusen ein, so erkranken diese an Tetanus und sterben binnen kurzer Zeit.

Schließlich verschwindet jedoch das Toxin aus dem Blute; man findet eine gewisse Menge desselben in den pericardialen Zellen und besonders in dem Corpus adiposum.

Ich habe niemals antitoxische Eigenschaften im Blute der Orycteslarven feststellen können. In dem Augenblick, in dem das Blut bei Mäusen Tetanus nicht mehr hervorruft, ist dasselbe auch unfähig, die Intoxikation zu verhindern, wenn man es vor der Injektion mit Tetanustoxin mischt.

Unter den älteren Insekten sind die Heuschrecken zu Untersuchungen über Tetanus am besten geeignet; dieselben können eine Temperatur von 30° und höhere Temperaturen gut ertragen. Sie besitzen gegen das Tetanustoxin Immunität, aber ebensowenig, wie die Larven von Oryctes und die Arachniden, produzieren dieselben Antitoxin.

Die wirbellosen Tiere, welche ich untersucht habe, zeigten im allgemeinen eine hohe Widerstandskraft gegen die bekannten Bakteriengifte. Aber von den feineren Vorgängen bei diesem Giftschutz habe ich mir keine genaue Vorstellung machen können, da es mit großen Schwierigkeiten verknüpft ist, die Toxine in den Organen festzustellen und die durch dieselben erzeugten Veränderungen zu erkennen. Die Möglichkeit, an diesen niederen Tieren die Frage des Ursprungs der Antitoxine zu lösen, scheitert daran, dass diese Tiere — wenigstens in meinen Versuchen — im Anschluss an eine einmalige oder an wiederholte Toxininjektionen kein Antitoxin zu liefern vermögen.

Die natürliche Immunität der Wirbellosen gegen Bakteriengifte kann man daher nicht als einen Fall von humoraler Immunität ansehen; man muss sie vielmehr zur histogenen Immunität rechnen, ohne dass man die Rolle der Gewebselemente bei diesem Giftschutz genau zu definieren im stande ist. Zu einer genaueren Analyse der antitoxischen Immunität müssen wir uns daher dem Studium höherer Tiere zuwenden.

Die niedrigsten Wirbeltiere, die Fische, eignen sich zu diesen Untersuchungen nicht, denn die bisher genauer erforschten Bakteriengifte wirken besonders auf Warmblüter und bei hohen Temperaturen. Nun leben die Fische aber in Bassins nur bei verhältnismäßig niedrigen Temperaturen und sterben bald ab, wenn man sie in auf 30° und höher erwärmte Fischkästen bringt. Die Amphibien passen sich höheren Temperaturen bedeutend leichter an und geben uns einige Aufschlüsse über die vorliegende Frage. Die mexikanischen Axolotls sind von Natur aus schon befähigt, starke Hitze auszuhalten. Bei einer Temperatur von 30—37° können sie sehr lange leben. Sie sind jedoch gegen Tetanustoxin äußerst empfindlich, und schon minimale Mengen desselben führen bei diesen Amphibien zum Tode. Rana esculenta ist zu diesen Versuchen besonders geeignet. Dieser Frosch passt sich leicht einer Temperatur von 30—36° an und zeigt wenigstens einen gewissen Grad von Immunität gegen verschiedene Bakterien; wie wir schon in einem der vorigen Kapitel erwähnt haben, ist der Frosch gegen große Mengen von Diphtherietoxin unempfindlich. Derselbe ist auch gegen das Tetanustoxin immun, aber diese Immunität ist an gewisse Bedingungen geknüpft. Courmont und Doyon[1] haben zuerst darauf hingewiesen, dass bei Temperaturen von 20—25° aufwärts die Frösche von Tetanus befallen werden. Dieselben sind im Winter gegen Starrkrampf immun und im Sommer für denselben empfänglich. Wenn diese Forscher einer Reihe von Fröschen dieselbe Menge Toxin injizierten und die eine Hälfte der Tiere bei einer Temperatur von 10° und die andere bei Temperaturen von 30 39° hielten, so überstanden die bei niederer Temperatur gehaltenen Frösche den Eingriff, während die bei höherer Temperatur lebenden nach einer Inkubationszeit von 5 Tagen dem Tetanus erlagen. Dieser Versuch ist mehrfach nachgeprüft worden und hat zu dem Schluss geführt, dass das Tetanusgift, um seine volle Wirksamkeit zu entfalten, einer verhältnismäßig hohen Temperatur bedarf. Man darf dies Resultat jedoch nur mit einiger Reserve annehmen. Es ist unstreitig richtig, dass die Menge von Tetanustoxin, welche den Tod bei in warmer Temperatur lebenden Fröschen hervorruft, unschädlich ist für die Tiere, welche in einer niedrigeren Temperatur sich aufhalten. Erhöht man jedoch die Dosis des injizierten Giftes, so kann man Tetanus auch bei Tieren erzeugen, welche in einer kühl gehaltenen Umgebung sich befinden. Marie[2] hat einen ganzen Winter hindurch grüne und braune Frösche, die bei einer Wassertemperatur von 13—18° lebten, mit Tetanus behandeln können. Bei diesen Tieren dauerte die Inkubationszeit bis 25 Tage und war bedeutend länger als bei Fröschen, welche in höherer Temperatur gehalten wurden.

---

[1] C. r. d. l. Soc. de Biol., 1893, 11. März, 10. Juni; 1898, 26. März. Le tétanos, Paris 1899, p. 25.

[2] Annales de l'Inst. Pasteur, 1897, Bd. XI, p. 597.

Die Temperatur ist demnach ein wichtiger Faktor bei der Vergiftung durch Tetanustoxin und bei der Immunität des Frosches gegen dies Gift. Aber dasselbe kann seine specifische Wirkung auch bei verhältnismäßig niedrigen Temperaturen hervorrufen.

Morgenroth[1] hat den Mechanismus der Immunität und der Disposition, welche Rana esculenta bei verschiedenen Temperaturen besitzt, zu analysieren versucht. Er zeigte, dass das Tetanustoxin sich an die Elemente des Centralnervensystems selbst bei niederen Temperaturen (8°) fixiert. Jedoch kann es bei dieser Temperatur keines der für Tetanus typischen Symptome hervorrufen. Bringt man aber die Frösche in eine Temperatur von 32°, so erkranken sie schon nach 2—3 tägiger Inkubationsdauer an Starrkrampf. Während der ersten 24 Stunden der Inkubation zeigen die Frösche noch keine Krankheitssymptome, und bringt man sie am ersten Tage wieder in einen kühlen Raum, so bleiben sie völlig gesund. Transportiert man diese Tiere nun aus dem kühlen Raum, falls sie sich in demselben nicht schon zu lange befinden, wiederum in eine auf 32° erhitzte Temperatur, so erkranken sie dennoch an Tetanus nach einer verhältnismäßig kurzen Inkubationszeit. Die Kälte hat demnach den Ausbruch des Tetanus noch zu einer Zeit hemmen können, in welcher das Toxin schon einige, zwar latente, doch bestimmt vorhandene Veränderungen des Nervensystems geschaffen hatte.

Hält man Frösche, denen Tetanustoxin injiziert worden ist, mehrere Monate hindurch in kühler Temperatur, so entledigen sie sich des Giftes vollständig; bringt man sie nach dieser Zeitdauer wieder in warme Temperatur, so erkranken sie nicht mehr an Tetanus. Wie wir festgestellt haben, bleibt das Tetanustoxin — wenigstens zum großen Teil — lange Zeit hindurch selbst bei kalter Temperatur im Blute der infizierten Frösche. Entnimmt man ein wenig Blut 2 Monate nach der letzten Injektion, so kann man mit demselben bei einer Maus noch tödlichen Starrkrampf hervorrufen. Es ist nicht bekannt, auf welche Weise die Frösche das Toxin verlieren; es ließ sich jedoch feststellen, dass jedenfalls kein Tetanusantitoxin gebildet wird. Morgenroth hat dies Resultat bestätigen können.

Bei Reptilien besteht eine deutliche natürliche Immunität gegen Tetanus. Dieselben sind gegen enorm hohe Dosen dieses Giftes unempfindlich, gleichviel ob bei hoher (30—37°), mittlerer oder niederer Temperatur. Die grünen Eidechsen sind gegen hohe Quantitäten von Tetanustoxin immun, dabei scheiden sie das Toxin nur sehr langsam aus. Eine bei 20° gehaltene Eidechse, welcher man eine für Mäuse 500 fach tödliche Toxinmenge einspritzte, enthielt noch 2 Monate nach der Injektion so viel Gift, dass 0,1 ccm desselben bei Mäusen Starrkrampf mit tödlichem Ausgang hervorrief. Die Schildkröten verhalten sich in ähnlicher Weise. Die Sumpfschildkröte, Emys orbicularis, ist gegen große Mengen von subcutan injiziertem Tetanustoxin bei niederer und hoher Temperatur immun. Das Toxin geht bei der Schildkröte nach kurzer Zeit ins Blut über und verbleibt lange Zeit in demselben. Bei einer im Aquarium gehaltenen Schildkröte konnte man noch 4 Monate nach der intraperitonealen Toxininjektion mit dem Blute des Tieres bei Mäusen Tetanus

---

[1] Archives internationales de Pharmacodynamie et de Thérapie, 1900, Bd. VII. p. 265.

erzeugen. Bei einer anderen Schildkröte, die im Brutschrank bei 36—37°
gehalten wurde, besaß das Blut toxische Wirkung noch 2 Monate nach
der subcutanen Injektion einer für Mäuse 500 fach tödlichen Dosis. Bei
Schildkröten, welche bei 36° lebten, habe ich reichliche Transsudation
in das Peritoneum beobachtet; das Transsudat, welches an körperlichen
Elementen arm war, rief jedoch sehr leicht Tetanus hervor. Demnach
muss man annehmen, dass das Toxin sich im Plasma des Blutes hält
und mit ihm in das Transsudat übergeht. Zellen aller Art müssen eine
starke negative Chemotaxis gegen das Tetanusgift besitzen, damit dasselbe so lange frei in den Körperflüssigkeiten cirkuliert. Es ist demnach nicht wunderbar, dass ich im Blut der Schildkröten keine antitoxischen Eigenschaften habe nachweisen können. Die Immunität dieser
Amphibien muss demnach eine andere Ursache haben.

Der Kaiman (Alligator mississippiensis) ist ebenfalls gegen Tetanus
immun, sowohl bei kalter, wie bei warmer Temperatur; äußerlich reagiert
der Alligator ebenso wie die Schildkröten, d. h. nach Injektion verschieden hoher, selbst großer Mengen von Toxin zeigt er weder allgemeine
Krankheitserscheinungen, noch speciell krampfartige Symptome. Aber
die feineren Vorgänge im Organismus des Alligators sind von denen,
welche man bei Schildkröten beobachtet, sehr verschieden. Das Toxin
verschwindet schnell aus dem Blut, selbst wenn der Alligator bei verhältnismäßig niedriger Temperatur (20°) gehalten wird. Aber da bei der
Kälte im Blute kein Toxin gebildet wird, tritt auch in demselben kein
Antitoxin auf; bringt man dagegen einen Alligator in eine Temperatur
von 32—37°, so gewinnt das Blut desselben in verhältnismäßig kurzer
Zeit antitoxische Eigenschaften. Ganz junge Alligatoren, welche ungefähr
500 g wiegen, vermögen schon, wenn auch nur langsam, Antitoxin zu
erzeugen. Einen Monat nach der ersten Tetanusinjektion vermag ihr Blut
zwar Tetanus auf Mäuse nicht mehr zu übertragen, besitzt jedoch noch
keine antitoxischen Eigenschaften. Aber schon einen Monat später verhindert das Blut das Auftreten von Tetanus bei Mäusen, denen man dies
Blut zusammen mit tödlichen Toxinmengen injiziert.

Bei älteren Alligatoren tritt das Tetanusantitoxin im Blut viel schneller
auf, und wir haben zu unserem Erstaunen mehrfach feststellen können,
dass schon 24 Stunden nach der Injektion das Blut deutlich antitoxisch
war. Das Blut dieser Tiere war vor der Injektion des Toxins — wie
das Blut von Alligatoren überhaupt — frei von jeder antitoxischen
Wirkung.

Bei verschiedenen Versuchen haben wir die Rectaltemperatur der
Versuchstiere gemessen und niemals die geringste Temperaturerhebung
im Verhältnis zu der Temperatur des umgebenden Wassers feststellen
können.

Trotz der Leichtigkeit, mit welcher bei diesen Tieren das Tetanusantitoxin produziert wird, hängt die Immunität der Tiere zweifellos nicht
von den antitoxischen Eigenschaften des Blutes ab. Junge Alligatoren,
welche gegenüber einer für Mäuse 6000 fach tödlichen Dosis von Tetanustoxin, welche auf einmal injiziert wurde, gesund bleiben, verdanken ihren
Krankheitsschutz einer anderen Ursache als der antitoxischen Eigenschaft
des Blutes, denn diese tritt im Blute erst 2 Monate nach der Injektion
des Giftes auf.

Der Alligator ist ebenfalls gegen das Choleratoxin immun, von dem er hohe Dosen vertragen kann, und gegen welches er sich durch Bildung eines Choleraantitoxins schützt. Die Alligatoren sind dagegen für Diphtherietoxin sehr empfänglich; kleine Mengen desselben genügen, um den Tod der Tiere herbeizuführen.

Schlangen sind ebenso, wie die anderen Reptilien, gegen Tetanustoxin immun. Eine genauere Untersuchung der Immunität bei den Schlangen wird jedoch dadurch unmöglich, dass das Schlangenblut schon von vorherein für die üblichen Versuchstiere giftig ist. Das Tetanustoxin, welches dem Ichthyotoxin des Aalserums ähnelt, ist dem Schlangengift sehr ähnlich, gegen welches die Schlangen ja einen hohen Grad von Immunität besitzen.

Nicht nur die giftigen Schlangen besitzen einen deutlichen Krankheitsschutz gegen ihr eigenes Gift; schon Fontana[1] hat festgestellt, dass die Nattern gegen den Biss der Viper und sogar gegen subcutane Injektion des Viperngiftes unempfindlich sind. Phisalix und Bertrand[2] haben diese Behauptungen bestätigt und festgestellt, dass eine Natter gegen eine für Meerschweinchen 15—20fach tödliche Menge von Schlangengift immun ist. Die Gelehrten kamen bei der Untersuchung der Ursache dieses Krankheitsschutzes zu dem Schluss, dass die Immunität der Nattern auf der Anwesenheit toxischer Stoffe im Blute beruht, welche denen des Vipernblutes ähnlich sind. Dieselben Stoffe sind auch in den Drüsen der Oberlippe von Nattern enthalten und können von hier aus nach der Meinung der oben genannten Gelehrten durch innere Sekretion in das Blut gelangen. Calmette[3] hat festgestellt, dass Schlangengift, in nicht toxischer Dosis injiziert, bei gewissen Säugetieren gegen dieses Gift Immunität hervorruft, und Phisalix und Bertrand haben sogar eine antitoxische Wirkung dadurch erzielt, dass sie Tieren eine Mischung von auf 58° erhitztem Schlangenblut und von tödlichen Schlangengiftmengen injizierten. Diese Beobachtung wäre also dem an Skorpionen angestellten Versuche analog, allerdings mit dem Unterschied, dass das Blut dieser Tiere ohne weiteres antitoxisch wirkt, während dasjenige der Schlangen erst durch Erhitzung diese Eigenschaft gewinnt.

Das klassische Beispiel für die Immunität gegen Bakteriengifte bei den Vögeln ist das Huhn, welches gegen Tetanustoxin unempfindlich ist. Seit den ersten Untersuchungen über dies Gift hat man dasselbe den verschiedensten Wirbeltierspecies injiziert, und man bemerkte mit Erstaunen den hohen Widerstand, welchen die Hühner gegen Tetanusintoxikation besitzen. Jedoch ist dieser Giftschutz kein absoluter. Wenn man subcutan oder intramuskulär sehr hohe Dosen von Toxin injiziert, so kann man selbst bei Hühnern tödlichen Tetanus hervorrufen. Bei Hühnern, welche durch Kälte geschwächt sind, kann man schon mit minder großen Mengen von Gift Intoxikationen erzeugen. Injiziert man das Toxin direkt ins Gehirn nach der Methode von Roux und Borrel, so gelingt es noch leichter, das Huhn zu töten. So hat von Behring beobachtet[4], dass wenn man nur 1 mg Tetanustoxin einem 1 kg

---

[1] Traité sur le venin de la vipère, Florenz, 1781.
[2] Archives de Physiologie, 1894, p. 423.
[3] Le venin des serpents, 1896, p. 40.
[4] Allgemeine Therapie der Infektionskrankheiten, 1899, p. 992.

wiegenden Huhne ins Gehirn einspritzt, bei demselben stets Tetanus auftritt.

Nach der hervorragenden und in jeder Beziehung so segensreichen Entdeckung der antitoxischen Eigenschaft des Blutes, welche von Behring zusammen mit Kitasato gemacht hat, war man zu der Annahme berechtigt, dass die Toxinimmunität und auch die natürliche Immunität durch ein giftneutralisierendes Vermögen der Körperflüssigkeiten bedingt sei. Diese Hypothese ist wiederholt ausgesprochen worden; aber sie ist zum ersten Male durch Vaillard[1] gerade beim Tetanus der Hühner einer experimentellen Nachuntersuchung unterzogen worden. Die Injektion einer Mischung von Blut oder Blutserum der Hühner mit verschieden großen Mengen von Tetanustoxin vermochte nicht zu verhindern, dass disponierte Tiere, wie Mäuse, Meerschweinchen, Kaninchen, ebenso an Tetanus erkrankten wie die mit dem Toxin allein infizierten Kontrolltiere.

Die hohe Widerstandsfähigkeit des Huhnes gegen Tetanus, eines der typischsten Beispiele von natürlicher Immunität gegen Bakteriengifte, kann demnach nicht dadurch erklärt werden, dass in den Körperflüssigkeiten dieser Tiere ein Antitoxin vorhanden ist, welches das Tetanustoxin neutralisiert. Andererseits ist man nicht berechtigt, die Immunität gegen Tetanus auf das Fehlen der entsprechenden Zwischenkörper in den empfänglichen Nervenzellen zurückzuführen. Da das Huhn an Tetanus leicht erkrankt, wenn man Toxin direkt in das Gehirn injiziert, oder wenn man das Huhn durch Kälteeinwirkung schwächt, so fehlt es den empfindlichen Elementen nicht an der Fähigkeit, das Gift zu absorbieren und zu fixieren. In den gewöhnlichen Fällen jedoch, in welchen das Huhn selbst gegen große subcutane, intramuskuläre und intraperitoneale Injektionen von Tetanustoxin immun bleibt, gelangt das Gift nicht bis an die empfindlichen Elemente heran, da dasselbe schon während der Passage durch den Organismus unschädlich gemacht wird.

Von Behring[2] nimmt an, dass in Fällen der eben beschriebenen Art die Ursache der Immunität in der Undurchlässigkeit der Wand der Kapillargefäße für die Toxine zu suchen ist. Es ist jedoch schwer, diese Annahme bei dem Tetanus des Huhnes aufrecht zu erhalten gegenüber der Thatsache, dass das Tetanustoxin leicht durch Filter und Membranen passiert, und besonders, wenn man berücksichtigt, dass die Schwächung durch Kälte das Huhn für Toxinmengen empfindlich macht, welche unter normalen Umständen keine Krankheitserscheinungen bei demselben hervorzurufen pflegen.

Man ist demnach verpflichtet, die natürliche Immunität des Huhnes gegen Tetanustoxin in die Kategorie der cellulären Immunität zu bringen. Das Toxin muss, bevor es an die Zellen des Centralnervensystems gelangt, unterwegs irgendwie angehalten werden. Aber wie und wo spielt sich dieser zum Schutz des Tieres geeignete Vorgang ab?

Vaillard hat schon vor mehr als 10 Jahren gezeigt, dass das Blut der mit Tetanustoxin gespritzten Hühner bei empfindlichen Tieren typischen Starrkrampf hervorruft. Diese Eigenschaft des Blutes hält mehrere Tage

<hr>

[1] C. r. de la Soc. de Biologie, 1891, p. 462; Annales de l'Inst. Pasteur, 1892, Bd. VI, p. 229.

[2] »Infektionsschutz und Immunität« in Eulenburgs Encyklopädischen Jahrbüchern, 1900. Bd. IX, p. 203.

an. Misst man dieselbe auf quantitativem Wege, so konstatiert man, dass
fast die Gesamtmenge des Tetanustoxins, welches Hühnern intraperitoneal
injiziert wird, in das Blut übergeht und in demselben eine verschieden
lange Anzahl von Tagen verbleibt. Sogleich nach der Injektion tritt im
Blute eine mehr minder lange andauernde Hyperleukocytose auf.

Tötet man Hühner in dem Stadium, in welchem ihr Blut (auf Grund
der intraperitonealen Tetanusinjektion) pathogen wird, so kann man zeigen,
dass die Eingeweide derselben bei disponierten Tieren nur dann Starrkrampf hervorrufen, wenn sie Blut enthalten. Nur die blutreichen, roten
Organe, wie die Milz, die Leber, die Nieren, die Schilddrüsen, das
Knochenmark erregen Tetanus, so lange sie nicht von ihrem Blut befreit sind.

Von allen Organen absorbieren nur die Genitaldrüsen, Ovarien und
Testikel eine gewisse Menge des injizierten Toxins. Ganz junge Testikel
oder sehr kleine Ovarieneier, welche noch keine Spur von Vitellus enthalten und welche Mäusen injiziert werden, rufen bei diesen tödlichen
Starrkrampf hervor.

Bei gegen Tetanus immunen Hühnern findet man demnach in den
Geschlechtsdrüsen und im Blut das specifische Toxin wieder. Wenn man
zur genauen Feststellung desjenigen Blutbestandteiles, in welchem das
Toxin fixiert wird, erstens die Gesamttoxinmenge des Blutes feststellt
und zweitens berechnet, wieviel Toxin in aseptischen Exsudaten sich
befindet, welche durch Injektion von Glutenkasein hervorgerufen und stark
leukocytenhaltig sind, so kommt man zu dem Resultat, dass die Exsudate
verhältnismäßig mehr Toxin enthalten als das Blut. Hieraus muss man
schließen, dass das Toxin, wenigstens zum Teil, von den Leukocyten absorbiert wird. In diesen und in den Zellen der Genitaldrüsen sind die
Faktoren zu suchen, welche verhindern, dass das Toxin an die empfindlichen Elemente des Centralnervensystems gelangt.

Oft wird ein Gegensatz zwischen der cellulären oder histogenen Immunität und der chemischen Immunität konstruiert, ohne dass man diese
Begriffe schärfer definiert. Bei diesen beiden Arten werden die in den
Organismus injizierten Toxine modifiziert, und zwar thatsächlich nur durch
chemische Prozesse. Bei der histogenen Immunität gehen dem rein chemischen Akt jedoch gewisse biologische Vorgänge voraus, wie die Reaktion
der zelligen Elemente und die Absorption der Toxine. Die Verleihung
des Krankheitsschutzes gestaltet sich in diesen Fällen also stets zu einem
komplizierteren Mechanismus, als bei der rein humoralen Immunität,
deren Auftreten durch eine unmittelbare Einwirkung der Körpersäfte auf
die toxischen Produkte herbeigeführt wird; in letzter Linie besteht jede
Immunisierung in der auf chemischen oder physikalisch-chemischen Vorgängen beruhenden Einwirkung des Organismus auf die Toxine.

Bei den Säugetieren begegnet man nicht selten einer natürlichen Immunität gegen gewisse Gifte. Vor etwa 100 Jahren stellte Oken fest,
dass der Igel durch Opium, Blausäure, Arsenik und Sublimat nicht vergiftet werden kann. Nach Harnack verträgt der Igel die sechsfache
Dosis Cyankali als die Katze, welche in wenigen Minuten durch 0,01 g
dieses Giftes getötet wird. Bei den Untersuchungen von Lewin[1] war
der Igel gegen eine siebenmal stärkere Dosis pulverisierter Kanthariden

---

[1] Deutsche mediz. Wochenschr., 1898, p. 373.

immun als der Hund und der Mensch. Nach Lewin wird der Igel erst
nach Aufnahme größerer Mengen von Alkohol trunken, als das Kaninchen
und selbst als der Hund. Horvath[1]), welcher längere Zeit Igel mit
lebenden Kanthariden fütterte, stellte fest, dass, abgesehen von einer gewissen Abmagerung, bei den in dieser Weise gefütterten Tieren keine
Schädigung zu bemerken war. Um das Wesen der natürlichen Immunität
der Igel festzustellen, untersuchte Lewin, ob das Blut des Igels sich
gegen Kantharidin antitoxisch verhielte. Seine Untersuchungen führten
sämtlich zu negativen Resultaten, aus welchen man jedoch keine definitive Folgerung zu ziehen berechtigt ist, da das Blut, sowie das Blutserum
der Igel den Versuchstieren gegenüber im allgemeinen toxische Eigenschaften besitzt. Denselben Einwand haben Phisalix und Bertrand
schon gegen Lewins Untersuchungen über die Immunität des Igels gegen
Viperngift gemacht.

Es ist schon seit langer Zeit bekannt, dass Igel gern gewisse Reptilien verzehren und leidenschaftlich auf Schlangen, insbesondere auf
Vipern, Jagd machen. Dabei hütet sich der Igel davor, von den Schlangen
gebissen zu werden; falls es jedoch einer Schlange gelingt, ihn zu beißen,
so erkrankt der Igel nicht an dieser Verletzung. Diese Beobachtung konnte
auf experimentellem Wege bestätigt werden. Phisalix und Bertrand[2])
stellten fest, dass der Igel einen etwa 40mal höheren Schutz gegen das
Viperngift besitzt als das Meerschweinchen, dass demnach zwar eine absolute Immunität gegen dies Gift bei dem Igel nicht besteht, jedoch ein
bedeutend höherer Giftschutz als bei der Mehrzahl der anderen Tiere.
Nach Lewin[3]) trifft diese Feststellung für den älteren Igel zu, während
junge Tiere eine bedeutend höhere Disposition für das Gift besitzen. So
sah er einen durch eine Viper ins Gesicht gebissenen Igel nach 9 Tagen
an dem Schlangenbiss zu Grunde gehen. Diese Beobachtung würde für
die Auffassung sprechen, dass es sich bei dem Schutze der Igel gegen
Schlangengift nicht um eine natürliche (angeborene), sondern um eine auf
natürlichem Wege erworbene Immunität handelt. Auf der Jagd nach
den verschiedensten kleinsten Tieren würde der Igel ab und zu von
Schlangen gebissen werden und so allmählich gegen das Gift derselben
eine Immunität erwerben. Es ist demnach leicht begreiflich, dass im
Blute dieser »Insektenfresser« specifisches Antitoxin sich bilden kann.

Als Lewin den Nachweis dieses Antitoxins durch direkte Versuche
führen wollte, musste er feststellen, dass das Blut des Igels nicht im
stande ist, kleine Tiere gegen das Viperngift zu schützen. Aber ebenso,
wie bei seinen Untersuchungen über das Kantharidin, zog er nicht die
natürliche Toxicität des Igelblutes für kleine Tiere in Betracht. Phisalix
und Bertrand[4]) kamen bezüglich desselben Gegenstandes zu entgegengesetzten Resultaten als Lewin. Sie fanden erstens, dass das Blut normaler Igel Laboratoriumstiere, z. B. Meerschweinchen, vergiftet und tötet.
Demnach ist es nicht erstaunlich, dass die Mischung dieses Blutes mit
Viperngift schädlich auf Versuchstiere wirkt. Wenn man jedoch Igelblut

----

1) Wratsch (russisch) 1897, p. 964.
2) C. r. de la Soc. de Biologie, 1899, p. 77. — Bulletin du Mus. d'histoire natu-
relle, 1895, Bd. I, p. 294.
3) Deutsche med. Wochenschrift, 1898, p. 629.
4) C. r. de la Soc. de Biologie, 1895, p. 639.

auf 58° erhitzte, so wurde damit nicht nur die Toxicität desselben aufgehoben, sondern dasselbe erwarb sogar antitoxische Eigenschaften gegen das Viperngift. Meerschweinchen, welchen intraperitoneal 8 ccm auf 58° erwärmten Igelblutserums injiziert wurden, erkrankten nicht, wenn man ihnen alsbald nach der Injektion eine doppelt tödliche Dosis Schlangengift einspritzte. Aus diesem Versuch schließen die beiden Autoren, dass die natürliche Immunität des Igels gegen das Viperngift auf der Gegenwart eines im Blut befindlichen immunisierenden Stoffes beruht. Zugleich haben sie[1]) jedoch gefunden, dass Pferde- und selbst Meerschweinchenserum auf Schlangengift deutlich antitoxisch wirkt und dass diese Tiere dabei gegen das Gift sehr empfindlich sind. Andererseits verlieren die Ergebnisse der Autoren an Beweiskraft durch die Forderung, das Blut vorher auf 58° zu erhitzen. Sodann kann man die Immunität der älteren Igel nicht als eine echte natürliche (angeborene) Immunität ansehen, da die jungen Igel eine gewisse Disposition gegenüber dem Schlangengifte besitzen.

Zu ähnlichen Folgerungen führten die Untersuchungen Calmettes[2]) über Herpestes ichneumon. Nach Calmette ist derselbe gegen Schlangengift fast immun; er verträgt im Verhältnis zu seiner Größe sehr große Quantitäten des Giftes, besitzt jedoch keine absolute Immunität. Seinen Krankheitsschutz verdankt der Ichneumon in erster Linie seiner außerordentlich großen Beweglichkeit. Die Mischung von Blut dieses Tieres mit Schlangengift besitzt zwar deutlich antitoxische Eigenschaften, diese reichen jedoch nicht aus, um empfindliche Tiere gegen den Tod zu schützen. Worauf diese antitoxischen Eigenschaften des Blutes in letzter Linie beruhen, ist noch unbekannt, dagegen liegt die Annahme nahe, dass es sich in diesem Falle um einen relativen, während des Lebens erworbenen Infektionsschutz handelt. Calmette bemerkt, dass die von ihm untersuchten Tiere aus dem von giftigen Schlangen freien Guadeloupe stammen. Es liegt daher die Annahme nahe, dass diese Tiere die schwach antitoxische Kraft ihres Blutes von anderen Schlangen oder Tieren erhalten haben, deren Blut giftige Eigenschaften besitzt[3]).

Man ist über die natürliche Immunität einiger Säugetiere gegen Bakteriengifte bedeutend besser unterrichtet. Die natürliche Immunität der Ratten gegen das Diphtherietoxin ist das klassische Beispiel für diese Eigenschaft. Seit der Entdeckung dieses Toxins durch Roux und Yersin hat man festgestellt, dass Mäuse und Ratten gegen große Mengen von Diphtheriekulturen und von filtrierten Produkten der Diphtheriebacillen immun sind. Eine Ratte verträgt eine Dosis Diphtherietoxin, welche mehrere Kaninchen zu töten vermag. Um diese Erscheinung zu erklären, hat man die Behauptung aufgestellt, dass es sich hier um die Anwesenheit

---

[1]) Bullet. du Mus. d'hist. nat., 1896, Bd. II, p. 100.

[2]) Le venin des serpents, p. 43.

[3]) Die vorübergehende Immunität des Murmeltieres gegen Tetanus muss hier erwähnt werden. Nach Billinger und Dönitz ist dies Säugetier während des Winterschlafes gegen das Tetanustoxin immun. Aus dem Schlafe erwacht, erkrankt es leicht an dieser Infektionskrankheit. H. Meyer, Halsey und Ransom haben dieselbe Beobachtung bei der Fledermaus gemacht. Der Krankheitsschutz wird in diesen Fällen durch die kalte Temperatur verliehen, so dass in dieser Beziehung die Immunität der genannten Tiere gegen Tetanus der natürlichen Immunität der Frösche gegen Starrkrampf an die Seite gestellt werden muss.

von Antitoxin in den Körpersäften handle. Man nahm an, vermöge seiner
Zusammensetzung sei das Blut dieser Tiere im stande, das Diphtherietoxin zu neutralisieren. Diese Annahme musste jedoch bald — wie bei
dem Tetanus des Huhnes — entgegengesetzten, bewiesenen Thatsachen
den Platz einräumen. Kouprianow[1] hat unter Leitung von Löffler
durch Versuche festgestellt, dass im Blute der gegen die Diphtherie sehr
widerstandsfähigen Wasserratten keine Substanz enthalten ist, welche die
Vergiftung krankheitsempfänglicher Tiere, wie der Meerschweinchen, durch
Diphtherietoxin verhindern könnte.

Man hat nunmehr nach einer anderen Ursache der Immunität dieser
Tiere gesucht und die Behauptung aufgestellt, dass der Krankheitsschutz
der Ratten auf einer Unempfänglichkeit der Körperzellen für das Diphtherietoxin beruht. Die Versuche von Roux und Borrel[2] haben diese
Theorie widerlegt. Die Ratten sind hoch immun, wenn man ihnen Diphtherietoxin subcutan oder intraperitoneal injiziert. Aber eine geringe
Giftdosis (0,1 ccm), unmittelbar in das Gehirn gespritzt, führt zu einer
einige Tage anhaltenden völligen Lähmung und im Anschlusse daran zum
Tode des Tieres. Aus diesem Versuche ziehen die beiden Autoren den
Schluss, dass 1. das Gehirn der Ratte für das Diphtheriegift empfänglich
ist, und dass 2. die Thatsache, dass die Ratte im Anschluss an subcutane
Injektionen von großen Mengen Diphtherietoxin nicht stirbt, darin begründet ist, dass das Gift nicht die Zellen des Centralnervensystems erreicht. Bei anderen Beispielen von natürlicher Immunität gelangten die
Autoren zu ähnlichen Ergebnissen. Ein Kaninchen, welches die subcutane
Injektion von 0,3 g Morphinum hydrochloricum verträgt, erliegt der intracerebralen Injektion von nur 0,001 g desselben Giftes. Auch hier handelt
es sich nicht um eine Unempfindlichkeit der gesamten Körperzellen oder
um antitoxische Eigenschaften des Blutes, wie sie überhaupt niemals gegen
Alkaloide vorkommen. Der Giftschutz wird vielmehr dadurch verliehen,
dass das Gift durch gewisse Elemente des Körpers verhindert wird, an
die Nervencentra zu gelangen.

Trotz der Lückenhaftigkeit unserer Kenntnisse über die natürliche
Immunität gegen die löslichen Gifte ist man zu der Auffassung berechtigt,
dass dieser Krankheitsschutz durch gewisse zellige Elemente des Organismus verliehen wird. Die Körperflüssigkeiten der Tiere besitzen nur in
wenigen Fällen (Skorpion, Schlange, Ichneumon, Igel) antitoxische Eigenschaften. Und selbst bei diesen wenigen Tierspecies liegen stets noch
besondere Ursachen für die Immunität vor, sei es nun innere Sekretion
der Gifte durch bestimmte Drüsen bei Schlangen und Skorpionen, sei es
die Bildung von Antitoxin während des Lebens infolge von Verletzungen
oder von Aufnahme gifthaltiger Nahrung. Die Theorie der Unempfindlichkeit der Zellen gegen Gifte bei natürlich immunen Tieren muss ebenfalls, als nicht mit den Thatsachen in Einklang stehend, zurückgewiesen
werden. Es bleibt allein die Annahme übrig, dass die die natürliche
Immunität verleihenden Faktoren in körperlichen Elementen zu suchen
sind, welche sich dem Vordringen der Toxine gegen die stets sehr empfindlichen Nervencentra erfolgreich entgegenstellen.

[1] Centralblatt für Bakteriologie, 1894.
[2] Annales de l'Inst. Pasteur, 1898, Bd. XII, p. 225.

Kapitel XII.

Die erworbene antitoxische Immunität.

Gewöhnung an Gifte. — Künstliche Immunität gegen Bakterientoxine, pflanzliche
Gifte und Schlangengift. — Die gebräuchlichsten Immunisierungsmethoden. —
Immunisierung durch Toxine und Toxoide. — Impfung gegen das Diphtherietoxin.
— Die Vorgänge im Organismus während der Immunisierung gegen Toxine. —
Fieber. — Leukocytose. — Entwicklung des antitoxischen Vermögens. — Eigenschaften der Antitoxine. — Wirkungsweise derselben. — Wirkung derselben in
vitro. — Wirkung derselben im Organismus. — Einfluss der lebenden Zellen auf
die Verbindung zwischen Antitoxin und Toxin. — Antitoxische Wirkung der
nicht specifischen Sera, der normalen Sera und der Bouillon. — Der Grad der
antitoxischen Immunität steht nicht in direktem Verhältnis zu dem Antitoxingehalt der Körperflüssigkeiten. — Die Überempfindlichkeit des mit Toxinen behandelten Organismus. — Die Verminderung der Empfindlichkeit bei demselben
Organismus.
Hypothesen über die Natur und den Ursprung der Antitoxine. — Verwandlung der
Toxine in Antitoxine. — Die von den Zellen losgelösten Seitenketten als Bildner
des Antitoxins. — Ursprung des Tetanusantitoxins in der Substanz des Centralnervensystems. — Bindung des Tetanusgiftes durch die Hirnsubstanz. — Beziehungen zwischen Saponin und Cholestearin. — Das Antiarsenserum. — Die
Bedeutung der Phagocyten für den Giftschutz des Organismus. — Die wahr-
scheinliche Bedeutung derselben für die Bildung der Antitoxine.

Während die Gelehrten erst seit etwa 10 Jahren auf Grund wissenschaftlicher Überlegungen die Schutzimpfungen zur Behandlung herangezogen haben, waren die Wilden und die Völker des Altertums schon
seit langer Zeit im Besitze von Methoden, vermittelst deren sie sich gegen
die Wirkung gewisser Gifte schützten. Die häufige Beobachtung von
Fällen, in denen der Genuss eines Giftes infolge der zu geringen Dosis
nicht zum Tode, sondern im Gegenteil zu einer erhöhten Resistenz gegen
dasselbe führte, hatte die Erfindung künstlicher Mittel zur Verhütung von
Vergiftungen zur Folge.

Von Behring[1] meint mit Recht, dass diese Thatsachen den Ärzten
des Altertums bekannt gewesen sind und wohl auch Hippokrates zu
dem Ausspruche veranlasst haben, dass derselbe Faktor, welcher eine
Krankheit hervorruft, zugleich gegen dieselbe Schutz zu verleihen vermag.

Plinius teilt mit, dass Mithridates, König von Pontus, sich durch
Gewöhnung Schutz gegen verschiedene Gifte erwarb, und dass er zu
diesem Zweck z. B. das Blut von Enten genoss, die er vorher mit bestimmten Giften gefüttert hatte.

---

[1] Allgemeine Therapie der Infektionskrankheiten, Berlin-Wien, 1899, p. 982.

Die Gewöhnung der Pferde und der Leute in Steiermark (Arsenik-
esser) an Arsen ist allgemein bekannt; ebenso die Morphintoleranz der
Morphinisten. Ein Morphinist kann sich täglich eine mehrfach tödliche
Dosis Morphin einspritzen, in manchen Fällen sollen 2—3 g Morphin pro
Tag injiziert worden sein.

Der Mensch kann sich an die verschiedensten Gifte (Arsen, Alkohol,
Morphin, Nikotin etc.) gewöhnen. In einer Zeit, als der Mechanismus
der erworbenen Immunität gegen Bakterien schon recht genau
studiert war, besaß man noch keine Kenntnisse über das Wesen und
das Zustandekommen der Immunität gegen die Bakteriengifte.
Die Entdeckung von Charrin und Gamaleia, dass die gegen einen
Bacillus immunisierten Tiere für die Produkte dieses Bacillus noch ebenso
empfänglich seien wie normale Tiere, führten Bouchard[1]), unter dessen
Leitung die beiden Forscher arbeiteten, zu der Ansicht, man müsse die
Theorie der Anpassung der Zellen an die Bakteriengifte gänzlich aufgeben. Diese These hat er auf dem internationalen Kongress zu Berlin
(1890) in folgender Weise formuliert: Wenn man einem gesunden und
einem gegen ein bestimmtes Bakterium geimpften Tiere die gleiche Dosis
der Produkte des Krankheitserregers injiziert, gegen welchen das zweite
Tier immunisiert worden ist, so sterben sowohl das gesunde wie das
gegen das Bakterium immunisierte Tier. Reaktion der Leukocyten und
Anpassung der Nervenzellen an die Bakteriengifte sind daher hohle
Phrase! (c'est pure rhétorique). Damals fing man gerade an, sich mit
der Untersuchung der Bakteriengifte zu beschäftigen. Anfangs war man
auf einen falschen Weg geraten, indem man die Toxine für den Alkaloiden nahestehende Ptomaine hielt. Die wahre Natur der Bakterientoxine
wurde erst durch die in den Jahren 1888 und 89 erfolgte Publikation
der klassischen Versuche von Roux und Yersin[2]) über das Diphtheriegift enthüllt. Nach denselben gehören die Toxine nicht zu den Ptomainen,
sondern sind als gelöste Fermente anzusehen; Stoffe, welche gleich den
ihnen nahestehenden Eiweißen, einen unbekannten und wechselnden
chemischen Bau besitzen. Nach der Methode von Roux und Yersin
gelang es bald darauf anderen Forschern, die Toxine anderer Krankheitserreger darzustellen. Knud-Faber[3]) und Brieger und C. Fränkel[4])
gelang es, das Tetanustoxin zu isolieren und mit demselben bei Tieren
die gleichen Kontrakturen zu erzeugen wie mit den Tetanusbacillen selbst.

Mit diesen Arbeiten begann eine neue Ära der Mikrobiologie, nunmehr konnte man daran gehen, das Problem der erworbenen Immunität
gegen Bakteriengifte zu lösen. Nur wenige Monate nach der Rede
Bouchards auf dem Berliner Kongress erschienen fast gleichzeitig
mehrere Veröffentlichungen über die Immunisierung von Versuchstieren
gegen Diphtherie- und Tetanustoxin. Der Versuch, auch andere Tiere
gegen diese Gifte zu impfen, scheiterte an verschiedenen Schwierigkeiten,
die Tiere magerten ab und starben schließlich, nachdem sie allmählich
Injektionen von hohen Toxinmengen erhalten hatten. C. Fränkel[5]) kam

[1]) Essai d'une théorie de l'infection, Berlin 1890; Les microbes pathogènes,
Paris, 1892, p. 33.
[2]) Annales de l'Inst. Pasteur, 1888, Bd. II, p. 629; 1889, Bd. III, p. 273.
[3]) Berl. klin. Wochenschrift, 1890, Nr. 31.
[4]) Ibid., Nr. 11.
[5]) Ibid., Nr. 48.

auf den Gedanken, die Toxicität des Diphtheriegiftes dadurch abzuschwächen, dass er dasselbe vorher auf 60° erhitzte. Von Behring und Kitasato[1]) erzielten, unabhängig von Fränkel, die Abschwächung des Giftes durch Zusatz von Jodtrichlorid zu demselben. Tiere, welche auf die Injektion der in dieser Weise veränderten Toxine nicht erkrankten, wurden nunmehr mit dem unveränderten, hochvirulenten Toxin in allmählich steigenden Dosen behandelt. So gelang es, Tieren gegen bakterielle Gifte eine gewisse konstante Immunität zu verleihen.

Auf die Entdeckung der Möglichkeit, Tiere gegen Bakteriengifte zu impfen, folgte bald die Auffindung der antitoxischen Eigenschaften des Blutes der immunisierten Tiere. Von Behring und Kitasato gebührt der Ruhm, durch diese Entdeckung der Forschung neue Bahnen eröffnet zu haben. Ehrlich[2]) übertrug die Behringsche Lehre auf die Immunisierung von Tieren gegen Pflanzengifte, wie Ricin, Abrin, Robin, und kam bei seinen Untersuchungen zu bedeutsamen Ergebnissen. Einmal konnte er exakte Methoden zur Immunisierung aufstellen, sodann lieferte er wichtige Beiträge zur Kenntnis des Wesens der Toxinimmunität. Zugleich konnte er feststellen, dass bei den Tieren, welche gegen die genannten, den Bakterientoxinen so ähnlichen Pflanzengifte immunisiert worden waren, sich im Blute Antitoxine gegen diese Gifte bildeten.

Einige Jahre später gelang es auch, die Lehre von der Antitoxinbildung auf die Intoxikation durch ein Gift tierischen Ursprungs, nämlich das Schlangengift, zu übertragen, dessen chemische Zusammensetzung mit derjenigen der Bakterien- und Pflanzengifte große Ähnlichkeit besitzt. Phisalix und Bertrand[3]) und Calmette[4]) immunisierten, unabhängig von einander, Tiere gegen Schlangengift und wiesen im Blute der geimpften Tiere antitoxische Eigenschaften nach.

Die in dieser Einleitung kurz mitgeteilten Arbeiten bilden die Basis, auf welcher sich seitdem die Lehre von der erworbenen Immunität gegen Toxine aufgebaut hat.

Es wäre von Bedeutung, festzustellen, ob niedere Tiere sich gegen Toxine, für welche sie empfänglich sind, immunisieren lassen. Bei der Lösung dieser Frage begegnet man leider großen Schwierigkeiten. So haben wir mehrfach versucht, Krebse, welche durch das Schlangengift und das Ichthyotoxin des Aalserums vergiftet werden können, gegen diese Gifte zu immunisieren, die Resultate waren jedoch so schwankend, dass man aus denselben kein definitives Ergebnis erhielt.

Selbst niederen Wirbeltieren ist es schwer Immunität gegen Toxine zu verleihen. Nach dieser Richtung sind wiederholt Versuche an Fröschen angestellt worden, jedoch stets mit dem gleichen negativen Erfolg. Calmette und Déléarde[5]) sind bei ihren Untersuchungen über Abrin-Immunität zu besseren Resultaten gelangt. Wenn die Frösche gegen das Gift auch nicht sehr stark reagierten, so besaßen sie immerhin keine natürliche Immunität gegen dasselbe und konnten gegen Abrinmengen immunisiert werden, welche für die Kontrolltiere tödlich waren. Doch

---

1) Deutsche mediz. Wochenschrift, 1890, Nr. 49.
2) Ibid., 1891, pp. 976 und 1218.
3) C. r. de la Soc. de Biologie, 1894, p. 111.
4) Ibid., pp. 120, 204.
5) Annales de l'Inst. Pasteur, 1896, Bd. X, p. 683.

mussten die beiden Gelehrten bei ihren Versuchen äußerst vorsichtig vorgehen und zwischen den einzelnen Injektionen große Pausen eintreten
lassen. Das Blut der immunisierten Frösche besaß nun nicht nur keine
antitoxische Wirkung gegen Abrin bei mit dieser Substanz vergifteten
Mäusen, sondern vermochte sogar noch lange Zeit hindurch normale
Mäuse zu vergiften. Wie aus diesem Versuche klar hervorgeht, beruht
die erworbene Immunität der Frösche gegen Abrin nicht auf dem Auftreten eines specifischen Antitoxins im Blute der Tiere; definitiv wird
allerdings das Problem durch den beschriebenen Versuch nicht gelöst,
denn es lässt sich stets die Einwendung machen, dass, wenn das Blut
der immunisierten Frösche auch für Mäuse toxisch ist, dasselbe bei
Fröschen trotzdem antitoxisch wirken könnte. Auch wäre die in dem
Blute gebildete Antitoxinmenge nur nicht ausreichend, um die gesamte
Abrinmenge zu neutralisieren. Es ist demnach eine erneute Untersuchung
dieser Frage erwünscht.

Es ist sogar häufig schwierig, den höheren Wirbeltieren künstlichen
Schutz gegen die Toxine zu verleihen. Dies ist besonders der Fall bei
den kleinen Säugetieren, welche gegen jene Gifte äußerst empfindlich sind.
Vaillard und v. Behring haben gezeigt, dass man Immunität vermittelst
der Injektion allmählich gesteigerter, nicht modifizierter Toxine erreichen
kann, dass diese Methode jedoch infolge ihrer langen Dauer und vieler
Gefahren in der Praxis nicht anwendbar ist. Die Gifte, welche vom
Darmkanal aus wirken, eignen sich nach Ehrlich besser zur Immunisierung. Infolge der häufigen Schorfbildung an der Injektionsstelle
musste Ehrlich es aufgeben, auf subcutanem Wege Mäuse gegen Ricin
zu immunisieren, er gab es den Tieren per os und erzielte durch diese
Methode sowohl bei Ricin wie bei Abrin gute Resultate. Diese Art der
Immunisierung ist jedoch nur bei wenigen Giften anwendbar.

Säugetiere, selbst Kaninchen und Meerschweinchen, können mit dem
nicht modifizierten Schlangengift geimpft werden, allerdings erfordert
diese Immunisierung ganz außerordentliche Vorsicht. Man muss mit sehr
kleinen Giftdosen beginnen, lange Zeit bei derselben Dosis bleiben und
nur ganz langsam die Menge des injizierten Giftes steigern. Calmette[1]
hat diese Methode in der Weise modifiziert, dass er Tieren unter die Haut
kleine, mit verschiedenen Giften durchtränkte und mit Kollodium umhüllte
Kreidestückchen bringt. Das Gift diffundiert nur langsam und kontinuierlich
durch das Kollodium.

Die großen Säugetiere, Hammel, Rinder, Pferde, lassen sich leichter
mit den nicht modifizierten Toxinen impfen, jedoch ist auch bei ihnen
große Vorsicht am Platze. Salomonsen und Madsen[2] haben bei
einer 665 kg schweren Stute, welche sie gegen Diphtherietoxin immunisierten, mit 1 ccm Toxin beginnen müssen und nur ganz allmählich mit
den Giftmengen ansteigen können.

In Anbetracht der Schwierigkeiten, denen man bei der Schutzimpfung
mit nicht modifizierten Toxinen begegnet, geht man nunmehr bei der Immunisierung kleiner und großer Tiere sowohl zu wissenschaftlichen wie
zu industriellen Zwecken in ganz anderer Weise vor. Zuerst impft man
die Tiere mit durch die Hitze oder durch chemische Substanzen ver-

---

[1] Le venin des serpents, 1896, p. 54.
[2] Annales de l'Inst. Pasteur, 1897, Bd. XI, p. 316.

änderten Toxinen. Bei der Herstellung der Sera im großen erhitzt man zuerst das Diphtherie- und das Tetanustoxin auf verschiedene Temperaturen. Fränkel[1] hat diese Methode zuerst auf die Immunisierung gegen Diphtherie, Vaillard[2] auf diejenige gegen Tetanus angewendet. Dieselbe bestand darin, dass man zuerst große Mengen von Kulturfiltraten, welche auf 60, 55, 50° erhitzt worden waren, in der angegebenen Reihenfolge injizierte und sodann voll virulente Kulturfiltrate in steigenden Dosen den Tieren einspritzte. Für kleine Tiere eignet sich dieser Modus sehr gut, bei großen Säugetieren wendet man eine vereinfachte Methode an, indem man zuerst auf 60° erhitzte Bakterienfiltrate einige Zeit injiziert und dann Injektionen des reinen Toxins vornimmt.

Phisalix und Bertrand[3] haben Meerschweinchen in ähnlicher Weise gegen Schlangengift immunisiert. Dies Gift, welches gegen bedeutend höhere Temperaturen als das Diphtherie- und Tetanustoxin resistent ist, musste auf 80° erhitzt werden, um die Tiere bei der ersten Injektion nicht zu töten. Denn selbst nach Einwirkung so hoher Temperaturen bleibt die Virulenz des Schlangengifts oft noch erhalten und kann den Tod herbeiführen. Um im großen ein Gegengift gegen das Schlangengift darzustellen, nahm Calmette von der Erhitzung des Serums Abstand und schwächte anstatt dessen das Gift durch chemische Substanzen in seiner Virulenz.

Von Behring und Kitasato[4] haben zuerst bei der Immunisierung von Tieren gegen das Diphtherie- und Tetanustoxin Jodtrichlorid angewendet. In der ersten Zeit injizierten sie isoliert diese Substanz und darauf das Toxin. Später stellten sie die Mischung in vitro dar und injizierten sie dem Versuchstier im ganzen. Eine andere, von Roux angegebene Methode hat den Vorzug, sicher und einfach in der Ausführung zu sein, und wird sowohl zur Herstellung im großen als auch zu wissenschaftlichen Zwecken vorzugsweise angewendet. Sie besteht in der Injektion einer Mischung des Tetanus- oder Diphtherietoxins mit Lugolscher Lösung. Jod in geringer Menge neutralisiert oder modifiziert diese Bakteriengifte momentan und wird selbst von kleinen Tieren gut vertragen. Wenn man nun in der Weise vorgeht, dass in den injizierten Flüssigkeiten die Menge des Jods progressiv abnimmt, während die Toxinmengen allmählich gesteigert werden, so gelingt es ohne Schwierigkeit, selbst sehr empfängliche Tiere zu immunisieren und sie gegen hohe Giftmengen zu schützen; so kann man z. B. Meerschweinchen gegen hoch virulentes Tetanustoxin völligen Infektionsschutz verleihen. Dieselbe Methode wendet man bei der Immunisierung von Pferden vermittelst nicht modifizierter Toxine an. Während einer je nach der Disposition des Tieres mehr oder minder langen Periode injiziert man nur die Mischung von Toxin und Lugolscher Lösung. Wenn das Pferd einen hinreichenden Giftschutz erworben hat, geht man zu allmählich gesteigerten Dosen von reinem Toxin über.

Zur Immunisierung von Säugetieren jeder Größe (Meerschweinchen, Kaninchen, Hund, Pferd) gegen Schlangengift wendet Calmette in Lille

---

[1] Berl. klin. Wochenschrift, 1890, Nr. 48.
[2] Annales de l'Inst. Pasteur, 1892, Bd. VI, p. 225.
[3] C. r. de l'Acad. des Sc., 1894, 5. Februar; C. r. de la Soc. de Biologie, 1894, 10. Februar.
[4] Deutsche med. Wochenschrift, 1890, pp. 1145, 1245.

ein durch chemische Einwirkung verändertes Gift an, jedoch in einer von der soeben beschriebenen abweichenden Weise. Mehrere Wochen hindurch injiziert er eine Mischung von Schlangengift und Chlorkalk (in einer Lösung von 1 : 60); mit den einzelnen Dosen nimmt die Menge des Giftes progressiv zu, diejenige des Chlorkalks ab. Nach dieser Behandlung besitzen die Tiere Immunität gegen eine tödliche Dosis des nicht modifizierten Giftes und können noch an höhere Giftmengen gewöhnt werden.

In den letzten Jahren hat man Pferde gegen Bakteriengifte, besonders gegen das Diphtherietoxin, in der Weise immunisiert, dass man ihnen eine Mischung von Toxin und Antitoxin oder eines nach dem andern injizierte. Diese Anordnung hat zuerst Babes[1]) als eine erfolgreiche Methode empfohlen. Pawlovsky und Maksoutow[2]) und besonders Nikanoroff[3]) haben sich mit dieser Frage beschäftigt und sehr günstige Erfahrungen mit der Methode gemacht; auch von Behring[4]) hält diese Methode in gewissen Fällen für zweckmäßig. So empfiehlt er bei Immunisierung von Meerschweinchen »zur Anfangsbehandlung Mischungen von Antitoxin und Gift mit unausgeglichenem Giftrest« zu benutzen. »Meerschweinchen, deren isopathische Immunisierung gegenüber dem Tetanusgift mir auf keine andere Art gelingen wollte, können so mit Leichtigkeit zu den höchsten Immunitätsgraden gebracht werden.« Aber für alle Arten von Immunisierung gegen Toxine ist diese Methode nicht anwendbar, und Roux hat dieselbe nach vielen Versuchen für nicht ausreichend erklärt.

Die Schutzimpfung durch eine Mischung von Toxin und Antitoxin wird häufig als die Immunisierung durch »Toxone« bezeichnet. Unter Toxon versteht Ehrlich[5]) »ein primäres Produkt des Diphtheriebacillus«, welches den Antikörper genau ebenso, nur in bedeutend geringerem Grade, zu binden vermag wie das eigentliche Toxin. Zu der Entdeckung der Toxone wurde Ehrlich durch die Feststellung der grundlegenden Thatsache geführt, dass, wenn man zu einem nicht toxischen Gemisch von Diphtherietoxin und Antitoxin eine oder mehrere tödliche Toxinmengen hinzufügt, das betreffende Tier nicht erkrankt. Erst bei Zusatz der 20 fach tödlichen Menge von Diphtherietoxin gelingt es, eine tödliche Intoxikation herbeizuführen. Zur Erklärung dieser paradoxen Beobachtung glaubte Ehrlich unter den löslichen Produkten des Diphtheriegiftes zwei Gifte unterscheiden zu müssen: Das zum Antitoxin eine starke Affinität besitzende Toxin und das Toxon, dessen Avidität gegen den Antikörper bedeutend geringer ist. Setzt man zu einer inaktiven Mischung von Diphtheriebacillengift und von Antitoxin eine neue Menge des Diphtheriegifts, so tritt das neu hinzukommende Toxin — infolge seiner höheren Affinität — an die Stelle des Toxons der ursprünglichen Mischung. So kommt es, dass in einer Mischung, welcher man eine oder mehrere tödliche Dosen Diphtheriegift zusetzt, allein das Toxon frei bleibt, da die Gesamtmenge des Toxins mit dem Antikörper sich verbindet. Da nun

---

[1]) Bullet. de l'Acad. de Méd., Paris, 1895, Bd. XXXIV, p. 216.
[2]) Zeitschr. f. Hygiene, 1896, Bd. XXI, p. 485.
[3]) Über die Bereitung eines starken Diphtherieantitoxins, Petersburg, 1897 (russisch).
[4]) Allgem. Therapie der Infektionskrankheiten, p. 1093.
[5]) Deutsche med. Wochenschr., 1898, p. 597.

das Toxon nur in geringem Grade toxisch ist, so tritt eine ernstliche Erkrankung nicht auf.

Madsen[1] hat sich der Toxontheorie angeschlossen und nimmt an, dass das Toxon weder Nekrose, noch Haarverlust erzeugt, sondern nur eine geringe Infiltration an der Inokulationsstelle und spät auftretende Lähmungen im Gefolge hat. Empfindliche Tiere gehen an der Toxoninjektion zu Grunde, allerdings viel später als nach der Darreichung des Toxins.

Die Ehrlichsche Schule hat den Begriff Toxon noch auf Produkte anderer Bakterien ausgedehnt. So hat Madsen[2] ein Toxon des die Erythrocyten auflösenden Teils des Tetanusgiftes — das Ehrlichsche Tetanolysin — beschrieben. M. Neisser und Wechsberg[3] nehmen das Vorhandensein eines Toxons in dem von den Staphylokokken erzeugten Gift an.

Neben Toxin und Toxon giebt es nach Ehrlich im Diphtheriegift Toxoide. Während nun das Toxon ein Produkt des Diphtheriebacillus selbst ist, stellen die Toxoide (Protoxoide, Syntoxoide)[4] eine von der Wirkung des Bacillus unabhängige Modifikation des Toxins dar. Die Toxoide sind zwar nicht toxisch, haben aber die volle Avidität gegen das Antitoxin beibehalten. Nach Ehrlich verliert das Toxinmolekul unter dem Einfluss gewisser Faktoren seine toxophore Gruppe und behält seine haptophore Gruppe bei. Demnach würden die Toxoide die haptophore Gruppe des Toxins repräsentieren. Ohne die Tiere schädigen zu können, würden sie im stande. sein, das Antitoxin zu neutralisieren und die Bildung neuer Antikörper in dem betreffenden Organismus anzuregen. Bei den Versuchen, welche nach der Methode von Babes und der anderen genannten Forscher unternommen worden sind, würde es sich also um eine Immunisierung durch Toxoide handeln.

Aber auch die Toxone vermögen sowohl gegen Toxine, als auch gegen Toxone Immunität zu verleihen und die Bildung eines Antitoxins gegen die beiden Gifte hervorzurufen. Diese Behauptung haben Madsen[5] und Dreyer[6] auf dem Pariser internationalen Kongress (1900) ausgesprochen.

Vermittelst der soeben kurz aufgezählten Methoden gelingt es, Tieren echte erworbene Immunität gegen die verschiedenen Bakterientoxine und andere Gifte zu verleihen. Mit den Impfmethoden dagegen, welche, wie wir im VIII. Kapitel sahen, einen Schutz gegen die Bakterien selbst verschaffen, erwerben die behandelten Tiere keine Immunität gegen die entsprechenden Bakteriengifte; die Tiere verhalten sich bezüglich ihrer Disposition gegen dieselben genau ebenso wie die nicht geimpften Kontrolltiere. Tiere, die gegen ein Bakterium so hoch immunisiert waren, dass sie ganz enorme Dosen desselben vertrugen, fielen der einfach tödlichen Dosis des Toxins dieses Bakteriums sofort zum Opfer. Von Behrings Versuch,

---

[1] Zeitschr. f. Hygiene, 1897, Bd. XXIV, p. 425.

[2] Annales de l'Inst. Pasteur, 1899, Bd. XIII, pp. 568, 801.

[3] Zeitschr. f. Hygiene, 1901, Bd. XXXVI, p. 325.

[4] Epitoxoid = Toxon (nach Ehrlich). Der Übers.

[5] Comptes rendus du Congrès international de Médecine, Paris 1900; Bakteriologische Sektion, 1901, p. 40.

[6] Ibid., p. 45; — Zeitschr. f. Hygiene, 1901, Bd. XXXVII, p. 250.

eine Immunität gegen das Choleratoxin zu erhalten, ist daher als ein bemerkenswerter Fortschritt anzusehen. Bis dahin hatte man verschiedene Tierspecies häufig gegen Choleravibrionen hoch immunisiert, aber keines dieser Tiere besaß auch nur den geringsten Widerstand gegen das Gift des Vibrio. Ransom[1]) hat nun auf Anregung von von Behring versucht, Meerschweinchen mit filtrierten Kulturflüssigkeiten von Choleravibrionen zu immunisieren. Zu diesem Zweck musste er dafür sorgen, dass diese Flüssigkeiten eine so hohe Virulenz besaßen, dass sie mit Sicherheit die Kontrolltiere töteten. Das Ergebnis seiner Versuche bestätigte die Behringsche Annahme: Er war bald im Besitze von Meerschweinchen, welche eine deutliche Immunität gegen das Toxin der Choleravibrionen besaßen. Dagegen war Ransom auf einem falschen Wege, wenn er aus seinen Versuchen schloss, dass in allen Fällen von erworbener Immunität gegen den Choleravibrio es sich im Grunde genommen stets um eine rein antitoxische Immunität handelte. Eine Arbeit aus dem Institut Pasteur[2]) bestätigte zwar die Richtigkeit der Versuche Ransoms, führte jedoch zu einer abweichenden Interpretation derselben. Nach dieser Arbeit beruht die Immunität gegen den Vibrio nicht auf einem Schutz gegen das Toxin desselben, und Immunität gegen Bakterium und diejenige gegen das Bakteriengift sind zwei grundverschiedene Dinge. Die durch die Bakterien selbst erreichte Immunität schützt nur gegen Bakterien und nicht gegen deren Toxine. Durch Injektion des Toxins des Choleravibrio erreicht man andererseits nicht nur Schutz gegen das Choleratoxin, sondern auch gegen den Vibrio selbst. Behandelt man ein Tier mit ganzen Cholerakulturen oder auch nur mit den Vibrionenkörpern, so bringt man in den Organismus auch gleichzeitig das Toxin, aber dies vermag bei dieser Versuchsanordnung antitoxische Immunität nicht zu erzeugen. Es macht den Eindruck, als hindere die Gegenwart der Vibrionen die Bildung von Antitoxin.

Bald darauf hat Wassermann[3]) zeigen können, dass für den Bacillus pyocyaneus die Verhältnisse ebenso liegen. Mit dem Bacillus selbst hat er Meerschweinchen nur gegen die Infektion mit dem Bacillus immunisieren können, mit den von den Bacillen befreiten Bouillonkulturen wurde dagegen Immunität sowohl gegen das Pyocyaneusgift als auch gegen die durch den Bacillus selbst erzeugte Peritonealinfektion erreicht. Gegen Typhus- und einige andere Bacillen konnten ebenfalls die beiden Arten von Immunität erworben werden.

Bei der Immunisierung von Organismen gegen Toxine beobachtet man gewisse mehr oder minder konstante Symptome, von denen besonders die Temperatursteigerung, die lokale Reaktion und die Veränderungen der Körperflüssigkeiten zu nennen sind.

Fieber tritt bei der Immunisierung der Säugetiere regelmäßig auf, und zwar fast stets unmittelbar im Anschluss an die Toxininjektion. Bezüglich der Höhe und der Intensität des Fiebers kommen verschiedene Variationen vor, so dass man die Temperaturverhältnisse nicht als einen Indikator für das Ergebnis der Impfungen ansehen darf.

---

[1]) Deutsche med. Wochenschrift, 1895, Nr. 29.
[2]) Annales de l'Inst. Pasteur, 1896, Bd. X, p. 257. Metschnikoff, Roux und Salimbeni: Toxine et antitoxine cholériques.
[3]) Zeitschr. f. Hygiene, 1896, Bd. XXII, p. 312.

Örtliche Reaktionen werden ebenfalls häufig im Laufe der Immunisierung beobachtet. Von Behring[1] hat sich mit diesem Symptom besonders beschäftigt. Zusammen mit seinen Mitarbeitern stellte er fest, dass unvorbehandelte Pferde, denen man subcutan große oder kleine Mengen Tetanustoxin injiziert, an der Inokulationsstelle keine Infiltration zeigen. Pferde, die infolge einer Intoxikation sterben, und solche, welche durch das Toxin nicht getötet werden, reagieren ebenfalls an der Injektionsstelle nicht. Bei Pferden, welche immunisiert werden und periodisch immer höhere Toxinmengen erhalten, tritt dagegen regelmäßig an der Injektionsstelle eine deutliche Schwellung auf. Diese Verschiedenheit in der Reaktion erklärt von Behring durch die ursprüngliche Unempfindlichkeit, welche die bei der Exsudation ins subcutane Gewebe beteiligten Zellen gegen das Tetanustoxin besitzen. Erst im Verlaufe der Immunisierung werden diese Zellen empfindlich und reagieren deutlich auf den gesetzten Reiz.

Nach unserer Auffassung beruht das Auftreten der Reaktion während der Immunisierung darauf, dass im Verlaufe derselben die ursprüngliche negative Chemotaxis der die Reaktion hervorrufenden Zellen sich in positive Chemotaxis verwandelt. Dass diese Zellen nicht schon von Beginn an reagieren, liegt nicht etwa daran, dass sie gegen das Toxin nicht empfindlich sind, sondern beruht vielmehr auf der Thatsache, dass die Zellen gegen das Gift sogar eine Hyperästhesie besitzen. Im Laufe der Immunisierung gewöhnen sie sich allmählich so sehr an das Gift, dass sie auf den Reiz durch eine reaktive Entzündung antworten. Diese Interpretation passt auch besser zu der Thatsache, dass während der Immunisierung, besonders während derjenigen gegen die Toxine, im Blute meist eine stark ausgesprochene Hyperleukocytose besteht. Bekanntlich ist aber die Hyperleukocytose eines der deutlichsten Zeichen positiver Chemotaxis der weißen Blutkörperchen. Allerdings gehen die Meinungen der Autoren über die Reaktion des Blutes während der Immunisierung auseinander. Besredka[2] hat sich auf Grund seiner Versuche folgendermaßen ausgesprochen: »Im Verlaufe der Immunisierung gegen das Diphtherietoxin beobachtet man stets eine deutliche Reaktion bei der Ziege, sei es im Beginn oder in vorgeschritteneren Stadien der Behandlung, dieselbe ist besonders gut in den unmittelbar auf die Injektion folgenden Stunden zu erkennen« (p. 322). In einem dieser Frage gewidmeten Aufsatze äußern sich Nicolas und Courmont[3] dahin, dass die Hyperleukocytose bei der Immunisierung nicht vorhanden zu sein braucht. Aus den Protokollen dieser beiden Forscher ersieht man jedoch, dass bei den an Pferden unternommenen Immunisierungsversuchen gegen Diphtherietoxin die Zahl der weißen Blutkörperchen häufig beträchtlich vermehrt war. Dieselben haben sogar mehrfach das Auftreten von Infiltration, selbst von Eiterung an der Injektionsstelle beobachtet. Die Beteiligung der Leukocyten an dem Auftreten dieser Impfreaktion lässt sich demnach bei den Nicolas-Courmontschen Versuchen nicht leugnen. Nicolas, Courmont und Prat[4] haben sodann über denselben Gegenstand eine zweite Arbeit ver-

---

[1] Allg. Therapie der Infektionskrankheiten, p. 1052.
[2] Annales de l'Inst. Pasteur, 1898, Bd. XII, p. 318.
[3] Arch. de médec. expérim., 1897, Bd. IX, p. 770.
[4] Journal de physiologie et de pathologie générales, 1900, Bd. II, p. 973.

öffentlicht, in welcher sie die Zwecklosigkeit der Hyperleukocytose bei
der Immunisierung gegen das Diphtherietoxin nochmals nachzuweisen
suchen. Sie teilen über ihre an verschiedenen Tierspecies gemachten
Versuche genaue Daten mit und legen besonderes Gewicht auf die Bedingungen, unter denen die Hyperleukocytose nicht auftrat. »Die Anfangs-
dosen waren stets nur gering und zur Abschwächung mit Lugolscher
Lösung vermischt; erst allmählich sind wir zu stärkeren Dosen übergegangen — denn diese Kautele ist unumgänglich nothwendig,
um Schwankungen in der Zahl der Leukocyten[1]) zu vermeiden —
und haben so eine starke und verhältnismäßig schnell auftretende Immunität erzielt« (p. 974). Diese besonderen Vorsichtsmaßregeln, welche zur
Verhinderung der Hyperleukocytose getroffen werden, sind gerade ein
Beweis dafür, dass dies Symptom so häufig im Laufe der Immunisierung
auftritt. Es ist klar, dass man, wenn man nur sehr langsam, mit kleinen
Toxinmengen, vorgeht, die Leukocytose vermindern, ja selbst unterdrücken
kann; hieraus darf man jedoch noch nicht den Schluss ziehen, dass die
Leukocytose für die Immunisierung bedeutungslos ist. Nur in ganz besonderen Fällen konnte also festgestellt werden, dass trotz des Auftretens
der Reaktion die Zahl der weißen Blutkörperchen nicht vermehrt war.
Wie man aus den Protokollen entnimmt, gelang es den Forschern trotz
aller Vorsichtsmaßregeln nicht, das Auftreten der Hyperleukocytose zu
vermeiden. In den Fällen, in welchen sie die Leukocyten mehrfach täglich zählten, war stets Vermehrung derselben nachweisbar. An dieser
Stelle sei noch daran erinnert, dass Salomonsen und Madsen bei dem
Berichte über die Immunisierung eines Pferdes gegen Diphtherietoxin (l. c.)
das häufige Auftreten von Infiltraten und Abscessen hervorheben. In der
Mehrzahl ihrer Fälle war der Eiter steril, so dass wahrscheinlich die
Leukocyten auf Grund eines durch das Diphtherietoxin ausgeübten Reizes
sich an der Injektionsstelle angesammelt haben.

Die bei weitem bedeutendste Veränderung, welche sich im Organismus
während der Immunisierung gegen Toxine vollzieht, besteht in dem Auftreten antitoxischer Eigenschaften im Blute und in den übrigen Körperflüssigkeiten. Diese Entdeckung haben bekanntlich zuerst von Behring
und Kitasato[2]) in dem Blute von gegen Tetanus immunisierten Kaninchen
gemacht. Das Blut oder Blutserum dieser Tiere, mit einer tödlichen Dosis
Tetanustoxin vermischt und einem Versuchstier injiziert, verhindert bei
demselben das Auftreten von Tetanus. Anfangs ließen von Behring
und Kitasato das Gemisch 24 Stunden in vitro stehen, bevor sie es
Tieren injizierten. Später stellten sie fest, dass diese längere gegenseitige
Einwirkung der Flüssigkeiten aufeinander unnötig sei, und injizierten
nunmehr das antitoxinhaltige Serum und das Toxin gleichzeitig, sogar
an verschiedenen Stellen des Körpers. Bei Diphtherie gingen die beiden
Forscher in derselben Weise vor, und sowohl für Tetanus wie für Diphtherie sind ihre Ergebnisse von vielen Autoren bestätigt worden.

Man hat sich einige Zeit damit begnügt, nur die kleinen Versuchstiere
zu immunisieren und die antitoxische Kraft ihres Blutserums festzustellen.
Später ging man dazu über, große Tiere, besonders Pferde, zu immunisieren, um im großen Maßstabe die Heilsera gegen Diphtherie und Tetanus

---

[1]) = les variations leukocytaires. D. Übers.
[2]) Deutsche med. Wochenschrift, 1890, Nr. 49, p. 1113.

darzustellen. Bei diesen Arbeiten konnten die Haupteigenschaften der antitoxischen Flüssigkeiten entdeckt werden. Man hat versucht, aus dem Blutserum das Antitoxin zu isolieren, um die Wirkung desselben durch die Gegenwart inaktiver Substanzen nicht zu vermindern. Diese Absicht musste jedoch bald aufgegeben werden, da es sich zeigte, dass das Antitoxin sich nicht rein darstellen ließ. Das Antitoxin ist eine nicht krystallisierbare Substanz von unbekannter chemischer Konstitution, ist jedoch mit den Eiweißkörpern des Serums nahe verwandt. Meist wird dasselbe auch zu diesen Körpern hinzugerechnet, ohne dass diese Annahme irgendwie begründet ist. Von Behring[1]), welcher diese Frage zusammen mit Knorr untersucht hat, behauptet, dass das Tetanusantitoxin mit den Eiweißstoffen nichts zu thun habe. Die Forscher stellten fest, dass das Antitoxin durch Membranen dialysiert, dass jedoch die dialysierte Flüssigkeit die für die Albuminate charakteristischen Reaktionen nicht giebt. Jedoch genügt dies negative Resultat nicht, um den eiweißähnlichen Bau der Antitoxine zu leugnen. Als Nencki und Sieber[2]) mit dem verdauenden Saft von Nepenthes (der bekannten Insekten fressenden Pflanze) Eiweißreaktionen anzustellen versuchten, hatten sie ein negatives Ergebnis; nachdem sie jedoch den Saft im luftleeren Raum konzentriert hatten, konnte in demselben Eiweiß durch Salpetersäure, Essigsäure, Ferrocyanwasserstoffsäure und das Millonsche Reagens nachgewiesen werden.

Die Antitoxine werden zusammen mit den Globulinen gefällt und zeichnen sich im allgemeinen durch einen starken Widerstand gegen chemische und physikalische Einflüsse aus. In dieser Beziehung ähneln sie den schon erwähnten Agglutininen, Zwischenkörpern und Präcipitinen und bilden einen Gegensatz zu den Alexinen. Die Antitoxine halten für Alexine schädliche Temperaturen aus und werden erst bei 60°—65° vernichtet. Sie besitzen höhere Widerstandskraft als die empfindlichen Tetanus- und Diphtherietoxine, sind aber weniger resistent als das Toxin des Choleravibrio und des Bacillus pyocyaneus und als die nicht bakteriellen Gifte. Als Rückstand der verdampften Sera trocken und gegen Licht- und Luftzutritt geschützt aufbewahrt, halten sich die Antitoxine sehr lange, ohne eine wesentliche Abschwächung ihrer Eigenschaften zu erfahren; ein Umstand, der in praxi von großer Bedeutung ist.

Die Antitoxine, welche in dieser Beziehung auch den Zwischenkörpern und den Agglutininen ähneln, sind humorale Substanzen im reinsten Sinne des Wortes. Man findet sie nicht nur in künstlich hergestellten Seris, sondern auch im Plasma des cirkulierenden Blutes, sowie in der Lymphe und den Exsudaten. Vaillard und Roux[3]) haben festgestellt, dass das klare und zellfreie Serum des Ödems, welches bei gegen das Tetanustoxin immunisierten Kaninchen erzeugt wird, ebenso antitoxisch ist wie das Blut des Kaninchens. Selbst der Humor aqueus eines hoch immunisierten Tieres ist antitoxisch, wenn auch in geringerem Grade; dagegen zeigen Speichel und Urin sehr geringe antitoxische Kraft, selbst wenn sie von Tieren stammen, die gegen Tetanustoxin hoch immunisiert sind. Die Milch ist nach Ehrlich[4]) stark antitoxisch, allerdings in geringerem

---

[1]) Die praktischen Ziele der Blutserumtherapie, Leipzig, 1892, p. 52.
[2]) Zeitschr. f. physiol. Chemie, 1901, Bd. XXXII, p. 318
[3]) Annales de l'Inst. Pasteur, 1893, Bd. VII, p. 81.
[4]) Zeitschr. f. Hygiene, 1892, Bd. XII, p. 183.

Grade als das Blut. Nach der Berechnung von Ehrlich und Wassermann[1]) enthält die Milch des immunisierten Tieres 15—30 mal weniger
Diphtherie- und Tetanustoxin als das Blut des betreffenden Tieres; auch
der Eiter hatte stets geringere antitoxische Eigenschaften als das Blut
und das Blutserum. Nach Roux und Vaillard (l. c. p. 82) war im Eiter
von Kaninchen, welche gegen Tetanustoxin immunisiert waren, 6—8 mal
weniger Antitoxin vorhanden als in dem Blutserum dieser Tiere. Bei
dem gegen Diphtherie immunisierten Pferde von Salomonsen und
Madsen[2]) war das Zellensediment des Eiters nur halb so antitoxisch
als das Blut.

Um in den Körperflüssigkeiten Antitoxin zu entwickeln, brauchen die
Tiere selbst nicht zu Species zu gehören, welche gegen das betreffende
Toxin empfindlich sind. Tiere, welche von Natur gegen das Diphtherie-
und Tetanusgift immun sind, vermögen trotzdem Antitoxin gegen die betreffenden Gifte zu produzieren.

Diese Thatsache hat Vaillard[3]) für das Huhn festgestellt. Wenn
man diesem gegen Tetanus natürlich immunen Vogel einmal oder mehrmals Tetanustoxin injiziert, so erwirbt das Blut des Tieres in den meisten
Fällen deutlich antitoxische Eigenschaften gegen das Starrkrampfgift.
Vaillard hat beobachtet, dass bei der Immunisierung der Hühner das
Eiereiweiß zu einer Zeit noch keine antitoxische Kraft besitzt, zu welcher
diese Kraft bei den Körperflüssigkeiten schon deutlich nachweisbar ist.
Das Antitoxin passiert demnach nicht in das Eiereiweiß, während es bei
den Säugetieren stets in die Milch übergeht. Andererseits hat F. Klemperer[4]) gezeigt, dass der Vitellus von Hühnern, welche gegen Tetanus
immunisiert werden, in kurzer Zeit sehr deutliche antitoxische Eigenschaften erwirbt.

Die Antitoxine, welche hauptsächlich in den Körperflüssigkeiten und
nur in geringen Mengen in den Zellen des Organismus enthalten sind,
üben eine bestimmte Wirkung auf die Toxine aus. Wie äußert sich nun
diese Wirkung? Diese Frage ist sehr eingehend untersucht und erörtert
worden, da sie von der größten Bedeutung für die Auffassung der erworbenen antitoxischen Immunität ist. In ihrer ersten diesbezüglichen
Arbeit äußern sich von Behring und Kitasato folgendermaßen:

»Das Blut des tetanusimmunen Kaninchens besitzt tetanusgiftzerstö-
rende Eigenschaften.« (D. med. W., 1890, p. 1113.)

Die Vorstellung, dass es sich um einen Zerstörungsprozess handele,
welcher dem Gift die toxische Kraft entziehe, lag naturgemäß nahe und
wurde sogleich von einer großen Anzahl von Gelehrten aufgenommen;
aber im Laufe der Zeit wurden einige wissenschaftlich festgestellte Thatsachen bekannt, auf Grund deren es nicht mehr angängig war, jene Annahme aufrecht zu erhalten. Zuerst hat Tizzoni auf einige Widersprüche
aufmerksam gemacht, welche zwischen der Destruktionstheorie einerseits
und den Vorgängen andererseits sich abspielen, die man bei mit Tetanustoxin und Antitoxin immunisierten Tieren beobachtet. Unabhängig von

---

[1]) Zeitschr. f. Hygiene, 1894, Bd. XVIII, p. 248.
[2]) Annales de l'Inst. Pasteur, 1897, Bd. XI, p. 324.
[3]) Comptes rendus de la Société de Biologie, 1891, p. 462; Ann. de l'Inst. Pasteur,
1892, Bd. VI, p. 229.
[4]) Arch. f. experim. Pathologie, 1893, Bd. XXI, p. 371.

Tizzoni führte Buchner[1] einige Thatsachen an, welche ihn zu dem Schlusse zwangen, dass das Antitoxin nicht unmittelbar auf das Toxin wirkt, sondern seinen Einfluss ausschließlich auf die lebenden Zellen des Organismus ausübt, indem es dieselben gegen die Intoxikation schützt. Buchners Hauptargument besteht in der Feststellung der Thatsache, dass Mischungen von Tetanustoxin und von antitoxinhaltigem Serum bei verschiedenen Tierspecies verschieden wirken. Es steht fest, dass das Meerschweinchen für Tetanus eine höhere Empfänglichkeit besitzt als die Maus. Um mit Tetanustoxin eine tödliche Vergiftung herbeizuführen, ist für das Meerschweinchen eine größere absolute Toxinmenge notwendig als für die Maus. Berücksichtigt man jedoch die Gewichtsverhältnisse dieser Tiere, so kommen wir zu ganz anderen Resultaten. Um ein Meerschweinchen zu töten, welches 20 mal mehr wiegt als eine Maus, genügt es, dem Meerschweinchen eine höchstens 10 mal größere Toxindosis zu injizieren. Buchner stellte eine Mischung von Tetanustoxin und Tetanusantitoxin her, welche bei der Maus nur vorübergehende oder gar keine Krankheitssymptome hervorruft. Nach der Buchnerschen Theorie sollte man nun annehmen, dass in dieser Mischung das Toxin völlig oder fast völlig durch das Antitoxin neutralisiert worden ist. Injiziert jedoch Buchner Meerschweinchen dieselbe Menge der Mischung, ohne dieselbe dem erhöhten Körpergewicht entsprechend zu vermehren, so erkrankt das Tier an Starrkrampf. In der Mischung ist also eine verhältnismäßig große Menge freien Toxins übrig geblieben, dessen pathogene Wirkung durch die Erkrankung des sehr empfindlichen Meerschweinchens zum Ausdruck gebracht worden ist.

Dieser Versuch von Buchner ist durch verschiedene Beobachter nachgeprüft und bestätigt worden. Roux und Vaillard[2] haben andere Versuche in demselben Sinne und mit demselben Erfolge angestellt. Die gleiche Mischung von Tetanustoxin und specifischem Serum, welche von normalen Meerschweinchen ohne Störung ertragen wird, erzeugt typischen Tetanus bei anderen ebenso schweren Meerschweinchen, welche kurze Zeit vorher gegen den Vibrio Massauah immunisiert worden und im übrigen völlig gesund sind. In einer zweiten Versuchsreihe haben sie Meerschweinchen eine sehr hohe Dosis Tetanusantitoxin, »welche gegen eine tausendfach tödliche Toxinmenge zu schützen im stande war«, und kurze Zeit darauf eine tödliche Tetanusdosis injiziert. Normale Tiere haben diesen Versuch gut überstanden, während Meerschweinchen, die mit Produkten anderer Bakterien vorbehandelt worden waren, an Starrkrampf erkrankten. Ähnliches ist mit Mischungen von Diphtherietoxin und -Antitoxin beobachtet worden. Aus all diesen Ergebnissen schließt Roux, dass die Antitoxine auf die Zellen wirken. Sodann sprechen nach seiner Ansicht gegen die Destruktionstheorie die Veränderungen, welche jene Mischungen von Toxin und Antitoxin infolge von Erhitzung erleiden. Auf die Anregung und unter Leitung von Roux hat Calmette[3] Untersuchungen über das Serum von gegen Schlangengift immunisierten Tieren gemacht. Die Mischung desselben mit Schlangengift in dem Verhältnis, dass das Gift inaktivirt wird, erlangt ihre Toxicität nach einer 5 Minuten

---

[1] Münchener med. Wochenschrift. 1893, p. 480.
[2] Annales de l'Inst. Pasteur, 1894, Bd. VIII, p. 724.
[3] Le venin des serpents, p. 58.

langen Erhitzung auf 68° wieder. Injiziert man die durch Erhitzung veränderte Mischung normalen Tieren, so erliegen dieselben, gleich als ob sie mit reinem Schlangengift vergiftet worden wären.

Durch die Erhitzung hat das Serum seine gesamte Antitoxinmenge verloren, dabei ist das Schlangengift, welches erst bei höherer Temperatur zerstört wird, völlig intakt geblieben. Ein ähnliches Resultat hat später Wassermann[1]) bei Versuchen über das Pyocyaneustoxin erhalten. Dies Toxin ist gegen noch höhere Temperaturen resistent als das Schlangengift, während das Antitoxin des Serums durch die gleiche Wärmeeinwirkung zerstört wird wie alle übrigen Antitoxine. Auf Grund dieser Thatsachen hat Wassermann die Mischung von Pyocyaneustoxin und antitoxischem Serum mit zwei Volumina destillierten Wassers vermischt und gekocht. Diese Mischung, welche vor der Erhitzung für Meerschweinchen völlig unschädlich war, bildete nach der Zerstörung des Antitoxins für das Versuchstier ein tödliches Gift.

Auf Grund dieser Erfahrungen kann die Theorie, dass die Wirkung des Antitoxins auf das Toxin in einer Zerstörung des letzteren bestehe, nicht aufrecht erhalten werden; auch von Behring und Ehrlich haben sich dieser Auffassung angeschlossen. Aber, wie schon Roux auf dem internationalen Kongress zu Budapest im Jahre 1894 ausgesprochen hat, beweist das Wiederauftreten der toxischen Wirkung des Giftes nach der Erhitzung der oben genannten Mischungen, dass, wenn es überhaupt zu einer Verbindung zwischen Toxin und Antitoxin kommt, dieselbe immerhin eine sehr labile sein muss. Diese Folgerung kann man auch aus dem Versuch von Wassermann ziehen. Gegenwärtig nimmt die Mehrzahl der Gelehrten an, dass das Antitoxin sich mit dem Toxin zu einem inaktiven und labilen Körper verbindet, welcher durch Erhitzung und durch andere Faktoren wieder dekomponiert werden kann. Die Untersuchungen, welche über die Wirkung des Antitoxins in vitro gemacht worden sind, sprechen ebenfalls für unsere Auffassung.

Schon die Untersuchungen von Denys und van de Velde[2]) sprachen für die Annahme einer unmittelbaren Wirkung gewisser Antitoxine. Sie stellten fest, dass das Serum von gegen den Staphylokokkus immunisierten Tieren in vitro ein specifisches Toxin zu neutralisieren vermag, welches van de Velde mit dem Namen »Leukocidin« bezeichnet hat. Setzt man diesem Toxin einen Tropfen Kaninchenexsudat zu, so zerstört es in kurzer Zeit die weißen Blutkörperchen, und zwar nur das Protoplasma und nicht den Kern derselben. Stellten aber die beiden Autoren in vitro eine Mischung von Leukocyten, Leukocidin und von Antileukocidin her, so blieben die Leukocyten in dieser Mischung lange Zeit unverändert. Die Wirkung des Leukocidins wurde also durch die Gegenwart des specifischen Antikörpers aufgehoben. Bail[3]) und andere Autoren haben die Ergebnisse dieser Versuche bestätigt und dieselben noch auf andere Bakteriengifte ausgedehnt. So produziert auch der Bacillus pyocyaneus ein Leukocidin, welches die weißen Blutkörperchen tötet und ihren Inhalt auflöst[4]). Um die Versuche mit diesen Leukocytengiften und mit den

---

1) Zeitschrift für Hygiene, 1896, Bd. XXII, p. 263.
2) La Cellule, 1896, Bd. XI, p. 359; Annales de l'Inst. Pasteur, 1886, Bd. X, p. 580.
3) Arch. f. Hygiene, 1897, Bd. XXX, p. 349.
4) Gheorghiewsky, Annales de l'Inst. Pasteur, 1899, Bd. XIII, p. 299.

entsprechenden Antitoxinen zu erleichtern, haben Neisser und Wechsberg[1]) im Institut für experimentelle Therapie zu Frankfurt a. M. eine
Methode angegeben, vermittelst welcher man im Reagenzglas die Zer-
störungsvorgänge bei den Leukocyten und die Wirkung des Antitoxins
beobachten kann, ohne dass man das Mikroskop anzuwenden braucht.
Das Verfahren dieser Forscher beruht auf der von Ehrlich entdeckten
Thatsache, dass lebende Zellen Methylenblau reduzieren und durch Re-
duzierung entfärben. Man bringt nun in ein Reagenzglas Leukocyten
aus aseptischen Exsudaten und gießt darüber eine schwache 2 % Methylenblaulösung. Um zu verhindern, dass diese Färbflüssigkeit durch den
Sauerstoff der Luft reoxydiert wird, bedeckt man die Oberfläche der
Flüssigkeit mit etwas flüssigem Paraffin. Falls die Leukocyten am Leben
sind, so entfärbt sich nach kurzer Zeit, etwa innerhalb von zwei Stunden,
die untere Schicht des blaugefärbten Inhalts. Sind aber die Blutkörperchen abgetötet, so tritt keine Entfärbung mehr auf. Setzt man nun dieser
Mischung Leukocidin oder Leukocidin plus Antileukocidin hinzu, so kann
man mit bloßem Auge nicht nur die Vorgänge, die sich im Reagenzglas
abspielen, beobachten, sondern auch einen direkten Schluss auf die quantitativen Verhältnisse von Gift und Gegengift ziehen.

Die mitgeteilten Versuche heben jeden Zweifel darüber auf, dass das
Antitoxin direkt auf das Leukocidin wirkt. Ähnliche Fakta sind bei
anderen organischen Giften und den entsprechenden Gegengiften festgestellt worden. Kurze Zeit nach der Entdeckung des Antileukocidins
zeigte Kanthack in der physiologischen Gesellschaft zu London Reagenz-
gläser, in denen die koagulierende Wirkung des Kobraschlangengiftes
auf das Blut durch das entsprechende Gegengift annuliert worden war.
Aber von allen Versuchen, die zum Nachweis der direkten Einwirkung
des Antitoxins auf das Toxin gemacht worden sind, hat das Ehrlichsche
Experiment für das Studium dieser Frage die größte Bedeutung gewonnen.
Ehrlich[2]) hat seine Versuche an dem Ricin angestellt, welches nach den
Untersuchungen von Kobert die Eigenschaft besitzt, die roten Blutkörperchen des defibrinierten Blutes zu agglutinieren. Diesen Vorgang
kann man in vitro leicht beobachten. In Röhrchen, welche rote Blutkörperchen enthalten, agglutiniert der Zusatz von Ricin diese Zellen,
dieselben sinken zu Boden, so dass an der Oberfläche eine klare Flüssigkeit schwimmt. Ehrlich setzte nun allmählich größere Mengen von
antiricinhaltigem Serum den Röhrchen zu, in welchen sich Blut und Ricin
befanden, und er konnte feststellen, dass geringe Mengen von Antiricin
die Fällung der roten Blutkörperchen nur verzögerten, während stärkere
Dosen das Auftreten der Agglutination völlig aufhoben. Bei der Prüfung
der Mengenverhältnisse von Ricin und Antiricin, welche zur Verzögerung
und zur völligen Aufhebung der Vergiftung nötig sind, fiel dem Gelehrten
der Parallelismus auf, welcher zwischen der Wirkung des Antitoxins in
dem lebenden Organismus und in vitro besteht.

Das Studium der Anticytotoxine, von denen wir schon im fünften
Kapitel gesprochen haben, bot eine erneute Gelegenheit, die Wirkung
der Antitoxine in vitro klar zu legen. Camus und Gley und Kossel
haben dieselbe zuerst in vitro bei dem gegen das Aalichthyotoxin dar-

---

1) Zeitschr. f. Hygiene, 1901, Bd. XXXVI, p. 330.
2) Fortschritte der Medizin, 1897, Bd. XV, p. 41.

gestellten Antikörper konstatiert. Dasselbe Phänomen ist bei den Antihämolysinen und den Antispermotoxinen zu wiederholten Malen beobachtet
worden.. Die gegen den Effekt der Diastase gewonnenen Sera wirken
ebenfalls in vitro, und da diese Reaktion an löslichen Fermenten, welche
mit unorganisierten Substanzen in Berührung gebracht werden, sich gut
zeigen lässt (Gelatine, Kasein), so liegt wiederum ein Beweis für den
chemischen Charakter dieser Reaktion vor. Von Dungern, Briot und
Morgenroth haben über diesen Gegenstand genaue Ergebnisse veröffentlicht.

C. I. Martin und Cherry[1]) sind auf einem anderen Wege zum
Nachweis der direkten Wirkung der Antitoxine auf die für den Organismus giftigen Toxine gelangt. Zu diesem Zweck benutzten sie Schlangengift, von dem sie Mischungen mit dem entsprechenden Gegengift her-
stellten. Diese Mischungen wurden unter hohem Druck filtriert, und
zwar durch eine Lage von Gelatine, in der Annahme, dass, wenn das
Toxin und das Antitoxin nicht eine chemische Verbindung eingingen, nur
das Gift den Filter passieren würde, da die Moleküle desselben bedeutend
kleiner sind als diejenigen des Gegengiftes. Das Filtrat müsste demnach
für Tiere deutlich toxisch sein, während die ursprüngliche Mischung für
dieselben vor der Filtrierung keine Giftigkeit besaß. Die beiden Forscher
ließen nun Gift und Gegengift verschieden lange Zeit mit einander in
Berührung, bevor sie die Mischungen filtrierten. Das Ergebnis dieser Versuche war, dass, wenn die beiden Substanzen nur wenige Minuten mit
einander in Berührung gewesen waren, das Filtrat starke Giftigkeit
besaß, während nach einem etwa halbstündigen Zusammenbleiben von
Toxin und Antitoxin das Filtrat eine toxische Wirkung nicht mehr ausübte. Aus diesen Ergebnissen schließen die englischen Forscher, dass
das Antitoxin in eine chemische Verbindung mit dem Schlangengift tritt,
und dass diese Verbindung nicht momentan eintritt, sondern eine längere
Zeit zu ihrem Zustandekommen braucht.

Bei der Entstehung dieser chemischen Verbindung kommen neben der
Zeit noch andere Faktoren in Betracht, wie Ehrlich[2]) und Knorr[3])
festgestellt haben. Nach diesen Autoren neutralisiert das Antitoxin das
Toxin langsamer in verdünnten als in konzentrierten Lösungen. Daher
bekundet das Toxin, wenn es Tieren in zu schwachen Dosen injiziert
wird, seine Wirkung, bevor es durch das Antitoxin neutralisiert ist; und
so kann es leicht zu irrigen Ergebnissen kommen. Sodann übt nach der
Ansicht von Ehrlich und Knorr auch die Temperatur einen Einfluss
auf das Zustandekommen der chemischen Verbindung aus. Bei niedriger
Temperatur geht die Neutralisation der Toxine durch die Antitoxine langsamer vor sich als bei höheren Wärmegraden.

Für den rein chemischen Charakter der Kombination zwischen den
beiden Substanzen spricht auch die Thatsache, dass in den Fällen, in
denen eine völlige Neutralisation des Toxins zu stande kommt, die
chemische Verbindung nach dem Gesetz der Multipla auftritt; mit anderen

---

[1]) Proceedings of the Royal Society, 1898, Bd. LXIII, p. 423.

[2]) Klinisches Jahrbuch, 1897, Bd. VI, p. 13.

[3]) Fortschritte der Medizin, 1897, Bd. XV, p. 657; Münch. med. Wochenschr.,
1898, p. 321.

Worten, dass, um eine hundert mal größere Menge von Toxin unschädlich zu machen, eine um das gleiche vermehrte Antitoxindosis notwendig ist.

Aus alledem geht hervor, dass die Antitoxine unmittelbar auf die Toxine einwirken können. Aber wie soll man dies Ergebnis mit den oben gezogenen Schlüssen in Einklang bringen, nach denen man annehmen muss, dass der lebende Organismus selbst auf die Vergiftung durch Mischungen von Toxin und Antitoxin einen deutlichen Einfluss ausübt? Knorr[1] hat anfangs versucht, die Bedeutung der von Buchner und Roux festgestellten Thatsachen herabzusetzen; er war, im Gegensatz zu Buchner, der Ansicht, dass die Injektion von Mischungen, welche aus sehr hohen (20000 mal mehr als die einfach tödliche Dosis betragenden) Tetanustoxinmengen und den entsprechenden Quantitäten von Antitoxin bestanden, bei Meerschweinchen und Mäusen den gleichen Effekt ausübten. Durch Veränderung der zugesetzten Antitoxinmengen machte er die Mischung für die beiden Species in gleicher Weise unwirksam oder virulent. Aber die von Knorr gemachten Mitteilungen genügen schon, um gegen seine Resultate Stellung zu nehmen; denn sowohl in seinen Versuchen wie in denen von Buchner besaßen die Meerschweinchen thatsächlich gegen das Tetanustoxin eine viel höhere Empfänglichkeit und wurden durch Mischungen getötet, welche bei Mäusen nur eine mittelschwere Infektion hervorriefen.

Zur Erklärung des Buchnerschen Versuches hat man angenommen, dass die für das Meerschweinchen tödlichen, aber für Mäuse unwirksamen Mischungen ihre Toxicität dem Vorhandensein des »Tetanustoxons« und nicht demjenigen des echten Tetanusgiftes (»Tetanusspasmin«) verdanken. Der Begriff des Toxons ist, wie schon oben erwähnt, durch Ehrlich auf Grund seiner genialen Untersuchungen über den Bau des Diphtheriegiftes in die Wissenschaft eingeführt worden. Da nun aber die Toxone anders wirken müssen als die Toxine, so dürfte man auf die Wirkung der ersteren nur die Fälle beziehen, in denen die Meerschweinchen sterben, ohne die specifischen Starrkrampferscheinungen zu zeigen. Bei den Versuchen von Buchner gingen die Meerschweinchen in verhältnismäßig viel größerer Zahl zu Grunde, als die mit denselben Mischungen infizierten Mäuse, und zeigten die für Tetanus charakteristischen Symptome. Aber selbst, wenn man den Tod der Meerschweinchen auf eine Intoxikation durch das Toxon zurückführen dürfte, so würde auch diese Annahme an dem allgemeinen Ergebnis nichts ändern. Nach Ehrlich werden die Toxone von den Bakterien selbst in den Nährmedien produziert und bilden einen integrierenden Bestandteil der natürlichen Bakteriengifte; andererseits können die Toxone durch die antitoxischen Sera neutralisiert werden. Wenn also die Mischungen trotz des Vorhandenseins der gleichen Menge von Toxon und Antitoxin in denselben für Meerschweinchen giftiger sind als für Mäuse, so beweist dieser Umstand, dass bei der Reaktion auf die Bakteriengifte der Organismus selbst in einer besonderen Art mitwirken muss.

Weigert[2] giebt die Richtigkeit des Buchnerschen Versuches zu, erklärt denselben jedoch durch die Annahme einer im Organismus be-

---

[1] Experimentelle Untersuchungen über die Grenzen der Heilungsmöglichkeit des Tetanus, Marburg, 1895, pp. 14, 21.

[2] Ergebnisse d. allgem. Pathologie und pathol. Anatomie, 1898, Bd. IV, p. 121.

findlichen Substanz, welche zu dem Toxin eine starke Affinität besitzt.
Diese Substanz wäre nach Weigert im stande, die an sich unwirksame
Verbindung zwischen Antitoxin und Toxin wieder zu lösen, wie die
Wärmeeinwirkung in den Versuchen von Calmette und Wassermann.
In beiden Fällen würde das Toxin frei werden, um seine pathogene
Wirkung auszuüben. Diese Auffassung stimmt mit der direkten Beobach-
tung überein und hat daher vieles für sich, aber sie macht die Annahme
eines neuen Phänomens notwendig, welches nicht in vitro, sondern nur
im lebenden Organismus auftritt und welches sich bei Meerschweinchen
in anderer Weise abspielt als bei Mäusen.

Bei dem noch unvollkommenen Stande unserer Wissenschaft lassen
sich die Bedingungen schwer feststellen, unter denen das Toxin in einer
Toxin-Antitoxin-Mischung einerseits für den Organismus des Meerschweinchens virulent ist und andererseits für Mäuse eine viel geringere Pathogenität besitzt. Aber für denjenigen, welcher diesen komplizierten Vorgängen auf den Grund zu gehen versucht, sei ein anderer Fall von antitoxischer Wirkung erwähnt, in welchem die Verhältnisse sich wesentlich
einfacher gestalten.

Seit den Arbeiten von Lang, Heymans und Masoin[1] weiß man,
dass das Natriumhyposulfit die Blausäurevergiftung zu verhindern vermag.
Dies schreckliche Gift wird unwirksam gemacht, wenn man eine hinreichende Menge des genannten Natriumsalzes subcutan, intravenös oder
durch den Magen Tieren zuführt. Das Sulfit tritt an Stelle des Wasser-
stoffs der Blausäure, und das Gift geht in die für den Organismus unschädliche Sulfocyansäure über. Das Hyposulfit wirkt also wie ein Antitoxin gegen die Blausäure und zwar infolge des chemischen Substitutions-
prozesses zwischen zwei einfach gebauten Substanzen. Es ist nun bisher
niemals gelungen, diese Reaktion im Reagenzglas auszuführen, während
dieselbe im lebenden Körper mit größter Leichtigkeit vor sich geht. Man
muss daher eine besondere Einwirkung seitens des lebenden Organismus
annehmen, obwohl zugegeben werden muss, dass im Grunde genommen
die Umwandlung der toxischen Substanz in eine ungiftige Masse auf einer
chemischen Reaktion beruht. Wahrscheinlich vollziehen sich ähnliche Vorgänge auch bei der Wirkung der Bakteriengifte und ähnlicher Substanzen
(Toxalbumine etc.).

Die Zerstörung der Bakterien, welche leichter zu beobachten ist, da
man das Schicksal derselben im Organismus direkt verfolgen kann, giebt
uns ebenfalls wertvolle Aufschlüsse. Die unmittelbare Einwirkung der
Alexine auf gewisse Bakterien, wie den Choleravibrio, lässt sich ebenso
gut in vitro demonstrieren, wie der Einfluss von Antiricin auf Ricin.
Wollte man nun aus diesem Faktum den Schluss ziehen, dass bei der
Zerstörung der Bakterien der lebende Organismus völlig unbeteiligt ist,
dass diese Zerstörung vielmehr ähnlich vor sich geht wie das Pfeiffersche
Phänomen in vitro, so würde man zu einer sehr irrigen Auffassung gelangen. Aus den in den vorigen Kapiteln gemachten Ausführungen geht
hervor, dass die körnige Umwandlung der Vibrionen nur eine Teilerschei-
nung eines ganzen Komplexes von Symptomen darstellt, welche vorzugsweise dem Organismus selbst ihre Entstehung verdanken. In Wirklichkeit
spielen sich die Dinge meist in einer äußert komplizierten Weise ab,

---

[1] Archives internationales de Pharmacodynamie et de Thérapie, 1896, Bd. III, p. 77.

wobei direkte und indirekte Einwirkungen in wechselnder Intensität ihren Anteil haben. Wir haben früher gesehen, dass neben der körnigen Umwandlung, neben der Agglutination und neben der Immobilisierung die Aufnahme der Bakterien durch die weißen Blutkörperchen und die Zerstörung derselben in den Phagocyten von hoher Bedeutung sind. Der Schlussakt besteht stets in einer chemischen oder physikalisch-chemischen Einwirkung auf das Bakterium, aber die Wege, welche zu diesem Resultat führen, sind sehr verschiedene. Demnach liegt die Annahme nahe, dass der Mechanismus der gegenseitigen Wirkung von Toxin und Antitoxin aufeinander dem soeben geschilderten Prozesse analog ist.

So nützlich wie es war, zur Analysierung des Einflusses der Sera auf die Bakterien die Wirkung einfacherer Flüssigkeiten zu Anfang zu studieren, ebenso zweckmäßig ist es, dem Studium der echten Antitoxine eine Untersuchung des Einflusses anderer Gegengifte vorauszuschicken. In nicht seltenen Fällen üben normale Sera eine gewisse Wirkung auf die Toxine aus. So hat Pfeiffer[1]) beobachtet, dass das Blutserum der normalen Ziege tödliche, durch das Choleratoxin hervorgerufene Vergiftung zu verhindern vermag. Freund, Grosz und Jelinek[2]) haben eine ähnliche Wirkung der Lösungen von Nucleohiston bei der Diphtherieintoxikation festgestellt, und Kondratieff[3]) hat die gleiche Wirkung des Milzextraktes auf das Tetanustoxin beobachtet. Calmette[4]) hat unter Mitwirkung von Déléarde den Einfluss einer Reihe von Flüssigkeiten auf die Abrinvergiftung untersucht. Während physiologische Kochsalzlösung den Tod der Tiere nicht zu verhindern vermochte, übte frisch zubereitete Bouillon eine deutlich antitoxische Wirkung aus. Von den normalen Seris besitzt das Rinderserum in geringem Grade antitoxische Eigenschaften gegen das Tollwutgift; aber von den normalen Seris besitzen diejenigen von Tieren, welche gegen einige andere Gifte als das Abrin immunisiert sind (Tetanus-, Diphtherie-, Schlangengift-Antitoxin), die Fähigkeit, die Vergiftung durch Abrin zu verhindern. Diese Thatsachen schließen sich anderen an, welche Calmette[5]) schon früher festgestellt hatte: Das Serum von gegen Tetanustoxin immunisierten Tieren ist, wenn auch nur in geringem Grade, gegen das Schlangengift antitoxisch; das Serum der gegen Hundswut geimpften Kaninchen, welches nicht im stande ist, Tiere gegen die Hundswut selbst zu schützen, vermag jedoch gegen das Schlangengift einen deutlichen Schutz zu verleihen.

Das Serum der gegen das Schlangengift immunisierten Tiere ist, wie ich mehrfach selbst konstatiert habe, gegen das Gift der Skorpione antitoxisch. In all diesen Fällen war die Wirksamkeit der Sera am stärksten ausgesprochen gegen die Toxine, gegen welche die betreffenden Tiere ursprünglich immunisiert worden waren, und ihre Wirkung auf andere Gifte war stets bedeutend geringer. Ehrlich[6]) hat festgestellt, dass Tiere, welche gegen das Robin, das Toxalbumin der Robinia pseudoacacia, immunisiert sind, ein Serum liefern, welches nicht nur gegen Robin, sondern auch gegen Ricin antitoxische Eigenschaften besitzt. Die nicht

---

[1]) Zeitschr. f. Hygiene, 1895, Bd. XX, p. 210.
[2]) Centralbl. f. innere Medizin, 1895, pp. 913, 937.
[3]) Arch. f. exper. Pathol., 1896, Bd. XXXVI, p. 191.
[4]) Annales de l'Inst. Pasteur, 1896, Bd. X, p. 702.
[5]) Ibid., 1895, Bd. IX, p. 225.
[6]) Die Wertbestimmung des Diphtherieheilserums, 1897, p. 20.

specifische Immunisierung durch Immunsera darf natürlich nicht mit der
Schutzwirkung der normalen Sera der betreffenden Tiere identifiziert
werden. Die mit diesen Seris gemachten Kontrollversuche haben gezeigt,
dass dieselben keine antitoxische Wirkung auszuüben vermögen.

Wenn es zur Erklärung der nicht specifischen Wirkung der Sera noch
möglich war, anzunehmen, dass diese Flüssigkeiten eine unmittelbare Einwirkung auf die Toxine ausüben, so kann man für die antitoxische Wirkung der Bouillon diese Hypothese nicht mehr aussprechen. Die Bouillon
ist viel einfacher zusammengesetzt als die Sera, sie bildet einen ausgezeichneten Nährboden für die Bakterien und stellt zugleich ein Medium
dar, in welchem die Toxine sich gut entwickeln und lange Zeit halten.
Man kann daher eine direkte antitoxische Wirkung der Bouillon nicht
annehmen, dieselbe scheint vielmehr durch Stimulierung der Schutzkräfte
des Organismus einen mittelbaren Einfluss auszuüben. Es muss sich
hier also um ähnliche Verhältnisse handeln, wie bei der präventiven Injektion von Bouillon, von welcher wir ausführlich im X. Kapitel gesprochen haben. Zu diesen Fällen von indirekter Einwirkung ist auch
die antitoxische Eigenschaft des Blutes der Krebse gegenüber dem Gifte
der Skorpione zu rechnen. In einer Reihe von Versuchen haben wir feststellen können, dass das frische Blut von Krebsen die Vergiftung von
Mäusen durch Skorpionsblut zu verhindern vermag. In einer Dosis von
1,0—1,25 ccm einige Minuten oder eine Stunde vor der Injektion einer
tödlichen Dosis des Skorpionsgiftes eingespritzt, bekundet das Krebsblut
seine Wirkung in sehr wirksamer Weise. Man könnte nun annehmen,
dass der Krebs zu den gegen das Skorpionsgift immunen Tieren gehört.
Thatsächlich ist aber das Umgekehrte der Fall. Der Krebs ist gegen
jenes Gift sehr empfindlich, die tödliche Dosis für denselben ist viermal
kleiner als diejenige für die Maus. Das Blut des Krebses vermag demnach dies Tier selbst gegen das Skorpionsgift nicht zu schützen, verleiht
jedoch der mit diesem Blut vorbehandelten Maus Schutzkraft gegen dasselbe. Man könnte nun zu der Auffassung gelangen, dass erst nach der
Extraktion aus dem Organismus des Krebses das Blut desselben antitoxische Eigenschaften erwirbt. Die Erfahrung widerlegt auch diese Annahme: Denn, wenn wir das Blut eines Krebses einem anderen Krebse
in einer gleichen oder stärkeren Dosis injizierten wie der Maus, so gelang
es nicht, bei dem vorbehandelten Tiere die Vergiftung durch Skorpionsgift zu verhindern, obwohl wir in unseren Versuchen den Krebsen nur
ein Viertel der Giftdosis injiziert haben, welche den Mäusen ohne Schaden
eingespritzt werden konnte.

Demnach kommen wir zu dem Ergebnis, dass die antitoxische Eigenschaft des Krebsblutes für Mäuse nicht auf der Neutralisation des Giftes
beruht, sondern mittelbar durch gewisse Einflüsse seitens des Organismus
der Maus selbst hervorgerufen wird. Der Mechanismus dieser Wirkung
lässt sich im Augenblick nicht genauer feststellen. Man kann wohl annehmen, dass das Blut des Krebses eine Substanz enthält, welche für
sich allein die Intoxikation nicht zu verhindern vermag, welche aber
aktiv wird, sobald sie mit einer zweiten, aus dem Organismus der Maus
stammenden, ebenfalls unwirksamen Substanz zusammentrifft. Dieser
Mechanismus würde also an die Vorgänge erinnern, die bei der antibakteriellen Immunität sich abspielen, bei welcher zur Zerstörung der
Mikroorganismen die Alexine und Zwischenkörper zusammenwirken müssen.

Untersucht man in vitro die Wirkung der Körperflüssigkeiten auf die Bakterien, so bemerkt man Vorgänge, welche auf eine direkte Wirkung der Flüssigkeiten schließen lassen. Die Ödemflüssigkeit eines gegen den Choleravibrio immunisierten Tieres immobilisiert und agglutiniert den Erreger der Cholera, während die Ödemflüssigkeit eines normalen Tieres diese Wirkung nicht ausübt. Würde man nun aus dieser Thatsache den Schluss ziehen wollen, dass in dem Ödem des lebenden Tieres oder in dem Unterhautbindegewebe desselben die Dinge sich ebenso abspielen, wie im Reagenzglas, und dass keine besonderen Reaktionserscheinungen seitens des Organismus hinzukommen, so würde man einen schweren Fehler begehen. Bei dem Schutz der Organismen gegen die Bakterien-gifte sind die Verhältnisse unvergleichlich viel verwickelter als im Ver-suchsröhrchen. In dieser Beziehung erinnere ich nur an das Beispiel des Krebsblutes, welches die Vergiftung der Maus verhindert, ohne diejenige des Krebses selbst aufheben zu können. Vielleicht handelt es sich in diesem Fall, ebenso wie bei dem Kampf gegen die Bakterien, um das Zusammenwirken zweier Substanzen, deren jede für sich allein unwirk-sam wäre; die eine derselben wäre im Blute des Krebses vorgebildet, die andere im Organismus der Maus. Vielleicht ist auch die Wirkung des Blutes noch viel komplizierter und tritt erst durch die Vermittlung der lebenden Körperzellen in die Erscheinung.

Bei dem Studium der antitoxischen Immunität hat man Fälle beobach-tet, in denen der Krankheitsschutz nicht der antitoxischen Wirkung der Körperflüssigkeiten allein zugeschrieben werden darf. Tiere, welche gegen lebende Bakterien immunisiert sind, können an einer Infektion mit den entsprechenden Krankheitserregern zu Grunde gehen, trotzdem den Körper-flüssigkeiten eine starke antibakterielle Kraft innewohnt. In analoger Weise können gegen Toxine immunisierte Tiere trotz eines hohen Anti-toxingehaltes an der betreffenden Vergiftung sterben. Derartige Fälle sind nicht selten. Roux und Vaillard[1] haben mehrfach beobachtet, dass an Tetanus gestorbene Tiere in ihrem Blute große Mengen von Antitoxin enthielten. Behring[2] und seine Mitarbeiter Knorr, Ransom, Kitashima haben sodann eine große Zahl ähnlicher Fälle mitgeteilt. Sie haben festgestellt, dass seit langer Zeit mit Tetanustoxin behandelte Pferde, deren Blutserum stark antitoxisch ist, trotzdem durch Injektion neuer Toxin-mengen in ihrer Gesundheit stark beeinträchtigt werden können und sogar nicht selten zu Grunde gehen. Die Krankheitssymptome waren jedoch in diesen Fällen von dem typischen Bilde des Tetanus verschieden. Anstatt der charakteristischen Muskelkrämpfe standen bei diesen Tieren Störungen in der Temperaturregulierung, exsudative Entzündung an der Injektions-stelle, Appetitlosigkeit und Gewichtsverlust im Vordergrunde der Er-scheinungen. Mehrfach beobachteten sie fibrilläre Muskelzuckungen und eine große Schwäche in den Bewegungen.

Bei dieser Lage der Dinge muss man sich die Frage vorlegen, ob die eigenartigen Vergiftungserscheinungen nicht auf besondere, von dem Tetanustoxin verschiedene Substanzen zurückgeführt werden müssen, welche in den injizierten Flüssigkeiten enthalten sind. Diese Hypothese weist

---

[1] Annales de l'Inst. Pasteur, 1893, Bd. VII, p. 99.
[2] Deutsche med. Wochenschrift, 1893, p. 1253; Allgem. Therapie der Infektions-krankheiten, p. 1051.

von Behring zurück, da er gesehen hat, dass, wenn man der injizierten Flüssigkeit Tetanusantitoxin zusetzt, die Bildung eines Exsudats an der Injektionsstelle ausbleibt. Demnach muss das Exsudat ein specifisches Produkt des Toxins gewesen sein.

Wenn Tiere, welche gegen das Diphtherietoxin hoch immunisiert sind, im Anschluss an neue Injektionen dieses Giftes trotz des hohen Antitoxingehaltes ihres Blutes erkranken und sogar sterben, so könnte man ebenfalls darüber im Zweifel sein, ob die Vergiftung in diesen Fällen durch das Diphtheriegift hervorgerufen ist, um so mehr, als das klinische Bild der Erkrankung mit den typischen Erscheinungen der Diphtherie nur wenig Ähnlichkeit besitzt. Im Institut Pasteur, in welchem große Mengen von Diphtherieheilserum hergestellt werden, sieht man ab und zu Pferde, welche seit langer Zeit immunisiert sind und ein sehr gutes Serum liefern, plötzlich erkranken und an Diphtherieintoxikation sterben, ohne dass sonst irgend ein Symptom einer Infektionskrankheit zu bemerken wäre. Einmal kam es sogar zu einer kleinen Epidemie von tödlichen Vergiftungen im Anschluss an die Injektion einer Dosis von Diphtherietoxin, welche bisher ohne Störung ertragen worden war. Von den mit demselben Toxin eingespritzten Pferden gingen fünf, welche gerade das beste Serum erzeugten, zu Grunde, die übrigen, von denen einige nur ein sehr schwaches Serum lieferten, blieben am Leben.

Von Behring und Kitashima[1]) haben ausführlich die Krankheitsgeschichte eines jungen Pferdes veröffentlicht, welches im Anschluss an die Immunisierung mit Diphtherietoxin äußerst empfindlich geworden war, und trotzdem das Blut dieses Tieres antitoxische Eigenschaften erworben hatte, starb es schließlich dennoch infolge einer Vergiftung durch das specifische Toxin.

Wenn in diesen Fällen die specifische Natur der Vergiftung immerhin noch fraglich ist, so müssen alle derartigen Zweifel bei einem von Brieger[2]) mitgeteilten Fall schwinden. Eine mit Tetanustoxin hoch immunisierte Ziege, deren Körperflüssigkeiten (Blut, Milch) seit Monaten große Mengen von Antitoxin enthielten, erkrankte plötzlich unter den Erscheinungen von Tetanus, als man ihr eine etwas höhere Dosis als sonst injizierte. Die Krämpfe befielen bald die gesamte Körpermuskulatur, und das Tier starb schließlich unter den für Tetanus charakteristischen Erscheinungen. Das kurz nach dem Tode entnommene Blut zeigte deutliche antitoxische Eigenschaften.

Auf Grund aller dieser Thatsachen formuliert von Behring folgende Theorie[3]) über die abnorme Giftempfindlichkeit immunisierter Tiere:

»So paradox es klingt, nichtsdestoweniger kann ein Zweifel darüber nicht mehr existieren, dass die durch isopathische Tetanusgiftbehandlung hoch immun gewordenen Pferde eine histogene Überempfindlichkeit der auf das Tetanusgift reagierenden Organe besitzen.« Zum Beweise für diese Behauptung vergleicht von Behring die Wirkung des Tetanusgiftes auf Tiere, die mit dem Gift selbst immunisiert sind, mit derjenigen auf normale Tiere, die mit dem antitoxischen Serum anderer Pferde vorbehandelt worden sind. Trotzdem das Blut der Tiere der ersten Gruppe

[1]) Berl. klin. Wochenschr., 1901, p. 137.
[2]) Zeitschr. f. Hygiene, 1895, Bd. XIX, p. 109.
[3]) Allgem. Therapie der Infektionskrankh., p. 1052.

1500mal so viel Antitoxin enthält, als das Blut der mit Antitoxin immunisierten Tiere, so sind jene doch in bedeutend geringerem Grade immun als die Tiere der zweiten Gruppe.

Dieser geringe Grad von Immunität beruht nach von Behring gerade auf der histogenen Überempfindlichkeit, welche die durch isopathische Tetanusgiftbehandlung immunisierten Pferde besitzen.

Von Behrings Annahme einer erworbenen specifischen Hyperästhesie konnte durch verschiedene exakt beobachtete Thatsachen bestätigt werden. Es zeigte sich, dass in einem mit Toxin behandelten Organismus zugleich die verschiedenartigsten Phänomene auftreten: Auf der einen Seite kommt es seitens der Gewebselemente zu einer Reaktion, welche zur Bildung von Antitoxin führt, auf der anderen Seite tritt eine erhöhte Empfindlichkeit der Gewebe gegen das specifische Gift auf. Man ist nun zu der Frage berechtigt, ob das Unterscheidungsmerkmal zwischen der Immunität der mit Toxin vorbehandelten und der mit Antitoxin immunisierten Tiere allein in der Überempfindlichkeit zu suchen ist.

Wir wollen uns in den folgenden Zeilen mit dieser Eigenschaft etwas näher beschäftigen. Bekanntlich ist das Meerschweinchen durch seine hohe Empfindlichkeit gegen das Tetanus- und Diphtheriegift von Natur ausgezeichnet. Schon sehr geringe Mengen dieses Giftes führen den Tod dieses Tieres herbei. Aber die geringe Widerstandsfähigkeit der Meerschweinchen lässt sich durch wiederholte Injektion von äußerst kleinen Mengen des Giftes noch vermindern. Knorr[1] hat die Empfindlichkeit dieser Tiere noch erhöht, indem er ihnen täglich ein Zehntel der einfach tödlichen Dosis injizierte. Die Tiere starben, noch bevor sie sämtliche zehn Zehntel erhalten hatten. Ja, die Hyperästhesie kann derartig gesteigert werden, dass schon ein Fünfzigstel der tödlichen Dosis ein Tier zu töten vermag. Aus diesen Daten kann man sich eine Vorstellung von den Schwierigkeiten machen, mit denen man bei der Immunisierung von Meerschweinchen vermittelst des nicht modifizierten Toxins zu kämpfen hat.

Von Behring und Kitashima[2] haben ähnliche Untersuchungen über die Empfindlichkeit von Meerschweinchen gegen das Diphtherietoxin gemacht. Vermittelst wiederholter Injektionen minimaler Quantitäten dieses Giftes gelang es ihnen, Meerschweinchen mit einem Vierhundertstel der tödlichen Dosis, einem Quantum, das noch dazu in mehreren Teildosen injiziert wurde, zu töten. Sie haben niemals Meerschweinchen mit steigenden Dosen des reinen Diphtherietoxins zu immunisieren vermocht. Die Tiere starben selbst, wenn bei den Versuchen mit einem Millionstel der einfach tödlichen Dosis begonnen wurde.

Vergleicht man diese Fälle von äußerst gesteigerter Überempfindlichkeit mit den Schwankungen, welche die antitoxische Kraft des Blutes durchmacht, so findet man, dass diese letzteren noch bedeutend erheblicher sind. Das schon erwähnte Pferd von Salomonsen und Madsen illustriert diese Verhältnisse vortrefflich. Als dasselbe im Laufe der Immunisierung einmal eine neue Dosis von Diphtherietoxin erhielt, sank der Gehalt seines Blutes an Antitoxin plötzlich um mehr als ein Drittel (35 %). Um diese Toxinmenge völlig zu neutralisieren, wenn man sie einem normalen Tier zusammen mit dem antitoxischen Serum des erwähnten

---

[1] Exper. Untersuchungen über die Grenzen etc., pp. 18, 19.
[2] Berl. klin. Wochenschr., 1901, p. 157.

Pferdes injizierte, würde man nur eine ganz geringe Dosis des Blutserums dieses Pferdes benötigt haben. Jene Toxininjektion hätte also für das Pferd völlig ungiftig sein müssen, denn dasselbe enthielt in seinem Körper mehr als 50 l stark antitoxischen Blutes. Trotzdem ist der Antitoxingehalt des Blutes 12000 mal mehr herabgesunken, als er nach der angegebenen Berechnung hätte sinken dürfen. Dieser Verlust an antitoxischen Eigenschaften ist unendlich viel größer als der Gewinn an Giftempfindlichkeit in den oben genannten charakteristischen Beispielen.

Da dieser Fall nicht etwa der einzige ist, so ist es wahrscheinlich, dass die Vorgänge, aus denen sich der Gewinn von Giftschutz zusammensetzt, bedeutend verwickelter sind, als man gemeinhin annimmt. Wenn die wiederholten Injektionen von Bakteriengiften auf der einen Seite eine specifische Überempfindlichkeit und andererseits einen starken Verlust an Antitoxin und im Anschluss an denselben einen noch erheblicheren Anstieg des Antitoxingehaltes herbeiführen, so erkennt man daraus, dass die Injektion der Toxine einen starken Reiz auf die lebenden Zellen des Organismus ausübt. Auf einer analogen Basis scheint auch die Ähnlichkeit zwischen der erworbenen Immunität gegen Toxine und derjenigen gegen Bakterien sich aufzubauen. Schon Kretz[1] hat die Hypothese ausgesprochen, dass bei der Wirkung des Antitoxins zwei Faktoren beteiligt sind, ähnlich wie das Alexin und der Zwischenkörper bei der antibakteriellen Immunität. Falls das eine dieser beiden Elemente fehlt, so kann das andere allein die Neutralisation des Toxins nicht herbeiführen; daher wirkt das antitoxische Serum in dem das Antitoxin produzierenden Organismus ganz anders als in dem nicht vorbehandelten Körper eines Tieres, welchem man das betreffende Antitoxin einspritzt. Dieselbe Erklärung, welche für die antitoxische Wirkung des Krebsblutes bei Mäusen gilt, kann auch für den antitoxischen Effekt des Serums von Tieren herangezogen werden, welche an der betreffenden Intoxikation selbst zu Grunde gehen.

In den Versuchen von Wassermann[2] über antialexinhaltige Sera könnte man ein Argument gegen unsere Hypothese sehen. Nachdem dieser Forscher festgestellt hat, dass mit Antityphusserum behandelte Tiere an der Infektion sterben, wenn man ihnen zu gleicher Zeit ein Serum einspritzt, welches die Wirkung der Alexine aufhebt, legt er sich die Frage vor, ob nicht auch der Effekt der Antitoxine durch das gleiche antialexinhaltige Serum annulliert werden könne. Zu diesem Zweck injizierte er Meerschweinchen eine Mischung von Diphtherieantitoxin und -Toxin (letzteres im Überschuss) und zugleich eine ziemlich starke Dosis (3 ccm) antialexinhaltiges Serum, von dem wir schon im VII. Kapitel gesprochen haben. Die Versuchstiere verhielten sich nicht anders als die Kontrolltiere, denen nur die Toxinantitoxinmischung, jedoch nicht das antialexinhaltige Serum injiziert worden war. Aus den Ergebnissen seiner Versuche schließt Wassermann, dass, im Gegensatz zu den antibakteriellen Seris, die Wirkung der antitoxischen Sera durch den Ausschluss der Alexinwirkung nicht abgeschwächt werden. Diese Folgerung, welche im ersten Augenblick etwas Bestechendes hat, kann jedoch nicht acceptiert werden, da die beiden von Wassermann gewählten Beispiele, die Typhusinfektion und die Diph-

---

[1] Zeitschr. f. Heilkunde, 1901, Bd. XXII, p. 1.
[2] Zeitschr. f. Hygiene, 1901, Bd. XXXVII, p. 194.

thericintoxikation, von einander doch zu verschieden sind. Während es
sich bei der Typhusinfektion um eine experimentelle Peritonitis handelt,
welche die Kontrolltiere in weniger als 24 Stunden tötet, sterben die
Kontrolltiere bei der Diphtherievergiftung erst am sechsten Tage nach der
Toxininjektion. Da nun die Wirkung des antialexinhaltigen Serums eine
nur vorübergehende ist, so ist es leicht verständlich, dass dasselbe bei
der kurz dauernden Typhuserkrankung positiven Einfluss hat, dagegen
bei der langsamen Intoxikation durch das Diphtheriegift zu keinem Erfolge führt. Übrigens hat Wassermann selbst mitgeteilt, dass in einigen
anderen Fällen von antibakterieller Immunität (Influenza, Lepra) die Injektion der antialexinhaltigen Sera nicht zum Tode der Tiere führte.
Jedoch wenn selbst die Alexine bei der antitoxischen Immunität keine
Rolle spielen, so ist damit nicht ausgeschlossen, dass irgend ein anderer
ähnlicher Faktor bei der Bildung der Immunität mitwirkt.

Die Analogie zwischen antibakterieller und antitoxischer Immunität
kann das Studium der Beziehungen zwischen der antitoxischen Immunität
und den antitoxischen Eigenschaften der Körperflüssigkeiten bedeutend
erleichtern. In den vorigen Kapiteln haben wir Fälle mitgeteilt, in welchen
Tiere, deren Blut deutliche Schutzkraft gegen ein bestimmtes Bakterium
verleiht, gegen die entsprechende Infektion nicht immun sind. Andrer-
seits haben wir auch solche Fälle citiert, in denen zwar erworbene antibakterielle Immunität besteht, ohne dass jedoch das Blut irgendwelchen
Infektionsschutz verleiht. Auf Grund dieser Fakta muss man die Absicht
aufgeben, den Grad der erworbenen antibakteriellen Immunität dadurch
festzustellen, dass man den Gehalt an specifischen Schutzstoffen oder das
Agglutinationsvermögen des betreffenden Blutes misst. Aus demselben
Grunde darf man die antitoxische Immunität nicht als eine Funktion der
antitoxischen Eigenschaften der Körperflüssigkeiten auffassen. Im vorigen
Kapitel haben wir gesehen, dass gegen Tetanus völlig immune Tiere, wie
der Kaiman, dessen Immunität keineswegs auf dem Gehalt seines Blutes
an Tetanusantitoxin beruht, in ihrem Innern nach der Injektion des Giftes
das Gegengift zu bilden vermögen. Für das Huhn besteht nach Vaillard
dasselbe Verhältnis, wenn auch nicht in so ausgeprägter Weise: Während
dieses Tier, trotz deutlicher, natürlicher Immunität gegen Tetanus, in
seinem Innern nach der Injektion des Starrkrampfgiftes das Antitoxin
zu bilden vermag, ist das gegen Starrkrampf sehr empfindliche Kaninchen
im stande, echte Immunität zu erwerben, ohne dass in seinem Blute die
antitoxische Eigenschaft auftritt. Diese Thatsache hat Vaillard[1] ebenfalls entdeckt. Er konnte zeigen, dass, wenn man wiederholt Tetanussporen mit etwas Milchsäure Kaninchen unter die Haut des Schwanzes
injiziert, die Tiere gegen das Tetanustoxin immun werden, ohne dass damit das Blut antitoxische Eigenschaften gewinnt. Hundert Volumen Serum
waren in seinen Versuchen nicht im stande, auch nur eine einfach tödliche
Toxindosis zu neutralisieren. Dagegen entwickeln sich beim Kaninchen
die Tetanusantitoxine in den Körperflüssigkeiten reichlich. Zu diesem
Zweck braucht man dem Kaninchen nur eine geringe Menge von auf 60°
erhitztem oder mit Lugolscher Lösung versetztem Tetanustoxin zu injizieren. Zusammenfassend äußert sich Vaillard dahin, dass der Gehalt
von Antitoxin in den Körperflüssigkeiten nicht allein die Immunität der

---

[1] Comptes rendus de la Soc. de Biologie, 1891, p. 464.

Tiere ausmache, da nicht bei allen immunisierten Tieren Antitoxin im Blut zu finden sei.

Die soeben mitgeteilten Thatsachen sind schon zu Beginn der Untersuchungen über die Antitoxine festgestellt worden. Es sind seitdem eine große Zahl ähnlicher Beobachtungen publiziert worden; erst neuerdings haben von Behring und Kitashima[1]) auf die Immunisierung von Affen gegen das Diphtherietoxin verzichten müssen, weil der Ertrag von Antitoxin aus dem Blute zu dürftig war. Einer der Affen hatte zwar Widerstandskraft gegen sehr hohe Dosen Diphtherietoxin erworben, dabei war der Gehalt seines Blutes an Antitoxin nur sehr gering.

In den Instituten, in denen antitoxische Sera im großen hergestellt werden, ist man zu der Überzeugung gelangt, dass der Ertrag an Antitoxin aus dem Blut nicht in einem konstanten Verhältnis zu dem Grade der Immunität des betreffenden Tieres steht. Diese Bemerkung hat man ebenfalls häufig im Institut Pasteur gemacht. Von zwei Pferden z. B., welche zu gleicher Zeit und in derselben Weise mit Diphtherietoxin behandelt sind, liefert das eine ein gutes antitoxisches Serum, welches sich bei 200 Ehrlichschen Einheiten hält und bis zu 400 Einheiten steigt, während das Serum des anderen Pferdes niemals 150 A. E.[2]) erreicht hat. Trotzdem besitzen beide Pferde eine gleich hohe Immunität gegen das Diphtheriegift. Sie können hohe Dosen desselben gut vertragen und reagieren auf dieselben nur durch geringe Temperatursteigerungen. Bei einer anderen Reihe von Pferden, welche schon seit etwa 7 Jahren gegen Diphtherie immunisiert sind, war eins derselben fähig, eine große Menge von Antitoxin (200—300 A. E.) zu produzieren. Nach fünfjähriger Dauer dieses Zustandes begann plötzlich der Antitoxingehalt des Blutes stark herabzusinken, ohne dass die Immunität des Pferdes selbst eine Abschwächung erfuhr. Eine Injektion von 200 ccm Toxin (von welchem 0,002 ccm ein Meerschweinchen zu töten vermochte) konnte im Jahre 1901 von dem Pferde ohne die geringste Temperaturerhöhung ertragen werden. Man versuchte nun bei diesem Pferde den Antitoxingehalt des Blutes wieder in die Höhe zu treiben, indem man demselben intravenöse Injektionen von Diphtherietoxin und -Kulturen machte. Jedoch vergeblich. Die Menge Antitoxin im Blute sank immer weiter ab, so dass das Pferd zur Gewinnung von Diphtherieantitoxin nicht mehr verwendet werden konnte.

---

[1]) Berliner klinische Wochenschrift, 1901, p. 157. Auf den Gedanken, Affen gegen Diphtherie zu immunisieren, wurde v. Behring durch die Überlegung gebracht, dass die durch Sera übertragene Immunität um so länger anhält, je näher das angewendete Serum mit demjenigen der Species verwandt ist, welche man passiv zu immunisieren beabsichtigt. Von Behring nahm nun an, dass das dem Menschen eingespritzte Diphtherieantitoxin sich länger halten würde, wenn es von dem den Menschen nahe verwandten Affen stammte, als wenn es, wie üblich, von Pferden gewonnen wird. Die durch das Pferdeserum übertragene Immunität ist meist nur von kurzer Dauer.

[2]) Die Antitoxineinheit von Ehrlich ist nicht nur in Deutschland, sondern auch vielfach in anderen Ländern von den Gelehrten adoptiert worden. Von Behring bezeichnet diejenige Menge Diphtherieserum, welche von einem Diphtheriegift die 100fach tödliche Dosis für ein Meerschweinchen von 250 g neutralisierte, als Antitoxineinheit. Erst nach Vermischung mit dem Toxin in vitro darf das Serum injiziert werden. Die Neutralisation muss völlig beendigt sein, und es darf nicht zu Intoxikationserscheinungen kommen.

Dies Beispiel steht keineswegs vereinzelt da. Unter einer großen Zahl von behandelten Pferden vermögen häufig einzelne Individuen, ohne gegen ein bestimmtes Toxin besonders empfindlich zu sein, das entsprechende Antitoxin nicht zu produzieren. Diese Beobachtungen sind mir durch Herrn Prévôt, Direktor der »Station sérothérapique de l'Institut Pasteur à Garches«, mitgeteilt worden.

Zieht man nun in Erwägung, dass gegen Toxin hoch immune Tiere nur wenig oder gar kein Antitoxin in ihrem Blut zu enthalten brauchen, und dass andererseits Tiere, in deren Blut große Mengen von Antitoxin enthalten sind, an der entsprechenden Intoxikation zu Grunde gehen können, so sieht man leicht ein, dass Immunität gegen Toxine und Antitoxingehalt der Körperflüssigkeiten zwei verschiedene Dinge sind. Von Behring hat auf die histogene Hyperästhesie des immunisierten Organismus gegen das entsprechende Toxin mit großem Nachdruck hingewiesen. Er kam zu dem Schluss[1]), dass »die Gewebsimmunität und die Antitoxinproduktion so wenig parallel gehen, dass vielmehr trotz reichlicher Anhäufung von Antitoxin die Gewebsempfindlichkeit außerordentlich erhöht sein kann«. Wenn während der Immunisierung die Giftempfindlichkeit zunehmen kann, so darf man a priori die Annahme nicht von der Hand weisen, dass dieselbe unter Umständen auch eine starke Abschwächung erfährt. ». . . bei den immunisierten Tieren, welche auch nach dem Verschwinden des Antitoxins aus dem Blut, bezw. nach der Verminderung desselben die früher konstatierte Immunität behalten oder gar erhöhen, sind lebende Teile des Organismus, die vorher giftempfindlich waren, jetzt unempfindlich geworden.« Dies Resultat stimmte mit der Thatsache überein, dass bei der Erwerbung antibakterieller Immunität die negative Chemotaxis der Phagocyten in positive Chemotaxis gegen die Bakterien umgewandelt wird.

Später änderte von Behring[2]) seine Ansicht; er nahm zwar noch immer eine Veränderung der histogenen Sensibilität im Sinne der Überempfindlichkeit bei gegen Toxine immunisierten Tieren an, ließ aber die Umkehrung dieser Erscheinungen nicht gelten. Die Zellen verlieren nach von Behring niemals auch nur einen Teil ihrer Empfindlichkeit, so dass die erworbene antitoxische Immunität nur durch Antitoxine erhalten werden kann, welche das Gift in einem empfindlichen oder überempfindlichen Organismus zu neutralisieren vermögen. Von Behring verteidigt diese Theorie in einer Anzahl von Publikationen neueren und neuesten Datums. Im Gegensatz zu ihm müssen wir auf Grund exakter Beobachtungen die Annahme aussprechen, dass auch eine antitoxische Immunität besteht, welche mit der Verminderung der Sensibilität des immunisierten Tieres einhergeht. Zugleich mit den Versuchen über die Steigerung der Empfindlichkeit von Meerschweinchen gegen Tetanustoxin (l. c. p. 19) teilt Knorr ähnliche Versuche bei Kaninchen mit. Injiziert man denselben zu wiederholten Malen Bruchteile der einfach tödlichen Dosis, so wird das Kaninchen nicht nur nicht überempfindlich, sondern zeigt eine allmählich zunehmende Hypästhesie gegen das Starrkrampfgift.

Während die nach dieser Methode behandelten Meerschweinchen an Tetanus sterben, noch bevor sie die einfach tödliche Giftdosis erhalten

---

[1]) Deutsche med. Wochenschr., 1893, pp. 1253, 1254.

[2]) Siehe »Immunität« in Eulenburgs »Realencyklopädie«, 3. Auflage, 1896; auch v. Behring, Allg. Ther. d. Infektionskr., 1899, pp. 996, 997.

haben, vermögen Kaninchen im Anschluss an häufig wiederholte Injektionen kleiner Mengen von Tetanustoxin der fünffach tödlichen Dosis desselben zu widerstehen, ohne auch nur ein Krankheitssymptom zu zeigen. Man könnte nun gegen die Übertragung dieses Resultats auf die erworbene Unempfindlichkeit der Gewebselemente die Einwendung machen, dass in diesem Falle die Immunität auf einer äußerst schnellen Entstehung der antitoxischen Eigenschaften in dem betreffenden Organismus beruht. Diesen Einwand kann man aber nicht bei Pferden erheben, welche bei einer langdauernden Immunisierung gegen die Toxine unempfindlich werden. Das Pferd, mit dem wir uns gelegentlich der Verminderung des Antitoxingehaltes beschäftigt haben, kann in dieser Hinsicht als Beispiel angeführt werden. Zu Beginn der Immunisierung dieses Tieres im Jahre 1894 reagierte es auf die Injektion von 10 ccm Diphtherietoxin mit einer Temperatursteigerung von 1°. Vier Jahre später, als sein Blut starke antitoxische Kraft gewonnen hatte (350 A. E. im ccm), musste man demselben 350 ccm Toxin injizieren, um dieselbe Erhöhung der Körpertemperatur zu erzielen. Im Anschluss an den Verlust eines großen Teiles des Antitoxingehaltes seines Blutes zeigte dieses Tier (im Jahre 1901) nach der Injektion einer 250 ccm betragenden Dosis eines sehr starken Diphtherietoxins keine Temperatursteigerung. In diesem Falle trat die Verminderung der specifischen Sensibilität unzweideutig auf, und die Immunität des Pferdes konnte auf die antitoxischen Eigenschaften des Blutes nicht zurückgeführt werden.

Die erworbene Unempfindlichkeit gegen verschiedenartige Gifte beobachtet man auch in Fällen, in denen die Gewöhnung nicht von antitoxischen Eigenschaften der Körpersäfte begleitet ist, z. B. bei der Immunität der Frösche gegen Abrin. Diese Art von Immunität kann durch das gesamte Tierreich bis zu den niedrigsten Organismen verfolgt werden, wobei ich nur an die im zweiten Kapitel dieses Buches geschilderte Gewöhnung der Plasmodien der Myxomyceten an verschiedene Gifte erinnere.

Nach alledem ist die Immunität gegen toxische Substanzen ein sehr verwickelter Prozess, den man nicht mit der antitoxischen Eigenschaft der Körpersäfte identifizieren kann. Wir können uns demnach nicht der Theorie anschließen, nach welcher die antitoxische Immunität als eine einfache Reaktion zwischen zwei Substanzen aufzufassen ist, analog der Reaktion zweier chemischer Stoffe im Reagenzglas. Man hat mit fast mathematischer Schärfe die Bedingungen feststellen wollen, unter welchen man einem Organismus Immunität gegen Bakteriengifte verleihen kann, und zu diesem Zweck sogar genaue Formeln aufgestellt. Aber die Natur hat sich nur schwer in dieses Joch zwingen lassen. In Preußen hat man mit Genehmigung der Regierung Bestimmungen erlassen, welche bei der Prüfung der antitoxischen Sera befolgt werden müssen. Ein Paragraph derselben verlangt ausdrücklich die Autopsie der zu den Versuchen mit dem Diphtheriantitoxin dienenden Meerschweinchen. Nach dieser Instruktion müssen die Tiere nach ihrem Tode seciert werden, es ist dabei ein besonderes Augenmerk auf vorausgegangene Krankheiten (Tuberkulose, Pseudotuberkulose, Pneumonie) zu richten, welche bei den Versuchstieren eine Überempfindlichkeit zu erzeugen vermögen. Die letzte Bemerkung ist ein Beleg für die hervorragende Bedeutung des lebenden Organismus, welcher über die Resultate der genauen Berechnungen hinweggehen kann.

Andererseits darf man nicht vergessen, dass außer den drei in der preu-
ßischen Instruktion citierten Krankheiten noch eine große Reihe anderer
Faktoren existieren, welche Disposition und Immunität der Tiere zu be-
einflussen vermögen. Roux und Vaillard haben bekanntlich gezeigt,
dass selbst die Tiere, welche vorher gegen andere Bakterien immunisiert
worden sind, eine deutliche Überempfindlichkeit gegen die Mischungen von
Toxinen mit Antitoxinen bekunden.

Unter diesen Umständen wäre es sehr erwünscht, über die Natur und
den Ursprung der Antitoxine Genaueres zu erfahren. Leider sind, wie
wir sehen werden, die Untersuchungen über diese Frage noch nicht im
entferntesten abgeschlossen.

Von der Thatsache ausgehend, dass die Antitoxine eine specifische
Wirkung auf das Toxin besitzen, welches zur Immunisierung der das
antitoxische Serum liefernden Tiere gedient haben, nahmen einige Gelehrte
an, dass das Toxin sich in Antitoxin verwandele. Wie wir gesehen
haben, ist die Wirkung von Antitoxin auf Toxin nicht stets streng specifisch, denn es giebt Sera, welche die Vergiftung durch verschiedene
Toxine zu verhindern vermögen, z. B. das Tetanusantitoxin, welches sowohl das Starrkrampfgift als auch das Schlangengift im Organismus zu
neutralisieren vermag. Allerdings besteht selbst in diesen Fällen eine
starke quantitative Differenz zwischen der Wirkung des Antitoxins auf
das entsprechende Toxin und derjenigen des Antitoxins auf irgend ein
anderes Gift. In dem soeben genannten Beispiele ist die Dosis Tetanusantitoxin, welche man zur Neutralisierung des Schlangengiftes braucht,
eine ungleich höhere als diejenige, durch welche man die Wirkung des
Tetanustoxins aufhebt. Das klassische Beispiel für den specifischen Einfluss der Antitoxine ist die absolute Unwirksamkeit des Diphtherieantitoxins auf den Tetanus und diejenige des Tetanusantitoxins auf das
Diphtheriegift. Diese Specifizität ließ sich am leichtesten durch die Annahme erklären, dass jedes Antitoxin einen Teil des entsprechenden —
durch den Organismus modifizierten — Toxins enthalte. H. Buchner[1])
hat zuerst diese Hypothese ausgesprochen. Ich[2]) habe gesagt: »Es ist
wahrscheinlich, dass die Antitoxine, wenigstens zum größten Teil, eine
durch gewisse Gewebselemente des Organismus dargestellte Modifikation
der Toxine sind; dies Produkt geht sodann in die Blutflüssigkeit über.«
Dieser Satz war von mir als eine »Wahrscheinlichkeit« ausgesprochen
worden und bedeutete nichts weniger als eine bindende Erklärung. Ich
wäre auch sofort bereit, dieselbe unter der Wucht der erdrückenden
Kritik mehrerer Autoritäten fallen zu lassen. Dieselben haben folgende
Einwendungen gemacht: Erstens wird das Antitoxin von den Tieren in
einem starken Missverhältnis zu den injizierten Toxinmengen produziert; sodann eliminieren die mit Antitoxin behandelten Tiere dasselbe bedeutend
schneller aus ihrem Organismus als die Tiere, welche das Antitoxin erst
in ihrem Körper primär bilden. Drittens findet man Antitoxin nicht selten
im Blut gesunder Tiere, welche weder die betreffende Krankheit spontan
überstanden haben, noch mit dem betreffenden Toxin immunisiert worden
sind. Diese Einwendungen, welche sämtlich auf bestimmten Thatsachen
beruhen, sollen nunmehr im einzelnen besprochen werden.

---

[1]) Münchener mediz. Wochenschrift, 1893, p. 380.
[2]) Immunität, Handbuch der Hygiene von Weyl, 1897, Bd. IX, p. 48.

Das durch einen Organismus produzierte Antitoxin genügt, um eine weit größere Toxinmenge zu neutralisieren als diejenige, welche diesem Organismus injiziert worden ist. Knorr[1] hat auf Grund seiner Versuche berechnet, dass ein Pferd auf eine Toxineinheit mit der Bildung von 100000 Einheiten Antitoxin reagiert. Diese Berechnung gestattet gewiss nicht, die Hypothese aufzustellen, dass die Gesamtmenge des Antitoxins dem injizierten Toxin gleich ist, spricht dagegen nicht gegen die Annahme, dass unter dem Einfluss der Zellen des Organismus das Toxin sich nicht in veränderter Form unter den Produkten dieser Zellen wiederfindet. Schon diese Hypothese würde genügen, um die Specifizität der Antitoxine zu erklären.

Wenn das Toxin in irgend einer Weise von den lebenden Zellen des Organismus beeinflusst wird, um von ihnen in seiner Natur modifiziert zu werden, so ist es klar, dass dieser Vorgang eine mehr oder minder lange Zeit erfordert. So wird es auch verständlich, dass das Antitoxin, welches erst im Körper gebildet wird, längere Zeit zu seiner Ausscheidung braucht, als wenn es einem Tiere fertig eingespritzt wird. Von vornherein hat Ehrlich[2] bei seinen Untersuchungen über den Giftschutz zwei Arten von antitoxischer Immunität unterschieden. »Aktive Immunität« nennt er diejenige, welche durch die Injektion von Toxinen in den Organismus erzeugt wird, und unter »passiver Immunität« versteht er denjenigen Zustand, welcher durch Injektion von antitoxischem Serum hervorgerufen wird, das von einem aktiv immunisierten Tiere stammt. Die aktive Immunität bezeichnet von Behring[3] mit dem Namen »isopathische Immunität«, anstatt passiver Immunität sagt er »antitoxische Immunität«. Die aktive Immunität wird, wie man allgemein annimmt, langsamer erworben, hält aber auch länger an als die passive, welche zwar sofort nach der Injektion des Antitoxins auftritt, aber sehr bald wieder aus dem betreffenden Organismus verschwindet. Diese Ansicht geht aus einer großen Reihe von Thatsachen hervor, in denen man ein sehr schnelles Verschwinden des durch die Injektion antitoxischer Sera erzeugten Krankheitsschutzes konstatiert hat. Nach von Behring ist diese zeitliche Differenz zwischen den beiden Arten von Immunität nur eine scheinbare. Nach ihm beruht dieselbe darauf, dass die Antitoxine meist mit dem Serum einer fremden Species injiziert werden, welches zu einer starken Reaktion führt und schnell aus dem Organismus ausgeschieden wird. So wird z. B. fast stets antitoxisches Serum von Pferden den Versuchstieren (Meerschweinchen, Kaninchen, Mäuse) eingespritzt. Injizierte aber von Behring Pferden antitoxisches Serum, das von anderen Tieren derselben Species stammte, so hielt die passive Immunität bei diesen Tieren fast eben so lange an, als die aktive Immunität der mit Toxin immunisierten Pferde. Unter Leitung von von Behring hat Ransom[4] diese These im Marburger Hygienischen Institut genauer entwickelt und konnte durch vergleichende Untersuchungen zeigen, dass das mit dem Serum einer fremden Species injizierte Antitoxin schneller aus einem Organismus verschwindet,

---

[1] Münchener mediz. Wochenschrift, 1898, p. 321.

[2] Deutsche mediz. Wochenschr., 1891.

[3] Allg. Therapie der Infektionskrankheiten (Eulenburg und Samuel, Lehrbuch der allg. Therapie, 1899, p. 997).

[4] Journal of Pathology and Bacteriology, 1899, August, p. 180.

als das Antitoxin, welches mit einem Serum derselben Species eingespritzt wird.

Aber selbst, wenn man die gewöhnliche Ansicht von der längeren Dauer der antitoxischen Eigenschaften des Blutes bei der aktiven Immunität acceptiert, so braucht man damit noch nicht die Hypothese fallen zu lassen, dass das Toxin durch die Zellen des Organismus modifiziert wird. Wenn ein Teil des in den Organismus eingespritzten Toxins in irgend einem Organ verankert wird, so ist es leicht verständlich, dass diese Toxinmenge nur allmählich durch die Zellen des betreffenden Organs modifiziert wird. Dieser Satz lässt sich im Augenblick nicht strikt beweisen, man kann aber zu seinen Gunsten die schon im IV. Kapitel mitgeteilte Thatsache anführen, dass die in den Organismus einer fremden Tierspecies eingeführten roten Blutkörperchen längere Zeit ihre normale Form behalten. Erst nach sehr langer Zeit werden dieselben völlig verdaut.

Durch dieselbe Hypothese kann man auch die von Roux und Vaillard[1]) mitgeteilte Beobachtung erklären. Dieselben stellten fest, dass, wenn sie wiederholt Aderlässe bei gegen Tetanus immunisierten Kaninchen machten, die antitoxischen Eigenschaften des Blutes sehr leicht wieder fast dieselbe Höhe erreichten, die sie vorher besessen hatten. Salomonsen und Madsen[2]) konnten die Regeneration des Antitoxins an gegen Diphtherie immunisierten Tieren (Pferde, Ziegen) bestätigen. Die Autoren, welche die Möglichkeit einer Umwandlung der Toxine bei der Blidung der Antitoxine nicht annehmen, sehen die oben genannten Facta als unvereinbar mit der von ihnen bekämpften Hypothese an. So ist Weigert (l. c. p. 122) der Ansicht, dass die Regeneration der Antitoxine nach dem Aderlass nur durch die Annahme verständlich wird, dass das Antitoxin, sowie das Blut, bei aktiv immunisierten Tieren ohne eine neue Einspritzung von Toxin wieder gebildet wird. Unserer Ansicht nach lässt sich die Regeneration des Antitoxins mindestens ebenso leicht dadurch erklären, dass in manchen Organen eine gewisse Toxinmenge aufgespeichert ist. Dieselbe Erklärung kann auch für eine Beobachtung von Salomonsen und Madsen[3]) dienen, nach welcher Pilokarpin die Bildung von Antitoxin zu erhöhen vermag. Da nun die lebenden Zellen das Toxin transformieren und Antitoxin secernieren, so muss jeder Faktor, welcher die Funktion der Zellen anzuregen vermag, zugleich eine erhöhte Produktion der Zellsekrete hervorrufen können.

Die dritte Thatsache, welche gegen die Annahme der Transformation der Toxine in Antitoxine vorgebracht wird, ist die Beobachtung, dass das Serum normaler Pferde zuweilen deutlich antitoxische Eigenschaften gegen das Diphtherietoxin besitzt. Pferde erkranken niemals spontan an Diphtherie, so dass das Antitoxin in ihrem Blute nicht in einer unmittelbaren Beziehung zum Diphtherietoxin stehen kann. Es ist nicht bekannt, warum in manchen Fällen das Blutserum von unvorbehandelten Pferden von vornherein gegen das Diphtherietoxin antitoxisch wirkt, und das Blut anderer Pferde keine Wirkung gegen das Diphtherietoxin ausübt. Man weiß nur, dass antitoxische Eigenschaften gegen Diphtherie bei Pferden

---

[1]) Annales de l'Inst. Pasteur, 1893, Bd. VII, p. 82.
[2]) Ibid., 1898, Bd. VIII, p. 763.
[3]) Comptes rendus de l'Acad. des Sciences, 1898, Bd. CXXVI, p. 1229.

nicht konstant vorkommen. Vielleicht wird die antitoxische Immunität dadurch erworben, dass Pseudodiphtheriebacillen, welche ja in der Natur sehr verbreitet sind, in den Organismus der Tiere ab und zu eindringen. Damit Bakterienprodukte zur Bildung specifischer Antikörper führen, braucht in dem betreffenden Organismus keine äußerlich erkennbare Erkrankung aufzutreten. So hat Förster[1] ein starkes Agglutinationsvermögen gegen Typhusbacillen bei einem Kinde beobachtet, welches in einer Familie von Typhuskranken sich befand und dem Anscheine nach selbst gesund geblieben war.

Die gegen die Hypothese, dass die Bildung von Antitoxin auf einer Modifikation des Toxins beruht, gerichtete Kritik konnte demnach nicht beweisen, dass letztere Annahme falsch sei; damit ist allerdings noch nicht gesagt, dass unsere Annahme die richtige ist, dagegen erfordert dieselbe zum mindesten die Berechtigung, ebenso beachtet zu werden wie jede andere Hypothese, da uns durch dieselbe die Specifizität der Antitoxine plausibel gemacht wird.

Um die Natur der Antitoxine und die Specifizität derselben zu erklären, hat Ehrlich[2] eine andere Hypothese erdacht, nämlich die Seitenketten- oder Rezeptorentheorie, mit der wir uns schon verschiedentlich beschäftigt haben. Wir haben ein kurzes Resumé der Ehrlichschen Theorie bei der Besprechung der Antitoxine gegeben. Um seine Hypothese möglichst verständlich zu machen, hat Ehrlich dieselbe an einem konkreten Beispiel, nämlich dem Tetanusantitoxin, näher ausgeführt:

»Führt man einem Versuchstier Tetanusgift in geringen Quantitäten zu, so lässt es sich in scharfer Weise erweisen, dass dasselbe schnell vom Centralnervensystem, wohl den motorischen Ganglienzellen, fest gebunden wird; dass das Centralnervensystem vor allen anderen Organen das Tetanusgift an sich reißt und die einmal aufgenommenen Giftmoleküle außerordentlich fest hält« .... »Es wird mit Hilfe der Seitenkette das Tetanusgift an die Zelle sozusagen fest verankert, und dadurch das lebende Protoplasma, so lange eben die Bindung währt, unter den andauernden physiologischen Einfluss des Tetanusgiftes gebracht« .... »Ist aber diese Bindung eingetreten, so ist die Seitenkette durch den dauernden Charakter derselben physiologisch ausgeschaltet, und wird der Defekt .... durch eine Neubildung derselben Gruppe ersetzt werden« .... »Bei derartigen Regenerationsvorgängen .... ist eine Überkompensation die Regel, und es wird .... zu einem Punkte kommen müssen, an welchem ein solcher Überschuss von Seitenketten produziert wird, dass dieselben, um einen trivialen Ausdruck zu gebrauchen, der Zelle selbst zu viel werden und als unnützer Ballast nach Art eines Exkretes an das Blut abgegeben werden. Die in Freiheit gesetzte Seitenkette besitzt nicht nur die gleiche, sondern sogar eine größere Verwandtschaft zum Tetanusgift, als in ihrem ursprünglichen Verbande mit dem großen Protoplasmakomplex.« Infolge dieser Affinität werden die Seitenketten im Blut das cirkulierende Tetanustoxin festhalten und so eine Schädigung der Nervenzellen durch dasselbe verhindern. »Es stellen nach dieser Auffassung die Antikörper die übermäßig erzeugten und daher abgestoßenen Seitenketten des

---

[1] Zeitschrift für Hygiene, 1897, Bd. XXIV, p. 514.
[2] Die Wertbemessung des Diphtherieserums, Klinisches Jahrbuch, 1898, Bd. VI, p. 218.

Zellprotoplasmas dar« .... »Es spricht die Wahrscheinlichkeit dafür, dass alle derartigen Körper nur dann in einem Organismus toxisch wirken können, wenn derselbe die Fähigkeit besitzt, in bestimmten lebenswichtigen Organen die toxophoren Gruppen zu verankern« (pp. 310, 311, 312).

Nach dieser Theorie findet sich das Tetanusantitoxin in dem normalen Organismus und zwar im Centralnervensystem desselben schon vorgebildet. Die Seitenketten müssen sich in großer Menge in den Nervenzellen des immunisierten Organismus neubilden und von hier aus in die Cirkulation übergehen. Wassermann, ein Anhänger der Ehrlichschen Theorie, hat nun das Tetanusantitoxin in den Nervenzellen normaler Tiere nachzuweisen gesucht. Zusammen mit Takaki[1] hat er die wichtige Entdeckung gemacht, dass Gehirn und Rückenmark von Säugetieren (Meerschweinchen, Kaninchen), welche mit Tetanustoxin innig vermischt werden, die toxische Wirkung des Starrkrampfgiftes bei hochdisponierten Tieren aufheben. Das Gehirn zeigte stets größeren Antitoxingehalt als das Rückenmark. Die Neutralisation des Tetanustoxins wird durch die festen Bestandteile des Centralnervensystems bewirkt, während die flüssigen Teile der Hirnemulsion keine antitoxische Wirkung besitzen.

Diese Entdeckung wurde bald von verschiedenen Seiten bestätigt. Ransom[2] hat dieselbe fast gleichzeitig mit den oben genannten Forschern und unabhängig von denselben gemacht; die Thatsache selbst lässt sich demnach nicht bestreiten. Es fragt sich nur, ob das im Centralnervensystem unvorbehandelter Tiere enthaltene »Antitoxin« identisch ist mit der Substanz, die sich nach aktiver Immunisierung gegen das Tetanustoxin in den Körperflüssigkeiten vorfindet. Diese Identität wird von den Anhängern der Seitenkettentheorie angenommen.

Das Antitoxin des Centralnervensystems unvorbehandelter Tiere geht nicht in Lösung über und verbreitet sich nicht im Organismus, sondern bleibt im Centralnervensystem lokalisiert, wie aus den Versuchen von Marie[3] und von mir[4] hervorgeht. Injiziert man einem Meerschweinchen an der Dorsalseite des Oberschenkels Gehirnsubstanz in einer Dosis, welche eine mehrfach tödliche Menge von Tetanustoxin zu neutralisieren vermag, und an der Ventralseite desselben Oberschenkels die einfach tödliche Dosis desselben Toxins, so stirbt das Tier an Starrkrampf. Die antitoxische Wirkung der Hirnsubstanz erstreckt sich demnach nicht einmal auf ganz geringe Entfernungen, sondern bleibt streng lokalisiert.

Die Annahme, dass die Wirkung der emulgierten Nervensubstanz von der Neutralisation des Toxins durch das antitoxische Serum sich völlig unterscheidet, wurde noch dadurch bestärkt, dass die Bindung des Tetanusgiftes an die Gehirnsubstanz sehr flüchtig ist. Wir konnten feststellen, dass die gleiche Mischung von Gehirnsubstanz und Toxin, welche bei Meerschweinchen nach der Injektion in das Peritoneum keine Krampferscheinungen hervorruft, bei denselben Tieren einen sehr schweren Tetanus erzeugt, wenn das Gemisch am Oberschenkel subcutan injiziert wird. Bei der Injektion unter die Haut trennt sich das Toxin von den Teilchen der Gehirnsubstanz, mit denen es sich verbunden hatte. Danysz[5]

---

[1] Berl. klin. Wochenschrift, 1898, p. 1.
[2] Deutsche med. Wochenschr., 1898, p. 68.
[3] Annales de l'Inst. Pasteur, 1898, Bd. XII, p. 91.
[4] Ibid., pp. 81, 263.
[5] Ibid., 1899, Bd. XIII, p. 156.

hat nachgewiesen, dass, wenn man die Mischung in physiologische Kochsalzlösung oder in destilliertes Wasser oder in eine 10% Kochsalzlösung bringt, das Tetanustoxin aus seiner Verbindung mit der Gehirnsubstanz in eine jener Flüssigkeiten übergeht. Die Fixierung des Toxins an die Hirnsubstanz ist also weniger mit einer echten Verbindung zu vergleichen, als mit der Vereinigung, welche zwischen gefärbtem Gewebe und Färbflüssigkeit besteht.

Die Forscher, welche die Versuche von Wassermann und Takaki nachgeprüft haben, waren über die verschiedene Wirkung erstaunt, welche zermalmte Gehirnsubstanz und lebendes Gehirn gegen das Tetanustoxin ausüben. Während die Gehirnsubstanz des gegen Starrkrampfgift hoch empfindlichen Meerschweinchens selbst in minimaler Dosis die Intoxikation verhinderte, vermochte das lebende Gehirn derselben Species nicht einmal kleine Mengen Toxin zu neutralisieren. Roux und Borrel[1]) hatten gezeigt, dass das Gehirn von normalen und von gegen Tetanus immunisierten Kaninchen gegen das Tetanustoxin stark empfindlich ist. Injizierte man dasselbe direkt ins Gehirn, so trat bei unvorbehandelten und bei immunisierten Tieren typischer Tetanus auf; nahm man dagegen Gehirnsubstanz von Kaninchen, mischte dieselbe in vitro mit Tetanustoxin und spritzte die Mischung empfänglichen Tieren ein, so blieben diese völlig gesund.

Die Differenz zwischen der antitoxischen Wirkung des lebenden Gehirns und der zerquetschten Gehirnsubstanz einerseits und die strenge Lokalisation der antitoxischen Wirkung der Gehirnsubstanz andererseits haben verschiedene Forscher auf den Gedanken gebracht, dass das Gehirn nicht als die Bildungsstätte des echten Tetanusantitoxins angesehen werden kann. Diese Ansicht haben zuerst Roux und Borrel, Marie und wir ausgesprochen. Auch Knorr[2]) hat sich dieser Auffassung angeschlossen, da er sah, dass an Tetanus erkrankte Kaninchen wochenlang Krampferscheinungen zeigen, ohne dass in den Nervenzellen der Tiere eine hinreichende Menge Antitoxin gebildet wird, um die Intoxikation der Tiere aufzuheben, während andererseits gelöstes Antitoxin im Blute der Kaninchen schon cirkuliert.

Damals stellte man sich allgemein vor, dass nach der Ehrlichschen Theorie die Seitenketten das Tetanustoxin nicht nur zu fixieren, sondern auch zu neutralisieren im stande seien. Man dachte daher, dass die in den Zellen des Gehirns reichlich neu gebildeten Seitenketten im Gehirn selbst ihre neutralisierende Wirkung ausüben müssten. Als man nun sah, dass in den Versuchen von Roux und Borrel das Gehirn immunisierter Kaninchen gegen das Toxin empfindlich sei, folgerte man, dass in dem Gehirn die Ursprungsstätte des Antitoxins nicht gesucht werden könne.

Später haben Ehrlich und die Anhänger seiner Theorie, von denen ich besonders Weigert nenne, die Seitenkettentheorie noch bedeutend weiter entwickelt, und man muss nunmehr verchiedene früher aufgestellte Sätze anders als zuvor deuten. Nach Ehrlich unterscheidet man in dem Toxinmolekül eine haptophore Gruppe, welche mit der Seitenkette oder dem Rezeptor der lebenden Zelle eine Verbindung eingeht, und eine toxophore Gruppe, welche das Protoplasma zu vergiften vermag. Die gegen

---

1) Annales de l'Inst. Pasteur, 1898, Bd. XII, p. 225.
2) Münch. med. Wochenschr., 1898, p. 321 ff.

die toxophore Gruppe unwirksamen Seitenketten neutralisieren nur die
haptophore Gruppe. Sind daher in den Nervenzellen Seitenketten reichlich
vorhanden, so können sie für den Organismus selbst eine Gefahr bedeuten,
indem sie die Toxinmoleküle anlocken. Die Seitenketten oder Rezeptoren
würden in diesem Falle mit einem schlecht angebrachten Blitzableiter zu
vergleichen sein, der den Blitz anzieht. So wird es verständlich, dass
die gegen Tetanus immunisierten Kaninchen an Starrkrampf erkranken,
wenn man ihnen das Toxin direkt ins Gehirn einspritzt. Die in die
Körperflüssigkeiten secernirten Rezeptoren wirken als echte Antitoxine
nur außerhalb der nervösen Centralorgane, sie verbinden sich mit der
haptophoren Gruppe des Toxinmoleküls, lassen jedoch die toxophore
Gruppe unberührt. Diese wird jedoch dadurch, dass sie nicht an das
Centralnervensystem heran gelangen kann, außerstandgesetzt, ihre toxischen Eigenschaften zu bethätigen.

Diese Hypothese erklärt nicht nur das Auftreten von Tetanus bei
immunisierten Kaninchen, welchen das Toxin ins Gehirn eingespritzt wird,
sondern auch die von v. Behring besonders betonte Hyperästhesie der
immunisierten Tiere. Die Behauptung (welche aus diesen Thatsachen
gefolgert wird), dass das Tetanusantitoxin nicht im Gehirn gebildet wird,
verliert daher beträchtlich an Bedeutung. Will man zwischen dieser
Hypothese und den übrigen, welche man aufgestellt hat, eine Entscheidung
treffen, so stellen sich einem große Schwierigkeiten entgegen. Noch vor
der Entdeckung von Wassermann und Takaki versuchte ich das
Problem in der Weise zu lösen, dass ich Hühnern Teile des Gehirns und
des Rückenmarks exstirpierte, in der Annahme, dass diese Vögel, welche
bekanntlich ziemlich gute Antitoxinbildner sind, jene Operation gut überstehen würden. Ich sah mich jedoch in meinen Hoffnungen getäuscht.
Die operierten Hühner blieben niemals bis zur Beendigung des Versuches
am Leben. Wir müssen uns demnach mit indirekten Beweisen begnügen.
Wenn thatsächlich die nervösen Centra das Tetanusantitoxin produzieren
und an das Blut abgeben, so müsste man zu bestimmten Zeiten eine
größere Menge Antitoxin im Gehirn und Rückenmark finden, als in dem
Blut und in anderen Organen des Körpers. Pfeiffer und Marx und
Deutsch haben, wie schon erwähnt, festgestellt, dass die phagocytenhaltigen Organe der mit Bakterien behandelten Tiere Schutzstoffe in
größerer Menge enthalten als das Blutserum. Zu demselben Resultat
würde man gelangen, wenn man vergleichende Untersuchungen über den
Gehalt an Tetanusantitoxin im Gehirn und Rückenmark einerseits und
im Blut der gegen Tetanus immunisierten Tiere andererseits anstellen
würde. Meine diesbezüglichen Untersuchungen waren für die Annahme
des nervösen Ursprungs des Tetanustoxins nicht günstig.

Tötet man Hühner in dem Moment, in welchem Antitoxin im Blut
auftritt, so besitzt Gehirn und Rückenmark noch so gut wie gar keinen
Antitoxingehalt[1]). Es liegt nahe, dies Resultat durch eine Anhäufung des
Toxins in den nervösen Centren zu erklären, welche den Nachweis des
Antitoxins verhindern würde. Ich habe daher zu meinen späteren Unter-
suchungen[2]) Tiere benutzt, welche schon seit langer Zeit immunisiert

---

[1]) Annales de l'Inst. Pasteur, 1897, Bd. XI, p. 801.
[2]) Ibid., 1898, Bd. XII, p. 81.

waren, deren Blut jedoch noch Antitoxin enthielt. Ich habe zu diesen Versuchen ein Huhn, welches seit etwa acht Monaten keine Toxineinspritzung mehr erhalten hatte, und ein Meerschweinchen benutzt, dem die letzte Injektion etwa zwei Jahre zuvor gemacht worden war. Nach partieller Resektion des Gehirns enthielt das Blut beider Tiere mehr Antitoxin als zuvor; ein Beweis dafür, dass die Quelle des Antitoxins nicht versiegt war. Um festzustellen, ob die Bildungsstätte des Antitoxins in dem Centralnervensystem zu suchen sei, habe ich den Antitoxingehalt des Gehirns, des Rückenmarks und vieler anderer Organe, des Blutes und der Exsudate mit einander verglichen. Auch hier kam ich zu einem negativen Resultat: Die nervösen Centralorgane enthielten weniger Antitoxin als die Körperflüssigkeiten und als einige Organe, besonders Leber und Niere.

Für die Entstehung des Tetanusantitoxins in dem Centralnervensystem spricht also nur die Neutralisation des Tetanustoxins durch die Gehirnsubstanz. Wie wir schon gesehen haben, beruht diese Wirkung auf der oberflächlichen und flüchtigen Bindung des Giftes durch gewisse Teile des Gehirns und Rückenmarks. Darf man nun diese Bindung mit der lang anhaltenden Fixierung des Starrkrampfgiftes identifizieren, welche man bei gegen das Tetanusgift empfindlichen lebenden Tieren beobachtet? Bald nach der Entdeckung von Wassermann und Takaki haben wir festgestellt, dass, wenn man Tieren eine Mischung von zerquetschtem Froschhirn und Tetanustoxin injiziert, dieselben trotzdem an Starrkrampf erkranken. Courmont und Doyon[1]) haben meine Versuche verschiedenartig variiert und konnten die Ergebnisse derselben völlig bestätigen. Sie fanden, dass, wenn erhitztes oder nicht erhitztes Froschhirn, selbst mehrere Stunden hindurch, mit Tetanustoxin bei Laboratoriumstemperatur oder bei 38° vermischt wird, die Mischung selbst in hoher Dosis nicht im stande ist, das Starrkrampfgift zu neutralisieren. An sich wäre an dieser Feststellung nichts Wunderbares, wenn das Gehirn von einem gegen Tetanus immunen Tiere hergerührt hätte. Der Frosch ist dagegen, wie wir aus dem vorigen Kapitel wissen, für das Starrkrampfgift empfänglich. In der Kälte erkrankt das Tier nur schwer an Tetanus. Temperaturen von 25—30° machen den Frosch jedoch gegen diese Infektionskrankheit sehr empfindlich. Die gegen Starrkrampf völlig immunen Schnecken haben ein Gehirn, das, zerquetscht und mit Tetanustoxin vermischt, disponierte Tiere bis zu einem gewissen Grade gegen Tetanus schützt. Dennoch absorbiert das Gehirn des lebenden Tieres dies Toxin, wie Morgenroth bewiesen hat. Es besteht demnach offenbar eine Differenz zwischen der Aufnahme des Tetanusgiftes durch die lebenden Zellen und durch die zerquetschte Gehirnsubstanz. Dies Resultat gilt auch für verschiedene andere Toxine. Das Diphtheriegift ist stark toxisch, wenn es Meerschweinchen und Kaninchen intracerebral injiziert wird. Selbst die Ratte kann nach Roux und Borrel (l. c. p. 238) mit diesem Gift intracerebral leicht vergiftet werden. Giftdosen, welche bei subcutaner Injektion keine Erkrankung hervorrufen, führen, wenn sie ins Gehirn eingespritzt werden, bei Ratten zum Tode. Trotzdem konnten disponierte Tiere dadurch, dass man ihnen intracerebral eine Mischung von zerquetschtem Gehirn und Diphtherietoxin injizierte, gegen die Vergiftung niemals geschützt werden. Zahlreiche

---

[1]) Comptes rendus de la Soc. de Biologie, 1898, p. 602.

Versuche, welche zu dem Zweck unternommen wurden, die Ergebnisse von Wassermann und Takaki auch mit Diphtheriegift zu erhalten, führten stets zu negativen Resultaten. Dasselbe galt für Versuche mit Schlangengift. Calmette[1]) hat verschiedene Versuche mit Emulsionen von Kaninchenhirn und Schlangengift angestellt, um zu untersuchen, ob das Centralnervensystem dieselbe Wirkung gegen das Schlangengift ausübt, wie gegen das Tetanustoxin. Keine dieser Emulsionen — sagt Calmette — zeigte in vitro die geringsten schützenden oder antitoxischen Eigenschaften. Die Wirkung des Nervensystems der Zellen auf das Tetanustoxin hat daher mit derjenigen auf das Schlangengift nichts gemeinsam. Trotzdem übt das Schlangengift ebenso wie das Diphtherietoxin und das Tetanustoxin beim Frosch eine deutlich erkennbare Wirkung auf die nervösen Centra aus.

Andererseits wird nicht das Tetanustoxin allein durch die Gehirnsubstanz fixiert. Kempner und Schepilewsky[2]) haben festgestellt, dass auch das Gift des Botulismus (welches von dem durch van Ermenghem entdeckten anaeroben Bakterium stammt und in manchen Fällen eine Darmintoxikation durch verdorbene Nahrungsmittel hervorruft) ebenfalls durch die Substanz des Nervensystems fixiert wird. Eine Mischung von Gehirn und Rückenmark von Meerschweinchen, die in physiologischer Kochsalzlösung emulgiert sind, mit dem Wurstgift vermag die Vergiftung bei disponierten Tieren ebenso zu verhindern, wie in den Versuchen von Wassermann und Takaki.

Als Kempner und Schepilewsky nun die Substanz oder die verschiedenen Substanzen der Nervencentra feststellen wollten, welche das Wurstgift fixieren und so die Intoxikation verhindern, erkannten sie, dass Lecithin und Cholestearin, entweder mit dem Toxin gemischt, oder an verschiedenen Stellen, jedoch zu gleicher Zeit Mäusen injiziert, diesen Tieren ebenso guten Giftschutz verleihen, wie die Gehirnsubstanz. Dagegen stellten sie fest, dass, wenn sie einen der beiden genannten Stoffe früher als das Toxin injizierten, die Vergiftung stets auftrat, während bei der gleichen Versuchsordnung die Gehirnsubstanz stets deutlich die Vergiftung verhinderte. Auch wurde die antitoxische Kraft der Hirnemulsion durch Erhitzung in höherem Grade abgeschwächt als die Wirkung des Lecithins und des Cholestearins.

Die genannten Forscher haben ihre Untersuchungen auch auf die Schutzkraft der Fette ausgedehnt und dabei festgestellt, dass fein verteiltes Olivenöl, dem man nach der Neutralisation durch Soda die doppelt oder vierfach tödliche Dosis des Wurstgiftes zusetzt, bei Mäusen und Meerschweinchen die Wurstvergiftung verhindern kann. Auch Tyrosin übte diese Wirkung aus, und zwar nicht nur, wenn man es gleichzeitig, sondern auch wenn man es 24 Stunden vor dem Toxin injizierte. Kempner und Schepilewsky kommen zu dem Resultat, dass »wir neben der Centralnervensystemsubstanz mit allen möglichen Substanzen einen gewissen Schutz gegen das Botulismustoxin erzielen konnten« (p. 221).

Die Versuche dieser Forscher waren durch die Arbeiten von Phisalix[3])

---

[1]) Annales de l'Inst. Pasteur, 1898, Bd. XII, p. 343.
[2]) Zeitschr. f. Hygiene, 1898, Bd. XXVII, p. 213.
[3]) Comptes rendus de l'Acad. des Sciences, 1897, p. 1053; 1898, p. 431; Comptes rendus de la Soc. de Biologie, 1897, p. 1057 und 1898, p. 153.

angeregt worden, welcher gezeigt hatte, dass die in der Galle enthaltenen Salze ebenso, wie die schon erwähnten Substanzen, Tiere gegen das Schlangengift zu schützen vermögen.

Fassen wir nun die bisher gemachten Ergebnisse zusammen, so scheinen bei der Wirkung der Gehirnsubstanz auf die Toxine in erster Linie die Fette diese Gifte zu binden und so einer allgemeinen Vergiftung des Organismus vorzubeugen.

Unter diesen Umständen ist es von Interesse, dass die toxische Wirkung des Tetanusgiftes auch durch andere Substanzen als durch die Gehirnemulsion verhindert werden kann. Im Laboratorium von Roux hat Stoudensky[1]) nachgewiesen, dass Karmin eine Verbindung mit dem Tetanustoxin eingeht und so das Meerschweinchen vor der Intoxikation bewahrt. Diese Verbindung ist ebenso labil wie diejenige der Gehirnsubstanz mit dem Tetanustoxin. Wenn an Tetanustoxin gebundenes Karmin in physiologische Kochsalzlösung gebracht wird, so giebt es in derselben das Gift an die Kochsalzlösung ab, so dass diese nunmehr die Eigenschaft gewinnt, Tetanus hervorzurufen. Ebensowenig wie die Verbindung mit Gehirnsubstanz vermag jedoch diejenige mit Karmin das Toxin zu zerstören. Karmin, welches zuvor in Wasser, besonders in warmem Wasser, aufgelöst ist, verliert sein Bindungsvermögen und kann nunmehr den Schutz gegen Tetanusvergiftung nicht mehr ausüben. Wenn in physiologischer Kochsalzlösung suspendiertes Karmin bei einer Temperatur von 120, 100, selbst von 60° sterilisiert wird, so verliert es seine antitoxische Wirkung, während es, trocken in geschlossenen Röhrchen erhitzt, dieselbe beibehält.

In vielen Beziehungen übt das Karmin, welches hauptsächlich vom Fettkörper der Cochenille stammt, eine antitoxische Wirkung aus, ähnlich derjenigen der Maceration der Gehirnsubstanz. Wenn bei der Verleihung des Giftschutzes in erster Linie die Fette beteiligt sind, so ist es klar, dass ein fettarmes Gehirn, wie dasjenige des Frosches, das Tetanustoxin nicht zu fixieren und so die Vergiftung durch dasselbe nicht zu verhindern vermag. Der Umstand, dass verschiedenartige Substanzen einen ähnlichen Effekt auf die Toxine besitzen wie die Gehirnemulsion, spricht gegen die Behauptung von Wassermann und Takaki, dass durch ihren Versuch das Centralnervensystem als die Quelle des Tetanusantitoxins nachgewiesen sei. Wenn man die Berechtigung hat, aus Analogieen Schlüsse zu ziehen, so spricht gegen die Wassermannsche These auch die Beobachtung über die Antitoxine, welche wir im fünften Kapitel mitgeteilt haben. Es ließ sich zeigen, dass die beiden Bestandteile des Antispermotoxins, das Antialexin und der specifische Antifixateur auch in den Organismen kastrierter Tiere gebildet werden und sich demnach nicht in den Spermatozoen entwickeln. Auch die Ergebnisse, die man über die Antihämotoxine gewonnen hat, beweisen, dass dieselben nicht von den roten Blutkörperchen gebildet werden. Diese letztere Behauptung steht in scheinbarem Widerspruch mit der Feststellung des hämolytischen Effekts des Saponins, wie aus den Untersuchungen hervorgeht, welche Ransom[2]) im Laboratorium von Meyer in Marburg ausgeführt hat. Infolge der Fähigkeit, sich mit dem Protoplasma der roten Blutkörperchen zu verbinden, löst jenes Glykosid die Erythrocyten einer großen Zahl

---

[1]) Annales de l'Inst. Pasteur, 1899, Bd. XIII, p. 126.
[2]) Deutsche med. Wochenschrift, 1901, p. 194.

von Wirbeltieren auf. Und zwar kommt es zu einer Verbindung zwischen dem Saponin und dem Cholestearin des Blutkörperchens, wodurch die Erythrocyten verändert werden und das Hämoglobin austreten lassen. Befinden sich jedoch die roten Blutkörperchen im Blutserum, so kann das Cholestearin, während es sonst das Gift in die Blutkörperchen eindringen lässt, die Auflösung derselben verhindern. Thatsächlich stellt das Blutserum ein Gegengift gegen das Saponin vor, und zwar infolge seines Cholestearingehalts; dieser auch im Serum enthaltene Stoff verhindert, dass das Saponin an das Cholestearin der roten Blutkörperchen gelangt, und wirkt so wie ein richtig aufgestellter Blitzableiter. Verbindet sich dagegen das Saponin mit dem Cholestearin der roten Blutkörperchen, so kommt es zu der fatalen Wirkung eines falsch angebrachten Blitzableiters. Diese Ergebnisse stehen so sehr mit den Postulaten der Ehrlichschen Theorie in Einklang, dass Ransom die Annahme aussprach, dass die Wirkung der Hämolysine und der Antihämolysine ebenfalls auf die Anwesenheit von Cholestearin zurückzuführen sei. Die Versuche haben jedoch zu dem entgegengesetzten Ergebnis geführt. Im Anschluss an die Versuche von Calmette[1]) und auch auf Grund der Ehrlichschen Ansicht ist die Auffassung allgemein verbreitet, dass eine Bildung von Antitoxinen gegen Alkaloide und Glykoside nicht vorkommt. Die Versuche, ein Antisaponin darzustellen, um die Identität desselben mit dem Cholestearin zu beweisen, müssten demnach von vornherein als überflüssig bezeichnet werden. Allein bei so komplizierten Fragen kann man sich mit diesen rein theoretischen Raisonnements allein nicht begnügen. Bis noch vor kurzer Zeit war man der Ansicht, dass kompliziert gebaute Substanzen, wie die Eiweißkörper, die Toxine und die löslichen Fermente stets zur Bildung eines Antitoxins führen müssten, während es bei einfacher gebauten chemischen Verbindungen nicht zur Entstehung von Antikörpern im Organismus kommen würde. Auf Grund der in allerneuester Zeit gemachten Versuche müssen wir diese Auffassung verlassen. Schon im fünften Kapitel haben wir mitgeteilt, dass die Versuche von Ehrlich und Morgenroth, Antizwischenkörper darzustellen, erfolglos gewesen sind, obwohl nach den Untersuchungen von Bordet und Metschnikoff die Zwischenkörper solche Antikörper zu bilden vermögen. Andererseits können nach Einführung von Mineralgiften in den Tierkörper im Gegensatz zu unserer bisherigen Auffassung Gegengifte gegen dieselben auftreten. Zu dieser mit den bisherigen Ansichten im völligen Gegensatz befindlichen Entdeckung führten die Untersuchungen, die Besredka[2]) über das Arsenik in meinem Laboratorium ausgeführt hat. Er hat die Experimente angestellt, um den Mechanismus der Immunität gegen ein Gift aufzuklären, von dem er mit Bestimmtheit annahm, dass es keinen Antikörper im tierischen Organismus zu bilden vermöge. Bei seinen Versuchen kam er zu einem gänzlich unvorhergesehenen Schlusse, welchen man von nun an nicht mehr zu ignorieren berechtigt ist. Das Serum von Tieren, welche gegen Arsenik immunisiert sind, vermag sowohl immunisierende wie antitoxische Eigenschaften gegen eine sonst in 48 Stunden sicher tötende Giftdosis zu verleihen. Zwar hat Morishima[3]) in

---

[1]) Annales de l'Inst. Pasteur, 1895, Bd. IX, p. 244.
[2]) Ibid., 1899, Bd. XIII, p. 465.
[3]) Arch. internat. de Pharmacodyn. et de Thér., 1900, Bd. VII, p. 65.

einer Arbeit, die er in dem Laboratorium von Heymans in Gent (Gand) ausgeführt, die Ergebnisse von Besredka angefochten. Allein die Einwendungen jenes Forschers vermögen nicht den Besredkaschen Untersuchungen, die mit äußerster Sorgfalt in der verschiedenartigsten Nuancierung unter meiner Leitung ausgeführt wurden, ihren Wert zu nehmen. Morishima berücksichtigte z. B. mehrere wichtige Umstände nicht und führte seine Untersuchungen aus, ohne dieselben an Kontrolltieren regelmäßig nachzuprüfen. Es sei noch hinzugefügt, dass die Immunität von Tieren gegen Arsenik von einer großen Reihe von Umständen abhängt, und z. B. in gewissen Jahreszeiten schwerer auftritt als in anderen. Erst auf Grund sehr zahlreicher und lange Zeit durchgeführter Experimente kann man zu exakten und unwiderleglichen Resultaten kommen.

Im Anschluss an die Endeckung von Besredka war man zu der Frage berechtigt, ob man den Gehalt an Antisaponin im tierischen Organismus nicht erhöhen könne, und ob bei positivem Ausfall des Versuches die Vermehrung des Antikörpers nicht durch eine Erhöhung des Cholestearingehaltes zu erklären sei. Ich habe nun Besredka aufgefordert, nach dieser Richtung Versuche anzustellen. Bei einer Reihe von Meerschweinchen, welche mehrere Monate hindurch mit steigenden Dosen von Saponin behandelt wurden, wuchs der Antisaponingehalt des Blutserums nicht an. Das Verhalten der Tiere entsprach vielmehr dem Ehrlichschen Gesetze, nach welchem im tierischen Organismus Antikörper gegen Glykoside nicht gebildet werden. Aus den Versuchen gingen auch keine neuen Daten über den Ursprung dieser Antikörper hervor.

In seiner ersten Publikation über die Seitenkettentheorie legt Ehrlich besonderes Gewicht auf die Entstehung des Tetanusantitoxins im Nervensystem, um dadurch nachzuweisen, dass das Antitoxin in den gegen das Toxin besonders empfindlichen Organen gebildet wird. Seitdem nun Ehrlich jedoch den Unterschied zwischen der haptophoren und toxophoren Gruppe des Toxinmoleküls aufgestellt hat, betrachtet er die Seitenkette der empfindlichen Körperzelle als das Element, welches sich mit der haptophoren Gruppe vereinigt. In der Rede zur Eröffnung des Frankfurter Instituts sagt Ehrlich, die Bildung von Antitoxinen sei völlig unabhängig von der Wirkung der toxophoren Gruppen. Mit anderen Worten, damit eine Zelle Antitoxin produziert, braucht sie für die toxische Wirkung des betreffenden Giftes nicht empfänglich zu sein. Die Rezeptoren oder die Seitenketten der Zelle müssen jedoch geeignet sein, sich mit der haptophoren Gruppe des Toxinmoleküls zu verbinden. Aus diesem Grunde gelang es, wie schon oben erwähnt, Antitoxine mit modifizierten Toxinen herzustellen, deren toxischer Wert gleich Null war, welche jedoch die Fähigkeit, sich mit den Seitenketten zu vereinigen, bewahrt hatten.

Diese modifizierten Toxine sind nach Ehrlich die »Toxoide«, deren toxophore Gruppe zwar völlig zerstört ist, während die haptophore Gruppe, welche die immunisierenden Substanzen produziert, in voller Integrität bestehen bleibt. Unter diesen Bedingungen könnte sich das Tetanusantitoxin auch an anderen Stellen entwickeln als im Gehirn und Rückenmark, es müssten außer diesen Organen nur noch Elemente bestehen, welche das Tetanustoxin zu binden vermögen, oder, um Ehrlichs Ausdruck zu gebrauchen, es müssten noch in anderen Elementen Seitenketten produziert werden, welche eine specifische Affinität zu der haptophoren Gruppe des Tetanustoxins besitzen.

Schon Dönitz[1] hat die Ansicht ausgesprochen, dass bei Kaninchen das Tetanustoxin nicht nur durch die Elemente der Nervencentra, sondern auch noch durch Zellen anderer Organe gebunden werden kann.

Die Existenz solcher Zellen ist mehr als eine bloße Hypothese, dieselbe geht vielmehr deutlich aus den Versuchen von Roux und Borrel über den cerebralen Tetanus hervor. Um diese Erkrankung bei den Kaninchen zu erzeugen, braucht man denselben nur eine minimale Dosis Toxin direkt ins Gehirn zu injizieren. Spritzt man dagegen subcutan das Starrkrampfgift selbst in großen Mengen ein, so erkrankt das Kaninchen nicht, oder es kommt nur zu leichten und vorübergehenden Krampferscheinungen. Der Schutz des Kaninchens gegen das in der gewöhnlichen Weise injizierte Tetanustoxin beruht nach Roux und Borrel nicht auf einer relativen Unempfindlichkeit des Gehirns, sondern auf dem Umstande, dass ein großer Teil des Giftes nicht an die empfindlichen Nervenzellen gelangt, vielmehr an anderen Stellen des Organismus zerstört wird (p. 229). Bei dem Meerschweinchen besteht nach der Ansicht derselben Gelehrten kein Gegensatz zwischen intracerebraler und subcutaner Injektion von Tetanustoxin bezüglich des Auftretens von Starrkrampf, ein Beweis dafür, dass bei diesem so hoch empfindlichen Tier das Toxin nur im Centralnervensystem zerstört wird und unverändert in dasselbe gelangt. In der 10. und 11. These des Referats, welches Ehrlich auf dem internationalen Kongress zu Paris im Jahre 1900 erstattete, drückte er sich folgendermaßen aus: Die Rezeptoren befinden sich bald nur in bestimmten Organen, bald in der Mehrzahl derselben (z. B. das Tetanustoxin bei Kaninchen und Meerschweinchen). . . Das Vorhandensein zahlreicher Seitenketten in den weniger lebenswichtigen Organen kann dadurch, dass die Toxinmoleküle gewissermaßen von ihrem Hauptwege abgelenkt werden, zu einer Verminderung der Giftempfindlichkeit des betreffenden Organismus[2] führen. An dieser Stelle mag die von Knorr festgetellte Differenz zwischen der Disposition des Meerschweinchens und des Kaninchens gegen häufig wiederholte Injektionen kleiner Tetanustoximmengen erwähnt werden. Ein mit Tetanustoxin vielfach geimpftes Meerschweinchen stirbt lange, bevor es die Giftmenge erhalten hat, welche, auf einmal injiziert, das Tier töten würde. Das Kaninchen verträgt dagegen die Behandlung sehr gut und erreicht in kurzer Zeit eine Immunität gegen die fünffach tödliche (auf einmal injizierte) Dosis des Toxins. Nach Knorr beruht diese Differenz auf der Überempfindlichkeit der nervösen Centralorgane beim Meerschweinchen und auf der erworbenen Unempfindlichkeit des Kaninchengehirns. Aus den Versuchen, welche Roux und Borrel über den cerebralen Tetanus bei immunisierten Kaninchen angestellt haben, geht deutlich hervor, dass diese Tiere thatsächlich keineswegs unempfindlich sind. Für jene Beobachtung muss also eine andere Deutung gefunden werden. Bei den Kaninchen, welche man mit kleinen Giftmengen immunisiert, wird das Gift durch gewisse Zellen allmählich immer mehr daran verhindert, an die nervösen Centra zu gelangen. Sodann wird es auch durch das Antitoxin neutralisiert, dessen Bildung schon in der Anfangszeit der Immunisierung beginnt.

---

[1] Deutsche med. Wochenschr., 1897, p. 428.

[2] Comptes rendus du Congrès international de Médecine de Paris. Section de bactériologie et de parasitologie, Paris, 1891, p. 30.

Aus den Untersuchungen von Knorr[1]) geht hervor, dass im Blute von Kaninchen Antitoxin in Fällen nachweisbar ist, in denen die Extremitäten der Tiere noch wochenlang infolge der Tetanuserkrankung kontrahiert sind. Bei Meerschweinchen dagegen, welche unter demselben Bilde erkranken, lässt sich Antitoxin selbst nach der definitiven Heilung in kaum nennenswerter Menge nachweisen. Diese Resultate sind leicht in Einklang mit der Annahme zu bringen, dass außer im Nervensystem noch in anderen Körperorganen lebende Zellen vorhanden sind, welche das Toxin zu binden und Antitoxin zu entwickeln vermögen. Diese Zellen sind bei Kaninchen und Hühnern in bedeutend höherem Grade vorhanden, als bei Meerschweinchen. Bei dem Huhn werden große Mengen von Antitoxin nach Knorr zu einer Zeit gebildet, in welcher die Tetanussymptome noch deutlich im Fortschreiten begriffen sind. Wie wir[2]) haben zeigen können, wird beim Huhn ein Teil des Tetanustoxins von den Leukocyten absorbiert. Wenn man bei Hühnern, denen man vorher das Toxin injizierte, aseptische Exsudate hervorrief, so konnte ich mich davon überzeugen, dass diese Exsudate, welche einen bedeutend höheren Leukocytengehalt hatten als das Blut, auch eine höhere Toxicität besaßen als dieses. Auch ließ sich im Anschluss an die Injektion nicht tödlicher Giftmengen eine mehr minder ausgeprägte Leukocytose bei den Hühnern nachweisen. Es ist demnach nicht ausgeschlossen, dass in den weißen Blutkörperchen die Schutzwehr zu suchen ist, welche sich dem weiteren Vordringen des Giftes gegen die Nervencentra entgegenstellt.

Die hohe Empfindlichkeit der Leukocyten gegen Bakteriengifte führte uns zu der Annahme, dass diese Blutkörperchen im Kampfe des Organismus gegen diese Gifte eine bestimmte Rolle spielen. Die Injektion der Toxine führt meist zu einer deutlich ausgeprägten Hyperleukocytose.

Chatenay[3]) hat über diesen Gegenstand in meinem Laboratorium eine Reihe von Versuchen angestellt; zu diesem Zweck injizierte er Tieren Toxine, welche von Bakterien (Tetanus, Diphtherie), von Phanerogamen (Abrin, Ricin) und von höheren Tieren (Schlangengift) stammten. Nach seinen Untersuchungen besaß die Reaktion, welche durch die Toxininjektion hervorgerufen war, in Bezug auf die Zahl der Leukocyten große Ähnlichkeit mit den Veränderungen, welche infolge der Einspritzung von Bakterien selbst aufzutreten pflegte. Tritt nach kurzer Zeit der Tod ein, so nimmt der Gehalt der Leukocyten rapide ab; leben die Tiere länger als 24 Stunden oder bleiben sie völlig am Leben, so kommt es zu einer häufig sehr ausgesprochenen Hyperleukocytose. Bei dem gegen Tetanus stark empfindlichen Meerschweinchen kommt es noch zu einer deutlichen Leukocytose nach der Injektion einer mehrfach tödlichen Giftmenge, und erst die hundertfache Toxindosis bewirkt einen Stillstand oder Rückgang in der Zahl der Leukocyten. Diese Vorgänge haben eine große Ähnlichkeit mit der Reaktion des Meerschweinchens gegen den Milzbrandbacillus. Das Eindringen dieses so hoch virulenten Bacillus führt zwar zu einer ausgeprägten Leukocytose, jedoch gewinnen die Leukocyten nicht die Fähigkeit, die Bacillen in sich aufzunehmen und so die tödliche Infektion

---

[1]) Münch. med. Wochenschrift, 1898, p. 321.

[2]) Annales de l'Inst. Pasteur, 1897, Bd. XI, p. 808.

[3]) Les réactions leucocytaires, vis-à-vis de certaines toxines, Paris, 1894.

zu verhindern. Bei anderen Tierspecies (Kaninchen, Huhn) besteht eine stärkere Reaktion der Leukocyten sowohl gegen die Milzbrandbacillen als auch gegen das Tetanustoxin.

Injiziert man das Toxin nicht in gelöstem Zustande, sondern zusammen mit den dieselben bildenden Bakterien, so widersteht der Organismus der Erkrankung viel leichter. Bei dieser Versuchsanordnung können selbst stark empfindliche Tiere einen hohen Grad von Immunität zeigen.

Vaillard und Vincent[1]) haben gezeigt, dass, wenn man Meerschweinchen lebende Tetanusbacillen oder Bacillensporen, welche kein Gift enthalten, injiziert, eine starke Ansammlung von Leukocyten auftritt, welche die Bacillen und ihre Sporen auffressen und somit sowohl die Infektion als auch die Intoxikation verhindern. Das Toxin, welches in den von den Leukocyten aufgenommenen Bakterien enthalten ist, verliert seine Giftwirkung, ein Beweis für den Giftschutz, welchen die Leukocyten verleihen. Diese Interpretation erklärt auch die Thatsache, dass hoch empfindliche Tiere die Intoxikation überstehen, wenn man ihnen eine Mischung von Tetanustoxin mit Gehirnemulsion oder mit Karmin injiziert. Wie oben ausgeführt, geht in dieser Mischung das Toxin mit der Gehirnsubstanz oder mit dem Karmin eine Verbindung ein. Dieselbe ist sehr labil, und das Toxin tritt aus derselben leicht aus. Bringt man aber das Gemisch in einen lebenden Organismus, so häufen sich um dasselbe die Leukocyten an, nehmen die Nervensubstanz oder das Karmin und damit zugleich das Toxin auf. Die Versuche von Wassermann und Takaki und von Stoudensky lassen sich ungezwungen durch die Annahme von zwei getrennten Schutzakten erklären: Der eine besteht darin, das Toxin zu fixieren und so einer rapiden Intoxikation der nervösen Centra vorzubeugen, der zweite beruht auf der Absorption des fixierten Toxins durch die Leukocyten; diese Zellen besitzen Seitenketten für die Bindung der haptophoren Gruppe des Toxinmoleküls, während sie sich mit der toxophoren Gruppe nicht zu vereinigen vermögen. Wenn einer jener beiden Akte nicht zur Ausführung kommt, so kann das Auftreten von Starrkrampf nicht verhindert werden. Daher gingen in den Versuchen von Courmont und Doyon die Tiere, welche mit einer Mischung von Froschhirnemulsion und Tetanustoxin vergiftet worden waren, an Tetanus zu Grunde, trotzdem eine starke Leukocytose nachweisbar war. Diese Beobachtung beweist wiederum, dass unter diesen Umständen das Toxin sich nicht mit der Hirnsubstanz verbindet, und dass dieser Vorgang eine unerlässliche Vorbedingung für die Auslösung der Leukocytenreaction darstellt.

Die Absorption des Tetanustoxins geht aus den Versuchen klar hervor, welche Vaillard mit Tetanussporen, Wassermann und Takaki mit einer Mischung von Tetanustoxin und Gehirnemulsion, Stoudensky mit der Mischung desselben Giftes und Karminkörnern ausgeführt haben. Allerdings ist es äußerst schwer, in den mit Sporen, Hirnsubstanz und Karminkörnchen gefüllten Leukocyten das Tetanustoxin nachzuweisen, da man dasselbe ja nur indirekt durch die Injektion der Leukocyten in einen tierischen Organismus erkennen kann. Bei dem Studium der Giftimmunität ist es daher zweckmäßig, Körper anzuwenden, deren unmittelbarer Nachweis leichter zu führen ist als derjenige der Bakteriengifte. In dieser Beziehung besitzen die Alkaloide, speciell das Atropin, große Vorzüge.

---

[1]) **Annales de l'Inst. Pasteur**, 1891, Bd. V, p. 1.

Kaninchen sind bekanntlich gegen große Mengen von Atropinum sulfuricum giftfest, selbst wenn man ihnen dies Gift direkt ins Blut bringt. Wenn man aber nach dem Vorgang von Roux und Borrel Atropin in das Gehirn injiziert, so genügen schon sehr kleine Mengen, wie Calmette[1]) gezeigt hat, dazu, das Versuchstier zu töten. Die intracerebrale Injektion des hundertsten Teiles der Dosis, welche, in den Kreislauf gebracht, beim Kaninchen keine Erkrankung hervorruft, führt bei demselben Tier schon nach wenigen Minuten zu äußerster Pupillenerweiterung, zu deutlichen Erregungssymptomen, zur Erhöhung der Reflexe und zu allgemeiner Anästhesie. Drei oder vier Stunden nach der Injektion treten allgemeine Lähmungserscheinungen und schließlich der Tod auf. Der natürliche Giftschutz des Kaninchens gegen das Atropin gehört demnach zu derselben Reihe von Erscheinungen wie die Giftfestigkeit gegen Morphin. Der Schutz des Tieres besteht nicht in einer angeborenen Unempfindlichkeit der Nervenzellen, sondern beruht auf einer Ursache, welche sich der Verbindung zwischen dem Alkaloid und den lebenden Körperzellen entgegenstellt. Um die feineren Vorgänge dieser Immunität zu erkennen, injizierte Calmette Kaninchen intravenös eine ziemlich große Menge (0,2 ccm) Atropinum sulfuricum, entnahm sodann das Blut dieser Tiere und gewann (durch Centrifugierung) gesondert Plasma und Leukocyten des Blutes. Diese beiden Bestandteile des Blutes zeigten, wenn man sie gesondert Tieren injizierte, eine verschiedene Wirkung auf dieselben. Während große Mengen des Plasmas nur ein kurzes Excitationsstadium und vorübergehende Pupillenerweiterung hervorriefen, führten die gleichen Mengen von Leukocyten zu schweren Störungen und häufig nach 7—12 Stunden zum Tode des Versuchstieres. Aus seinen Untersuchungen schließt Calmette, dass das Atropin nicht in den flüssigen Teilen des Blutes verbleibt, sondern kurz nach der Injektion von den Leukocyten[2]) aufgenommen wird. Dies Resultat konnte Lombard[3]) durch eine andere Versuchsreihe bestätigen. Er injizierte Kaninchen und Meerschweinchen ziemlich große Mengen der Atropinverbindung, entzog den Tieren das Blut und trennte die Bestandteile desselben von einander. Anstatt dieselben nun Kaninchen ins Gehirn zu bringen, injizierte er sie Katzen, welche gegen Atropin höchst empfindlich sind. Diese Tiere reagierten, wenn Plasma und rote Blutkörperchen injiziert wurden, nur gering; diejenigen Tiere aber, denen die entsprechende Menge von weißen Blutkörperchen eingespritzt wurde, zeigten viel schwerere Vergiftungserscheinungen (Lichtscheu in Verbindung mit äußerster Pupillenerweiterung, Dysphagie und andauernde Diarrhöe).

Die gegen Atropin natürlich immunen Tiere verdanken ihre Giftfestigkeit demnach allein der Absorption des Giftes durch die Leukocyten, eine Feststellung, die von um so höherer Bedeutung ist, als die Substanz des Centralnervensystems dieser Tiere äußerst giftempfindlich ist. Zu dem-

[1]) Cinquantenaire de la Société de Biologie, Volume jubilaire, 1899, p. 202.

[2]) Das schnelle Verschwinden des Giftes aus dem Blut geht auch aus den Versuchen von Behring, Dönitz, Decroly und Rousse (Arch. int. de Pharm. etc., 1899, Bd. VI, p. 211) über das Schlangengift, das Diphtherie- und das Tetanustoxin sowie aus denjenigen von Heymans und Masoin (Ibid. 1901, Bd. VIII, p. 1) über das Nitril der Malon- und Glutarsäure hervor. Diese Gifte werden kurze Zeit nach der intravenösen Injektion durch die Zellen aufgenommen.

[3]) Contribution à l'étude physiologique du leucocyte, Paris, 1901, p. 39.

selben Resultat führen auch die feinen physiologischen Reaktionen, welche
man mit gewissen Alkaloiden anzustellen vermag. Bei dem Arsen konnte
man noch einen Schritt weiter gehen, indem man unmittelbar durch
chemische Reaktionen den Arsengehalt der Leukocyten nachgewiesen hat.

Bei meinen Untersuchungen über die Bedeutung der Leukocyten bei
den Vergiftungen konnte ich[1]) feststellen, dass Kaninchen, welche mit
tödlichen Arsenmengen vergiftet worden waren, eine starke Abnahme des
Leukocytengehalts im Blute bekundeten, während bei an Arsen gewöhnten Tieren dieselbe Arsenmenge zu einer deutlichen Vermehrung der
Leukocyten im Blute führte. Später hat Besredka[2]) über diesen Gegenstand sorgfältige fortlaufende Untersuchungen gemacht und ist dabei zu
interessanten Resultaten gelangt. Um die Versuchsbedingungen zu vereinfachen, hat er sich zuerst mit der Reaktion des Organismus auf die
Injektion von Arsentrisulfid befasst, einem schwer löslichen Salze, welches
leicht an seinem orangefarbenen Aussehen erkennbar und äußerst toxisch
ist. Injiziert man Meerschweinchen intraperitoneal nicht tödliche Dosen
des Salzes, so tritt anfangs eine vorübergehende Verminderung der Leuko-
cytenzahl in der Bauchhöhle auf, sodann kommt es zu einer sehr starken
Hyperleukocytose. Von den Leukocyten des Exsudates beteiligen sich
fast nur die Makrophagen an der Aufnahme jenes Salzes. Schon nach
kurzer Zeit findet man die gesamte injizierte Menge in den Leukocyten
der Bauchhöhle des betreffenden Tieres, und dieses bleibt selbst völlig
gesund. Die Giftteilchen kann man noch einige Tage in den Leukocyten
erkennen, mit der Zeit zerfallen sie aber in feine Granula und verschwinden schließlich völlig. Es kommt zu einer Auflösung des Arsensalzes
innerhalb der Phagocyten und wahrscheinlich zu einer Verwandlung der
toxischen Arsenverbindung in ein für den Organismus unschädliches Salz.
Schließlich tritt der Fremdkörper aus den Makrophagen aus und verlässt
den Organismus durch die Harnwege.

Da die Aufnahme und die Neutralisation des Giftes vorzugsweise durch
die Phagocyten besorgt wird, so konnte man von vornherein annehmen,
dass die Ausschaltung der Funktion dieser Zellen die Vergiftung des
Organismus schon bei einer sonst für die Meerschweinchen unschädlichen
Dosis im Gefolge haben werde. Brachte Besredka nicht tödliche
Quantitäten des Giftes, in Schilfrohrsäckchen eingehüllt, Meerschweinchen
in die Bauchhöhle, so zeigten diese Tiere sofort Vergiftungssymptome
und starben je nach der Höhe der Giftdosis nach mehr oder minder
langer Zeit. Selbst wenn die Reaktion der Phagocyten durch vorherige
Injektion von Karmin herabgesetzt worden war, wurden die Meerschweinchen durch Quantitäten des Giftes getötet, welche sie sonst ohne Schaden
ertrugen. Denn die Phagocyten hatten sich in diesem Versuch vor der
Einspritzung des Giftes einer großen Menge der Karminkörner bemächtigt
und vermochten daher nicht mehr das Arsensalz aufzunehmen und so
das Tier vor dem Tode zu schützen. Erzeugte Besredka jedoch vor
der Gifteinspritzung eine starke Ansammlung von Makrophagen in der
Bauchhöhle der Meerschweinchen, so konnte er dieselben vor Giftmengen
schützen, welche unter gewöhnlichen Umständen den Tod des Tieres
herbeiführen. Aus allen diesen Versuchen geht hervor, dass infolge ihrer

---

[1]) Annales de l'Inst. Pasteur, 1894, Bd. VIII, p. 719.
[2]) Ibid., 1899, Bd. XIII, pp. 49 und 209.

Fähigkeit, das giftige Arsensalz zu ergreifen und in ihrem Innern zu modifizieren, die Phagocyten einen hohen Immunisierungseffekt im tierischen Organismus ausüben. So besteht eine deutliche Analogie zwischen dem von den Phagocyten verliehenen Giftschutz und dem Infektionsschutz dieser Zellen.

Im Anschluss an die Versuche mit diesem schwer löslichen Arsensalz ging Besredka dazu über, die Wirkung der Phagocyten auf die leicht löslichen Arsenverbindungen zu untersuchen. Injizierte er Meerschweinchen in weniger als 24 Stunden tödliche Mengen von Kaliumarsenit, so trat eine Verminderung der Leukocyten im Blut auf, während die Einspritzung von nicht tödlichen Dosen zu einer starken Hyperleukocytose führte. Spritzte er jedoch gegen Arsen immunisierten Kaninchen tödliche Mengen des Giftes ein, so zeigten auch diese Tiere eine deutliche Leukocytose. Demnach ist die Reaktion der Leukocyten eines Organismus gegenüber den schwer und den leicht löslichen Salzen des Arsens die gleiche. Für die erstere Art ließ sich der Beweis leicht beibringen, dass die starke Anhäufung der Leukocyten im Blute und im Peritonealexsudat zu einer Aufnahme der giftigen Substanz führte. Für das Kaliumarsenit konnte dieser Beweis nicht unmittelbar geführt werden, aber die chemische Analyse ergab jedoch auch in diesem Falle die Gegenwart von Arsen in den Phagocyten. Nach der Injektion der tödlichen Dosis in den Organismus von an Arsen gewöhnten Kaninchen entnahm Besredka den Tieren das Blut und isolierte Plasma, Erythrocyten und Leukocyten von einander. Das übereinstimmende Resultat der an Kaninchen gemachten Versuche war folgendes: Obwohl die Menge der Blutflüssigkeit und der roten Blutkörperchen größer war als diejenige der Leukocyten, so konnte durch die qualitative Analyse nur in den weißen Blutkörperchen Arsen nachgewiesen werden. Nur in den Fällen, in welchen Tiere nicht starben und schon während des Lebens eine starke Leukocytose zeigten, konnte Arsen in den weißen Blutkörperchen von Besredka nachgewiesen werden.

Diese Versuche sprachen mit Bestimmtheit für den Giftschutz der Leukocyten bei der Arsenvergiftung und mussten zu der Untersuchung anregen, ob die Gehirnsubstanz gegen das Arsen eine starke Empfindlichkeit besitzt, wenn man direkte Injektionen des arsenigsauren Kaliums ins Gehirn macht. Der angestellte Versuch ergab, dass zur intracerebralen Vergiftung der hundertste Teil der Substanz schon ausreicht wie zu der subcutanen Intoxikation. In diesem Fall beobachtet man also ebenso, wie bei der Reaktion auf Bakterientoxine, auf Alkaloide und andere Gifte eine erhöhte Giftempfindlichkeit des Centralnervensystems; allerdings tritt beim Arsensalz deutlicher als bei allen bisher studierten Giften die Thatsache hervor, dass die natürliche und erworbene Immunität gegen Gifte auf der Aufnahme derselben durch die Leukocyten beruht. Diese Zellen sind zwar thatsächlich gegen die Wirkung der Gifte weniger empfindlich als die Hirnsubstanz, vermögen dieselbe jedoch vor der Berührung mit dem Gifte zu schützen.

Arsen ist nun nicht die einzige anorganische Substanz, welche die Leukocyten aufzunehmen vermag. Schon, bevor die soeben mitgeteilten Untersuchungen über die Wirkung des Arsens im tierischen Körper angestellt wurden, hatte Kobert (damals in Dorpat) durch seine

Schüler Stender, Samoïloff, Lipsky und andere[1]) Studien über das Schicksal des Eisens im Organismus machen lassen. Zu diesem Zwecke wurde die bestlösliche bekannte Eisenverbindung angewendet, nämlich das Eisenoxydsacharat Hornemann, welches in alkalischen Medien keinen Niederschlag bildet. Die genannten Forscher stellten durch ihre Untersuchungen fest, dass ein kleiner Bruchteil des in den Organismus gebrachten Eisens durch die Nieren und den Darm wieder ausgestoßen wird, während der Rest desselben in den Organen, speciell in Leber, Milz und Knochenmark, deponiert wird. In diesen Organen befindet sich das Eisen im Innern der Leukocyten, welche dasselbe lange Zeit hindurch festhalten und erst später durch den Darm aus dem Organismus entfernen.

Die Schicksale des Hornemannschen Eisensalzes habe ich bei verschiedenen Wirbeltierspecies einer Untersuchung unterzogen. Bringt man jenes Salz Tieren intravenös, intraperitoneal oder subcutan bei, so kann man durch die mikrochemische Reaktion feststellen, dass das Eisen sich in den verschiedenen Arten der Phagocyten angehäuft hat, und zwar besonders in den Leukocyten, in den Sternzellen der Leber und in den Makrophagen der Milzpulpa. Diejenigen Zellen dagegen, welche keine phogocytären Eigenschaften besitzen, z. B. die basophilen Leukocyten (Ehrlich), welche in der Lymphe der Ratten in großer Menge vorhanden sind, nehmen nur sehr wenig Eisen auf im Gegensatz zu den Makrophagen und Mikrophagen, in denen sich das Metall in großen Mengen anhäuft[2]). Gegen diese Resultate hat Weigert[3]) eingewendet, dass die Leukocyten das Eisen sich nur in Form von Körnchen einverleiben, aber aus meinen eigenen Untersuchungen geht klar hervor, dass das Eisen nicht nur in dieser Form, sondern auch in gelöstem Zustande in die Leukocyten gelangt. Uebrigens verliert die gesamte Erörterung einen großen Teil ihrer Bedeutung infolge der Resultate, welche durch die Versuche mit dem Arsen gewonnen wurden.

Nach Samoïloff[4]) machen die löslichen Silbersalze in dem Organismus ein ähnliches Schicksal durch, wie das Eisenoxydsacharat, d. h. auch sie werden von den Phagocyten aufgenommen. Es sei noch hinzugefügt, dass nach Arnozan und Montel[5]) die Leukocyten auch Arzneimittel, wie Kalomel und salicylsaures Natrium, aufnehmen.

Demnach ist die Auffassung falsch, dass die Phagocyten nur abgetötete Bakterienleiber und tierische Zellen sich einzuverleiben vermögen, vor Giften jedoch zurückweichen. Allerdings bekunden jene Zellen gegen zahlreiche Gifte, welche in zu hoher Dosis in den Organismus gebracht werden, häufig negative Chemotaxis. Im allgemeinen besitzen jedoch gerade die Phagocyten die höchste Widerstandskraft gegen die Gifte und vermögen die edleren Organe gegen die Intoxikation zu schützen. Demnach ist die Auffassung berechtigt, dass der Schutz des Organismus gegen Gifte auf der Thätigkeit der Phagocyten beruht, und es liegt die Frage

---

[1]) Arbeiten d. pharmak. Instit. zu Dorpat, 1893, 1894, Bd. VII—X.

[2]) Annales de l'Inst. Pasteur, 1894, Bd. VIII, p. 719.

[3]) Lubarsch u. Ostertag, Ergebnisse der allg. Pathologie, 1899, 4. Jahrgang, p. 107.

[4]) Arbeiten des pharmak. Institutes zu Dorpat, 1893, Bd. IX, p. 27.

[5]) Vortrag auf dem internat. Ärztekongress, Paris 1900.

nahe, ob die Phagocyten nicht auch die Antitoxinbildner sind. Diese Funktion lässt sich, wie wir gesehen haben, schwerlich denjenigen Elementen zuschreiben, welche jeweils gegen das betreffende Gift besonders empfindlich sind, wie den Spermatozoen bei der Produktion des Antispermotoxins, den Erythrocyten bei der Bildung des Antihämotoxins oder den Zellen des Centralnervensystems bei der Entstehung des Tetanusantitoxins. Da auch nach der Ehrlichschen Theorie nur die haptophore Gruppe die Bildung der Antitoxine durch die die entsprechenden Seitenketten besitzenden Elemente hervorruft, so sind vielleicht die Phagocyten, da sie ja mit besonderer Leichtigkeit die Gifte absorbieren, zugleich die Erzeuger des Antitoxins. Diese Vermutung habe ich schon wiederholt ausgesprochen, und verschiedene Gelehrte, wie A. Gautier[1] und J. Courmont[2], haben dieselbe günstig aufgenommen. Einen hinreichenden Beweis für dieselbe sind wir allerdings im Augenblick nicht in der Lage zu liefern. Gegen meine Hypothese ließe sich anführen, dass nach der Injektion lebender oder toter Bakterien der Organismus trotz des Auftretens einer starken Leukocytose häufig kein Antitoxin liefert. In diesen Fällen werden allerdings keine echten Antitoxine gebildet, jedoch treten andere Antikörper auf, z. B. die Zwischenkörper, welche mit großer Wahrscheinlichkeit ebenfalls ein Produkt der Phagocyten sind. Dabei muss man sich stets die Thatsache vergegenwärtigen, dass die verschiedenen Phagocytenformen unter einander sehr different sind und dass vielleicht nur einige unter denselben Antitoxin zu bilden vermögen. Injiziert man Tieren lebende oder tote Bakterien, so treten die Antitoxine meist nicht in den Körperflüssigkeiten auf. In diesen Fällen sind die Mikrophagen besonders an der Reaktion des Organismus beteiligt. Dagegen stellen wahrscheinlich die Makrophagen die Hauptbildungsstätte der Antitoxine vor. Thatsächlich besitzt das Blut deutlich antitoxische Eigenschaften, wenn die Bakterien speciell von den Makrophagen gefressen werden, z. B. bei der Pest, deren Bacillen besonders von diesen Zellen aufgenommen werden. In diesen Fällen erhält man nach Injektion von lebenden oder toten Bakterien stark antitoxische Sera. Diese Entdeckung stammt von Roux und seinen Mitarbeitern. Die von uns aufgestellte Hypothese wird sodann durch eine Beobachtung gestützt, welche man am Kaiman zu machen Gelegenheit hat. Dies Tier liefert, wie schon oben erwähnt, von allen bekannten Wesen am schnellsten und leichtesten Antitoxin. Die Leukocyten desselben bestehen aus eosinophilen, körnchenhaltigen Mikrophagen und aus Makrophagen. Da die eosinophilen Zellen nur schwache phagocytäre Kraft besitzen, so wird die Aufnahme der Bakterien fast ausschließlich durch die Makrophagen besorgt. Das Fehlen der Mikrophagen bei der Reaktion des Kaiman und der mit Pestbacillen infizierten Tiere ist vielleicht ein günstiger Faktor für die Produktion der Antitoxine und für eine starke Bethätigung der Makrophagen.

Wenn gerade diese Zellform an der Sekretion des Antitoxins in die Körpersäfte einen besonderen Anteil hat, so muss man erwarten, dass nicht nur die beweglichen Makrophagen des Blutes und der Lymphe, sondern auch die in fast allen Körperorganen verbreiteten fixierten Makro-

---

[1] Les toxines microbiennes et animales, Paris 1896.
[2] Siehe Bouchard, Traité de Pathologie générale, 1900, Bd. III, Artikel: »Inflammation«.

phagen die genannte Funktion auszuüben vermögen. Diese Vermutung, für welche noch keine Beweise vorliegen, stelle ich hauptsächlich aus dem Grunde auf, um eine Anregung zu Untersuchungen in dieser Richtung zu geben [1]).

Das Wesen der erworbenen antitoxischen Immunität ist, wie aus der Übersicht unserer gegenwärtigen Kenntnisse hervorgeht, bedeutend schwerer zu ergründen, als dasjenige der erworbenen antibakteriellen Immunität. Schon insofern liegt die Frage für die letztere einfacher, als die Bakterien noch Stunden, sogar tagelang nach der Injektion in den Organismus sich nachweisen lassen, während die Toxine häufig bald nach der Einbringung in den Tierkörper sich der Erkennung völlig entziehen. Aus diesem Grunde ist auch die Kenntnis des erworbenen Infektionsschutzes bedeutend weiter vorgeschritten als die Lehre von der künstlichen Giftimmunität.

Die in diesem Kapitel entwickelten Thatsachen bestätigen die für die antibakterielle Immunität aufgestellte These, dass nämlich diese Immunität nicht auf einem schon vorhandenen Schutze des Organismus gegen das entsprechende Bakteriengift beruht. Im allgemeinen entwickelt sich der Schutz gegen ein Bakterium leichter und früher als derjenige gegen die toxischen Produkte desselben.

Wenn wir auch noch weit davon entfernt sind, den feineren Mechanismus der Toxinimmunität zu kennen, so haben schon die in diesem Kapitel gewonnenen Ergebnisse zu äußerst wichtigen Nutzanwendungen geführt, mit denen wir uns in einem der nächsten Kapitel ausführlich zu befassen haben werden.

---

[1]) Die Untersuchungen von Römer (Arch. f. Ophthalm., 1901, Bd. LII, p. 72) über das Antiabrin sprechen für unsere Hypothese. Er konnte zeigen, dass unter dem Einfluss von Abrin in der Milz, im Knochenmark und der Augenbindehaut Antiabrin gebildet wird. Thatsächlich sind diese Organe sehr reich an Phagocyten.

Kapitel XIII.

Immunität der Haut und der Schleimhäute.

Bisher haben wir uns stets mit der Reaktion des Organismus gegen Bakterien und Bakteriengifte unter dem Gesichtspunkt beschäftigt, dass dieselben unmittelbar in das Innere des Organismus eindringen; es handelte sich dabei meistens um die experimentell erzeugte Immunität, deren Studium für die Kenntnis der Immunität im allgemeinen von ausschlaggebender Bedeutung war. Aber in natura spielen sich die Vorgänge doch etwas anders ab, als im Experiment. Oft dringen die Krankheitserreger und die giftigen Produkte derselben nicht unmittelbar in das Blut und in die Gewebe ein, sondern dieselben müssen sich ihren Weg durch die Haut und die Schleimhäute, welche dem Eindringen der Keime einen wirksamen Schutz entgegenstellen, selbst bahnen; oder aber die Bakterien bleiben in den Körperhöhlen liegen, um von hier aus den Körper mit den Krankheitsprodukten zu überschwemmen. Mit jenen natürlichen, antibakteriellen Schutzvorrichtungen werden wir uns in den nächsten Zeilen in Kürze beschäftigen müssen.

In der Haut besitzt der Körper eine sehr wirksame Barriere gegen das Eindringen von Bakterien in die empfindlichen Organe des Körpers. Bei vielen niederen und höheren Tieren, sowie beim Menschen, wimmelt es auf der Haut von einer ganzen Bakterienflora, in welcher man nicht nur unschädliche Parasiten, sondern auch die gefährlichsten Krankheitserreger nachweisen kann. Staphylokokken und Streptokokken findet man konstant auf der Haut des Menschen, meist in den Kanälen der Haarfollikel versteckt. Im gegebenen Augenblick schädigen dieselben den

Organismus und führen zu rein lokalen Hauterkrankungen, wie Akne, Furunkel, Erysipel, oder sie gehen in das Blut und in die Körpergewebe selbst über, z. B. bei septischen und pyämischen Affektionen. Die Haut trägt daher dazu bei, den Körper sowohl gegen die konstant auf derselben befindlichen Hautparasiten als auch gegen accidentell mit dem Schmutz auf die Körperoberfläche gebrachte, pathogene Bakterien zu schützen.

Diese Schutzkraft beruht darauf, dass der Körper der Mehrzahl der Tiere eine fast undurchlässige und mehr oder minder dicke Außenschicht besitzt. Bei den meisten Invertebraten findet sich an der Körperoberfläche eine Lage, die bald nur dünn ist und allen Bewegungen des Körpers zu folgen vermag, bald sehr hart und mit starken Einlagerungen von Kalksalzen versehen ist, wie der Rückenschild der Insekten und Krustaceen und die Muschelschale der Mollusken. In allen Fällen stellt diese äußere Schicht des Körpers ein schwer durchlässliches Hindernis für die Bakterien dar. Selbst die feine Cuticula sehr kleiner Tiere schüzt dieselben gegen das Eindringen von Bakterien. Die Saprolegnien, die für so viele Wassertiere gefährlichen Pilze, vermögen häufig nicht durch deren Hautschicht hindurchzudringen. Um dennoch diese Wassertiere zu befallen, dringen die Keime jener Pilze durch kleine Risse und Verletzungen ein, welche zufällig an der Oberfläche entstanden sind. Häufig beobachtet man, wie Daphnien sich der nadelförmigen Sporen von Monospora entledigen, und zwar durch einen Mechanismus, den wir im VI. Kap. genauer beschrieben haben. Die Sporen dieses Parasiten werden von den weißen Blutkörperchen des Daphnienblutes umgeben und in unschädlichen Detritus verwandelt, aber in einigen Fällen durchbohren die feinen Sporen die Hautdecke der kleinen Krustaceen; in der Chitinwand entsteht sodann ein kleines Loch, welches an sich nicht gefährlich ist, aber wenn eine Saprolegnienspore in die Nähe dieser Öffnung gelangt, so treibt sie ihre Sprossen durch die Öffnung hindurch, und damit ist das Schicksal der Daphnie besiegelt. Dieselbe vermag eine wirksame Phagocytenreaktion nicht mehr hervorzurufen und stirbt, von dem Mycel des Pilzes völlig durchwachsen.

Da die Integrität der Haut für die Erhaltung des Lebens von der einschneidendsten Bedeutung ist, so hat sich ein sehr feiner Mechanismus zur Erhaltung derselben ausgebildet. In allen Tierklassen sind die Organismen Verletzungen ihrer Körperoberfläche ausgesetzt. Bei Daphnien konnten wir[1] oft Bisswunden, welche durch andere Wassertiere erzeugt waren, feststellen; auf diesen Wunden siedeln sich bald die verschiedenartigsten Bakterien an, die Leukocyten des Tieres begeben sich an die verwundete Stelle und bilden daselbst einen Schutzwall, aber zu gleicher Zeit kommt es zu einer beschleunigten Proliferation der benachbarten Epidermiszellen, dieselben schließen die Wunde und bilden eine Scheidewand zwischen den Bakterien und dem Organismus; die Leukocyten verlassen nunmehr die gefährdete Stelle, und der Körper gewinnt seinen normalen Zustand wieder.

Diese Vorgänge, welche man bei den transparenten Daphnien direkt unter dem Mikroskop verfolgen kann, sind typisch für das gesamte Tierreich. Je dicker und stärker die Haut des Organismus ist, eine desto

---

[1] Arch. f. path. Anat., 1884, Bd. XCVI, p. 192.

höhere Garantie bietet dieselbe gegen das Eindringen von Krankheitserregern. Cuénot[1]) hat beobachtet, dass die mit einem sehr harten
Panzer versehenen Dekapoden wehrlos sind, sobald die Bakterien in den
Körper derselben eindringen. Innerhalb des Körpers rufen die eingedrungenen Bakterienkeime keine Reaktion der Phagocyten hervor und
führen unvermeidlich zum Tode des Tieres. Der Schutz des Tieres steht in
diesem Falle in direktem Zusammenhange mit der durch den Rückenschild gebildeten Schranke.

Bei vielen Wirbeltieren ist die Haut ebenfalls durch eine dichte und
harte Decke geschützt, z. B. durch die Schuppen bei Fischen und Reptilien. Die Haut des Menschen besitzt diesen Defensivapparat in bedeutend geringerem Grade, dennoch vermag seine elastische und verhältnismäßig dünne Haut sich gegen das Eindringen von Bakterien zu
wehren. Der bekannte Dermatologe Sabouraud[2]) hat eine vollständige
Übersicht über die Bedeutung der Haut als Schutzapparat gegen die
Bakterien gegeben. Die folgenden Ausführungen erlauben wir uns seiner
Arbeit zu entnehmen.

Der Schutz der Epidermis besteht in der Produktion und der Abstoßung
der Zellen der Hornschicht. Unter normalen Umständen dringen die Zellen
aus tieferen Schichten an die Oberfläche und werden dort abgestoßen.
Es besteht also eine unaufhörliche Exfoliation der obersten Zellschicht,
und wenn auf derselben Bakterien befindlich sind, so werden diese zugleich mit den Zellen vom Körper abgestoßen. Die Epidermis ist sehr
dicht, und die Zellen derselben haben eine feste Membran; das Bakterium
besitzt kein Bewegungsvermögen, wenigstens nicht in dem Sinne, dass
es gegen das Innere des Körpers vorzudringen vermag. Dasselbe durch-
dringt die Haut nur in der Weise, dass es sich an derselben Stelle vermehrt. Ein Bakterium wird neben und vor dem anderen gebildet, ein
weiteres sprosst wieder vorwärts und so fort. So dringen die Bakterien
in den Intercellulärräumen vor, wie eine Wurzel in die Erde eindringt;
und die Hornzellen besitzen einen so großen Widerstand gegen die Bakterien, dass man in diesen Zellen nur selten Bakterien findet, dieselben
liegen meist zwischen den Zellen (p. 734). Durch die Exfoliation wird
die mit Bakterien dicht besetzte Haut von den Krankheitserregern befreit. Meist ist dieser konstant und schleichend vor sich gehende Prozess
gänzlich unbemerkbar. In anderen Fällen tritt er in stärkerer Intensität
auf, wobei es zur Bildung von Schuppen kommt, welche die Bakterien
schnell und in großem Maßstabe entfernen. Ein Patient kann zehn Jahre
und länger an Schuppenbildung leiden, ohne dass er irgend welche
ernstere Erkrankung erwirbt, und bei einer großen Zahl von mit chronischer Schuppenbildung einhergehenden Prozessen entsteht niemals auch
nur die kleinste Wunde.

Die Cutis besitzt ebenfalls besondere Schutzapparate. Dringen Bakterien in dieselbe ein, so kommt es zu einer Verdickung des Bindegewebes und so zu einer Lokalisation des Bakterienherdes. Um sich
von der Wirksamkeit dieser Schutzvorrichtung eine Vorstellung zu machen,
braucht man nur das langsame Vorschreiten des Lupus mit der rapiden

---

[1]) Arch. de Biologie, 1893, Bd. XIII, p. 245.
[2]) Annales de Dermatologie et de Syphiligraphie, 1900, Bd. X, p. 729.

Entwicklung der Lungen- und Darmtuberkulose oder den Rotz der Haut mit dem des Darms zu vergleichen.

Untersucht man genauer die Vorgänge, durch welche ein solcher Bakterienherd im Bindegewebe der Haut abgekapselt wird, so erkennt man bald die Beteiligung der Makrophagen der Haut an dieser Reaktion. Beim Lupus ergreifen diese Zellen die Tuberkelbacillen, vereinigen sich zu Riesenzellen und führen zu einer abnorm starken Bindegewebsentwicklung. Aber nicht nur die an Ort und Stelle befindlichen Makrophagen beteiligen sich an der Abwehr der Bakterien, es kommen auch noch die Leukocyten des Blutes hinzu, welche in die Epidermis und die Cutis eindringen. Trotzdem eine eigentliche Cirkulation der Lymphe in der Haut nicht vorhanden ist, verbreiten die weißen Blutkörperchen sich dennoch in derselben, und auf Schnitten von normaler Haut findet man fast regelmäßig einen abgeplatteten Leukocyt, der sich zwischen den Zellen des Stratum mucosum und des Stratum granulosum vorschiebt. Sobald die Epidermis oder die Cutis von Bakterien befallen wird, kommt es zu einer Anhäufung der verschiedenartigsten Leukocyten, welche entweder nur mikroskopisch oder auch mit dem bloßen Auge zu erkennen ist. Oft stößt sich die unter dem Bakterienherd gelegene Zellschicht in Form von leukocytenhaltigen Schuppen ab, in anderen Fällen entleeren sich aus den Eiterherden die Bakterien und die Phagocyten zugleich.

Demnach verteidigt sich die Haut selbst so gut wie möglich gegen den Angriff der Mikroorganismen, sobald aber die Gefahr größer wird, kommen aus dem Innern des Körpers Phagocyten in großer Zahl an die bedrohte Stelle. Dieser Verteidigungsmodus ist für die Art, wie sich die übrigen Körperorgane gegen die Bakterien schützen, vorbildlich. Neben der rein lokalen Aktion bemerkt man stets die Mitwirkung der beweglichen Phagocyten, und in besonderen Fällen kommt es zu einer außerordentlich starken Ansammlung von Leukocyten um die Bakterien herum.

Ebenso wie die Haut sind auch die Schleimhäute mit einer Epithellage überzogen, welche dem Vordringen der Bakterien eine Schranke zieht. Während aber die Oberfläche der normalen Haut trocken oder durch die Sekretionsprodukte der Hautdrüsen nur leicht durchfeuchtet ist, sind die Schleimhäute stets feucht, ein Faktor, welcher die Vermehrung von Bakterien in hohem Grade begünstigt. Die Schleimhäute, welche den natürlichen Körperöffnungen am nächsten liegen, enthalten stets eine mehr oder minder große Menge von Bakterien, unter welchen die pathogenen Formen, Staphylokokken, Streptokokken und Pneumokokken vorwiegend vertreten sind. Die Maßregeln, welche der Organismus ergreift, um sich in den Schleimhäuten gegen eine Infektion zu schützen, sind bedeutend komplizierter als die Schutzvorrichtungen der Haut.

Die Bindehaut des Auges ist dem Eindringen von Mikroorganismen in hohem Grade ausgesetzt. Während des Geburtsaktes gelangt sie mit der Scheidenschleimhaut in innige Berührung und entnimmt derselben einige teils harmlose, teils pathogene Keime. Die Thränen sind mit der Funktion betraut, die Gefahr für das Auge, welche aus der Anwesenheit von Mikroben im Bindehautsack hervorgeht, zu eliminieren. Wie die Augenärzte festgestellt haben, werden die Bakterien aus dem Conjunctivalsack durch den Thränennasenkanal in die Nasenhöhle gebracht. Bach[1],

___

[1] **Graefes** Arch. f. Ophthalmol., 1894, Bd. XL. p. 130.

welcher sich mit dieser Frage genauer beschäftigt hat, brachte mehreren
Personen den Bacillus Kiel und den Streptokokkus pyogenes in den Conjunctivalsack. Kulturen, die man von den Thränen anlegte, zeigten, dass beide
Bakterienarten schnell aus dem Auge verschwanden, während man andererseits auf Kulturen von Nasenschleim reichliche Kolonieen derselben wachsen
sah. Große Mengen von Bacillus Kiel, welche in den Bindehautsack gebracht wurden, gingen etwa binnen einer halben Stunde in die Nasenhöhle über. Staphylokokkus pyogenes blieb länger auf der Conjunctiva
liegen, passierte aber, wenigstens zum größten Teil, durch den Thränen-
kanal in die Nase.

Einige Forscher, besonders Bernheim[1]), nahmen an, dass außer dem
rein mechanischen Schutz, welchen die Thränen verleihen, dieselben auch
durch eine specifisch baktericide Wirkung die Keime unschädlich zu
machen vermögen. Bach (l. c.) hat diese Frage genauer untersucht
und fand, dass mehrere Bakterienarten, welche in vitro mit Thränen von
gesunden oder an Conjunctivitis und anderen Augenkrankheiten leidenden
Menschen vermischt wurden, aus der Flüssigkeit schnell verschwinden.
Vergleichende Untersuchungen, welche mit auf 58° und 70° erwärmten
Thränen gemacht wurden, führten meist zu dem gleichen Resultat. Auf
Grund dieser Untersuchungen sprach Bach die Hypothese aus, dass die
baktericide Wirkung auf dem Salzgehalt der Thränen beruht. In der
That haben Kontrollversuche, die man mit physiologischer Kochsalzlösung und mit Lösungen anderer in den Thränen enthaltener Salze anstellte, ergeben, dass auch durch diese Salze dieselben Bakterienspecies
getötet werden. Übrigens erhielt man das gleiche Resultat mit gewöhnlichem Brunnenwasser und sogar mit destilliertem Wasser. Es ist jedoch
klar, dass in den Thränen nicht das baktericide Alexin enthalten ist,
welches man in den Seris und in anderen Alexin-haltigen Körperflüssigkeiten findet. Dies geht deutlich aus den Versuchen mit erhitzten
Thränen hervor. Andererseits legen diese Versuche die Annahme nahe,
dass die Verminderung und in manchen Fällen das völlige Verschwinden
der Bakterien aus den Thränen zum großen Teil, wenn nicht gänzlich,
auf einer Agglutination durch die Salze beruht, eine Behauptung, die von
mehreren Forschern aufgestellt und bewiesen worden ist.

Jedenfalls kommt die mechanische Wirkung der Thränen für die
Ausschaltung der Bakterien aus dem Bindehautsack in erster Linie in
Betracht. Dass dieser Schutzeffekt nicht in allen Fällen ausreicht, geht
nicht nur aus der Häufigkeit der Conjunctivitiden, sondern auch aus dem
Umstande hervor, dass gewisse in die Bindehaut gelangte Bakterien zu
Allgemeinerkrankungen des Körpers führen, wie dies besonders bei
der Pest des Menschen sich zeigt. Bringt man den Pestbacillus empfindlichen Tieren (Ratte, Meerschweinchen etc.) in den Bindehautsack, so
gelangt derselbe in die Nasenhöhle und führt unmittelbar zu einer Infektion des gesamten Organismus. Selbst in völlig unverletztem Zustande
vermag die Schleimhaut des Bindehautsacks bestimmte Gifte leicht zu
resorbieren. Bekanntlich führt das in den Bindehautsack eingeträufelte
Atropin mit großer Schnelligkeit zu Pupillenerweiterung. Mit derselben
Leichtigkeit können von dieser Schleimhaut aus auch Bakteriengifte aufgenommen werden. Verschiedene Forscher, in erster Linie Morax und

---

[1]) Beiträge zur Augenheilkunde, 1893, Bd. VIII.

Elmassian[1]), stellten fest, dass, wenn man Diphtherictoxin auf die völlig gesunde Conjunctiva bringt, nach einer gewissen Zeit Pseudomembranen sich auf derselben bilden. Nichtsdestoweniger müssen wir annehmen, dass der intakte Epithelüberzug der Bindehaut sich bis zu einem gewissen Grade dem Eindringen der Toxine widersetzt, dass jedoch schon eine geringe Oberflächenverletzung genügt, um die Resorption des Diphtheriegiftes und die Bildung typischer Membranen zu ermöglichen.

Auch die Cornea schützt sich gegen die Bakterieninvasion, so lange sie unverletzt ist; tritt jedoch eine Läsion derselben ein, so regeneriert sich das Epithel, wie Ranvier[2]) gezeigt hat, mit großer Schnelligkeit. Die Wundränder schließen sich rein mechanisch durch eine Verschmelzung der Epithelien, ohne dass es zu einer besonderen Epithelwucherung kommt. Bei der Schnelligkeit, mit welcher dieser Verschluss ausgeführt wird, gelingt es den Bakterien nicht, in die Tiefe der Cornea oder in die vordere Augenkammer zu gelangen.

Wie schon erwähnt, besteht der Schutz des Auges vornehmlich in dem Transport der Bakterien aus dem Bindehautsack in die Nasenhöhle. Die Nase wendet zu ihrem Schutze ein ähnliches Verfahren an. Bei seinen Untersuchungen über den Bacillus Kiel stellte Bach fest, dass derselbe in kurzer Zeit vom Auge in die Nase gelangt. 24 Stunden, nachdem diese Bacillen in den Bindehautsack eingebracht sind, gelingt es schon nicht mehr, dieselben im Nasenschleim nachzuweisen. Die Eliminierung der Bakterien wird auch in diesem Fall auf rein mechanischem Wege, speciell unter Mitwirkung der Flimmerbewegung der Wimperzellen, ausgeführt. Diesen Zellen verdankt die Schleimhaut der Nase ihren verhältnismäßig geringen Bakteriengehalt. Bei der Untersuchung des Nasenschleims und bei der Anlegung von Reinkulturen aus demselben ist man häufig über die geringe Zahl von Bakterien, die sich im Nasenschleim befinden, erstaunt. Thomson und Hewlett[3]) haben sicherlich übertrieben, wenn sie behaupteten, dass in etwa 80 % der Fälle die tieferen Teile der Nase völlig frei von Bakterien sind; jedoch findet man in diesen Gegenden eine nur sehr geringe Zahl von Keimen im Verhältnis zu der großen Bakterienmenge in der Nähe der Nasenöffnung.

Als Grund für den geringen Bakteriengehalt der Nasenhöhle nehmen Wurtz und Lermoyez[4]) an, dass der Nasenschleim stark baktericide Eigenschaften besitzt. Sie behaupten, dass Milzbrandbacillen nach kurzem Kontakt mit Nasenschleim ihre Virulenz für empfindliche Tiere verlieren und dass auch andere Bakterien, wie die Staphylokokken, Streptokokken und die Colibacillen durch den Nasenschleim in ihrer Giftigkeit bedeutend abgeschwächt werden. Die übrigen Forscher sind bei ihren diesbezüglichen Versuchen zu entgegengesetzten Resultaten gelangt. So haben Thomson und Hewlett festgestellt, dass der Nasenschleim zwar nicht baktericid ist, jedoch das Wachstum der Bakterien verhindert. F. Klemperer[5]) hat in einem Vortrag auf der Versammlung süddeutscher Laryngologen das Fehlen baktericider Eigenschaften im Nasenschleim kon-

---

[1]) Annales de l'Inst. Pasteur, 1898, Bd. XII, p. 210.
[2]) Arch. d'anatomie microscopique, 1898, Bd. II, pp. 44, 177.
[3]) The Lancet, 1897, Nr. 3776, p. 86; British medic. Journal, 1897, 18. Januar.
[4]) Comptes rendus de la Soc. de Biologie, 1893, p. 756.
[5]) Münch. mediz. Wochenschr., 1896, p. 730.

statiert. Er hat niemals die Vernichtung der Bakterien beobachten können, jedoch ebenfalls bemerkt, dass die Bakterien im Nasenschleim nur spärlich wachsen. Aus diesen Ergebnissen geht also hervor, dass die Nasenschleimhaut sich gegen den Angriff der Bakterien hauptsächlich durch einen rein mechanischen Akt verteidigt. Unter den Bakterien, welche in die Nase eindringen, bieten einige eine besondere Gefahr dadurch, dass sie die Nase als Ausgangspunkt für eine Allgemeininfektion des Körpers benutzen; z. B. der Influenzabacillus, sodann der Pestbacillus, der nach der Ansicht verschiedener Forscher bei der Infektion von der Nase aus hochvirulent ist[1]), und der Leprabacillus, welcher nach Goldschmidt[2]), Sticker[3]) und Jeanselme[4]) häufig durch die Nase in den Organismus eindringt.

Zweifellos wird in der Nase die Einatmungsluft von einer großen Zahl der in der Luft enthaltenen Mikroorganismen befreit. Dieselben werden auf der Schleimhaut deponiert und zusammen mit dem Nasenschleim entfernt. Ein Teil der mit der Luft eingedrungenen Fremdkörper passiert jedoch dieses Hindernis, dringt bis in die Luftröhre und in die Bronchien vor und wird aus diesen ebenso wie aus der Nase durch den abgesonderten Schleim und durch die Bewegung der Wimperhaare entfernt.

Trotz dieser beiden Schutzvorrichtungen gelingt es manchen feinen Fremdkörpern, so auch den Bakterien, zuweilen alle diese Hindernisse zu überwinden und bis in die Lungenalveolen zu gelangen. Diese Thatsache ist allgemein bekannt, denn mit dem Namen »Staubzellen« bezeichnet man schon seit langer Zeit die großen mononukleären Zellen, welche in den Alveolen gelegen sind und in ihrem Innern meist aus schwarzen Kohleteilchen bestehende Körnchen enthalten. Die Durchlässigkeit des Lungengewebes für Staub und Pigmentkörnchen haben Arnold[5]) und seine Schüler nachgewiesen. Andere Autoren haben im Anschluss an diese Studien untersucht, ob in die Atmungswege gebrachte Bakterien sich ebenso wie jene Fremdkörper verhalten. Zu diesem Zweck ließ man Tiere Bakterienkulturen einatmen, welche für die betreffende Tierspecies pathogen waren. Die Resultate dieser Untersuchungen waren nicht eindeutig. Morse[6]), Wyssokowitsch[7]) und Hildebrand[8]) ist es niemals gelungen, durch Einführung von Milzbrandbacillen in die Lungen normaler Tiere Milzbrand herbeizuführen. Diese Forscher kommen zu dem Schluss, dass das Lungengewebe für virulente Bakterien absolut undurchlässig ist. Buchner[9]) und seine Schüler sind zu der entgegengesetzten Auffassung gelangt. Nach Inhalation von Milzbrandsporen und Milzbrandbacillen erkrankten Kaninchen stets an Milzbrand. Zur Erklärung dieser widersprechenden Resultate, welche man auf eine Differenz in der Technik zurückführen zu müssen glaubte, verbesserte

<hr>

[1]) Batzaroff, Sur la peste pulmonaire, Annales de l'Inst. Pasteur, 1899, p. 385.
[2]) La lèpre, Paris, 1894.
[3]) Münchener mediz. Wochenschr., 1897, p. 1063.
[4]) Presse médicale, 1899, 8. April.
[5]) Untersuchungen über Staubinhalation, Leipzig, 1885.
[6]) Eingangspforten der Infektionsorganismen, Berlin, 1881.
[7]) Mitteilungen aus der Brehmerschen Heilanstalt, 1899, p. 297.
[8]) Exper. Unters. über das Eindringen path. Mikroorg., Königsberg, 1888.
[9]) Arch. f. Hygiene, 1887, Bd. VIII, p. 145.

man die Versuchsanordnung, indem man hauptsächlich darauf Gewicht
legte, dass die Milzbrandbacillen nur von der Lunge und nicht etwa
durch die Schleimhaut der Trachea oder von anderen Stellen aus aufgenommen würden. Unter Leitung von Baumgarten hat Gramatchikoff[1] eine Reihe von Untersuchungen unternommen, um festzustellen,
ob der Milzbrandbacillus das Lungengewebe zu durchdringen vermag. Zu
diesem Zweck brachte er Kaninchen und Meerschweinchen eine bestimmte
Menge einer Milzbrandkultur in die Trachea und wusch im Anschluss an
diesen Eingriff die Atmungswege mit einer großen Menge Bouillon oder
physiologischer Kochsalzlösung aus. Einige der Tiere erkrankten nicht
an Milzbrand, ein Ergebnis, aus welchem Gramatchikoff den Schluss
zieht, dass der Milzbrandbacillus nicht durch das normale Lungengewebe
zu passieren vermag. Ein Teil der Bakterien wurde in der Lunge zerstört, ohne dass sich der Modus dieser baktericiden Wirkung näher feststellen ließ. Da bei dieser Versuchsanordnung im Anschluss an die
Bacillen eine grosse Menge Flüssigkeit in die Luftwege eingegossen
wurde, welche die pathogenen Keime entweder völlig zu entfernen oder
an andere Stellen zu bringen vermochte, von denen aus sie keine
pathogene Wirkung ausüben konnten, da andererseits die angewendeten
Bakterien eine nicht genau bestimmte Virulenz besaßen, so können die
Untersuchungen von Gramatchikoff nicht als ausschlaggebend betrachtet werden. Dagegen beweisen die Inhalationsversuche von Buchner
und die anatomischen Untersuchungen der infizierten Lungen, dass durch
den Respirationstractus hindurch die Bakterien in den Organismus gelangen und zur Infektion desselben führen können. Die Hadernkrankheit
(Krankheit der Wollsortierer), mit anderen Worten der Lungenmilzbrand,
welcher im Anschluss an die Einatmung von milzbrandhaltigem Staub
bei Menschen auftritt, beweist zur Genüge, dass thatsächlich das Lungengewebe für Milzbrandbacillen nicht undurchdringlich ist. Die Mykosen
der Lunge, welche durch Eindringen von Aspergillus fumigatus beim
Menschen erzeugt werden, sprechen ebenfalls für diese Behauptung.

Trotzdem also das Lungengewebe für pathogene Mikroorganismen
eine gewisse Durchlässigkeit besitzt, setzt die Lunge dennoch der bakteriellen Infektion einen gewissen Widerstand entgegen. Dieser besteht
nun nicht etwa, wie bei der Haut und den Schleimhäuten, in der Stärke
der Wandungen, noch in einer Eliminierung der Bakterien durch gewisse
Sekrete oder durch Flimmerbewegung, sondern der Schutz beruht auf
der Thätigkeit von Zellen, welche die Lunge von den in dieselben gelangenden Bakterien zu befreien vermögen. Ribbert[2] und seine Bonner
Mitarbeiter Fleck[3] und Laehr[4] haben dies Faktum schon vor langer
Zeit festgestellt, sie zeigten, dass Sporen von Aspergillus flavescens und
Staphylokokken, die man intravenös oder intratracheal injiziert, in die
Lungenalveolen gelangen und daselbst nach kurzer Zeit durch die »Epithelzellen« und die Leukocyten ergriffen werden. Laehr sah dies Phänomen
schon nach einigen Stunden auftreten und die aufgenommenen Kokken
innerhalb der Phagocyten bald degenerieren und schließlich völlig ver-

---

[1] Arbeiten auf d. Gebiete der pathol. Anatomie, Braunschweig, 1892. Bd. I, p. 450.
[2] Der Untergang pathogener Schimmelpilze im Körper, Bonn, 1887.
[3] Die akute Entzündung der Lunge, Bonn, 1886.
[4] Über den Untergang des Staphylokokkus, Bonn, 1887.

schwinden. N. Tchistowitsch[1]) hat in meinem Laboratorium über diesen Gegenstand ebenfalls Untersuchungen angestellt. Auch er konnte beobachten, dass beim Kaninchen pathogene Bakterien (Milzbrand-, Hühnercholera- und Schweinerotlaufbacillen) durch die Staubzellen der Alveolen aufgenommen werden. Diesen Beobachtungen fügt er jedoch noch die wichtige, schon im IV. Kapitel mitgeteilte Thatsache hinzu, dass die die Bakterien aufnehmenden Elemente nicht etwa Epithelzellen, sondern Makrophagen sind. Diese Phagocyten sind ursprünglich in den Alveolen der neugeborenen Kinder nicht vorhanden. Sie treten jedoch bald in denselben auf, und ihr Vorhandensein ist ein so konstantes, dass man sie als echte Epithelzellen des Lungengewebes angesehen hat. Die Alveole, mit einer äußerst feinen Epithelschicht bedeckt, vermag sich nicht gegen das Eindringen von Bakterien zu schützen. Zu diesem Zweck kommt der Gesamtorganismus derselben zu Hilfe und sendet in die Lungen eine große Zahl von Makrophagen, welche soviel als irgend möglich die Bakterien und andere Fremdkörper in sich aufnehmen. Daher ist es leicht verständlich, dass man ähnlich gestaltete Zellen, welche dieselbe Funktion ausüben, auch in den benachbarten Bronchialdrüsen findet. In diesen Lymphdrüsen sieht man, wie schon seit langer Zeit bekannt ist, jene Makrophagen mit großen Massen von Körnern angefüllt, welche mit der Einatmungsluft in die Lungen gelangt sind.

Die Bakteriengifte können von der Schleimhaut des Respirationstractus aus resorbiert werden. Roger und Bayeux[2]) haben dies für das Diphtheriegift nachgewiesen, welches durch die intakte Schleimhaut der Trachea zu dringen und auf derselben Pseudomembranen zu erzeugen vermag. Bekanntlich kann die Lunge gasförmige Gifte absorbieren, und die Alveolen sind sogar im stande, Flüssigkeiten mit Leichtigkeit aufzusaugen.

Der gegen die Bakterien gerichtete Schutzapparat des Darmtractus ist viel komplizierter gebaut als derjenige der Atmungswege, eine sehr zweckmäßige Einrichtung, wenn man einmal die große Zahl der Verdauungsorgane und zweitens die Leichtigkeit berücksichtigt, mit welcher die Bakterien in den Darmtractus zu gelangen vermögen.

Die Mundhöhle, welche dem Eindringen der Bakterien mit der Nahrung und der Luft in besonders hohem Grade ausgesetzt ist, enthält eine reiche Flora von Bakterien, unter denen Miller[3]), der Autor des besten Werkes über diese Frage, allein beim Menschen 30 Arten unterschieden hat. Verschiedene derselben, wie Leptothrix und Spirochaete, sind konstant in der Mundhöhle des Menschen vorhanden; daneben kommen aber häufig Pneumokokken, Staphylokokken und Streptokokken vor, deren Pathogenität keinem Zweifel unterliegen kann. Nicht selten findet man auch bei gesunden Menschen vollvirulente Diphtheriebacillen. Es ist geradezu staunenswert, dass trotz dieses Bakterienreichtums die Wunden in der Mundhöhle auffallend schnell heilen und dass intrabuccale Operationen, welche ohne genügende Antisepsis ausgeführt werden, in der überaus größten Zahl der Fälle nicht zu Sekundärinfektionen führen. Nach gewissen Operationen im Munde bestehen oft komplizierte Knochenbrüche, und trotzdem geht von den gegen die Bakterien keineswegs geschützten

---

[1]) Annales de l'Inst. Pasteur, Bd. III, p. 337.
[2]) Comptes rendus de la Soc. de Biologie, 1897, p. 265.
[3]) Die Mikroorganismen der Mundhöhle, 2. Auflage, 1892.

Wunden für gewöhnlich weder eine lokale Komplikation noch eine allgemeine Infektion aus.

Worauf beruht nun dieser außerordentliche Schutz der Mundhöhle gegen die pathogenen Bakterien? In der Epoche unserer Wissenschaft, in welcher man die meisten Vorgänge auf die baktericiden Eigenschaften der Körperflüssigkeiten zurückzuführen pflegte, hat man auch den Speichel auf seine Bactericidität geprüft. Auf Grund mühevoller und langwieriger Untersuchungen kam Sanarelli[1]) zu dem Resultat, dass der Speichel des Menschen wie ein Antiseptikum wirkt und eine gewisse Menge von Bakterien abtötet. Er räumt jedoch ein, dass die Wirkung des Speichels immerhin nur eine beschränkte ist; wenn jedoch der Speichel auch nur eine geringe Menge von Bakterien vernichtet, so bildet er doch einen schlechten Nährboden für dieselben und hindert sie, sich weiter zu entwickeln; sodann vermag der Speichel die Virulenz pathogener Bakterien, z. B. des in der Mundhöhle so häufigen Pneumokokkus, abzuschwächen.

Wir können uns der Auffassung des italienischen Forschers nicht anschließen. Schon Miller (l. c.) hat die Behauptung von Sanarelli, dass der Speichel baktericid wirkt, zurückgewiesen und gegen die Versuche desselben eingewendet, dass der Speichel deshalb ein schlechter Nährboden gewesen ist, weil derselbe vorher filtriert und somit einer Reihe wichtiger Stoffe beraubt worden war (Epithelschollen, Schleim etc.). Auch Hugenschmidt[2]), welcher in meinem Laboratorium über diesen Gegenstand gearbeitet hat, kam zu einem Resultat, welches demjenigen von Sanarelli geradezu entgegengesetzt war. Trotzdem er Versuche an verschieden großen Mengen von Mikroorganismen anstellte, konnte er niemals baktericide Eigenschaften im Speichel feststellen. Zu Beginn des Versuches hat er allerdings eine gewisse Verlangsamung des Wachstums und in einigen Fällen auch die Abtötung ausgesäter Bakterien beobachtet, aber diese Fälle kamen außerordentlich selten vor; in den meisten Fällen wachsen die Bakterien schnell im Speichel, so dass ihre Zahl binnen kurzer Zeit bedeutend zunimmt. In den Fällen, in denen der Speichel die Zahl der Bakterien zu vermindern vermochte, konnte dieselbe baktericide Wirkung auch mit auf 60° erhitzter Mundflüssigkeit (ähnlich wie bei den Thränen) erreicht werden. Der erhitzte Speichel wirkte sogar gegen einige Keime, z. B. Torula und Staphylokokken, stärker als die unveränderte Mundflüssigkeit. Demnach lässt sich ein Vergleich zwischen der Wirkung des Speichels und derjenigen der Alexine nicht ziehen.

Da der Speichel häufig (nach manchen Autoren konstant) kleine Mengen Ferrocyankalium enthält, war es indiziert, die Wirkung dieses Salzes auf die Bakterien zu untersuchen. Hugenschmidt kam bei dem Studium dieser Frage zu dem Ergebnis, dass in einer Dosis, welche dem Gehalt des Salzes im Speichel entspricht, dasselbe einen bacterioiden Effekt nicht ausübt.

Wenn der Speichel demnach auch nicht als ein Antiseptikum zu betrachten ist, so befreit er andererseits rein mechanisch die Mundhöhle von den eingedrungenen Bakterien. Das Sekret der Parotis und der übrigen Speicheldrüsen verdünnt die Konzentration der Keime und bringt dieselben von dem Rachen in den Magen. In den Krankheiten, in denen

---

[1]) La Saliva umana, Siena, 1891; Centralbl. f. Bakteriologie, 1891, Bd. X, p. 818.
[2]) Annales de l'Inst. Pasteur, 1896, Bd. X, p. 545.

die Speichelabsonderung stark abnimmt, wird der Mund die wichtigste
Eintrittspforte für diejenigen Bakterien, welche zu den Sekundärinfektionen
führen. Auch dient der Speichel dazu, die Nahrung zu verflüssigen, die
Stagnation und damit die Zersetzung der Speisen in der Mundhöhle zu
verhindern.

Zu dieser rein mechanischen Wirkung kommt noch ein zweiter, indirekter Effekt: in dem Speichel sind Bakterienprodukte und Fermente
enthalten, welche eine positive Chemotaxis seitens der Leukocyten anzuregen vermögen. Dies hat Hugenschmidt dadurch feststellen können,
dass er in den Körper von Tieren speichelhaltige Glaskapillaren einbrachte;
dieselben füllten sich bald mit großen Mengen eingewanderter Leukocyten.
Dasselbe Resultat erhielt er, wenn er Kapillaren, welche mit Speichel
von Meerschweinchen angefüllt waren, Tieren dieser Species in die Bauchhöhle brachte. Auch in diesem Fall drangen die Leukocyten in die Glas-
röhren und nahmen die in dem Speichel enthaltenen Bakterien auf. Der
Einfluss des Speichels auf die Leukocyten muss auf Grund dieser Versuche als sehr wesentlich angesehen werden, denn auf dem schnellen
Zuströmen derselben beruht wahrscheinlich die merkwürdige Heilungs-
fähigkeit der Wunden in der Mundhöhle. Die in dieser Höhle befindlichen Organe, besonders die Mandeln, enthalten Leukocyten in sehr
großen Mengen.

Die Epithelauskleidung der Mundhöhle bildet für dieselbe ebenfalls
eine hervorragende Schutzwehr, denn ebenso, wie auf der Oberfläche der
Haut, befindet sich auf der Schleimhaut die Hornschicht in permanenter
Abschilferung, und es besteht eine konstante Regeneration aus den tieferen
Zellschichten. Die Desquamation der obersten Zelllage nimmt während
der Verdauung zu, so dass große Mengen von Zellen abgestoßen werden;
nach jeder Mahlzeit kommt es zu einer partiellen Neubildung der Mund-
höhlenauskleidung. Die abgestoßenen Epithelzellen, an deren Oberfläche
und in deren Interstitien zahllose Bakterien gelegen sind, entfernen diese
Keime naturgemäß aus der Mundhöhle.

Die zahlreichen Bakterien, welche trotz aller dieser Hindernisse in
der Mundhöhle am Leben bleiben, üben ebenfalls einen gewissen Schutz
gegen die pathogenen Mikroorganismen aus. Wahrscheinlich stören diese
Saprophyten die Entwicklung der Krankheitserreger, allerdings ist es
bisher nicht möglich, für diese Hypothese stringente Beweise zu liefern,
jedoch lässt sich die Konkurrenz der Bakterien aus der Analogie mit
den Verhältnissen anderer Körpergegenden folgern.

Der Speichel, welcher die Bakterien selbst nicht zu zerstören vermag,
übt dagegen auf die Bakterientoxine, sowie auf andere Gifte, eine deutliche Wirkung aus. In dieser Beziehung ist das Schlangengift am besten
untersucht worden. Im Laboratorium von Calmette stellte Wehrmann
fest[1]), dass das Ptyalin des menschlichen Speichels, wenn es mit sicher
tödlichen Dosen von Schlangengift vermischt wird, die toxische Wirkung
des Giftes aufhebt. Von Behring[2]) erinnert daran, dass die Psyller,
eine nordafrikanische Völkerschaft, schon zu Beginn unserer Zeitrechnung
ihren Speichel zur Heilung des Schlangenbisses benutzten.

---

[1]) Annales de l'Inst. Pasteur, 1898, Bd. XII, p. 510.
[2]) Allg. Therapie der Infektionskrankheiten, p. 980.

Der Speichel, welcher die Bakterien zwar nicht abzutöten vermag,
bringt dieselben jedoch rein mechanisch nach außen oder häufiger in den
Magen. Der saure Mageninhalt übt nun einen exquisit deletären Einfluss auf die Bakterien aus. Es ist schon eine alte Beobachtung, dass
der Magensaft das Auftreten der Fäulnis verzögert und dieselbe sogar
aufhalten kann, selbst wenn sie schon stark fortgeschritten ist. Man hat
daraus auf eine antiseptische Wirkung des Magensaftes geschlossen. Die
bakteriologische Untersuchung dieser Frage ergab nun, dass mehrere
Bakterienspecies kurze Zeit nach ihrer Vermischung mit Magensaft in
vitro absterben. Strauß und Wurtz[1] haben festgestellt, dass Milzbrandsporen und Tuberkelbacillen, welche lange genug in einer reichlichen
Menge Magensaft sich befinden, durch denselben völlig vernichtet werden.
Vergleichende Untersuchungen mit Salzsäurelösungen haben ergeben, dass
die bakterieide Wirkung des Magensaftes allein auf seinem Säuregehalt
beruht, so dass man dem Pepsin des Magensaftes keine diesbezügliche
Wirkung zuschreiben darf. Der Magensaft übt daher keinen verdauenden
Einfluss auf die Bakterien aus, die Vernichtung eines Teiles der Krankheitserreger beruht vielmehr auf der rein chemischen Einwirkung der
Salzsäure. Diese Auffassung wird noch durch klinische Beobachtungen
gestützt, nach welchen bei Salzsäuremangel im Magen eine starke Wuche-
rung der Bakterien auftritt. Einige Gelehrte haben festgestellt, dass der
Magensaft gegen bestimmte pathogene Bakterien deutlich bakterieid wirkt,
während andere Bakterien und niedere Pilze durch den Magensaft nicht
nur nicht geschädigt werden, sondern sich im Magen üppig entwickeln.
Daher kommt es in demselben, selbst bei Tieren mit hohem Säuregehalt
des Magensaftes, zu einer besonderen Bakterienflora, welche durch die
relative Unempfindlichkeit gegen Säureeinwirkung charakterisiert ist. Die
Blastomyceten, Hefen und Torula sind die Hauptvertreter dieser Flora,
sodann die Sarcinen und gewisse acidophile Bacillen. Miller[2] isolierte
aus dem Magen einige Bakterien und beobachtete, dass dieselben, mit
der Nahrung vermengt, gegen die Einwirkung von Magensaft erfolgreich
Widerstand leisteten, selbst wenn man Magensaft von Hunden nahm,
deren Salzsäuregehalt bedeutend größer ist als derjenige des Menschen
und vieler Säugetiere[3]. Allerdings besitzen diese säurefesten Bakterien
keine pathogene Wirkung und sind daher für den betreffenden Organismus nicht von Belang. Selbst für die pathogenen Mikroorganismen,
welche in vitro durch den Magensaft leicht abgetötet werden, ist es vorläufig noch zweifelhaft, ob dieselben im Magen ebenfalls vernichtet
werden. So kann der Typhusbacillus, welcher nach den Versuchen von
Wurtz und Strauß im Reagenzglas durch den Magensaft des Menschen,
des Hundes und des Hammels zerstört wird, den Magen unbeschädigt

---

1) Archives de médec. expér., 1889, Bd. I, p. 370.
2) Deutsche med. Wochenschr., 1885, Nr. 49.
3) Von diesen Bakterien bietet eine von Bizzozero in der Magenschleimhaut
des Hundes entdeckte Spirille besonderes Interesse. Salomon (Centralbl. f. Bakteriologie, 1896, Bd. XIX, p. 433) hat bei diesbezüglichen Untersuchungen dasselbe
Bakterium auch im Magen von Katzen und Ratten festgestellt. Die sehr bewegliche Spirille dringt in die Epithelzellen und ist in den Vakuolen derselben nachweisbar. Da diese jedoch mit der Außenwelt direkt durch ihre Öffnungen kommuni-
zieren, so hat das Eindringen der Bakterien in dieselben naturgemäß mit der Phagocytose nichts zu thun.

passieren. Stern[1] ist auf Grund seiner Untersuchungen und derjenigen
seiner Schüler zu dem Schluss gelangt, dass der Typhusbacillus durch
den Magensaft des normalen Menschen nicht abgetötet wird; nur in Fällen
von Hypersekretion und Hyperacidität könne der Magensaft den Typhusbacillus abtöten, bevor derselbe in den Dünndarm gelangt.

Auch der Choleravibrio kann den Magen passieren, ohne durch den
Magensaft abgetötet zu werden. Nachdem Robert Koch konstatiert
hatte, dass dieses Bakterium in vitro gegen Säuren äußerst empfindlich
ist, gelangte man allgemein zu der Auffassung, dass dasselbe durch den
normalen Magensaft abgetötet wird. Es sind seitdem jedoch eine große
Reihe von Fällen bekannt geworden, in welchen in den Fäces gesunder
Personen zur Zeit einer Choleraepidemie der Kommabacillus nachgewiesen
wurde; derselbe musste, um in den Dickdarm zu gelangen, den gesunden
Magen passieren. Bei der experimentellen Cholera junger Kaninchen
findet man ebenso in dem stark sauren Mageninhalt zahlreiche Vibrionen,
und man sieht dieselben in den Dünndarm übergehen, ohne dass es zu
einer Neutralisation der Acidität des Mageninhalts kommt. Dieses Beispiel zeigt uns wiederum, dass die Vorgänge, welche sich im Innern
eines Organismus abspielen, nicht mit den im Reagenzglas zu beobachtenden ohne weiteres identifiziert werden dürfen.

Ebenso, wie die Säure des Magensaftes eine schädigende Wirkung
auf die Bakterien ausübt, können die Toxine durch das Pepsin desselben
ungünstig beeinflusst werden. Es giebt zwar Gifte, welche unverändert
von der Magenwand aus resorbiert werden; selbst das Schlangengift
kann nach Einbringung in den Magen Vergiftungserscheinungen in einem
Organismus hervorrufen. Nach den Versuchen von Wehrmann (l. c.)
vermag das Pepsin nur in geringem Grade das Schlangengift anzugreifen,
dagegen werden gewisse Bakteriengifte durch dasselbe deutlich abgeschwächt. Nach Gamaleia[2] zerstört das Pepsin das Diphtheriegift;
Charrin und Lefèvre[3] haben diese Wirkung für sämtliche Bakteriengifte bestätigt. Neucki, Sieber und Schoumow-Simanovsky[4] zeigten,
dass der Magensaft des Hundes, wenn auch nur in geringem Grade, das
Diphtheriegift zerstört. Ein Gramm Magensaft vermag die 50fach tödliche Dosis Diphtherietoxin zu neutralisieren, zu diesem Zweck müssen
jedoch diese Substanzen längere Zeit miteinander vermischt sein. Da
der neutralisierte Mageninhalt ebenso wirkt wie der saure, muss man die
giftwidrige Wirkung dem Pepsingehalt desselben zuschreiben. Der Effekt
dieses Ferments auf das Tetanustoxin ist viel stärker, da schon ein
Gramm Magensaft die für das Meerschweinchen 10000fach tödliche Dosis
Starrkrampfgift unschädlich macht. Nach den im Laboratorium von
Roux ausgeführten Untersuchungen von Répin[5] wird das Abrin durch
den Magensaft in seiner Giftigkeit nicht abgeschwächt, trotzdem wirkt
diese Substanz nur schwach, wenn man sie durch den Magen einführt,

----

[1] Samml. klin. Vorträge, 1898, Nr. 38, p. 290.
[2] C. r. de la Soc. de Biologie, 1892, p. 153.
[3] Ibid., 1897, p. 830, und Charrin, Die natürlichen Schutzkräfte des Organismus, Paris, 1898, p. 128.
[4] Centralblatt für Bakteriologie, 1898, Bd. XXIII, pp. 440, 480.
[5] Annales de l'Inst. Pasteur, 1895, Bd. IX, p. 517.

eine Beobachtung, welche Ehrlich[1]) dazu führte, vom Darm aus Versuchstiere gegen dies Gift zu immunisieren.

Répin erklärt die schwache Wirkung des von der Darmwand aus aufgenommenen Abrins durch die Annahme, dass nur geringe Mengen dieses Pflanzengiftes zur Resorption kommen. Auf derselben Ursache beruht nach seiner Ansicht die Unwirksamkeit einiger anderer Gifte. Diese Regel ist jedoch nicht allgemein gültig, denn das Botulismusgift von van Ermenghem[2]), welches durch die verdauenden Fermente nicht zerstört wird, wird in großen Mengen von der Magenschleimhaut aus resorbiert, infolgedessen die Einbringung desselben in den Magen sehr starke Vergiftungserscheinungen erzeugt.

Wenn der Magen auch infolge seines Säuregehaltes das Bakterienwachstum zu hemmen vermag, so hebt er keineswegs den schädigenden Einfluss der Keime auf die tieferen Particen des Darmtractus auf; sobald nämlich der Mageninhalt in das Duodenum gelangt und die saure Reaktion desselben verschwindet oder abgeschwächt wird, beginnen die Bakterien wieder sich reichlich zu vermehren.

Bei den verschiedenen Klassen des Tierreiches ist der Darm recht verschieden gebaut, und selbst nahe verwandte Tierspecies zeigen in dieser Beziehung häufig nur geringe Ähnlichkeit. Auch unter dem Gesichtspunkt, welcher uns besonders interessiert, bestehen starke Differenzen. Neben den Insekten, deren Darmkanal eine reiche Bakterienflora enthält, wie den Seidenwürmern, Heuschreckenlarven u. a. m., findet man bei anderen Vertretern dieser Klasse keine oder so gut wie keine Bakterien im Darm. So ist der Darm von Schmetterlingsraupen völlig frei von Bakterien. Diese divergenten Befunde beruhen auf der Verschiedenheit der verdauenden Säfte und Fermente bei den einzelnen Invertebraten. Da die Verdauungsphysiologie dieser Tiere noch nicht genauer untersucht ist, so lassen sich im Augenblick die feineren Details über den Bakteriengehalt des Darmes nicht geben. A priori ist es jedoch wahrscheinlich, dass die Zerstörung der Bakterien im Darmtractus auf der Wirkung löslicher Fermente beruht. Die Thatsache, dass Mottenlarven, welche in alten staubigen reichlich Bakterien enthaltenden Stoffen sich befinden, einen völlig keimfreien Darmkanal besitzen, lässt sich sonst nicht erklären. Die Verdauungssäfte, welche Leinewand und Wachs zu verdauen vermögen, sind sicherlich auch im stande Bakterien aufzulösen. Bei anderen Insekten, deren Nahrung in Pflanzen und anderen leicht verdaulichen Substanzen besteht, findet man im Darm Bakterien in fast ebenso großer Menge wie bei vielen höheren Tieren. Der Darm der Insekten ist häufig durch eine Chitinmembran geschützt, welche zwar die Resorption von Flüssigkeiten gestattet, dagegen das Eindringen von Bakterien verhindert. Dieser Verteidigungsapparat ist um so wirksamer, als diese Membran bei jeder Mauserung ausgestoßen und erneuert wird, ein Vorgang, vermittelst dessen das Insekt auf einmal die Mehrzahl seiner Bakterien auszustoßen vermag.

Der Ausführungsgang des Pankreas und der Dünndarm der Wirbeltiere sind stets mit einer mehr oder minder großen Menge von Bakterien besetzt, unter denen die Bacillen vorherrschen. Bekanntlich beruht eine

---

[1]) Deutsche med. Wochenschr., 1891, pp. 976, 1218.
[2]) Centralblatt für Bakteriologie, 1896, Bd. XIX, p. 442.

der Hauptschwierigkeiten bei Verdauungsversuchen mit Pankreas darauf, dass das Sekret dieser Drüse außerhalb des Organismus schon nach kurzer Zeit eine außerordentlich starke Menge von Bakterien enthält. Man muss daher dem Pankreassaft, um die Vermehrung der Bakterien zu verhindern und die Verdauungskraft desselben untersuchen zu können, eigens Antiseptica zusetzen. Schon diese Thatsache spricht für die Unfähigkeit des Dünndarms, die Bakterien zu vernichten; aber selbst bei den Tieren, bei denen im Darm nur ein verhältnismäßig geringer Bakteriengehalt vorhanden ist, sind keine baktericiden Stoffe nachweisbar. Die Krustaceen, wie der Krebs, sodann Würmer, wie Ascaris, enthalten in ihrem Darm nur eine geringe Zahl von Keimen, die ersteren benutzen faulende Stoffe als Nahrung, die Würmer leben im Darm des Menschen und der Tiere, in denen unzählige Mengen von Bakterien enthalten sind. Unter diesen Umständen müsste der Darmgehalt dieser Tiere entweder große Mengen von Bakterien oder bei Mangel an Bakterien irgend eine stark bactericide Substanz enthalten. Thatsächlich ist weder das eine noch das andere der Fall. Der Darm der Krebse und der Eingeweidewürmer enthält nur sehr wenige Bakterien, und ebenso wenig lassen sich im Darminhalt derselben antibakterielle Eigenschaften nachweisen. Bringt man etwas Darminhalt in Röhrchen in einen Brutschrank, so wimmeln in demselben bald große Mengen der verschiedensten Bakterien.

Um den geringen Bakteriengehalt des Darmes dieser Tiere zu erklären, sind wir zu der Annahme gezwungen, dass im Darm eine Art von mechanischer Reinigung stattfindet, welche durch die peristaltischen Darmbewegungen ausgeführt wird.

Selbst bei Tieren, in deren Dünndarm man große Mengen von Bakterien findet, muss irgend ein Prozess vor sich gehen, durch welchen die Menge der Keime vermindert wird. So enthält bei den Säugetieren der Dünndarm eine bedeutend geringere Bakterienmenge als der Dickdarm; bei den Vögeln hat das Coecum einen höheren Keimgehalt als die übrigen Teile des Darmrohres. Schütz[1]) versuchte die desinfizierende Kraft des Dünndarms beim Hunde nachzuweisen, indem er demselben Speisen zu fressen gab, denen große Mengen von Vibrio Gamaleia zugesetzt waren. Nachdem er festgestellt hatte, dass die Bakterien in den Exkrementen nicht wieder aufgefunden werden und demnach im Darm selbst vernichtet worden sein müssen, führte er den Tieren eine Kanüle ein, deren eines Ende in den Pylorus und das andere in das Duodenum gebracht wurde. Vermittelst einer kleinen Vorrichtung konnte er leicht die Kommunikation zwischen Magen und Dünndarm aufheben. Brachte man Vibrionen zusammen mit aufgeweichtem Biskuit direkt in das Duodenum (bei völliger Ausschaltung des Magens), so drangen die Keime nur noch in ganz geringer Menge bis in den Dickdarm. Im untersten Teil des Colon, im Rectum und in den Fäces ließen sich durch Züchtung keine Vibrionen mehr feststellen, in den Kulturen waren nur Colibacillen nachweisbar. Die Desinfektion des Dünndarms kam demnach ohne Mithilfe des Magensaftes zu stande. Ließ nun Schütz die Hunde ein Gemisch von Speisen und Vibrionen per os verzehren und tötete die Tiere bald darauf, so fand er die Vibrionen im Darm wieder. Hieraus geht hervor, dass der Säuregehalt des Magensaftes die Bakterien nicht zu töten und

---

[1]) Berl. klin. Wochenschrift, 1900, p. 553.

den Übergang derselben in den Dünndarm nicht zu verhindern vermag. Nur mit Hilfe von Abführmitteln, wie Ricinusöl und Kalomel, gelang es Schütz, die Zerstörung der Bakterien im Darm aufzuheben und die Keime in den Fäces wiederzufinden. Den Mechanismus jedoch, auf welchem die Abtötung der Bakterien im Dünndarm beruht, konnte Schütz nicht nachweisen. Nach seiner Annahme besteht die bactericide Wirkung des Dünndarms nicht nur in rein mechanischen Vorgängen, wie in den lebhaften peristaltischen Bewegungen, sondern auch in bestimmten chemischen Prozessen, welche die Bakterien zu töten vermögen.

Die Ursachen der bactericiden Kraft des Dünndarms sind demnach noch nicht aufgeklärt. Aus den bisher gemachten Untersuchungen geht jedoch hervor, dass es sich hier um äußerst komplizierte Vorgänge handelt. Hoch virulente Bakterien vermögen den Darm zu passieren, indem sie nicht nur den Organismus nicht schädigen, sondern in dem Darm sogar selbst abgetötet werden. Meerschweinchen und Mäuse vermögen Milzbrandbacillen, gegen welche sie hoch empfindlich sind, ohne Schaden in den Darm aufzunehmen, man findet dieselben im Dünndarm wieder, aber nicht mehr im Dickdarm; ein Beweis dafür, dass die Milzbrandbacillen durch den Magensaft nicht zerstört worden sind. Um vom Darm aus eine allgemeine Milzbrandinfektion herbeizuführen, muss man den Tieren zugleich mit den Milzbrandbacillen entweder stechende Kräuter (nach Pasteur[1]) und seinen Mitarbeitern) oder Sand oder gepulvertes Glas zu fressen geben. In diesen Fällen wird das Eindringen der Bakterien durch die Verletzung der Darmwand vermittelst der genannten Stoffe bedingt, während es den Bakterien unmöglich ist, die intakte Darmwand zu passieren. In einer nicht veröffentlichten Arbeit aus meinem Laboratorium hat Mitchell Meerschweinchen dadurch zu töten vermocht, dass er ihnen Milzbrandsporen zusammen mit in Milch getauchten Brotstückchen zu fressen gab. Während der ganzen Dauer des Versuchs erhielten die Tiere keine Nahrung, welche die Darmwand irgendwie hätte verletzen können. Nur sind diese Fälle von Infektion geradezu exceptionell. In der großen Mehrzahl aller Fälle bleiben die Tiere gesund. Dasselbe Gesetz gilt auch für viele andere Bakterien, welche vom Darm aus keine Krankheit hervorrufen, während die Injektion derselben in das Blut und die Körperorgane den sicheren Tod herbeiführt; sodann vermögen viele Tiere ohne Schaden große Mengen von Bakterien aufzufressen, welche im Darm des Menschen schwere Störungen veranlassen. So lässt sich durch Verfütterung von Typhusbacillen bei Tieren niemals die entsprechende Infektionskrankheit erzeugen. Man erinnert sich noch an die Schwierigkeiten, denen man begegnete, um im Darm von Tieren Cholera herbeizuführen, da die üblichen Versuchstiere gegen den Kochschen Vibrio eine hohe Immunität besitzen. Nur ganz junge Tiere, speciell ganz junge Kaninchen, werden durch die Aufnahme von Cholerabacillen in den Darm getötet. Diese Tiere gehen jedoch nicht nur durch die Aufnahme des Choleravibrio, sondern auch durch die Darminfektion mit dem Vibrio Metschnikoff zu Grunde. Sobald die jungen Kaninchen von der Ernährung durch die Muttermilch zum Pflanzengenuss übergehen, gewinnen sie absolute Immunität gegen die Infektion mit Vibrionen.

---

[1]) Comptes rendus de l'Acad. des Sciences, 1880, Bd. XCI, p. 86.

Sicherlich verleihen die verschiedenen Verdauungssäfte des Dünndarms demselben nicht seinen hohen Grad von Infektionsschutz, denn in allen Sekreten des Darmes der Wirbeltiere vermögen sich die Bakterien üppig zu vermehren, und in Trypsinlösung wachsen nicht nur die pathogenen Bakterien, sondern auch unschädliche Darmschmarotzer.

Auf Grund dieser Thatsache erhob Weigert[1]) sogar Widerspruch gegen die Theorie, dass die Zerstörung der Bakterien im Organismus, speciell die durch die Phagocyten hervorgerufene, als ein Verdauungsakt aufzufassen ist. Es ist jedenfalls auffällig, dass, während das Pepsin gegen die Bakterien völlig unwirksam ist, dieselben mit Leichtigkeit durch die intracellulären Fermente, besonders durch die dem Trypsin sicherlich nahestehende Mikrocytase, leicht verdaut werden.

Von den Verdauungssäften übte besonders die Galle — so glaubte man — eine starke antiseptische Kraft aus, und in der That verhalten sich gewisse Bakterien gegen die Galle nicht indifferent. Talma nimmt an, dass dies Sekret verschiedene Bakterien, insbesondere den Diphtheriebacillus, zu töten vermag, doch vermochte in vielen seiner Versuche die Galle die direkt in die Gallenblase injizierten Bakterien nicht abzutöten. Nach den Untersuchungen von Gilbert und Dominici[2]) können sich Bakterien, welche Krankheiten der Gallenwege hervorzurufen im stande sind, wie z. B. der Colibacillus, in der Galle üppig vermehren. Unsere Versuche, das Wachstum des Choleravibrio in der Galle aufzuheben, müssen als gescheitert bezeichnet werden. Wenn nun die nicht diluierte Galle die Bakterien nicht zu zerstören vermag, so ist eine antiseptische Wirkung derselben im Dünndarm völlig ausgeschlossen, in welchem die Galle infolge des Zusammentreffens mit verschiedenen anderen Flüssigkeiten stark verdünnt wird.

Die Verdauungssäfte des Dünndarms, welche teils, wie der Pankreassaft, nicht baktericid, teils, wie die Galle, nur schwach wirksam sind, vermögen dennoch auf bestimmte Gifte, unter anderem auch auf Bakterientoxine, einen deutlichen Einfluss auszuüben. Nach den Untersuchungen von Nencki, Sieber und Schoumow-Simanovsky (l. c.) wirkt das Trypsin auf das Diphtheriegift stärker antitoxisch als das Pepsin. Der Pankreassaft des Kaninchens und des Meerschweinchens zerstört das Diphtheriegift stärker als der Magensaft. Der Pankreassaft des Hundes neutralisiert dies Toxin ebenfalls in hohem Grade. Ein Gramm desselben vermag die 10000fach tödliche Dosis Diphtherictoxin zu neutralisieren. Nach Wehrmann hebt das Trypsin auch die Wirkung des Schlangengiftes auf.

Die Galle übt ebenfalls eine Wirkung auf einige Gifte aus. Mit Tetanus- und Diphtheriegift vermengt, zerstört sie die pathogenen Eigenschaften dieser Toxine, sodann neutralisiert sie das Schlangengift, wie Fraser[3]), Phisalix[4]) und Calmette[5]) beobachtet haben. Nach einer 24stündigen Vermischung mit Galle führt das Schlangengift, normalen Tieren injiziert, nicht mehr zu einer Erkrankung derselben. Selbst nach Erhitzung auf 100°, ja 200° vermag die Galle eine, wenn auch nur

---

[1]) Fortschritte der Medizin, 1887, Bd. VI, p. 810.
[2]) Comptes rendus de la Soc. de Biologie, 1894, p. 38.
[3]) British medical Journal, 1897, Nr. 1914, p. 595.
[4]) Comptes rendus de la Soc. de Biologie, 1898, p. 1057.
[5]) Annales de l'Inst. Pasteur, 1898, Bd. XII, p. 345.

schwache, Wirkung auszuüben. Um aber zur Neutralisation der Toxine zu führen, muss die Mischung von Gift und Galle vor der Injektion in den Organismus vorgenommen werden. Wird die Galle dagegen gleichzeitig mit dem Gift, aber isoliert von demselben oder vor oder nach der Einspritzung des Schlangengiftes in den Tierkörper gebracht, so findet eine antitoxische Wirkung der Galle nicht mehr statt. Direkt in die Gallenblase injiziert, erzeugt das Schlangengift bei Kaninchen die Vergiftung ebenso, wie wenn man das Gift subcutan injiziert hätte. Calmette, von dem dieser Versuch stammt, erklärt das negative Resultat desselben durch die zu schnelle Resorption des Giftes, welches in dem kurzen Zeitraum durch die Galle nicht neutralisiert werden konnte.

Bei zwei Infektionskrankheiten, deren Erreger noch nicht entdeckt worden sind, hat man ebenfalls einen Immunisierungseffekt der Galle festgestellt. Es ist Koch[1]) gelungen, Rinder mit der Galle von an Rinderpest erkrankten Tieren erfolgreich zu immunisieren, und Franzius[2]) konnte Tiere gegen Tollwut schützen, wenn er ihnen eine Mischung von Tollwutgift und von Galle der an Tollwut gestorbenen Kaninchen einspritzte. Andererseits hat Vallée[3]) gezeigt, dass auch die Galle normaler Kaninchen die gleiche Schutzkraft verleiht. Dieser Krankheitsschutz wird demnach durch die normalen Bestandteile und Eigenschaften der Galle bedingt. Es lässt sich im Augenblick nicht sagen, ob der Schutzeffekt der Galle gegen den Erreger oder das Toxin dieser Krankheiten gerichtet ist. Nach Analogie ähnlicher Fälle ist zu schließen, dass die Galle auf das Toxin des noch unbekannten Krankheitserregers einwirkt.

Wenn so die Galle verschiedene Gifte zu neutralisieren vermag, so ist sie jedoch nicht im stande, die durch das Cholera- und das Botulismustoxin erzeugten Krankheitserscheinungen aufzuheben.

Da die Verdauungssäfte und Fermente die Bakterien nicht zu töten vermögen und diese dennoch im Darm vernichtet werden, so muss man den deletären Einfluss auf die Bakterien im Darm in anderen Einflüssen suchen. Wahrscheinlich stellt der Kampf der Bakterien untereinander, dessen Bedeutung wir schon oben angedeutet haben, einen wichtigen Faktor bei der Auslösung der Krankheitserscheinungen durch Bakterien und bei der Aufhebung derselben im Darme vor[4]). Bisher hat man diese sehr verwickelten Verhältnisse nur recht unvollkommen untersuchen können. Bei unseren Untersuchungen über Cholera konnten wir feststellen, dass unter gewissen Bedingungen die Choleravibrionen auf den Gelatineplatten sich nur in der Nachbarschaft einiger anderer Keime entwickeln

<hr>

[1]) Deutsche med. Wochenschrift, 1897, pp. 225, 241.
[2]) Centralblatt für Bakteriologie, 1898, Bd. XXIII, p. 782.
[3]) Annales de l'Inst. Pasteur, 1899, Bd. XIII, p. 506.
[4]) Vielleicht ist den Darmbakterien auch eine Bedeutung bei der Immunität des Organismus gegen die Entozoen beizumessen. In vielen Fällen ist diese Immunität geradezu frappant. Manche Darmwürmer vermögen nur im Darm bestimmter Tierspecies zu leben. Giebt man Kaninchen Cysticerken vom Schwein zu verzehren, so passieren diese lebend den Dünndarm und verwandeln sich in echte Scolices. Aber anstatt sich nun weiter zu entwickeln, werden dieselben aus dem Darm ausgestoßen, so dass es zur Erzeugung von Tänien nicht kommt. Der Krankheitsschutz gegen die Darmwürmer ist bisher noch niemals genauer untersucht worden, und ich stelle die Bedeutung der Darmbakterien für die Immunität gegen Darmwürmer nur als eine reine Hypothese auf.

(Sarcine, Torula). Auf Grund dieser Beobachtungen haben wir bei ganz jungen Kaninchen Darmcholera durch Einbringung von Vibrionenstämmen erzeugen können, welche, wenn man sie den Tieren allein einbrachte, eine Erkrankung nicht herbeiführten. So konnten wir feststellen[1]), dass gewisse im Darmtractus enthaltene Bakterien das Auftreten der Cholera begünstigen. Nunmehr lag die Annahme nahe, dass es unter der Bakterienflora des Dünndarms andererseits auch solche Species gäbe, welche die Entwicklung und die Toxinproduktion des Choleravibrio verhindern. Wir haben sogar die Annahme ausgesprochen, dass auch auf der Anwesenheit solcher Bakterien im Darmkanal die Immunität von Tieren, von Menschen, von ganzen Bevölkerungen gegen den Choleravibrio beruht. Allerdings sind wir bei unseren langwierigen, an jungen Kaninchen gemachten Untersuchungen über die das Auftreten der Cholera hemmenden Darmbakterien nicht zu definitiven Ergebnissen gelangt, da die Kenntnisse über die Bakterienflora des Darmes noch unvollkommen sind.

Wenn demnach die Frage noch nicht sicher entschieden ist, ob die in den Darm gelangenden pathogenen Bakterien durch die konstant in der Darmhöhle befindlichen Parasiten stets unschädlich gemacht werden, so ist andererseits die antitoxische Wirkung dieser Darmschmarotzer im positiven Sinne entschieden. Wir[2]) haben gezeigt, dass viele Bakterienspecies sich in der stark toxischen Bouillon des Tetanusbacillus gut entwickeln. Das specifische Tetanustoxin wird nun unter dem Einfluss jener in die Bouillon eingesäten Bakterien zerstört, führt aber niemals zur Bildung von Antitoxinen. Zu dem gleichen Ergebnis sind Charrin und Mangin[3]) gelangt.

Da die Zerstörung der Bakterientoxine durch Bakterien konstant und äußerst schnell erfolgt, so ist die Annahme gerechtfertigt, dass derselbe Vorgang sich im Darmtractus der lebenden Tiere abspielt, wenn Krankheitserreger ihre Gifte in denselben secerniert haben.

Da man schon seit langer Zeit die Leber gewissermaßen als eine Reinigungsvorrichtung für die Verdauungsprodukte der Darmthätigkeit ansah, so stellte man sich die Frage, ob jenes Organ nicht auch für die Zerstörung der Bakteriengifte von Bedeutung sei. Aus gewissen Thatsachen geht hervor, dass in der Leber die Wirkung des Nikotins, des Atropins und einiger anderer Alkaloide abgeschwächt wird, sodann besitzt jenes Organ die Eigenschaft, das bei der Thätigkeit der Verdauungsdrüsen entstehende Ammoniak in Harnstoff zu verwandeln. Als Nencki, Pawloff[4]) und die Mitarbeiter derselben die Funktion der Leber dadurch ausschalteten, dass sie die Vena portae in die Vena cava unmittelbar überführten, beobachteten sie, dass die Versuchshunde an einer Ammoniakvergiftung zu Grunde gingen.

Aus diesen Eigenschaften der Leber versuchte man nun Schlüsse auf die Wirkung dieses Organs auf die Bakterientoxine, wie das Diphteriegift, zu ziehen. Die zahlreichen nach dieser Richtung unternommenen Versuche waren jedoch erfolglos. Eine Zerstörung des Toxins durch die Leber konnte nicht nachgewiesen werden. Bouchard, Charrin und

[1]) Annales de l'Inst. Pasteur, 1894, Bd. VIII, p. 547.
[2]) Ibid., 1897, Bd. XI, p. 802.
[3]) Comptes rendus de la Soc. de Biologie, 1897, p. 545.
[4]) Archives des sciences biologiques, Petersburg, 1892, Bd. I.

Ruffer haben den Einfluss der Leber auf das Pyocyancusgift untersucht. Sie glaubten eine gewisse antitoxische Wirkung dieses Organs bemerken zu können, später hat jedoch Charrin[1]) festgestellt, dass das Bakteriengift nur in sehr mäßigem Grade durch die Leber beeinflusst wird und dass besonders die in Alkohol löslichen Bestandteile diesem Einfluss unterliegen. Nun sind aber die echten Bakterientoxine gerade durch ihre Unlöslichkeit in Alkohol ausgezeichnet. Bei den zahlreichen Untersuchungen von Roux und Vaillard über das Tetanus- und Diphtherietoxin war niemals eine antitoxische Wirkung der Leber auf diese Gifte nachweisbar.

Der gesamte Verdauungstractus ist mit einer dichten Kette von antibakteriellen Schutzapparaten besetzt, welche in einer großen Anzahl von lymphatischem Gewebe bestehen; dies sind die Mandeln, die Peyerschen Plaques und die Solitärfollikel des Darmes. Diese Organe produzieren eine große Menge von Phagocyten, welche mit den Bakterien in Berührung treten. Ribbert[2]) und Bizzozero[3]) haben fast gleichzeitig und unabhängig von einander drüsige Organe im Coecum nachgewiesen, in denen man eine große Menge aus dem Darmtractus stammender Bakterien feststellen konnte. Die Bakterien waren in Zellen eingeschlossen, und das Eindringen dieser Keime in die Zellen wurde als eine Reaktion von Seiten der Phagocyten aufgefasst. Manfredi[4]) bestätigte diese Auffassung dadurch, dass er nachwies, dass die intracellulär gelegenen Bakterien gleichzeitig abgetötet waren. Später hat Ruffer[5]) diese Frage in meinem Laboratorium einer erneuten Untersuchung unterzogen. Aus derselben geht hervor, dass bei mehreren Tierspecies eine Phagocytose in den Peyerschen Plaques besteht, und dass das lymphatische Gewebe große, mit Bakterien angefüllte Makrophagen und Mikrophagen enthält, welche gerade dabei sind fremde Elemente zu verdauen. Zu diesen aufgenommenen Elementen gehörten auch Leukocyten, welche ihrerseits wieder Bakterien enthielten. Diese Anhäufung von Phagocyten in den lymphatischen Organen stellt gewissermaßen die letzte Phase des über eine große Oberfläche verbreiteten Kampfes zwischen Organismus und Bakterien dar.

Stöhr[6]) stellte schon vor einigen Jahren fest, dass die Darmwand, speciell die Mandeln und die übrigen lymphatischen Organe, eine geradezu enorme Anzahl von Leukocyten enthalten, welche sich nach den bakterienhaltigen Höhlen begeben. Diese normale und kontinuierlich erfolgende Wanderung der Leukocyten bezeichnet man häufig unter dem Namen »Stöhrsches Phänomen«. Offenbar handelt es sich hier um einen Schutzakt, bei welchem die über das ganze Darmrohr zerstreuten Leukocyten dasselbe von der Gegenwart der Bakterien befreien. Entnimmt man von der Oberfläche der Mandeln gesunder Individuen etwas Schleim, so findet man in demselben konstant Leukocyten, speciell Mikrophagen, welche mit Bakterien angefüllt sind.

---

[1]) Les défenses naturelles de l'organisme, Paris, 1898.
[2]) Deutsche med. Wochenschrift, 1885, p. 197.
[3]) Centralbl. f. mediz. Wissenschaften, 1885, p. 801.
[4]) Giornale internazionale d. Scienze mediche, 1886, p. 318.
[5]) Quarterly Journ. of Microsc. Science, 1890, Bd. CXX, p. 481.
[6]) Virchows Archiv, 1884, Bd. XCVII, p. 211.

Der Mechanismus der Schutzapparate des Verdauungstractus ist viel verwickelter als derjenige der übrigen Schleimhäute, und eine große Reihe von Fragen warten noch ihrer definitiven Lösung. Man sollte nun annehmen, dass der Bakterienschutz, welcher auf der Schleimhaut des Genitaltractus besteht, bedeutend einfacher und deshalb in seinen Einzelheiten genauer aufgeklärt ist, auch Rückschlüsse auf die Vorgänge im Darmtractus gestattet. Die Gynäkologen und Geburtshelfer haben sich mit der Bakteriologie des weiblichen Genitalkanals intensiv beschäftigt, vermochten jedoch die einschlägigen Verhältnisse bei weitem noch nicht vollständig klarzulegen. Über diesen Gegenstand existiert eine umfangreiche Litteratur, aus welcher besonders das zweibändige Werk von Menge und Krönig[1] hervorzuheben ist.

In der Vulva und in der Vagina sind im Momente der Geburt noch keine Bakterien vorhanden, aber kurze Zeit nach derselben können Keime in diesen Organen nachgewiesen werden. Bald kommt es zu der Entwicklung einer ziemlich reichlichen Bakterienflora, in welcher gewisse Species, wie der Bacillus Döderlein, vorwiegend enthalten sind. Wenn so das Bestehen von Bakterien auf der Vulva und Vagina nachgewiesen ist, so sieht man andererseits, dass saprophytische und pathogene Bakterien, welche man in Reinkultur auf die Schleimhaut der genannten Organe bringt, bald völlig von derselben verschwinden. Diesen Vorgang bezeichnet Menge als »Autopurifikation« der Genitalorgane des Weibes. Menge sowohl, als auch seine Vorgänger Döderlein und Stroganoff, versuchten diese eigentümliche Erscheinung aufzuklären. Bei neugeborenen Mädchen lässt sich diese Untersuchung leichter anstellen als bei älteren. Nach Menge verhindert der Säuregehalt der Scheide in erster Linie die Entwicklung größerer Mengen von Bakterien. Als zweiter Faktor kommt bald eine starke Auswanderung von Leukocyten hinzu, welche die Bakterien entweder direkt durch Phagocytose aufnehmen, oder mittelbar durch ihre Produkte vernichten. Von nicht geringer Bedeutung ist schließlich die Anwesenheit gewisser in dem sauren Sekret vorhandener acidophiler Bakterien, welche das Wachstum der übrigen Keime zu hemmen vermögen. Dieser bakterielle Schutz der Scheide beruht nach Döderlein speciell auf der Anwesenheit des nach ihm benannten Bacillus. Menge schreibt diese Wirkung dagegen einer großen Anzahl von Bakterien zu.

Menge brachte den Staphylokokkus pyogenes in die Vagina neugeborener Mädchen und sah dieselben eine gewisse Zeit auf der Schleimhaut sich entwickeln. Es kam dabei in dem Scheidenschleim zu einer starken Leukocytenanhäufung und im Anschluss an dieselbe zu einer sehr deutlichen Leukocytose. Aber erst von dem Augenblicke an, in welchem auf der Scheidenschleimhaut die daselbst normaliter befindliche Bakterienflora auftritt, beginnen die Staphylokokken wieder zu verschwinden. Die Selbstreinigung vollzieht sich etwa in drei Tagen nach dem Auftreten dieser Bakterien. Menge fragte sich nun, ob bei diesem Prozess nicht auch rein mechanische Vorgänge mitspielten. Er brachte zu diesem Zweck Zinnoberkörnchen auf die Schleimhaut, und aus dem Umstande, dass dieselben länger auf der Mucosa blieben als die Bakterien, zog er den Schluss, dass die Vagina sich durch mechanische Vorgänge ihres Bakteriengehaltes nicht zu entledigen vermag. Dabei ist jedoch zu

---

[1] Bakteriologie des weiblichen Genitalkanals, Leipzig, 1897.

berücksichtigen, dass die von Menge in die Scheide gebrachten Bakterien auf der Schleimhaut derselben zu einer äußerst starken Reaktion seitens der Phagocyten führten. So musste es auch zu einer erhöhten Schleimabsonderung kommen, welche die eingedrungenen Bakterien leichter aus der Vagina zu entfernen vermochte als die Zinnoberkörnchen. Die Schleimhaut der Genitalorgane der Frau vermag daher ebenso, wie die anderen Schleimhäute, die feinsten Teilchen, besonders Bakterien, rein mechanisch auszustoßen.

Um dies Problem noch genauer aufzuklären, stellte Cahanescu[1]) in meinem Laboratorium Untersuchungen an den Weibchen verschiedener Säugetierspecies an. Da die Stute Vaginalschleim in großen Mengen absondert, hat der genannte Forscher seine Untersuchungen besonders an dieser Tierspecies ausgeführt. Die Resultate derselben waren völlig negativ, selbst gegenüber harmlosen Saprophyten, wie dem Bacillus prodigiosus. Auch bei der Hündin, dem weiblichen Kaninchen und Meerschweinchen war die »Autopurifikation« nur wenig ausgesprochen. Die in die Scheide gebrachten Bakterien hielten sich häufig lange Zeit auf derselben. Der einzige Reaktionsvorgang, den Cahanescu ebenfalls hat feststellen können, bestand in einer reichlichen Ansammlung von Leukocyten. In einigen Fällen trat eine starke Phagocytose auf, in anderen war sie wiederum schwächer und fehlte zuweilen völlig. Da viele Leukocyten auf der Vaginalschleimhaut abgetötet werden, so treten vielleicht aus diesen Blutkörperchen Alexine aus, welche eine baktericide Wirkung auszuüben im stande sind. Das Vaginalsekret der Stute zeigte zwar im Reagenzglas keine antibakteriellen Eigenschaften, bei anderen Tieren konnten wegen der geringen Menge des abgesonderten Schleims analoge Untersuchungen nicht ausgeführt werden. Der so häufig sehr starke Säuregehalt der Schleimhautoberfläche der Vulva und Vagina bei Frauen mag auch zum Schutze gegen die Bakterien, welche Säure nicht vertragen können, beitragen. Die von Cahanescu untersuchten Tiere zeigten jedoch meist eine alkalische Reaktion der Scheidenschleimhaut.

Auch für die Harnwege des Menschen dient die saure Reaktion zur Verteidigung gegen etwa eingedrungene Bakterien und kann daher beim Menschen und bei denjenigen Tieren, welche einen sauren Urin haben, von großer Bedeutung sein. Aber auch bei vielen anderen Tieren, deren Urin alkalisch ist, dringen die Bakterien nur ausnahmsweise in die tieferen Harnorgane. Die Blase wird gegen pathogene Bakterien und gegen Saprophyten durch die Entleerung des Harns geschützt. Verbindet man zwei Glasgefäße, welche sterilisierte Bouillon enthalten, miteinander in der Weise, dass die Flüssigkeit langsam von dem einen Gefäß in das andere abläuft, und infiziert das tiefer gelegene Gefäß mit Bakterien, so wird die Bouillon in dem anderen Gefäß dauernd steril bleiben, während in der infizierten Bouillon die Bakterien sich üppig vermehren. Dies rein mechanische Moment hat Preobrajensky[2]) in einer Arbeit aus dem Laboratorium von Duclaux besonders hervorgehoben. Auf einer ähnlichen Ursache beruht die unter normalen Umständen zu beobachtende Keimfreiheit des Blaseninhalts. Stagniert jedoch Urin in der Blase, so entwickeln sich leicht Bakterien in demselben.

---

[1]) Annales de l'Inst. Pasteur, 1901, Bd. XV.
[2]) Ibid., 1897, Bd. XI, p. 699.

Seitdem man die Annahme ausgesprochen hat, dass die Nebennieren gewisse im Körper auftretende toxische Substanzen zu neutralisieren vermögen, war man auch zu der Auffassung geneigt, dass dieselben gegen die Bakteriengifte antitoxisch wirken könnten. Einen ähnlichen Einfluss schrieb man der Schilddrüse und anderen Organen zu, deren physiologische Funktion noch mehr oder minder problematisch ist. Wie schon im V. Kap. erwähnt, bekunden die Nebennieren bei Kaninchen eine gewisse antispermotoxische Kraft, wenn man denselben Spermotoxin injiziert. Bis jetzt hat man jedoch nicht feststellen können, dass jene Organe antitoxische Eigenschaften besitzen.

Bei ihren umfangreichen Untersuchungen über den Tetanus haben Roux und Vaillard[1]) auch nach dieser Richtung Untersuchungen angestellt, welche jedoch nicht zu einem positiven Ergebnisse führten.

Um die Haut und die Schleimhäute gegen die Bakterien zu schützen, benutzt die Natur keine Antiseptica. Die Flüssigkeiten, welche die Oberfläche des Mundes und der anderen Schleimhäute feucht erhalten, besitzen keine oder nur eine äußerst schwache antibakterielle Kraft. Die Natur hält die Haut und die Schleimhäute dadurch von einem Überhandnehmen der Bakterien frei, dass sie diese Keime teils durch die Abstoßung der Epithelien, teils durch Vermengung mit den aus dem Körper tretenden Flüssigkeiten eliminiert. Sie wendet diese rein mechanische Wirkung in derselben Weise an wie der Arzt, der neuerdings der Anwendung antiseptischer Mittel die Auswaschung des Mundes, des Darmes und anderer Organe mit physiologischer Kochsalzlösung vorzieht. Um die pathogenen Bakterien in ihrem Wachstum zu verhindern, bedient sich die Natur einmal der Konkurrenz der Bakterien untereinander, zweitens übersät sie Haut und Schleimhäute unaufhörlich mit beweglichen Phagocyten, welche die Bakterien aufzunehmen suchen. Je zahlreicher die Bakterien, desto intensiver wird die Reaktion der Phagocyten. Es entspinnt sich ein Kampf zwischen Phagocyt und Bakterium, und nur, wenn der Phagocyt in diesem Kampf die Oberhand gewinnt, bleibt der Organismus gesund.

---

[1]) Annales de l'Inst. Pasteur, 1893, Bd. VII, S. 65.

Kapitel XIV.

Erworbene natürliche Immunität.

Erwerbung der Immunität nach Überstehen von Infektionskrankheiten. — Erworbene
Immunität nach der Malaria. — Eigenschaften der Körperflüssigkeiten nach Über-
stehen von Typhus. — Schutzkraft des Blutes im Anschluss an Cholera asiatica.
— Antitoxische Eigenschaften des Blutes nach Diphtherie.
Erblich erworbene Immunität. — Fehlen einer rein vererbten Immunität. — Durch
das Blut der Mutter und das Ei übertragene Immunität.
Durch die Muttermilch übertragene Immunität.

Es ist seit langer Zeit bekannt, dass diejenigen Personen, welche zum
ersten Male von einer Infektionskrankheit befallen werden, nach Überstehen derselben eine viele Jahre oder sogar das ganze Leben anhaltende
Widerstandskraft gegen diese Krankheit erwerben. Schon vor der mikrobiologischen Ära der medizinischen Wissenschaft stand es fest, dass ein
Individuum, welches die Pocken überstanden hatte, sich Pockenkranken
nähern könne, ohne in die Gefahr zu geraten, noch einmal an Pocken
zu erkranken. Auch bei einigen anderen Krankheiten wurde auf em-
pirischem Wege dasselbe Resultat festgestellt, so bei Keuchhusten, Typhus,
Scharlach und Parotitis epidemica. Andererseits konstatierte man, dass
das Überstehen gewisser Infektionskrankheiten, wie fibrinöse Pneumonie,
Erysipel, Febris recurrens, Influenza nicht zu einem Schutze gegen diese
Krankheiten führte. Es zeigte sich sogar, dass, wenn eine der letzt-
genannten Krankheiten einmal einen Organismus befallen hatte, in demselben die Tendenz zu Recidiven auftrat. Zwischen diesen beiden ex-
tremen Zuständen liegt eine Kategorie von Krankheiten, deren Überstehen
zu einer nur kurzen Immunität führt, z. B. die Masern, bei denen es noch
zu einer verhältnismäßig langen Immunität kommt, die Pest, der Milzbrand, die Cholera etc.

An die erste Attacke einer Infektionskrankheit schließen sich in dem
befallenen Organismus stets Veränderungen von mehr oder minder langer
Dauer an, und es kommt konstant zum Auftreten von Immunität. Selbst
bei Erysipel, welches eine im höchsten Grade ausgesprochene Tendenz
zu Recidiven besitzt, so dass manche Personen in kurzen Intervallen
an Rose erkranken, kommt es dennoch zu einem, wenn auch sehr flüchtigen Krankheitsschutz. Seit der Entdeckung des Streptokokkus erysi-
pelatis durch Fehleisen[1] hat dieser Forscher selbst, ebenso wie verschiedene andere Gelehrten, dies Bakterium Kranken eingespritzt, welche
an malignen Tumoren litten. Bei seinen Behandlungsversuchen war

---

[1] Ätiologie des Erysipels, 1883.

mehrfach zu bemerken, dass, wenn nach der ersten Infektion typisches Erysipel auftrat, sich später ein Zustand von Immunität entwickelte, während dessen der Streptokokkus keine Erkrankung mehr erzeugte. Auch bei dem Rückfallfieber, welches man auf Affen hat übertragen können, tritt eine zwar flüchtige, jedoch de facto vorhandene Immunität auf. Bei der echten Lungenentzündung liegen zwischen den einzelnen Recidiven ebenfalls mehr oder minder lange krankheitsfreie Intervalle.

Allgemein nahm man an, dass die Malaria nicht nur zu keiner Immunität führe, sondern, dass das einmalige Überstehen dieser Krankheit einen Organismus vielmehr zu Neuerkrankungen prädisponiere. Diese Beobachtung wird so häufig gemacht, dass man dieselbe thatsächlich nicht mehr zu bezweifeln vermag. Trotz alledem kommt es thatsächlich unter gewissen Umständen zu einer erworbenen Immunität gegen das Sumpffieber. Gelegentlich seiner Reise nach Neu-Guinea stellte Robert Koch[1] fest, dass in einigen Ländern die Kinder unter 10 Jahren in der Mehrzahl an Malaria leiden und den Laveranschen Parasit im Blut enthalten, während die Erwachsenen gegen diese Infektionskrankheit völlig geschützt sind. Koch gewann die Überzeugung, dass hier ein Fall von natürlicher Immunität vorliegt, welche durch Überstehen der Krankheit im Kindesalter erworben wird. Der große Gelehrte stützt sich bei dieser Auffassung auf die Beobachtung, dass gesunde Erwachsene, welche aus Ländern kommen, in denen die Kinder den specifischen Parasit im Blut beherbergen, nicht an Sumpffieber erkranken, wenn sie in Malariagegenden kommen. Gelangen jedoch in dieselben Gegenden Eingeborene aus malariafreien Ländern, so erkranken dieselben bald an Malaria. Glogner[2] hat nun versucht, die Kochschen Mitteilungen in der Weise zu erklären, dass die gesund bleibenden Erwachsenen eine natürliche angeborene Immunität gegen die Malaria besitzen, dass es sich also um eine Art von Selektion handelt: Während die gegen die Infektion empfindlichen Erwachsenen im Anschluss an einen Malariaanfall sterben, bleiben die natürlich immunen Individuen am Leben und werden selbst in anderen Fiebergegenden von der Malaria nicht befallen. Zur Stütze seiner Behauptung führt Glogner die Beobachtung an, dass die im Waisenhaus zu Semarang auf Java untergebrachten Kinder, welche viele Jahre hindurch an Malariarecidiven und neuen Infektionen leiden, niemals auch nur die geringste Immunität erwerben. Nach Koch kann man diesen Fall nicht mit demjenigen der Kinder in Neu-Guinea vergleichen. Bei jenen Waisenkindern wird der natürliche Krankheitsverlauf durch die Chininbehandlung unterbrochen, so dass die Immunität sich nicht entwickeln kann. Im anderen Falle dagegen sind die Kinder völlig ihrem Schicksal überlassen und erwerben, unbeeinflusst durch irgend welche Therapie, allmählich echte Malariaimmunität. Der erworbene Schutz gegen Malaria ist demnach ein recht verwickelter Vorgang und erfordert zu seiner Aufklärung wiederholte Untersuchungen. Derselbe ist jedoch zweifellos dem allgemeinen Gesetz unterworfen und kann unter gewissen Bedingungen natürlich erworben werden.

Dies Gesetz lautet: Bei den Infektionskrankheiten entwickelt sich nach dem ersten Anfall derselben stets ein specifischer Krankheitsschutz. Dieser

---

[1] Deutsche med. Wochenschrift, 1900, Nr. 49 und 50.
[2] Virchows Archiv, 1900, Bd. CLXII, p. 222.

erworbene Zustand hält in einigen Fällen sehr lange an, geht dagegen in anderen schnell vorüber. Gegen die Pasteursche Entdeckung des durch abgeschwächte Bakterien verliehenen Krankheitsschutzes wurde häufig der Einwand gemacht, dass viele Krankheiten, z. B. der Milzbrand, recidivieren können. Diese Thatsache ist an sich unbestreitbar. Milzbrand kann in der That dasselbe Individuum mehrfach befallen, und trotzdem besteht im Anschluss an das Überstehen der Krankheit eine echte, erworbene Immunität. Der Unterschied gegenüber dem Typhus, den Pocken und der Parotitis etc. besteht nur darin, dass bei Milzbrand die Immunität nur ein oder mehrere Jahre dauert, während dieselbe bei den erstgenannten Krankheiten viel längere Zeit anhält. Der Umstand, dass Krankheiten recidivieren können, darf uns daher in unseren Versuchen, künstliche Immunität Individuen zu verleihen, nicht irre machen.

Unter den Fällen von natürlich erworbener Immunität nimmt die Syphilis eine besondere Stelle ein. Zahlreiche und langwierige Versuche am Menschen haben gezeigt, dass Personen, welche die Früherscheinung der Krankheit durchgemacht haben, gegen eine neue Infektion einen sehr hohen Schutz erlangen. Der syphilitische Schanker tritt niemals zum zweiten Mal auf, und trotz dieser anhaltenden und starken Immunität gegen eine neue Infektion bleibt die ersterworbene Krankheit bestehen und kann im Laufe der Jahre zum Ausbruch der Spätformen der Syphilis führen. Dieser ganz eigenartige Zustand war für die Feststellung der Ätiologie vieler Krankheiten von Bedeutung, bei denen die Annahme einer syphilitischen Infektion gerechtfertigt erschien. Bei der progressiven Paralyse nehmen viele Kliniker die Syphilis als die Krankheitsursache an, andere leugnen wiederum den Kausalnexus zwischen den beiden Krankheiten. Krafft-Ebing[1] löste diese Frage durch die Anwendung des Gesetzes der erworbenen antisyphilitischen Immunität. Bei 10 Paralytikern, denen er das Virus der Syphilis injizierte, trat niemals an der Injektionsstelle ein harter Schanker auf, noch zeigten sich sonstige primäre oder sekundäre Krankheitssymptome. Die Paralytiker zeigen also eine echte Immunität gegen diese Infektion. Demnach ist die progressive Paralyse selbst eine Spätform der Syphilis.

Die erworbene Immunität gegen eine Reinfektion tritt sofort nach Beendigung des Inkubationsstadiums des Primäraffekts auf und hält das ganze Leben hindurch an[2]. Neben dieser eigentümlichen, gewissermaßen partiellen Immunität besteht auch bei der Syphilis eine echte, erworbene, allgemeine Immunität. Nach den unter dem Namen des Baumès-Collesschen Gesetzes bekannten Thatsachen erwirbt eine Mutter, welche ihr allein durch den Vater hereditär syphilitisch infiziertes Kind stillt, eine echte antisyphilitische Immunität.

Die vereinzelten Fälle erworbener Immunität gegen Tuberkulose zeigen eine gewisse Ähnlichkeit mit derjenigen gegen Syphilis. Eine große Anzahl genau beobachteter Thatsachen beweist, dass eine Person, welche an Skrofulose oder an anderen specifisch tuberkulösen Erkrankungen gelitten hat, keinen Schutz gegen das Auftreten von Lungentuberkulose besitzt. Man müsste demnach annehmen, dass eine erworbene Immunität

---

[1] Vortrag auf dem XII. internationalen Ärztekongress, Moskau, 1897.

[2] Hndalo, Annales de Dermatologie et de Syphiligraphie, 1891, Bd. II, pp. 353, 470.

gegen Tuberkulose nicht besteht. Robert Koch[1]) hat jedoch gezeigt, dass tuberkulöse Meerschweinchen, denen man Tuberkelbacillen subcutan injiziert, auf die Einspritzung in charakteristischer Weise reagieren. Infolge des Vorhandenseins von Tuberkelbacillen in einem Organismus kommt es an der Injektionsstelle zu einer starken Entzündung, welche zur Ausstoßung der Bacillen zugleich mit dem Exsudat führt. Der starke Schorf, welcher sich an dieser Stelle bildet, nimmt beim Abfallen eine große Menge von Tuberkelbacillen mit sich. Im Anschluss an diesen Vorgang kommt es weder zur Bildung eines chronischen Geschwürs noch zu einer Anschwellung der benachbarten Lymphdrüsen. Ebenso wie bei der Syphilis, hat der Organismus gegen die durch die Bacilleneinspritzung herbeigeführte Reinfektion eine echte Immunität erworben, was jedoch das Fortschreiten des schon im Körper befindlichen Krankheitsprozesses, die Erkrankung sämtlicher Organe an Tuberkulose und den schließlich auftretenden Tod keineswegs zurückhält. Diese Beobachtungen, welche die Basis für Kochs Tuberkulinstudien gebildet haben, wurden durch mehrere andere Forscher bestätigt. Die Reaktion des tuberkulösen Organismus gegen eine wiederholte Infektion hat man als das »Kochsche Phänomen« bezeichnet.

Die klinische Beobachtung hat eine Reihe von sehr wichtigen Daten ergeben, welche das Bestehen erworbener Immunität bei Infektionskrankheiten beweisen. Jedoch ließen sich die feineren Vorgänge bei dem Auftreten dieser Immunität erst durch die im Laboratorium angestellten experimentellen Untersuchungen feststellen. Das Endergebnis aller dieser Studien besteht in der Feststellung, dass die Immunität, welche auf natürlichem Wege erworben wird, eine große Ähnlichkeit mit derjenigen besitzt, welche man durch die oben geschilderten Immunisierungsverfahren erhält. Die Vorgänge, welche sich im Innern von Tieren abspielen, welche vermittelst verschiedener Vaccins immunisiert sind, ähneln außerordentlich denen, welche man nach dem natürlichen Überstehen einer Infektionskrankheit beobachtet. Um den Beweis für diese Behauptung zu liefern, müssten wir eigentlich den Mechanismus der Heilung von Infektionskrankheiten genau analysieren, was jedoch bei dem Umfange des Gegenstandes an dieser Stelle nicht ausführbar ist. Wir müssen uns daher auf die Mitteilung kurzer orientierender Bemerkungen beschränken.

Besonders diejenigen Krankheiten, gegen welche es keine Heilmittel giebt, liefern uns wertvolle Daten über das Auftreten von natürlich erworbener Immunität. Schon bei der Malaria sahen wir, wie sehr die Therapie den natürlichen Lauf der Dinge zu ändern vermag. Wir wollen uns daher zuerst mit der Immunität, welche nach dem ersten Auftreten von Typhus erworben wird, beschäftigen. Die schützenden Eigenschaften, welche sich in einem Organismus nach der Erkrankung an Typhus entwickeln, sind ganz hervorragende und lang anhaltende. Therapeutische Eingriffe, welche geeignet wären, das Auftreten der Immunität zu verhindern, giebt es nicht.

Die feineren Vorgänge bei der Heilung des Typhus sind nicht bekannt. Da nur der Mensch von dieser Krankheit befallen wird (die experimentelle bei Versuchstieren durch Injektion von Typhusbacillen erzeugte Peritonitis unterscheidet sich wesentlich von der Infektion des

---

[1]) Deutsche med. Wochenschrift, 1891, p. 101.

Menschen), so ist man kaum in der Lage, die Veränderungen, welche während der Rekonvalescenz vor sich gehen, genauer zu untersuchen. In Ermangelung dieser Möglichkeit bleibt uns jedoch beim Typhus die Untersuchung der Veränderungen, welche das Blut im Verlauf der Erkrankung, während der Rekonvalescenz und nach der Heilung der Krankheit durchmacht.

Schon vor geraumer Zeit haben Chantemesse und Widal[1] festgestellt, dass das Blutserum von Typhuskranken die Eigenschaft erwirbt, das Auftreten der experimentellen Typhusperitonitis bei Versuchstieren zu verhindern. Das Blut der Kranken gewinnt demnach schützende Eigenschaften. Man hat gegen diese Folgerung eingewendet, dass man mit der großen Menge von Serum, welche die genannten Forscher angewendet haben, auch Schutz verleihen kann, wenn man anstatt des Blutserums von Typhuskranken dasjenige von gesunden, niemals an Typhus erkrankten Personen den Tieren injiziert. Spätere Untersuchungen haben jedoch die Richtigkeit der Chantemesse-Widalschen Versuche ergeben. Allerdings braucht man häufig nur 0,5 ccm von normalem menschlichem Serum einem Meerschweinchen intraperitoneal zu injizieren, um dasselbe gegen eine für ein Kontrolltier sicher tödliche Dosis zu immunisieren, doch handelt es sich hier um eine Schutzwirkung der im X. Kapitel geschilderten Art. Das Blut der Typhuskranken dagegen schützt Tiere noch gegen eine Dosis von Typhusbacillen, gegen welche normales Serum keinen Immunisierungseffekt mehr besitzt.

Die immunisierenden Eigenschaften des Blutserums von Typhusrekonvalescenten sind besonders eingehend von Pfeiffer und Kolle[2] untersucht worden. Bei einigen Personen genügten schon minimale Mengen Blutserum (0,001 ccm), um Tiere gegen die Typhusinfektion zu schützen. Diese Eigenschaften waren jedoch nur in den ersten Wochen der Rekonvalescenz vorhanden. In einem Fall, in dem die Forscher die Wirkung des Blutserums zweimal zu untersuchen Gelegenheit hatten, konnten sie feststellen, dass 2 Monate nach der ersten Prüfung die Immunisierungswirkung des Blutserums beträchtlich abgenommen hatte. In einem anderen Fall, in welchem sie das Blut einer Person ein Jahr nach dem Überstehen einer sehr schweren Typhusinfektion untersuchten, war die specifische Wirkung des Serums nur noch andeutungsweise nachweisbar. »Es hat demnach ganz den Anschein, als ob die Typhusschutzstoffe relativ rasch aus dem Blutstrom ausgeschieden werden. Sollten spätere Untersuchungen diese bis jetzt noch spärlichen Resultate bestätigen, so würde zu schließen sein, dass die nach dem Überstehen des Typhus für Jahre, ja oft auf Lebenszeit zurückbleibende Immunität unabhängig ist von dem Gehalt des Blutes an fertig gebildeten specifischen Schutzkörpern« (l. c. p. 218). Aus diesen Sätzen geht wiederum die Thatsache hervor, dass selbst die erworbene Immunität nicht eine Funktion der Eigenschaften der Körpersäfte ist.

Bekanntlich findet sich in den Immunseris stets der specifische Zwischenkörper (Amboceptor, Fixateur etc.). Es lag daher nahe, diese Substanz im Serum der Typhuskranken und -Rekonvalescenten zu suchen.

---

[1] Annales de l'Inst. Pasteur, 1892, Bd. VI, p. 773.

[2] Zeitschrift f. Hygiene, 1896, Bd. XXI, p. 213.

Bordet und Gengou[1]) konnten nach der im IX. Kapitel beschriebenen Methode mit Leichtigkeit das Vorhandensein des specifischen Zwischenkörpers im Blutserum von zwei Typhusrekonvalescenten nachweisen.

Widal und Le Sourd[2]) haben dasselbe Verhalten des Blutserums auch bei Typhuskranken selbst festgestellt. Die 10 Fälle, welche sie untersucht haben, enthielten stets den specifischen Zwischenkörper, während derselbe bei Personen, die an einer anderen Krankheit litten, nicht nachweisbar war. Es ist jedoch nicht bekannt, ob der Typhuszwischenkörper sich noch lange Zeit nach der Heilung im Blute hält. Man ist in dieser Beziehung bedeutend besser über das Agglutinationsvermögen bei Typhuskranken orientiert. Im Anschluss an die Beobachtung, dass schon während des Krankheitsverlaufs im Blut von Typhuskranken Zwischenkörper auftreten, untersuchte Widal, ob auch das Agglutinationsvermögen sich ebenfalls zu dieser Zeit im Blutserum entwickelt. Das Resultat seiner Studien war bekanntlich positiv, das Blut der Typhuskranken kann schon in den ersten Tagen der Erkrankung agglutinierend wirken. Diese Thatsache benutzte Widal zur Begründung der Serumdiagnose des Typhus, eine Methode, die augenblicklich in der Klinik weite Verbreitung gefunden hat. Uns interessiert vor allem, ob das erworbene Agglutinationsvermögen lange anhält und zur Feststellung des Grades der Immunität dienen kann.

In einigen Fällen bewahrte das Blutserum noch lange Zeit nach der Heilung ein hohes Agglutinationsvermögen. Doch sind diese Fälle selten, und meist verschwindet das Agglutinationsvermögen bald aus dem Blute, ebensowie die Schutzkraft desselben. Bensaude[3]) stellte fest, dass das Agglutinationsvermögen zwischen dem 10. und 14. Tage nach der Entfieberung erlischt. Widal und Sicard[4]) beobachteten bei einigen Patienten das völlige Verschwinden dieser Eigenschaft am 18. Tage, bei einem anderen Kranken am 24. Tage der Defervescenz. Bei vielen Rekonvalescenten beginnt das Agglutinationsvermögen am 15.—30. Tag nach dem Beginn der Apyrexie schwächer zu werden.

Bevor diese Untersuchungen noch gemacht worden waren, hatte sich Stern[5]) schon die Frage vorgelegt, ob man aus der Thatsache, dass das Blutserum von Typhusrekonvalescenten baktericide Kraft besitzt, nicht Schlüsse allgemeiner Art ziehen könne. Er hatte bemerkt, dass Typhusbacillen sich schlechter im Blutserum gesunder Personen als in demjenigen von Typhusrekonvalescenten hielten, dass die Bacillen sogar in dem letzteren Serum üppig gediehen. Widal und Sicard (l. c.) haben diesen Gegenstand nachuntersucht und festgestellt, dass in dieser Beziehung zwischen den beiden Arten von Seris gar kein Unterschied besteht. So wirkten von 10 Proben normalen Serums 4 gegen Typhusbacillen baktericid, während von 12 Proben des Serums von Typhusrekonvalescenten in 5 Fällen die Typhusbacillen abgetötet wurden.

Demnach beweisen alle über die nach Überstehen des Typhus erworbene Immunität gemachten Erfahrungen, dass man diese Immunität

---

[1]) Annales de l'Inst. Pasteur, 1901, Bd. XV, p. 289.
[2]) Bulletin et mémoires de la Société méd. des hôp., 1901, 20 Juni, p. 624.
[3]) Le phénomène de l'agglutination des microbes, Paris, 1897, p. 76.
[4]) Presse médicale, 1896, Nr. 83.
[5]) Deutsche med. Wochenschrift, 1892, p. 827.

nicht auf die humoralen Veränderungen zurückführen darf, da dieselben meist von kürzerer Dauer sind als die Immunität selbst.

Die im Anschluss an das Überstehen von Cholera auftretende Immunität ist an Stärke und Dauer nicht mit derjenigen, welche nach Typhus beobachtet wird, zu vergleichen. Manche Personen erkranken während derselben Epidemie zweimal an Cholera. Dies sind jedoch Ausnahmefälle, im allgemeinen tritt nach einmaligem Überstehen der Cholera wenigstens für eine gewisse Zeit ein deutlicher Krankheitsschutz auf. Auf dem Gebiete der Pathologie der Cholera sind noch viele Fragen völlig ungelöst. Jedoch darf man schon mit Sicherheit die Thatsache aussprechen, dass es sich bei dieser Krankheit um eine echte Intoxikation handelt, welche der Koch sche Vibrio im Dünndarm des Menschen erzeugt. Die Wirkung des Toxins allein genügt, um bei einem Individuum tödliche Cholera hervorzurufen; meist kommt zu dieser Intoxikation sekundär noch eine Infektion durch den Vibrio selbst, welcher in die ihres Epithelschutzes beraubte Darmwand eindringt. In einigen Fällen verbreitet sich der Vibrio sogar im Körper und ist im Blut und in allen Körperorganen auffindbar.

Auf Grund dieser kurzen Beschreibung kann man erst einige charakteristische Befunde verstehen, welche man in den Körpersäften von Personen, die Cholera überstanden haben, zu machen Gelegenheit hat. Bald nach der Entdeckung des Tetanus- und Diphtherieantitoxins und kurz nach der Entdeckung der Schutzstoffe im Blute übertrug man diese neuen Daten auch auf die asiatische Cholera, welche damals, im Jahre 1892, epidemisch in Europa auftrat. In einem der vorhergehenden Kapitel haben wir schon mitgeteilt, dass das Blut und das Blutserum gesunder, niemals an Cholera erkrankter Personen im stande ist, die Choleraperitonitis bei Meerschweinchen, welche mit dem Koch schen Vibrio infiziert sind, aufzuheben. Um jedoch diesen Immunisierungseffekt zu erzielen, muss man eine ziemlich hohe Dosis, etwa 0,5 ccm, injizieren. Es handelt sich hier aber keineswegs um eine specifische Wirkung, denn dasselbe Blut vermag, in der gleichen Dosis injiziert, Meerschweinchen ebenfalls gegen viele andere Bakterien (Typhus-, Colibacillen etc.) zu schützen.

Blut und Blutserum, welche von an Cholera erkrankten Personen stammen, können dagegen specifisch immunisierende Eigenschaften erlangen. Solches Blut (und Blutserum) vermag zwar auch gegen die Infektion durch andere Bakterien zu schützen; doch sind dazu ebenso große Mengen nötig, wie wenn man mit dem Serum gesunder Menschen immunisiert. Will man dagegen das Auftreten der Choleraperitonitis beim Meerschweinchen verhindern, so braucht man demselben nur geringe Mengen des Serums von Personen zu injizieren, welche Cholera überstanden haben. Diesen interessanten Befund hat zuerst Lazarus[1] erhoben. In drei von ihm untersuchten Cholerafällen besaß das kurze Zeit nach der Heilung entnommene Blut einen außerordentlich starken Immunisierungseffekt. Ein Decimilligramm des Blutserums reichte aus, um Meerschweinchen, welchen intraperitoneal Choleravibrionen injiziert worden waren, gesund zu erhalten. Bald darauf konstatierte G. Klemperer[2] ähnliche Verhältnisse bei 2 von ihm beobachteten Fällen von geheilter

---

[1] Berl. klin. Wochenschrift, 1892, p. 1072; 1893, p. 1241.
[2] Ibid., 1892, p. 1267.

Cholera, nur zeigte bei diesen beiden Rekonvalescenten das Blut eine bedeutend geringere Aktivität als in den Fällen von Lazarus.

Im Kochschen Institut zu Berlin untersuchte Issaeff[1] das Blut mehrerer Personen, welche Cholera überstanden hatten, und gelangte zu dem Resultat, dass das Blut stets eine specifisch immunisierende Wirkung erwirbt; dieselbe tritt jedoch erst 3 Wochen nach Beginn der Krankheit auf und verschwindet schon 3 Monate nach diesem Zeitpunkt. Diese Ansicht wird von Wassermann[2] und Sobernheim[3] auf Grund ihrer Untersuchungen geteilt. Unsere[4] eigenen, an 24 Fällen angestellten Beobachtungen ergaben, dass der Immunisierungseffekt des Blutserums von Personen, welche an Cholera gelitten haben, eine sehr variable Größe darstellt. Bald war dieser Effekt stark ausgesprochen und fast ebenso hoch wie in dem Falle von Lazarus, bald war die Schutzwirkung nur schwach oder auch gar nicht vorhanden. Auch ließen sich Beziehungen zwischen der Schwere der Erkrankung und der Höhe des Immunisierungseffektes nicht nachweisen. So genügte in einem mittelschweren Fall die Injektion einer sehr geringen Dosis (0,001 ccm Serum), um ein Meerschweinchen gegen tödliche Choleraperitonitis zu schützen, während selbst 2 ccm Serum eines sehr schwer erkrankten Patienten ein andermal die gleiche Wirkung nicht zu erzielen vermochten. In beiden Fällen war das Blut etwa zur gleichen Zeit (73. und 75. Tag) nach Beginn der Erkrankung entnommen worden. Den höchsten Grad von Schutzwirkung beobachtete Sobernheim (l. c.) bei einem absolut gesunden Individuum, dessen Faeces Vibrionen enthielten und nur deshalb untersucht worden waren, weil dasselbe mit Cholerakranken zusammenlebte.

Aus diesen Ausführungen geht hervor, dass weder das Überstehen von Cholera noch die Immunität gegen diese Krankheit in einer Schutzwirkung des Blutes zu suchen ist. Denn diese tritt erst lange Zeit nach der Heilung auf und verschwindet kurz nach ihrem Auftreten wieder, d. h. zu einer Zeit, in welcher die erworbene Immunität noch vorhanden sein muss. Außerdem beweist die Variabilität in dem Auftreten der Schutzwirkung des Blutes, dass dieselbe nur eine Erscheinung von untergeordneter Bedeutung ist. Da die asiatische Cholera eine durch das Toxin des Choleravibrio erzeugte Vergiftung darstellt, so ist es klar, dass der Infektionsschutz, welcher ja durch das Eindringen der lebenden Vibrionen in den Organismus erzeugt wird, nur eine untergeordnete Rolle bei der Choleraimmunität spielen kann. Wie wir schon wissen, wird dieser Schutz durch Stoffe verliehen, welche von Phagocyten, die mit Vibrionen in Berührung gelangen, produziert werden. Bei der experimentellen Cholerainfektion der Kaninchen werden nach Pfeiffer und Marx diese schützenden Stoffe durch die Zellen der Milz, der Lymphdrüsen und des Knochenmarks erzeugt. Über die Entstehungsstelle dieser Stoffe beim Menschen ist nichts bekannt.

Da die asiatische Cholera eine typische Darmintoxikation darstellt, so müsste man annehmen, dass nach der Heilung dieser Krankheit im Blut Antitoxin reichlich vorhanden ist. In dieser Beziehung besitzen

---

[1] Zeitschr. f. Hygiene, 1894, Bd. XVI, p. 308.
[2] Ibid., 1893, Bd. XIV, p. 42.
[3] Hygien. Rundschau, 1895, p. 167.
[4] Annales de l'Inst. Pasteur, 1893, Bd. VII, p. 417.

wir nur sehr unvollkommene Kenntnisse, da erst bei Beendigung der letzten Choleraepidemie die Methoden zur Darstellung des Toxins ausgearbeitet wurden.

In einem Fall, in welchem Herr S. in unserem Laboratorium an Cholera erkrankte, wurde das Blutserum desselben auf seinen Immunisierungseffekt und seinen Antitoxingehalt geprüft. Das 3 Monate nach Beginn der Erkrankung entnommene Blut zeigte immunisierende Wirkung erst in einer Dosis (0,5 ccm Serum), in welcher das Blutserum normaler Individuen den gleichen Effekt besitzt. Der Antitoxingehalt des Blutserums von Herrn S. war in einem an jungen Kaninchen gemachten Versuche gleich Null. Trotzdem diesen Versuchstieren 3 ccm Blutserum injiziert worden war, führte die bald darauf gemachte Fütterung mit Choleravibrionen bald zu Darmcholera und zum Tode.

Diese bisher alleinstehende Beobachtung genügt selbstredend nicht, um die Behauptung aufstellen zu können, dass die Heilung von asiatischer Cholera ohne die Entwicklung von Antitoxin im Blute auftreten kann. Diese Thatsache ist jedoch wahrscheinlich. Bei anderen bakteriellen Vergiftungen hat man Beobachtungen gemacht, welche in dem gleichen Sinne zu deuten sind. So hat Knorr[1] gesehen, dass die Meerschweinchen, welche Starrkrampf überstanden haben, kein Tetanusantitoxin in ihrem Blute enthalten, und Vincenzi[2] hat die gleiche Beobachtung beim Menschen gemacht.

Über den Antitoxingehalt des Blutes von Personen, welche Diphtherie überstanden haben, besitzt man genaue Kenntnisse. Klemensiewicz[3] und Escherich haben zwei Fälle von Diphtherie studiert, in denen das kurz nach der Heilung entnommene Blut, nachdem es defibriniert worden war, Meerschweinchen gegen eine tödliche Dosis von Diphtheriebacillen zu schützen vermochte. Diese Thatsache ist von verschiedenen anderen Autoren bestätigt worden, insbesondere von Abel[4] und Orlowsky[5], dessen Untersuchungen unter Leitung von Escherich ausgeführt wurden. Aus den verschiedenen Versuchen geht hervor, dass das Blut antitoxische Eigenschaften gegen das bacillenfreie Diphtherietoxin besitzt. Die antitoxische Eigenschaft der Körpersäfte sind in der ersten Zeit der Rekonvalescenz noch nicht nachweisbar, dieselben treten erst in der zweiten Hälfte der Heilung auf. Der Antitoxingehalt bleibt nur kurze Zeit bestehen und verschwindet während der ersten Monate. Der interessanteste Fall in dieser Beziehung ist von Escherich beobachtet worden; in diesem Fall handelte es sich um ein Kind, dessen Blut zum ersten Mal zu einer Zeit beobachtet wurde, in welcher dasselbe noch völlig gesund war. Zu dieser Zeit vermochte das Blut Meerschweinchen nicht zu schützen. Kurze Zeit nach dieser Untersuchung erkrankte das Kind leicht an Diphtherie. Die nunmehr vorgenommene Blutuntersuchung ergab einen hohen Gehalt an Diphtherieantitoxin. Aus diesem Fall geht hervor, dass ein selbst nur leichter Diphtherieanfall zur Entwicklung des specifischen Antitoxins führt. Aus demselben kann man jedoch noch die Lehre ziehen, dass die

---

[1] Münch. med. Wochenschrift. 1898, p. 363.
[2] Deutsche med. Wochenschrift. 1898, p. 247.
[3] Centralblatt für Bakteriologie, 1893, Bd. XIII, p. 153.
[4] Deutsche med. Wochenschrift, 1894, Nrn. 48, 50, pp. 899, 936.
[5] Ibid., 1895, p. 400.

antitoxischen Eigenschaften bei Individuen, die angeblich nie an Diphtherie gelitten haben, diese Krankheit, wenn auch nur in einer sehr schwachen Form, überstanden haben. Diese Thatsache geht auch aus den Untersuchungen von Wassermann[1]), Abel und Orlowsky hervor. Letzterer stellte fest, dass die Hälfte aller Kinder im Krankenhaus zu Graz, welche angeblich nicht an Diphtherie gelitten haben, Diphtherieantitoxin in ihrem Blut enthalten, und dass bei manchen dieser Kinder der Antitoxingehalt sogar höher ist als bei Kindern, die Diphtherie überstanden haben. Nach Wassermann ist bei Erwachsenen der Gehalt an specifischem Antitoxin höher als beim Kinde und nimmt mit dem Alter zu. Alle diese Personen gaben an, niemals an Diphtherie gelitten zu haben. Um diese scheinbar parodoxe Thatsache zu erklären, untersuchte Wassermann, ob das Blut jener Personen seinen Antitoxingehalt nicht der Wirkung der Pseudodiphtheriebacillen verdankte. Vielleicht könnten diese Bacillen, ohne im stande zu sein, eine echte Diphtherie hervorzurufen, dennoch im Organismus einen gewissen Immunisierungseffekt ausüben und zur Bildung eines gegen das Diphtheriegift wirkenden Antitoxins führen. Die Untersuchungen, welche Wassermann nach dieser Richtung unternahm, konnten seine Annahme nicht bestätigen. Allerdings muss man in Betracht ziehen, dass es verschiedene Varietäten von Pseudodiphtheriebacillen giebt, und dass vielleicht die eine oder die andere Varietät die von Wassermann angenommene Funktion auszuüben im stande ist. Andererseits wissen wir, dass der echte Diphtheriebacillus sich vollvirulent im Halse gesunder Menschen befinden kann und dabei entweder gar keine oder nur eine schwache und vorübergehende Erkrankung herbeiführt. In dieser Beziehung braucht man sich nur an die Beobachtung zu erinnern, dass Individuen, welche angeblich nicht an Typhus gelitten, jedoch mit Typhuskranken zusammengelebt hatten, ein Blutserum von stark agglutinierenden Eigenschaften besaßen (Förster); oder daran, dass Personen nicht an Cholera erkrankt waren, welche den Choleravibrio jedoch im Darm enthielten und dass das Blut derselben einen sehr hohen specifischen Infektionsschutz verlieh (Sobernheim). Dasselbe Gesetz ist wahrscheinlich auch auf die Diphtherie anwendbar, so dass gesunde Personen, welche den Diphtheriebacillus in ihrem Organismus enthalten, antitoxische Eigenschaften des Blutes erwerben können.

Ist diese Eigenschaft der Körpersäfte erst einmal entwickelt, so kann sie von der Mutter auf den Fötus übertragen werden und so zu einer Vererbung der Immunität führen. Abel (l. c.) hat das Blutserum von 4 erwachsenen Frauen untersucht, indem er es der Placenta unmittelbar nach der Ausstoßung derselben entnahm; dasselbe war stets gegen das Diphtherietoxin deutlich antitoxisch. Später haben R. Fischel und Wunschheim[2]) unter demselben Gesichtspunkt (im Laboratorium von Chiari in Prag) das Blut von Neugeborenen untersucht. Sie konnten zeigen, dass in der Mehrzahl der Fälle das Blut das Auftreten einer tödlichen Vergiftung verhindert, selbst wenn eine vielfach tödliche Dosis des sicher tötenden Diphtheriegiftes den zum Versuche dienenden Meerschweinchen injiziert worden war. Auch vermag das Blut der Neugeborenen das Diphtherietoxin zu neutralisieren, d. h. antitoxische Eigen-

---

[1]) Zeitschrift für Hygiene, 1895, Bd. XIX, p. 408.
[2]) Prager med. Wochenschrift, 1896.

schaften gegen das Gift des Diphtheriebacillus zu bekunden. Die genannten Autoren zweifeln nicht daran, dass die antitoxischen Eigenschaften direkt aus dem Blut der Mutter durch den Placentarkreislauf auf das Kind übergegangen sind. Diese Thatsache wirft ein Licht auf die Frage der Vererbung der erworbenen Immunität.

Bis noch vor kurzer Zeit hatte man nur eine sehr vage Vorstellung über die Vererbbarkeit der Immunität, welche im Anschluss an das Überstehen einer Krankheit oder infolge von Schutzimpfungen erworben worden ist. Schon seit langer Zeit war es bekannt, dass die natürliche Immunität durch Vererbung übertragbar sei. Gewisse Familien oder Rassen zeichneten sich durch eine deutliche Resistenz gegen bestimmte Krankheiten aus, so dass man zu der Annahme kommen musste, dass dieser Zustand sich durch Generationen vererbe. Anders verhält es sich mit der erworbenen Immunität. Bekanntlich werden im allgemeinen die während des Lebens erworbenen Zustände nicht auf die Nachkommen übertragen. Nur bei niederen Organismen, wie bei Bakterien und anderen Mikroorganismen, werden häufig bestimmte Eigenheiten durch verschiedene Generationen hindurch bewahrt. Die Abschwächung der Virulenz von Bakterien und das Fehlen der Sporenbildung sind z. B. Eigenschaften, welche von einer Bakterienkultur unter ganz bestimmten Umständen erworben, auf die spätere Generation übergehen, ohne dass diese in irgend einer besonderen Art gezüchtet zu werden braucht.

Als man nach der Entdeckung der Milzbrandvaccins durch Pasteur, Roux und Chamberland ganze Schafherden mit Bakterienvaccins zu immunisieren begann, ließ sich leicht feststellen, ob die von den Eltern erworbene Immunität auch auf die Jungen überging. Über diese Frage bestehen eine Reihe von Arbeiten mehrerer Forscher, von denen ich nur Chauveau[1], Rossignol und Cienkowski nenne. Aus diesen Arbeiten geht hervor, dass in manchen Fällen Lämmer, welche von immunisierten Schafen abstammten, von Geburt an deutliche Immunität gegen Milzbrand besaßen. Aber dieser Befund trat weder konstant auf, noch war er genügend ausgesprochen, um eine Immunität der Lämmer zu garantieren und um die Einspritzung der beiden Vaccins überflüssig zu machen. Auf Grund dieser Resultate wurden die Untersuchungen über die Vererbung der Immunität vorläufig zurückgedrängt. Erst später wurde diese Frage, und zwar zu rein theoretischen Untersuchungen, wieder aufgenommen. Ehrlich[2], welchem die Wissenschaft eine so große Reihe von bedeutsamen Arbeiten über die Immunität verdankt, hat auch bei den Untersuchungen über die Vererbung des experimentell erworbenen Giftschutzes wiederum die Initiative ergriffen. Zu diesem Zweck hat er die Immunität von Tieren untersucht, deren Eltern gegen Gifte wie Ricin, Abrin und Robin immunisiert waren. Später kamen noch Untersuchungen über die Vererbung der Immunität gegen das Tetanusgift hinzu, welche er zusammen mit Hübener[3] ausführte. Ehrlich stellte mit großer Schärfe fest, dass die erworbene antitoxische Immunität des Vaters niemals auf die Kinder übertragen wird. Allein dies Faktum genügte, um zu zeigen,

<hr>

[1] Annales de l'Inst. Pasteur, 1888. Bd. II, p. 69.
[2] Zeitschr. f. Hygiene, 1892. Bd. XII, p. 183; Brieger und Ehrlich, Deutsche med. Wochenschrift. 1892, p. 393.
[3] Ibid., 1894, Bd. XVIII, p. 57.

dass die Immunität von jungen Tieren, deren Mutter einen Krankheitsschutz erworben hat, nicht die echte Immunität ist, denn diese wird nur
durch das Sperma und durch das Ei übertragen. Einige Autoren, wie
Tizzoni[1]) und seine Mitarbeiter Frl. Cattani und Centanni, glaubten
die Ehrlichsche These bekämpfen zu müssen; dieselben waren der Ansicht, dass die Immunität gegen Tollwut, welche ein männliches Kaninchen erwirbt, von diesem auf seine Jungen übertragen wird. Charrin
und Gley[2]) haben dieselbe Meinung für männliche Tiere, die gegen
experimentelle Pyocyaneusinfektion immunisiert sind, ausgesprochen.
Jedoch die exakten Untersuchungen von Wernicke[3]), Vaillard[4]) und
Remlinger[5]), welche sich über eine große Reihe von Infektionskrankheiten
und Intoxikationen erstrecken (Diphtherie, Choleraperitonitis, Milzbrand,
experimentelle Typhussseptikämie etc.), haben die Ehrlichschen Behauptungen vollauf bestätigt. Hochimmunisierte, selbst überimmunisierte
männliche Tiere vermögen ihre Immunität niemals auf die Jungen zu
vererben. Wie viele andere intra vitam erworbene Zustände, wird auch
die echte erworbene Immunität nicht auf die Jungen vererbt. Die Weibchen übertragen dagegen, mit geringen Ausnahmen, ihren erworbenen
Krankheitsschutz auf die Jungen. Diese Übertragung ist jedoch nicht
auf das Ei zurückzuführen, demnach handelt es sich auch hier nicht um
eine echte Vererbung. Nach Ehrlich stammt das Antitoxin des fötalen
Blutes direkt aus dem mütterlichen Blut, aus welchem es durch die Cirkulation übergegangen ist. Dieser Fall gehört also zu der sogenannten
passiven oder antitoxischen (Behring) Immunität, denn es handelt sich
in demselben allein um die direkte Übertragung des durch die Zellen des
mütterlichen Organismus produzierten Antitoxins auf den Organismus der
Jungen. An der Verleihung dieser Schutzkraft sind die lebenden Gewebselemente des Fötus nicht beteiligt, und deshalb verschwindet sowohl
der Antitoxingehalt des Blutes, wie die Immunität schon einige Wochen
nach der Geburt aus dem Körper des Neugeborenen. Die Ansicht von
Wernicke stimmt in jeder Beziehung mit derjenigen von Ehrlich überein. In den von jenem untersuchten Fällen ging die Immunität der
weiblichen Meerschweinchen auf die Neugeborenen über, aber dieser Zustand fand sich nur noch bei der ersten Generation vor und war bei der
nächstfolgenden schon erloschen. Nach Wernicke hielt bei Meerschweinchen, deren Mutter gegen Diphtherie immunisiert war, der Krankheitsschutz etwa drei Monate an. In den Fällen von Vaillard dauerte diese
übertragene Immunität etwa fünf Monate. Einmal konnte er sogar durch
2 Generationen die Übertragung von Krankheitsschutz beobachten. Ein
weibliches Meerschweinchen, dessen Mutter gegen Tetanus immunisiert
war, warf ein Junges, welches, einen Monat nach der Geburt mit der
6fach tödlichen Toxindosis gespritzt, nur leicht an Starrkrampf erkrankte.
Sowohl aus diesem Faktum als auch aus der Beobachtung, dass die

---

[1]) Centralblatt für Bakteriologie, 1893, Bd. XIII, p. 81; Deutsche med. Wochenschrift, 1892, p. 394.

[2]) Comptes rend. de l'Acad. des Sciences, 1893, Bd. CXVII, p. 365; Revue générale des Sciences, 1896. p. 1.

[3]) Festschr. z. 100jähr. Stift.-F. des med.-chir. Fr.-W.-Inst., Berlin, 1895.

[4]) Annales de l'Inst. Pasteur, 1896, p. 65.

[5]) Ibid., 1899, Bd. XIII, p. 129.

Immunität junger Tiere, welche von immunisierten Müttern abstammen, länger anhält als der durch antitoxische Sera übertragene Krankheitsschutz, zieht Vaillard den Schluss, dass es eine Art vererbter, an die lebenden Körperzellen gebundener Immunität giebt. Nach seiner Ansicht werden nicht nur die Antitoxine und die übrigen Antikörper, sondern auch gewisse lebende Elemente, wie die Leukocyten, vom Blut der Mutter in dasjenige des Fötus übergeführt und vermögen so die von der Mutter erworbenen Eigenschaften zu vererben. An dieser Stelle sei an die von Behring und Ransom festgestellte Thatsache erinnert, dass ein Antitoxin sich länger in dem Blut eines Tieres hält, wenn es mit dem Blutserum der gleichen Tierspecies injiziert wird. (Siehe Kap. XII, S. 300, Anm. 1.) Nun geht bei der erblichen Übertragung das Antitoxin zusammen mit dem Blutserum derselben Tierspecies auf den Fötus über, während bei der früher mitgeteilten antitoxischen Immunisierung das Antitoxin meist mit dem Serum einer fremden Tierspecies zusammen übertragen wird. Demnach ist es klar, dass die erstere Art sich länger im Organismus hält als die zweite. Die Immunität der von geimpften Müttern stammenden Jungen ist demnach wahrscheinlich nicht ein Fall von reiner Erblichkeit, sondern stellt nur den Übergang fertiger Antikörper von der Mutter auf den Fötus dar, wie dies Ehrlich angenommen hat. Bei der Vererbung der Diphtherie- und Tetanusimmunität handelt es sich um eine direkte Passage der Antitoxine von der Mutter auf das Kind. Bei der Übertragung der antibakteriellen Immunität gegen den Vibrio Koch und Gamaleia gehen wahrscheinlich die specifischen Zwischenkörper aus dem Blut der Mutter in dasjenige des Fötus über, wie man aus den Untersuchungen von Vaillard entnehmen muss.

Iu einer neuerdings veröffentlichten Arbeit über hereditäre Immunität leugnet Dzierzgowsky[1] den Übergang der Antikörper und der Antitoxine durch die Placenta. Nach seiner Ansicht erwirbt der Fötus die Immunität nicht durch den Übergang des mütterlichen Blutes, sondern zu einer viel früheren Entwicklungsperiode. Das in dem Graafschen Follikel befindliche Ei finde eine stark antitoxinhaltige Flüssigkeit vor, aus welcher es Antikörper in genügender Menge aufnehmen könne, um späterhin volle Immunität zu besitzen. Der Forscher stützt seine Meinung auf Versuche, in denen er Diphtherieantitoxin trächtigen Ziegen und Hündinnen injizierte, ohne dass das Blut des Fötus antitoxische Eigenschaften erwarb. Zu seinen Versuchen hat er nun allem Anscheine nach jenen Tieren Pferdeblutserum, also Serum einer fremden Tierspecies, injiziert. Dieser Umstand ändert die Bedingungen, unter denen das Antitoxin die Placenta passiert, ganz außerordentlich.

Dzierzgowsky hat auch einen Versuch an einer mit Diphtherietoxin immunisierten Stute und dem Füllen derselben angestellt. Während das Serum der Stute stark antitoxisch wirkte, enthielt dasjenige des Füllens kein Antitoxin. Daraus sollte hervorgehen, dass in diesem Fall das Antitoxin von dem immunisierten Muttertier auf das Junge nicht übertragen worden ist. Jedoch ist bei diesem Versuche das Blut des Füllens erst 10 Monate nach der Geburt desselben entnommen worden. Da nun die sogenannte hereditäre Immunität nur kurze Zeit dauert, so beweist

---

[1] Archives des Sciences biologiques, Petersburg, 1901, Bd. VIII, p. 211.

der Versuch von Dzierzgowsky nichts gegen die Annahme der Passage des Antitoxins durch die Placenta.

Um zu beweisen, dass die antitoxische Immunität auch per ovum vererbt werden kann, stellte Dzierzgowsky (l. c. p. 421) eine Reihe von Untersuchungen an Eiern von Hühnern an, welche gegen Diphtheriegift immunisiert worden waren. Das Eigelb enthielt Antitoxin, wie auch schon F. Klemperer festgestellt hatte. Das Antitoxin ging selbst in das Blut der ausgekrochenen Kücken über. Diese an sich sehr interessanten Fakta können allerdings den placentaren Übertragungsmodus nicht widerlegen. Zwar ist dieser Vorgang noch keineswegs exakt nachgewiesen, aber er steht mit allen übrigen bisher gemachten Thatsachen wohl im Einklang. Das so häufige Vorhandensein von Diphtherieantitoxin im Blute neugeborener Tiere erklärt sich ungezwungener durch die Annahme der Übertragung durch die Placenta als durch die Hypothese, dass das Ei im Graafschen Follikel durch die umgebende Flüssigkeit antitoxische Eigenschaften erwirbt. Es ist auch schwer verständlich, dass diese Art von Immunität sich während der neunmonatlichen Schwangerschaft unverändert erhalten kann.

Für seine Auffassung der durch die Mutter auf die Jungen übertragenen Immunität führt Ehrlich die Entdeckung an, die er bezüglich der durch die Säugung verliehenen Immunität gemacht hat. Ein immunisiertes Weibchen vermag auf seine Jungen einen Teil der in seinem Körper erzeugten Antikörper zu übertragen, und zwar nicht nur auf dem Blutwege, sondern auch in gewissen Fällen durch die Milch, mit welcher die Mutter die Jungen nährt.

Der Übergang der Antitoxine in die Milch ist von Ehrlich festgestellt und seitdem von einer großen Zahl anderer Forscher bestätigt worden, wie wir schon im 12. Kapitel mitgeteilt haben. Als Ehrlich beobachtete, dass die Immunität der Jungen länger anhalte als der durch antitoxische Immunisierung verliehene Schutz, kam er auf den Gedanken zu untersuchen, ob diese längere Dauer des Krankheitsschutzes nicht auf einer direkten Übertragung der Antitoxine von der Mutter auf das Junge durch Vermittelung der Milch beruhe. Zu diesem Zweck nahm er zwei Reihen von Mäusen, einmal solche, welche gegen verschiedene Toxine (Ricin, Abrin, Tetanustoxin) immunisiert waren, und zweitens unvorbehandelte Mäuse. Sobald als diese Tiere Junge geworfen hatten, tauschte er dieselben in der Weise aus, dass die immunisierten Muttertiere Junge von normalen Mäusen nährten, und dass die unvorbehandelten Muttertiere ihre Milch den von den immunisierten Tieren stammenden Jungen gaben. Die Annahme Ehrlichs wurde durch die Resultate seiner Untersuchungen völlig bestätigt. Die geimpften Muttertiere übertrugen ihre Immunität nicht nur auf ihre eigenen Jungen, sondern auch auf die von ihnen genährten Jungen der unvorbehandelten Muttertiere. Aus diesem mit großer Exaktheit festgestellten Faktum geht hervor, dass die Antitoxine vom Magendarmtractus aus aufgenommen werden können, eine nach vielen Richtungen bemerkenswerte Entdeckung. Spätere Untersuchungen haben jedoch ergeben, dass nur ganz junge Mäuse die Assimilation der Antitoxine im Darm ausführen können. Ältere Mäuse, die Ehrlich ebenfalls mit antitoxinhaltiger Milch nährte, erwarben weder Immunität noch Antitoxingehalt des Blutes. Später hat Vaillard feststellen können (l. c.), dass selbst die Jungen anderer Tierspecies, wie das

Meerschweinchen und das Kaninchen, vom Darmkanal aus Antitoxin mit der Milch nicht aufzunehmen vermögen. Vaillard wiederholte den Ehrlichschen Versuch mit neugeborenen Meerschweinchen und Kaninchen, welche er durch gegen Tetanus immunisierte Muttertiere säugen ließ. Mit dieser Nahrung erwarben jedoch die Tiere keine Immunität; dieselben vermochten nicht das mit der Milch der Ammen gegebene Antitoxin zu resorbieren. Remlinger (l. c.) hat analoge Untersuchungen an jungen Kaninchen und Meerschweinchen ausgeführt, welche mit der Milch von gegen Typhus immunisierten Tieren gesäugt wurden. Hier war das Resultat ebenfalls ein negatives. Auch konnte Remlinger feststellen, dass die agglutinierenden Eigenschaften bei Versuchstieren nicht auf die Jungen übergingen. Wenn weibliche Kaninchen und Meerschweinchen während der Gravidität immunisiert werden, so erwerben ihre Jungen sowohl Immunität gegen den Typhusbacillus, als auch specifisches Agglutinationsvermögen ihres Blutserums.

Nähren die immunisierten Muttertiere jedoch Junge, welche von nicht immunisierten Muttertieren abstammen, so vermag die Milch das Agglutinationsvermögen nicht auf diese Jungen zu übertragen. Widal und Sicard[1] hatten schon einige Jahre vor Remlinger dasselbe Faktum für neugeborene Katzen und Kaninchen festgestellt; auch das Blut dieser Tiere erwirbt keine agglutinierenden Eigenschaften, wenn dieselben mit agglutininhaltiger Milch genährt worden sind. Dagegen haben diese Forscher, ebenso wie Ehrlich, konstatiert, dass junge Mäuse, welche mit solcher Milch genährt wurden, das Vermögen erwerben, den Typhusbacillus vermittelst ihres Blutserums zu agglutinieren.

Da es von wesentlichem Interesse war festzustellen, ob der Mensch durch die Aufnahme von Antikörpern mit der Milch eine gewisse Immunität zu erwerben vermöge, begann man Untersuchungen auch nach dieser Richtung anzustellen. Wenn auch die Beziehungen zwischen Immunität und Agglutinationsvermögen noch recht problematischer Natur sind, war die Untersuchung immerhin wertvoll, ob der Genuss agglutininhaltiger Milch das Auftreten des Agglutinationsvermögens herbeiführen könne. Die ersten Untersuchungen in dieser Beziehung sind bei dem Typhus gemacht worden. Widal und Sicard haben eine Versuchsperson 3 Wochen hindurch täglich einen halben Liter Milch trinken lassen, welche von einer gegen Typhus immunisierten Ziege stammte und den Typhusbacillus stark agglutinierte. Das mehrfach untersuchte Blut vermochte diese Bacillen niemals zu agglutinieren. Dieser Versuch beweist, dass beim erwachsenen Mann das Agglutinin vom Darmtractus aus nicht in das Blut übergeht. Wie verhält sich diese Aufnahme nun bei Kindern? Landouzy und Griffon[2] haben bei einer Frau, welche 3 Monate nach ihrer Niederkunft an Typhus erkrankte, Agglutinationsvermögen des Blutserums festgestellt. Da die Krankheit nicht schwer war, konnte die Frau während derselben ihr Kind zu stillen fortfahren. Das Blutserum dieses Kindes erwarb nun thatsächlich die Eigenschaft, den Typhusbacillus zu agglutinieren. Leider haben die genannten Forscher den Grad des Agglutinationsvermögens von Mutter und Kind nicht gemessen, und mit diesem Mangel verliert die Beobachtung viel an ihrem Wert; denn das Blutserum

---

[1] Comptes rendus de la Soc. de Biologie, 1897, p. 804.
[2] Ibid., p. 950.

des Menschen zeigt häufig schon unter normalen Umständen die Fähigkeit, den Typhusbacillus zu agglutinieren. Zu diagnostischen Zwecken ist es daher erforderlich, jedes Mal den Grad des Agglutinationsvermögens festzustellen, damit man sehen kann, ob dasselbe die auch unter normalen Umständen bestehende Agglutinationskraft übersteigt.

Aus der Beobachtung von Landouzy und Griffon ist es um so schwieriger, einen positiven Schluss zu ziehen, als man in anderen ähnlichen Fällen zu dem entgegengesetzten Resultat gelangt ist. Achard und Bensaude[1] sahen, dass das Blut eines Kindes, welches von einer typhuskranken Amme, deren Blut deutlich agglutinierte, genährt worden war, Typhusbacillen zu agglutinieren nicht vermochte. Schumacher[2] hat im Laboratorium von C. Fränkel einen ähnlichen Fall genau untersucht. Eine Frau gebärt am Ende ihrer Schwangerschaft ein Kind, dessen Blutserum von der Geburt an deutlich agglutinierende Eigenschaften zeigt. Die Mutter stillte das Kind vom ersten Tage an selbst. Die Milch besaß ein sehr hohes Agglutinationsvermögen, und trotzdem trat bei dem Kinde nicht nur keine Erhöhung, sondern ein deutliches Herabsinken des Agglutinationsvermögens des Blutes auf. Das Agglutinin des Blutes der Mutter war demnach nicht in das Blut des Kindes übergegangen.

Die Species homo schließt sich demnach bezüglich der Unfähigkeit, die Immunität durch Milchgenuss zu erwerben, den Kaninchen, Meerschweinchen und Katzen an, und die Maus bleibt vorläufig das einzige Specimen des entgegengesetzten Verhaltens. Es wäre von hoher Bedeutung, die Bedingungen festzustellen, unter denen vom Darmtractus aus immunisierende Substanzen in das Blut überzugehen vermögen.

Bei der hereditären oder besser scheinbar hereditären Immunität muss man auch noch die Fälle berücksichtigen, in welchen der Neugeborene einen Krankheitsschutz besitzt, den er noch im Innern der Mutter erworben hat. Wir haben schon mitgeteilt, dass Kaninchen und Meerschweinchen in einigen Fällen eine Immunität gegen den Typhusbacillus besitzen, welcher (von Remlinger) den Muttertieren während der Schwangerschaft injiziert worden ist. In den Fällen, in denen die Immunisierung der Muttertiere während der Gravidität gemacht wurde, war der Krankheitsschutz der Jungen von längerer Dauer, als wenn die Schutzimpfung vor der Schwangerschaft ausgeführt worden war. Hierher gehören auch die Fälle, in denen Frauen während der Schwangerschaft mit Erfolg gegen Pocken geimpft werden und die Kinder derselben kurz nach der Geburt gegen die Pockenimpfung immun sind. Ähnliche Fälle sind bei den Schafpocken von Tierärzten beobachtet worden; auch für den Rauschbrand haben Arloing, Cornevin und Thomas[3] dasselbe mitgeteilt.

Diese Resultate hängen bis zu einem gewissen Grade mit den Beobachtungen zusammen, in denen ein an einer Infektionskrankheit leidendes Kind die Mutter immunisiert. Solche Fälle sind selten. Bekanntlich kann eine gesunde Mutter ein syphilitisches Kind erzeugen. In diesen Fällen überträgt der kranke Vater mit dem Sperma das syphilitische

---

[1] Semaine médicale, 1896, p. 303.
[2] Zeitschrift für Hygiene, 1901, Bd. XXXVII, p. 323.
[3] Le charbon bactérien, Paris, 1883, p. 184.

Virus; der infizierte Fötus bleibt auch nach der Geburt syphilitisch. Nach Ehrlich und Hübener (l. c. p. 54) wird die Mutter durch den kranken Fötus nicht nur nicht infiziert, sondern im Gegenteil immunisiert. Thatsächlich ist der Mechanismus dieser Immunität noch völlig unbekannt. Immerhin handelt es sich um einen merkwürdigen Fall von natürlich erworbener Immunität.

Bezüglich der Syphilis bietet noch eine andere Reihe von Erscheinungen für unser Thema Interesse, nämlich die Fälle, in denen Kinder einer syphilitischen Mutter gesund bleiben und weder beim Stillen noch durch die Küsse der Mutter infiziert werden. Ein solches Kind besitzt zweifellos eine während der Entwicklung im Mutterleibe erworbene antisyphilitische Immunität. Die Mutter kann ihre Krankheit auf andere Individuen durch dieselben Mittel übertragen, welche für ihr eigenes Kind unschädlich bleiben. Man bezeichnet diese Thatsache als das Profettasche Gesetz. Auch in diesem Fall ist man über den Mechanismus der erworbenen Immunität noch keineswegs unterrichtet.

Die Kenntnisse, welche wir über den natürlich gewonnenen Krankheitsschutz besitzen, sind demnach noch recht lückenhaft. In der Reihe von Fällen, in welchen sich die Immunität an das Überstehen von Infektionskrankheiten anschließt, ähneln die feineren Vorgänge, welche während der Gewinnung der Immunität beobachtet werden, denjenigen, welche man bei der Behandlung mit lebenden, virulenten oder abgeschwächten Bakterien oder mit abgetöteten Bakterien oder endlich mit Bakteriengiften beobachtet. Diese Impfungen, welche zum Auftreten von isopathischer (von Behring) oder aktiver (Ehrlich) Immunität führen, rufen bei den behandelten Individuen eine leichte, vorübergehende Erkrankung hervor und besitzen große Ähnlichkeit mit den natürlich erworbenen Krankheiten, welche zur Heilung und specifischer Immunität führen. Zu dieser Reihe von Fällen ist auch die Immunisierung des Fötus zu rechnen.

Die scheinbar hereditäre Immunität, welche auf dem Übergang specifischer Antikörper von der Mutter auf den Fötus oder auf das Kind, sei es mit der Milch oder mit dem Blut, beruht, gehört zu der Art von Immunität, welche Ehrlich als passive bezeichnet. Wir haben im X. Kapitel die Ansicht entwickelt, dass der Begriff »passive Immunität« nur auf äußerst seltene Fälle anwendbar ist. Meist müssen die lebenden Teile des Organismus, welcher die Antikörper (Antitoxine, Zwischenkörper und andere Stoffe) aufnimmt, sich bei dem Zustandekommen des Krankheitsschutzes aktiv bethätigen, und bei der erworbenen Immunität der neugeborenen Tiere, deren Mütter gegen eine bestimmte Krankheit immun sind, scheint es sich ebenfalls nur um eine scheinbar passive Immunität zu handeln.

Kapitel XV.

Die Schutzimpfungen.

Impfungen gegen:

I. Pocken.	VII. Schweinerotlauf.
II. Schafpocken.	VIII. Lungenseuche der Rinder.
III. Tollwut.	IX. Typhus.
IV. Rinderpest.	X. Pest (des Menschen).
V. Milzbrand.	XI. Tetanus.
VI. Rauschbrand.	XII. Diphtherie.

Während wir in den vorigen Kapiteln einen allgemeinen Überblick über die bei der antibakteriellen und antitoxischen Immunität sich abspielenden Vorgänge zu geben versucht haben, wollen wir in den folgenden Zeilen die Ergebnisse mitteilen, welche die Wissenschaft über die Schutzimpfung von Menschen und Haustieren gegen Infektionskrankheiten gemacht hat. Diese Impfungen werden teils mit dem Virus selbst, dessen Bestandteile wir noch nicht kennen, teils mit rein gezüchteten, virulenten oder abgeschwächten Bakterien, teils mit sterilen Bakterienprodukten gemacht. Man kann außerdem noch mit antibakteriellem und antitoxischem Blutserum und anderen Körpersäften, mit normalen Seris und mit einer großen Reihe anderer Flüssigkeiten, selbst mit dem Wasser Immunität übertragen.

I. Pockenimpfung. Naturgemäß beginnen wir dies Kapitel mit der Erörterung des künstlichen Schutzes gegen Pocken. Dieselbe ist fast die älteste und bekannteste Impfung, da sie seit mehr als hundert Jahren in Europa angewendet wird.

Im 18. Jahrhundert verbreitete sich jene mörderische und ansteckende Krankheit mit großer Intensität in ganz Europa. Großstädte, wie London und Paris, wurden vorwiegend von der Seuche heimgesucht, und ein Zehntel der Gesamtmortalität war auf die Pockensterblichkeit zurückzuführen. Nach den für jene Zeit verhältnismäßig sehr exakten Statistiken starben in London in der zweiten Hälfte des 18. Jahrhunderts (1751 —1800) mehr als 100000 Menschen an Variola. Während der ersten Hälfte desselben Jahrhunderts war diese Seuche auch in Frankreich sehr verbreitet, besonders in Paris, wo nach Haeser allein im Jahre 1716 etwa 14000 Menschen an Pocken starben.

Die »Variolisation«, welche vom Auslande nach Europa gebracht worden war, hatte schon eine gewisse Verbreitung gefunden, als man am Ende des 18. Jahrhunderts davon Kenntnis erhielt, dass die Kuhpocken, eine den Menschenpocken ähnliche Rindererkrankung, denjenigen Personen, welche pockenkranke Kühe melken, Immunität gegen die Menschenpocken verleihen. Diese vom Volke gemachte Beobachtung war den Landwirten in England, Deutschland, Frankreich und Holland bekannt, ein Beweis dafür, dass diese Thatsache schon seit längerer Zeit im Volke verbreitet war. Erst Jenner gab dieser Thatsache die wissenschaftlich-experimentelle Begründung, und seit seinen Untersuchungen datiert die Verbreitung der Pockenschutzimpfung vermittelst des Inhalts der Rinderpockenpusteln. Im Laufe des 19. Jahrhunderts hat man sehr zahlreiche Erfahrungen über diesen Gegenstand gemacht und in Arbeiten niedergelegt, so dass man zu genauen Ergebnissen über diese Krankheit gelangte, trotzdem über die Ätiologie der Menschen- und der Kuhpocken noch nichts bekannt ist. Schon vor vielen Jahren zeigte Chauveau[1]), dass das Pockengift organisiert sein muss, da es durch Filter nicht zu passieren vermag.

Trotz der Vervollkommnung der bakteriologischen Untersuchungsmethoden ist es noch nicht gelungen, den Pockenerreger zu finden. Einige Gelehrte, unter anderen der berühmte Botaniker Cohn[2]), nahmen an, dass die häufig in den Pockenpusteln zu findenden Kokken die specifischen Krankheitserreger darstellen. Es zeigte sich jedoch bald, dass diese Annahme falsch sei. Das Auftreten der Kokken, speciell der Staphylokokken, stellt eine sekundäre Komplikation vor, denn dieselben können in der Vaccine fehlen, ohne dass diese an Wirksamkeit etwas einbüßt. Sodann suchte man den Erreger der Pocken unter den Protozoen. Pfeiffer[3]) glaubte einen solchen unter den Amoeben gefunden zu haben, Guarneri[4]) beschrieb sogar Entwicklungsstadien dieses angeblichen Krankheitserregers. Salmon[5]) konnte jedoch in einer im Institut Pasteur gemachten Arbeit zeigen, dass es sich bei diesen Beobachtungen nur um Leukocyten handelt, welche in das Innere von Epithelzellen eingedrungen und in denselben stark degeneriert sind. Funk[6]) glaubte die Entdeckung von Sporozoen in der Vaccine bestätigen zu können; jedoch ließen sich seine Angaben leicht widerlegen (Podwyssotzky und Mancowsky)[7]). Bisher ist demnach weder der Erreger der Variola noch der in der Vaccine vorhandene specifische Mikroorganismus bekannt, und, wie bisher, impft man auch jetzt noch mit dem Inhalt der Pockenpustel. Es ist noch nicht einmal gelungen, die Beziehungen zwischen den beiden Virus und den von ihnen hervorgerufenen Krankheiten zu präcisieren. Einige Autoren sind der Ansicht, dass die Kuhpocken nur eine abgeschwächte und modifizierte Form der menschlichen Pocken vorstellen. Nach anderen Autoren handelt es sich um zwei verschiedene Exantheme, von denen das eine — die Kuhpocken — Immunität gegen die beiden Krankheiten zu verleihen vermag.

Zur Impfung gegen Pocken benutzte man lange Zeit den Inhalt der

[1]) Comptes rendus de l'Acad. des Sciences, 1868, Bd. LXVI, pp. 289, 317, 359.
[2]) Virchows Archiv, 1872, Bd. LV, p. 229.
[3]) Monatsh. f. prakt. Dermat., 1887; Die Protozoen als Krankheitserreger, Jena, 1891, p. 184.
[4]) Archivio per le scienze mediche. 1892, Bd. XVI, p. 403.
[5]) Annales de l'Inst. Pasteur, 1897, Bd. XI, p. 289.
[6]) Deutsche med. Wochenschr., 1901, p. 130; Brit. med. Journ, 1901, 23. Februar.
[7]) Ibid., p. 261.

Vaccinepusteln, welche sich beim Menschen nach der Inokulation von Kuh-
pockeneiter entwickelt hatten. Diese Methode wurde jedoch verlassen,
als man infolge der Impfung von Mensch zu Mensch Übertragung von
Syphilis und andere üble Zufälle beobachtete. Seit einer Reihe von Jahren
wendet man aus diesem Grunde überall in Europa und auch in einigen
außereuropäischen Ländern einen anderen Impfmodus an, welcher in der
Impfung mit »animaler Lymphe« besteht, d. h. mit dem Inhalt von
Pusteln, welche sich auf der Haut von Kälbern gebildet haben. Diese
Methode wurde im Jahre 1868 zu Brüssel in dem unter Leitung von
Warlomont stehenden Staatsinstitut für Lymphegewinnung ausgebildet.
Das Ausgangsmaterial stammte von einem authentischen Fall von Kuh-
pocken und wurde nun durch kontinuierliche Passagen von Tier zu
Tier virulent erhalten. Das Virus wird in der Gegend zwischen Leisten-
beuge und Eutern bis zum Nabel herauf auf die rasierte Haut auf-
getragen. Die Impfung in die Haut wird ganz oberflächlich ausgeführt,
und die Schnittwunden haben je ein Centimeter Länge. An diesen
Wunden entwickeln sich charakteristische Pusteln, deren Inhalt man im
Sommer am fünften, im Winter am sechsten Tage durch Auspressung und
Auskratzung entnimmt; sodann wird die gewonnene Substanz mit Wasser
und Glycerin versetzt. Schließlich wird der Impfstoff in an beiden Enden
zugeschmolzene Glasröhrchen gebracht. Diese Methode hat sich mit geringen
Modifikationen in den meisten Ländern verbreitet, und der Impfstoff wird
daselbst teils in privaten, teils, wie in Deutschland, in staatlichen Anstalten angefertigt. Um die Lymphe zu reinigen, verdünnt man dieselbe
und lässt sie absetzen, oder aber man centrifugiert dieselbe. Man hat diese
Maßregeln ergriffen, um die »Lymphe« von den in derselben enthaltenen
Bakterien zu befreien; dies Resultat wird jedoch nur sehr unvollständig
erreicht und führt zugleich zu einer Abschwächung der Wirksamkeit.
Andererseits bestehen besondere Vorsichtsmaßregeln bei der Impfung und
der Züchtung der zur Lymphegewinnung dienenden Kälber. Die Bauchhaut dieser Tiere wird vor der Inokulation mit Alkohol und anderen des-
infizierenden Mitteln behandelt, und die Pusteln werden während ihrer
Entwicklung verbunden. Ebenso wird bei der Impfung der Arm der
Impflinge zuvor gewaschen. Bei dieser Procedur handelt man jedoch
mehr nach den Gesetzen der Asepsis als nach denen der Antisepsis, aus
Furcht, das Pockenvirus könne durch die antiseptischen Flüssigkeiten
zerstört werden. Die zur Impfung dienenden Instrumente werden vor dem
Gebrauch sorgfältig sterilisiert. Man benutzt zur Impfung entweder eine
gewöhnliche Lanzette oder sogenannte Impffedern oder das Linden-
bornsche Platiniridiummesser u. a. m.

Ist die Lymphe von guter Beschaffenheit und wird die Impfung lege
artis ausgeführt, so steht die Schutzwirkung für den Impfling stets außer
jedem Zweifel. Dies geht aus den Beobachtungen hervor, die man in
einem großen Zeitraum in vielen Ländern gesammelt hat. Es giebt
Statistiken, aus denen man scharfe Schlussfolgerungen nicht ziehen kann,
da sie auf ungenauen Daten beruhen oder sich auf sehr komplizierte
Verhältnisse beziehen; so z. B. die Mitteilungen aus der Schweiz, wo in
einigen Kantonen obligatorische Impfung besteht (Zug, Uri), während der
Impfzwang für Kinder in anderen Kantonen (Bern, Luzern, Zürich u. a. m.)
aufgehoben ist. Es kam nun vor, dass in den erst genannten Kantonen
während einiger Jahre mehr Pockenfälle auftraten als in den vom Impf-

zwang befreiten Gegenden. Aus dieser Beobachtung haben die Impfgegner
ein Argument gegen den Nutzen der Pockenimpfungen konstruieren
wollen. Aber die genaue Untersuchung der zu Grunde liegenden Verhältnisse beweist die Haltlosigkeit jener Folgerung, denn in den Kantonen, in denen die Impfung obligatorisch eingeführt ist, wird dieselbe
keineswegs streng durchgeführt, und häufig werden in diesen Kantonen
nicht mehr Personen geimpft als in den anderen.

Um sich einen Begriff von dem enormen Nutzen der Impfung zu
machen, muss man ganz andere Zahlen in Betracht ziehen, als die der
Schweizer Statistik zu Grunde liegenden. Solche Zahlen geben z. B. die
Zusammenstellungen aus Deutschland, wo seit mehr als einem viertel
Jahrhundert der Impfzwang eingeführt ist und die diesbezüglichen stati-
stischen Ergebnisse mit größter Sorgfalt gesammelt sind.

Abgesehen von einer leichten Steigerung in den Jahren 1879—1885
hat die Häufigkeit der Pockenerkrankung seit dem Inkrafttreten des Gesetzes deutlich progressiv abgenommen und ist jetzt so gering, dass z. B.
im Jahre 1897 in ganz Deutschland nur 5 Todesfälle an Pocken vorgekommen sind. In den Jahren 1886—1898 kamen in einer Bevölkerung, die etwa zwei Fünftel von ganz Deutschland ausmacht, im Ganzen
nur 5 Todesfälle bei mit Erfolg geimpften Personen vor, und von diesen
Pockenfällen wurde die Mehrzahl in den Hafenstädten und in der Nähe
der russischen Grenze beobachtet.

Besonders günstig sind die Resultate in der deutschen Armee, in
welcher schon vor dem Reichsgesetz von 1874 die Impfung sämtlicher
Mannschaften durchgeführt wurde. Kübler[1] resumiert die mit der Pockenimpfung gemachten Erfahrungen folgendermaßen: »Die Geschichte der
Pockenimpfung muss in erster Linie die Thatsache festhalten, dass diese
schreckliche Seuche im Anschluss an den Impfzwang nicht nur selten
geworden, sondern überhaupt fast völlig verschwunden ist« (p. 365).

Die in Deutschland gemachten Erfahrungen regten andere Länder
dazu an, ein gleiches Gesetz einzuführen, und so sehen wir successiv in
Rumänien, Ungarn und Italien den gesetzlichen Impfzwang einführen.
Dies Gesetz sollte bald segensreiche Ergebnisse zeitigen, und besonders
in Italien sind in den letzten Jahren Erkrankung und Sterblichkeit in
ihrer Frequenz stark herabgesunken.

In England, wo die obligatorische Impfung lange Zeit bestanden hatte,
wurde dieselbe im Jahre 1898 abgeschafft. Da die Bevölkerung gegen
die Durchführung des Gesetzes sehr lebhaften Widerspruch leistete, so
wurde seit längerer Zeit das de facto bestehende Gesetz in Wirklichkeit
nicht durchgeführt. Die Zahl der nicht geimpften Kinder nahm allmählich zu, so dass dieselbe in den Jahren 1897—1898 in London 24,9 %
aller Kinder ausmachte, während dieselbe in manchen Provinzen bis auf
78,4—86,4 % anstieg. Unter diesen Umständen war die gesetzliche Aufhebung des Impfzwanges nur noch eine formelle Bestätigung der thatsächlich schon bestehenden Verhältnisse. Nach den Mitteilungen, welche
uns aus dem Jenner Institut von London zugegangen sind, welches die
Lymphe ausgiebt und prüft, hat die Häufigkeit der Impfungen in England und die Ausgabe von Pockenlymphe seit der Aufhebung des Gesetzes
beträchtlich zugenommen. Immerhin genügt diese Zunahme noch durch-

---

[1] **Geschichte der Pocken etc., Colers Bibliothek, 1901.**

aus nicht, denn gerade augenblicklich treten die Pocken in London als eine recht schwere Epidemie[1]) auf.

In Frankreich wird im Augenblick ein Gesetz vorbereitet, welches den Impfzwang der Säuglinge zum Gegenstand hat. Bisher besteht daselbst obligatorische Impfung nicht, und die Variola richtet von Zeit zu Zeit schwere Verwüstungen an, wie noch kürzlich in Paris. Im Laufe der letzten Jahre war die Pockensterblichkeit in Frankreich etwa 90—100 mal größer als in Deutschland. Dieselbe ist unter der weiblichen Bevölkerung stärker verbreitet als bei den Männern, was wiederum für den Nutzen der Impfung spricht. Denn, wenn auch für die Gesamtbevölkerung Frankreichs kein Impfzwang besteht, so müssen doch alle Soldaten und Schüler sich impfen lassen, und auf der Durchführung dieser Maßregel beruht das geringere Morbiditätsverhältnis der männlichen Bevölkerung. Den besten Beweis liefert die Häufigkeit der Pocken in der französischen Armee. In den Jahren 1885—1887, in denen der Impfzwang noch nicht völlig zur Durchführung gelangte, war trotz einer geringeren Kopfzahl der Truppen (451941—457677) die absolute Menge der Pockenfälle größer als in den Jahren 1889—1896, in denen fast ausnahmslos jeder Mann geimpft wurde (524733—564643). Auf 13,6 Todesfälle per annum in der ersten Periode kamen 6 Fälle in der zweiten.

Aus diesen Ausführungen geht klar hervor, dass der Nutzen der Impfungen, sowie der 5—7 Jahre nach der Erstimpfung ausgeführten Wiederimpfung, ernstlich nicht mehr diskutiert werden darf. Was die durch die Impfung hervorgerufenen Schädigungen betrifft, so kommen dieselben einmal äußerst selten vor und treten zweitens nur dann auf, wenn man mit unreiner Lymphe oder auf einer nicht gesäuberten Haut geimpft hat. Nach der deutschen Statistik sind im Laufe von 13 Jahren (1885—1897) bei 32 Millionen Impfungen nur 113 auf eine Wundinfektion zurückzuführende Todesfälle nach der Pockenimpfung vorgekommen. Bei 46 dieser Fälle ließ sich der Exitus auf eine Infektion der Impfwunden durch den Schmutz zurückführen, welcher von den mit den Impflingen zusammenkommenden Personen übertragen worden war. In den anderen 67 Fällen war die Lymphe selbst schuld an der tödlichen Erkrankung. Diese Zahl muss noch als zu hoch angesehen werden und wird sich durch strenge Vorschriften über Asepsis sicherlich bedeutend herabsetzen lassen.

So stellen die mit der Kuhpockenlymphe ausgeführten Schutzimpfungen einen sehr bedeutenden Schutz gegen eine der furchtbarsten Infektionskrankheiten dar, doch sind bezüglich der praktischen Durchführung der Impfung der Zukunft noch bedeutende Fortschritte vorbehalten. Gelingt es der Wissenschaft einmal, den specifischen Kuhpockenerreger zu entdecken und denselben rein zu züchten, so wird dies für die Ausführung der Pockenimpfung von hervorragendem Nutzen sein. Je einfacher die Procedur, desto geringer werden die Misserfolge sein, welche schon jetzt zu den größten Seltenheiten gehören.

------

[1]) The Lancet, 1901, 21. September, Bd. CLXI, Nr. 4073, p. 796. Auch zur Zeit der Herausgabe dieser Übersetzung (August 1902) besteht die Pockenepidemie in London noch fort. (Anm. d. Übers.)

II. **Schutzimpfung gegen die Schafpocken.** Da die Schafpocken eine den menschlichen Pocken sehr ähnliche und vom wirtschaftlichen Standpunkt aus hoch bedeutsame Krankheit darstellen, ging man gegen dieselben auf dem nämlichen Wege vor, wie gegen die Pocken des Menschen. Seit dem 18. Jahrhundert wird die künstliche Immunisierung gegen die Schafpocken durch die Injektion des specifischen Virus (Clavelisation) vorgenommen, ebenso wie man vor der Kuhpockenimpfung die Variolisation ausgeführt hat. Zu diesem Zweck muss man eine große Menge des Virus anwenden, welche man erhält, indem man das betreffende Virus Schafen in die Haut einimpft. Diese Operation wird entweder mit der Lanzette oder auch nach dem Vorgange von Soulié[1] mit der Pravazschen Spritze vorgenommen. Die im Anschluss an die Impfung sich entwickelnden Pusteln sind meist umfangreich und vermögen eine große Menge sehr wirksamen Virus zu liefern, welches zu den weiteren Impfungen benutzt wird (»Claveau«). In geschlossenem Gefäß gegen Licht und Wärme geschützt, behält diese Flüssigkeit lange Zeit ihre Virulenz, dagegen schwächt der Zusatz von Glycerin, im Gegensatz zur Pockenlymphe, die Virulenz des Präparates stark herab. Zur Benutzung wird das Virus zuvor mit dem zehnfachen Volumen einer 2%igen Borsäurelösung verdünnt, sodann unter die Schwanz- oder Ohrwurzel injiziert; meist bildet sich an der Impfstelle eine einzelne Pustel. In seltenen Fällen tritt eine weit über die Haut verbreitete Pusteleruption aus, welche stets eine tödliche Krankheit darstellt.

In Frankreich verlangt das Gesetz die Impfung der Herden, in denen Schafpocken ausbrechen; dagegen verbietet dasselbe die Impfung gesunder Herden. Der Grund dieser Vorschrift ist leicht ersichtlich; bei den infizierten Herden werden alle oder fast alle Tiere allmählich krank, und die Krankheit wird eine gewisse Zeit andauern. Die Impfung verringert nun sowohl Dauer wie Schwere der Schafpocken; die Todesfälle, welche die Impfung hervorruft, sind zwar ziemlich beträchtlich, da das französische Schaf äußerst empfänglich ist, dieselben sind jedoch noch bedeutend geringer, als die durch die natürliche Ansteckung verursachten; andererseits ist die specifische Impfung einer gesunden Herde, abgesehen davon, dass sie zu größeren Verlusten führen kann, mit der Gefahr verknüpft, Herde zu schaffen, von denen aus sich die Infektion über den gesamten Schafbestand der betreffenden Gegend verbreiten kann.

In manchen Ländern bringt die Schutzimpfung gegen Schafpocken nicht diese Schädigungen mit sich, so besonders in den Ländern, in denen die Krankheit endemisch ist und die Schafe gegen das Schafpockengift einen hohen Widerstand besitzen. In Algier sterben die Schafpocken nicht aus, richten jedoch nur geringen Schaden unter den Schafherden des Landes an. Bringt man aber algerische Schafe mit französischen zusammen, so wird auf diese die Krankheit übertragen, tritt bei ihnen in sehr schwerer Form auf und tötet bis 50% der Tiere. Auf Grund dieser Feststellung erteilte der französische Landwirtschaftsminister den Befehl, dass Schafe aus Algier nur noch unter der Bedingung in Frankreich eingeführt werden dürfen, dass die Tiere spätestens einen Monat vor der Importierung geimpft worden sind.

Auch in anderen Ländern bestehen besondere Bestimmungen, nach

---

[1] Médecine moderne, 1896, p. 441.

welchen in gewissen Fällen die Schafpockenimpfung ausgeführt werden und im umgekehrten Falle unterlassen werden muss. In Deutschland, Holland und Dänemark ist allein die Regierung ermächtigt, unter gewissen Umständen die Schafpockenimpfung[1]) anzuordnen.

III. Impfung gegen Tollwut. Die Tollwutimpfung hat mit der Impfung gegen Pocken und Schafpocken die Eigenschaft gemeinsam, dass bei keiner dieser Infektionskrankheiten bisher der specifische Krankheitserreger festgestellt worden ist. Andererseits unterscheidet sich die Impfung gegen Tollwut von derjenigen bei den anderen genannten Seuchen durch ihre Wirksamkeit in der Inkubationszeit. Impft man Menschen während des Inkubationsstadiums der Pocken oder Schafe während der gleichen Periode der Schafpocken, so verhindert dieser Eingriff das Auftreten der Krankheitserscheinungen nicht. Führt man jedoch die specifische Impfung bei Menschen oder Tieren aus, welche von tollwütigen Tieren gebissen oder auf andere Weise mit Tollwutvirus infiziert worden sind, so coupiert die Schutzimpfung das Ausbrechen der Krankheit in der weitaus größten Zahl der Fälle. Diese Schutzimpfung, deren Erfolg durch die lange Inkubationsdauer außerordentlich begünstigt wird, stellt gewissermaßen ein Mittelding zwischen Schutzimpfung und Krankheitsbehandlung vor.

Es ist Pasteurs Verdienst, die Schutzimpfung gegen die Tollwut in die Wissenschaft eingeführt und für die leidende Menschheit nutzbar gemacht zu haben. Unter Mitwirkung seiner Mitarbeiter, besonders von Roux, stellte er zuerst eine große Reihe wichtiger Thatsachen über das Tollwutgift und die künstlich hervorgerufene Tollwut fest, sodann machte er sich daran, eine praktische Methode auszuarbeiten, welche bei mit dem specifischen Virus infizierten Tieren, sowie bei von tollwütigen Hunden gebissenen Menschen, den Ausbruch der Krankheit verhindern sollte. Im Jahre 1885 war das Problem definitiv gelöst.

Das Pasteursche Tollwutvaccin wird aus dem Rückenmark von Kaninchen gewonnen, welche an experimenteller Lyssa gestorben sind; und das zur Impfung benutzte Virus trägt den Namen »Virus fixe«. Dies im Laboratorium dargestellte Virus besitzt die Eigentümlichkeit, dass es, Kaninchen subdural injiziert, bei denselben nach einer Inkubationszeit von etwa 6—7 Tagen die ersten Krankheitserscheinungen hervorruft. Die Krankheit nimmt bald die typische, paralytische Form an, welche mehrere Tage dauert. Während die Inkubationszeit nur sehr geringe Schwankungen in ihrer Dauer zeigt, variiert die Periode, welche zwischen Krankheitsausbruch und dem tödlichen Ausgang liegt, beträchtlich und ist besonders von der Jahreszeit abhängig. Zuweilen sterben die Tiere schon am achten Tage nach der Inokulation des Virus. Oft tritt der Tod auch 1—2 Tage später ein, nur selten wird er noch länger verzögert.

Zur Extraktion des Rückenmarks muss man den natürlichen Tod der tollwütig gewordenen Kaninchen abwarten, denn erst in der letzten Zeit des Lebens ist das Virus im Organismus reichlich vorhanden und verteilt sich gleichmäßig in dem Rückenmark. Dieses wird nun aus der Wirbelsäule herausgenommen, in Glasflaschen aufgehängt und über Ätzkali,

---

1) Nocard et Leclainche, Les maladies microbiennes des animaux, 2. Aufl., Paris 1898, pp. 464, 469.

welches sich am Boden des Gefäßes befindet, getrocknet. In dieser Weise behandelt man eine ganze Reihe von Rückenmarken und hält sie während dieser Zeit bei einer Temperatur von etwa 23° in einem dunklen Raume. Durch die Trocknung wird die Virulenz des Markes progressiv verringert. Impft man nun Kaninchen subdural mit Rückenmark, welches einige Tage getrocknet worden ist, so dauert die Inkubationszeit der Krankheit nicht mehr, wie sonst, 6—7 Tage, sondern der Wutausbruch wird bedeutend verzögert. Wird das Mark noch länger getrocknet, so verliert es schließlich seine Virulenz völlig.

Die Schutzimpfung Pasteurs beruht auf der Thatsache, dass getrocknetes Rückenmark, welches in Emulsion Tieren subcutan injiziert wird, eine konstante Immunität gegen die subdurale Injektion sehr starken Tollwutgiftes den Tieren verschafft. Nachdem dieser Versuch an Kaninchen und Hunden in sehr vielen Fällen erprobt war, begann man im Jahre 1885 die Schutzimpfung an Menschen, welche von tollwütigen Hunden gebissen waren, zu versuchen. Die äußerst erfolgreichen Resultate dieser Versuche führten zur Gründung des Institut Pasteur in Paris, welches zum Teil der Tollwutschutzimpfung gewidmet ist. Bald darauf wurden auch in anderen Städten Europas, sodann in Nord- und Südamerika, in Indochina, in Indien und in Afrika Tollwutstationen errichtet. Im Augenblick bestehen in Frankreich 6 solche Institute (Paris, Lille, Marseille, Montpellier, Lyon, Bordeaux), 9 in Russland, 6 in Italien etc. Das jüngste derartige Institut in Europa ist die Tollwutstation, welche dem von Robert Koch geleiteten Institut für Infektionskrankheiten zu Berlin angegliedert worden ist. Die Gründung einer solchen Station in Berlin verdient unter den verschiedensten Gesichtspunkten eine besondere Beachtung; denn einmal bildet dieselbe gewissermaßen den Beweis für die allgemeine Anerkennung der Pasteurschen Schutzimpfungsmethode, welche lange Zeit hindurch aufs lebhafteste bekämpft wurde. Sodann erkennt man, dass selbst in einem Staate, in welchem die sanitätspolizeilichen Maßnahmen vorzüglich durchgeführt werden, die Schutzimpfung gegen Tollwut dennoch von großem Nutzen sein kann.

Da die erste Methode der Tollwutimpfung im Institut Pasteur zu Paris ausgearbeitet und langjährigen Untersuchungen unterzogen worden ist, gilt dieselbe als Muster für die in anderen Instituten angewendeten Verfahren. In einigen Instituten ist dasselbe mehr oder minder stark modifiziert worden, jedoch liegt allen Methoden die Pasteursche Idee zu Grunde.

Nach der ursprünglichen Pasteurschen Methode beginnt man die Impfung mit einem Rückenmark, welches 14 Tage getrocknet und dessen Virulenz völlig erloschen ist. Man nimmt davon ein 5 mm langes Stückchen, welches in schwacher Kalbsbouillon fein verrieben wird. Von dieser Emulsion injiziert man etwa 3 ccm unter die Bauchhaut, am selben Tage noch macht man an der entsprechenden Stelle der entgegengesetzten Körperhälfte eine zweite Injektion mit der gleich großen Menge Emulsion eines jedoch nur 13 Tage getrockneten Markes, so geht man langsam von der Injektion ganz schwachen zur Einspritzung immer virulenteren Markes über, bis man schließlich dahin gelangt, hoch virulentes Material einzuimpfen, welches nur 3 Tage bei 23° getrocknet worden ist. Der gewöhnliche Turnus dauert 15 Tage. In den ersten 5 Tagen wird täglich 2mal geimpft, in den 10 letzten Tagen, in denen allmählich virulenteres

Mark benutzt wird, macht man täglich nur eine Injektion. Die Impfungen werden unter streng aseptischen Kautelen mit der Pravazspritze ausgeführt.

Sind die Bisswunden zahlreich und liegen sie an unbedeckten Körperstellen, so tritt eine auf 18 Tage protrahierte Behandlung ein, bei welcher das nur 4 oder 3 Tage getrocknete Mark mehrfach injiziert wird.

In besonders schweren Fällen, in denen es sich um Kopfwunden handelt, dauert die Impfung 3 Wochen, man steigt schneller mit den Injektionen an, indem man an den beiden ersten Tagen je 4 Injektionen macht, und man impft im ganzen während dieser Zeit mehr virulentes Material ein, als in den beiden ersten Turnus.

Die Wirkung der Tollwutimpfung ist im. allgemeinen als sehr günstig zu bezeichnen. In den ersten Jahren ihrer Anwendung kritisierte man dieselbe sehr scharf und suchte alle möglichen Einwendungen dagegen ins Feld zu führen. Zur Aufstellung einer genauen Statistik hat man im Institut Pasteur eine besondere Liste der Personen angelegt, welche von solchen Hunden gebissen worden waren, bei denen die Diagnose experimentell festgestellt worden war (subdurale Injektion der Bulbusemulsion unter die Dura mater oder in die vordere Augenkammer von Kaninchen und Meerschweinchen). Sodann hat man besonders diejenigen Fälle zusammengestellt, in denen die Tollwut der betreffenden Tiere durch tierärztliche Untersuchung diagnostiziert worden war. Drittens wurde eine besondere Rubrik für die Patienten angelegt, welche nur von Tollwutverdächtigen Hunden gebissen waren.

Auf Grund dieser systematischen Trennung wurde im Institut Pasteur zu Paris festgestellt, dass die Tollwutschutzimpfungen an Personen, die von unzweifelhaft tollwütigen Hunden gebissen worden waren, in der größten Zahl der Fälle diesen Personen das Leben retteten. Die Gegner der Pasteurschen Schutzimpfung waren demnach nicht mehr in der Lage, diesen einem Laboratoriumsexperiment ähnlichen Erfolg leugnen zu können. Sie behaupteten jedoch, dass von tollwütigen Hunden gebissene Personen auch ohne jede Schutzimpfung meist gesund bleiben. Wie falsch diese Einwendung war, zeigte sich bei den ersten Impfungen, welche im Institut zu Odessa ausgeführt wurden. In diesem Institut, welches kurz nach Eröffnung der Pariser Anstalt im Jahre 1886 eröffnet wurde, war die Sterblichkeit im Verhältnis zu den Pariser Erfolgen unvergleichlich hoch zu nennen, sie betrug 5,88 % der Impflinge. Bei der Analyse der Wahrscheinlichkeitsgründe für diesen Misserfolg kam man zu dem Resultat, dass, da die Kaninchen in Russland bedeutend kleiner sind als diejenigen in Frankreich, jene eine bedeutend geringere Menge Virus liefern als diese. Man brauchte nun nur eine intensivere Behandlung einzuleiten, um die Mortalitätsziffer ganz außerordentlich herabzudrücken. Die im Anschluss an die veränderte Impfmethode erhaltene Sterblichkeit betrug nunmehr nur noch 0,8 %. Diese Thatsache, sowie noch eine ganze Reihe anderer Beobachtungen, musste selbst die skeptischsten Geister überzeugen und zur allgemeinen Anwendung der Pasteurschen Methode führen.

Die Zahl der bisher beobachteten Fälle ist allmählich stark angestiegen, und man hat im Laufe der Zeit große Erfahrungen über den Behandlungsmodus selbst gemacht. Die Verfeinerungen in den Details der Methode haben zu einer progressiven Herabsetzung der Mortalität der Impflinge geführt. Die Mortalität (vom 16. Tage nach Beendigung der

Impfung gerechnet) betrug im Jahre 1886 0,94 %, im Jahre 1897 0,39 %, im Jahre 1900 0,28 %. Im Laufe von 15 Jahren (1886—1900) wurden in Paris 24665 Personen geimpft, von denen im ganzen 107, also 0,43 %, gestorben sind[1]). Da jedoch im Laufe der ersten Jahre nach der Einführung der Schutzimpfung die Resultate naturgemäß noch schlechter waren, so war in der Periode 1896—1900 der Erfolg ein bedeutend besserer. Die Sterblichkeitsziffer schwankte in dieser Zeit zwischen 0,39 % und 0,20 %.

Die im Pariser Institut gemachten Erfahrungen wurden in den übrigen Tollwutstationen vollauf bestätigt; so beträgt nach der letzten Statistik des Petersburger Institutes[2]) im Jahre 1899 die Mortalität der nach Beendigung der Impfung verstorbenen Personen etwa 0,5 %. In Berlin[3]) wurden während des gleichen Zeitraums 384 Personen behandelt, von denen 2 noch während der Behandlung selbst, nur eine einzige dagegen nach Beendigung derselben und zwar 14 Tage später starben. Nach dem allgemein angenommenen Prinzip kann man nur in diesem einen Falle von einem Misserfolg sprechen, so dass sich eine Mortalität von 0,26 % ergiebt.

In letzter Zeit ist man zu einer intensiveren Impfung übergegangen, indem man die Behandlung durch Injektionen von 2 Tage, ja selbst einem Tage alten Mark abschließt. Von den Resultaten dieses bedeutend verstärkten Verfahrens kann man sich im Augenblick noch keine exakte Vorstellung machen.

Nach den Veröffentlichungen der Berliner Station ist in Deutschland die Tollwut durchaus nicht so selten, als man bisher anzunehmen pflegte. Im Jahre 1899 konnte durch die experimentelle Methode Lyssa bei 206 aus verschiedenen Gegenden stammenden Hunden festgestellt werden. Besonders in Schlesien, Westpreußen und Posen beobachtet man noch diese Seuche.

Abgesehen vom Menschen wird die Tollwutschutzimpfung auch bei Pflanzenfressern (Schafe, Ziegen, Rinder und Pferde) ausgeführt; die Immunisierung geschieht durch intravenöse Injektion des Lyssavirus nach der Methode, welche Nocard und Roux[4]) im Anschluss an die Untersuchungen von Galtier[5]) angegeben haben.

IV. Schutzimpfung gegen die Rinderpest.

Schon seit langer Zeit suchte man nach einem Mittel, um das Rindvieh und die übrigen gegen Rinderpest empfindlichen Wiederkäuer gegen diese Seuche zu schützen. In den Gegenden, in welchen die Rinderpest endemisch vorkommt, führt dieselbe zu großen Schäden, aber noch zu weitaus bedeutenderen da, wo dieselbe epidemisch auftritt. Die mit der Impfung gegen Schafpocken erreichten Erfolge führten zu dem Gedanken, auch gegen die Rinderpest durch Einimpfung des specifischen Virus Immunität zu erzeugen. Aber alle nach dieser Richtung gemachten Versuche haben nur zu negativen Ergebnissen geführt, die Schutzimpfung

---

[1]) Bericht von Viala, Ann. de l'Inst. Pasteur, 1901, Bd. XV, p. 445. Siehe auch Marie, La rage (Collection des aides-mémoires), Paris 1900.
[2]) Nach Krajouchkine, Arch. des Sciences biologiques, 1901, Bd. VIII, p. 349.
[3]) Marx, Klinisches Jahrbuch, 1900, Bd. VII, p. 1.
[4]) Annales de l'Inst. Pasteur, 1888, p. 341.
[5]) Comptes rendus de l'Acad. des sciences, 1881, Bd. XCIII, p. 284.

verursachte meist eine ebenso schwere und ebenso häufig tödliche Erkrankung wie die natürlich auftretende Rinderpest. Erst im Laufe der letzten Jahre gelang es, Impfmethoden auszuarbeiten, durch welche man Tieren thatsächlich wirksamen Krankheitsschutz verleihen konnte.

Als in der Kapkolonie die Rinderpest frisch ausgebrochen war und zu außerordentlichen Verlusten führte, begab sich Robert Koch[1] dorthin, um ein Mittel zu finden, dieser Seuche ein Ende zu bereiten. Trotz seiner unvergleichlichen Technik und Geschicklichkeit gelang es ihm so wenig wie allen anderen Gelehrten, den specifischen Krankheitserreger der Rinderpest zu entdecken, derselbe ist bis zum heutigen Tage noch unbekannt. Nichtsdestoweniger musste man nach einem Mittel gegen die Rinderpest suchen; als Koch die Galle der an Rinderpest befallenen Tiere untersuchte, fand er, dass dieselbe gesunden Rindern bis zu einem gewissen Grade Krankheitsschutz gegen jene Seuche verleiht. Diese Thatsache konnte als Ausgangspunkt für eine praktische Bekämpfung der Seuche dienen. Die Schutzimpfung vermittelst der Galle von an Rinderpest gefallenen Tieren wurde überall mit großem Enthusiasmus aufgenommen, aber bei längerer Anwendung dieser Methode zeigte es sich, dass dieselbe unter gewissen Umständen auch ihre Schattenseiten habe. Kolle und Turner[2] haben die Untersuchungen über Rinderpest in der Kapkolonie fortgesetzt und rühmen den Erfolg der Kochschen Methode besonders zu Beginn der Epidemie, da man zu dieser Zeit durch die Impfung um den ursprünglichen Infektionsherd herum eine immune Zone ziehen kann, welche die Verbreitung der Seuche verhindert. Zugleich erkannten sie jedoch an, dass die Kochsche Methode keine allgemeine Anwendung finden könne, denn dieselbe führt erst nach 8 Tagen zur Immunität, und während dieser Zeit können die Tiere noch an Rinderpest erkranken. Sodann erfordert die Beschaffung der zur Impfung dienenden Galle eine große Zahl von Tieren. Schließlich hält der durch die Impfung der Galle verliehene Krankheitsschutz nur 4—6 Monate an.

Es musste also eine andere Methode gefunden werden, welche eine allgemeinere Anwendung finden konnte. Koch selbst begann zu diesem Zweck das Blutserum von Rindern zu untersuchen, welche spontan die Seuche überstanden hatten. Ebenso, wie verschiedene andere Autoren, konnte er sich überzeugen, dass dies Serum normalen Tieren wirksamen Krankheitsschutz zu verleihen vermag. Bordet und Danysz, welche sich im Jahre 1897 in Transvaal mit der Erforschung der Rinderpest beschäftigten, stellten in diesem Sinne eine große Reihe von Untersuchungen an und arbeiteten eine Methode aus, welche in praxi zu sehr günstigen Resultaten führte. In allererster Linie ist es jedoch das Verdienst von Kolle und Turner, ein einfaches und leicht anwendbares Verfahren angegeben zu haben, welches bald allgemeine Verbreitung fand. Diese Methode ist unter dem Namen »Simultanmethode« bekannt. Sie besteht in der gleichzeitigen Injektion von Immunserum und virulentem Blut. Um ersteres zu erhalten, entnehmen jene Forscher das Blut von Rindern, welche entweder die Rinderpest spontan überstanden haben, oder welche durch Behandlung mit Galle oder irgend einem anderen Mittel immunisiert worden sind. Der Infektionsschutz des Blut-

---

[1] Deutsche med. Wochenschrift, 1897, pp. 225, 241.
[2] Zeitschrift für Hygiene, 1898, Bd. XXIX, p. 309.

serums ist, wie man gesehen hat, nur schwach und kann auf gesunde Tiere nur bei Anwendung großer Mengen desselben übertragen werden. Kolle und Turner haben nun gezeigt, dass, wenn man spontan geheilten Rindern große Mengen virulenten, von schwerkrankem Vieh stammenden Blutes injiziert, die Schutzkraft des Serums der ersteren stark erhöht wird. So erlangt man ein auch in geringer Dosis wirksames Serum, welches in praxi sich völlig bewährt. Dies Serum lässt sich, wenn man demselben etwas Karbolsäure zusetzt, gut konservieren. Die durch dasselbe auf gesunde Rinder übertragene Immunität tritt unmittelbar nach der Injektion ein, ist jedoch nur von kurzer Dauer; diesem Nachteil hilft man dadurch ab, dass man zugleich mit jenem Serum virulentes Blut von pestkranken Rindern injiziert. Auf diesem Wege erzielt man eine sowohl unmittelbar auftretende als auch dauerhafte Immunität. Nur dürfen die beiden zu injizierenden Stoffe nicht vor der Einspritzung miteinander vermischt werden, da unter diesen Umständen kein Krankheitsschutz zu stande kommt. Injiziert man dagegen das specifische Serum an einer Körperseite und das virulente Blut an der anderen, so verschafft man dem Tier einen vollen, mehrere Monate lang andauernden Krankheitsschutz.

Kolle und Turner mussten anfangs ihre Methode gegen viele unbegründete Kritiken und Vorwürfe verteidigen, doch bald wurde dieselbe in der Kapkolonie und vielen anderen afrikanischen Ländern, in Europa und Asien eingeführt. Schon im Jahre 1898 beschloss eine in Capetown tagende Versammlung, von nun an nur noch die Kolle-Turnersche Methode anzuwenden. Dieselbe ist seitdem in großem Maßstabe und mit sehr günstigem Erfolge zur Ausführung gelangt. Nicolle und Adil-Bey[1]) bereiteten große Mengen Rinderpestserum nach der oben gegebenen Vorschrift und bekämpfen die Seuche erfolgreich in der Türkei. Auch Yersin[2]) benutzt diese Schutzimpfung in Indochina, wo die Rinderpest unter dem Vieh große Verheerungen anrichtet. In seinem Institut zu Nha-Trang wird das Serum für das Land in großen Mengen hergestellt und über weite Gebiete verteilt. In den England gehörigen Teilen von Indien führt Rogers[3]) die »Simultanmethode« gegen die Rinderpest aus. In Russland, wo die Seuche endemisch ist, wird das Serum[4]) in dem Petersburger Institut für experimentelle Therapie dargestellt.

So hat dies Verfahren sich in kurzer Zeit zum Heile der Landwirtschaft in allen von der Rinderpest verheerten Ländern erfolgreich verbreitet.

V. Schutzimpfung gegen Milzbrand. In den vier ersten Abschnitten dieses Kapitels haben wir uns mit der Schutzimpfung gegen Infektionskrankheiten beschäftigt, deren specifische Krankheitserreger noch nicht gefunden worden sind. Da man dieselben nun nicht rein hat darstellen können, so musste man sich damit behelfen, sie mit irgend welchen Körperflüssigkeiten zusammen einzuführen, sei es mit dem Pustelinhalt bei Pocken und Schafpocken, sei es mit dem Rückenmark tollwütiger Tiere,

---

[1]) Annales de l'Inst. Pasteur, 1899, Bd. XIII, p. 317; 1901, Bd. XV, p. 715.
[2]) Recueil de méd. véter., 1901, pp. 48, 115.
[3]) Report on an exper. Invest. of the Meth. of inocul. against Rinderpest, Calcutta, 1900; Zeitschr. f. Hyg., 1900, Bd. XXXV, p. 59.
[4]) Nencki, Sieber, Wyznikiewicz, Arch. int. de Pharm., 1899, Bd. V, p. 475.

sei es mit dem Blutserum von an Rinderpest erkrankten Rindern. Um in
dem zuletzt angeführten Beispiel den Effekt des Virus nicht zu gefährlich
zu gestalten, kombiniert man die Injektion desselben mit der gleichzeitigen Einführung des specifischen Serums.

Mit der Besprechung der Immunisierung gegen den Milzbrand gehen
wir zu denjenigen Seuchen über, deren Krankheitserreger wir genau
kennen und auf künstlichen Nährböden in Reinkulturen darzustellen
vermögen. Die Immunisierung gegen den Milzbrand ist eine der hervorragendsten Entdeckungen, welche Pasteur zusammen mit Roux und
Chamberland gemacht hat. Bevor dieselben jedoch eine wirksame
Impfungsmethode angeben konnten, mussten sie erst das gleiche Problem
an einem einfacheren Falle lösen. Bei seinen Untersuchungen über die
pathogenen Bakterien war Pasteur von Anfang an darauf bedacht, eine
Immunität gegen dieselben zu erzeugen. Zusammen mit den genannten
Mitarbeitern fand er bald eine Methode, vermittelst deren er die Virulenz
des Hühnercholerabacillus abschwächte und mit diesem abgeschwächten
Bacillus Hühner gegen die betreffende Seuche schützte. Auf Grund dieses
Ergebnisses versuchten Pasteur und seine Mitarbeiter nun eine Schutzimpfung gegen den Milzbrand auszuführen. Als hinderlich bei dem Immunisierungsverfahren waren die Milzbrandsporen anzusehen, da dieselben
die Abschwächung der Virulenz der Bakterien verhinderten. Dies Hindernis überwanden die Gelehrten jedoch dadurch, dass sie die Milzbrand-
reinkulturen einer Temperatur von 42,5° aussetzten. Nach dieser Temperatureinwirkung kommt es nicht mehr zu einer Sporenentwicklung,
und die Virulenz der Bakterien sinkt nach einer gewissen, mehr oder
minder langen Zeit herab. Somit im Besitz des abgeschwächten Virus,
musste man noch viele mühselige Versuche ausführen, um schließlich
Schafe und andere für Milzbrand empfängliche Tiere gegen die Infektion
immunisieren zu können. Dies Ziel wurde schließlich erreicht, und vor
nunmehr etwa 20 Jahren, im Jahre 1881, konnten Pasteur und seine
Mitarbeiter die Wirksamkeit ihrer Methode an einer großen Zahl von
Tieren in Pouilly le Fort vor einer stattlichen Corona demonstrieren.
Dieser Versuch eröffnete in der That der Wissenschaft und der Seuchen-
bekämpfung neue Bahnen. Derselbe wurde an 50 Schafen ausgeführt,
von denen 25 Tiere in 2 Sitzungen, mit 12tägigem Intervall, geimpft
wurden. Die andere Hälfte der Tiere wurden als Kontrolltiere keiner
Vorbehandlung unterzogen. 14 Tage nach der zweiten Impfung wurden
sämtliche 50 Tiere mit hochvirulentem Milzbrandvirus infiziert. Nach
Ablauf von 2 Tagen waren die immunisierten Tiere gesund geblieben,
während die nicht vorbehandelten Tiere sämtlich an Milzbrand gestorben
waren.

Ähnliche in anderen Ländern unternommene Versuche (Deutschland,
Ungarn, Russland u. s. f.) bestätigten die klassische Entdeckung und trugen
dazu bei, dieselbe überall da zu verbreiten, wo der Milzbrand unter den
Tieren schwere Verheerungen anrichtet. Schon im Jahre 1881 wurde
sofort mit der Ausführung dieser Schutzimpfung in praxi begonnen, und
noch vor Ablauf des Jahres waren allein in Frankreich 62000 Schafe
und 6000 Rinder gegen Milzbrand immunisiert. Da diese ersten, im
großen Stil unternommenen Impfungen zu so günstigen Resultaten führten,
eroberte sich diese Entdeckung bald Frankreich, Ungarn und einige andere
europäische Länder. Später kam sie auch außerhalb Europas zur An-

wendung, besonders in Südamerika (Argentinien)[1] und Australien. Diese Schutzimpfungen sind nicht nur bei Rindern und Schafen, sondern auch bei Pferden[2] mit gleich gutem Erfolge ausgeführt worden.

In Frankreich hat das Institut zu Paris die Darstellung und Versendung der Milzbrandvaccins übernommen. Diese »Vaccins« stellen Bouillonkulturen von abgeschwächten Milzbrandbacillen vor, deren schwächste (»erstes Vaccin«) Mäuse und kleine Meerschweinchen zu töten vermögen; die Bacillen des »zweiten Vaccins« besitzen einen etwas höheren Virulenzgrad und töten nicht nur ältere Meerschweinchen, sondern auch subcutan infizierte Kaninchen. Beide Vaccins sind Milzbrandbacillenstämme, welche Sporen zu erzeugen vermögen, die einen ebenso hohen Virulenzgrad besitzen, wie die Milzbrandbacillen, von denen sie stammen.

Die Vaccins werden in Gefäßen versendet, deren Inhalt für eine große Zahl von Tieren genügt, die Impfungen werden meist im Frühling ausgeführt, um die Tiere während des für den Ausbruch der Milzbrandinfektion günstigen Sommers zu schützen.

Bei dem Schaf injiziert man die Vaccins unter die Haut der Innenseite des Oberschenkels; man beginnt die Injektion mit $1/8$ ccm des ersten Vaccins. 12—15 Tage später wird mit dem zweiten Vaccin am andern Oberschenkel ebenfalls eine Injektion gemacht. Bei den Rindern macht man die Einspritzung hinter den Schultern, da wo die Haut am dünnsten ist. Beim Pferde werden die Injektionen zu beiden Seiten des Halses ausgeführt; bei den großen Säugetieren injiziert man nicht $1/8$, sondern $1/4$ ccm des Vaccins.

Einmal eröffnet, können die das Vaccin enthaltenden Gefäße nicht weiter benutzt werden, so dass man versuchen muss, den gesamten Inhalt in einer Sitzung zu verwerten.

Im Anschluss an die Impfung tritt eine Schwellung an der Injektionsstelle und eine leichte Temperatursteigerung auf. Diese Symptome sind jedoch nur von geringer Bedeutung und verschwinden nach kurzer Zeit. Schwere Störungen oder Todesfälle nach der Schutzimpfung werden nur in sehr seltenen Fällen beobachtet. Die Verluste betragen bei Schafen etwa 0,5 %, bei Rindern etwa 0,25 %.

Die Immunität der Tiere entwickelt sich im Anschluss an die Schutzimpfungen etwa in 15 Tagen. Nach dieser Frist haben die Tiere einen starken und lange andauernden Infektionsschutz erworben. 60 % der Schafe bleiben nach Chamberland etwa noch 1 Jahr nach der Schutzimpfung immun. Da jedoch die meisten Tiere nach dieser Zeit ihre Immunität wieder verloren haben, so wiederholt man gewöhnlich die Impfung alljährlich.

Nach den Berichten der für die Milzbrandimpfungen bestimmten Abteilung des Institut Pasteur sind in Frankreich bis zum 1. Januar 1900 im ganzen 4 971 494 Schafe und 708 980 Rinder gegen Milzbrand immunisiert worden. Die entsprechenden Zahlen in anderen Ländern sind (zusammen): 3 831 948 und 1 869 445. Insgesamt betrug also die Zahl der gegen Milzbrand geimpften Tiere bis zum 1. Januar 1900 11 381 867, von denen 3 626 206 mit den im Budapester Laboratorium hergestellten Vaccins geimpft worden sind.

---

[1] J. Mendez, Anales del Circulo Medico Argentino, 1901, Bd. XXIV, Nr. 5, 6.
[2] Bezüglich der Ausführung des Verfahrens siehe Chamberland, Le charbon etc., Paris 1883.

Die Resultate der Milzbrandschutzimpfungen waren so erfolgreich, dass man in der Technik derselben keine Änderungen einzuführen brauchte. Es sind zwar Antimilzbrandsera dargestellt worden, dieselben haben bisher jedoch keine praktische Anwendung gefunden.

VI. Schutzimpfung gegen Rauschbrand. Diese Krankheit, welche man häufig mit dem Milzbrand verwechselte, wird, wie Arloing, Cornevin und Thomas gezeigt haben, durch einen exquisit anaeroben Bacillus erzeugt, den die genannten Forscher »Bakterium Chauvaei« benannten. Die 3 Gelehrten machten sich sofort nach der Entdeckung der Giftabschwächung und nach Darstellung der Vaccins gegen die Hühnercholera daran, dasselbe Verfahren für den Rauschbrand anzuwenden. Nach nur geringen Bemühungen gelang es ihnen, eine Methode auszuarbeiten, die sich in praxi schnell verbreitet hat und seit bald 20 Jahren zur Immunisierung der Rinder in den Ländern dient, in welchen Rauschbrand häufig vorkommt. Dies ist besonders in bergigen Gegenden, z. B. in der Schweiz, den bayrischen Alpen, dem Dauphiné, der Auvergne etc. der Fall.

Arloing, Cornevin und Thomas[1] stellen die 2 Vaccins gegen Rauschbrand abweichend von der Methode dar, vermittelst deren die Milzbrandvaccins bereitet werden; sie entnehmen nämlich das Gift aus dem Rauschbrandfleisch. Ein Teil des Tumors wird in einem Mörser unter Zusatz von einigen Tropfen Wasser fein verrieben, die Mischung wird durch Gaze filtriert und das Filtrat sodann bei 37° getrocknet. So erhält man ein hochvirulentes braunes Pulver. Zur Herstellung der Vaccins wird nun ein Teil des Pulvers mit Wasser gemischt und durch 7 stündige Erhitzung in strömendem Dampfe von 100° in das erste Vaccin verwandelt. Ein anderer Teil, welcher ebenso lange, aber nur auf eine Temperatur von 90—94° erhitzt wird, liefert das zweite Vaccin.

Bei der Ausführung der Impfung selbst werden die Pulver der beiden Vaccins in Wasser verdünnt und den zu immunisierenden Tieren subcutan injiziert. Das zweite Vaccin wird 8—12 Tage später als das erste eingespritzt. Die Vaccins werden von den Tieren meist gut vertragen und verleihen ihnen eine starke und anhaltende Immunität. Trotz einiger Nachteile leistet dies unter dem Namen »Méthode lyonnaise« bekannte Verfahren recht gute Dienste und hat sich in praxi weitaus besser als alle anderen bisher angegebenen Methoden bewährt. Die mit derselben erzielten Erfolge gehen schon daraus hervor, dass in dem Zeitraum von 1884—1895 die Sterblichkeitsziffer bei 400 000 geimpften Tieren nur 1 pro mille betragen hat.

Die genannten Gelehrten waren der Ansicht, dass die Erhitzung auf hohe Temperaturen das Rauschbrandvirus stark abschwächt. Leclainche und Vallée[2], welche in letzter Zeit die Studien über diesen Gegenstand wieder aufgenommen haben, konnten jedoch zeigen, dass jene Auffassung irrig sei. Trotz der Erhitzung auf 90—104° entwickeln sich aus den Rauschbrandsporen wieder vollvirulente Bacillen. Nur das Toxin des Rauschbrandbacillus wird durch die starke Erhitzung vernichtet. Demnach müssen die Sporen nach der Injektion von den Phagocyten auf-

---

[1] Le charbon bactérien, Paris, 1883, 2. Aufl., 1887.

[2] Annales de l'Inst. Pasteur, 1900, Bd. XIV, pp. 202, 513.

genommen werden, denn sonst könnten die Schutzimpfungen von den
Tieren nicht ertragen werden. Aber nicht alle Sporen, welche in der
pulverisierten Vaccine enthalten sind, werden von den Phagocyten aufgefressen. Diejenigen, welche in der Mitte der Pulvermassen gelegen sind,
leisten den Phagocyten lange Zeit Widerstand, einige erzeugen wieder
Bacillen und führen zu einer leicht verlaufenden Krankheit, welche ihrerseits wiederum Immunität verleiht. Die Auskeimung der Sporen wird
durch die Gegenwart anderer Mikroorganismen in dem Impfstoff noch
begünstigt. Dieselben tragen dazu bei, die Aufnahme der Rauschbrandsporen durch die Phagocyten zu verzögern.

Bei ihren Untersuchungen haben Leclainche und Vallée gezeigt,
dass die Immunisierung der gegen Rauschbrand empfindlichen Tiere leicht
ausführbar ist, und dass man denselben schon durch eine einzige Injektion einer Reinkultur des Rauschbrandbacillus starken Infektionsschutz
zu verleihen vermag. Man benutzt dazu eine in einer Nährbouillon aus
Schweinepansen (Bouillon Martin) aufgeschwemmte Reinkultur, welche
zwei Stunden hindurch auf 70° erhitzt wird. Diese Bouillon wird in
einer Dosis von 1—2 ccm den Rindern injiziert und verleiht auf einmal
völligen Krankheitsschutz. Die genannten Forscher sind der Ansicht,
dass die von ihnen empfohlene Methode mit Nutzen im großen Verwendung finden werde, denn eine einmalige Injektion stellt gegenüber zwei
Einspritzungen eine erhebliche Ersparnis vor, und bei Verwendung von
Reinkulturen werden die Tiere vor den Zufällen bewahrt, welche auf
die Beimengung fremder Keime in dem bisher verwendeten Vaccin zurückzuführen sind.

Dagegen sind jene Forscher überzeugt, dass die Schutzimpfung durch
Sera bei der Bekämpfung des Rauschbrandes entweder überhaupt nicht
oder nur in sehr seltenen Fällen Verwendung finden dürfte.

Die Méthode lyonnaise ist sicherlich verbesserungsfähig und wird auch
einmal einem besseren Verfahren den Platz räumen. Jedoch muss anerkannt werden, dass eine große Reihe von Tieren dieser Art von Schutzimpfung ihr Leben verdankt.

VII. Schutzimpfung gegen Schweinerotlauf. Der Schweinerotlauf ist in allen Ländern sehr verbreitet, in denen die Schweinezucht auf
einer hohen Stufe steht. Die Krankheit ist eine sehr schwere; man hat
berechnet, dass die Seuche allein in Frankreich jährlich mindestens
100 000 Schweine im Werte von mehr als 5 Millionen fr. dahinrafft.
Leider wird der Schweinerotlauf von den Züchtern häufig mit anderen
epizootisch auftretenden Krankheiten verwechselt, besonders mit der
Pneumoenteritis der Schweine. Dieser Irrtum hat häufig große Verluste
für die Landwirtschaft im Gefolge gehabt.

Bald nachdem die Milzbrandschutzimpfung in die tierärztliche Praxis
übergegangen war, begann Pasteur[1]) zusammen mit Thuillier sich an
das Studium des Schweinerotlaufs zu machen, welcher damals gerade in
der Vaucluse[2]) große Verheerungen anrichtete. Die Gelehrten entdeckten
bald den Erreger dieser Krankheit in einem winzigen Bacillus, welcher
in Nährbouillon rein gezüchtet werden konnte. Auf Grund der Ergeb-

---

[1]) Comptes rendus de l'Acad. des Sciences, 1883, Bd. XCVII, p. 1163.
[2]) Département im Südwesten von Frankreich. (D. Übers.)

nisse seiner früheren Arbeiten unternahm Pasteur zusammen mit seinem Mitarbeiter Untersuchungen über Erhöhung und Verminderung der Virulenz dieses Bacillus, Studien, welche zur Entdeckung einer Methode führten, vermittelst deren sie Schweine gegen jene Seuche zu schützen vermochten. Ebenso wie bei den Milzbrandschutzimpfungen, stellten Pasteur und Thuillier gegen den Schweinerotlauf zwei Vaccins her, von denen das erste schwächer war als das zweite. Die Bacillen beider Vaccins wurden in Nährbouillon gebracht und ebenso wie der Milzbrandimpfstoff in geschlossenen Röhrchen versendet.

Diese Vaccins sind an sich unschädlich und verleihen den mit denselben behandelten Tieren eine für die Zwecke der Praxis hinreichend starke und dauerhafte Immunität. Da die Ferkel für Schweinerotlauf meist weniger empfänglich sind als die älteren Schweine, so pflegt man die Ferkel im Alter von zwei bis vier Monaten der Impfung zu unterziehen. Dieselbe wird in zwei Zeiten ausgeführt. Das erste Vaccin soll subcutan an der Innenseite des rechten Oberschenkels in einer Dosis von $^1/_8$ ccm injiziert werden; das zweite Vaccin in derselben Weise am linken Oberschenkel 12—15 Tage später. Die im Anschluss an die Schutzimpfung auftretende Immunität braucht zu ihrer vollen Entwicklung etwa 14 Tage.

Trotz aller Vorzüge dieser Pasteurschen Methode fand dieselbe doch nicht die erwartete Verbreitung, und die Schutzimpfung gegen Schweinerotlauf ist weniger in Frankreich als in anderen Ländern verbreitet. Ein Blick auf die diesbezügliche Statistik lehrt uns dies Faktum. Seit der Einführung der Schweinerotlaufimpfungen (1884) bis zum 1. Januar 1900 wurden in Frankreich insgesamt 428 746 Schweine geimpft, während in allen anderen Ländern zusammen, in welchen die Schutzimpfung erst einige Jahre später eingeführt wurde, die Zahl der geimpften Tiere auf 4 819 387 anstieg. Die überwiegende Mehrzahl dieser Tiere wurde in Ungarn geimpft. Die Verluste durch die Impfung waren ganz unbedeutend (1,68 %), wenn man dieselben mit der Sterblichkeit der nicht geimpften Schweine vergleicht, welche im Durchschnitt 20 % beträgt.

Die geringe Verbreitung der Impfung von Schweinen in Frankreich hat verschiedene Ursachen. In vielen Gegenden nimmt die Schweinezucht einen zu geringen Maßstab ein, um die immerhin kostspielige Impfung durch den Tierarzt zu rechtfertigen. Andererseits ist nicht zu leugnen, dass die Ausführung der Immunisierung mit gewissen Missständen verknüpft ist. Die Einführung lebender, wenn auch abgeschwächter Bakterien kann einmal zur Verbreitung der Krankheitserreger führen, besonders in den immerhin selten beobachteten Fällen, in denen die geimpften Tiere in einen chronischen Krankheitszustand verfallen. Die Vaccins dürfen daher in Gegenden nicht angewendet werden, in denen sich der Schweinerotlauf bisher noch nicht verbreitet hat; und die Ausführung der Impfung in schon infizierten Ländern bringt wieder den Nachteil mit sich, dass bis zum Auftreten der Immunität eine ziemlich lange Zeit verstreicht, in welcher die Seuche unter den übrigen Schweinen verheerend um sich greifen kann.

Unter diesen Umständen lag es nahe, die Pasteursche Methode durch ein anderes weniger gefahrvolles Verfahren zu ersetzen. Seit der Entdeckung der Grundzüge der Serumtherapie haben auch eine Reihe von Gelehrten versucht, den Schweinerotlauf mit specifischen Seris zu behandeln. Zuerst haben Emmerich und Mastbaum[1] gezeigt, dass das Blut von mit dem specifischen Krankheitserreger immunisierten Kaninchen deutlich immunisierende Eigenschaften erwirbt, und die Forscher versuchten nun, diese Entdeckung für die Praxis zu verwerten. Besonders verdankt man jedoch Lorenz[2], einem Tierarzt in Darmstadt, die erste praktische Ausarbeitung dieser Methode. Derselbe stellte ein Heilserum dar, indem er Kaninchen und Schweinen Schweinerotlaufbacillen injizierte, und er konnte zeigen, dass die Einimpfung der von diesen Tieren gewonnenen Sera, verbunden mit der Injektion lebender Bacillen, den Versuchstieren ausgiebigen und schnell auftretenden Infektionsschutz verlieh. Nach der Lorenzschen Methode muss man vor allem eine Injektion des specifischen Serums machen. 3—5 Tage später folgte derselben die Einspritzung abgeschwächter, lebender Schweinerotlaufbacillen, der sogenannten »Backsteinblattern«. Zwei Wochen darauf soll man diese Bacillen in doppelter Dosis noch einmal injizieren. Diese Methode erfordert demnach drei verschiedene Impfungen, während bei der Ausführung der Pasteurschen Methode nur zwei Akte nötig waren. So war das Lorenzsche Verfahren kostspieliger als dasjenige von Pasteur, wurde jedoch wegen seiner unleugbaren Vorteile versuchsweise zur Behandlung angewendet. Man suchte das immerhin viel zu komplizierte Verfahren für die Praxis zu vereinfachen. Voges und Schütz stellten bald vermittelst eines geheim gebliebenen Verfahrens ein höher virulentes Serum dar. Schließlich gelang es Leclainche[3] in Toulouse auf Grund des Nachweises, dass Pferde ein hochgestelltes Serum zu liefern vermögen, eine ebenso einfache wie wirksame Methode zu erfinden. Er gab derselben den Namen »Sérovaccinations«. Bei diesem Verfahren wird zuerst eine Mischung von specifischem Serum und von lebenden virulenten Bacillen injiziert. Diesen Eingriff vertragen die Schweine jeden Alters unter allen Umständen gut. Unmittelbar nach demselben tritt bei dem behandelten Tiere Immunität auf, deren Dauer jedoch für die praktische Anwendung zu kurz ist. Deshalb macht Leclainche 10—12 Tage nach der ersten Injektion noch eine zweite, welche in der Einspritzung eines halben ccm des reinen Virus besteht. Der Vorteil dieser Methode besteht besonders darin, dass dieselbe in einem infizierten Schweinestall fast umgehend die Mortalität aufhebt und nicht zu den chronischen Erkrankungen führt, welche man zuweilen im Anschluss an das Pasteursche Verfahren beobachtet.

Leclainche[4] hat sein Verfahren schon an mehr als 5000 Schweinen jeglichen Alters angewendet. »Die Sérovaccination war in allen Fällen erfolgreich und unschädlich.« »Nicht ein Fall von Rotlauf wurde bei den Schweinen, welche mit beiden Vaccins geimpft worden waren, festgestellt.« Auf Grund dieser Thatsachen hofft Leclainche, dass seine Methode bald allgemeine Anwendung in den Fällen finden wird, in denen die Pasteursche Methode nicht ausreichend erscheint.

Da alle neuen zur Immunisierung der Schweine gegen jene Seuche angegebenen Methoden auf der Anwendung specifischer Sera beruhen, so

---

[1] Archiv für Hygiene, 1891, p. 275.
[2] D. tierärzt. Wochenschrift, 1893, Bd. I, pp. 41, 85; Centralbl. f. Bakteriol., 1893, Bd. XIII, p. 357; D. Zeitschrift f. Thiermedizin, 1894, Bd. XX, p. 1.
[3] Revue vétér., 1900, 1. Juni.
[4] Ibid., 1901, 1. März.

ist die Frage von besonderer Bedeutung, welchen Grad von Schutzkraft diese specifischen Sera besitzen. Anfangs begnügte man sich damit, den Wert nur annähernd festzustellen, später machte sich jedoch die Notwendigkeit geltend, die Wertigkeit solcher Sera exakt festzustellen. Nach der Ansicht von Leclainche kann von allen in Betracht kommenden Tieren nur die Taube zu dem eben genannten Zweck benutzt werden; hochempfindlich gegen das »virus de passage«, wird dieselbe nach einem bestimmten Zeitraum durch den Bacillus getötet: der chronische Rotlauf, welcher bei Kaninchen und selbst bei Schweinen so störend auftritt, kommt bei Tauben nur in äußerst seltenen Fällen vor. Leclainche geht in der Weise vor, dass er in die Brustmuskeln der Taube eine Mischung von Serum und virulenter Kultur injiziert. Die Taube erhält einen ccm einer Reinkultur des »virus de passage«, welches mit verschieden großen Mengen Serum vermischt wird. Das Serum vermag Schweinen Immunität zu verleihen, wenn die Tauben gegen die Injektion einer Mischung von 0,5 ccm Serum und 1 ccm eines Virus immun bleiben, welche die Kontrolltiere in 60—72 Stunden sicher tötet.

In dem Institut für experimentelle Therapie zu Frankfurt wendet man eine andere von Marx[1]) angegebene Methode an. Dieselbe besteht darin, dass man grauen Mäusen subcutan allmählich immer höhere Dosen des Serums, dessen Wert man bestimmen will, injiziert. 24 Stunden später injiziert man denselben Mäusen intraperitoneal eine virulente Schweinerotlaufkultur. Das Virus wird derartig gewählt, dass es die Kontrolltiere in etwa 72 Stunden tötet. Nach Marx erreicht man mit dieser Methode bedeutend genauere Resultate als mit jeder anderen. Diese Ansicht wird seitens der Serumabteilung der Höchster Farbwerke geteilt.

VIII. Schutzimpfung gegen die Lungenseuche der Rinder. Diese Infektionskrankheit ist eine der furchtbarsten Rinderseuchen. Bei ihrer außerordentlich starken Ansteckungsfähigkeit hat sie sich von Centraleuropa nicht nur über den gesamten europäischen Kontinent verbreitet, sondern ist auch nach Afrika, Amerika und nach fast allen andern Erdteilen gedrungen. Das Virus dieser Seuche wurde in dem serösen Exsudat der hepatisierten Lungen schon zu einer Zeit festgestellt, als von einer mikrobiologischen Untersuchung in der medizinischen Wissenschaft noch nicht die Rede war.

Dr. Willems de Harselt, welcher eine für seine Zeit hervorragende experimentelle Untersuchung vor etwa 50 Jahren angestellt hat, konstatierte zuerst die hohe Virulenz der serösen Flüssigkeit der Lungen. Er bemerkte, dass die Wirkung des Virus von der Wahl der Injektionsstelle desselben sehr abhängig sei, am Rumpf und am Hals hat die Impfung meist den Tod zur Folge, während an mehr peripher gelegenen Körperstellen (an den unteren Teilen der Beine, an den Ohren oder am Schwanzende) die Einbringung des Virus meist nur eine entzündliche Schwellung verursacht, welche örtlich beschränkt ist und in einigen Wochen resorbiert wird. Im Anschluss an diesen Eingriff wird das Tier gegen die natürlich auftretende Lungenseuche immun. Aus dieser Beobachtung schließt

---

[1]) D. tierärzt. Wochenschrift, 1901, Nr. 6.

Willems, dass man Immunität gegen Lungenseuche einem Tiere verleihen kann, wenn man demselben subcutan am Schwanzende virulentes, aus der Lunge stammendes Serum injiziert. Die von Willems angegebene Methode wird seit 50 Jahren in der Praxis allgemein verwendet.

Um im großen Maßstabe gegen die Lungenseuche zu impfen, musste man hinreichende Mengen Virus zur Verfügung haben, es waren daher besondere Untersuchungen nach dieser Richtung erforderlich. Man entnahm den an Lungenseuche gefallenen Tieren die seröse Flüssigkeit der hepatisierten Lungen und injizierte dieselbe so schnell als möglich normalen Rindern, indem man bestrebt war, die Impfflüssigkeit nicht mit fremden Keimen zu infizieren. Thatsächlich sind diesem Serum oft fremde Mikroorganismen beigemengt, welche sich schnell vermehren können, weshalb dasselbe auch so schnell in Fäulnis übergeht. Pasteur zeigte, wie es möglich sei, dieses Hindernis zu überwinden, indem er ein sehr einfaches Verfahren anwendete, vermittelst dessen er große Mengen reinen Virus zu gewinnen in der Lage war. Zu diesem Zweck injizierte er entwöhnten Kälbern hinter den Schultern am Rücken eine geringe Menge des aus der Lunge stammenden Virus. In dem Unterhautzellgewebe bildet sich bald darauf ein sehr großes, aus hochvirulentem Serum bestehendes Exsudat. Aus diesem kann man große Mengen des specifischen Virus rein gewinnen.

In einigen Ländern, wie in Deutschland und Australien, hat man besondere Anstalten zur Gewinnung dieses Impfstoffes errichtet.

Das Virus muss am Schwanzende der Impflinge injiziert werden, da an dieser Stelle die Temperatur verhältnismäßig niedrig und das Unterhautgewebe straff ist. Die mit der Lanzette oder der Pravazschen Spritze ausgeführte Impfung wird meist trotz der Reaktionserscheinungen, welche etwa 14 Tage nach der Impfung auftreten, sehr gut vertragen. Nach diesem Zeitraum kommt es zu einer leichten Temperatursteigerung und zu einer lokalen Anschwellung an der Injektionsstelle, jedoch geben diese beiden Symptome bald endgültig zurück. Die nach der Willemsschen Methode ausgeführte Impfung führt zu einer starken und 1 bis 2 Jahre, ja noch länger anhaltenden Immunität, ein Umstand, welcher die große Beliebtheit der Methode bei Züchtern und Tierärzten erklärt. Unangenehme Zufälle treten bei der Impfung nur selten auf, die Mortalität übersteigt nicht 1 %.

Trotz der genannten Vorteile war es zweckmäßig, eine Methode zu erfinden, vermittelst deren man erstens hinreichende Mengen Virus von stets gleicher und hoher Virulenz, und zweitens absolut sterilen Impfstoff erhielt. Dies Ziel wurde durch die Entdeckung des specifischen Krankheitserregers erreicht, welche die Wissenschaft Roux und Nocard[1] verdankt. Es gelang diesen Forschern, zusammen mit Borrel, Salimbeni und Dujardin-Beaumetz, den Erreger der Lungenseuche in dem kleinsten aller bekannten pathogenen Mikroorganismen zu entdecken. Anfangs ließ sich dies Bakterium nur schwer rein kultivieren, späterhin gelang jedoch die Züchtung desselben sowohl auf flüssigem wie auf festem Nährboden,

---

[1] Annales de l'Inst. Pasteur, 1898, Bd. XII, p. 240; Cinquant. de la Soc. de Biologie, 1899, p. 440; Dujardin-Beaumetz, Le microbe de la péripneumonie, Thèse de Paris, 1900.

und zwar in Martinscher Bouillon, die mit Rindermagen hergestellt ist, und auf Agar, welchem 5 % frisches Rinderblutserum zugesetzt wird. Die Serumbouillon, welcher man Serum aus einer infizierten Lunge zusetzt, veranlasst die Bildung einer sehr schwachen Bakterienkultur, welche die umgebende Flüssigkeit nur leicht trübt. Die einzelnen Keime sind so klein, dass man sie nicht einzeln, sondern nur in Haufen zusammengelagert erkennen kann. Die Winzigkeit ihrer Dimensionen geht schon daraus hervor, dass die Keime mit Leichtigkeit durch den Berkefeld-Filter und durch die Chamberlandschen Porzellankerzen passieren. Diese Eigentümlichkeit der Krankheitserreger gestattet es, dieselben in Reinkultur zu erhalten und somit einen allen Anforderungen genügenden Impfstoff darzustellen.

Nocard und Roux haben diese Reinkulturen zur Impfung von Tieren verwendet. Sie stellten fest, dass das Bakterium die typische Lungenseuche hervorruft, wenn es an geeigneten Körperstellen eingespritzt wird. Aber unter oder in die Haut des Schwanzes injiziert, führt das Virus nur zu einer leichten und vorübergehenden Erkrankung, welche ebenso gut Immunität verleiht wie das Willemssche Verfahren. Demnach eignen sich die Reinkulturen zu Impfungen in großem Unfange besser, da man dieselben leicht in großen Mengen und ohne Verunreinigung gewinnen kann, und wahrscheinlich wird mit der Zeit die alte Methode, welche der Landwirtschaft sehr große Dienste geleistet hat, durch das Roux-Nocardsche Verfahren verdrängt werden. Bisher hat man in verschiedenen Gegenden Frankreichs mit den Reinkulturen Versuche angestellt, welche zu sehr günstigen Resultaten führten. Das Institut Pasteur und die Anstalt zu Alfort haben den Tierärzten schon mehr als 5000 Impfdosen ausgeteilt; der Immunisierungseffekt der Impfungen war zum mindesten ebenso gut wie derjenige der früheren Methode, und die üblen Folgen der früheren Impfungen wurden im Verhältnis von 20 : 1 verringert.

Das Serum der überimmunisierten Tiere verleiht deutliche Schutzkraft, welche jedoch zu gering und zu wenig dauerhaft ist, um in der Praxis verwendet zu werden; dasselbe besitzt auch deutliche Heilkraft, welche die Erkrankung an Lungenseuche aufzuheben vermag; man muss jedoch zu diesem Zweck noch vor dem Auftreten des Fiebers das Serum in großen Mengen injizieren.

Die Injektion einer Mischung von Virus und Serum hat weder pathogene Wirkung noch einen Immunisierungseffekt; die mit diesem Gemisch behandelten Tiere bleiben gegen die specifische Infektion ebenso empfindlich wie die Kontrolltiere.

IX. Schutzimpfung gegen Typhus. In den bisher besprochenen 8 Abschnitten dieses Kapitels haben wir uns meist mit Schutzimpfungen gegen Tierseuchen beschäftigt. Die Resultate, welche mit diesen Verfahren gewonnen worden sind, zeichnen sich im allgemeinen durch eine große Exaktheit aus, da man naturgemäß bei Tieren in streng experimenteller Weise vorzugehen in der Lage ist. Anders beim Menschen. Da bei demselben experimentelle Untersuchungen eo ipso ausgeschlossen sind, so muss man sich mit der genauen Beobachtung des Krankheitsverlaufs beim einzelnen Patienten und mit den Ergebnissen aus größeren Statistiken begnügen. Trotzdem genügte eine mehr als hundertjährige Erfahrung dazu, den großen Segen der Jennerschen Pockenimpfung festzustellen. Bei der Hundswutimpfung handelt es sich darum, zuerst mit abgeschwächtem, später mit sehr starkem Virus Injektionen beim Menschen zu machen. Bei dieser Infektionskrankheit muss man den schon infizierten, im Inkubationsstadium befindlichen Organismus gegen den Ausbruch der Krankkeit schützen. Es ist leicht verständlich, dass man einem Menschen nur zögernd Gifte selbst in abgeschwächter Form injizieren wird, um so mehr, wenn es sich nicht um ganz vereinzelte Fälle, wie bei der Hundswut, handelt. Die Impfung des Menschen vermittelst Bakterien wird daher nur in wenigen Fällen angewendet. Zuerst hat Ferran[1]) bei der asiatischen Cholera solche Impfungen ausgeführt. Nachdem es ihm gelungen war, Meerschweinchen gegen experimentelle Cholerasceptikämie zu immunisieren, versuchte der spanische Gelehrte, dem Menschen zu Immunisierungszwecken Choleravibrionen subcutan einzuimpfen. Bei diesen Versuchen zeigte es sich, dass die subcutane Einführung des Choleravirus niemals zu specifischen Krankheitssymptomen führt. Es treten nur leichte und vorübergehende Krankheitserscheinungen, wie Fieber, Mattigkeit und lokale Entzündung an der Injektionsstelle, auf. Gelegentlich einer Choleraepidemie in der Provinz Valencia impfte Ferran auf Grund der Ergebnisse seiner Versuche 20000 Personen mit lebenden Choleravibrionen. Die von ihm veröffentlichten Ergebnisse sprechen jedoch nicht dafür, dass man durch die subcutane Injektion der Krankheitserreger Immunität gegen Cholera verleihen kann. Später hat Haffkine[2]) die Ferransche Methode modifiziert, indem er anstatt der lebenden Vibrionen Kulturen anwendete, welche durch Hitze oder Antiseptica abgetötet waren. Bei der Choleraepidemie in den Jahren 1892/93 impfte er mit diesen Kulturen, um Schutz gegen die Seuche zu verleihen. Später begab sich Haffkine nach Calcutta, um seine Versuche in großem Maßstabe fortzusetzen. Er konnte dort sein Verfahren an einer großen Zahl von Menschen erproben und ist auf Grund seiner Statistik zu der Ueberzeugung gelangt, dass sein Verfahren erfolgreich sei.

Die Untersuchungen über die Pathogenese der asiatischen Cholera mussten jedoch das Gebäude der Ferranschen Methode in seinen Grundpfeilern erschüttern; denn es zeigte sich, das die Injektion lebender oder abgetöteter Choleravibrionen zwar gegen die experimentelle Choleraperitonitis und Septikämie bei Tieren einen gewissen Immunisierungseffekt besitzt, dass dieselbe jedoch die Vergiftung durch das Choleratoxin in einem Organismus aufzuheben nicht im stande ist. Als man gelernt hatte, bei jungen Kaninchen Darmcholera zu erzeugen, sah man, dass die Ferransche Methode und ähnliche Verfahren gegen jene der Cholera des Menschen sehr ähnliche Erkrankung völlig ohnmächtig sei. Von drei im Institut Pasteur befindlichen Personen, welche an einer durch Aufnahme des Choleravibrio erzeugten Diarrhoe litten, wurden zwei durch die Haffkinesche Impfung[3]) nicht immunisiert. Die dritte Person, welche zum »Kontrollversuch« diente, und welche zwar dieselbe Cholerakultur genossen hatte, jedoch nicht geimpft worden war, verhielt sich ebenso wie die beiden anderen.

---

[1]) L'inoculation préventive contre le choléra asiatique (traduit de l'Espagnol), Paris, 1893.

[2]) Anticholeric Inoculations in India, The Indian Medical Gazette, 1895, Nr. 1.

[3]) Annales de l'Inst. Pasteur, 1893, Bd. XII, p. 579.

Auf Grund dieser Thatsachen kam man zu dem Schluss, dass eine
erfolgreiche Immunisierung gegen Cholera nicht durch lebende oder abgetötete Cholerabakterien, sondern nur durch specifisch antitoxische Sera
herbeigeführt werden könne. Junge Kaninchen, welche mit diesem Serum
immunisiert und dann vermittelst des Genusses von Choleravibrionen infiziert wurden, waren in der Mehrzahl gegen die Darmcholera immun geworden. Bisher konnte diese Methode beim Menschen noch nicht angewendet werden, so dass man ein definitives Urteil zu fällen nicht in der
Lage ist. Andererseits sind die auf der Ferranschen Methode beruhenden Verfahren aufgegeben worden. Aus diesem Grunde glaubten
wir den Schutzimpfungen gegen Cholera nicht einen besonderen Abschnitt
widmen zu müssen, andererseits wollten wir dieselben jedoch nicht mit
Stillschweigen übergehen, da die Versuche bei Cholera zur Ausarbeitung
eines ähnlichen Verfahrens gegen Typhus geführt haben.

Pfeiffer und Kolle[1] haben zuerst Menschen durch Hitze sterilisierte
Typhusbacillen injiziert. Bei diesen Personen beobachteten sie im Anschluss an die Injektion Fieber, starke Abgeschlagenheit, Schwindel, Frost
und Schmerzhaftigkeit an der Injektionsstelle, ohne dass jedoch eine
nachteilige Wirkung für die Gesundheit zu erkennen war. Zugleich bemerkten sie, dass ähnlich wie das Serum von Typhusrekonvalescenten,
auch das Blutserum der mit abgetöteten Typhuskulturen behandelten Personen Versuchstiere (Meerschweinchen) gegen eine tödliche Dosis intraperitoneal injizierter Typhusbacillen zu schützen im stande war. In der
Gleichheit der Wirkung des Serums von Typhusrekonvalescenten und von
immunisierten Personen sahen die genannten Forscher einen Beweis für
die Richtigkeit ihrer Methode.

Diese Versuche sind von Wright, Professor der Pathologie in Netley,
wieder aufgenommen worden, und seinen unermüdlichen Anstrengungen
verdankt die Wissenschaft wichtige Beobachtungen über die Schutzimpfung
gegen den Typhus des Menschen. Nach einem mündlichen Bericht des
Gelehrten hat derselbe bisher mehr als 300000 Dosen seines Antityphus-
serums ausgegeben. Sein Vaccin wird auf folgende Weise[2] hergestellt:
Der Typhusbacillus wird in eine sorgfältig neutralisierte, 1 % Pepton enthaltende Bouillon eingesät. Die Kulturröhrchen bleiben bei einer Temperatur von 37° 2—3 Wochen im Brutschrank, sodann wird ihr Inhalt in
große Gefäße gegossen und auf 60° erhitzt. Diese Temperatur reicht
schon zur Abtötung sämtlicher Bacillen aus, aber zur größeren Sicherheit setzt Wright der erhaltenen Flüssigkeit noch 0,1 Vol. einer 5 % igen
Karbol- oder Lysollösung zu. Dieses Serum wird nun bei Meerschweinchen vermittelst subcutaner Injektionen auf den Grad seiner Toxicität
untersucht. Wright injiziert dem Menschen eine Serummenge, welche
genügt, um 100 g eines 250—300 g wiegenden Meerschweinchens zu
töten. Häufig beträgt diese Dosis 0,5 ccm; zuweilen muss man jedoch
1,0 oder 1,5 ccm injizieren.

Man macht die Injektionen subcutan am Rumpf oder an der Schulter.
Etwa 2—3 Stunden nach der Impfung tritt eine Temperatursteigerung
auf, welche mit Mattigkeit, Appetitlosigkeit und Übelkeit verbunden ist.
Manchmal beobachtet man sogar einen Kollaps, so dass Wright den Impf-

---

[1] Deutsche med. Wochenschrift, 1896, p. 735.
[2] Wright and Leishman, Brit. med. Journ., 1900, 20. Januar.

lingen nach der Impfung Bettruhe anordnet. Neben der Allgemeinreaktion tritt eine lokale Schwellung, Rötung und Schmerzhaftigkeit an der Injektionsstelle auf, aber sämtliche Symptome verschwinden meist schon im Laufe von 48 Stunden.

Wright hat festgestellt, dass das Blutserum von Personen, welche mit dem specifischen Serum behandelt sind, in kurzer Zeit die Fähigkeit gewinnt, Typhusbacillen in verschiedener Stärke, meist jedoch sehr intensiv zu agglutinieren. Er war sogar der Ansicht, dass das Agglutinationsvermögen einen Maßstab für die Höhe der erworbenen Typhusimmunität abgeben könne. Aber auf Grund seiner eigenen Untersuchungen kam er zu der Überzeugung, dass diese Annahme sich nicht aufrecht erhalten lasse, dass vielmehr das Agglutinationsvermögen eine recht veränderliche Größe darstelle, welche sogar in Fällen deutlicher Immunität zuweilen völlig fehlt. Andererseits haben besonders die Untersuchungen des Serums vor dem Defervescenzstadium ergeben, dass das Agglutinationsvermögen schon zu einer Zeit auftreten kann, in welcher Immunität noch nicht besteht. Wright untersuchte nun die baktericiden Eigenschaften der von ihm immunisierten Individuen und ersann ein geniales Verfahren, um mit möglichst geringem Zeitverlust die Schwankungen der Baktericidität der Körperflüssigkeiten festzustellen. Er fand erstens, dass die Baktericidität des Blutes nicht mit dem Agglutinationsvermögen desselben parallel verläuft, eine Beobachtung, welche ihn in seiner Ansicht bestärkte, dass zwischen erworbener Immunität und Agglutinationsfähigkeit keine unmittelbaren Beziehungen bestehen, sodann sah er, dass die Fähigkeit des Blutserums, den Typhusbacillus abzutöten, bei den nach seiner Methode geimpften Personen verschieden stark war. Nach Einführung großer Mengen der Kultur kann die bactericide Kraft des Blutserums sogar für lange Zeit deutlich herabsinken. Dagegen beobachtet man im Anschluss an mittelgroße oder kleine Injektionsmengen zuerst ein negatives Stadium, während dessen die Baktericidität des Serums sehr schwach ist, auf dasselbe folgt eine Periode, während welcher das Blutserum stark baktericide Eigenschaften gewinnt. Wright ist nicht der Ansicht, dass die Höhe der Baktericidität des Blutserums einen Maßstab für den Grad der erworbenen Immunität abgiebt. Er hofft jedoch, dass man vielleicht einmal eine passende Blutuntersuchungsmethode finden wird, mit Hilfe deren man sich über den Grad des Infektionsschutzes der betreffenden Personen wird unterrichten können. Im Augenblick liefern nur die Statistiken eine Basis, auf welcher man sich eine Vorstellung über den Erfolg der Schutzimpfung gegen Typhus zu machen vermag. Immerhin ist es, wie bekannt, oft sehr schwierig, exakte statistische Angaben zu erhalten. Während des Krieges in Südafrika, in welchem $\frac{1}{5}$ der englischen Truppen, im ganzen also etwa 50000 Personen, nach der Wrightschen Methode geimpft worden sind, kann man nur in einigen Fällen die Ergebnisse der Statistik verwerten. Viele Kranke, welche nur an leichtem Fieber erkranken, entgehen der Statistik vollkommen, denn in Ermangelung einer genauen Diagnose weiß man nicht, ob man die betreffenden Patienten den Typhuskranken zuzählen soll. In anderen Fällen lenken sekundäre Komplikationen die Aufmerksamkeit der Ärzte ab und führen zu einer falschen Diagnose.

Von allen Mitteilungen über die englischen Truppen im südafrikanischen Kriege sind nach Wright die während der Belagerung von Lady-

smith gemachten Beobachtungen die weitaus exaktesten, und zwar infolge
der Leichtigkeit, mit welcher man bei der völligen Isolierung der Truppen
alle Typhusfälle hat feststellen und verfolgen können. Es ergab sich,
dass von den immunisierten Soldaten und Offizieren achtmal weniger
Personen an Typhus erkrankten als von den nicht geimpften Truppen
(1499 Fälle auf 10529 nicht geimpfte Personen; 35 auf 1705 geimpfte).
Ebenfalls war die Sterblichkeit unter den vorher geimpften Personen bedeutend geringer. Die Differenz zu Gunsten der Impfungen muss eigentlich noch viel höher angenommen werden, da sich unter den nicht geimpften Personen eine Anzahl befinden, welche vorher eine natürliche
Typhuserkrankung durchgemacht haben und nicht einer künstlichen Immunisierung unterzogen worden sind.

Das Urteil der meisten Ärzte, welche die Wrightsche Methode be-
obachtet haben, ist für die Impfungen ebenfalls günstig. So berichtet
Henry Cayley[1], dass das Personal eines Hospitals des schottischen
Roten Kreuzes, von dem fast jedes Mitglied (57 von 61 Personen) zwei
Injektionen erhalten hatte, völlig von Typhus verschont blieb, obwohl
häufig Gelegenheit zu Infektion vorhanden war.

Dies Beispiel ist außerdem in der Beziehung instruktiv, dass es zu
Gunsten zweier aufeinander folgender Injektionen spricht. In vielen
anderen Fällen, in denen man sich mit einer einzigen Schutzimpfung begnügte, waren die Resultate weniger günstig. Nach Howard Tooth,
welcher seine Beobachtung in Bloemfontein machte, müssen die nach
der Wrightschen Methode ausgeführten Impfungen als sehr nützlich angesehen werden.

Abgesehen von Südafrika wurde die Typhusschutzimpfung auch in
anderen Ländern, Ostindien, Ägypten und Cypern, an einer großen
Reihe von Personen ausgeführt. Nach den ersten Berichten aus Indien
war daselbst die Krankheitsziffer bei den geimpften dreimal geringer als
bei den nicht geimpften Personen. Die letzten Berichte[2] teilen noch
günstigere Resultate mit. So war in Meerut die Morbidität der geimpften
im Jahre 1899 und 1900 11mal geringer als unter den nicht geimpften
Personen (2 Fälle von Abdominaltyphus bei 360 geimpften gegenüber
11 Fällen derselben Krankheit bei 176 nicht geimpften); die Mortalität
(ein Fall bei den geimpften gegenüber 6 Fällen bei den nicht geimpften)
war bei den geimpften 12,7mal geringer.

In Ägypten und Cypern ergab die specifische Therapie nach den Berichten von Fawcet[3] noch bessere Resultate. Auf 2669 nicht geimpfte
Personen kamen 68 Kranke und 10 Tote, während unter 720 geimpften
nur ein Krankheits- und zugleich Todesfall vorkam. In diesem Fall
handelte es sich um eine Person, welche erst während der Inkubationszeit geimpft wurde, denn die Krankheit trat bald nach der Impfung auf.
Demnach war die Morbidität bei den Geimpften zum mindesten 17mal
schwächer.

Einige wenige Stimmen sprechen sich gegen diese Therapie aus, aber
auch diese Autoren haben ihre Ansicht nicht recht entschieden zum Ausdruck gebracht. Unter den Gegnern der Schutzimpfung, wenn man über-

<hr>

[1] Brit. med. Journal, 1901, 12. Januar, p. 84.
[2] The Lancet, 1901, 9. Februar, p. 339.
[3] Ibid., 1901, 4. Mai. p. 1272.

haupt von solchen sprechen darf, muss man in erster Linie Washbourn[1]) nennen, welcher in mikrobiologischen Fragen als eine Autorität anzusehen ist. Als Hospitalarzt der Yeomanry in Deelfontein hatte er Gelegenheit, viele Fälle von Typhus zu beobachten, und war über den Tod zweier gegen Typhus immunisierter Personen erstaunt, aber er selbst giebt zu, dass auf Grund dieser Beobachtungen ein definitives Urteil auszusprechen voreilig wäre, und er kann für seine skeptische Haltung sonst keinen positiven Grund angeben.

Außer in den englischen Kolonieen sind die Schutzimpfungen gegen den Abdominaltyphus noch in Russland von Wyssokowitsch[2]) ange- wendet worden. Er hat 235 Soldaten eines in Kiew liegenden Regiments, in welchem eine Typhusepidemie herrschte, gegen diese Krankheit immu- nisiert. Die Impfungen wurden mit Kulturen ausgeführt, welche durch Karbolsäure abgetötet waren. Über den Erfolg des Verfahrens kann man kein Urteil abgeben, da die Zahl der Geimpften sehr gering und die Epidemie nur wenig verbreitet war. Immerhin ist bemerkenswert, dass unter den immunisierten Soldaten kein einziger an Typhus erkrankt ist, während unter den nicht Geimpften 3 Krankheitsfälle vorkamen.

Die Schutzimpfungen gegen Typhus sind erst seit so kurzer Zeit ein- geführt, dass man über den Erfolg derselben noch kein definitives Urteil zu fällen vermag. Immerhin ermutigen die bisher gewonnenen Resultate zu einer Fortsetzung der Versuche. Alles spricht von vornherein dafür, dass die Typhusschutzimpfungen von großem Nutzen sein werden, denn die Statistiken sind durchweg günstig, die Gefahr einer Schädigung durch die Impfung besteht überhaupt nicht oder ist ganz gering, und außer der schon erwähnten, leicht vorübergehenden Erkrankung hat man schwere Zufälle nach den Injektionen niemals beobachtet.

Es ist noch hinzuzufügen, dass unter dem Gesichtspunkt der Pathologie des Typhus alle Umstände für einen guten Erfolg der Schutzimpfungen sprechen. Während bei der Cholera asiatica die vom Darmkanal aus- gehende und durch das Choleratoxin erzeugte Intoxikation im Vorder- grund steht und die subcutane Injektion von Bakterien gar keine Wir- kung auf die Vergiftung auszuüben vermag, handelt es sich bei dem Abdominaltyphus um eine echte Infektion. Obwohl das Bakterium sich im Dünndarm entwickelt, verbreitet es sich später im Gesamtorganismus. Infolge der verbesserten Untersuchungsmethoden findet man jetzt stets oder fast stets den Bacillus im Blute der Kranken, und sein konstantes Vorkommen in der Milz liefert für diese Auffassung einen deutlichen Be- weis. Unter diesen Umständen liegt die Annahme nahe, dass alles, was das Eindringen des Typhusbacillus in das Blut und in die inneren Or- gane hemmen kann, zugleich auch zum Schutz des Gesamtorganismus zu dienen vermag.

Immerhin hat die Wissenschaft noch nicht das letzte Wort in dieser Frage gesprochen. Man nähert sich immer mehr der Ansicht, dass es notwendig ist, zwei Injektionen statt einer vorzunehmen. Man wird viel- leicht auch einige Verbesserungen in der Methode einführen, indem man mit derselben die Injektionen von specifischem Immunserum zu Schutz- zwecken verbindet. Die nächste Zukunft wird uns wohl die Lösung dieser bedeutsamen Frage bringen.

---

¹ Brit. med. Journal, 1900, 16. Juni, p. 1456.
² Gazette clinique de Botkine, 1900, 16. Juni (russisch).

X. Schutzimpfungen gegen die Pest des Menschen. Diese Krankheit, welche so lange Zeit hindurch als die größte Geißel der Menschheit angesehen wurde, war noch bis vor kurzer Zeit vom Standpunkt der Wissenschaft aus nur wenig erforscht. Aber von dem Moment an, da es möglich wurde, bei der Untersuchung derselben die neueren mikrobiologischen Methoden anzuwenden, wurde die Natur dieser Krankheit genau festgestellt, so dass man nunmehr in der Lage ist, mit wirksamen Mitteln gegen die Seuche vorzugehen. Unter diesen Mitteln spielen die Schutzimpfungen eine Hauptrolle.

Als die letzte Pestepidemie in Bombay und in Ostindien ausbrach, war Haffkine daselbst gerade damit beschäftigt, sein Impfverfahren gegen die asiatische Cholera einzuführen, wovon wir im vorigen Abschnitt gesprochen haben. Völlig mit den Resultaten der bakteriologischen Untersuchungen, welche Kitasato und Yersin über die Bubonenpest ausführten, vertraut, fing Haffkine ebenfalls im Jahre 1896 an, gegen die Pest vorzugehen. Nachdem Yersin, Borrel und Calmette[1]) gezeigt hatten, dass gegen die Pest empfindliche Tiere leicht gegen den Pestbacillus immunisiert werden können, ging Haffkine[2]) darauf aus, eine praktische Impfungsmethode für den Menschen auszuarbeiten. Er errichtete in Bombay ein Laboratorium, und nach einigen Vorversuchen an Kaninchen begann er Menschen mit Reinkulturen von Pestbacillen zu behandeln. Von 1897 an bis auf die letzte Zeit hat er eine große Zahl von Menschen geimpft, und seine Erfolge ermutigten ihn zur Fortsetzung der Schutzimpfungen. Das Prinzip derselben ist das gleiche wie dasjenige, welches ihn bei der Bereitung des Choleraimpfstoffes geleitet hatte, und welches zu den Impfungen gegen Typhus dient. Er wendet dazu Reinkulturen des durch Erhitzung abgetöteten Bacillus an; dieselben werden in großen Glasgefäßen gebildet, welche mit Pestbacillen in geringen Mengen beschickte Peptonbouillon enthalten. Auf die Oberfläche der Flüssigkeit gießt man etwas sterile Butter oder steriles Kokosnussöl. Unter diesen Bedingungen wächst der Bacillus reichlich und erzeugt Bakterienmassen, welche in dem Gefäß zu Boden sinken und dabei einen ähnlichen Eindruck machen, wie die Stalaktiten in einer Tropfsteinhöhle. Die Kulturballons werden 5—6 Wochen in einer Temperatur von 30° gehalten, sodann fallen zahlreiche Bakterien auf den Grund des Gefäßes und lassen einen großen Teil ihres Toxins austreten. Das an der Oberfläche befindliche Fett gestattet außerdem noch eine Oberflächenentwicklung der Bacillen, so dass die Menge der in dem Gefäß wachsenden Bakterien in dieser Weise bedeutend vermehrt wurden.

Nach einer 35—42 tägigen Entwicklung in dem Glasgefäß erhitzt man die Kulturen 1—3 Stunden auf 65—70°, um alle Bakterien abzutöten und so die Injektion des Präparats ungefährlich zu gestalten. Um sich von der Wirksamkeit der Erhitzung zu überzeugen, entnimmt man passend etwas Flüssigkeit und überimpft dieselbe auf einen geeigneten Nährboden. Bleibt derselbe steril, so kann die Flüssigkeit in der Praxis angewendet werden. Erwachsenen Männern injiziert man 3 ccm, während Frauen, Kindern und Jünglingen 2—2,5 ccm subcutan eingespritzt werden.

---

[1]) Annales de l'Inst. Pasteur, 1895, Bd. IX, p. 589.

[2]) Brit. med. Journal, 1897, Bd. II, p. 1461; Ind. medical Gaz., 1897, **Bd. XXXII**, p. 201.

Einige Stunden nach Ausführung der Schutzimpfung steigt die Temperatur an und erreicht 38,5—39°, zuweilen selbst 40—40,5°. Das Fieber hält etwa 15—48 Stunden an. Bald tritt Schmerz, Rötung und Schwellung an der Impfstelle auf, diese Entzündungssymptome halten 3—5 Tage an. Das Krankheitsgefühl, welches im Anschluss an den Eingriff sich bemerkbar macht, ist zuweilen unangenehm, jedoch von keiner ernsteren Bedeutung. Nur in Ausnahmefällen bemerkt man eine Abscessbildung, welche sicher auf einer Mischinfektion mit anderen Bakterien beruht. Die nach Indien gesandte englische Pestkommission hat in den Kulturen nicht selten andere Bakterien gefunden, als Pestbacillen, aber mit wenigen Ausnahmen waren jene Keime völlig unschädlich. Bei genauer Befolgung der für die Herstellung von Reinkulturen geltenden Gesetze wird es nicht schwer sein, Verunreinigungen von Kulturen zu vermeiden.

So viel wie irgend möglich versucht Haffkine seine Patienten in der richtigen Überzeugung wiederzuimpfen, dass zwei Injektionen sicherer und dauerhafter den Krankheitsschutz herbeiführen, als eine einzige.

Man hat darüber diskutiert, von welchem Zeitpunkt an man annehmen muss, dass die Immunität erworben ist. Die zahlreichen nach dieser Richtung unternommenen Tierversuche und die am Menschen gemachten Beobachtungen stimmen darin überein, dass die Immunität etwa 5—8 Tage nach der Injektion des Vaccins auftritt. Die Fälle von Pesterkrankungen, welche vor Beendigung dieses Intervalls auftreten, können demnach nicht als Beweis gegen die Wirksamkeit der Methode angeführt werden.

Viele Zeugnisse von Personen, welche an Ort und Stelle die Schutzimpfungen mit angesehen haben, sprechen sich fast einstimmig dahin aus, dass die Haffkinesche Methode die Menschen gegen die Pest immunisiert. Oft ist es in einem Milieu, in welchem so viele Schwierigkeiten sich der Aufstellung einer genauen Statistik entgegenstellen, kaum möglich, exakte Zahlen zu erlangen. Trotzdem hat man eine Reihe von Berichten sammeln können, welche ausreichenden Aufschluss über die Erfolge erteilt. Eine der besten Statistiken wurde in Damaun, einer portugiesischen Besitzung in Indien, gesammelt, wo die Pest im Jahre 1897 von Bombay aus eingeschleppt worden war, und wo die Haffkinesche Impfung in großem Maßstabe ausgeführt wurde. Nach dem Bericht von Haffkine und Lyons[1] wurden von einer 8230 Köpfe zählenden Bevölkerung etwas mehr als der 4. Teil (2177 Personen) der Impfung unterzogen, während der Rest (6033) nicht geimpft wurde. Von den ersteren starben nur 36, also 1,6 %, an der Pest, während von den nicht geimpften Personen 1482 oder 24,6 % der Pest zum Opfer fielen. Nach diesen Zahlen hätte die Impfung die Mortalität um das 15fache herabgemindert. Die deutsche Kommission[2], von welcher 2 Mitglieder, Koch und Gaffky, sich ebenfalls nach Damaun begeben haben, um den Impfungen beizuwohnen und die Wirksamkeit derselben zu beurteilen, sprachen sich ebenfalls zu Gunsten der Haffkineschen Methode aus. Die englische Kommission[3] verhielt sich in ihrem Urteil etwas reservierter und hat einige Kritiken an der Statistik von Haffkine und Lyons geäußert (welche

---

[1] Joint report on the epidemic of Plague in lower Damann, Bombay, 1897.
[2] Arb. aus dem kaiserl. Gesundheitsamte, 1899, Bd. XVI, p. 331.
[3] Indian plague commission, 1901, Chap. IV.

unter anderem alle bei den nicht Geimpften auftretenden Todesfälle der
Pest zurechnen), schließlich erkennt dieselbe jedoch ebenfalls die Zweck-
mäßigkeit der in Damaun gemachten Impfungen an.

Die Ergebnisse der Schutzimpfungen in Undhera, Hubli und an anderen Orten von Indien bestätigen die in Damaun erzielten Resultate; die
an den genannten Orten gesammelten Erfahrungen fordern sicherlich in
verschiedenen Beziehungen eine Kritik heraus, aber das Gesamtresultat ist
doch für die Fortsetzung der Schutzimpfung äußerst ermutigend. Nach
den Schlusssätzen des Berichts der englischen Kommission »wird durch
die Schutzimpfungen die Möglichkeit der Erkrankung an Pest unter der
geimpften Bevölkerung wesentlich herabgesetzt, aber der erteilte Krankheitsschutz ist kein absoluter« (l. c. p. 81). Die Dauer der durch die
Haffkinesche Impfung erzeugten Immunität ist noch nicht bekannt. Nach
den Tierversuchen kann dieselbe nicht sehr lang sein, immerhin hält sie
mehrere Wochen, wahrscheinlich sogar mehrere Monate, an.

Die Schutzimpfungen vermittelst abgetöteter Kulturen können in gewissen Fällen mit Nutzen vorgenommen werden, besonders wenn es sich
darum handelt, die Ausdehnung einer schon bestehenden Seuche zu verhindern. Die leichte Herstellung des Impfstoffs gestattet es, in kurzer
Zeit sehr große Mengen desselben zu gewinnen, mit denen man die Bevölkerung ganzer Landstriche oder die Einwohner einer Stadt zu immunisieren vermag. Da jedoch bei dieser Methode die Immunität erst nach
einigen Tagen auftritt, und da die Injektion selbst abgetöteter Bakterien
in dem Inkubationsstadium der Pest oder in dem Augenblick, welcher
der Infektion vorausgeht, schädlich sein kann, so soll man die Impfung
nur bei denjenigen Personen machen, welche entweder überhaupt nicht
mit den Kranken zusammen zu kommen Gelegenheit haben oder welche
von vornherein mit Wahrscheinlichkeit eine Infektion erleiden können[1].

Lustig und Galleotti[2] haben ein anderes Verfahren beschrieben, das
man in den Fällen anwenden kann, in denen man in kurzer Zeit sehr große
Mengen Impfstoff benötigt. Anstatt wie bei der Haffkineschen Methode
die Kulturen 5—6 Wochen sich entwickeln zu lassen, legen die genannten
italienischen Gelehrten Kulturen auf Agar an, welche nur 2 Tage zu
ihrem Wachstum brauchen. Die Bakterien werden von der Oberfläche
des Agars entnommen, mit einer schwachen Kaliumlösung behandelt
(0,75 % — 1 %), welche die Körper der Bacillen auflöst. Dieser Vorgang
ist meist schon in 20 Minuten beendet, kann aber auch eine Stunde und
länger dauern. Die Bakterien dürfen jedoch niemals länger als 3 Stunden
mit dem Alkali in Berührung bleiben. Die schleimig zähe Masse, welche
man erhält, wird mit Essigsäure behandelt, wobei ein Niederschlag entsteht. Dieser wird gewaschen und bildet dann den Impfstoff. In großen
Mengen Tieren injiziert, erzeugt das Präparat Nekrose, in geringer Dosis
wird es jedoch gut vertragen und verleiht Immunität gegen die Pest.
Beim Menschen genügt es, davon 2—3 mmg, in Wasser verdünnt, zu
injizieren. Man hat diesen Stoff in Indien zur Immunisierung der Menschen
nur selten angewendet, jedoch sind in der Absicht, ein Antipestserum
herzustellen, viele Pferde mit dem Präparat geimpft worden.

---

[1] Calmette. Rapport sur les vaccinations contre la peste, Comptes rendus
du X. Congrès internat. d'Hygiene, Paris, 1900.
[2] Deutsche med. Wochenschrift, 1897, pp. 227. 289.

Die Serumtherapie der Pest wurde durch die Untersuchungen von
Yersin, Borrel und Calmette (l. c.) inauguriert, welche gezeigt haben,
dass gegen Pestbacillen empfindliche Tiere gegen diese Seuche immunisiert und auch geheilt werden können. Seit dieser Zeit wurde die Bereitung von Pestserum im Institut Pasteur unter Leitung von Roux
energisch in Angriff genommen. Nach verschiedenen Versuchen, welche
von wechselndem Erfolg begleitet waren, erhielt man schließlich ein Serum,
welches deutlich im stande war, ausgesprochene schwere Pest zu heilen.
Da wir in diesem Buch absichtlich von der Behandlung nicht sprechen,
so werden wir uns nur mit der immunisierenden Wirkung des Pestserums
beschäftigen.

Während die Immunisierung vermittelst abgetöteter Pestbacillen besonders in Indien ausgeführt worden ist, wendete man die Schutzimpfung
durch specifisches Serum in erster Linie in Europa an, und zwar gelegentlich der Epidemieen in Oporto (1899) und in Glasgow (1900). In
all diesen Fällen wurde zur Impfung das Präparat des Institut Pasteur
benutzt, welches das stärkste der bisher dargestellten Pestsera darstellt.
Dasselbe stammt von Pferden, die lange Zeit hindurch mit Reinkulturen
von Pestbacillen und mit dem Toxin dieses Krankheitserregers behandelt
worden sind. Die Behandlung der Tiere besteht anfangs in der Injektion
von Pestbacillen, welche durch Erhitzung auf 70° abgetötet worden sind.
Um lokale Störungen, wie man sie bei subcutanen Einspritzungen beobachtet, zu vermeiden, injiziert man die Kulturen intravenös. Sind die
Tiere durch diese Behandlung mit abgetöteten Kulturen immunisiert
worden, so geht man dazu über, denselben ebenfalls intravenös kleine
Mengen lebender Pestbacillen zu injizieren. Die Menge des injizierten
Virus wird nun ganz allmählich erhöht, und zum Schluss injiziert man
den Pferden noch die vermittelst Filtrierung durch den Chamberlandschen Apparat gewonnenen Bakterienprodukte.

Calmette und Salimbeni[1]) haben zu Immunisierungszwecken in
Oporto 600 Personen geimpft, welche Gefahr liefen, an der Pest zu erkranken; und zwar handelte es sich um die Ärzte, das Personal der
hygienischen Laboratorien und der Desinfektionsanstalten, die Kranken-
träger, die Totengräber, die Familien der Pestkranken, die Mitglieder der
französischen Kolonie etc. Jeder Person werden 5 ccm Serum unter die
Bauchhaut gespritzt. In manchen Fällen kam es zu einer Urticaria-
eruption, wie man sie häufig nach der Einspritzung der verschiedenartigsten Sera beobachtet. Von allen Impflingen erkrankten zwei an der
Pest: Dr. Camera-Pestana und sein Assistent. Der erstere starb an
der Krankheit, während dieselbe bei dem anderen Arzt leicht verlief.
Das genaue Studium dieser 600 Fälle hat zugleich mit den Tierexperi-
menten ergeben, dass die durch das Pestserum verliehene Immunität unmittelbar im Anschluss an die Injektion auftritt, jedoch nur von kurzer
Dauer ist. Wahrscheinlich hält sie nur 8, 10, höchstens 15 Tage an.

Van Ermengem[2]) hat diese Resultate in seinem Bericht über die
Epidemie in Glasgow bestätigen können. Mehr als 70 gesunde Personen
sind daselbst mit dem Serum behandelt worden, und zwar wurde jeder
Person eine subcutane Einspritzung von 10 ccm am Bauch gemacht. Von

---

[1]) Annales de l'Inst. Pasteur, 1899, Bd. XIII, p. 902.
[2]) Bull. de l'Acad. r. de Belgique, 1900, 27. Oktober.

diesen Personen erkrankte eine an einer leichten Form der Pest 8 Tage
nach der Impfung, eine andere, eine Aufwärterin, wurde 9 Tage nach
der Injektion von einer specifischen, durch Pestbacillen hervorgerufenen
Anschwellung der Cervikaldrüsen befallen. In beiden Fällen wurde
Heilung erzielt. In allen anderen Fällen blieben sämtliche Personen trotz
der hohen Ansteckungsgefahr, welcher sie sich andauernd aussetzten,
völlig gesund. Van Ermengem ist der Ansicht, dass jene beiden mit
Serum behandelten Personen schon im Augenblick der Impfung infiziert
waren.

Der belgische Forscher hebt besonders die Häufigkeit der sekundären
Komplikationen hervor, welche in Glasgow bei den geimpften Personen
auftraten. Er selbst hat nach seiner Angabe an einer solchen gelitten,
nachdem er sich 10 ccm des Serums eingespritzt hatte; ein Umstand, der
verschiedene Autoren zu Angriffen gegen das Institut Pasteur veranlasst
hat. Van Ermengem selbst drückt sich folgendermaßen über diesen
Gegenstand aus: Die im Anschluss an die Schutzimpfung auftretenden
Zufälle ... waren recht zahlreich. Bei einer Gesamtzahl von 72 Fällen
beobachtete man 33mal Komplikationen, welche zum Teil sogar recht
ernster Natur waren und den Kranken sowohl starke Schmerzen, wie der
Umgebung große Beunruhigung bereiteten. Wir selbst könnten ein Wort
davon reden, da auch wir daran gelitten haben. Aber im Wesentlichen
unterscheiden sich diese Zufälle nicht von denen, welche man ab und zu
nach der Injektion von Diphtherieheilserum beobachtet, und verschwinden
auch ebenso schnell, wie die durch dies Serum hervorgerufenen Schädigungen (l. c. p. 18).

Trotz der ungünstigen Begleiterscheinungen und trotz der Notwendigkeit, alle 10—15 Tage die Schutzimpfung zu wiederholen, sind dieselben
unter verschiedenen Bedingungen doch streng indiziert. Erstens können
dieselben an Bord infizierter Schiffe, in Lazaretten (so in Friaul nach der
Ankunft eines pestkranke Heizer führenden Schiffes aus Marseille), in den
Docks, Speichern und anderen infizierte Gegenstände enthaltenden Waren-
lagern Anwendung finden. Sodann ist die Injektion des Serums indiziert
zur Impfung der unmittelbaren Umgebung Pestkranker in Krankenhäusern
und Privatwohnungen. Kurz, die Impfung muss infolge der Fähigkeit,
äußerst schnell Immunität zu verleihen, überall da ausgeführt werden,
wo eine mehr oder minder schnell drohende Gefahr besteht. Unter diesen
Umständen ist die Schutzimpfung zur Einschränkung der Krankheit von
der größten Bedeutung.

Die bisher zur Immunisierung gegen die Pest angewendeten Methoden
sind noch verbesserungsfähig. Calmette und Salimbeni haben Untersuchungen angekündigt (l. c.), welche sie an Tieren unternommen haben,
um den durch kombinierte Injektion von Pestserum und abgetöteten Pestbacillen erzeugten Immunisierungseffekt festzustellen. Aber schon in dem
jetzigen Stadium verdienen die Verfahren, welche zum Schutz gegen die
Pest eingeführt worden sind, als eine große Wohlthat für die Menschheit
angesehen zu werden.

XI. Schutzimpfungen gegen Tetanus. Der Tetanus ist weder
eine ansteckende Krankheit wie die Pest und andere Infektionskrankheiten, noch kann er sich epidemisch schnell weiter verbreiten. Dennoch stellt der Starrkrampf eine furchtbare Erkrankung vor, gegen welche

die Behandlung nur bis zu einem gewissen Grade mit Erfolg durchgeführt
werden kann. Diese Thatsache muss die Aufmerksamkeit von Ärzten
und Tierärzten auf die Schutzimpfung gegen Tetanus lenken.

Bei dieser Erkrankung stehen die Intoxikationserscheinungen im Vordergrunde. An der Stelle, an welcher die Tetanusbacillen in den Organismus eindringen, können sie sich nur unter bestimmten begünstigenden
Umständen entwickeln, z. B. bei der Mischinfektion mit anderen Bakterien
in einer Wunde. Der Tetanusbacillus erzeugt nur spärliche Kulturen an
seiner Eintrittsstelle und geht nicht in den Organismus selbst über; aber
das von dem Bacillus secernierte Toxin führt zu einer schweren Vergiftung, welche in der Mehrzahl der Fälle den Tod zur Folge hat. In
manchen Ländern ist der sich an verschiedene Verletzungen anschließende
Tetanus bei Menschen und verschiedenen Haustieren, wie Pferden, Eseln,
Schweinen etc., sehr verbreitet.

Erst nach der Entdeckung eines guten Immunisierungsverfahrens durch
von Behring und Kitasato konnte man zu einer Anwendung des
Tetanusantitoxins in der Praxis übergehen. Diese Gelehrten haben gezeigt,
dass, wenn man Tetanustoxin mit Jodtrichlorid behandelt, das Gift bedeutend schwächer wird und sich zu Impfzwecken eignet. Andererseits
haben Roux und Vaillard gezeigt, dass der Zusatz von Lugolscher
Jodlösung das Tetanustoxin zu einem guten Impfstoff gegen das Auftreten
von Starrkrampf bei vielen Tierspecies macht. Später wurde festgestellt,
dass man selbst mit einer Modifizierung des aktiven Tetanusgiftes zu
guten Resultaten gelangen kann, wenn man nur das Gift mit der gehörigen
Vorsicht den Tieren injiziert.

Aber nicht diese von Tetanuskulturen abstammenden Impfstoffe haben
in praxi Verbreitung gefunden, die besten Resultate erhält man mit Antitetanusserum. Nachdem von Behring und Kitasato entdeckt hatten,
dass das Serum von gegen Tetanus immunisierten Tieren die Wirkung
des Tetanusgiftes aufzuheben im stande ist, wurde diese Entdeckung von
vielen Autoren nachgeprüft. Durch die Behandlung von Pferden mit
großen Mengen Tetanustoxin gelang es, hochaktive antitoxische Sera zu
gewinnen. So vermögen einige Sera Meerschweinchen gegen eine einfach tödliche Dosis Tetanusgift zu schützen, wenn man den Tieren eine
Antitoxinmenge injiziert, welche einem Milliardstel des Körpergewichts
der Tiere gleich ist.

Sera von dieser Stärke verleihen den Haustieren Schutz gegen das
Starrkrampfgift. Bekanntlich tritt bei Pferden, Schafen, Hammeln und
anderen Säugetierspecies im Anschluss an Operationen sehr häufig Tetanus auf, welcher in der Regel zum Tode führt. Besonders häufig ist dies
der Fall bei der Kastration, der Amputation des Schwanzes, der Exstir-
pation von Pilzen oder von Tumoren, bei der Operation des Kryptorchis-
mus und bei der Hernienoperation. Andererseits tritt Starrkrampf häufig bei
Pferden auf, welche am Fuße oder an den unteren Teilen der Extremitäten
Verletzungen erlitten haben (Hufbeschlag, Hornspalte, Verletzungen etc.).
Um gegen diese Erkrankungsmöglichkeiten energisch vorzugehen, verteilte Nocard[1]) unter die Tierärzte etwa 70 Liter des specifischen Anti-

---

[1]) Bull. de l'Ac. de Médec., 1895, Bd. XXXIV, 22. Oktober, p. 407; Ibid., 1897,
Bd. XXXVIII, 27. Juli, p. 109. Comptes rendus du XIIe Congrès international de
Médecine, Moskau, 1897, Bd. VII, p. 244.

tetanusserums zu Immunisierungszwecken. Die Mehrzahl der behandelten Tiere (Pferd, Esel, Maulesel, Stier, Schafbock, Lamm, Schwein) erhielt zwei Injektionen in einem Intervall von 10—12 Tagen; die Dosis betrug bei großen Tieren 20 ccm, bei Schafen und Schweinen 6—10 ccm. Von 3088 Tieren, welche die erste Seruminjektion sofort nach dem operativen Eingriff erhielten, erkrankte kein einziges an Starrkrampf. Von 400 Tieren, denen die erste Injektion erst 1—4 Tage oder später nach der Operation oder nach dem Trauma gemacht wurde, erkrankte nur ein Pferd, welches fünf Tage nach der Verletzung (Hufbeschlag) geimpft worden war, an leichten Starrkrampferscheinungen, welche bald in volle Heilung übergingen. In denselben Gegenden, in denen die Resultate im Anschluss an die Schutzimpfung so glänzend waren, kamen 314 Fälle von schwerem, tödlichem Tetanus unter den operierten und verletzten Tieren vor, bei denen eine Schutzimpfung nicht vorgenommen worden war.

Angesichts dieser Erfolge hat sich naturgemäß die Starrkrampfschutzimpfung von Tieren in der tierärztlichen Praxis schnell verbreitet. Demnach sind die Bestellungen von Tierärzten von Jahr zu Jahr im Zunehmen begriffen. Im Jahre 1896 gab das Institut Pasteur 1511 Flaschen von 10 ccm Inhalt aus, im Jahre 1898 betrug die Zahl der Flaschen 24959, im Jahre 1900 überstieg sie die Zahl von 43000.

Es steht nunmehr außer Zweifel, dass die Immunisierung vermittelst des specifischen Serums gegen Tetanus äußerst erfolgreich ist. Man darf jedoch niemals vergessen, auch die Wunden zu behandeln. Dieselben müssen streng antiseptisch behandelt und Fremdkörper vorkommenden Falls entfernt werden; denn sonst könnten, sobald als die durch das Tetanusserum hervorgerufene Immunität verschwunden ist, die noch vorhandenen Sporen, welche an dem Fremdkörper haften, noch zu einem Spätauftreten von Starrkrampf führen.

Auch die Schutzimpfungen gegen Tetanus beim Menschen beginnen sich allmählich zu verbreiten. Häufig ziehen sich Radfahrer beim Fallen Verletzungen zu, welche mit Pferdemist oder anderem, möglicherweise Tetanussporen enthaltendem Material verunreinigt werden. In diesen Fällen, wie auch bei anderen Verletzungen, ist die Impfung mit dem specifischen Serum indiziert. Von Zeit zu Zeit kommen ins Institut Pasteur mit Verletzungen behaftete Personen, welche darum bitten, dass ihnen eine Schutzimpfung gegen Tetanus gemacht wird. Verschiedene Ärzte und Chirurgen pflegen auch alle ihre Patienten, welche Verletzungen, die mit Erde oder Mist verunreinigt sind, erlitten haben, gegen Tetanus zu impfen. In all diesen Fällen soll der Erfolg, soweit uns wenigstens bekannt, stets ein günstiger gewesen sein.

XII. Impfung gegen Diphtherie. Seit der Entdeckung des Diphtherieheilserums und seit der Einführung desselben in die ärztliche Praxis steht die Diphtherieschutzimpfung im Vordergrunde der Diskussion. Besonders in den ersten Jahren nach der Einführung des Heilserums erschien eine große Anzahl von Arbeiten, welche sich teils für, teils 'gegen die specifische Behandlung der Diphtherie aussprachen. Im Laufe der Jahre wurden die Gegner der Serumbehandlung an Zahl immer geringer, und heutzutage nehmen wohl nur noch ganz wenige Ärzte eine ablehnende Stellung gegenüber diesem großartigen Heilmittel ein.

Von Behring und Kitasato haben im Jahre 1890 das Diphtherieheilserum entdeckt. Dieselben konnten zeigen, dass dies Serum bei Laboratoriumstieren das Diphtherietoxin deutlich zu immunisieren vermag. Bald nach dieser Feststellung begann von Behring diese Behandlung auch auf den Menschen zu übertragen. Aber seine ersten Resultate waren nichts weniger als ermutigend. Behring erkannte, dass man zur Behandlung des Menschen bedeutend höher aktives Serum benötige, und machte sich nun mit Ehrlich, welcher damals ebenfalls am Institut für Infektionskrankheiten in Berlin arbeitete, an das Studium dieser Frage. Unter Mitwirkung verschiedener anderer Gelehrter, von denen besonders Wernicke, Wassermann und Kossel zu nennen sind, gelangte Behring nunmehr zu bedeutend erfolgreicheren Resultaten bezüglich des antitoxischen Effekts der Sera und bezüglich der therapeutischen Resultate bei an Diphtherie leidenden Kindern.

Zu gleicher Zeit machte sich Roux unter Mitwirkung von L. Martin und Chaillou an die Untersuchung dieser Frage. Sie stellten für die damalige Zeit sehr aktive Sera dar und wendeten dieselben mit großem Erfolg bei mehr als 300 Diphtheriekranken an.

Seit dem Jahre 1894 hat sich die Serumbehandlung über die ganze Welt verbreitet, und man begann nun auch, Schutzimpfungen bei noch gesunden, aber der Ansteckung ausgesetzten Kindern auszuführen.

Da man zu der Behandlung mit Diphtherieheilserum große Mengen des Präparats brauchte, so stellte man es dadurch dar, dass man Pferden das specifische Gift des Diphtheriebacillus injizierte. Die so gewonnenen Sera wurden zuerst auf ihren Wirkungswert (sowohl den schützenden wie den antitoxischen wie den therapeutischen) bei Meerschweinchen geprüft, die ja gegen Diphtherie hoch empfindlich sind. Man sah sich daher gezwungen, einen Maßstab zur Bewertung des Serums zu finden. Behring und Wernicke haben zuerst untersucht, wieviel Gramm Meerschweinchen durch 1 g Serum immunisiert werden. Später hat v. Behring[1]) den Begriff »Normalserum« (»Normaldiphtherieheilserum«) eingeführt, d. h. ein Serum, von dem 1 ccm, mit der zehnfach tödlichen Diphtherietoxinmenge vermengt, jegliches Krankheitssymptom bei einem 300—400 g schweren Meerschweinchen verhindert. Ehrlich[2]) hat diese Methode in folgender Weise vervollständigt: »Das zehnfache Multiplum der Dosis letalis des Testgiftes (für Tiere von 200—300 g) wird im Reagenzglas mit abgestuften Mengen des auf seine antitoxische Kraft zu prüfenden Serums vermischt. Die Mischungen, deren Volumina wir der Gleichmäßigkeit halber durch Zusatz von physiologischer Kochsalzlösung gewöhnlich auf 4 ccm bringen, werden sofort den Meerschweinchen in der betreffenden Reihenfolge subcutan injiziert.« Wenn 0,1 ccm Serum die zehnfach tödliche Toxindosis vollständig zu neutralisieren vermag, so nennt man, wie oben, das Serum »Normalserum«; wenn aber 0,05 ccm des Serums die gleiche Wirkung ausüben, so hat man es mit einem doppelten Normalserum zu thun. Wenn schon 0,001 ccm den gleichen Effekt ausüben, so handelt es sich um ein hundertfaches Normalserum (Normalantitoxin) etc. 1 ccm Normalserum stellt eine Ehrlichsche

---

[1]) Deutsche med. Wochenschrift, 1893, p. 390.

[2]) Ehrlich, Kossel, Wassermann, Deutsche med. Wochenschrift, 1894, p. 353. Ehrlich, Klin. Jahrbuch, 1897, Bd. VI.

Immunisierungseinheit = I. E. vor. Da, wie festgestellt, die selbst unter den günstigsten Bedingungen konservierten Sera mehr oder minder an antitoxischer Kraft verlieren, hat Ehrlich seine Methode, den Gehalt des Serums an Antitoxin zu berechnen, modifiziert. Er benutzt zu diesem Zweck ein Testserum, das trocken aufbewahrt wird und dessen Eigenschaften konstanter bleiben als diejenigen der Toxine. Man stellt also Lösungen des Testserums dar und vergleicht die Wirkung desselben mit derjenigen des zu prüfenden Serums. Ehrlich hat genaue Angaben über die zu exakten Resultaten führende Methode publiziert.

Im Institut Pasteur wird die Ehrlichsche Methode angewendet, aber außerdem führt man noch eine andere Probe aus, welche zur Messung des Gehalts der Sera an Diphtherieantitoxin bestimmt ist und welche sich an das alte Verfahren von von Behring anschließt. Man injiziert Meerschweinchen subcutan verschieden große Mengen des zu untersuchenden Serums und injiziert diesen Tieren 24 Stunden später eine Menge lebender Diphtheriebacillen, welche für die Kontrolltiere in 30 Stunden tödlich ist. Man bestimmt den Immunisierungswert des Serums mit Beziehung auf das Körpergewicht des Tieres. So vermag ein in $^{1}/_{100\,000}$ wirksames Serum den Tod des Tieres in einer Dosis zu verhindern, welche $^{1}/_{100\,000}$ des Körpergewichtes desselben entspricht. Anfangs war man der Ansicht, dass der so geprüfte Wert des Serums dem nach der Ehrlichschen Methode festgestellten Antitoxingehalt proportional sei. Aber da die Ergebnisse, welche durch die beiden Verfahren erhalten wurden, häufig von einander sehr verschieden waren, so wurden im Institut Pasteur nunmehr alle zur praktischen Anwendung bestimmten Sera nach den beiden Methoden geprüft. Das Ergebnis dieser Untersuchungen formulierte Roux[1] in seinem auf dem internationalen Kongress in Paris gehaltenen Vortrage dahin, dass ein Serum, welches sehr hohen Immunisierungseffekt besitzt, nur schwach antitoxisch zu wirken braucht, und vice versa. Dies Resultat wird dadurch erklärt, dass die Diphtherieheilsera kompliziert zusammengesetzte Flüssigkeiten sind, welche mehrere einander überlagerte Eigenschaften enthalten, deren Wirkung im einzelnen sehr variieren kann. Marx[2] hat im Institut zu Frankfurt am Main die von Roux ausgesprochene Ansicht zu widerlegen gesucht, indem er von Versuchen an Meerschweinchen und Kaninchen ausging, denen er Diphtherieheilserum intraperitoneal und intravenös injizierte. Er machte die Einspritzungen in dieser Weise und nicht subcutan, da bei der Resorption aus dem Unterhautfettgewebe die Aufsaugung in unregelmäßiger Stärke zu erfolgen pflegt. Bei seinen Versuchen stellte Marx nun fest, dass die Schutzwirkung stets der antitoxischen Wirkung der Sera parallel geht, eine Auffassung, die mit derjenigen von Roux in direktem Widerspruch steht. Man darf jedoch nicht vergessen, dass in den Fällen von Roux das Antitoxin in das subcutane Gewebe vor dem Toxin oder dem Bacillus oder zu gleicher Zeit mit diesen beiden injiziert wurde. Unter diesen Versuchsbedingungen war die Schutzwirkung häufig dem Antitoxingehalt nicht proportional. Diese Thatsache ist so exakt festgestellt worden, dass Zweifel an der Richtigkeit derselben nicht angängig sind. Nun entspricht diese bei Tieren gemachte Ausführung der Injektion

---

[1] Comptes rendus du Xe Congrès internat. d'hygiène, Paris, 1900.
[2] Zeitschrift für Hygiene, 1901, Bd. XXXVIII, p. 372.

bedeutend mehr, als die intravenöse oder intraperitoneale Einspritzung von Marx, dem Verfahren, wie es beim Menschen zur Ausführung kommt, denn bei diesen wird zur Gewinnung des Krankheitsschutzes die subcutane Injektion des Antitoxins vorgenommen.

Um eine einheitliche Wertbemessung des Diphtherieheilserums in allen Ländern zu erzielen, hat der in Madrid abgehaltene internationale Hygienekongress (1898) eine besondere Kommission zur Lösung dieser Frage eingesetzt. Aber als der Kongress sich zu Paris im Jahre 1900 wieder versammelte, war die Frage noch nicht gelöst. Die Vertreter der verschiedenen Theorieen und Methoden haben, wie aus dem Meinungsaustausch hervorgeht, zwar dasselbe Verfahren ausgeführt, sind dabei dennoch bezüglich verschiedener Punkte zu so großen Differenzen gelangt, dass man eine Einigung nicht erzielen konnte. Man steht hier vor einem äußerst komplizierten Problem. Die Sera werden an lebenden Tieren geprüft, deren Reaktion nicht mit der Genauigkeit von chemischen Reagentien verglichen werden kann. Vielleicht mögen schon die verschiedenen Züchtungsbedingungen und die Differenzen der Rassen der Versuchstiere in den einzelnen Ländern ausreichen, um die Widersprüche in den erzielten Resultaten zu erklären. Bisher hat man jedenfalls eine Einigung in der Wertbemessung des Serums nicht erzielen können, und der Augenblick, in dem dieser Wunsch erfüllt werden wird, ist wohl noch recht weit entfernt.

Aus alledem kann man den Schluss ziehen, dass die Tendenz, zu einer äußerst genauen Feststellung des Wertes des Serums zu gelangen, eine übertriebene ist. Um gute Resultate bei der Anwendung der Diphtheriesera zu erhalten, muss man stärkere Mengen injizieren, als die durch irgend eine Messung festgestellten. Nach diesem Gesichtspunkt verfährt man im Institut Pasteur zu Paris.

Was nun die Diphtherieschutzimpfung gesunder, der Ansteckungsgefahr besonders ausgesetzter Personen betrifft, so gilt diese Frage nunmehr als im positiven Sinne gelöst. Seit den ersten Heilversuchen vermittelst specifischen Serums sah man sich genötigt, auch die Kinder, die mit den Kranken schon in Berührung gekommen waren, gegen die Infektion mit Diphtherie zu schützen. Zu diesem Zweck injizierte man den Kindern kleine Mengen des Heilserums. Die ersten von Roux auf dem Kongress zu Budapest (1894) mitgeteilten Ergebnisse waren so ermutigend, dass man die Schutzimpfungen so viel als möglich zu verbreiten strebte. Schon im Jahre 1895 hat man ansehnliche Zahlen vereinigt, so dass Torday[1] in Budapest, Karth[2] in Bremen und Rubens[3] in Gelsenkirchen zahlreiche günstige Statistiken veröffentlichen konnten. Etwas später jedoch trat ein tödlicher Fall in der Familie des bekannten Berliner Mediziners Professor Langerhans[4] auf, und dies traurige Ereignis führte zu einer äußerst heftigen Polemik gegen die Heilserumbehandlung. Der gesunde 2jährige Sohn von Langerhans war mit einer kleinen Dosis Serum (1,2 ccm) gespritzt worden und starb etwa eine Viertelstunde nach diesem

---

[1] Deutsche med. Wochenschr., 1895, p. 408.
[2] Ibid., pp. 426, 443, 464.
[3] Ibid., p. 758.
[4] Berl. klin. Wochenschr., 1896, p. 602.

Eingriff unter Erstickungserscheinungen. Die von Straßmann[1]) vorgenommene Autopsie ergab als Todesursache Erstickung durch Aspiration von Nahrungsmitteln in den Respirationstractus während eines Brechanfalls. Die Prüfung des bei dem Kinde verwendeten Serums ergab weder eine toxische Wirkung bei Tieren noch eine Mischinfektion mit anderen Bakterien. Trotzdem nunmehr die Sachlage völlig klar gestellt war, blieb man dabei, dem Serum die Schuld an dem Todesfall beizumessen, und wollte unter allen Umständen zeigen, dass die Anwendung des Heilserums in der Praxis äußerst gefährlich sei. Gottstein[2]) schloss sich den Gegnern der Serumbehandlung an und veröffentlichte eine Arbeit, welche sich gegen diese Therapie wendete. Aus der gesamten Weltlitteratur konnte er jedoch nur 4 Fälle feststellen, in denen der Tod kurze Zeit nach der Injektion des Diphtherieantitoxins bei gesunden Kindern aufgetreten ist. Man braucht aber nur die Beschreibung dieser Fälle zu lesen, um sich davon zu überzeugen, dass der Tod nicht durch das Serum hervorgebracht worden ist, sondern durch die Wirkung des Streptokokkus, welcher bei Kindern in den nicht auf Diphtherie beruhenden Affektionen eine große Rolle spielt.

Die Schwäche der Gottsteinschen Beweisführung trug viel zur Beruhigung der aufgeregten Gemüter bei, und schon im September desselben Jahres 1896 konnte Carl Fränkel[3]) in einem Referat vor der Deutschen Gesellschaft für öffentliche Gesundheitspflege eine Übersicht über den Stand der Frage der Schutzimpfung geben, welche zu Gunsten dieses Verfahrens deutlich sprach. Nach der Ansicht Fränkels könne über den Effekt der specifischen Immunisierung kein Zweifel mehr bestehen, so dass wir mit Sicherheit annehmen dürften, uns auf dem richtigen Wege zu befinden, welcher zu großen und bedeutsamen Ergebnissen führen werde. Diese günstige Auffassung ist hauptsächlich die Folge der Impfungsversuche, die in der Klinik von Heubner[4]) zu Berlin gemacht worden sind. Anfangs begnügte man sich damit, nur diejenigen Kinder, welche sich in der Nachbarschaft der Diphtheriekinder befanden, mit Diphtherieheilserum zu Immunisierungszwecken zu spritzen. Aber auf Grund der durch diese Schutzimpfungen gemachten Erfahrungen entschloss man sich vom Januar 1896 ab, alle in die Klinik aufgenommenen Kinder mit dem Diphtherieheilserum zu immunisieren. In der ersten Zeit nach dieser Einführung kam noch ab und zu ein Diphtheriefall vor, der durch eine Hausinfektion verursacht war, während von dem Moment an, als die Impfungen systematisch und generell durchgeführt wurden, kein neuer Fall mehr auftrat.

Der immune Zustand der geimpften Kinder hielt etwa 3—4 Wochen an. Nach diesem Zeitraum trat bei manchen Kindern Diphtherie auf. Führte man jedoch nach Beendigung dieses Zeitraums die Wiederimpfung mit Heilserum aus, so kam es nicht mehr zum Auftreten eines Diphtheriefalls in der Heubnerschen Abteilung. Resultate von ähnlicher Schärfe und ebenso günstigem Erfolge beobachtete man ebenfalls auf der Scharlachstation derselben Abteilung.

---

[1]) Berl. klin. Wochenschr., 1896, p. 516.
[2]) Therap. Monatshefte, 1896, p. 269.
[3]) Deutsche Vierteljahrsschr. f. öff. Gesundheitspfl., 1897, Bd. XXIX, I.
[4]) Siehe Laehr, Jahrb. f. Kinderheilk., 1896, Bd. XLIII, p. 67.

Die injizierte Serummenge war verschieden groß, meist betrug sie 1 ccm, welcher 200—250 I. E. (Ehrlichsche Immunitätseinheiten) enthielt. Das Serum hatte keine schädigenden Nebenwirkungen, abgesehen von einigen mehr oder minder ausgebreiteten Erythemen. Diese kamen 20 mal (4,34 %) bei 460 Impfungen vor. Die Menge des injizierten Serums stand zu der Häufigkeit des Auftretens der Komplikationen nicht in einem bestimmten Verhältnis. Nach den von Löhr mitgeteilten Zahlen haben die stärksten Dosen des angewandten Serums nicht öfter zum Auftreten eines Exanthems geführt, als schwache Injektionen. So trat infolge von 117 Injektionen zu 1 ccm in fünf Fällen das Erythem auf (4,27 %). Die Hoffnung, das häufige Auftreten des Exanthems durch Verminderung der einzelnen Serumdosis herabzusetzen, hat sich also nicht erfüllt. Diese Thatsache kommt zugleich unserer oben ausgesprochenen Auffassung zu gute, nach welcher die Exaktheit in der Wertbemessung der Sera übertrieben wird. Wenn festgestellt werden könnte, dass kleine antitoxinreiche Serummengen weniger häufig Hautausschläge herbeiführten, als hohe Dosen, so würde man zweckmäßig zur Impfung nur sehr hochwertige Sera anwenden, vielleicht könnten auch zu Immunisierungszwecken Sera, welche hohe antibakterielle, jedoch keine antitoxische Kraft besitzen, von großem Nutzen sein. Versuche, die nach dieser Richtung zu unternehmen sind, werden uns über diese Frage genauere Auskunft erteilen.

Im Laufe des Jahres 1896 wurden die Schutzimpfungen gegen Diphtherie auf der Heubnerschen Kinderabteilung eingestellt. Aber das Wiederauftreten[1] der Diphtherie im Jahre 1897 zwang zu einer Wiederholung der Maßnahmen. 500 Kinder wurden mit je 200 I. E. geimpft. Es trat nun kein Fall von Diphtherie mehr auf, die Hautausschläge waren leichter Natur und kamen nur selten vor.

Mit der größeren Anwendung des Diphtherieserums als Heilmittel wurde die Verbreitung desselben als eines Prophylakticum allmählich ebenfalls stärker; so besonders in den Ländern, in denen die Diphtherie endemisch ist. In Russland, einem der Hauptdiphtherieherde, werden die Schutzimpfungen in ausgedehntem Maßstabe vorgenommen.

Auf dem russischen Ärztekongress zu Kasan (1896) teilte Vissotzky die Resultate von 2185 Impfungen mit, welche die geringe Morbidität von 1,3 % ergab. Der bekannte russische Kinderarzt Rauchfuß[2] erwähnt im Anschluss an diese Statistik noch einige andere Zahlen über erfolgreiche Schutzimpfungen mit Diphtherieheilserum. In dem Gouvernement Woronech kam bei 738 Geimpften nach dem Bericht von Ouspensky[3] die Diphtherie in 2,2 % der Fälle vor, ein sehr günstiges Resultat, wenn man die große Ausdehnung der Krankheit in jener Gegend berücksichtigt. In Podolien erkrankten von 537 im Jahre 1895 geimpften Kindern nur 4 an Diphtherie, was eine Morbidität von 0,74 % ausmacht. In dem Gouvernement Cherson, einem der Hauptdiphtherieherde Südrusslands, waren die Resultate dem Anscheine nach weniger günstig. Von 453 immunisierten Kindern wurden 21 (4,6 %) krank, und 5 Kinder starben an

---

[1] Slawyk, Deutsche med. Wochenschr., 1898, p. 35.

[2] Die Fortschritte in der Anwendung des Diphtherieheilserums, Petersburg, 1898, p. 105 (russisch).

[3] Wratch, 1900, p. 1178 (russisch).

Diphtherie. Sieht man sich diese Statistik jedoch etwas genauer an[1]), so sind die Erfolge nichts weniger als ungünstig zu nennen. Die Schutz-impfungen waren nur einmal, und zwar in sehr schwacher Dosis, aus-geführt worden, und dabei trat die Diphtherie in den meisten Fällen erst spät, selbst mehr als 9 Monate nach der Injektion, auf. Nun steht aber fest, dass trotz der Wirksamkeit der Schutzimpfungen dieselben ihren Immunisierungseffekt nur kurze Zeit, etwa einige Wochen, ausüben. Vier von den fünf Todesfällen traten je 2, $4\frac{1}{2}$, 6 und $9\frac{1}{2}$ Monate nach der Schutzimpfung auf. Dieselben können daher nicht auf eine Unwirksam-keit der Immunisierung zurückgeführt werden. Nur im fünften Fall er-krankte eine Person 15 Tage nach der Injektion des Serums. Bei dieser Person waren jedoch nur 150 I. E. eingespritzt worden.

Das genauere Studium der übrigen im Gouvernement Cherson aus-geführten Schutzimpfungen ergiebt sehr günstige Erfolge. Von 90 durch Wecker[2]) in dem Distrikt Elisabethgrad geimpften Kindern erkrankte nicht ein einziges an Diphtherie. Ein Erfolg, der um so bemerkenswerter ist, als in dem Augenblick, in welchem die Schutzimpfungen ausgeführt wurden, in den Familien der Impflinge gerade 14 Diphtheriefälle vorkamen und die Ansteckungsgefahr eine sehr hohe war.

Als vor kurzer Zeit eine starke Epidemie in Paris ausbrach, wurde die Frage der Schutzimpfung durch das Heilserum von neuem aufge-worfen und in der »Société médicale des Hôpitaux« und in der »Société de Pédiatrie« zur Diskussion gebracht. Voisin und Guinon[3]) berichteten über eine in der Salpêtrière auf der Abteilung der idiotischen Kinder aufgetretene Epidemie, bei welcher die Impfung der noch gesunden Kinder ganz hervorragende Erfolge hatte, ohne die geringsten schädlichen Nebenwirkungen zu erzeugen. Die den Kindern injizierte Serummenge betrug bei 10jährigen und älteren Kindern 10 ccm, bei den jüngeren 6 ccm. Die Durchführung dieser Maßregel führte zuerst zur Verminderung der Krankheitsfälle, schließlich zum völligen Aufhören der Hausepidemie. Die nach einer einzigen Injektion auftretende Immunität dauerte etwa 2—3 Wochen, und die wenigen Fälle von Diphtherie, welche unter den Geimpften vorkamen, zeichneten sich durch ihren leichten Verlauf aus. Erytheme und andere schädliche Nebenwirkungen wurden so gut wie gar nicht beobachtet, so dass die systematisch durchgeführte Immunisierung der Kinder großen Erfolg gehabt hat. Unter den Ärzten, die sich an der Diskussion über diesen Gegenstand beteiligten, sprachen sich einige gegen die Schutzimpfungen aus. Sogar der Fall Langerhans wurde wieder-um erwähnt, in welchem der Tod des Kindes sicherlich nicht durch das Serum verschuldet worden war. Allerdings können in Familien, in denen man die Kinder sorgfältig zu beobachten und bei den ersten Symptomen der Krankheit zu intervenieren vermag, die Schutzimpfungen vermieden werden. Aber im allgemeinen finden sich diese günstigen Umstände nur selten realisiert, und es ist zweckmäßig, die Ausbreitung der Krankheit durch die specifische Schutzimpfung zu coupieren.

Netter[4]) hat in der »Société de Pédiatrie« über 32484 Schutz-

<hr>

1) Mediz. Chron. des Gouvern. Cherson, 1896, Nr. 5, p. 160 (russisch).
2) Ibid., 1896, Nr. 19, p. 743.
3) Bull. et Mém. de la Soc. méd. des Hopit. de Paris, 1901, p. 585.
4) Bulletin de la Soc. de Pédiatrie de Paris, 1901, Mai, Juni.

impfungen gegen Diphtherie berichtet. Von den geimpften Personen erkrankten 192 an Diphtherie, so dass 0,6 % Misserfolge festzustellen waren. Man hat dabei aber sämtliche bis 30 Tage nach der Injektion aufgetretene Fälle mit eingerechnet. Nun ist die Immunität häufig von geringerer Dauer und verschwindet meist 20 Tage, zuweilen schon 15 Tage nach der Impfung.

Netter selbst führt die Schutzimpfungen gegen Diphtherie in großem Maßstabe aus. Er pflegt den Eltern entweder die Schutzimpfung sämtlicher noch nicht erkrankter Kinder oder die bakteriologische Untersuchung des Rachens dieser Kinder vorzuschlagen. Er hält jedoch das erstere Verfahren für zweckmäßiger. Nach seiner letzten Zusammenstellung, welche er die Liebenswürdigkeit hatte mir mitzuteilen, erkrankten von 152 auf 50 Familien verteilte Kinder, von denen 99 durch Schutzimpfung behandelt worden waren, kein einziges an Diphtherie, während in 39 anderen Familien, in denen die Kinder nicht geimpft worden sind, 52 Erkrankungs- und 10 Todesfälle an Diphtherie vorkamen. Viele Praktiker in Paris haben sich ebenfalls zu Gunsten der Schutzimpfungen ausgesprochen, und die »Société de Pédiatrie« schloss die Diskussion über diesen Gegenstand in ihrer Sitzung vom 11. Juni 1901 mit folgenden Worten: Die Gesellschaft für Kinderheilkunde stellt fest, dass die Schutzimpfungen gegen Diphtherie keine gefährlichen Schädigungen hervorrufen, dass dieselben andererseits eine hohe, mehrere Wochen andauernde Immunität zu verleihen vermögen, und empfiehlt die Ausführung derselben überall da, wo Kinder dicht zusammengedrängt wohnen, und in Familien, in denen keine den Anforderungen der Wissenschaft entsprechende Aufsicht ausgeübt werden kann.

Auf Grund des reichen über diesen Gegenstand gesammelten Materials ist somit die segensreiche Wirkung des Diphtherieheilserums über allen Zweifel erhaben.

Die hiermit gegebene Übersicht über die Ergebnisse, welche bei den Schutzimpfungen gegen 12 verschiedene Menschen- und Tierkrankheiten erhalten worden sind, kann nicht, wie wir uns wohl bewusst sind, als ein ausführlicher Leitfaden bezüglich der Ausführung der verschiedenen Schutzimpfungen dienen. Bei der Abfassung dieser Übersicht verfolgten wir nur den Zweck, die Hauptergebnisse dieser Verfahren kurz zusammenzustellen, um damit einen Beweis für den gewaltigen Fortschritt zu geben, der bis heute schon erreicht ist, und um außerdem zu zeigen, wie innig die wissenschaftliche Untersuchung der Immunität mit der Anwendung im praktischen Leben zusammenhält. Das Ziel, welches wir uns gesteckt haben, liegt zwar noch in weiter Ferne, da wir für eine große Reihe von Infektionskrankheiten noch keine specifische Behandlung kennen. Ebenso sicher wird jedoch der Weg, der bisher zu so bedeutenden und segensreichen Resultaten geführt hat, auch weiterhin bei dem Studium der noch nicht gelösten Probleme verfolgt werden.

Kapitel XVI.

Historisches über die Lehre von der Immunität.

Impfungen der wilden Völker gegen das Schlangengift und gegen die Lungenseuche der Rinder. — Variolisation und Vaccination gegen die Pocken. — Entdeckung der Abschwächung der Bakteriengifte und der Impfung vermittelst abgeschwächter Bakteriengifte. — Die Erschöpfungstheorie der erworbenen Immunität.
— Die Theorie der bactericiden Substanzen in dem immunen Organismus. —
Lokalistische Theorie. — Theorie der Anpassung der Zellen des immunisierten
Organismus.
Einschluss von Bakterien in weiße Blutkörperchen. — Geschichte der Phagocytentheorie. — Angriffe gegen diese Theorie. — Theorie der Baktericidität der Körperflüssigkeiten. — Theorie der Antitoxine. — Extracelluläre Zerstörung der Bakterien. — Ähnlichkeit zwischen Bakteriolyse und Hämolyse. — Seitenkettentheorie.
Fortschritte der Phagocytentheorie. — Versuche, dieselbe mit der humoralen Theorie
in Einklang zu bringen. — Der gegenwärtige Stand der Immunitätsfrage.

Da die Vorbeugung von Krankheiten für die gesamte Menschheit von
der größten Bedeutung ist, so hat man sich seit den ältesten Zeiten mit
diesem Gegenstand dauernd beschäftigt. Naturvölker, Gemeinden, Ärzte,
Gesetzgeber, Gelehrte sehen wir an der Lösung des Problems des Schutzes
gegen Gifte und ansteckende Krankheiten arbeiten.

Die Uranfänge dieser Wissenschaft wird die Geschichtsforschung niemals feststellen; dass dieselben sehr fern zurück liegen, geht schon aus
der großen Verbreitung hervor, welche die Anwendung bestimmter Maßregeln bei Menschen- und Tierkrankheiten im Altertum genoss.

Bei der Verbreitung giftiger Schlangen in vielen Ländern ist es nicht
wunderbar, dass man schon von Alters her die durch den Schlangenbiss
hervorgerufene Vergiftung zu heilen bestrebt war. Und thatsächlich sind
viele Naturvölker im Besitze von Methoden, welche gegen das Schlangengift Immunität verleihen. So teilt der portugiesische Oberst de Serpa-
Pinto[1] in einem an d'Abbadie gerichteten Briefe die Methode mit,
vermittelst deren er von den Vatuas, einem Völkerstamm an der Ostküste
Afrikas, geimpft worden ist. Die Eingeborenen stellen einen Extrakt des
Schlangengiftes dar, vermischen denselben mit verschiedenen Pflanzen-
stoffen zu einer Art von zähen Paste und schmieren dieselbe in einige
Incisionswunden der Haut. Im Anschluss an diese kleine, sehr schmerz-
hafte Operation kommt es zu einer starken Schwellung um die Wunden
herum, welche etwa 8 Tage dauert. Nach der Aussage der Vatuas verleiht diese Procedur einen gewissen Schutz gegen Schlangenbisse. De
Serpa-Pinto wurde zwar niemals von einer Schlange gebissen, erlitt

---

[1] Comptes rendus de l'Académie des Sciences, 1896, Bd. CXXII, p. 441.

aber kurze Zeit nach der oben beschriebenen Operation einen Skorpionsbiss, erkrankte jedoch infolge dieses Traumas nicht. Diese Thatsache spricht für die Annahme der Vatuas, denn das Vaccin gegen Schlangengift schützt bekanntlich auch gegen den Biss des Skorpions. Dass de Serpa-Pinto nicht etwa natürliche Immunität gegen das Skorpionengift besaß, geht daraus hervor, dass, als derselbe 10 Jahre später wiederum von einem Skorpion gebissen wurde, er acht Tage so schwer erkrankte, dass ihm sogar der verletzte Arm beinahe amputiert worden wäre. Die Immunität gegen den ersten Skorpionenbiss muss also der von den Eingeborenen ausgeführten Impfung, deren Wirksamkeit binnen 10 Jahren völlig verschwand, zugeschrieben werden.

Eine andere Art der Immunisierung seitens der Naturvölker wird bei der Lungenseuche der Rinder ausgeführt. De Rochebrune[1] schildert eine bei den Mauren in Senegambien bestehende Gewohnheit, deren Ursprung »in der Nacht der Zeiten« liegt, und welche darin besteht, dass den Rindern das Virus der Lungenseuche eingeimpft wird. »Die Spitze eines gewöhnlichen Messers oder eines Dolches wird in die Lunge eines an jener Krankheit eingegangenen Rindes gestoßen, und man macht sodann mit diesem Instrument bei gesunden Tieren eine tiefe Hautwunde in der supranasalen Gegend. Der Versuch hat den Erfolg dieser Schutzimpfung bestätigt.«

In Europa sind die Schutzimpfungen von Rindern vermittelst des Virus der Lungenseuche schon seit länger als einem Jahrhundert bekannt, denn in einer zu Bern im Jahre 1773 erschienenen Broschüre[2] wird die »Inokulation« der Rinder als ein in England und Holland gebräuchliches Mittel gegen jene sonst unheilbare Krankheit genannt.

Die Übertragung des Pockengiftes auf Gesunde gehört ebenfalls hierher; dieselbe wird seit uralten Zeiten in großem Maßstabe ausgeführt. Die Chinesen[3] behaupten, die Schutzimpfung gegen Pocken schon seit Beginn des elften Jahrhunderts zu kennen. In China und in Siam bringt man die Krusten der Pocken in die Nasenöffnungen. In Persien üben die Ärzte und die Angestellten der Badeanstalten die Pockenimpfung in der Weise aus, dass sie in minimale Hautöffnungen pulverisierte Pockenkrusten einreiben. Die Aschantis impfen derart, dass sie an 7 verschiedenen Stellen von Armen und Beinen das Gift einbringen. Nach dem Bericht von Timoni, einem griechischen Arzt, welcher in Konstantinopel in der Mitte des 18. Jahrhunderts lebte, stechen die Circassier und Georgier ihre Töchter, um ihnen die Schönheit zu erhalten, an verschiedenen Stellen des Körpers mit Nadeln, welche mit Pockengift infiziert sind. Bekanntlich brachte Lady Montague aus Konstantinopel zu derselben Zeit (1721) nach Europa »die griechische Methode«, welche in der Impfung mit dem Inhalt von Pockenpusteln bestand und welche den Zweck hatte, eine leichte Pockenerkrankung hervorzurufen und so vor einem schwereren Pockenanfall zu schützen. Diese Methode ist in der zweiten Hälfte des 18. Jahrhunderts in Europa viel angewendet worden; aber da mit der-

---

[1] Comptes rendus de l'Académie des Sciences, 1885, Bd. C, p. 659.

[2] Siehe »Recueil de médecine vétérinaire«, 1886, p. 624.

[3] Bartels, Die Medizin der Naturvölker, Leipzig, 1893, p. 128; Pagel, Einführung in die Geschichte der Medizin, Berlin, 1898, p. 313. — Genaueres siehe Mayer, Briefe aus Ostasien, Münch. med. Wochenschr., 1902, S. 645. (D. Übers.)

selben einige unangenehme Nebenerscheinungen verknüpft waren, setzte man an Stelle der Impfung die medikamentöse Behandlung. Die Darreichung von Medikamenten schützte jedoch nicht gegen Pocken, und man suchte daher die Variolisation durch eine mildere Methode zu ersetzen.

In Beludschistan[1]) soll seit undenklichen Zeiten die Sitte verbreitet sein, Kühe, die an Kuhpocken leiden, durch Kinder melken zu lassen, welche Verletzungen an den Fingern besitzen. Diese Kinder wurden so gegen die Pocken gefeit. Unstreitig war es Landwirten und Stallleuten in vielen Gegenden Europas, besonders in England, Frankreich und Deutschland bekannt, dass Kuhpocken gegen die Menschenpocken Schutz verleihen. In Gloucestershire soll Edward Jenner von den Landleuten diese Thatsache gelernt haben, und als kluger Mann prüfte er diese Volksmeinung auf experimentellem Wege nach. Er wies nach, dass mit Kuhpocken geimpfte Menschen nicht erkranken, wenn man sie mit dem Gift der menschlichen Pocken infiziert, und verbreitete nun dieses wissenschaftlich begründete Faktum. Erst, nachdem sich Jenner zwanzig Jahre lang durch eigene Beobachtungen von dem großen Nutzen der Kuhpockenimpfung überzeugt hatte, publizierte er im Jahre 1798 diese Entdeckung. Dieselbe rief erst viel Widerspruch hervor, wurde dann aber in Frankreich und in vielen anderen Ländern bestätigt und ist nunmehr auf der ganzen Erde verbreitet.

Als Pasteur sich an die Untersuchung der Beziehungen zwischen Infektionskrankheiten und Bakterien machte, kam er auf den Gedanken, die Bakterien selbst als Waffe gegen die von denselben erzeugten Erkrankungen anzuwenden. Er studierte das Werk von Jenner, um daraus Winke für die Richtung seiner Studien zu entnehmen. Durch seine Mitarbeiter ließ er mehrere Reihen von Versuchen anstellen, welche den Zweck haben sollten, Organismen gegen Krankheitserreger zu immunisieren. Bei dieser durchaus originellen und sehr mühevollen Arbeit kam ihm der Zufall[2]) zu Hilfe. Als Pasteur und seine Mitarbeiter, Chamberland und Roux, im Herbst 1879 aus den Ferien zurückkehrten und nun ihre Versuche über Hühnercholera fortsetzen wollten, fanden sie zu ihrem größten Erstaunen, dass der sonst so virulente Bacillus nunmehr zu einem harmlosen Saprophyten geworden war. Hühner, welche Bakterienmengen erhielten, welche sie früher sicher töteten, erkrankten nunmehr infolge der Bakterieninfektion nicht. Auf Grund seiner Kenntnisse und seiner langjährigen Überlegungen über den Schutz gegen ansteckende Krankheiten ahnte Pasteur sofort die Tragweite dieser plötzlichen Abschwächung der Bakterien und begann unverzüglich, exakte Untersuchungen über den durch unwirksam gewordene Bakterien hervorgerufenen Impfschutz anzustellen. Seine Untersuchungen führten ihn zur Entdeckung: 1. der Abschwächung der Bakterien und 2. der Möglichkeit, vermittelst abgeschwächter Bakterien Tieren Krankheitsschutz zu verleihen. Verschiedene Publikationen von Pasteur[3]) stellen diese Gesetze genau fest und geben alle erforderlichen Instruktionen, um seine Resultate einer Kontrolle zu unterziehen. In Frankreich wurde diese epochemachende Entdeckung von

1) Haeser, Geschichte der Medizin, 3. Auflage, 1881, Bd. II, p. 1075.
2) V. Vallery-Radot, La vie de Pasteur. Paris, 1900, p. 427.
3) Comptes rendus de l'Acad. des Sciences, 1880, Bd. XC, pp. 939, 952, 1030; Bd. XCI, pp. 571, 673.

mehreren Gelehrten sofort bestätigt, während andere sich derselben gegenüber skeptisch verhielten. Im Auslande dagegen erhob sich selbst seitens wissenschaftlicher Autoritäten eine lebhafte Opposition gegen die Pasteursche Theorie. Man wollte weder die Möglichkeit anerkennen, dass die Virulenz der Bakterien sich abschwächen lässt, noch diejenige, dass vermittelst dieser Bakterien Tiere gegen eine Krankheit geschützt werden können. Milzbrandbacillen, so sagte man, lassen sich lange Zeit auf Nährböden, z. B. Kartoffeln, züchten, ohne auch nur eine Spur ihrer Pathogenität zu verlieren. Demnach sollte eine Abschwächung der Bakterienvirulenz überhaupt nicht vorkommen. Weiße Mäuse, welche gegen eine oder mehrere Milzbrandinjektionen immun geblieben waren, könnten an einer späteren Infektion mit demselben Bacillus zu Grunde gehen; demnach gäbe es auch keine erworbene Immunität etc. Die von Pasteur gemachten Entdeckungen waren jedoch in jeder Beziehung von einer so außerordentlichen Bedeutung, dass über seine Thesen große Reihen von Nachuntersuchungen angestellt worden sind. Das definitive Ergebnis derselben war, dass überall seine beiden Hauptsätze anerkannt wurden, so dass heutzutage die Abschwächung der Bakterienvirulenz und die Immunisierung durch abgeschwächte Krankheitserreger Thatsachen sind, an denen niemand mehr zu zweifeln wagt.

Man ging nun dazu über, die neue Entdeckung auch auf andere Infektionskrankheiten zu übertragen. Pasteur, Chamberland und Roux haben eine Methode ausgearbeitet, vermittelst deren man Tiere gegen Milzbrand und Tollwut zu immunisieren vermochte; Pasteur und Thuillier haben diese Methode auf den Schweinerotlauf übertragen; auch in anderen Laboratorien begann man Vaccins darzustellen. Toussaint stellte Versuche, die nicht ganz erfolglos waren, an, um Tiere durch erhitztes Milzbrandblut gegen Milzbrand zu schützen. Arloing, Cornevin und Thomas haben Rinder gegen Rauschbrand immunisiert. Als erster in Deutschland, konnte Löffler zeigen, dass Kaninchen, welche die durch den Mäuseseptikämiebacillus erzeugte Krankheit überstanden haben, gegen dieses Bakterium immun werden. Bei der großen Menge von Bestätigungen der Pasteurschen Theorie ist es nicht möglich, alle übrigen Beispiele zu citieren, welche als Beleg für diese Lehre dienen können.

Nach den ersten Schritten auf dem neuen Gebiete gingen Pasteur und seine Mitarbeiter dazu über, die erworbenen Kenntnisse zur Herstellung von Vaccins zu benutzen, um vermittelst derselben praktische Resultate zu erzielen. Sowohl die beiden Milzbrand- wie die beiden Schweinerotlaufvaccins waren das Ergebnis dieser Studien, doch auch gegen diese Untersuchungen sind viele Einwendungen gemacht worden. Schafe, welchen man Milzbrandbacillen in großen Mengen injiziert, können trotz der Darreichung der beiden Vaccins sterben. Aus diesem Umstand hat man den Schluss ziehen wollen, dass die dargestellten Präparate in praxi zur Schutzimpfung gegen Milzbrand nicht verwendbar sind. Das Resultat der Untersuchungen, die in allen Ländern unternommen worden sind, haben die Unrichtigkeit der gemachten Einwendungen ergeben, so dass auch die Möglichkeit, Immunität durch die Vaccins zu erzeugen, allgemein anerkannt ist.

Eine solche Fülle von Arbeiten, wie sie nötig war, um allein die dringendsten Fragen zu beantworten, ließ nicht viel Zeit dazu übrig, genauere Untersuchungen über den feineren Mechanismus dieser Immunität anzustellen. Trotzdem begann Pasteur auch dieses Problem zu lösen, soweit dies überhaupt zu jener Zeit möglich war. Er kam zu der Auffassung, dass die erworbene Immunität die Folge der Unfähigkeit eines pathogenen Mikroorganismus ist, in einem Medium zu existieren, in welchem er vorher sich hatte entwickeln können. Wenn der Hühnercholerabacillus bei einigen Individuen zu einer zwar nicht tödlichen, doch sehr schweren Erkrankung führt, oder wenn das abgeschwächte Bakterium eine nur vorübergehende, leichte Erkrankung erzeugt, so befindet sich in beiden Fällen ein lebender Krankheitserreger in den Körpersäften und in den Geweben des erkrankten Organismus. Das Bestehen desselben ist durch die Aufnahme gewisser Nährsubstanzen ermöglicht. Wenn dieselben einmal aufgezehrt sind, so werden sie nicht sogleich wiedergebildet, und der geimpfte Organismus ist nun nicht mehr im stande, das in demselben enthaltene Bakterium ein zweites oder drittes Mal mit Nahrung zu versorgen. Um diese Auffassung durch exakte Versuche zu belegen, untersuchte Pasteur die Wachstumsbedingungen des Hühnercholerabacillus in vitro. Nach der reichlichen Entwicklung dieses Bacillus in einer Nährbouillon filtrierte er diese von den Bakterien ab und säte in die Bouillon dieselbe Bacillenspecies zum zweiten Male aus. Die Bakterien entwickelten sich nunmehr in der Bouillon nicht mehr, dieselbe blieb völlig klar und durchsichtig. Das Fehlen der Bakterienentwicklung konnte nun entweder darauf beruhen, dass in der Bouillon eine während der ersten Züchtung abgesonderte Substanz enthalten war, oder darauf, dass in derselben die zur Ernährung der Bakterien wichtigen Stoffe fehlten. Die erste Annahme schaltete Pasteur durch den Nachweis aus, dass man der filtrierten Bouillon nur neue Nährstoffe zuzusetzen brauchte, um sofort üppiges Wachstum des betreffenden Bakteriums hervorzurufen. Folgendermaßen drückt sich Pasteur[1] in dieser Beziehung aus: Wenn der Muskel sehr krank gewesen ist, so ist er selbst nach der Heilung und Wiederherstellung zur Züchtung des betreffenden Bacillus gewissermaßen unfähig, wie wenn dieser durch eine frühere Kultur aus dem Muskel einen bestimmten Stoff entfernt hätte, welchen die Natur nicht ersetzt und dessen Fehlen die Entwicklung des Mikroorganismus aufhebt. Diese Auffassung, zu welcher wir im Augenblick durch die vorliegenden Thatsachen geführt werden, wird zweifellos verallgemeinert und auf alle Infektionskrankheiten übertragen werden.

Dieser Auffassung haben sich mehrere Gelehrte damals angeschlossen, von denen ich in erster Linie Chauveau[2] nenne; dieser äußert sich folgendermaßen: Aller Wahrscheinlichkeit nach bezieht sich diese Theorie, welche auf den genialen Versuchen von Pasteur beruht, auch auf alle anderen Fälle von Immunität, welche durch Schutzimpfung erzeugt werden. Chauveau ist jedoch der Ansicht, dass jene Theorie nicht das Wesen der natürlichen Immunität erklärt, speciell nicht derjenigen der algerischen Schafe gegen Milzbrand, mit welcher er sich besonders beschäftigt hatte. Injizierte er den Versuchstieren große Mengen von Milzbrandbacillen, ohne jedoch bestimmte Grenzen zu überschreiten, so blieben die Tiere immun; aber vermittelst außerordentlich großer Mengen gelang es, die natürliche Immunität der Tiere zu überwinden und den Tod derselben durch Milzbrandinfektion herbeizuführen. Chauveau nimmt an, dass diese That-

---

[1] Comptes rendus de l'Acad. des Sciences, 1880, Bd. XC, p. 247.
[2] Ibid., p. 1526.

sache sich am leichtesten dadurch erklären lässt, dass im Blute Schutzstoffe enthalten sind, deren Wirkung nicht ausreicht, sobald dieselbe sich
auf zu große Mengen von Bacillen erstrecken muss. Diese Auffassung
teilt jedoch Pasteur[1] nicht, derselbe ist vielmehr der Ansicht, dass die
natürliche Immunität ohne jeden Schutzstoff auskommt, denn Hühner,
welche einen hohen Grad von Immunität gegen Milzbrand besitzen, erkranken, wenn man ihre Körpertemperatur herabsetzt. Und das Verschwinden des Schutzstoffes auf den Einfluss der Kälte zurückzuführen,
ist völlig unmöglich.

Diese seit der Aufstellung der ersten Theorien über das Wesen der
Immunität bestehende Polemik zeigt schon, dass von Anfang an das
Problem äußerst verwickelt war, und dass man sich, um die Lösung desselben zu ermöglichen, mit den feineren Vorgängen beschäftigen musste,
welche sich bei der Immunität des Organismus gegen die pathogenen
Bakterien abspielen. Aus diesem Grunde hat Chauveau[2] Untersuchungen
über das Schicksal der in die Blutgefäße seiner Versuchstiere injizierten
Milzbrandbacillen unternommen. Dieselben verschwinden aus dem Blut
binnen weniger Stunden. Man findet sie jedoch in der Lunge, der Milz
und einigen anderen Organen wieder. Hier vermögen sie sich nicht mehr
weiter zu entwickeln und verschwinden bald aus dem Körper der immunen
Tiere, in denen sie durch die Gegenwart der bakterienfeindlichen Stoffe
in ihrer Entwicklung gehemmt werden. Die beiden kurz skizzierten
Theorieen haben die Thatsache gemeinsam, dass sie sowohl die natürliche,
wie die erworbene Immunität auf humorale, rein passive Eigenschaften
zurückführen. Nach der einen Theorie verhindert die Verarmung der
Körperflüssigkeiten an Nährstoffen die Entwicklung der pathogenen Bakterien, nach der anderen wird dieselbe durch Stoffwechselprodukte der
Bakterien gehemmt. (Erschöpfungshypothese und Retentions-
hypothese. D. Übers.) Um seine Theorie auf eine experimentelle Basis
zu stellen, bezieht sich Pasteur auf seine Züchtungsversuche, welche auf
Nährböden, die durch das vorherige Wachstum desselben Bakteriums er-
schöpft waren, gemacht worden waren, um auf diese Weise den aktiven
Einfluss des Organismus auszuschalten. Er zieht allerdings zur Erklärung
der natürlichen Immunität die »Konstitution« und die »résistance vitale«
(natürliche Widerstandsfähigkeit) heran und deutet den natürlichen Krankheitsschutz, ebenso wie Naegeli, im Sinne eines Kampfes der Parasiten
und der Körperzellen um den Sauerstoff und um die Nährstoffe.

Von diesem Gesichtspunkt ausgehend, versuchte Hans Buchner[3],
ein Schüler Naegelis, die Bedingungen genauer festzustellen, unter denen
die erworbene antibakterielle Immunität auftritt. In verschiedenen Arbeiten
entwickelte er seine Theorie, welche auf der Annahme beruht, dass der
Organismus die lokale Resistenz seiner Organe durch eine entzündliche
Reaktion zu erhöhen vermag. Den Ausgangspunkt dieser lokalistischen
Theorie bildet die Auffassung, dass jeder Krankheitserreger nur dann
seine pathogene Wirkung auszuüben vermag, wenn er in das Organ gelangt,
in dem er die passenden Lebens- und Fortpflanzungsbedingungen findet.

---

[1] Comptes rendus de l'Acad. des Sciences, 1880, Bd. XCI, p. 536.
[2] Ibid., p. 680.
[3] Die Naegelische Theorie der Infektionskrankheiten, Leipzig, 1877. Eine
neue Theorie über Erzielung von Immunität, München, 1883.

Danach könnte der Pneumokokkus nur in den Lungen, der Choleravibrio
nur in den Därmen leben etc. So oft ein Krankheitserreger sich in seinem
Prädilektionsorgan ansiedelt, kommt es in demselben zu einer entzündlichen Reaktion, welche zu einer Verstärkung der lebenden Elemente des
betreffenden Organs führt. Buchner sieht also die Entzündung als eine
der Heilung dienende Reaktion an, welche zwar nicht direkt gegen die
Krankheitserreger wirkt, jedoch der Vermittlung der specifischen Zellen
des betreffenden Organs dazu bedarf. Diese Immunitätstheorie hat Buchner
dazu geführt, Arsen als Heilmittel gegen die Infektionskrankheiten vorzuschlagen, denn von allen Mitteln ist das Arsen am ehesten dazu geeignet,
eine starke entzündliche Reaktion hervorzubringen.

Ein anderer deutscher Gelehrter, Paul Grawitz[1], stellte eine Theorie
der erworbenen Immunität auf, nach welcher die erste Attacke einer
Infektionskrankheit »die Lebensenergie der Tierzellen gegen die
Parasiten erhöht«. Diese erhöhte Anpassung wird auf die Abkömm-
linge der Zellen, welche die Immunität erworben haben, übertragen, und
aus diesem Grunde kann die Immunität Monate und Jahre lang anhalten.
Grawitz hat seine Theorie auf die Versuche über die erworbene Immunität
gegen den Soorpilz aufgebaut, doch zeigte Löffler[2], dass diese Basis
unhaltbar und dass die von Grawitz ausgesprochene Ansicht nicht mit
den Thatsachen vereinbar ist.

Diese kurz mitgeteilten Theorieen zeichnen sich, wie man sieht, durch
einen gewissen Mangel an Bestimmtheit aus, welcher bei der damals noch
bestehenden großen Unkenntnis über die feineren Vorgänge bei der Immunität nicht wunderbar erscheint. Um sich eine Vorstellung von dem
Mechanismus des Schutzes gegen die Krankheitserreger zu machen, musste
man sich vor allen Dingen über die Veränderungen klar werden, welche
die Organe und Gewebe im Laufe der Immunisierung durchmachen, und
sodann das Schicksal der Bakterien in einem immunen Organismus feststellen.

Wie wir schon gesehen haben, hatte Chauveau beobachtet, dass
Milzbrandbacillen, die in die Blutgefäße algerischer Schafe injiziert werden,
aus dem Organismus dieser Tiere verschwinden, aber über den Mechanismus dieses Vorganges konnte er nichts genaues angeben. Buchner nahm
eine erhöhte Resistenz der entzündeten Organe an, er konnte jedoch ebenfalls die Reaktion der Organe gegen die eingedrungenen Bakterien nicht
genauer präcisieren.

Unabhängig von diesen rein theoretischen und spekulativen Ansichten
über die Immunität wurden im Laufe der Zeit einige Thatsachen publiziert, welche über die Beziehungen zwischen Krankheitserregern und den
Organen disponierter oder immuner Tiere Aufschluss zu geben vermochten.
Als im Anschluss an die Arbeiten von Davaine und Obermeier die
Aufmerksamkeit der Pathologen und speciell der pathologischen Anatomen
auf die Rolle der Bakterien bei den Infektionskrankheiten gelenkt wurde,
suchte man eifrig Krankheitserreger auf Organschnitten von Individuen
nachzuweisen, welche an den verschiedensten Erkrankungen zu Grunde
gegangen waren. So fand man besonders Kokkenhaufen in vielen Organen
von Personen, welche an Diphtherie, Puerperalfieber und Pyämie ge-

---

[1] Virchows Archiv, 1877, Bd. LXXXIV, p. 87.
[2] Mitteil. aus dem k. Gesundheitsamte, 1881, Bd. I, p. 134.

storben waren. Während dieser Arbeiten gelang es bald, Bakterien in den weißen Blutkörperchen des Eiters und anderer Krankheitsprodukte nachzuweisen. Unter den ersten Gelehrten, welche diese Beobachtung gemacht haben, muss ich Hayem[1]), Birch-Hirschfeld[2]), Klebs, Rindfleisch, von Recklinghausen und Waldeyer nennen. Klebs[3]) spricht von dem Auftreten von Bakterien innerhalb kontraktiler weißer Blutkörperchen bei Wundkrankheiten und schreibt jenen Zellen die Hauptbedeutung für die Überführung der Bakterien in das lymphatische Gewebe zu. Waldeyer[4]) citiert einen Fall von Puerperalfieber, in welchem die Zellen des in der Bauchhöhle befindlichen Eiters mit Bakterien angefüllt waren. Ähnliche Beobachtungen wurden nicht selten gemacht und führten zu dem Schluss, dass die Bakterien günstige Wachstumsbedingungen in den Leukocyten finden und innerhalb derselben über den ganzen Körper ausgestreut werden.

Diese Auffassung wurde so allgemein verbreitet, dass, als Robert Koch[5]) bei mit Milzbrand infizierten Fröschen runde Zellen entdeckte, welche eine große Zahl von Milzbrandbacillen enthielten, derselbe nicht zögerte zu behaupten, dass die Bacillen in diesen Elementen einen günstigen Nährboden finden.

Doch schon im Jahre 1874 hatte Panum[6]), allerdings nur in unbestimmter Weise, den Gedanken ausgesprochen, dass vielleicht die Leukocyten zur Zerstörung der Bakterien dienen. In seiner Arbeit über das putride Gift findet man eine Bemerkung folgenden Inhalts: »Für die Beantwortung der Frage, wie und wo die in den Kreislauf lebender Tiere hineingebrachten gewöhnlichen Fäulnisbakterien verschwinden mögen, scheint man einen Anhaltspunkt zu finden in der interessanten Mitteilung von Birch-Hirschfeld, der zufolge durch Injektion in den Kreislauf gebrachte ,Mikrokokken‘, nachdem sie zum großen Teil in die Blutkörperchen eingedrungen waren, in den Lymphdrüsen und in der Milz angehäuft gefunden wurden. Dass die gewöhnlichen stabförmigen Fäulnisbakterien aber im lebendigen Organismus wirklich zu Grunde gehen, dafür spricht nicht nur der Umstand, dass sie wirkungslos bleiben, nachdem der akute Paroxysmus der putriden Intoxikation glücklich überstanden ist, sondern es sprechen dafür auch die wichtigen Beobachtungen von Eberth, denen zufolge Impfung der Gewebe (z. B. der Hornhaut) lebender Tiere mit den gewöhnlichen, bei der Fäulnis auftretenden stabförmigen Bakterien erfolglos blieb.«

Diese Zeilen weisen darauf hin, dass die Blutkörperchen (zweifellos meint Panum die Leukocyten) die in den Blutkreislauf eingedrungenen Bakterien aufnehmen und zerstören.

Einige Jahre später, im Jahre 1881, machte Grawitz[7]) die Bemerkung, dass die in das Blut von Säugetieren gebrachten Pilze von den weißen

---

[1]) Comptes rendus de la Soc. de Biologie, 1870, p. 115. Gaz. hebdom. de Méd. et de Chir., 1871, p. 291.

[2]) Schmidts Jahrbücher, 1872, CLX, p. 97.

[3]) Pathol. Anatomie der Schusswunden, 1872.

[4]) Arch. f. Gynäkologie, 1872, Bd. III, p. 293.

[5]) Cohns Beiträge zur Biologie der Pflanzen, 1876, Bd. II, p. 300.

[6]) Virchows Archiv, 1874, Bd. LX, p. 347.

[7]) Ibid., Bd. LXX, p. 546; Bd. LXXXIV, p. 87.

Blutkörperchen aufgesaugt und so der Berührung mit der assimilierbaren Flüssigkeit entzogen werden.

Gaule[1]), welcher bekanntlich zu beweisen suchte, dass das im Blute der Frösche enthaltene Drepaninium nichts anderes ist, als Fragmente von Zellkernen, welche in Würmchen verwandelt sind, hat die Zerstörung dieser Körper in den amöboiden Zellen der Milz beschrieben: »Ich beobachtete einmal einen Amöbocyten, welcher in Zeit weniger Minuten 3 Würmchen in sich aufnahm, dann kroch er munter davon, ohne an der Stelle, an der er gelegen hatte, etwas zurückzulassen. Ich folgte seinen Bewegungen und konnte im Anfang die glänzende Substanz der Cytozoen noch in seinem Innern erblicken. Bald darauf wurde dieselbe blässer, und nach einer halben Stunde war sie völlig assimiliert.«

Diese Würmchen sind zweifellos nichts anderes als Parasiten, die mit dem Zellkern von Fröschen nichts gemeinsam haben. Die Aufnahme und Zerstörung derselben durch die Zellen war also ein von den amöboiden Zellen der Milzpulpa ausgeführter Schutzakt des Organismus.

In demselben Jahre 1881, in welchem diese Beobachtung von Gaule veröffentlicht wurde, erschien aus der Feder von Roser[2]), einem chirurgischen Assistenten in Marburg, eine kleine Arbeit über die niederen Organismen. In derselben wird besonders die Möglichkeit besprochen, gewisse einzellige Organismen in dem Urin und der Milch zu züchten und diese Organismen an Salzlösungen zu gewöhnen. Am Ende eines der Paragraphen äußert sich Roser über die Immunität, ohne dass er seine Ansicht irgendwie genauer in diesen Zeilen ausführt. Er drückt sich folgendermaßen aus: Die Immunität normaler Tiere und Pflanzen beruht meiner Ansicht nach 1. auf dem Gehalt ihrer Säfte an Salzen und 2. auf der Eigenschaft ihrer kontraktilen Zellen, den in den Organismus eingedrungenen Feind sich einzuverleiben.

Da diese Thesen ohne irgend welche nähere Begründung inmitten der verschiedensten anderen Spekulationen mitgeteilt sind, ist es nicht wunderbar, dass seine soeben citierten Folgerungen weder bei den Zoologen noch bei den Medizinern irgend welche Aufmerksamkeit erregt haben. In den Specialwerken beider Wissenschaften (Zoologischer Jahresbericht der zoologischen Station Neapel und Schmidts Jahrbücher) ist seine Arbeit nicht einmal erwähnt. Anscheinend haben nicht nur die Biologen und Ärzte, sondern auch der Autor selbst keinen besonderen Wert auf diese Arbeit gelegt. Ich komme zu diesem Schluss, weil Roser in einer fünf Jahre später erschienenen Arbeit[3]) über Entzündung und Heilung seine oben genannte Theorie zur Erklärung dieser beiden Phänomene nicht heranzieht. Diese neue Arbeit zeigt in noch höherem Grade einen spekulativen Charakter, als die erste. Anstatt den Versuch zu machen, die antibakterielle Bedeutung der Leukocyten mit ihrer Wanderung während der Entzündung in einen Kausalnexus zu bringen, legt Roser besonderes Gewicht auf die völlige Unabhängigkeit der beiden Vorgänge von einander. Die mit einer Diapedese der Leukocyten einhergehende Entzündung darf nicht als eine nützliche Reaktion des Organismus angesehen werden, sondern vielmehr als ein Krankheitssymptom. Die Temperatursteigerung, welche man bei

---

[1]) Arch. f. Physiologie, 1881, p. 308, Fig. V.

[2]) Beiträge zur Biologie niederster Organismen, Marburg, 1881.

[3]) Roser, über Entzündung und Heilung, Leipzig, 1886.

der Entzündung beobachtet, sei zum großen Teil ein Produkt der Thätigkeit der Mikroorganismen.

Ich muss gestehen, dass mir die beiden Arbeiten von Roser eine Reihe von Jahren hindurch völlig unbekannt waren, bis Hüppe[1] dieselben in der 4. Auflage seines Werkes »Methoden der Bakterienforschung« (1889) erwähnte. Zu meinen Ergebnissen über die Bedeutung der weißen Blutkörperchen bin ich daher unabhängig von Roser gelangt, und auf ganz anderen Wegen als derselbe. Zu Beginn meiner Untersuchungen über Heilung und Immunität waren mir auch die betreffenden Stellen aus den Arbeiten von Panum, Gaule und Grawitz, die ich oben erwähnt habe, völlig unbekannt. Ich interessierte mich schon seit langer Zeit für die Keimblattfrage und suchte über den Ursprung und die Bedeutung der Keimblätter ein tieferes Verständnis zu gewinnen. Die Bedeutung von Ektoderm und Entoderm schien mir ziemlich klar, das erstere konnte man leicht als die äußere Bedeckung der primitiven vielzelligen Tiere auffassen, während man das zweite als das Verdauungsorgan ansehen musste. Die Entdeckung der intracellulären Verdauung bei vielen niederen Tieren führte mich zu der Annahme, dass diese Digestionsform diejenige der Urtiere gewesen sei, aus denen die übrigen Tierformen hervorgegangen sind (ausgenommen die Protozoen). Dunkel schien mir nur der Ursprung und die Bedeutung des Mesoderms. Einige Embryologen waren der Ansicht, dass dies Keimblatt den Genitalorganen der Urtiere entspreche, andere hielten das Mesoderm wiederum für das Prototyp des Lokomotionsorgans. Meine embryologischen und physiologischen Studien über die Spongiaten brachten mich auf den Gedanken, dass das Mesoderm bei den hypothetischen Urtieren wie eine Anhäufung von verdauenden Zellen, welche denen des Entoderms analog wären, funktionieren müsste. Diese Hypothese lenkte mich auf die Eigenschaft der Mesodermzellen, Fremdkörper zu ergreifen. Dieses Faktum war schon seit langer Zeit bekannt. Man wusste genau, dass die weißen Blutkörperchen der Wirbeltiere oft die verschiedenartigsten Zellen, besonders rote und weiße Blutkörperchen enthalten. Es war weiterhin bekannt, dass die mit amöboider Bewegung ausgestatteten Zellen Farbkörnchen zu verschlingen vermögen. Als Haeckel[2] in die Gefäße von Thetys (1858) Indigo injizierte, war er sehr erstaunt, die blauen Körnchen innerhalb der Blutkörperchen der Molluske wiederzufinden. Seitdem ist diese Thatsache von einer großen Zahl von Beobachtern häufig bestätigt worden, und die Eigenschaft dieser Zellen, Fremdkörper aufzunehmen, ist nunmehr eine allerseits anerkannte Wahrheit. Trotzdem hielt man diesen Vorgang nicht für identisch mit der Verdauung, auch Haeckel[3] selbst betont in seinen Untersuchungen über die Kalkschwämme die Auffassung, dass die Fremdkörper rein passiv in das Innere des Protoplasmas gelangen.

Beobachtungen, welche ich bei Schwämmen und durchsichtigen, einfach gebauten Meertieren machte, brachten mich zu der Überzeugung, dass die Aufnahme von Fremdkörpern in die amöboiden Zellen des Mesoderms auf einem aktiven Verhalten dieser Zellen beruht, und mit der intracellulären Verdauung in den Epithelzellen des Verdauungstractus niederer Tiere

---

[1] Methoden der Bakterienforschung, 4. Auflage, Wiesbaden, 1889, p. 10.
[2] Die Radiolarien, Berlin, 1862.
[3] Die Kalkschwämme, Berlin, 1872.

große Ähnlichkeit besitzt. Um diese Auffassung zu beweisen, musste ich exakte experimentelle Belege beibringen. Während meines Aufenthalts in Messina in den Jahren 1882 und 1883 begann ich daher, die Bedeutung der amöboiden Zellen des Mesoderms im Hinblick auf die intracelluläre Verdauung derselben zu untersuchen. Es ließ sich leicht feststellen, dass diese Zellen vermittelst ihrer Protoplasmafortsätze die verschiedenartigsten Fremdkörper ergreifen und einige derselben völlig verdauen. Meine Hauptthese, nämlich die Ansicht, dass zwischen Entoderm und Mesoderm enge Beziehungen bestehen, war demnach völlig bestätigt.

Diese damals noch völlig neuen Verhältnisse brachten mich auf den Gedanken, dass die Verdauungsthätigkeit, welche für die mesodermalen Elemente in so hohem Grade charakteristisch ist, bei vielen biologischen Vorgängen in der Tierwelt von Bedeutung sein müsse. Ich habe nun, von diesem Gesichtspunkt ausgehend, zeigen können, dass während der so verwickelten Metamorphose der Echinodermen, z. B. der Synapten, die amöboiden Zellen des Mesoderms eine besondere Rolle bei der Atrophie zahlreicher Organe der Larven spielen.

Ich habe niemals Medizin studiert, aber einige Zeit vor meiner Abreise nach Messina habe ich das Lehrbuch der allgemeinen Pathologie von Cohnheim vorlesen hören und war über seine Darstellung und seine Theorie der Entzündung überrascht. Besonders die Beschreibung der Diapedese der weißen Blutkörperchen durch die Gefäßwand erschien mir von ganz besonderer Bedeutung zu sein. Seine Theorie erschien mir dagegen etwas verschwommen (vague et nébuleuse). Ich sagte mir, die vergleichende Untersuchung der Entzündung bei niederen, einfach gebauten Organismen könnte uns über die so komplizierten pathologischen Vorgänge der Wirbeltiere gewisse Aufklärungen verschaffen und selbst eine Erklärung für die Vorgänge beim Frosche geben, deren Untersuchung den Ausgangspunkt der hervorragenden Studien von Cohnheim gebildet hatten.

Da bei der Atrophie der Larvenorgane der Synapten die Hauptbedeutung den amöboiden Zellen des Mesoderms zukommt, welche sich zu einem Haufen zusammenballen, so bedeutet vielleicht der hohe Gehalt der entzündlichen Exsudate an weißen Blutkörperchen, dass diese bei der Entzündung eine besondere Funktion ausüben. Diese Überlegung führte mich zu folgendem Versuche: Ich wollte transparenten Seetieren kleine Wunden anlegen und denselben Splitter unter die Haut bringen; wenn meine Annahme richtig war, so musste es an dieser Stelle zu einer Ansammlung von amöboiden Zellen kommen. Zur Untersuchung wählte ich Bipennaria, jene große, bei Messina so häufige Seesternlarve, und ich stach derselben Rosendornen in den Körper, dieselben waren nach kurzer Frist von einer großen Menge amöboider Zellen umgeben, genau so wie man es beim Menschen nach Einbringung eines Dorns oder eines anderen Fremdkörpers in den Organismus beobachtet. Der gesammte Vorgang ging unter meinen Augen bei einem durchsichtigen Tier vor sich, welches weder Blut- noch andere Gefäße, noch nervöse Elemente besaß. So war die erste Stellung genommen. Das entzündliche Exsudat muss als eine Reaktion gegen die verschiedenartigsten Verletzungen angesehen werden, und die Exsudation ist ein einfacherer und älterer Vorgang als die Bedeutung des Nervensystems und der Gefäße bei der Entzündung.

Es war mir wohl bekannt, dass zur Zeit, als ich meine Untersuchungen

machte (1882), die Pathologen die Entzündung in den meisten Fällen für
eine Folge des Eindringens von Bakterien hielten. Dies zwang zu dem
Schluss, dass die Diapedese und die Anhäufung von weißen Blutkörperchen bei entzündlichen Krankheiten als ein Schutzmittel des Organismus
gegen die Bakterien anzusehen sei, und dass die Leukocyten in diesem
Kampf die Bakterien aufzufressen und zu zerstören hätten. Diese Hypothese erklärte mit einem Schlage die Bedeutung der Entzündung. Um
meine Annahme zu beweisen, ging ich daran, Versuche an den in der
Meerenge von Messina in großer Menge vorhandenen niederen Tieren zu
machen und mich über die bisher schon gewonnenen Ergebnisse der allgemeinen Pathologie und pathologischen Anatomie zu unterrichten. Durch
das Studium des Lehrbuchs von Ziegler erfuhr ich, dass man in der
pathologischen Anatomie Beobachtungen in großer Zahl gesammelt hatte,
welche die Aufnahme meiner Hypothese über Entzündung und Heilung
erleichtern würde. Zahlreiche genaue Beobachtungen über die Resorption
des extravasierten Blutes, über das Schicksal von Farbkörnern im Organismus, über das Vorhandensein von Bakterien im Innern von Leukocyten
etc. befestigten mich in meiner Meinung.

Sobald ich nun eine Anzahl von Thatsachen und Anhaltspunkten zu
Gunsten meiner Hypothese zusammengestellt hatte, teilte ich dieselben
meinem verstorbenen Freunde Kleinenberg mit, welcher damals Professor
an der Universität zu Messina war. Als Mediziner und Zoologe war derselbe wohl geeignet, ein Urteil über meine Anschauungen zu fällen.
Kleinenberg sprach sich günstig für meine Theorie aus. Kurze Zeit
darauf hatte ich die Ehre, Rudolf Virchow in Messina zu sprechen.
Ich teilte ihm meinen Gedankengang mit, und er hatte die Liebenswürdigkeit, meine Präparate von Bipennariern und von anderen niederen Organismen zu untersuchen, bei denen ich Entzündungserscheinungen ohne
Mitwirkung des Nerven- und Gefäßsystems erzeugt hatte. Der große
Gelehrte ermunterte mich, auf diesem Wege fortzufahren. Als ich ihm
nun den Gedanken auseinandersetzte, dass die entzündliche Reaktion seitens
der amöboiden Zellen nur durch die Annahme verständlich gemacht wird,
dass die weißen Blutkörperchen auf die Bakterien Jagd machen und
dieselben zerstören, antwortete mir Virchow: Jedenfalls glaubte und
lehrte man bisher in der Pathologie gerade das Gegenteil. Man war der
Ansicht, dass die Bakterien in den Leukocyten gelegen seien und diese
Zellen als ein Transportmittel im Organismus benutzen.

Während meines Aufenthaltes in Messina beschränkten sich meine
Untersuchungen im Wesentlichen auf die niederen Lebewesen. Erst später
begann ich die bei der Entzündung und während der Infektionskrankheiten vor sich gehenden Veränderungen bei den Wirbeltieren zu studieren.
8 Monate, nachdem ich meine diesbezüglichen Untersuchungen begonnen
hatte, entschloss ich mich, die Resultate derselben zu veröffentlichen.
Ich habe sie zuerst in einer Rede (1883) auf dem Naturforscher- und
Ärztekongress zu Odessa vorgetragen. Später wurden dieselben in
einem Artikel der Klausschen[1] Sammlung und in einer im Biologischen
Centralblatt[2] erschienenen Arbeit publiziert. Ich stellte besonders den
Gedanken in den Vordergrund, dass die intracelluläre Verdauung der ein-

---

[1] Arbeiten des zoolog. Institutes in Wien, 1883, Bd. V. p. 141.
[2] Biolog. Centralblatt, 1883, Bd. III, p. 560.

zelligen Organismen und vieler wirbellosen Tiere durch Heredität auf die
Vertebraten übergegangen ist und sich in dieser Tierklasse noch deutlich
bei den vom Mesoderm abstammenden amöboiden Zellen erhalten hat.
Diese, welche die Fähigkeit besitzen, die verschiedensten Gewebselemente
aufzunehmen und zu verdauen, vermögen diese Eigenschaft auch gegenüber den Bakterien zu bekunden. Um diese Auffassung zu beweisen,
injizierte ich niederen Tieren verschiedene Bakterienarten und konnte
die Aufnahme und Zerstörung derselben durch die amöboiden Zellen nachweisen. Jedoch dieser Nachweis konnte naturgemäß nicht genügen.
Ich ging daher dazu über, Krankheiten solcher Mikroorganismen zu untersuchen, deren Durchsichtigkeit eine direkte Betrachtung unter dem Mikroskop zuließ. Die im Süßwasser zahlreich vorhandenen Daphnien boten
eine günstige Gelegenheit, um den Kampf zwischen den Leukocyten
dieser Tiere und den Sporen eines aus der Gruppe der Blastomyceten
stammenden pflanzlichen Krankheitserregers zu untersuchen. In zahlreichen
Fällen verschaffen die Leukocyten dem Organismus dadurch vollen Schutz,
dass sie die Sporen in großen Mengen aufnehmen und in Detritus verwandeln.
In anderen Fällen dagegen gewinnen die Pilze die Überhand. Sie keimen
und überwinden den Widerstand der Leukocyten dadurch, dass sie sich
schnell fortpflanzen und die weißen Blutkörperchen durch ihre Gifte abtöten. Genaueres über diese Zustände habe ich in Virchows Archiv [1]
mitgeteilt. Kurze Zeit darauf veröffentlichte ich in demselben Archiv
eine Arbeit über den Milzbrand [2], in welcher ich zu zeigen versuchte,
dass auch bei den Wirbeltieren das Eindringen von Bakterien in den
Organismus einen heftigen Widerstand seitens der Leukocyten hervorruft.

In den soeben genannten vier Arbeiten habe ich zur Bezeichnung der
Zellen, welche amöboider Bewegung fähig sind und welche Bakterien
und andere körperliche Elemente zu ergreifen und zu verdauen vermögen,
den Namen »Phagocyten« angewendet. Die auf Eigenschaften dieser
Zellen basierte Theorie wurde unter dem Namen »Phagocytentheorie«
in der Wissenschaft bekannt.

Wie schon an anderer Stelle erwähnt, war ich der Ansicht, dass die
durch die pathologischen Anatomen über die Resorption und die Leukocyten gefundenen Thatsachen die Geister schon genügend vorbereitet hätten,
um die Hypothese günstig aufzunehmen, dass die Leukocyten Schutzorgane
des Körpers vorstellen und demselben Krankheitsschutz und Heilung verleihen. In dieser Beziehung habe ich mich getäuscht, denn gerade die
Vertreter der pathologischen Anatomie machten meiner Theorie von vornherein die stärkste Opposition.

In einer auf dem Kongress der »British Association for the Advancement
of Science« im Jahre 1896 gehaltenen Rede sagte Lord Lister [3]: Wenn
es jemals in der Pathologie ein romantisches Kapitel gegeben hat, so ist
dies sicher die Geschichte von der Phagocytose. Dieser Ausspruch giebt
mir Veranlassung, die Entwicklung der Phagocytentheorie kurz mitzuteilen.

Meine beiden ersten, im Jahre 1883 publizierten Arbeiten hatten die
Aufmerksamkeit der Ärzte in keiner Weise gefesselt. Dieselben trugen

———

[1] Virchows Archiv, 1884, Bd. XCVI, p. 177.

[2] Ibid., 1884, Bd. XCVII, p. 502.

[3] British Association etc., 1896, p. 24, Revue scientifique, 17. Oktober 1896,
p. 493.

einen zu speciell zoologischen Charakter, um durch die Pathologen bemerkt zu werden. Die beiden folgenden Artikel jedoch, welche von der Krankheit der Daphnieen und besonders vom Milzbrand handelten, riefen sofort eine lebhafte Kritik hervor. Der bekannte Pathologe Baumgarten[1]) erhob zuerst seine Stimme in einem Aufsatz, in welchem er meine Untersuchungen über die Phagocytose kritisch beleuchtete. In dieser Arbeit versuchte er die Basis der Theorie zu untergraben, und da er sich nicht mit theoretischen Argumenten begnügte, ließ er durch seine Schüler eine Reihe von Versuchen über das Schicksal der Bakterien in dem immunen Organismus machen. Die Ergebnisse dieser Arbeiten, welche in mehreren Doktordissertationen niedergelegt wurden, sollten alle Punkte der Phagocytentheorie umstoßen.

Später hat Baumgarten[2]) ein großes Referat unter dem Titel »Zur Kritik der Metschnikoffschen Phagocytentheorie« veröffentlicht, in welchem er mit viel Talent und Geist und besonders in einer wundervollen Sprache der Phagocytentheorie den Boden zu entziehen suchte.

Die von mir im Laufe vieler Jahre angehäuften Beobachtungen sieht Baumgarten als ungenau und als durch die Untersuchungen seiner Schüler widerlegt an. Nach Baumgarten sind die zur Stütze meiner Theorie von mir angeführten Gründe unlogisch und stimmen nicht mit der Wahrheit überein. Wenn die Phagocyten thatsächlich zum Schutz des Organismus bestimmte Zellen sind, wie kommt es dann — so fragt Baumgarten —, dass gerade in Momenten der höchsten Gefahr, in denen das Blut und die Gewebe von Bakterien überschwemmt sind, die Phagocyten durch Abwesenheit glänzen? Meine Antwort, dass die Phagocytose nicht aus teleologischen Gründen auftritt und dass die Gefahr gerade um so größer ist, je schwächer die Phagocytenreaktion auftritt (eine Anschauung, die mit den Kausalitätsgesetzen und mit der Darwinschen Evolutionstheorie völlig im Einklang steht), genügte Baumgarten nicht. Derselbe sagt:

»Wenn M.s Auffassung der Thätigkeit der Leukocyten mehr als ein Gebilde der reichen Phantasie denn als das Resultat einer vorurteilsfreien Beobachtung des Untersuchers sich erweist, dann hilft es nichts, dass sich seine Darstellung der Entwicklung des Leukocyten zu dem, wofür er ihn ansieht, mit den Prinzipien der Evolutionstheorie in Einklang bringen ließe« (S. 4). Durch eine Reihe von Untersuchungen konnte ich[3]) Punkt für Punkt die auf den Arbeiten der Baumgartenschen Schule beruhenden Folgerungen widerlegen, was Baumgarten jedoch nicht verhindert hat, bei seiner Opposition zu verharren. Während er jedoch anfangs lange Artikel gegen mich schrieb, beschränkte er sich späterhin darauf, in den von ihm herausgegebenen Jahresberichten meine Theorie in kurzen Notizen zu verurteilen, und zwar stützte er seine beharrliche Opposition weder auf irgend welche Beweise noch auf sonstige Thatsachen.

Ebenso, wie Baumgarten, verhielt sich eine Reihe anderer Forscher. Ziegler, der wohlbekannte Autor des verbreitetsten Lehrbuches der pathologischen Anatomie, stellte sich ebenfalls der Phagocytentheorie ent-

---

[1]) **Berl. klin. Wochenschrift**, 1884.
[2]) **Zeitschr. für klin. Medizin**, 1888, Bd. XV, p. 1.
[3]) **Virchows Archiv**, 1888, Bd. CXIV, p. 465; **Annales de l'Inst. Pasteur**, 1890, Bd. IV, p. 35.

gegen. Da ich gerade durch sein Lehrbuch eine große Reihe von Thatsachen erfahren habe, die für die Bedeutung der Leukocyten bei der
Resorption sprechen, so war ich von vornherein davon überzeugt,
dass Ziegler auch einer der ersten sein würde, welcher die Bedeutung
der Phagocytose bei der Entzündung, bei der Heilung und bei der Immunität anerkennen würde. Der hervorragende Forscher hat sich jedoch
in mehreren Arbeiten[1] sehr lebhaft gegen die Phagocytentheorie ausgesprochen. Die Intervention der Phagocyten ist nach Ziegler eine rein
zufällige, und den Leukocyten kommt bei dem Schutz des Organismus
nur eine ganz untergeordnete Bedeutung zu. Um seine Auffassung zu
begründen, ließ er durch seine Schüler eine Reihe von Arbeiten über
verschiedene Infektionskrankheiten machen, und diese jungen Beobachter
kamen sämtlich zu dem Resultat, dass die Phagocytose bei dem Kampf
des Organismus gegen den Milzbrand und den Rauschbrandbacillus keine
Rolle spielt. Wir können darauf verzichten, an dieser Stelle in die Details
einzugehen, da wir schon im Laufe der vorigen Kapitel die Zieglerschen
Entgegnungen hinreichend widerlegt zu haben glauben. Aus den Arbeiten
von Lubarsch und verschiedener anderer Autoren geht mit der größten
Sicherheit hervor, dass die von der Zieglerschen Schule für den Milzbrand des Menschen geleugnete Phagocytose thatsächlich deutlich besteht.
Aus den Untersuchungen von Ruffer, Leclainche und Vallée und
aus meinen eigenen muss man ebenfalls den Schluss ziehen, dass bei dem
Rauschbrand die Phagocytenreaktion, deren Bestehen ein anderer Schüler
von Ziegler leugnet, ebenfalls deutlich entwickelt und von hervorragender
Bedeutung ist.

Besonders nahe ging mir jedoch der Gegensatz, in welchen sich ein
anderer hervorragender Gelehrter, und zwar Weigert[2], zu mir stellte.
Denn dieser Forscher ist nicht nur als ein exakter Beobachter, sondern
auch als ein bahnbrechender und erfinderischer Geist bekannt. In verschiedenen Publikationen wendete er seinen ganzen Scharfsinn auf, um
die Phagocytentheorie völlig zu vernichten. Er hat weder die Bedeutung
der Phagocytose für die Heilung und die Immunität, noch diejenige der
Riesenzellen als Schutzorgane anerkennen wollen. Weigert beschränkte
sich einfach darauf, theoretische Objektionen zu machen, und Arbeiten,
welche sich auf die Phagocytentheorie beziehen, sind aus seinem Laboratorium nicht hervorgegangen.

Gegenüber dieser Opposition so hervorragender Pathologen dürfen wir
die günstige Aufnahme nicht verschweigen, welche unsere Theorie seitens
anderer Forscher erfahren hat. In dem einleitenden Artikel zu dem
101. Bande seines Archivs verhält sich Rudolf Virchow[3] gegenüber den
Arbeiten über den von Phagocyten ausgeübten Schutz gleichmäßig wohl-
wollend und sieht dieselben als den Beginn anderer Untersuchungen auf
diesem Wege an. Ribbert[4] hat sodann in einer Reihe von Arbeiten
die Bedeutung der Phagocyten für den Schutz des Organismus gegen das
Eindringen von Bakterien hervorgehoben und besonders bei den durch
Staphylokokken erzeugten Erkrankungen auf die Häufigkeit der Auf-

---

[1] Lehrb. der pathol. Anatomie, 3. Auflage; Beitr. zur pathol. Anatomie, 1892,
Bd. IV, p. 152.
[2] Fortschritte der Medizin; 1887, Bd. V, p. 732; ibid., 1888, Bd. VI, p. 83, p. 809.
[3] Virchows Archiv, 1885, Bd. CI, p. 12.
[4] Deutsche med. Wochenschr., 1890, Nr. 31, p. 690.

nahme der Bakterien durch die Phagocyten hingewiesen. Es fiel ihm speciell eine Modifikation der Phagocytenreaktion auf, welche in der Ansammlung von weißen Blutkörperchen um die Bakterienherde herum besteht. Ohne dass es in diesen Fällen zu einer echten Einverleibung der Bakterien in das Innere der Leukocyten kommt, werden die Krankheitserreger doch in ihrer Wirkung durch den um sie gezogenen Wall von Blutkörperchen empfindlich gehemmt. Ich brauche nicht darauf einzugehen, dass dieser von mir schon im Jahre 1883 in meiner ersten Arbeit geschilderte Vorgang nur das Vorspiel einer echten Phagocytose darstellt und mit derselben eng verknüpft ist. Ein anderer Pathologe, Hess[1], stützte die Phagocytentheorie durch bedeutsame Untersuchungen.

Die Gegner der Phagocytentheorie vereinigten sich in ihren Bemühungen, die Theorie zu bekämpfen, ohne jedoch für den Schutz des Organismus eine Erklärung geben zu können, welche mit ihren Prinzipien und ihren Beobachtungen besser im Einklang stände. Baumgarten versuchte zu zeigen, dass die Bakterien in Fällen von Immunität und Heilung nicht im Anschluss an die Phagocytenreaktion oder an einen sonstigen reaktiven Vorgang, sondern vielmehr »von selbst« zu Grunde gehen, dass sie also gewissermaßen ihren normalen Lebenslauf beendigen und eines natürlichen Todes sterben, ein Vorgang, der sodann zu Heilung und Immunität führt. Aber, wie leicht vorauszusehen war, ließ sich kein positives Argument für diese Hypothese beibringen, welche, so viel ich weiß, von niemand acceptiert und von Baumgarten selbst später nicht mehr aufgenommen worden ist.

Die Angriffe, welche die Bakteriologen gegen die Phagocytentheorie gerichtet haben, sind ganz anderer Natur. Diese Gelehrten haben sich nicht damit begnügt, meine Lehre umzustoßen, sondern versuchten auf den Trümmern derselben neue Lehren aufzubauen, welche besser als die meine das Wesen der Immunität erklären sollten.

An dieser Stelle möchte ich von vornherein betonen, dass die Angriffe der Bakteriologen entschieden bedeutsamer waren, als die von den Anatomen und pathologischen Anatomen gemachte Opposition, und zu Entdeckungen von der allergrößten Wichtigkeit geführt haben.

Ein nicht einmal neuer Versuch von Fodor[2] war der Ausgangspunkt für eine große Reihe von Arbeiten, welche sich gegen die Phagocytentheorie richteten. Der ungarische Gelehrte hatte festgestellt, dass defibriniertes Kaninchenblut in vitro Milzbrandbacillen in großer Menge zu zerstören vermag. Hieraus zog man den Schluss, dass die Körpersäfte des Organismus baktericide Kraft in hinreichendem Grade besäßen, um die Immunität gegen pathogene Bakterien zu erklären. Die Thatsache, dass die Milzbrandbacillen durch das defibrinierte Blut zerstört werden, wurde von einem jungen, sehr talentvollen Amerikaner, namens Nuttall[3], bestätigt, welcher über diesen Gegenstand unter Leitung von Flügge in Breslau eine wertvolle Arbeit gemacht hat. Er konnte Schritt für Schritt durch Beobachtung der Milzbrandbacillen auf dem erhitzten Platinblech die Degenerierung derselben unter dem Einfluss des defibrinierten Blutes beobachten. Die Zerstörung der Bacillen ging außerhalb der Phagocyten

---

[1] Virchows Archiv, 1887, Bd. CIX, p. 365.
[2] Deutsche med. Wochenschr., 1886, p. 617; Arch. f. Hygiene, 1886, Bd. IV, p. 129.
[3] Zeitschrift für Hygiene, 1888, Bd. IV, p. 353.

vor sich. Dieselbe Beobachtung konnte er bei der Züchtung auf Gelatine machen. Die Milzbrandbacillen, welche der Einwirkung defibrinierten Blutes von Kaninchen und von anderen Wirbeltieren ausgesetzt wurden, starben zum großen Teil oder wurden mindestens schwer geschädigt. Das auf 55° erhitzte Blut verlor völlig seine bactericide Kraft.

Diese in jeder Beziehung völlig exakte Beobachtung gaben Flügge[1] und seinem Assistenten Bitter[2] Veranlassung, sich lebhaft gegen die Phagocytentheorie zu äußern. Die Phagocyten wären nicht im stande, lebende Bakterien aufzunehmen; diese müssten zuvor durch die bactericide Kraft der Körperflüssigkeiten abgetötet sein, so dass nur Bakterienkadaver von den Phagocyten aufgefressen würden.

Flügge fußte bei dieser Kritik teils auf Überlegungen allgemeiner Natur, teils auf den von Nuttall gemachten Untersuchungen: »Zwischen Nahrungsaufnahme und Kampf gegen Infektionserreger und zwischen Nährstoffen und lebenden Mikroorganismen besteht denn doch keine so zwingende Analogie (p. 225).« »Auf Grund der Nuttallschen Resultate muss offenbar die Möglichkeit zugegeben werden, dass die Phagocyten vielleicht nur tote Bakterien aufzunehmen im stande sind und dass ihnen die Fähigkeit, den Körper von den lebenden Infektionserregern zu befreien, abgeht (p. 226).« Besonders charakteristisch ist folgender Absatz: »Durchmustert man unbefangen eine Reihe von Präparaten, welche bei verschiedenen Infektionskrankheiten das gegenseitige Verhalten der Phagocyten und der Bakterien zur Anschauung bringen, so erscheinen die Phagocyten entweder als Opfer der siegreich vordringenden Bakterien, oder sie machen den Eindruck von Grabstätten, die in größter Menge nach beendetem Kampf und hinter der Kampflinie auftreten; nicht dagegen imponieren sie als mörderische Vorrichtungen, deren sich der Angegriffene zu seinem Schutze bedient (p. 227).«

Diese Argumente sind von sehr vielen Gelehrten aller Länder als völlig ausreichend angesehen worden, um die Phagocytentheorie totzumachen. Die bactericide Kraft der Körpersäfte ist jetzt die Parole für die Untersuchungen, welche den Zweck haben, die Rolle der Phagocyten durch die Bactericidität der Körpersäfte zu ersetzen. Wenn wir auch den Leser nicht durch die Aufzählung sämmtlicher über diesen Gegenstand in allen modernen Sprachen erschienener Artikel ermüden wollen, so dürfen wir dennoch die Arbeiten der Hauptvertreter der humoralen Theorie der Immunität nicht unerwähnt lassen.

Unter diesen Arbeiten verdient sicherlich diejenige von von Behring über die natürliche Immunität der weißen Ratten gegen Milzbrand an erster Stelle genannt zu werden. Wie schon im VI. Kapitel erwähnt, hat von Behring[3] entdeckt, dass das Blut der Ratte Milzbrandbacillen mit großer Schnelligkeit zu töten vermag, und der Gelehrte zögerte nicht, aus dieser Entdeckung die Folgerung zu ziehen, dass die bactericide Kraft des Blutes der Ratte eine starke Immunität gegen den Milzbrand verleihen müsse. Es handelt sich also hier um einen Fall, in dem die Immunität nicht auf die Aktivität der Phagocyten, sondern allein auf die Eigenschaften der Körpersäfte zurückzuführen sein würde.

---

[1] Zeitschrift für Hygiene, 1888, Bd. IV, p. 223.
[2] Ibid., p. 318.
[3] Centralbl. f. klin. Medizin, 1888, Nr. 38.

Um nun festzustellen, ob die baktericiden Eigenschaften des Blutes die wesentliche Ursache für die erworbene und angeborene Immunität bedeuten, führte von Behring unter Mitwirkung von Nissen[1]) eine Reihe von Untersuchungen aus, welche seine ursprüngliche Annahme nicht bestätigten. Aus ihren Untersuchungen ging hervor, dass das Blutserum von Tieren, welche gegen einige Bakterien, besonders den Vibrio Metschnikoff, hoch immunisiert sind, ein deutliches specifisch baktericides Vermögen erwirbt, dass jedoch das Blut, selbst bei hoch immunisierten Tieren, die Bakterien nicht abzutöten vermag. Bei den Untersuchungen von v. Behring und Nissen war die bactericide Kraft demnach nur von beschränkter Bedeutung. Jene Versuche haben auch von Behring dazu veranlasst, die Theorie, dass die Immunität auf den baktericiden Eigenschaften der Körpersäfte beruhe, aufzugeben.

Diese Theorie hat besonders in München ihre Anhänger gefunden. Schon im Jahre 1887 teilte Emmerich auf dem internationalen Hygienekongress zu Wien mit, dass im Blute von Kaninchen, welche gegen den Schweinerotlaufbacillus geimpft werden, eine hochaktive antiseptische Substanz gebildet wird. Dieser Substanz schreibt Emmerich allein die Bedeutung bei der erworbenen Immunität der Versuchstiere zu. Später hat Emmerich[2]) in einer unter Mitwirkung von di Mattei ausgeführten Arbeit seine Auffassung noch weiter entwickelt. Wir können an dieser Stelle auf eine Wiedergabe seiner Ausführungen und auf eine Kritik seiner Ergebnisse verzichten, da wir uns mit seiner Arbeit schon im IX. Kapitel beschäftigt haben. Es sei hier nur kurz daran erinnert, dass die von uns und später auch von Mesnil ausgeführten Versuche die Unrichtigkeit der Emmerichschen Behauptungen ergeben haben.

Ein anderer Münchener Bakteriologe, H. Buchner[3]), sprach sich zuerst in günstigem Sinne gegenüber der Phagocytentheorie aus. Er glaubte, dass die Gesamtheit der bei der Immunität auftretenden Vorgänge sich besser durch diese Hypothese erklären lasse, als durch die von ihm selbst schon früher aufgestellte lokalistische Theorie. Allmählich wandte er sich jedoch von der cellulären Theorie der Immunität ab und ging schließlich in das Lager der Gegner über. Er[4]) acceptierte völlig die Theorie der baktericiden Eigenschaften der Körpersäfte und führte auf diesem Gebiete einige wertvolle Arbeiten aus. Er konnte die oben mitgeteilte Entdeckung von Nuttall nicht nur bestätigen, sondern noch verschiedene wichtige Beiträge zur Frage der humoralen Theorie der Immunität liefern. So betonte er die Rolle der Salze bei der Ausübung der Baktericidität und legte besonderen Wert darauf, dass diese Eigenschaft der Körperflüssigkeiten auf der Anwesenheit einer besonderen eiweißartigen Substanz, die er mit »Alexin« bezeichnete, beruhe. Buchner bekämpfte erfolgreich die von mir ausgesprochene Ansicht[5]), dass die bactericide Kraft der Körperflüssigkeiten zum größten Teil auf einer plasmolytischen Wirkung des Blutserums auf die Bakterien beruhe. Diese meine Hypothese ist unstreitig nur in sehr wenigen Fällen anwendbar, und die bactericide Wirkung der

---

[1]) Zeitschr. f. Hygiene, 1890, Bd. VIII, p. 412.
[2]) Fortschritte der Medizin, 1887, Bd. V, p. 653.
[3]) Münch. med. Wochenschr., 1887.
[4]) Centralblatt für Bakteriologie, 1891, Bd. X, p. 727.
[5]) Ibid., 1890, Bd. VII, p. 65.

Körperflüssigkeiten beruht zum größten Teil sicherlich auf den Alexinen. Auch das Studium der Alexinwirkung erleichterte Buchner durch den Nachweis, dass die roten Blutkörperchen einer fremden Tierspecies unter der Einwirkung von Blut und von Blutserum eine globulicide Wirkung erleiden, welche der bactericiden vergleichbar ist.

Während Flügge, von Behring und viele andere ursprüngliche Anhänger der bactericiden Theorie der Körpersäfte dieselbe zur Erklärung der Immunität bald mehr oder minder aufgaben, blieb Buchner derselben treu und versuchte dieselbe unter Mitwirkung seiner Schüler aufrecht zu erhalten.

In Frankreich schlossen sich dieser Theorie besonders Bouchard[1]) und seine Schüler an, von denen in erster Linie Charrin und Roger zu nennen sind. Sie suchten diese Auffassung durch eigene Studien, welche sie speciell an dem Bacillus pyogenes ausführten, zu bestätigen. Sie entwickelten die Lehre von der Bactericidität der Körperflüssigkeiten besonders bezüglich der erworbenen Immunität. Vergleichende Untersuchungen über die Entwicklung des Bacillus pyogenes in dem Serum empfänglicher und in demjenigen immunisierter Tiere derselben Species führten sie zu der Überzeugung, dass die Körpersäfte einen hohen Krankheitsschutz verleihen. In den Fällen, in denen die Körpersäfte die Bakterien nicht abzutöten vermochten, übten dieselben auf die Bakterien stets einen schädlichen Einfluss aus, indem sie entweder die Virulenz derselben abschwächten oder dieselben in ihrer Form oder Funktion veränderten. Die wesentliche Ursache der natürlichen und erworbenen Immunität wurde von der Bouchardschen Schule stets in den Eigenschaften der Körperflüssigkeiten gesehen. Die Phagocyten hatten nur eine sekundäre Bedeutung, welche in der Aufnahme der abgeschwächten oder abgetöteten Bakterien beruhte.

Die humorale Theorie der Immunität verbreitete sich mit einigen geringen Änderungen allgemein in der ganzen Welt, und die Mehrzahl der Gelehrten nahmen dieselbe ohne weiteres an. Einige Forscher jedoch wagten es, gegen den Strom zu schwimmen und Widerspruch gegen jene Theorie zu erheben. Nachdem dieselben die Hauptfacta anerkannt hatten, welche durch die Anhänger der humoralen Theorie aufgestellt worden waren, legten jene sich die Frage vor, ob die in vitro zu beobachtenden Vorgänge bei der Zerstörung der Bakterien identisch mit denen sind, welche sich innerhalb eines immunen Organismus abspielen. Schon ein Überblick über die mit großem Eifer zusammengestellten Beobachtungen musste lehren, dass dieser Parallelismus in Wirklichkeit nicht besteht. Das Blut der gegen bestimmte Bakterien empfindlichen Tiere war gegen dieselben Bakterien von bactericider Wirkung, während das Blut immuner Tiere die Krankheitserreger häufig nicht zu zerstören vermochte. Bei der Fülle der Belege für diese Behauptung brauchen wir einzelne Beispiele nicht zu nennen. Die bactericide Eigenschaft der Körpersäfte, welche gegenüber einigen pathogenen Mikroorganismen so deutlich auftritt (Milzbrand-, Typhusbacillus, Choleravibrio), übt auf viele andere Bakterien keine Wirkung aus, während die betreffenden Tiere, von denen das Blut stammt, gegen diese Bakterien immun bleiben.

---

[1]) Les microbes pathogènes, Paris, 1892.

Alle diese Thatsachen regten Zweifel über die vorwiegende Bedeutung der baktericiden Kraft der Körpersäfte bei der Immunität an. Lubarsch[1] griff die humorale Theorie an, indem er an der Hand einer großen Menge deutlicher Beispiele zeigte, dass Tiere, deren Körperflüssigkeiten in vitro stark bactericid sind, gegen eine bedeutend geringere Menge von Bakterien derselben Species sehr empfindlich sind, wenn diese direkt in den Organismus eingeführt werden. So zerstören das defibrinierte Blut und das Blutserum von Kaninchen in kurzer Zeit große Mengen von Milzbrandbacillen, während die Kaninchen selbst schon nach einer Injektion nur geringer Mengen von Bakterien in die Blutgefäße zu Grunde gehen. Dieser Widerspruch konnte nur durch tiefgehende Veränderungen erklärt werden, welche das Blut außerhalb des Organismus durchmacht. Ähnliche Facta sind bei dem Milzbrand der Ratten von Hankin, Roux und uns selbst mitgeteilt worden (s. Kap. VI).

Der internationale Ärztekongress zu Berlin im Jahre 1890 war der erste, auf welchem man öffentlich die neuen Immunitätstheorieen erörterte. Bei den in den allgemeinen Sitzungen gehaltenen Vorträgen haben die Koryphäen der medizinischen Wissenschaft ihre Ansicht über das Wesen der Immunität ausgesprochen. Robert Koch[2] setzte in seiner denkwürdigen Rede auseinander, dass die Phagocytentheorie infolge der neuen Entdeckungen ihre Grundlage verloren hätte und ihren Platz nunmehr der humoralen Theorie räumen müsste. Bouchard nahm eine mehr vermittelnde Stellung ein, jedoch hob auch er hervor, dass die baktericide Kraft der Körpersäfte die Hauptursache der Immunität sei. Die Phagocyten kämen erst später hinzu, um das ohne ihre Mithilfe begonnene Werk zu vollenden. Die Stellungnahme von Lord Lister[3] gegenüber der Phagocytentheorie war eine bedeutend günstigere. Dieser große Chirurg und Forscher interessierte sich für das Immunitätsproblem in ganz besonders hohem Grade. Um in diese ebenso verwickelte wie bedeutsame Angelegenheit Licht zu bringen, ergriff Lord Lister bei dem internationalen Hygienekongress in London im Jahre 1891 die Gelegenheit, einen Meinungsaustausch zwischen den Anhängern der verschiedenen Theorieen anzuregen. Unter seinem Präsidium widmete die bakteriologische Sektion eine volle Sitzung der Diskussion dieser Frage. Buchner[4] hielt auf diesem Kongress einen Vortrag, in welchem er sich ganz auf den Standpunkt der humoralen Theorie stellte, indem er die geringe Bedeutung der Phagocytose einerseits und den hohen Wert der in den Körpersäften gelösten und im Blutplasma kreisenden Alexine andererseits betonte. Er versuchte die in vitro zu beobachtenden Vorgänge mit den Veränderungen im Organismus in Einklang zu bringen, besonders wies er darauf hin, dass in dem Blut und in den Körperorganen die Alexine nicht mit derselben Schnelligkeit wirken können, wie in den Serum enthaltenden Reagenzgläsern. So erkannte er zwar an, dass zwischen der baktericiden Wirkung in vitro und im Organismus eine beträchtliche Differenz besteht, führte dieselbe jedoch nicht auf die Mitwirkung der Phagocyten im lebenden Körper zurück.

---

[1] Centralblatt für Bakteriologie, 1889, Bd. VI, pp. 481, 529.
[2] Über bakteriologische Forschung, Berlin, 1890.
[3] The present position of antiseptic surgery, Berlin, 1890.
[4] Münch. med. Wochenschr., 1891, pp. 551, 574.

In derselben Sitzung ergriff Roux[1] zu dem gleichen Thema das Wort und sprach sich offen für die Zellentheorie aus. Seiner Neigung nach Chemiker, war er anfangs mehr der humoralen Theorie zugeneigt. Als Mitarbeiter von Pasteur hat er seit dem Beginn der neuen Aera der medizinischen Wissenschaft zahlreiche Untersuchungen über die Bedeutung der Körpersäfte bei der Immunität gemacht. Da dieselben jedoch zu keinem eindeutigen und positiven Resultate führten, wurden sie bald abgebrochen. Die Sympathie Roux' für die humoralen Theorieen ist noch deutlich in den Arbeiten zu erkennen, welche er über die Immunisierung durch Bakterienprodukte unter teilweiser Mitwirkung von Chamberland[2] unternahm. Als er später seine Kenntnis über die bei der Immunität sich abspielenden Vorgänge vertiefte, musste auch er sich der Zellentheorie anschließen und entwickelte dieselbe in seiner auf dem Londoner Kongress gehaltenen Rede.

Verschiedene andere Bakteriologen nahmen an der Diskussion zu diesen Vorträgen teil, und ich[3] selbst konnte bei dieser Gelegenheit Beobachtungen über die Immunität von Meerschweinchen mitteilen, welche diese Tiere im Anschluss an Impfungen gegen den Vibrio Gamaleia erworben hatten. Ich wählte gerade dies Beispiel, weil dasselbe nach von Behring und Nissen den reinsten Fall einer während der Immunisierung erworbenen Baktericidität des Blutes darstellt. Ich konnte nun den Beweis erbringen, dass der genannte Vibrio in dem immunisierten Organismus, trotzdem das Blutserum in vitro stark baktericid wirkt, sich lange Zeit erhält und durch die Phagocyten in lebendem Zustande aufgenommen und zerstört wird. Dabei stellte ich fest, dass die Leukocyten des Exsudates nach der Aufnahme der Vibrionen noch Reinkulturen dieser Bakterien zu ergeben vermochten, wenn man sie im hängenden Tropfen in den Brutschrank brachte.

Die Thatsache, dass selbst in diesem von den Anhängern der humoralen Theorie vorzugsweise citierten Falle gerade die Phagocyten die Hauptrolle spielen, hat auf viele Mitglieder des Kongresses einen tiefen Eindruck gemacht, und verschiedene bei den Sitzungen anwesende Gelehrte gewannen die Überzeugung, dass die Phagocytentheorie durch die Gegner noch nicht vernichtet worden sei. Zu jener Zeit war die Frage der Bedeutung der Antitoxine für die Immunität noch nicht diskutiert worden. Zwar wurde die große von von Behring und Kitasato gemachte Entdeckung schon von allen Seiten anerkannt; jedoch lag noch kein Grund vor, derselben eine besondere Tragweite beizumessen. Die antitoxische Eigenschaft der Körperflüssigkeiten war für den Tetanus und die Diphtherie festgestellt und von Ehrlich auf die Pflanzengifte erweitert worden (Ricin, Abrin, Robin), dieselbe wurde jedoch mehr für einen Einzelfall als für eine generelle Eigenschaft gehalten. In diesem Sinne hat Roux den Antitoxinen im Kapitel der Immunität einen Platz eingeräumt. Die beiden Krankheiten, gegen welche man antitoxische Sera dargestellt hatte, nehmen auch in der That infolge der Lokalisierung der Bakterien und der reichen Toxinbildung eine besondere Stellung unter den Infektionskrankheiten ein.

<hr>

[1] Annales de l'Inst. Pasteur, 1891, Bd. V, p. 517.
[2] Ibid., 1887, Bd. I, p. 571.
[3] Ibid., 1891, Bd. V, p. 465, 534.

Erst im Anschluss an den Londoner Kongress begann man sich mit den Antitoxinen näher zu beschäftigen. Von Behring war der Ansicht, dass die Körpersäfte in allen Fällen von erworbener Immunität antitoxinhaltig seien und dass die Bakterien, die in einen solchen Körper gebracht werden, keine pathogene Wirkung mehr ausüben können. Aber einige im Laboratorium von Bouchard festgestellte Thatsachen sprachen doch gegen diese Hypothese. Um diese Frage zu klären, begann ich alsbald nach Beendigung des Kongresses die erworbene Immunität von Kaninchen gegen den Bacillus der Pneumoenteritis der Schweine zu studieren. Ich konnte zeigen[1]), dass in diesem Fall die Immunität des Organismus gegen die Bakterien nicht von einem Antitoxingehalt der Körperflüssigkeiten abhängt, da in denselben Antitoxin nicht nachweisbar ist. Zugleich stellte ich fest, dass das Serum der immunisierten Kaninchen eine bedeutende Schutzkraft gegen die Infektion mit dem Bacillus der Pneumoenteritis besitzt. Mit dieser Feststellung war zum ersten Mal bewiesen, dass neben der antitoxischen und antibakteriellen Kraft der Sera noch eine specifischen Infektionsschutz verleihende Eigenschaft (= »Propriété antiinfectieuse«) einem Organismus innewohnen kann. Ich fasste dieselbe als eine stimulierende Wirkung der Phagocyten auf.

Schon in einem der vorigen Kapitel habe ich mitgeteilt, dass vor der Entdeckung der Antitoxine Charles Richet und Héricourt[2]) den Immunisierungseffekt des Serums von gegen Staphylokokken immunen Tieren beobachtet hatten. Diese Gelehrten hatten sich mit der Feststellung der Thatsache begnügt, ohne den Mechanismus der Wirkung des Serums näher zu erforschen. Als nun von Behring und Kitasato die Entdeckung antitoxischer Sera mitteilten, glaubte Jedermann, dass auch jene Antistaphylokokkensera zu den antitoxischen Seris zu rechnen sei. Die Immunität gegen den Bacillus der Pneumoenteritis der Schweine bewies jedoch, dass die Dinge sich auch ganz anders verhalten können. Die Sera eines immunisierten Organismus können thatsächlich, ohne antitoxisch zu sein, den gleichen Infektionsschutz verleihen, wie in dem oben citierten Falle der Pneumoenteritis der Schweine. Der Beweis für diese Thatsache wurde zuerst für die experimentell bei Tieren erzeugte Choleraerkrankung geliefert.

Das Wiederauftreten der Cholera in Europa im Jahre 1892 lenkte die Aufmerksamkeit der Bakteriologen auf diese Krankheit und veranlasste eine große Reihe von Arbeiten, die sich mit der Immunität gegen den Choleravibrio beschäftigten. Verschiedene wertvolle Arbeiten über diese Frage wurden von Pfeiffer[3]) veröffentlicht, welcher damals Vorsteher der wissenschaftlichen Abteilung des Kochschen Institutes in Berlin war. Bei gegen den Choleravibrio hoch immunisierten Tieren gewann er ein Serum, welches zwar hohen Infektionsschutz verlieh, jedoch kein Antitoxin enthielt. Die gegen Cholera immunisierten Meerschweinchen, welche gegen die Infektion mit dem Choleravibrio völlig resistent blieben, zeigten jedoch eine hohe Empfindlichkeit gegen die einfach tödliche Dosis des Choleratoxins.

---

[1]) Annales de l'Inst. Pasteur, 1892, Bd. VI, p. 289.

[2]) Comptes rendus de l'Acad. des Sciences, 1888, Bd. CVII, pp. 690, 748.

[3]) Zeitschrift für Hygiene, 1894, Bd. XVI, p. 268.

Das Fehlen von Antitoxin in den Körperflüssigkeiten, sowie das Auftreten einer starken Phagocytenreaktion in zahlreichen Fällen von natürlicher und erworbener Immunität haben die Meinung der Gelehrten zu Gunsten der cellulären Theorie verschoben, um so mehr als die Gegner dieser Theorie den von uns gemachten Widersprüchen nichts zu entgegnen wussten. Und gerade in dem Augenblick, als die Phagocytentheorie sich Bürgerrecht erworben hatte, wurde eine Entdeckung gemacht, welche geeignet erschien, jener Theorie dies Recht wieder abzusprechen.

Ich erwähnte schon bei mehreren Gelegenheiten, dass die Anhänger der humoralen Theorie regelmäßig bei dem Versuche scheiterten, die baktericide Wirkung der Körpersäfte im Organismus selbst nachzuweisen. Anstatt eine Zerstörung der Bakterien in den Körperflüssigkeiten zu beobachten, fand man dieselben stets in den Phagocyten abgetötet auf. Bei dieser Lage der Dinge machte sich eine Bewegung geltend, welche die beiden Theorieen mit einander in Einklang zu bringen strebte. Denys und einige seiner Mitarbeiter, Buchner und seine Schüler kamen zu dem Ergebnis, dass die Alexine Produkte der Leukocyten darstellen. An der Leukocytentheorie wäre der Satz richtig, dass die Auswanderung der Leukocyten an die bedrohte Stelle und ihre Anhäufung daselbst bei der Immunität, sowie bei der Heilung einen wesentlichen Anteil haben. So stellen die Leukocyten thatsächlich Schutzorgane des Organismus vor, nur ist dieser Schutz nicht in den phagocytären Eigenschaften der Blutkörperchen, sondern in ihrer Fähigkeit, Alexin zu secernieren, begründet. Dieser baktericide Stoff wirkt außerhalb der Phagocyten in dem Plasma des Blutes und der Exsudate, die Phagocytose tritt erst spät auf und ist nur von sekundärer Bedeutung.

Diese neue Modifikation der humoralen Theorie hat Buchner häufig als eine Brücke zwischen den beiden Theorieen bezeichnet.

Während dieser versöhnlichen Bewegung publizierte Pfeiffer [1] im Jahre 1894 eine Arbeit über die Immunität des Meerschweinchens gegen die experimentelle Choleraperitonitis und behauptete in derselben, dass in dem von ihm beobachteten Falle die Zerstörung der Vibrionen allein von den Körperflüssigkeiten ohne Mitwirkung der Phagocyten bewirkt worden sei. Bevor die Choleravibrionen in den Körperflüssigkeiten völlig zerstört und aufgelöst werden, kommt es zu einer körnigen Umwandlung derselben, welche unter dem Namen des »Pfeifferschen Phänomens« bekannt ist.

Verschiedene Schüler von Pfeiffer haben dies Ergebnis bestätigt und auf einige andere Bakterien, wie den Typhusbacillus, erweitert. Nach Pfeiffer und seinen Mitarbeitern wird die Zerstörung der Bakterien nicht durch das Buchnersche Alexin, sondern durch eine andere Substanz verursacht. Das Infektionsschutz verleihende Serum enthält diese Substanz nur in inaktivem Zustand. Sobald jedoch das Serum in den Organismus eines unvorbehandelten Tieres gelangt, so unterliegt jene baktericide Substanz einem besonderen Einfluss seitens der Endothelzellen und wird in den aktiven Zustand übergeführt, in welchem jene Substanz Vibrionen in großer Zahl zu vernichten vermag. Pfeiffer hat diese Theorie eingehend in einem Artikel [2], »ein neues Grundgesetz der Immunität«, im Jahre 1896

---

[1] Zeitschrift für Hygiene, 1894, Bd. XVIII, pp. 1, 355.
[2] Deutsche med. Wochenschrift, 1896, pp. 97, 119.

entwickelt. Die Pfeiffersche Entdeckung und seine neue Theorie flößten
der humoralen Auffassung wieder neues Leben ein, und einige Zeit hindurch glaubten viele Gelehrte, dass nunmehr die Phagocytentheorie definitiv
abgethan sei. So hat Fränkel[1] in einem öffentlichen Vortrage gesagt,
die Wissenschaft habe während ihres Fortschreitens neue, gegen die Bakterien gerichtete Schutzwaffen des Organismus entdeckt, welche mit der
Phagocytose nichts zu thun haben und so wirksam funktionieren, dass
man auf alle übrigen Schutzapparate völlig verzichten könne. Diese Ansicht ist allein auf der Entdeckung der Antitoxine und der von Pfeiffer
untersuchten baktericiden Substanz begründet.

Sobald ich von dem Bestehen einer echten extracellulären Zerstörung
der Bakterien erfuhr, machte ich mich sofort an eine genaue Untersuchung
dieser Frage, um die thatsächliche Bedeutung derselben festzustellen.
Zuerst prüfte ich[2] das Pfeiffersche Phänomen an dem Choleravibrio,
und es zeigte sich, dass das Phänomen nur unter ganz besonderen Bedingungen auftritt. Die schon vorhandenen Phagocyten müssen eine starke
Schädigung erlitten haben, damit die körnige Umwandlung der Vibrionen
vor sich geht. Die Phagolyse (wie ich die pathologische Veränderung
der Phagocyten kurz bezeichnet habe) ist zum Auftreten des Pfeifferschen
Phänomens in der Bauchhöhle unumgänglich notwendig. Hebt man die
Phagolyse durch Vorbehandlung der Phagocyten mit verschiedenen Flüssigkeiten auf, so kommt es fast unmittelbar zu einer starken Phagocytose,
anstatt zu einer Umwandlung der Bakterien in Granula. In den Körpergegenden, in welchen, wie im Unterhautfettgewebe, Leukocyten gar nicht
oder fast gar nicht vorhanden sind, tritt das Pfeiffersche Phänomen überhaupt nicht auf.

So wird selbst bei dem Choleravibrio die extracelluläre Zerstörung nur
in besonderen Fällen beobachtet. Die weitaus größte Mehrzahl der übrigen
pathogenen Mikroorganismen werden selbst nicht unter den Bedingungen
zerstört, unter denen sich die körnige Umwandlung der Choleravibrionen
vollzieht. Diese Thatsachen haben uns zu der Folgerung geführt, dass
die Zerstörung der Mikroorganismen in dem Organismus durch lösliche
Fermente vollzogen wird, welche bei der Verdauung durch die Phagocyten
gebildet werden. Im Normalzustande befinden sich diese Fermente innerhalb der Phagocyten und treten aus denselben nur bei der Zerstörung
oder bei einer vorübergehenden Schädigung derselben aus. Dies Ergebnis
befand sich im vollen Widerspruch zu der Theorie von Pfeiffer, welche
den Sekreten der Endothelien eine hohe Bedeutung beimaß. Um diesen
Widerspruch zu lösen, versuchte ich das Auftreten des Pfeifferschen
Phänomens außerhalb des Organismus, d. h. unabhängig von der Mitwirkung des Peritonealendothels, hervorzurufen.

Man braucht nur die an Leukocyten sehr reiche Peritonealflüssigkeit
in geringer Menge zu inaktivem, Infektionsschutz verleihenden Serum zuzusetzen, um in dem hängenden Tropfen sofort das Pfeiffersche Phänomen hervorzurufen.

Um den feineren Mechanismus dieses Vorganges aufzuklären, wiederholte Bordet[3] den genannten Versuch. Es gelang demselben, das

---

[1] Schutzimpfung und Impfschutz, Marburg, 1895.
[2] Annales de l'Inst. Pasteur, 1895, Bd. IX, p. 433.
[3] Ibid., p. 462; 1896, Bd. X, p. 760.

Pfeiffersche Phänomen auch in vitro zu erhalten, und zwar nicht nur,
indem er normale Meerschweinchen-Peritonealflüssigkeit, sondern auch,
indem er einen Tropfen Blutserum eines unvorbehandelten Meerschweinchens dem specifischen Serum zusetzte. Die Analyse der bei diesen Versuchen sich abspielenden Vorgänge führte Bordet zu folgender Auffassung:
Die Zerstörung der Bakterien im Innern von immunisierten Tieren wird
durch zwei Substanzen ausgeführt. Die eine derselben ist das Buchnersche
Alexin, ein normaler Bestandteil der Phagocyten; dieselbe führt zur Auflösung der Bakterien, gleichgültig, ob sie in den Phagocyten selbst gelegen
oder bei der Phagolyse aus diesen Zellen ausgetreten ist. Es ist jedoch
zu diesem Zweck noch eine zweite Substanz notwendig, nämlich der
specifische Zwischenkörper (substance préventive, sensibilisatrice). Derselbe
cirkuliert im Blutplasma und trägt den specifischen Charakter, während
die Alexine keine Specifizität besitzen. Auf diese Einzelheiten brauche
ich nach der eingehenden Besprechung derselben in den vorigen Kapiteln
nicht mehr zurückzukommen.

Die Behauptung, dass dem Pfeifferschen Phänomen eine nur untergeordnete Bedeutung beizumessen sei, haben Pfeiffer und einige andere
Autoren bekämpft. Im allgemeinen ist dieselbe jedoch angenommen worden
und kann einem Zweifel nicht mehr unterliegen. Die Auffassung Bordets
über den Mechanismus der Bakteriolyse hat ebenfalls Gegner gefunden.
So hat Abel[1]) dieselbe mit folgenden Worten kritisiert: »So fest und
zuversichtlich die meisten Äußerungen Bordets über die Bedeutung der
einzelnen Faktoren und zumal der Leukocyten in der Immunität klingen,
so darf man doch nicht daran zweifeln, dass weitere Untersuchungen
auch seine Auffassungen, die wir auf deutscher Seite nicht in vollem Umfange teilen können, modifizieren und korrigieren werden. Bisher hat
der Gang der Dinge in diesen Fragen immer Pfeiffer Recht gegeben,
dessen gründliche und von Voreingenommenheit freie Untersuchungen ihn,
wenn ein Sportsausdruck erlaubt ist, zum Favorit für alle gemacht haben,
die mit Aufmerksamkeit den internationalen Wettkampf in der Arena der
Immunitätsfragen verfolgen (p. 766).«

Abel ist zweifellos ein sehr geschätzter Bakteriologe, jedoch kein guter
Prophet; keinesfalls ist man jedoch berechtigt, bei einer rein wissenschaftlichen Frage die nationale (oder, wie andere Autoren, die persönliche)
Seite in den Vordergrund zu stellen. In Deutschland, wo ein reges
wissenschaftliches Interesse besteht, kritisiert man naturgemäß neue und
originelle Theorieen. Aber damit, dass eine Theorie in Deutschland nicht
acceptiert wird, ist sie doch trotz der kritischen Veranlagung der Deutschen
noch nicht abgethan. In diesem wissenschaftlich so fruchtbaren Lande
findet man Anhänger der verschiedensten Theorieen, und in dem Konflikt
zwischen der Pfeifferschen Auffassung einerseits und derjenigen von
Bordet und mir andererseits gestaltete sich der Verlauf der Dinge doch
etwas anders, als Abel vorausgesehen hatte. Die Thatsache, dass bei
der Zerstörung der Bakterien zwei Substanzen thätig sind, ist nunmehr von
der gesamten wissenschaftlichen Welt angenommen. Eine große Anzahl
von Gelehrten hat auch die Theorie der innigen Beziehungen zwischen
Alexinen und Phagocyten acceptiert. Die Behauptung, dass die Alexine
im Innern der Phagocyten gelegen sind, wurde von verschiedenen Forschern

---

[1]) Centralblatt für Bakteriologie, 1896, Bd. XX, p. 766.

bestätigt, besonders von Gengou, bei seinen vergleichenden Untersuchungen über die Wirkung von Blutserum und Blutplasma auf Bakterien. Die Phagolyse, deren Vorkommen anfangs von einigen Autoren geleugnet wurde, ist von verschiedenen anderen Autoren beobachtet worden, so dass über das Auftreten derselben kein Zweifel mehr vorliegt.

Die Beziehungen zwischen Zwischenkörper und Phagocyten sind schwieriger zu deuten als diejenigen zwischen Alexin und weißen Blutkörperchen. Dennoch mussten Pfeiffer und Marx[1] auf Grund ihrer Versuche gestehen, dass der Zwischenkörper in der Milz, den Lymphdrüsen und dem Knochenmark gebildet wird, d. h. in den Organen, welche besonders reich an Phagocyten sind. Dies Resultat ist auch von Deutsch bestätigt worden.

Alle in den letzten Jahren gemachten Entdeckungen bestätigen demnach die Auffassung, dass die Zerstörung der Bakterien in einem immunen Organismus nur eine Unterart der Resorption geformter Elemente vorstellt. In unserem Laboratorium war man von dieser Ansicht so durchdrungen, dass man die Analogie zwischen Bakteriolyse und Zerstörung tierischer Zellen als etwas selbstverständliches annahm. Seit vielen Jahren hatte Bordet beobachtet, dass das Blutserum einiger Tiere das gleiche Agglutinationsvermögen gegenüber Bakterien und roten Blutkörperchen besaß. Als ich (s. Kap. VI) das Schicksal der Gänsespirillen im Meerschweinchenperitoneum studierte, fiel mir auf, dass diese Bakterien im Innern der Phagocyten die gleichen Veränderungen erlitten, wie außerhalb derselben. Und meiner Ansicht nach befand sich diese Thatsache völlig im Einklang mit unseren Kenntnissen von der Resorption körperlicher Elemente und von der intracellulären Verdauung.

Durch seine vorangegangenen Untersuchungen über die Agglutination der roten Blutkörperchen mit dem Thema durchaus vertraut, machte sich Bordet[2] daran, das Schicksal der Erythrocyten im Organismus zu studieren. Er konnte leicht die engen Beziehungen zwischen bakteriolytischen und hämolytischen Eigenschaften des Blutserums von Tieren feststellen, welche mit wiederholten Injektionen von Bakterien und Blut vorbehandelt worden waren. Bald darauf, im Januar 1899, wurden seine Resultate von Ehrlich und Morgenroth[3] bestätigt, welche außerdem die wichtige Thatsache fanden, dass der Zwischenkörper eine Bindung mit den roten Blutkörperchen eingeht.

Die im Laufe der letzten Jahre ausgeführten Arbeiten haben unsere Kenntnisse über das Wesen der Bakteriolyse und der Hämolyse wesentlich erweitert. Ehrlich hat auf die bakteriolytischen Stoffe die Seitenkettentheorie angewendet, indem er die Antitoxine als Seitenketten deutet, welche sich von den Zellen abgelöst haben und die Toxine zu absorbieren vermögen. Meist unter Mitwirkung von Morgenroth veröffentlichte Ehrlich eine Reihe hervorragender Arbeiten über die feineren Vorgänge, welche sich bei der Zerstörung der Bakterien und der Neutralisierung der Toxine abspielen. Die Ausarbeitung der Ehrlichschen Theorie ist im Augenblick noch in voller Entwicklung begriffen. Verschiedene Punkte derselben stehen zu der Bordetschen Auffassung in vollem Gegensatze.

---

[1] Zeitschrift für Hygiene, 1898, Bd. XXVII, p. 272.
[2] Annales de l'Inst. Pasteur, 1898, Bd. XII, p. 688; 1899, Bd. XIII, p. 273.
[3] Berl. klin. Wochenschrift, 1899, p. 6.

Während dieser den Zwischenkörper in seiner Wirkung mit einer Beize vergleicht, ist Ehrlich der Ansicht, dass es zwischen den Molekülen der Bakterien und der tierischen Zellen einerseits und den Zwischenkörpern andererseits zu einer chemischen Verbindung kommt. Nach Bordet enthält das Blutserum einer Tierspecies nur ein Alexin, Ehrlich ist dagegen von der Pluralität der Alexine oder Komplemente überzeugt.

Diese Kontroverse hat zu einer Reihe hochinteressanter Diskussionen und geistvoller Untersuchungen geführt; doch sind bisher alle auf diesen Gegenstand bezüglichen Fragen noch nicht im entferntesten gelöst. Zweifellos befinden wir uns hier auf einem Wege, der zu vielversprechenden Resultaten führen wird.

An anderen Stellen dieses Buches haben wir die Ehrlichsche Theorie in großen Zügen auseinandergesetzt. Häufig glaubt man, dass dieselbe zu der Phagocytentheorie in einem prinzipiellen Gegensatz steht, aber wir haben schon mehrfach hervorgehoben, dass dies durchaus nicht der Fall ist. Zwar nimmt Ehrlich an, dass die bakteriolytischen und cyto-toxischen Fermente (Cytase, Alexin, Komplement) im Blutplasma gelöst cirkulieren, während dieselben nach der Phagocytentheorie normaliter sich in den weißen Blutkörperchen befinden. Doch hat diese Differenz nichts mit der Grundlage der Seitenkettentheorie zu schaffen, nach welcher die Antitoxine und die anderen Antikörper von den Zellen losgelöste Produkte vorstellen, welche zu den Toxinen und den übrigen Bakterienprodukten eine Affinität besitzen.

Die Phagocytentheorie sucht die Bedeutung der Phagocyten für die Bakterienvernichtung festzustellen. Sie nimmt an, dass die Lebensäußerungen jener Zellen, wie die Empfindlichkeit, das Bewegungsvermögen und die Fähigkeit, fremde Stoffe in sich aufzunehmen, die Hauptbedingungen ausmachen, um einen Organismus von den Bakterien zu befreien, denn das bactericide Ferment ist — außer in Fällen von Phagolyse — stets im Innern der Phagocyten enthalten. Die Zerstörung der Bakterien geht nach den für die Resorption von Fremdkörpern gültigen Gesetzen vor sich und wird in letzter Linie durch zwei lösliche Fermente ausgeführt, von denen das eine, der Zwischenkörper, von dem Phagocyten leicht in das Plasma des Blutes und der Exsudate übergeht. Unsere Theorie versucht diese Vorgänge so exakt wie möglich zu analysieren, wagt es aber nicht, den feineren Mechanismus der intracellulären Verdauung klarzustellen, welcher mit der bisher noch keineswegs bekannten Wirkung der löslichen Fermente im allgemeinen identisch ist.

Trotz der zahlreichen Entgegnungen, welche die Phagocytentheorie gefunden hat und deren hauptsächliche mitgeteilt worden sind, ist dieselbe (in den Grenzen, welche sie sich gesteckt hat) keineswegs erschüttert, sondern durch viele Arbeiten bestätigt worden. Die Opposition gegen dieselbe hat auch in den letzten Jahren nachgelassen, und die Urteile verschiedener Autoren über die Bedeutung der Phagocyten für die Immunität haben sich bedeutend günstiger gestaltet.

Bald nach dem Hygienekongress im Jahre 1891 hat sich die Londoner Pathologische Gesellschaft[1] in mehreren Sitzungen mit der Diskussion der Immunitätsfrage beschäftigt. Die Debatte, an welcher sich hervor-

---

[1] British med. Journ., 1892, pp. 373, 492, 591, 604. Siehe auch Referat: D. med. Wochenschr., 1892, p. 296.

ragende Gelehrte beteiligten, stellte sich im allgemeinen günstig zu der Phagocytentheorie.

Auf dem internationalen Hygienekongress zu Budapest (1894) war die Immunitätsfrage wiederum Gegenstand der Diskussion. Buchner[1] hielt daselbst einen Vortrag, in welchem er auf die Entstehung der Alexine aus den Leukocyten hinwies und in dieser Thatsache ein Bindeglied zwischen den beiden Theorieen sah. Die von den Leukocyten secernierten Alexine sollten nach Buchner ihre Thätigkeit allerdings im Plasma des Blutes und der Exsudate ausüben. Die Phagocytose käme erst in zweiter Linie in Betracht, um die durch die Alexine abgetöteten oder geschädigten Bakterien in sich aufzunehmen.

In seinem letzten Vortrage über diesen Gegenstand, gelegentlich des internationalen Ärztekongresses in Paris (1900), bleibt Buchner[2] auf dem soeben mitgeteilten Standpunkt im allgemeinen stehen. Er nähert sich jedoch dabei ein klein wenig der Phagocytentheorie, wenigstens bezüglich der natürlichen Immunität: »Ich gebe gerne zu, dass die phagocytäre Thätigkeit in vielen Fällen von entscheidender Bedeutung für die Überwindung von Infektionsprozessen sein wird, nämlich dann, wenn durch die secernierten Alexine nur eine vorübergehende Abschwächung der Bakterien in ihren Lebensfunktionen bewirkt wurde, wenn dieselben sozusagen nur in ein Stadium der Latenz ihrer chemischen Funktionen versetzt wurden, aus dem sie sich unter Umständen, wenn nicht der Phagocyt dazwischen tritt, wieder zu voller Lebensenergie erholen könnten.«

Jedenfalls klingt diese Auffassung ganz anders als die frühere Ansicht, nach welcher nur die toten oder unschädlich gemachten Bakterien von den Phagocyten aufgenommen werden.

Ein zweiter Gegner der Phagocytentheorie, von Behring[3], räumt derselben nicht nur in manchen Fällen von natürlicher Immunität eine gewisse Bedeutung ein, sondern auch bei einigen Beispielen von erworbener Immunität, wie bei der Immunität der gegen Milzbrand geimpften Schafe (s. Kap. VIII).

Wir können an dieser Stelle nicht weiter auf die in den letzten Jahren erfolgten Veränderungen in der Auffassung des Wesens der Immunität eingehen und werden uns darauf beschränken, einige von unseren Gegnern ins Feld geführte Beispiele zu erörtern. Flügge, welcher sehr entschieden gegen die Phagocyten- und für die humorale Theorie Stellung genommen hat, giebt in seinem »Grundriss der Hygiene« eine Kritik der Phagocytentheorie. In der ersten Auflage (1889) sagt derselbe[4]: »Neuere Untersuchungen machen es jedoch wahrscheinlich, dass die Phagocyten zum weitaus größten Teil nicht lebende, sondern bereits abgestorbene Infektionserreger aufnehmen, und dass sie somit durchaus nicht die Rolle schützender Vorrichtungen zu übernehmen geeignet sind. Dagegen ist erwiesen, dass Blut und Blutplasma von Warmblütern die Eigenschaft besitzt, enorme Mengen von pathogenen Bakterien zu vernichten ...« In der vierten Auflage desselben Werkes (1897) äußert sich Flügge[5] an der entsprechenden Stelle dahin, dass die neueren Untersuchungen es

[1] Münch. med. Wochenschr., 1894, p. 717.
[2] Ibid., 1900, p. 1193.
[3] Encyklop. Jahrbücher, 1900, Bd. IX. p. 203.
[4] Grundriss der Hygiene, 1889, p. 487.
[5] Ibid., 4. Aufl., 1897, p. 507.

wahrscheinlich machen, dass die Metschnikoffsche Theorie das Wesen
der Immunität nicht völlig zu erklären im stande sei. Dieser Satz wird
in den darauf folgenden Zeilen in einem für unsere Theorie concilianten
Sinne erläutert.

Als zweites Beispiel führe ich das bekannte Lehrbuch von Günther an.
In der ersten Auflage (1890) wird die Phagocytentheorie[1] kurz abgethan,
da sie der Kritik nicht standhalten könne. In der fünften Auflage desselben Buches (1898) wird schon eine ganz andere Sprache geführt[2]. Man
räumt der Phagocytentheorie einen Platz unter den verschiedenen Theorieen
ein und versucht dieselbe, etwa im Sinne Buchners, mit der humoralen
Theorie in Einklang zu bringen.

In der Ansicht Charrins bemerkt man eine ähnliche Änderung.
Schon in der ersten Ausgabe seiner »Pathologie générale infectieuse«
nahm er[3] bezüglich der Immunitätstheorieen einen eklektischen Standpunkt ein. Er stellte dabei die Bedeutung der Phagocyten in den Hinter-
grund, während er die Eigenschaften der Körpersäfte als das wesentliche
Moment ansah. In der 7 Jahre später erschienenen zweiten Auflage[4]
desselben Werkes misst Charrin der Phagocytose schon eine höhere
Bedeutung bei, er habe stets die Phagocytose in Betracht gezogen und
gleichfalls die specifischen Eigenschaften der Körperflüssigkeiten anerkannt;
schon im Jahre 1888 habe er am lebenden Organismus gezeigt, dass die
Bakterien außerhalb der Zellen Veränderungen erleiden; er habe jedoch
nicht gewusst, unter dem Einfluss welcher anatomischer Elemente diese
Veränderungen vor sich gehen; in der Erkennung der anatomischen Grundlage für die Wirkung der Körpersäfte sei das Bindeglied zwischen den
beiden Theorieen gegeben (p. 250). Kurz, der Schutz des Organismus
beruhe auf zwei Reihen von Vorgängen, erstens auf der Aktivität der Phagocyten, zweitens auf der Wirkung der Körperflüssigkeiten; durch den einen
Prozess würden die lebenden Bakterien abgetötet, durch den anderen die
Toxine neutralisiert (p. 253).

Während nun die Phagocytentheorie durch den Nachweis gefestigt
worden ist, dass 1. in Fällen von Immunität die Phagocyten lebende,
virulente Bakterien aufnehmen und zerstören, ohne dass diese vorher ihre
Toxine verloren haben, dass 2. die Phagocyten toxische Stoffe zu absorbieren
vermögen, dass 3. die Phagocyten baktericides Alexin enthalten und
Zwischenkörper produzieren, — ließen sich trotz aller Bemühungen diese
Eigenschaften nicht mit den humoralen Theorieen vereinigen. Einige von
vornherein für diese Theorieen eingenommenen Autoren suchten dieselben
im ganzen zusammenzufassen. So haben Stern[5] und Frank[6] größere
Referate über die Eigenschaften der Körpersäfte und ihre Bedeutung für
die Immunität gemacht. Diese Arbeiten sind mit großer Sorgfalt und so
unparteiisch als möglich ausgeführt worden. Stern kommt zu folgendem
Ergebnis: »Beziehungen zwischen der bakterientötenden Wirkung des
Blutes und der Immunität lassen sich durchaus nicht konstant bei allen

---

[1] Einführung in das Studium der Bakteriologie, 1890, p. 146.
[2] Ibid., 5. Aufl., 1898, p. 275.
[3] Traité de médecine, Charcot, Bouchard et Brissaud, Bd. I, 1891,
pp. 219—230.
[4] Ibid., 2. Aufl., Bd. I, pp. 250—254.
[5] Centralbl. f. allg. Pathologie, 1894, Bd. V, p. 212.
[6] Lubarsch u. Ostertag, Ergebn. der all. Pathol. etc., 1895, I. Abtheil., p. 384.

Infektionen nachweisen; sie sind jedoch in einigen Fällen so deutlich ausgesprochen, dass für diese ein Zusammenhang zwischen beiden höchstwahrscheinlich ist.« Frank drückt sich folgendermaßen aus: »Es ergiebt sich mit aller Evidenz, dass nur in wenigen Ausnahmefällen die Immunität eines Tieres — angeborene oder erworbene — zusammentrifft mit der baktericiden Eigenschaft eines Blutserums. Als einziges Tier, das absolut empfänglich für Milzbrand ist, und in dessen Blute jede baktericide Wirkung ausbleibt, kann heute nur noch die Maus gelten ....« »Die baktericide Wirkung des Blutserums ist eine Thatsache, zweifelsohne auch von großer biologischer Bedeutung; sie kann aber sicherlich nicht als allgemein gültige Ursache der Immunität — weder der angeborenen noch der erworbenen — gelten.«

Man hat versucht, der humoralen Theorie neues Leben durch die Annahme wieder einzuflößen, dass erstens die baktericide Substanz mit dem eosinophilen oder pseudoeosinophilen Sekret der Leukocyten (Kanthack) identisch ist, und dass zweitens die Zerstörung der Bakterien im Organismus vor allem das Vorhandensein der in den Körpersäften gelösten agglutinierenden Stoffe erfordert (Max Gruber). Diese beiden Hypothesen wurden im Laufe der letzten Jahre wieder fallen gelassen.

Unstreitig kann keine der humoralen Immunitätstheorieen mit den in den letzten Jahren festgestellten Thatsachen in Einklang gebracht werden. Der scharfe Gegensatz zwischen Baktericidität der Körperflüssigkeiten und Immunität beruht darauf, dass die baktericiden Stoffe im lebenden Organismus innerhalb der Phagocyten verbleiben und aus denselben nur austreten, wenn diese eine pathologische Veränderung erleiden. Die von Gengou gemachte Beobachtung, dass das Blutplasma nicht baktericid wirkt, bereitete der humoralen Theorie ein Ende.

Die auf den antitoxischen und schützenden Eigenschaften der Körperflüssigkeiten beruhende Erklärung der Immunität kann nur in ganz beschränktem Maße Anwendung finden. Denn man findet diese Eigenschaften nur bei der erworbenen Immunität, und auch hier nicht einmal konstant. In vielen Fällen von erworbener antibakterieller Immunität ist Antitoxin im Blute nicht nachweisbar, in anderen besitzen die Körperflüssigkeiten nicht einmal immunisierende Eigenschaften.

Nur die Phagocytose ist in allen Fällen von angeborener und erworbener Immunität stets vorhanden, so dass die Bedeutung dieses Faktors sich nicht mehr leugnen lässt.

Die Phagocyten sind, wie exakt festgestellt ist, empfindliche, auf organisierte und nicht organisierte Krankheitserreger reagierende Zellen. Dieselben nehmen Bakterien auf und absorbieren Toxine. Sie ergreifen lebende, virulente Mikroorganismen und machen dieselben vermittelst ihres Zellinhaltes unschädlich, welcher die Keime entweder tötet oder in ihrer pathogenen Wirkung hemmt. Es handelt sich also um einen rein biologischen Vorgang seitens der Phagocyten und um eine Fermentwirkung derselben auf die Krankheitserreger. Der Mechanismus dieser Wirkung ist noch nicht völlig klargestellt und wird den Gegenstand der Untersuchungen der nächsten Zukunft bilden.

Der gegenwärtige Stand der Immunitätsfrage stellt in der Entwicklung der biologischen Wissenschaft nur eine Etappe auf dem Wege zu bedeutenderen Errungenschaften vor.

Kapitel XVII.

Zusammenfassung.

Immunität bei Infektionskrankheiten ist die Eigenschaft eines Organismus, gegen die durch einen pathogenen Mikroorganismus verursachte
Krankheit geschützt zu sein. Dieser Begriff umfasst eine große Reihe
von Vorgängen, welche zugleich mit verschiedenen Nachbargebieten
Berührungspunkte haben, und zwar einerseits mit den Heilungs- und
andererseits mit den Krankheitsvorgängen. Ein Organismus kann als
immun angesehen werden, wenn das Eindringen eines sehr starken Virus
in denselben nur ein ganz geringes Unwohlsein herbeiführt, und dennoch
ist dies Unwohlsein von Krankheitssymptomen, wenn auch leichten Grades,
begleitet. So ist es schwer, zwischen der Immunität und den derselben
verwandten Zuständen eine scharfe Grenze zu ziehen.

Die Immunität zeichnet sich durch die Mannigfaltigkeit ihrer Erschei-
nungsformen aus. Bald ist sie von langer Dauer, bald geht sie schnell
vorüber. Sie kann eine individuelle oder familiäre Eigenschaft sein, sie
kann die Eigentümlichkeit bestimmter Rassen oder Species vorstellen.

Oft ist die Immunität angeboren, so z. B. die natürliche Immunität.
In anderen Fällen wird der Krankheitsschutz erworben, und zwar ent-
wickelt sich diese Eigenschaft entweder auf natürlichem Wege infolge
des Überstehens einer Infektionskrankheit, oder durch einen künstlichen
Eingriff. Dieser besteht meist in der Einimpfung des Virus und der
Vaccins.

Die Immunität ist eine Erscheinung uralten Datums und besteht seit
ebenso langer Zeit wie die Krankheiten. Die niedrigsten Organismen
müssen beständig den Kampf ums Dasein kämpfen. Zu ihrer Ernährung
müssen sie Lebewesen ergreifen und zu ihrem Schutze sich wiederum
gegen andere Mikroorganismen wehren. Ist in diesem Kampfe der An-
greifer kleiner als der Angegriffene, so dringt der erstere in den Körper

des zweiten ein und zerstört denselben durch Infektion. Er fixiert sich im Körper dieses Organismus, lebt von seinem Wirte und erzeugt im Innern desselben neue Generationen. Die Naturgeschichte der pflanzlichen und animalen einzelligen Lebewesen giebt uns viele Beispiele für diese einfachste Art der Infektionskrankheiten.

Aber gegenüber der Infektion steht eine Reaktion des befallenen Organismus. Dieser verteidigt sich gegen den Eindringling. Er schützt sich, indem er gegen denselben eine feste Membran errichtet und ihn durch alle in seiner Macht befindlichen Mittel zu zerstören sucht. Viele niederen Organismen benutzen die chemischen Stoffe, die ihnen zur Ausübung der Verdauung notwendig sind, zu gleicher Zeit im Kampfe gegen die Krankheitserreger, indem sie diese Keime, wenn möglich, ebenfalls verdauen.

Einer der primitivsten Organismen, das Plasmodium der Myxomyceten, welches ein Mittelding zwischen niederen Tieren und Pflanzen vorstellt, nimmt verschiedenartige Fremdkörper in sich auf. Häufig entwickeln sich nun aufgenommene Bakterien in dem Plasmodium, welches auf morschem Holze oder anderweit ebenfalls weiter gedeiht. Einige Zeit hindurch lebt nun das Bakterium innerhalb der digestiven Vakuolen seines Wirtes, bis dieser schließlich vermittelst seiner digestiven Fermente, welche mit dem Trypsin und dem Pepsin Ähnlichkeit besitzen, den Eindringling verdaut. Infolge dieser Verdauungsfähigkeit bleiben die Plasmodien gegen bakterielle Infektionen geschützt.

Die bei diesem niederen Organismus sich abspielenden Vorgänge sind für den Mechanismus der Immunität im allgemeinen typisch. Zu Beginn der Untersuchungen über den Krankheitsschutz war man der Ansicht, dass die pathogenen Bakterien im Innern der immunen Organismen deshalb nicht zu leben vermögen, weil das Medium ihnen entweder keine genügenden Nährstoffe biete oder irgendwelche den Bakterien schädliche Stoffe enthalte. Zahlreiche exakte Untersuchungen haben die Haltlosigkeit dieser Hypothese ergeben.

Gewiss sind einige Bakterien bezüglich ihrer Ernährung sehr anspruchsvoll und entwickeln sich nur in Gegenwart bestimmter Substanzen, andere Mikroorganismen sind wiederum äußerst empfindlich gegen die geringsten Spuren von Giften. Doch sind dies Ausnahmen. Die meisten pathogenen Bakterien passen sich dagegen den verschiedenartigsten Nährböden gut an und entwickeln sich sogar im Blute und in den übrigen Körperflüssigkeiten immuner Organismen. In der oben genannten Theorie kann also das Wesen der Immunität nicht gesucht werden.

Man nahm nun weiterhin an, dass der immune Organismus sich der Bakterien dadurch entledigt, dass er dieselben mit den Exkreten ausstößt. Der immune Körper sollte die Fähigkeit besitzen, die pathogenen Bakterien speciell durch die Nieren mit dem Urin zu eliminieren. Doch musste man sich bald überzeugen, dass bei immunen Personen dieser Mechanismus niemals vorkommt, sondern nur bei Kranken, deren Nieren eine pathologische Veränderung erlitten haben.

Die pathogenen Bakterien, welche in einen immunen Organismus eingedrungen sind, bleiben mehr minder lange Zeit innerhalb desselben, werden jedoch schließlich nach außen entfernt. Derselbe Vorgang, vermöge dessen das Plasmodium sich gegen die aufgenommenen Bakterien schützt, erklärt auch das Verschwinden der Krankheitserreger im Innern höherer Organismen. Ebenso, wie bei den Plasmodien, handelt es sich auch in diesem Falle um eine echte Verdauung und Resorption. Es ist charakteristisch, dass die Darmverdauung, durch welche die verschiedensten Nahrungsmittel in gelösten Zustand übergeführt werden, die Bakterien und die Mikroorganismen überhaupt meist nicht zu zerstören vermag. Aus diesem Grunde findet man im Darm eine so reiche Flora jener kleinsten Lebewesen.

Selbst bei Tieren, deren Nahrung große Mengen von Bakterien enthält, wie bei den Fliegenlarven, vermögen die Verdauungssäfte dieselben nicht abzutöten. Dagegen ernähren sich wiederum andere Tiere ausschließlich oder fast ausschließlich von Bakterien, da sie die Fähigkeit besitzen, dieselben völlig zu verdauen. Dies gilt besonders von den Protozoen (Amöben, gewisse Infusorien), welche überhaupt kein Verdauungsorgan besitzen. Man kann Amöben auf Agar züchten, wenn man gleichzeitig Bakterien auf diesem Nährboden aussät. Man braucht nur eine Bakterienspecies zuzusetzen, z. B. den Choleravibrio oder den Colibacillus. Die Amöben nehmen sodann große Mengen der noch lebenden Bakterien auf. Sie töten dieselben und verdauen sie innerhalb der digestiven Vakuolen, in welcher Säure in Spuren und die zur Gruppe der Trypsine gehörige Amöbendiastase enthalten ist.

Der Organismus der niederen und höheren Organismen ist nun reich an Elementen, welche in jeder Beziehung den Amöben ähnlich sind. Bald sind dies Epithelzellen des Darmtractus, welche vermittelst ihrer Protoplasmafortsätze die Nahrung ergreifen, in ihr Inneres transportieren und der Wirkung der Verdauungsfermente daselbst unterwerfen. Bald sind zwischen Körperwand und Darmrohr Zellen gelegen, welche entweder frei in den Flüssigkeiten des Organismus schwimmen oder in dem interstitiellen Gewebe fixiert sind. Das Tierreich weist eine große Zahl solcher Elemente auf, welche unter dem Namen »Phagocyten« (d. h. Zellenfresser) bekannt sind. Ganz eigenartig sind diese Zellen bei Ascaris und anderen Nematoden disponiert, indem an der Innenseite der Körperwand 4 oder mehr sehr große Zellen befestigt sind, welche vermittelst ihrer langen Protoplasmafortsätze Nahrung aus der Körperhöhle zu ergreifen vermögen.

Die meisten Phagocyten cirkulieren im Blute und in der Lymphe und vermögen in die Exsudate überzugehen. Diese weißen Blutkörperchen haben bei den Invertebraten einen weniger vielgestaltigen Bau und präsentieren sich als kleine einkernige Zellen, welche ein Protoplasma besitzen, welches amöboide Bewegungen auszuführen vermag. Bei den Wirbeltieren unterscheidet man zwei große Unterabteilungen der weißen Blutkörperchen. Die einen ähneln mehr denen der Wirbellosen, sie besitzen nur einen Kern und ein mit der genannten Eigenschaft versehenes Protoplasma, dies sind die Makrophagen des Blutes und der Lymphe, welche mit den gleichen Elementen der Milz, des Knochenmarks und der Lymphdrüsen in engem Zusammenhang stehen. Zu der anderen Unterabteilung gehören die Mikrophagen, kleine amöboide Zellen, welche ebenfalls nur einen, jedoch in mehrere Lappen geteilten Kern enthalten. Diese Gelapptheit des Kernes, welche das Hauptunterscheidungsmal der Mikrophagen ausmacht, dient dazu, den Zellen einen schnellen Durchtritt durch die Wand der Kapillaren und kleinen Venen zu ermöglichen.

Die Diapedese der weißen Blutkörperchen, ihre Wanderung in die Körperhöhlen und die Gewebe durch die Gefäßwand hindurch, stellt eines der wesentlichsten Schutzmittel des Organismus vor. Sobald Krankheitserreger in einen Organismus eingedrungen sind, begiebt sich eine große Zahl von weißen Blutkörperchen an die bedrohte Stelle. In erster Linie sind es die Mikrophagen, welche infolge der Lappung ihres Kerns schnell durch die kleinen Lücken in den Gefäßwänden hindurchzuschlüpfen vermögen. Später kommen auch noch die Makrophagen herbei und mengen sich dem Exsudat bei.

Jedoch nicht nur die Bakterien vermögen diese mit der Auswanderung und Ansammlung von Leukocyten einhergehende entzündliche Reaktion hervorzurufen. Die Einbringung lebloser Körper und aseptischer Flüssigkeit führt zu demselben Phänomen. Denn die Phagocyten besitzen eine so große Sensibilität, dass sie selbst geringe Veränderungen chemischer oder physikalischer Natur zu empfinden im stande sind.

An der bedrohten Stelle nehmen die Leukocyten die eingedrungenen Keime nach Art der Amöben in sich auf und unterwerfen sie der intracellulären Verdauung. Dieselbe vollzieht sich in Vakuolen, welche neben einer sauer reagierenden Flüssigkeit verschiedene Fermente enthalten, von denen schon einige genau erforscht sind.

Ebenso wie die Amöben und Infusorien unter den sie umgebenden Mikroorganismen eine bestimmte Auswahl treffen, so lesen auch die Leukocyten diejenigen Bakterien aus, welche ihnen am meisten geeignet erscheinen. So ergreifen die Makrophagen meist tierische Zellen (Blutkörperchen, Spermatozoen u. a. m.). Unter den Bakterien nehmen die Makrophagen mit Vorliebe die Erreger chronischer Infektionskrankheiten (Lepra, Tuberkulose, Aktinomycose), sowie diejenigen animalen Ursprungs auf (Malariaplasmodium, Erreger des Texasfiebers, Trypanosoma). Nur in seltenen Fällen nehmen die Makrophagen auch die Erreger akuter Infektionskrankheiten auf; die Bedeutung derselben bei diesen Zuständen ist jedoch nur eine geringe.

Die Mikrophagen dagegen üben ihre Wirkung besonders bei den akuten Infektionskrankheiten aus. Animale Zellen vermögen sie nicht in sich aufzunehmen. So ergreifen sie nur selten rote Blutkörperchen der gleichen oder einer fremden Tierspecies. Auch gegen Krankheitserreger animalen Ursprungs oder die Erreger chronischer Erkrankungen verhalten sie sich passiv. Während die Makrophagen die Leprabacillen gierig ergreifen, beteiligen sich die Mikrophagen fast gar nicht an diesem Akt.

Den morphologisch-physiologischen Differenzen der beiden Leukocytenarten entsprechen auch die Verschiedenheiten ihrer Sekrete, der Fermente. Wie die Amöben ihre Beute vermittelst der Amöbendiastase, eines zur Gruppe der Trypsine gehörigen Fermentes, auflösen, so verdauen die weißen Blutkörperchen die aufgenommenen Substanzen durch die »Cytase« (Alexin, Komplement). Dieselbe stellt ein ebenfalls zu den Trypsinen gehöriges Ferment vor, sie wirkt in schwach saurer, neutraler oder schwach alkalischer Umgebung und ist gleich der Amöbendiastase durch große Wärmeempfindlichkeit charakterisiert. In Flüssigkeiten von 55—56° wird das Alexin in kurzer Zeit völlig zerstört. Befindet sich das Ferment in emulgierten Organen, so wird die Wirkung desselben erst bei einer Temperatur von 58—62° aufgehoben.

Bordet ist der Ansicht, dass verschiedene Tierspecies auch verschiedene Alexine besitzen, dass dagegen bei ein und derselben Species stets nur ein Alexin vorhanden ist. Ehrlich und Morgenroth behaupten gerade das Gegenteil. Nach diesen Autoren enthält ein Serum mehrere, oft sehr viele, von einander verschiedene Alexine. Die definitive Lösung dieser Frage bleibt wohl der Zukunft vorbehalten; doch halten wir es für wahrscheinlich, dass bei jeder Tierspecies zwei verschiedene Alexine bestehen: Die eine, welche mehr auf die animalen Zellen als auf die Bakterien wirkt, ist die in den lymphatischen Organen und im Blutserum enthaltene Makrocytase; der Gegenwart dieses Fermentes verdanken Extrakt und Maceration von Milz, Epiploon und Lymphdrüsen ihre Eigenschaft, die roten Blutkörperchen zu verdauen, während dieselben Präparate Bakterien nicht zu verdauen vermögen. Die Makrophagen verdauen selbst den resistenten Kern der kernhaltigen roten Blutkörperchen, sind jedoch kaum im stande, leicht verdauliche Bakterien, wie die Choleravibrionen, aufzulösen. Die Vibrionen werden nicht in Granula verwandelt, bleiben verhältnismäßig lange Zeit am Leben und werden erst spät vernichtet. Das Ferment der Mikrophagen dagegen, die Mikrocytase, besitzt die entgegengesetzten Eigenschaften. Dieselbe zerstört und verdaut viele Bakterien mit Leichtigkeit, wirkt jedoch gar nicht oder fast gar nicht auf rote Blutkörperchen und andere Zellen animalen Ursprungs. Makrophagenhaltige Exsudate haben fast gar keine baktericide Kraft, lösen dagegen rote Blutkörperchen auf; Exsudate, welche vorwiegend aus Mikrophagen bestehen, verhalten sich gerade umgekehrt. Die gleichen Eigenschaften, wie die Mikrophagen, zeigt das Knochenmark, dessen Extrakte und Emulsionen rote Blutkörperchen nicht auflösen, Bakterien dagegen verdauen. Bekanntlich ist das Knochenmark die Bildungsstätte der Mikrophagen.

Setzt man specifischen Zwischenkörper den mikrophagenhaltigen Exsudaten zu, so findet ebenfalls eine Auflösung der roten Blutkörperchen nicht statt, ein Beweis dafür, dass die Mikrocytase thatsächlich Zellen animalen Ursprungs nicht aufzulösen vermag.

Man muss demnach das Bestehen zweier verschiedener Fermente annehmen, deren eines, die Mikrocytase, besonders auf die Bakterien, das andere, die Makrocytase, speciell auf Zellen animalen Ursprungs wirkt. Feinere Differenzen lassen sich bei dem gegenwärtigen Stande der Wissenschaft nicht feststellen.

Manche löslichen Fermente gehen während des Lebens der dieselben produzierenden Zellen in die Flüssigkeiten über. So kann man glykolytisches Ferment leicht in schimmel- und hefehaltigen Flüssigkeiten nachweisen; die Fermente der Darmverdauung gehen ebenfalls leicht in die secernierten Säfte über; andere lösliche Fermente bleiben dagegen mit den Zellen, welche sie secernieren, in engstem Zusammenhang[1]. So lässt sich die Zymase der Hefen nur durch starken Druck und andere schädigende Maßnahmen von diesen Pilzen trennen. Das proteolytische Ferment der Hefen hängt ebenfalls mit den Zellen der Pflanzen unmittelbar zusammen. Die weißen Blutkörperchen sondern das Fibrinferment niemals in normalem Zustande ab. Bringt man die Zellen jedoch unter ungünstige Lebens-

---

[1] Siehe C. Oppenheimer, Bakteriengifte, im Handbuch von Kolle und Wassermann, Bd. I, S. 350ff. Jena 1902.

bedingungen, so secernieren sie dies Ferment sofort. Sobald die Leukocyten aus dem Organismus entnommen werden, so erleiden dieselben eine
Schädigung und scheiden reichliche Fibrinmassen aus.

Auch die Alexine müssen zu den löslichen Fermenten gerechnet
werden, welche von den Phagocyten unter gewöhnlichen Bedingungen
nicht secerniert werden. Sobald diese Zellen jedoch geschädigt werden,
so tritt aus ihrem Inneren ein Teil des Alexins aus. In dem aus dem
Organismus entnommenen Blute wird aus den weißen Blutkörperchen
Plasmase ausgestoßen, welche die Koagulation des Fibrins verursacht.
Zu gleicher Zeit treten nun auch die Alexine in das Serum über und verleihen demselben seine bactericiden und hämolytischen Eigenschaften.
Diese Thatsache ist für die gesamte Immunitätslehre von der ausschlag-
gebendsten Bedeutung. Dieselbe ließ sich durch die Vergleichung der
bactericiden Kraft in den verschiedenen Körperorganen und in den aus
denselben entnommenen Flüssigkeiten scharf beweisen.

Bringt man einem immunen Organismus Bakterien an Stellen, welche
Leukocyten enthalten, so erleiden diese unter dem Einfluss des Eingriffes
eine pathologische Veränderung, und Alexin tritt aus den Zellen aus.
Infolgedessen erleiden wenig widerstandsfähige Bakterien, wie die Choleravibrionen, eine Schädigung: dieselben werden in Körnchen verwandelt
und können in mehr oder minder großen Mengen vernichtet werden.
Liegen die Leukocyten mehr geschützt und werden durch die Bakterieninjektion nicht alteriert, so findet eine extracelluläre Zerstörung der
Krankheitserreger nicht statt. Dagegen kommt es zu einer schnell auftretenden Phagocytose, welche die intracelluläre Zerstörung der Bakterien
im Gefolge hat. Auch in diesem Falle werden die Choleravibrionen in
Körnchen verwandelt und werden im Innern der Leukocyten getötet. Die
geschilderten Vorgänge spielen sich in der Bauchhöhle und in den Blutgefäßen, d. h. in leukocytenreichen Organen immuner Tiere ab.

Im Unterhautfettgewebe, in den Ödemen und in der vorderen Augenkammer liegen die Verhältnisse anders. Da in diesen Gegenden keine
Leukocyten von vornherein vorhanden sind, oder die Zahl derselben ganz
minimal ist, so erleiden die injizierten Bakterien keine tiefere Schädigung:
dieselben bleiben so lange am Leben, bis die infolge der entzündlichen
Reaktion angelockten Leukocyten die lebenden Bakterien ergreifen, abtöten und in ihrem Innern verdauen. Ebenso, wie es leicht ist, in leukocytenreichen Körpergegenden die extracelluläre Zerstörung der Bakterien
dadurch zu inhibieren, dass man die Phagolyse verhindert, kann man
umgekehrt an leukocytenarmen Stellen die extracelluläre Zerstörung
künstlich hervorrufen. Zu diesem Zweck braucht man nur, bevor man
wenig widerstandsfähige Bakterien, wie den Choleravibrio, ins Unterhautfettgewebe injiziert, leukocytenreiche Flüssigkeit an dieselbe Stelle zu
bringen. Die Vibrionen werden sodann außerhalb der Zellen in Granula
verwandelt und abgetötet.

Das Resultat dieser Versuche ist absolut eindeutig. Die Substanz,
welche die Vibrionen in Granula umwandelt, ist die Mikrocytase. Bleiben
die Mikrophagen intakt, so erleiden die Vibrionen die Gestaltsveränderung
im Innern der Leukocyten. Tritt dagegen aus den Mikrophagen infolge
einer Schädigung derselben die Mikrocytase aus, so geht die Zerstörung
der Bakterien außerhalb der Zellen, im Plasma selbst vor sich.

Dies Resultat fand seine Bestätigung in der vergleichenden Untersuchung der Wirkung von Blutplasma und Blutserum außerhalb des Organismus. Zwar ist es unmöglich, eine dem Blutplasma absolut identische Flüssigkeit außerhalb des cirkulierenden Blutes darzustellen. Immerhin kann man ein Präparat gewinnen, welches dem Plasma in seinen Eigenschaften sehr nahe kommt. Es gelang Gengou in der oben beschriebenen Weise eine Flüssigkeit darzustellen, welche nur sehr wenig Fibrinferment enthält und äußerst spät gerinnt. Die Baktericidität dieser Flüssigkeit war bedeutend geringer als diejenige des Blutserums derselben Tiere. Oft vermochte das Gengousche Präparat Bakterien überhaupt nicht zu töten, während die baktericide Kraft des Blutserums sehr hoch war.

Bei der Zellresorption beobachtet man ebenfalls viele Erscheinungen, welche beweisen, dass die Makrocytase aus den Makrophagen nur während der Phagolyse austritt. So geht die extracelluläre Zerstörung der roten Blutkörperchen leicht in der Peritoncalflüssigkeit von Tieren vor sich, welche mit Injektionen von roten Blutkörperchen vorbehandelt worden sind. Kommt es nun zu einer starken Phagolyse, so werden die roten Blutkörperchen in der Peritonealflüssigkeit selbst abgetötet. Verhindert man jedoch das Auftreten der Phagolyse, so lassen die normal gebliebenen Phagocyten die Makrocytase nicht austreten, und die Auflösung der roten Blutkörperchen erfolgt fast ausschließlich innerhalb der Phagocyten.

Bei gewissen Tierspecies hemmt das Blutserum sofort die Bewegungen der Spermatozoen derselben Species, während das Blut im Organismus selbst diese Wirkung nicht hervorruft; denn die zur Immobilisierung führende Makrocytase ist in letzterem Falle, da die Makrophagen unverändert bleiben, innerhalb dieser Zellen gelegen. Bringt man solchen Tieren die eigenen Spermatozoen ins Unterhautfettgewebe, so bleiben dieselben noch lange Zeit beweglich; injiziert man dagegen die Spermatozoen ins Peritoneum, so tritt, falls die Leukocyten nicht besonders vorbehandelt sind, sofort die Phagolyse auf, und die Spermatozoen verlieren sogleich ihre Beweglichkeit.

Da alle diese Thatsachen beweisen, dass das Alexin in den normalen Phagocyten enthalten ist, so ist die Ursache für die zahlreichen Gegensätze zwischen den Erscheinungen der Immunität und denen der Baktericidität der Körperflüssigkeiten leicht festzustellen. Das Blutserum der Ratten vermag, trotz der hohen Empfindlichkeit dieser Tiere gegen Milzbrand, die Erreger dieser Erkrankung deutlich abzutöten; denn in dem Serum der Ratten ist das wirksame Agens die frei in der Flüssigkeit befindliche Mikrocytase, während bei dem lebenden Tier dies Ferment in den Zelleneingeschlossen ist. So lange die Phagocyten gegen die Milzbrandbacillen eine negative Chemotaxis bekunden, bleiben die Bacillen unbehelligt im Plasma des Blutes, vermehren sich in demselben und töten schließlich den Organismus. Der Tod der infizierten Ratten wird also durch die negative Chemotaxis seiner Phagocyten herbeigeführt, welche an sich hinreichende Mengen baktericider Substanz enthalten.

Eine andere paradoxe Beobachtung macht man bei dem Vibrio Gamaleia. Wie v. Behring und Nissen gezeigt haben, wird dies Bakterium durch das Blutserum von Ratten abgetötet. Die baktericide Wirkung ist zum größten Teil im Laufe einer Stunde vollzogen. Injiziert man nun eine geringe Menge dieser Bakterien hochimmunisierten Meerschweinchen unter die Haut, so bleiben die Bakterien mehrere Tage hindurch am

Leben, bis sie durch die schließlich an die Injektionsstelle gelangenden
Leukocyten aufgenommen und zerstört werden. Dieser scheinbare Wider-
spruch klärt sich leicht, wenn man weiß, dass in dem Blutserum die
Bakterien mit der freigewordenen Mikrocytase in Berührung treten.

Aber neben den Fällen, in denen das Blutserum disponierter Tiere
eine starke baktericide Wirkung ausübt, fehlt es nicht an solchen, in
denen weder im Blute noch im Blutserum immuner Tiere eine bakterientötende Wirkung sich nachweisen lässt. So ist die Taube gegen den
Influenzabacillus refraktär, und zugleich ist Taubenblut der beste Nährboden für den Pfeifferschen Bacillus. Der Hund ist gegen den Milzbrandbacillus immun, sein Blutserum zeigt gegen diesen Krankheitserreger auch keine Spur von baktericider Wirkung. Der Grund für den
Mangel eines Parallelismus zwischen Immunität und Bactericidität der
Körperflüssigkeiten ist in der Schwierigkeit, mit welcher die Alexine aus
den Leukocyten austreten, und in den Veränderungen zu suchen, welche
diese Fermente nach ihrem Übergange in die Blutflüssigkeit erleiden.

Bei der natürlichen Immunität handelt es sich um die baktericide
Wirkung der Alexine, welche in kaum nennenswerter Weise durch andere
Fermente unterstützt werden. Es lässt sich sogar nicht einmal genau
feststellen, ob in diesen Fällen neben dem Alexin überhaupt noch ein
anderes Ferment in dem Blute der Tiere enthalten ist. Anders liegen
die Verhältnisse bei der erworbenen Immunität. Hier sind neben der
Mikrocytase fast stets noch andere Substanzen vorhanden, welche für die
Verleihung des Krankheitsschutzes von wesentlicher Bedeutung sind. Die
in Frage kommenden Stoffe sind die Zwischenkörper, welche zur
Unterstützung ber baktericiden Wirkung der Alexine dienen. Während
diese Fermente direkt die Zerstörung der Bakterienzelle verursachen,
vermögen die Zwischenkörper eine unmittelbare Schädigung derselben
nicht hervorzurufen. Bakterien, welche mit diesen Stoffen sich verkettet
haben, vermögen sich noch fortzupflanzen und den sie beherbergenden
Organismus zu töten. Demnach besitzen die Zwischenkörper selbst keine
baktericide Wirkung, machen dagegen die Bakterien für das Eindringen
der Alexine in besonders hohem Grade empfänglich. Auch noch in
anderen Beziehungen unterscheiden sich die beiden Fermentarten von
einander. Die ebenfalls zu den löslichen Fermenten gehörigen Zwischenkörper sind gegen Wärme in höherem Grade resistent als die Alexine.
Während diese schon bei 55° zerstört werden, erfordert die Vernichtung
der Zwischenkörper eine Temperatur von mindestens 60°, meist von 65°.
Andererseits besitzen diese Stoffe die Eigenschaft der Specificität, welche
den Alexinen vollkommen fehlt. Die Mehrzahl der Zwischenkörper vermag nur mit einer bestimmten Bakterienspecies oder einer besonderen
Art von tierischen Zellen eine Bindung einzugehen, einige vermögen sich
auch mit unter einander verwandten Species oder Zellgruppen, so z. B.
mit den roten Blutkörperchen verschiedener Tierarten, zu verbinden. Bei
dieser Bindung an differente Bakterien oder andere Zellen beobachtet
man jedoch eine quantitative Verschiedenheit bezüglich der einzelnen
Elemente, mit denen sich der Zwischenkörper verkettet. Anders bei den
Alexinen. Dieselbe Mikrocytase zerstört die verschiedenartigsten Bakterien, dieselbe Makrocytase löst alle Arten tierischer Zellen auf.

Wie wir gesehen haben, entsprechen die Alexine der Zymase und
dem proteolytischen Ferment insofern, als alle diese Fermente eng mit

den sie bildenden Zellen verbunden bleiben. Der Zwischenkörper ähnelt dagegen mehr dem glykolytischen Ferment: Beide Substanzen gehen leicht in die sie umgebende Flüssigkeit über. Daher findet man Zwischenkörper nicht nur in dem außerhalb des Körpers dargestellten Blutserum, sondern auch in dem Plasma des cirkulierenden Blutes und der Lymphe, sowie in den Ex- und Transsudaten. Unterhautbindegewebe und Ödemflüssigkeit, in welchen keine Leukocyten vorhanden sind, enthalten auch kein Alexin, während Zwischenkörper daselbst stets nachweisbar sind. Bringt man daher Bakterien unter die Haut, so werden sie von den Alexinen nicht angegriffen, aber es lässt sich nachweisen, dass zwischen Bakterien und Zwischenkörpern eine Bindung entstanden ist. Dasselbe gilt für die Zwischenkörper, welche ein Bindungsvermögen für Zellen animalen Ursprungs besitzen. Injizierte man in dem oben mitgeteilten Beispiel einem Pferde, dessen Serum die Samenkörperchen immobilisierte, diese Zellen unter die Haut oder in die Epididymis, so blieben die Spermatozoen beweglich. Aus diesem Umstand hatten wir den Schluss gezogen, dass an diesen Stellen keine freie Makrocytase sich befindet. Man braucht den beweglichen Spermatozoen jedoch nur einen Tropfen normalen Serums zuzusetzen, um die Beweglichkeit derselben sofort aufzuheben. Demnach hatten in den genannten Körpergegenden die Spermatozoen sich mit Zwischenkörpern verbunden, so dass die Annahme gerechtfertigt ist, dass dies Ferment im Plasma des lebenden Organismus enthalten ist.

So sind die Alexine echte intracelluläre Fermente, während die Zwischenkörper in den Körpersäften sich befinden. Doch ist der Ursprung auch dieser Fermente zweifellos in zelligen Elementen zu suchen. Diese Thatsache ist zuerst von Pfeiffer und Marx festgestellt worden, indem sie das Vorhandensein des specifischen Cholerazwischenkörpers in den »hämatopoetischen Organen«, d. h. in der Milz, den Lymphdrüsen und dem Knochenmark, zu einer Zeit nachwiesen, als das Blut noch keine Zwischenkörper enthielt. Auch gegenüber anderen Bakterien hat man das gleiche Verhalten der Zwischenkörper festgestellt, so dass es zweifellos erscheint, dass dieselben von den Phagocyten gebildet werden. Infolge der Einführung der Bakterien in den Organismus kommt es zu einer Reaktion seitens der Phagocyten, welche die Bakterien aufnehmen und die beiden Arten von Fermenten secernieren. Wahrscheinlich werden die Zwischenkörper von den die Bakterien ergreifenden Mikrophagen gebildet.

Jedoch auch die Makrophagen besitzen die Fähigkeit, Zwischenkörper zu bilden. Die makrophagenhaltigen Organe, wie die Milz und die Lymphdrüsen, enthalten schon bei normalen Tieren Zwischenkörper, welche die Auflösung der roten Blutkörperchen begünstigen. Zu diesen Fermenten muss man auch die Enterokynase rechnen, welche die digestive Wirkung des Trypsins unterstützt und durch die Mesenterialdrüsen und andere Lymphdrüsen, sowie durch die Leukocyten des Blutes und Exsudate gebildet wird. Dies Ferment dringt in die Fibrinflocken und erleichtert so die verdauende Thätigkeit des Trypsins.

Der Umstand, dass die Enterokynase den bei der Resorption geformter Elemente, speciell der Bakterien wirksamen Fermenten so sehr ähnelt, ist wiederum ein Beweis dafür, dass die Zerstörung der Bakterien im Organismus nach Analogie der Verdauung vor sich geht.

Die Phagocyten, welche die animalen Zellen und die Bakterien aufnehmen, welche weiterhin Alexin produzieren, secernieren ebenfalls die

Zwischenkörper. Im Anschluss an die Resorption wird die Produktion von Zwischenkörpern gesteigert, während die Bildung der Alexine nicht zunimmt. Die im Überschuss gebildeten Zwischenkörper werden in das Blutplasma ausgestoßen und gehen aus demselben in die Ex- und Transsudate über. Damit die Zwischenkörper ihre Wirkung entfalten, brauchen sie nicht in die Körperflüssigkeiten überzugehen, sie müssen nur eher, als die Alexine, auf die Bakterien und anderen Elemente ihren specifischen Effekt ausüben. So lassen sich die Fälle von erworbener Immunität erklären, in denen man in den Körpersäften Zwischenkörper nicht nachzuweisen vermag. Diese durchaus nicht seltenen Fälle sind durch den Mangel einer immunisierenden Wirkung des Blutserums ausgezeichnet. Die Zwischenkörper bleiben wahrscheinlich unter diesen Umständen innerhalb der Phagocyten, ebenso wie die Alexine. Auch im Innern dieser Zellen vermag ja die Wirkung der Zwischenkörper eher vor sich zu gehen, als diejenige der Alexine, und diese vorzubereiten. Dasselbe Gesetz gilt für die Resorption in nicht vorbehandelten Körpern, in welchen die Zwischenkörper ebenfalls im Blutplasma nicht nachweisbar sind und sich wahrscheinlich innerhalb der Phagocyten befinden.

Die Abgabe der Zwischenkörper an das Blutplasma hat eine gewisse Ähnlichkeit mit dem Übergang des Pepsins in das Blut. Dies Ferment geht meist vom Magen in das Blut und so schließlich in den Urin über, in welchem es sich häufig nachweisen lässt. Da das Pepsin nur in saurem Medium wirken kann, so ist die Exkretion desselben sicherlich nur die Folge einer übermäßigen Produktion dieses Ferments.

Im Laufe der letzten Jahre hat man sich viel mit den feineren Vorgängen bei der Wirkung der Zwischenkörper auf die Alexine und auf die körperlichen Elemente beschäftigt. Nach Ehrlich bilden diese Fermente ein Zwischenglied zwischen dem Alexin einerseits und den Bakterien und animalen Zellen andererseits. Vermöge ihrer beiden haptophoren Gruppen sind die Zwischenkörper befähigt, in chemische Verbindung mit beiden zu treten. Daher stammt die Bezeichnung Amboceptor oder Zwischenkörper. Nach der Analogie ähnlicher Verhältnisse in der organischen Chemie ist Ehrlich der Ansicht, dass die Zwischenkörper die Alexine in die Zellen, auf welche diese Fermente wirken sollen, einzuführen vermögen. Bordet teilt die Ehrlichsche Auffassung nicht, er vergleicht die Wirkung der Zwischenkörper vielmehr mit einer Beize, welche die betreffenden Substanzen für die Wirkung der Alexine besonders empfänglich macht. Nach Bordet haben die Zwischenkörper keine Affinität zum Alexin und dienen daher nicht als Zwischenglied zwischen diesem Ferment und den körperlichen Elementen; er spricht daher von »substances sensibilisatrices«. So steht diese Frage vorläufig noch zur Diskussion, doch wird sie hoffentlich bald ihre definitive Lösung erhalten.

Nach Ehrlich enthalten die Zwischenkörper kein Produkt, das von den Bakterien oder den anderen körperlichen Elementen stammt, mit welchen jene Fermente sich verbinden. Die Zwischenkörper stellen vielmehr im Überschuss gebildete und an das Blutplasma abgegebene Seitenketten oder Rezeptoren vor. Ehrlich bezeichnet die Bildungszellen nicht genauer, er nimmt nur an, dass dieselben Rezeptoren enthalten, welche eine specifische Affinität für bestimmte Molekülgruppen der Bakterien oder animalen Zellen besitzen müssen. Sobald die Rezeptoren ihre Affinität zu diesen Molekülgruppen gesättigt haben, bilden die Zellen neue

Rezeptoren im Überschuss. Werden nun Tiere mit Bakterien und Bakterienprodukten oder mit Blutkörperchen und anderen animalen Zellen behandelt, so erwerben jene Zellen die Fähigkeit, allmählich immer größere
Mengen der specifischen Rezeptoren zu erzeugen, welche zum größten
Teil an das Blut abgegeben werden.

Die Ehrlichsche Theorie hat also mit unserer Auffassung die Annahme gemeinsam, dass bei der Behandlung eines Körpers mit irgendwelchen körperlichen Elementen die Zellen desselben eine bestimmte
Eigenschaft erwerben. Aus der Thatsache, dass bei der erworbenen antibakteriellen Immunität meist Zwischenkörper im Blute nachweisbar sind,
muss man den Schluss ziehen, dass die dies Ferment erzeugenden Zellen
sich, wie durch eine Erziehung, daran gewöhnt haben, steigende Mengen
von Zwischenkörper zu erzeugen. Doch auch, wenn im Plasma des
Blutes Zwischenkörper nicht nachweisbar ist, muss man eine Veränderung
in den Zellen selbst annehmen, vermöge welcher die eingedrungenen Bakterien abgetötet werden.

Diese cellulären Eigenschaften stellen also das bei der erworbenen
antibakteriellen Immunität am häufigsten auftretende und daher wesent-
lichste Element dar.

Ehrlich giebt, wie wir wissen, nicht näher an, in welchen Zellen
die Seitenketten gebildet werden. Nach unserer Ansicht sind die Phagocyten mit dieser Aufgabe betraut. Denn diese Zellen treten mit Bakterien
und Zellen animalen Ursprungs in innigste Berührung, sie werden in den
Organen gebildet, in welchen Zwischenkörper früher, als im Blute selbst,
nachgewiesen werden können. Die Phagocyten gewinnen daher bei der
erworbenen antibakteriellen Immunität die Fähigkeit, reichliche Mengen
von Zwischenkörpern zu erzeugen und den größten Teil derselben an
das Blut abzugeben.

Die progressive Anpassung der Phagocyten bei der intracellulären
Verdauung geht aus der Thatsache hervor, dass bei immunisierten Organismen die Zwischenkörper sich meist innerhalb der phagocytenhaltigen
Organe befinden. Diese Beobachtung macht man sehr deutlich bei den
Leukocyten der Tiere, welche mehrfach mit Gelatineinjektionen vorbehandelt sind; die Leukocyten der Exsudate solcher Tiere vermögen, nach
der Behandlung der Tiere mit Gelatine, diese Substanz viel leichter zu
verdauen als zuvor.

Einen ähnlichen Fall von Gewöhnung sieht man bei der Darmverdauung: Das Pankreas passt sich bezüglich der Sekretion seiner Fermente der Zusammensetzung der in den Darm gelangenden Nahrung an.

Außer den Zwischenkörpern sind noch andere lösliche Fermente in
den Körpersäften immunisierter Organismen reichlich vorhanden. So
findet man häufig Substanzen, welche bei Tieren, die mehrfach mit Injektionen einer Bakterienspecies oder einer dieser Species verwandten
Art vorbehandelt sind, diese Bakterien agglutinieren. Dasselbe Phänomen beobachtet man bei Tieren, welche mit tierischen Zellen vorbehandelt worden sind. So gewinnen die Körperflüssigkeiten von mit roten
Blutkörperchen vorbehandelten Tieren die Fähigkeit, diese Zellen zu
agglutinieren.

Die Analogie zwischen Agglutininen und Zwischenkörpern ist so groß,
dass mehrere Forscher eine Zeit lang beide Substanzen für denselben
Stoff gehalten haben. Diese Meinung kann jedoch nicht mehr aufrecht

erhalten werden, da es sich gezeigt hat, dass das Agglutinationsvermögen der Körperflüssigkeiten und die specifische Verbindung mit Zwischenkörpern differente Eigenschaften sind. Die Agglutinine sind gegen die gleichen Temperaturen resistent wie die Zwischenkörper; beide wirken streng specifisch und treten aus den dieselben produzierenden Zellen in das Plasma der verschiedenen Körperflüssigkeiten über. Die Agglutinine, welche die Fähigkeit besitzen, körperliche Elemente zu Haufen zusammenzuballen, können unter Umständen vermöge dieser Eigenschaft die Wirkung der Phagocyten wesentlich erleichtern. Im allgemeinen ist die Bedeutung der Agglutinine bei der erworbenen Immunität eine nur geringe, so dass den Agglutininen keine wesentliche Bedeutung bei der Immunität beizumessen ist.

Neben den Zwischenkörpern und Agglutininen sind in den Körpersäften immunisierter Individuen wahrscheinlich noch mehrere andere wichtige Stoffe enthalten. So ist man häufig über die stimulierende Wirkung dieser Körperflüssigkeiten auf noch unvorbehandelte Organismen überrascht. Diese Stimulation offenbart sich am deutlichsten bei der Reaktion der Phagocyten.

Da in den meisten Fällen von erworbener Immunität Zwischenkörper reichlich im Blute vorhanden sind, und da diese Fermente die Wirkung des Alexins in hervorragendem Maße begünstigen, so ist es leicht verständlich, dass, wenn man solches Blut einem unvorbehandelten Organismus injiziert, dieser gegen die betreffenden Bakterien eine hohe Immunität gewinnt. Denn die mit dem Blutserum eingespritzten Zwischenkörper verbinden sich schnell mit den Bakterien. So können diese leicht von den Phagocyten aufgenommen und zerstört werden. In einzelnen Fällen, in denen die Einspritzung von Bakterien zu einer Phagolyse führt, werden hinreichende Mengen von Alexinen frei, um die Bakterien, welche sich schon vorher mit dem Zwischenkörper verbunden haben, erfolgreich anzugreifen. Demnach ist der Grad der Immunität eines Organismus meist proportional der injizierten Menge von Zwischenkörpern. Diese durch Sera oder andere Flüssigkeiten übertragene Immunität wird meist als »passive Immunität« bezeichnet. Doch besteht diese Bezeichnung nur in den seltenen Fällen zu Rechte, in denen das injizierte Serum genügend Alexin enthält, um allein die Bakterien zu zerstören. Meist stammt jedoch dies bakteriolytische Ferment aus dem Organismus, welches durch das eingespritzte Serum immunisiert werden soll. Da jedoch bei der Phagolyse nur verhältnismäßig wenig Alexin frei wird, so muss der Organismus auf die Phagocyten zurückgreifen. Die Mitwirkung dieser Zellen kann jedoch nur dann zu stande kommen, wenn dieselbe infolge ihrer Sensibilität eine genügende Aktivität bekunden. Wird diese Eigenschaft durch Narkotica oder auf andere Weise unterdrückt, so können die Phagocyten ihre Funktion nicht mehr ausüben, und der Organismus geht trotz der Gegenwart großer Mengen von Zwischenkörpern an der Bakterieninfektion zu Grunde.

Bei der erworbenen und natürlichen Immunität spielt die Widerstandsfähigkeit des Organismus die Hauptrolle. Die Einführung reiner Toxine in den Körper kommt nur bei dem Tierexperiment im Laboratorium vor; sonst dringen nur die Bakterien in einen Organismus, und gegen sie muss man den Körper schützen. Können sich die toxinbildenden Krankheitserreger im Organismus nicht halten, so kommen ihre Toxine nicht in Betracht. Aus diesem Grunde zeigen die gegen pathogene Bakterien immunisierten Individuen keine specifischen Intoxikationserscheinungen, trotzdem dieselben gegen die Bakteriengifte durchaus nicht immun sind. Für das Verständnis des Wesens der Immunität ist es von der größten Bedeutung, dass der Schutz gegen Bakterien nicht mit der Unempfindlichkeit gegen die entsprechenden Bakteriengifte identisch ist. Häufig ist die Ansicht geäußert worden, dass, wenigstens bei dem erworbenen Krankheitsschutz, der Organismus zuerst Immunität gegen die Toxine erwerben muss und dass die Bakterien damit ihre Hauptwaffe, die specifischen Gifte, verlieren und so zu harmlosen Saprophyten werden. Wenn auch solche Fälle vorkommen, so bleibt es darum nicht minder wahr, dass antibakterielle und antitoxische Immunität völltg unabhängig von einander erworben werden können.

Die Immunität gegen Bakterien lässt sich weit leichter gewinnen als der Schutz gegen die Bakterientoxine. Daher verstand man es auch früher, gegen Bakterien specifischen Krankheitsschutz zu verleihen als gegen deren Gifte. Zu Beginn der Immunitätsstudien hielt man es für außerordentlich schwierig, antitoxische Immunität zu erzielen, und erst seit der bahnbrechenden Entdeckung v. Behrings gelangte man zu besseren Resultaten. v. Behring lehrte nicht nur die Immunisierung gegen die hauptsächlichen bakteriellen Toxine, sondern wies auch in den Körperflüssigkeiten der immunisierten Individuen die specifischen Antitoxine nach.

Dieser neue Begriff fasste sofort tiefe Wurzel in der Wissenschaft, denn Ehrlich konnte in seinen hervorragenden Experimenten zeigen, dass auch gegen nicht bakterielle Gifte Antitoxine im Körper gebildet werden. Im Augenblicke ist schon eine Reihe von Antitoxinen bekannt, wenngleich die Zahl derselben nicht annähernd derjenigen der übrigen Antikörper gleichkommt.. Von diesen haben die Zwischenkörper mit den Antitoxinen die größte Ähnlichkeit: Beide sind gegen hohe Temperaturen resistent; beide wirken nur streng specifisch und gehen in das Plasma der Körpersäfte über.

Bei einer so großen Anzahl gemeinsamer Eigenschaften liegt die Annahme nahe, dass die beiden Arten von Antikörpern denselben Ursprung besitzen. Und thatsächlich ist es in hohem Grade wahrscheinlich, dass auch die Antitoxine von den Phagocyten gebildet werden, welche teils frei im Blute cirkulieren, teils in gewissen Organen fixiert sind. Für diese Annahme spricht erstens die Thatsache, dass bestimmte Toxine von den Leukocyten absorbiert werden, und zweitens die Feststellung, dass die Antitoxine im Organismus weit verstreut sind. Sodann wird diese Annahme durch die Erwägung bestärkt, dass die Antitoxine nicht durch dieselben Zellen, welche von den Toxinen angegriffen werden, gebildet werden können. Schließlich wird die genannte Hypothese noch durch die zahlreichen Beobachtungen gestützt, welche zeigen, mit welcher Leichtigkeit die Leukocyten auf die verschiedenartigsten Gifte (Bakterientoxine; organische und anorganische Gifte, Alkaloide, Arsenverbindungen etc.) reagieren. Doch trotz aller dieser Gründe, welche die phagocytäre Entstehung der Antitoxine sehr wahrscheinlich machen, liegen noch keine stringenten Beweise für diese Hypothese vor, wie man dieselben z. B. für den Ursprung der Zwischenkörper in den Phagocyten beigebracht hat.

Die Antitoxine haben für die Heilung der toxisch-infektiösen Erkrankungen eine hohe Bedeutung gewonnen, da es sich in diesen Fällen um die Paralysierung der im Körper schon verbreiteten Bakteriengifte handelt. Geringer ist die Bedeutung jener Stoffe für die Immunisierung, da es hierbei besonders darauf ankommt, den Bakterien von vornherein die Giftbildung unmöglich zu machen. Daher muss die Immunisierung gegen die Bakterien ein höheres Interesse beanspruchen als die Verleihung des specifischen Giftschutzes.

Ebenso, wie innerhalb eines immunen Organismus die Bakterien in letzter Linie durch von den Phagocyten produzierte, chemische Substanzen zerstört werden, erleiden auch die Toxine Veränderungen, welche auf der Wirkung von Stoffen beruhen, welche ebenfalls von jenen Zellen stammen. Die direkte Aktion der Antitoxine auf die Toxine, wie sie Ehrlich besonders hervorgehoben hat, schließt keineswegs die Mitwirkung der Phagocyten bei diesem Vorgange aus.

Die Reaktion der lebenden Zellen gegen die Bakteriengifte führt zur Produktion, ja zur Überproduktion von Antitoxinen. Nach Ehrlich sind diese Stoffe nun Seitenketten, welche in den dieselben bildenden Zellen bis zu einem gewissen Grade schon vorgebildet sind. Treten die Seitenketten mit den Toxinen in Berührung, so werden jene für die Ernährung der Zellen so notwendigen Bestandteile im Überschuss neugebildet, und diejenigen Seitenketten, deren die Zelle zur Selbsterhaltung nicht bedarf, werden ausgestoßen und gehen in das Plasma der Körpersäfte über. Diese Theorie lässt sich mit der Annahme in Einklang bringen, dass gewisse auf die Bakteriengifte wirkende Körperbestandteile charakteristische Fermente absondern. Diese verdauen die Toxine, deren Eindringen in den Organismus häufig eine übermäßige Sekretion der Fermente hervorruft. Es liegen hier also ähnliche Verhältnisse vor, wie bei der Hypersekretion des Pepsins, dessen überschüssige Mengen in das Blut übergehen und mit dem Urin ausgeschieden werden.

Nach der Ehrlichschen Theorie können die Antitoxine auf die Toxine nur dann ihre Wirkung ausüben, wenn erstere gelöst in den Körpersäften cirkulieren. Dieselben Rezeptoren, welche das Toxin im Blute selbst neutralisieren und so die Berührung derselben mit den Zellen verhindern, führen nach Ehrlich zu dem entgegengesetzten Effekt, wenn sie in den Zellen selbst gelegen sind. In diesem Falle ziehen sie die Toxine dank ihrer Affinität zu denselben an sich, die Bakteriengifte dringen in die Zellen ein und können nun vermöge ihrer toxophoren Gruppe ihre deletäre Wirkung entfalten.

Diese Auffassung ist eine Hypothese, welche Ehrlich aufgestellt hat, um für verschiedene Beobachtungen eine Erklärung geben zu können, und welche bei dem jetzigen Stande der Wissenschaft sich nicht genau beweisen oder kontrollieren lässt. Doch sind eine große Reihe von Thatsachen durch diese Theorie nicht zu erklären. Nach derselben ist die antitoxische Immunität nur an die Körpersäfte gebunden, und die lebenden Zellen würden, anstatt immun zu werden, eine erhöhte Empfindlichkeit gewinnen. Unter diesen Umständen lässt sich die Immunität der niedrigsten Lebewesen gegen Gifte nicht verstehen: Ein Plasmodium, welches sich an die verschiedenartigsten Gifte gewöhnt, erwirbt die Immunität gegen dieselben nur infolge der Aktivität seiner lebenden Elemente und nicht infolge von Veränderungen der dasselbe umgebenden toxischen Flüssigkeit. Diese biologische Anpassung vollzieht sich nicht nur gegen

chemische, sondern auch gegen physikalische Einwirkungen, welche gegen
die kleinsten Lebewesen gerichtet sind.

Andererseits muss man auch annehmen, dass die lebenden Zellen
höherer Organismen antitoxische Immunität zu erwerben vermögen. Diese
Thatsache ließ sich zuerst für die roten Blutkörperchen der gegen das
Ichthyotoxin immunisierten Säugetiere feststellen. Diese Blutzellen wurden,
selbst wenn sie von ihrem Blutserum völlig befreit waren, von dem Aalserum nicht im geringsten geschädigt. In diesem Falle muss man annehmen, dass die roten Blutkörperchen eine ähnliche antitoxische Immunität erworben haben, wie die Zellen der oben erwähnten Mikroorganismen.

Einen anderen Fall von Immunität roter Blutkörperchen beobachteten
Ehrlich und Morgenroth bei Ziegen, welche sie mit dem Blute anderer
Individuen derselben Species vorbehandelt hatten. Die Körperflüssigkeiten
der Ziegen gewinnen nach diesem Eingriffe nicht die Fähigkeit, das
Toxin des hämolytischen Serums zu neutralisieren, während die roten
Blutkörperchen selbst einen deutlichen Schutz gegen die Wirkung dieses
Toxins erwerben. Ehrlich sucht nun den feineren Mechanismus dieser
Widerstandsfähigkeit der Erythrocyten zu analysieren, er nimmt an, dass
dieselben, anstatt — wie sonst bei der Antitoxinbildung — Seitenketten
neuzubilden, diese Stoffe völlig ausscheiden. Auf diese Weise können
sie von dem hämolytischen Alexin nicht mehr angegriffen werden, denn
diese werden an die Zellen ja nur infolge ihrer Affinität zu den Antitoxinen angelockt. Diese Erklärung für die Immunität der Zellen ist
jedoch nicht mit der hohen Bedeutung, welche die Seitenketten für das
Leben der Zellen besitzen, in Einklang zu bringen.

Die celluläre Immunität lässt sich am besten an den roten Blutkörperchen demonstrieren, da diese Zellen sich von der sie umspülenden
Flüssigkeit völlig befreien lassen. Für andere Zellarten höherer Tiere,
bei denen die Isolierung sich nicht so leicht ausführen lässt, ist auch das
Bestehen von Immunität aus diesem Grunde noch nicht exakt nachgewiesen, doch zweifellos ist eine solche nicht nur bei den roten Blutkörperchen vorhanden. Manche lebende Zellen, so die Nervenzellen,
erwerben sicherlich die Immunität nur mit Mühe und langsam. v. Behring hat besonders hervorgehoben, dass bei Tieren, welche mehrfache
Toxininjektionen erhalten haben, die nervösen Centra sich nicht nur an
das Toxin nicht gewöhnen, sondern sogar eine besonders hohe Hyperästhesie für dasselbe gewinnen. Die Thatsache an sich ist zwar richtig,
aber auf das Stadium der Überempfindlichkeit folgt ein anderes, in
welchem die Empfindlichkeit abnimmt und schließlich in echte Giftge-
wöhnung übergeht. Man muss demnach annehmen, dass die Nervenzellen
von der allgemeinen Regel keine Ausnahme machen und ebenso, wie die
übrigen Zellen, Immunität gegen die Bakterientoxine erwerben.

Diese Behauptung wird durch verschiedene Fakta bewiesen. Bei den
Lebensäußerungen des Nervensystems beobachtet man nicht selten Anpassung an äußere Einwirkungen. Als Beispiel nenne ich die von
Lépine[1]) festgestellte Gewöhnung der Tiere an die Rückenmarkser-
schütterung. Beklopft man bei Kaninchen und Meerschweinchen die
Gegend der Lendenwirbelsäule, so kann man eine sofortige Paraplegie
erzeugen, welche nur wenige Stunden anhält. Man kann diesen Versuch

___

[1]) Comptes rendus de la Soc. de Biol., 1900, p. 385.

bei demselben Tier mehrfach wiederholen. Wenn man jedoch — sagt
Lépine — mehrere Tage oder einige Wochen hindurch dies Experiment
fortsetzt, so bemerkt man, dass das Tier sich allmählich an die Beklopfung
gewöhnt, und dass Erschütterungen, welche bei normalen Tieren mehr-
stündige Paraplegieen zur Folge haben, jene Tiere gar nicht mehr schädigen. Es handelt sich hier um eine wirkliche Gewöhnung des Rücken-
markes an die äußere Einwirkung.

Ähnliche Fälle sind jedermann aus dem täglichen Leben bekannt.
Man gewöhnt sich mehr oder minder leicht an starke äußere Reize. Sehr
starkes Licht oder intensive Geräusche, welche anfangs kaum ertragen
werden können, werden schließlich nicht mehr unangenehm empfunden,
und selbst in der psychischen Sphäre stumpft die Gewohnheit selbst die
feinsten Gefühle langsam ab, so dass wahrscheinlich, angefangen von der
Anpassung einzelliger Mikroorganismen an ungeeignete Nährböden bis zu
den pessimistischen Gedanken der modernen Menschen, wir nur eine
Stufenfolge von Erscheinungen vor uns haben, welche auf die Reaktion
der lebenden Zellen des Organismus zurückzuführen sind.

Unter diesem Gesichtspunkt gewinnt das Wesen der Immunität eine
weitere Bedeutung und tritt aus dem Rahmen, in welchem wir sie bisher
betrachtet haben, heraus. In letzter Linie ist dieselbe doch immer in der
cellulären Empfindlichkeit begründet, welche alle Lebensäußerungen der
Tier- und Pflanzenwelt dirigiert. Diese Eigenschaft bewirkt es, dass der
Stamm gegen die Sonne wächst und die Wurzel in die Erde dringt, dass
das Spermatozoon sich dem Ei nähert. Schon zu Beginn des embryo-
nalen Lebens, wenn im Ei die ersten Teilungserscheinungen auftreten,
besteht eine deutliche Sensibilität. Wilhelm Roux[1] hat beobachtet,
dass die ersten Zellen des Froschembryos, wenn man dieselben von
einander trennt, vermöge ihrer positiven Chemotaxis sich mit einander
wieder vereinigen. Bei der Entstehung der Gewebe spielt diese Chemotaxis ebenfalls eine große Rolle. Die Ausläufer der Nervenzellen erstrecken sich, je nach ihrer specifischen Empfindlichkeit[2], nach den
Sinnesorganen oder den Muskelfasern. Die Mutterzellen der Kapillargefäße werden ebenfalls durch ihre Empfindlichkeit geleitet, wenn sie
sich in einem neugebildeten Gewebe entwickeln, oder wenn sie zu einem
neuen Gefäßbogen zusammentreten.

Selbst die Vorgänge, welche anscheinend nur den Gesetzen der Chemie
und der Physik gehorchen, stehen unter dem Einfluss der Empfindlichkeit der Zellen. So ist die Sekretion der Verdauungssäfte völlig von
dem Centralnervensystem, sogar von psychischen Einflüssen abhängig.
Allein der Anblick der Speisen genügt, um durch Reflexwirkung die
Drüsen des Verdauungstractus zur Thätigkeit anzuregen. Ebenso führt
die Kontraktion des Zellinhaltes bei einer im Zustande der Plasmolyse
befindlichen Pflanze schon zu einer Säuresekretion, welche den osmotischen Druck wieder zu erhöhen vermag.

Die Sensibilität ist demnach eine Eigenschaft von höchster Bedeutung
für alle lebenden Wesen und geht nach einem bestimmten Gesetze vor

---

[1] Über die Selbstordnung der Furchungszellen, Ber. des naturw. Vereins zu
Innsbruck, 1893, Bd. XXI.

[2] Herbst, Biolog. Centralbl., 1894, 1895. Bd. XIV, XV. Forssmann, Ziegl.
Beitr. etc., 1898, Bd. XXIV, p. 56.

sich. Dies ist das Weber-Fechner Gesetz, welches für die Chemotaxis der einzelligen Mikroorganismen, für die Bewegungen und die osmotische Reaktion der Pflanzen und schließlich für die Empfindungen
von Tieren und Menschen volle Gültigkeit besitzt.

Alle Zellen vermögen, indem sie ihre Funktion unter dem Einfluss
jener Eigenschaft modifizieren, sich an veränderte Lebensbedingungen zu
gewöhnen. In diesem Sinne können alle lebenden Elemente eine gewisse
Immunität erwerben. Unter all' diesen Zellen haben die Phagocyten
sich noch den höchsten Grad von Unabhängigkeit bewahrt und erwerben
am leichtesten und auch am schnellsten Immunität bei Infektionskrankheiten. Die Phagocyten eines immunen Organismus dringen an die von
Bakterien und Toxinen gefährdeten Stellen und erzeugen daselbst eine
Reaktion gegen dieselben; sie fressen und zerstören die Bakterien, und
sie absorbieren bakterielle und andere Gifte. Der Schlussakt der Phagocytenreaktion, nämlich die Verdauung der Bakterien, besteht immer
in physikalisch-chemischen Vorgängen, welche, unter Vermittelung der
Zwischenkörper, durch die Alexine ausgeführt werden; auch bei dem
Schutze gegen die Gifte müssen die Phagocyten eine chemische Wirkung
ausüben. Bevor aber diese Vorgänge sich abspielen, treten stets rein
biologische Erscheinungen der Phagocyten auf: Die Perception chemo-
taktischer und anderer Empfindungen, die Wanderung der Zellen an die
bedrohten Stellen, die Aufnahme der Bakterien, die Absorption der
Toxine und endlich die Sekretion der zu der intracellulären Verdauung
dienenden Fermente.

Die Immunität bei Infektionskrankheiten bildet demnach einen Teil
der Cellularphysiologie und beruht im wesentlichen auf der Resorption der Bakterien innerhalb der Phagocyten. Da diese Resorption nun
hauptsächlich in Digestionsvorgängen besteht, so gehört das Studium der
Immunität zu dem Kapitel der Verdauungsprozesse.

Da in dem Kampfe des Organismus gegen die Krankheitserreger die
Phagocyten die Hauptwaffe bilden, so müssen Bakterien, um ihre krank-
machende Wirkung entfalten zu können, gegen jene Zellen geschützt sein.
Deshalb führt der bei subcutaner Injektion für den Menschen unschädliche Choleravibrio zu schwerer Erkrankung, wenn er in den Darmtractus
gelangt. Daselbst kann der Vibrio alle ihm in den Weg tretenden Hindernisse überwinden und seine Wirkung völlig entfalten. Die Eingangs-
pforte ist demnach für die Auslösung der Eigenschaften der pathogenen
Mikroorganismen häufig von wesentlicher Bedeutung.

Häufig hat man sich die Frage vorgelegt, ob die theoretischen Untersuchungen der Immunitätslehre für die Entdeckung praktischer Immunisierungsmethoden von großem Nutzen seien. Darauf muss man antworten,
dass häufig Theorie und Praxis Hand in Hand gehen, dass aber wiederum in anderen Fällen jede sich ihren eignen Weg sucht. So wurden die
ersten Schutzimpfungen gegen Schlangenbiss, gegen Variola und gegen
Lungenseuche von Leuten entdeckt und ausgeführt, welche, ohne die
geringste Ahnung von theoretischen Vorstellungen, allein durch die Empirie
geleitet wurden. Andererseits haben die Untersuchungen über Natur und
Entstehung der Fermente zu den hervorragendsten Schutzimpfungen gegen
Bakterien und Toxine geführt.

Die für die praktische Anwendung so bedeutsame Entdeckung der
Antitoxine war die Folge rein theoretischer Untersuchungen über das

Wesen der Immunität. Von Behring begann seine Arbeiten mit Studien über die Immunität von Ratten gegen den Milzbrand. Gewiss hat dieser Gegenstand mit rein praktischen Dingen an sich gar nichts zu thun, und doch kam Behring bei seinen diesbezüglichen Untersuchungen bald zu der Erkenntnis, dass den baktericiden Eigenschaften des Blutserums bei der Immunität kein Wert beizumessen sei, dass vielmehr der Antitoxingehalt des Blutserums den wesentlichen Faktor bei der Verleihung des Krankheitsschutzes ausmache. Als man begann, die Eigenschaften des Blutes der mit roten Blutkörperchen fremder Species vorbehandelten Tiere zu untersuchen, ahnte niemand, dass diese Studien zu bedeutsamen Resultaten für die Hygiene sowie für die gerichtliche Medizin führen würden.

Die Phagocytentheorie ist noch zu jung, um rein praktische Resultate gefördert zu haben. Und dennoch hat sie schon auf manche Fragen der Medizin die richtige Antwort zu geben vermocht. Lord Lister[1], der größte Chirurg des XIX. Jahrhunderts, fragte sich, warum Wunden per primam intentionem heilen könnten, welche nur durch mit reinem Wasser angefeuchtete Verbandstoffe bedeckt wurden. Die Verbandstoffe waren meist nach 24 Stunden schon stark mit Eiter durchtränkt. Demnach war die Blutmenge, welche zwischen den beiden Wundrändern lag, doch auch der Wirkung der Eitererreger ausgesetzt. Warum entfalten diese Bakterien nun nicht auch ihre Wirkung in dieser leicht zersetzlichen Schicht, wie sie es thun würden, wenn das Blut sich zwischen zwei reinen Glasplatten befände? Die Phagocyten-Reaktion löst diese Frage. Das in der Wunde gelegene Blut wird von den Phagocyten durchdrungen, und diese ergreifen alle daselbst vorhandenen Eitererreger. Wenn die Phagocyten diese so zahlreich vorhandenen pathogenen Bakterien abzutöten vermögen, so ist es höchst unwahrscheinlich, dass sie nicht auch die viel harmloseren Luftbakterien unschädlich machen können. Deshalb brauchen wir vor der Gefahr einer Infektion durch den Staub der Luft uns nur wenig zu fürchten, und die Arbeiten über die Phagocytenreaktion haben die Theorie der antiseptischen Behandlung in der Chirurgie mächtig gefördert. Dies ist die Ansicht Listers.

Man kann auch versuchen, bei operativen Eingriffen, besonders in der Bauchhöhle, durch irgendwelche, an sich harmlose aseptische Stoffe eine Phagocytose anzuregen. Im Laboratorium wird dies Verfahren täglich ausgeübt, in der Absicht, die Widerstandsfähigkeit der Versuchstiere gegen die intraperitoneale Injektion verschiedener Bakterien zu erhöhen. Durham gab den Rat, diese Methode auch in die Medizin einzuführen, und einige Chirurgen haben Versuche nach dieser Richtung unternommen.

Die Anwendung der Phagocytentheorie hat sogar zu einer sehr bedeutenden Entdeckung auf dem Gebiet der Bakteriologie geführt. Roux und Nocard suchten den Erreger der Lungenseuche im Organismus von Tieren zu züchten. Sie benutzten als Versuchstier das Kaninchen, welches gegen die Lungenseuche natürliche Immunität besitzt. In der Voraussetzung, dass diese Immunität auf der Zerstörung der Krankheitserreger durch die Phagocyten beruhe, brachten jene Forscher das Virus, um es der Wirkung dieser Zellen zu entziehen, in Kollodiumsäckchen gehüllt,

---

[1] Die Kunst zu heilen und die Wissenschaft, Vortrag in Liverpool, 1896, September; Übersetzung siehe: Revue scientifique, 1896, 4. Serie, Bd. VI, p. 481.

Kaninchen in die Bauchhöhle. Kurze Zeit darauf konnten sie in den mit der Lymphe des Kaninchens durchtränkten Säckchen die Entwicklung winziger Bakterien konstatieren, welche die specifischen Erreger der Lungenseuche und zugleich die kleinsten jemals gefundenen Krankheitskeime darstellten. Mit Kulturen dieses Bakteriums gelang es Roux und Nocard, eine Methode der Schutzimpfung gegen die Lungenseuche auszuarbeiten, welche, wie wir im Kapitel XV berichtet haben, günstige Ergebnisse in der Praxis zu liefern beginnt. So konnte die Phagocytentheorie ebenfalls zur Bereicherung der Kenntnisse auf dem Gebiete der Immunität beitragen, welche unter dem Einflusse der Entdeckungen und Gedanken Pasteurs die Medizin zu einer exakten Wissenschaft gemacht haben.

So hat die Menschheit binnen kurzer Zeit nicht nur eine Reihe hochbedeutender wissenschaftlich-medizinischer Thatsachen erworben, sondern auch wirksame Mittel zur Bekämpfung der furchtbarsten Volks- und Tierseuchen gefunden. Noch hat die Wissenschaft nicht ihr letztes Wort gesprochen, doch schon die bisher gemachten Errungenschaften vermögen alle pessimistischen Gedanken zu verjagen, welche die Menschheit aus Furcht vor Krankheiten und im Gefühl der Ohnmacht gegen dieselben bisher empfunden hat.

Index nominum.